编著　徐志瑛

整理　凌红羽（凌艺匀）

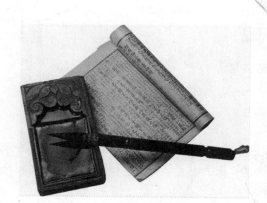

徐志瑛治疗危重疑难病案一百例

中国中医药出版社

·北　京·

图书在版编目（CIP）数据

徐志瑛治疗危重疑难病案一百例/徐志瑛编著，凌红羽整理．—北京：中国中医药出版社，2017.4

ISBN 978 – 7 – 5132 – 3207 – 4

Ⅰ．①徐…　Ⅱ．①徐…　②凌…　Ⅲ．①急性病 – 中医治疗法　②疑难病 – 中医治疗法　Ⅳ．①R242

中国版本图书馆 CIP 数据核字（2016）第 044073 号

中国中医药出版社出版

北京市朝阳区北三环东路 28 号易亨大厦 16 层
邮政编码　100013
传真　010 64405750
印刷　三河市同力彩印有限公司
各地新华书店经销

开本 710×1000　1/16　印张 38.5　字数 642 千字
2017 年 4 月第 1 版　2017 年 4 月第 1 次印刷
书　　号　ISBN 978 – 7 – 5132 – 3207 – 4

定价　118.00 元
网址　www.cptcm.com

社长热线　010 64405720
购书热线　010 64065415　010 64065413
微信服务号　zgzyycbs

书店网址　csln.net/qksd/
官方微博　http://e.weibo.com/cptcm

淘宝天猫网址　http://zgzyycbs.tmall.com

大醫精誠

敬賀徐志瑛醫案精選付梓魯松庭

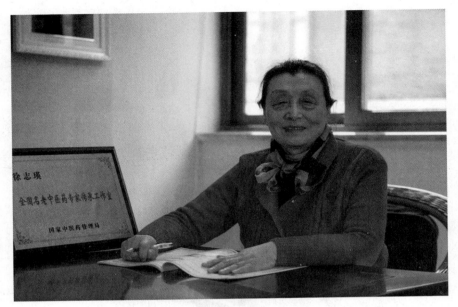

徐志瑛近照

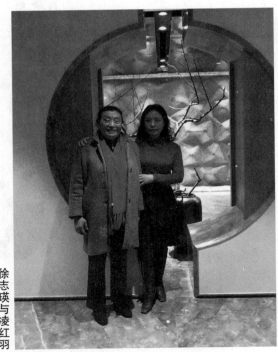

徐志瑛与凌红羽

徐志瑛简介

　　徐志瑛，女，主任中医师，教授，博士研究生导师。1939年12月出生于杭州，1965年毕业于浙江中医学院（现浙江中医药大学）中医医疗系本科（六年制），毕业后一直从事临床、教学、科研工作，已五十余年。曾任浙江中医学院附属第一医院、浙江省中医院院长兼浙江中医学院中医系主任、中医内科教研室主任兼内科主任。历任浙江省中医学会常务理事、中国中西医结合呼吸病学会浙江省老年科学技术学会常务理事、浙江省老年卫生工作者协会常务理事。被聘为《浙江中医杂志》《中华现代中医杂志》《浙江工程与医学》等杂志的特邀编委。1997的被确定为浙江省名中医和浙江省老中医药专家学术经验继承工作指导老师。2004年获全国老卫生科技优秀工作者称号，2005年被确定为国家级卫生应急专家，2006年获"首届中医药传承特别贡献奖"，2002～2012年先后被遴选为第三批和第五批全国老中医药专家学术经验继承工作指导老师。2011年成立徐志瑛全国老中医药专家传承工作室。

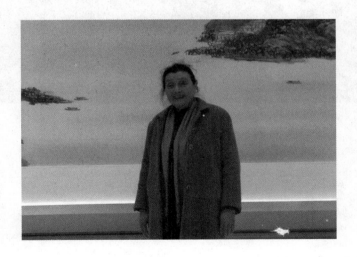

临证五十余年，继承了魏长春、杨继荪、陈过、宋世焱等名门之精髓，精研历代医籍，汲取众家之长，融古贯今、积极探索，学研俱丰，在中医临床、教育和科研方面均做出了突出贡献；是中医内科的全科医生，形成了独特的中西医结合学术思想和诊疗体系；对急症、传染病、儿科、妇科、皮肤科、肿瘤等均有丰富的经验；擅长呼吸系统疾病，对急慢性支气管炎、哮喘、支气管扩张、慢性阻塞性肺疾病、肺心病、肺间质肺炎和肺纤维化等疾病有独得的见解，对肝胆、胃肠、心血管、内分泌、免疫等系统疾病的疑难杂症效果显著。

治疗中重视微观，强调整体观。于1983年浙江省首举"冬病夏治""冬令调治（膏方）"，后发展为四季膏方，在全省推广普及。

主持和参与省级课题15项，通过鉴定10项；获省级以上科学技术奖二等奖3项、三等奖2项，或省级自然基金论文奖4项；著有《实用中西医结合呼吸病》《实用农村手册》《呼吸药理学与治疗学》《健康与合理营养》《中国医院管理难点要点指导》《浙江省名中医研究院徐志瑛手稿》《浙江中医药名家之路》《徐志瑛膏方经验》《徐志瑛学术经验集》共160余万字。发表论文70余篇。

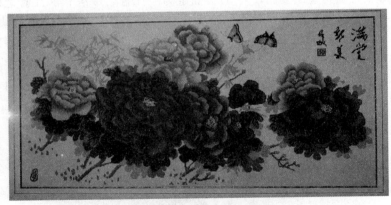

徐志瑛75岁十字绣作品

凌红羽简介

　　凌红羽（名艺匀），女，浙江省中医院住院医师。1968 年出生于杭州。2013 年毕业于浙江中医药大学医学专业，获学士学位。从事中医内科临床多年，擅长呼吸系统、消化系统及妇科等疾病的治疗。2003 年起跟随全国老中医药专家学术经验继承指导老师徐志瑛学习，为嫡系传人。

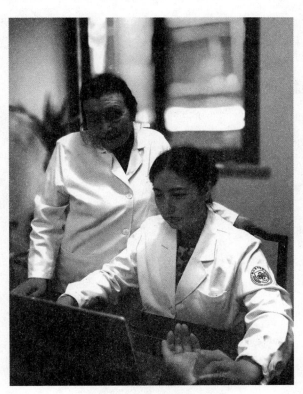

徐志瑛（左）指导凌红羽临床

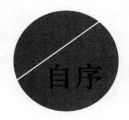

自序

　　五十多年的临床和教学使我感到，教学与临床有许多共同之处，也有很多不同的地方。教学是让学生从理论上掌握某一个疾病的病因病机，通过辨证分析，了解药物的药性和方剂的用法，并在临床上加以应用；临床则重在具体分析每一种病证和患者的一系列症状，通过审证求因，从复杂的病理机制中找出发病原因，然后制定治疗法则，拟定治疗处方，解决出现的一个个症状，最终使机体达到气血和顺，阴阳平衡。

　　危重疑难症的治疗较多发病、常见病要复杂得多，往往并发多种疾病；或已经过长时间的西医治疗；或治疗后出现诸多副作用和多脏器损害，治疗起来十分棘手。这对中医师来说，不仅是一项严峻的挑战，也是面临的任务和责任。

　　我从事临床工作五十余年，接诊患者上万。本书从我所诊治的上万个病案中选出危重疑难病案102例，共22个病种。这些病案有的是无法停服西药者，有的是术后采用西药难以控制者，有的是处于抢救状态者。对此，我多采用先中药慢慢调理，然后逐渐撤掉西药进行治疗；也有单纯采用中药汤剂进行治疗者。每个医案辨证要点不同，旨在与同道共同讨论。

2016 年 10 月

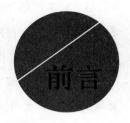

前言

　　中医治疗疾病，首先要重视诊断。诊断需全面收集信息，通过望、问、闻、切，对收集到的信息进行整理、分析、归纳和综合，力求去伪存真，分清主次，由表及里，辨别寒热，了解虚实，由此及彼，成为第一手资料。对于阳性体征必须重视，但亦不能忽视阴性的结果。不能孤立地看待每一项异常表现，不能放过任何细微的异常，这样才能得到最终的正确诊断，解释疾病的全过程。

　　什么是疑难病证呢？我认为，不是某个人说某病是疑难病这个病就是疑难病。疑难病应有一定的范围，经过一系列的检查仍难以确诊，或虽诊断明确但用药后症状仍无法得到缓解，或难以明确诊断而又无特效治疗方法，或病证不典型，或确为罕见疾病。这类疾病就中医而言，往往属先天禀赋不足（遗传性疾病），六淫之邪长期侵害，五脏六腑发生损害（器质性变化），造成阴阳失衡，气血失和，精津液血亏损，以致气血凝滞、气机逆乱甚至危及生命的一类证候。

　　疑难病证如何诊治呢？

　　1. 了解疾病不同时期的各种表现，如果症状相同，需了解疾病从发生到演变的症状，理出病证是表是里、伤及阴或阳、邪之实或虚，以及邪瘀阻滞的程度。

　　2. 抓住病证要点。这点很重要。病证要点多表现为持续存在的、有规律性的病情变化，通常通过现代科学检查手段可取得客观证据。根据客观证据，重新对病案进行分析。

3. 某医师给予的诊断可作为参考依据，但不能代替医者的诊断。要重新收集资料，然后判断是否与之前的诊断相符。如有出入，应进行重新检查，明确诊断后，方可根据中医辨证施治原则予以治疗。

4. 对例外或超常规的证候要将病情的发展想得远一些，如癌变、反复的胃酸是否与胆囊有关等，拓宽诊断范围，进行必要的会诊。

5. 对罕见病例，治疗前或治疗中要对患者及家属进行解释，使其了解疾病的发展和预后，得到患者及家属的理解，以便更好地配合治疗。治疗中还要与其他科医师经常交流，或请其他科会诊，共同解决存在的问题。

6. 对病情复杂、发展较快的病证，应按《灵枢·本神》所说的"必审五脏之病形，以知其气之虚实，谨而调之"。五脏六腑存在相生、相克、相侮的关系，应注意分辨虚实。虚者不外乎阴阳气血、津液精髓虚等，可导致机体各组织松弛、衰退甚至坏死。实者是因六淫、戾气客于肌表，传入脏腑，影响气血津液，气机不利时从热、从寒而变化，或邪中五脏六腑，造成气机逆乱，使机体产生亢进、停聚、热盛、寒极而出现肿胀、惊厥、抽搐、二便不通、瘀斑、痰鸣等。此时医师治疗多感到不知从何入手，这才称得上疑难之证。

本书所选的 102 个危重疑难病案，治疗方法各异，用药各具特点，希望能够为临床医师提供参考。

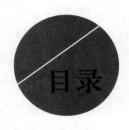

目录

一、发热

　　人体的体温是相对恒定的，保持在37℃上下，正常体温一昼夜有轻微波动，晨间稍低，下午稍高，但波动不超过1℃。发热是一种病理性改变的体温升高，是人体对致病因子的一种全身性反应，一般来说，口腔温度在37.3℃以上，或直肠、腋下超过37.6℃以上，并在1天内波动在1℃以上者，可认为有发热。引起发热的原因很多，西医把它区分为感染性与非感染性两大类。中医把发热也分为两类，即外感发热与内伤发热，外感发热相似于西医的感染性发热；内伤发热相似于西医的非感染性发热。外感发热是指感受六淫之邪，或戾气，或瘟疫，或已患有某种或多种内科疾病者，又感受六淫之邪或温热疫毒之气，导致体温升高，并持续不降。古代常称"发热""寒热""壮热"等。最早在《素问·阴阳应象大论》《素问·热论》《素问·至真要大论》等篇中，对外感发热的病因、病机和治则都做了扼要的论述，为热病的理论奠定了基础。后《伤寒论》首先总结和提出了由寒邪引起的，以发热为主要临床表现的一类疾病的辨证论治规律，即称为"六经分证"，已成为外邪发热的理论辨证论治纲领。到金元时代，刘完素主"火热论"，重点指出火热邪气致病，提出了"热病只能作热治，不能从寒医"的著名论点，认识到热病性属"热"，治疗应"宜凉不宜温"。这与《伤寒论》从寒邪立论多用辛温治法相比，应该说是一大进步。至清代以叶天士的卫、气、营、血之学说对温热病的感邪、发病、传变、治疗均作了原则性的论述，更与西医学中的感染性疾病尤传染病的发病规律基本相似。同时也对温热病指出了明确的、具体的治则，使外感热病的理论臻于完善。成为后世的准绳。吴鞠通提出的三焦辨证学说主要是对脏腑定位，反映了热病影响到脏腑的趋势，来判断预后等。这些经典理论皆对临床治疗具有重要的指导意义。从西医学来讲，导致发热的疾病范围很广；从中医来说，发热包罗了伤寒三阳证、卫气营血、三焦辨证的各阶段，都可以用它来参考辨证治疗，同时也看出了发热病治疗的中医学的发展和疾病谱的改变，使辨证论治也在不断更新。现将我在50年中遇到的发热典型病例分析如下。

案例

1. 流行性乙型脑炎

蔡某，女，14岁，学生。住院高安县白马公社卫生院。入院日期：1966年8月5日。

代诉：患者因高热4天，颈项强直，嗜睡2天，牙关紧闭，循衣摸床1天，左侧手足抽搐半天。下午5时入院。

现病史：患者于1966年8月2日开始发热，头痛想睡，尚能进食，初诊为感冒，即服清热片，次日热仍不退，第三天整天思睡，5日出现颈项强直，伴有手抽动，卫生院医师送至卫生院住院治疗。诊断为流行性乙型脑炎。

既往史：健康，无传染病史。

家族史：母肺结核，父患肝炎，兄弟均健康。

体检：体温（T）41.8℃，呼吸（P）32次/分钟，心率（R）125次/分钟，血压（BP）116/70mmHg；舌质红绛，苔黄厚，脉弦洪大数。急性高热面容，皮肤潮红灼热，巩膜无黄染，结膜充血，眼球直视，对光反射消失，鼻翼扇动，表情痛苦，神志不清，呼吸急促，颈项强直，牙关紧闭，手足僵硬，左侧手足时有抽搐，偶见角弓反张，全身皮肤无见皮疹，心界不扩大，心律齐，心尖区未听见病理性杂音，双肺在抽搐时呼吸音粗，未闻及干湿性啰音。腹软，肝脾均未触及，腹壁反射消失，肱二头肌反射左呈阳性，膝反射消失，巴彬斯基征、奥本海姆征阳性。当时无法血检和腰穿。

诊断：流行性乙型脑炎。

脉证合参：疫毒内盛，气分未罢，已入营分，热毒充斥三焦，实风内动。

治则：清热解毒，化浊开窍，平肝息风。

方药：（1）安宫牛黄丸1粒化服。

（2）银翘散、白虎汤合复方菖蒲郁金汤加减。

处方：金银花、炒黄芩、钩藤各15g，连翘、肥知母、藿香、广郁金、石菖蒲各12g，生甘草3g，薄荷（后下）、淡竹叶、焦山栀各9g，石决明20g，生石膏、煨葛根、鲜芦根各30g。1剂。水煎两汁。即刻缓吞1汁，另1汁于凌晨4点服。加用西药冬眠灵50mg 1支肌注。物理降温：用30%～40%的酒精温水擦浴。夜12点测体温下降至38.5℃。

8月6日二诊：体温又升至40℃ ，昏迷不醒，牙关紧闭，颈项强直，手足时有抽搐，循衣摸床，谵语，小便失禁，大便未行。舌质红，苔白腻，脉弦滑数。晨8点喉间出现痰鸣，呼吸开始急促，表明热毒仍盛，充斥三焦，上蒙清窍，热极生风，仍以清热解毒、平肝息风、化痰开窍之法。

处方：上方去石决明，加大青叶30g，炒天虫、瓜蒌仁各12g。1剂，水煎两汁，分4次服，自制鲜竹沥60～100mL，化安宫牛黄丸1粒，缓缓服。配用针灸风池、曲池、合谷。必要时吸痰。于下午4时开始头面继后胸、背部大量汗出，同时胸腹部出现很多白痦大小不一，色白透明，饱满按之易破；继后又喉间痰鸣，右手足抽搐，两肺可闻及大量痰鸣音和大水泡音，即用6%水合氯醛50mL灌肠。为预防肺部感染给土霉素注射液25万单位1支+50%葡萄糖注射液60mL，静脉缓注。于半夜后反复痰鸣，故反复吸痰，呼吸平稳，体温下降至38℃。

8月7日三诊：昨日出汗白痦，体温在39℃以下，表明邪逗留气营之间，外泄不畅，兼有湿邪郁而化热，结于腑中，故大便秘结，舌质红，苔黄腻，脉洪数。开始有吞咽动作，牙关转松，头颈胸部出汗，痰鸣减少，呼吸平稳，时有抽搐。

昨日方去瓜蒌仁、藿香、大青叶、煨葛根；加嫩荷叶、飞滑石（包）各12g，板蓝根30g，天花粉9g，川贝母、生大黄各6g。1剂，水煎两汁，分服。

下午2点家属来说肠中有鸣音，并矢气2次，极臭。

听诊：肠鸣音出现，于下午4点患者突然呼吸急促，恶心呕吐，吐出1条蛔虫和大量痰液，同时在鼻腔和喉部拉出蛔虫4条。呼吸平稳，今天反复出汗，每出汗1次散发白痦1次。饮牛奶250mL，于晚8：20分解大便约300g，色黑，质软，极臭。

8月8日四诊：患者仍昏睡，右手足仍抽搐、振幅较小，颈项强直，呼吸平稳，于夜12点突然眼球开始动。对光反射开始存在，咳嗽减少，痰转松，可自动吞咽，体温在38～39℃之间。心与肺听诊无阳性体征。舌质红，苔黄燥少津，脉弦数。因昨日大便已下，表明腑气已通。虽然仍昏睡，但眼球已有转动，说明热毒之邪已从营开始转气，舌苔从白腻转为黄燥，表明邪热已有伤阴灼津之象。要防再度出现变证。

处方：金银花、连翘、炒黄芩、石菖蒲、生地黄、广郁金、炒天虫、嫩荷叶、飞滑石（包）各12g，焦山栀6g，生石膏、鲜芦根、川石斛各30g，肥知母、化橘红、天花粉、犀牛角各 9g（先煎），钩藤 15g，川贝母 4g，生粳米 90g。煎代茶。1 剂，水煎两汁，分服。

这天内体温仍不稳定，上午 9 点神志稍有转清，眼球转动，下午 2 点叫了一声娘。由于体温不稳和抽搐，晚 8 点给予冬眠灵 50mg 1 支肌注。物理降温：30% ~40% 酒精温水擦浴。

8 月 9 日五诊： 经昨晚处理后，今早晨 4 点体温为 38℃，6 点神志转清，以手指称"头痛"并讲"痛"，精神极度软弱，时睡时醒，舌质淡红，苔黄微腻，稍有津液，脉细数。

脉证合参：此乃从营转气，正气已虚，津液开始恢复，湿邪仍逗留于气分。

治则：清热化湿，增液行舟，息风开窍。

方药：增液汤合复方菖蒲郁金汤、桑菊合三仁汤加减。

处方：生地黄、川石斛、生薏苡仁、钩藤各 15g，寸麦冬、玄参、桑叶、白菊花、杏仁、焦山栀、炒天虫、石菖蒲、广郁金、火麻仁各 9g，蔻仁、淡竹叶各 6g，飞滑石（包）12g，白通草 3g，辰灯心 20 条，石决明（先入）18g。1 剂。水煎两汁，分 3 ~4 次服。

因神志渐清，想起床小便，未能如愿，而突然痉厥、抽搐持续 2 分钟，尿失禁后抽搐止。由于病情不稳，体温仍上升至 39℃，体温上升和刺激时出现抽搐。全天中仍用冬眠灵 50mg 1 支肌注，并针灸风池、合谷、内关等穴。

8 月 10 日六诊： 体温从凌晨至下午 8 点稳定于 38℃。神志比昨日更好，能简单回答，开始自己饮牛奶和开水。手足仍旧有时抽搐，尿开始正常，大便未解，舌质淡，苔薄腻，脉细数小弦。中药继昨日处方，1 剂。水煎两汁，分服。全天中体温最低降到 37.5℃，一般情况良好，开始吃稀饭，仍见抽搐。

8 月 11 日七诊： 一般情况良好，神清，对答开始正常，稍迟钝，仍抽搐，但振幅明显减弱，抽搐后能进食，头痛仍明显，下午 4 点后开始出汗，体温未上升到 38℃以上。尾骶骨皮肤发红，有褥疮可能，用酒精和滑石粉按摩。舌淡红，苔黄腻偏干，脉弦滑。

阶段性脉证合参：邪热始退，正气虚弱，湿浊未解，虚风内动。

治则：滋阴清热，养血祛风，化湿和胃。

方药：蒿芩清胆汤合三仁汤加减。

处方：青蒿、生薏苡仁各 15g，炒黄芩、连翘、飞滑石（包）各 12g，姜竹茹、姜半夏、白茯苓、生枳实、杏仁、川厚朴、淡竹叶、广郁金、白菊花、大腹皮各9g，蔻仁、银柴胡各6g，通白草3g。1剂。水煎两汁，分服。

8月12日八诊：体温37.5℃。诉头痛项痛，胃痛纳减，咳嗽有痰，心烦神疲，舌质淡红，苔黄腻，脉细滑。表明湿邪仍逗留不去，余热未净，虚热扰心，筋脉失养。上方加藁本、炒苍术各12g，鸡内金15g。3剂。水煎两汁，分服。

8月15日九诊：体温维持在37.2℃。精神不佳，颈项活动不利，头痛身痛，四肢酸重，纳食欠香，能起床活动，大小便能自理，舌质淡红，苔黄腻少津，脉细缓。

脉证合参：热势已去，邪退正虚，筋脉失养，湿蕴化火，日久伤及津液。

治则：扶正滋阴，清泄余邪，通络生津，佐以益气。

方药：生脉饮合蒿芩清胆汤加减。

处方：西洋参、蔻仁各3g，寸麦冬、川石斛、银柴胡、炒黄芩、宣木瓜、丝瓜络、藁本、白菊花、杏仁各9g，青蒿、淮山药各12g，生薏苡仁、生谷芽、生麦芽各15g，生枳实、白桔梗各6g，川贝母4g。2剂，水煎两汁，分服。

8月17日十诊：体温正常，头痛好转，颈项强减，纳、便正常，月经来潮，稍有腹痛，口苦干，能到室外活动，舌质淡红，苔白薄腻，脉细缓。

脉证合参：邪去正虚，气血不足，筋脉肌肉失于濡养。

治则：益气滋阴，养血通络，舒筋益肾。调理气血，平衡阴阳。

方药：四物汤合益气活血汤加减。

处方：生黄芪、炒白术、炒当归、生地黄、熟地黄、炒白芍、独活、丝瓜络、白蒺藜各9g，川芎、软柴胡、红花、泽泻、陈皮、姜半夏各6g，生甘草3g。7剂，水煎两汁，分服。

药后生活能自理，纳、便正常。于8月20日带调理药5剂，痊愈出院。随访1年无后遗症。后考上初中时曾有一信联系。

【按】本病发于长夏，湿热之邪直入气营，热毒上蒙清窍，并充斥三焦，热极生风，又伤及津液，属气营同病，在气又是经证与脏证相兼，在营此时必须立即清热解毒，清营转气，急下存阴，涤痰开窍之法同治。但因病情危重，速变，故必须随时变方和加减，认真观察病情，方能取得满意疗效。当时的农村缺医少药，需自己想办法从实践中找理论依据。像竹沥就用新鲜的竹子在火上烤，用得到的液体去化安宫牛黄丸，以迅速达到涤痰开窍的作用。如95%的酒精用温水稀释至30%擦浴，物理退热疗效明显。若用95%的酒精擦浴，反会出现鸡皮疙瘩和寒战，导致闭门留寇。用30%的酒精可看到皮肤如蒸气一样，体温即可慢慢下降。这就是在实践中得到的方法。

同时我知道，对患者密切观察，是医师的重要职责。如不马上发现蛔虫被塞立即取出，就可能造成患者窒息而亡。这位病人是我独立治疗的第一例已昏迷、高热、抽搐者，当时的心情不说都能知道，无奈、紧张甚至心慌，只能凭自己在学校所学到的有限知识和手中的资料，分析病情，患者发热、苔厚薄黄是邪在气分；抽搐昏迷应属营分，还有寒战为卫分，故当属卫、气、营同病，所以先采用银翘散合白虎汤、复方菖蒲郁金汤，后再根据病情变化加减。回到高安县人民医院传染病房时，同样按中西医结合的方法治疗，不仅缩短了病程，还明显减少了后遗症的发生。在这样重危病人的救治中，我悟到了卫、气、血的辨证规律，为今后热病的治疗打下了基础。

2. 麻疹并发肺炎

李某，男，3岁，初诊日期：1967年4月25日。住院号：12462。

发热6天，发疹2天，突然疹子不出，咳嗽加剧，呼吸困难，面色发紫，急来医疗队求诊。

母亲代诉：孩子6天前突然发热，未予注意，以为是感冒，在赤脚医师处服了感冒药后仍流鼻涕、眼泪，稍咳嗽，第3天热稍退，两天前面部及颈部出现红疹，发热加重，咳嗽明显，方知道是出麻疹。昨天突然麻疹不出，热度升高，气急而喘，鼻翼扇动，神志蒙眬，急来求诊。

体检：急性病容，呼吸急促，神志蒙眬，皮肤灼热，斑疹紫红成片、隐在皮肤之间，T 40.8℃，P 32次/分钟，R 118次/分钟，律齐；两肺满布痰鸣及干湿性啰音，舌质红绛，苔白稍厚，脉细数。当时无法做化验室检查。

诊断：麻疹并发肺炎。

脉证合参：邪气郁遏，热毒风陷，正气已损，毒归肺脏，热、毒、紫斑、喘、神蒙，当属气、营、血三燔，危险极矣。

治则：清热解毒，凉血化斑。

方药：麻杏石甘汤合消毒饮加化斑汤。

处方：炙麻黄、荆芥、淡竹叶、玄参各6g，生石膏12g，金银花、连翘各15g，牛蒡子3g，杏仁、生地黄、粉丹皮、白茯苓、炒当归各9g，炒黄连、焦山栀各4g。3剂。每天1剂，水煎两汁，分4次服。外用芫荽60g，煎水熏洗。并用青霉素钾盐注射液80万肌注，1日2次。共3天。

4月27日二诊：T 37.8～38.5℃之间，呼吸已趋于平稳，25次/分钟；心率95次/分钟；律齐。两肺痰鸣音和湿性啰音消失，偶可闻及干性啰音，麻疹紫斑转红、四肢满布，背部已开始隐退。舌质红，苔薄白，脉细数。

脉证合参：内陷之邪气开始外透，余毒未尽，正气已复。继续清热解毒，凉血化斑，佐以扶正。

方药：消毒饮合化斑汤，加四君子汤。

处方：金银花、连翘各15g，荆芥、淡竹叶、玄参、生白术各6g，太子参、生地黄、粉丹皮、白茯苓、炒当归各9g，炒黄连4g，牛蒡子、生甘草各3g。3剂，水煎两汁，分服。

药后热退疹消，痊愈回家调理。

【按】当时在基层，缺医少药，没有检验，只能采取"审证求因"的方法。由于患儿已邪气郁遏，热毒内陷，正气灼损，毒归肺脏，从卫气营血之辨是属气、营、血三燔，危险极矣。症见气喘鼻扇而干，麻疹头面不出，疹红、紫、暗、燥、滞均为危症，必须立即托毒外出，凉血化斑。从内科杂病来辨，是风热壅肺，气道不通，上不能宣，下不能泄毒，故见喘逆气粗的气机逆乱之象，有喘脱之变。所以用麻杏石甘汤加减，以清肺泄热而平喘，从卫气营血来辨，属气虚，毒陷，气、营、血三燔的变证，故用消毒饮清解热毒发疹，化斑汤凉血化斑外达，使病情由营转气，使患儿化险为夷。

3. 重症上呼吸道感染高热不解

杨某，男，28，工人。住院日期：1982年2月28日，住院号：89403。初诊日期：1982年2月28日。

患者发热已20天，曾服用土霉素、PPC、消炎痛，肌注庆大霉素等，仍然高热不退，体温40.5℃，稍有畏寒，咽痛，口干欲饮，尿短赤，大便干，舌质红，苔黄厚而干，脉浮数。于1982年2月28日以"发热待查"收入住院。

体检：急性病容，咽充血，扁桃体肿大，颈淋巴结触及0.5cm×1cm一粒，质软无压痛，活动；两肺呼吸音粗糙，R 108次/分钟，心律齐，心界不扩大，肝肋下1.5cm、质软无压痛，脾未触及；BP 120/70 mmHg。实验室检查：血红蛋白（Hb）110.1g/L，白细胞（WBC）1.2×10⁹/L；DC：N 70%，L 30%；尿常规：蛋白微量，RBC 0～1，WBC 0～3；肝功能：正常范围。肥达氏反应（－）。血沉：37mm³/h；HAA（－）。X摄片（胸片号95320）：两肺未见异常病变。心电图：窦性心动过速。

中医诊断：风热外感。

西医诊断：上呼吸道感染。

脉证合参：病起二旬，仍见恶寒发热，咽痛，头痛，咳嗽，脉浮数等症，乃风热之邪侵袭人体，肺卫首当其冲，卫气失于宣畅，又循经上扰咽、头，舌苔黄厚为夹湿，湿热交杂，有伤津之象。

治则：辛凉宣肺，清热透邪。

方药：银翘散加减。

处方：金银花 15g，连翘、牛蒡子、薄荷（后下）各 9g，白桔梗、炒黄芩各 12g，生甘草 6g，鲜芦根各 30g，大青叶、鸭跖草 24g。2 剂。水煎 3 汁分服。

药后 6 小时，体温开始下降，两天后恢复正常，自觉症状好转，5 天痊愈。经复查，三大常规均在正常范围，于 1982 年 3 月 7 日出院。

【按】本案因风热之邪侵袭肺卫所致，卫气与风热病邪相搏，又夹湿邪。正气被湿隔绝，故身热稽留，因风为阳邪宜从热化，亦能上扰清窍，故见本案主症。舌苔黄厚而干是为湿本就已感受风热之邪，且与湿相逢，风、热、湿互交，蕴郁而热化，故出现伤津耗液之象。因此选用辛凉之剂，疏散风热，取金银花、连翘之长，轻透其邪，鲜芦根、鸭跖草清热保其津液，牛蒡子、薄荷宣表发汗，达到"汗出而解"的目的。

本案以银翘散加减，这是治疗温病在卫分的首选方。虽然此方中医师都会开，且每位医师都开过，但在此我谈谈自己的看法。银翘散出自《温病条辨》，功效辛凉解表，发散风热解毒。从本方的组成药物分析，其具有治疗寒、热、湿兼热伤阴津之功，不但对风热能散风寒，还能和胃祛湿，扶正保津。方中金银花、连翘、荆芥为君。金银花甘寒，连翘苦微寒，均是散热解表、解毒疗疮的要药。其中连翘还有清心安神的作用，用于高热患者可预防昏迷。金银花有清肠疗痈之力，能使邪毒下泄，使湿毒之邪有去路。荆芥辛温，具散寒解表、祛风止痉之力，还有行瘀凉血之能。三药配伍，既能表散风寒、风热，又能防患于未然，使邪毒不向内陷，防止由卫入营入血。桔梗辛苦平，有宣肺利喉之功，能助解表宣透之力；牛蒡子辛平，有宣毒透疹作用，对咽喉肿痛、痰热咳喘有预防作用。淡豆豉辛甘微苦，除解表散热外，还可和胃除烦，特别对热蕴而烦者效果明显。薄荷辛凉，祛风散热，宣毒透疹为臣，能助君药加强宣散，使邪从汗而解，从便而泄，热退为安。淡竹叶辛淡甘寒，可清心除烦，利尿通淋。鲜芦根甘寒，清肺清胃，生津止渴为佐。发热患者容易伤津伤阴，患此者发热20余天，日久必伤正气，乃"邪之所凑，其气必虚"而致病，甘草甘平，能通十二经，方中有扶正润肺的作用，故为使，协助上药在散透宣泄之时除烦增津，而不伤正气。所以是一张清热解毒、宣肺化湿、发汗保津的方剂。

4. 暑湿

马某，男，16岁，学生。初诊日期：1982年8月25日。住院号：113000。

患者畏寒、发热持续半个月，以午后为甚，至半夜汗出而热不解，伴头痛，鼻塞，两下肢酸楚，曾用青霉素等治疗无效。于1982年8月25日下午4时以"发热待查"入院。

体检：T 38.8℃；BP 100/60mmHg；急性病容，咽稍充血，扁桃体不见肿大，两肺呼吸音清晰，R 120次/分钟，律齐；肝脾均未触及；舌质红，苔白腻，脉滑数。实验室检查：血常规：WBC 6.0×10^9/L，DC：N 66%，L 30%，M 4%；血沉44mm³/h；抗"O"正常范围；血培养（－）；胸透：两肺未见异常。

脉证合参：夏月伤暑，暑必湿遏，邪郁肌表，湿又为阴邪，故逗留于内，症见头痛畏寒，身热，四肢酸楚等。

治则：清暑化湿为主。

方药：新加香薷饮加减。

处方：金银花、连翘、六一散（包）各15g，香薷、藿香、青蒿、川厚朴各9g，炒黄芩、肥知母、白茯苓各12g，防风6g。1剂。水煎3汁，每4小时1次，分6次服。服药前患者体温已升至39.2℃，药后4小时体温开始下降，28小时后体温降至正常。自觉症状明显好转，纳增脉平。上方去香薷、六一散，加生薏苡仁20g，佛手片12g。5剂。水煎两汁，分服。

药后复查三大常规，均属正常范围。于1982年8月29日出院。

【按】叶天士说："长夏湿令，暑必兼湿，暑伤气分，湿亦伤气。"患者正值夏月，暑湿困遏卫气，卫表不和，故本案属"暑湿在表"之证。法当清暑化湿解表，使暑邪从汗外泄，湿邪从小便而下行，从而分解暑湿之邪，不致内传为患。本方出于《温病条辨》，是清暑解表、和胃化湿的首选方，后世多以此化裁。香薷又称夏天的麻黄，与金银花、连翘同用，增强了清热解毒之力和发汗的效果。同时以淡渗利湿的白茯苓、六一散使暑热之邪从小便而去。夏令感冒、夏季热、中暑、夏季肠胃炎等均可用本方加减。

5. 湿温

吴某，女，21 岁，工人。初诊日期：1982 年 7 月 29 日。住院号：112515。

患者两个月来低热缠绵（体温 37.5～37.9℃），月经 20 天淋沥不尽、色紫，腰酸痛。昨日起突然壮热，头痛且昏，全身不适，于 1982 年 7 月 29 日下午以"发热待查"入院。

体检：精神不佳，皮肤灼热，T 39.3℃，BP 118/64mmHg，两肺呼吸音粗糙；R 96 次/分钟，律齐，心界不扩大；腹软肝脾均未触及；舌质红，苔白腻，脉浮数。实验室检查：Hb 7.9g/L，WBC 7.8×10^9/L，DC：N 64%，L 36%。抗"O"正常范围；血沉 10mm³/h；尿常规：蛋白（＋＋），WBC（＋）；胸透：心肺无异常；肝功能：ALT 8 IU /L。

脉证合参：患者素体较虚，又犯湿热交阻，卫气郁遏而致恶寒，身热不扬。头痛且昏、体困身重、纳呆口黏都是湿浊蕴热在里的变证。

治法：清暑解表，芳香化湿。

方药：五叶二根蚕蝉汤加减。

处方：人参叶 15g，香薷、蝉衣各 6g，青蒿、冬桑叶、藿香、佩兰、炒天虫、淡芩炭、六一散（包）、煨葛根各 9g，蒲公英 12g，十灰丸（包）15g，鲜芦根 30g。2 剂。水煎 3 汁，每 4 小时服 1 汁。

药后 8 小时后体温下降，24 小时后恢复正常。第 6 天突然月经增多。体温回升至 38℃。此乃三焦气机不通，邪留下焦血室，并伤阴分。急改治法，治以清热养阴，佐以理气调经。

处方：太子参、人参叶、椿白皮、川续断、红枣各 12g，忍冬藤、玄胡索各 15g，淡芩炭、佛手片、当归各 9g，软柴胡、绿梅花各 6g，十灰丸（包）12g。水煎两汁，分服。

药后 4 小时体温正常，1 天后月经净，症状消失，于 1982 年 8 月 11 日痊愈出院。

【按】本案以身热两月不解，肢体困重，舌苔白、厚腻为特征，乃湿热之邪逗留气分，三焦气机郁阻不通所致。低热两月有余正气必虚，不能单以辛凉解表之法取效，故改用宣肺透邪、化湿解暑之法治疗。采用我师五叶二根汤加减，取得了热降之效。但病者月经复转，体温出现上升，此乃余邪未清，留于下焦血室，热邪伤及阴分，故改清热养阴，理气调经并用，又因月经淋沥不净，故加用十灰丸包煎于内，以凉血止血，使余热得清，阴液充复，气机条达，病告痊愈。

6. 颅脑外伤术后伴双肺重症感染高热不退

林某，男，60 岁，农民，脑外科病房 605 – 1 床。会诊日期：2003 年 7 月 15 日。

患者颅脑外伤经当地医院抢救，曾出现心跳骤停，复苏后，因颅内高压转入浙二医院脑外科，再行手术。由于高热、咳嗽不解 50 天，神志始终蒙眬，语言不清，咳嗽痰黏稠难出、色黄，大便干燥。T 38.5 ~ 39.8℃，BP 135/75mmHg，R 82 次/分钟，P 29 次/分钟。

体检：神志不清，呼吸稍急促，左侧头颅明显缺陷，两下肺均可闻及湿性啰音，舌质红淡紫，苔少津少，脉细数。胸片：提示两下肺感染明显。痰培养（7 月 12 日）找到白色念珠菌。暂停手术，以中药配合治疗。

脉证合参：外伤后瘀血内阻，蕴而化热，故外邪乘虚而入，首先犯肺。邪瘀阻于气道，肺失肃降，郁而化热，伤及气阴，无力润肺之血络，贮于肺中之痰更难外出，痰瘀同结，上蒙清窍。

治法：益气养阴，清肺祛痰，生津开窍，疏解表邪。

方药：取参苏饮、止嗽散、复方菖蒲郁金汤之意。

处方：人参叶、浙贝母、生炒米、炒薏苡仁各 20g，山海螺、野荞麦根、炒黄芩各 30g，老鹳草、云雾草、炒白芍、川芎各 15g，白桔梗、桑白皮、广郁金、石菖蒲、寒水石、天花粉、川石斛各 12g，苏叶、皂角刺、薄荷（后下）各 9g。7 剂，水煎两汁，分服。医嘱：药后可能咳嗽增加，痰量增多，大便次数增多甚至变稀。

7 月 22 日二诊：服药后第 4 天开始热退，咳嗽仍然不畅，神志不清，气促比较明显，大便次数增多，尿量较少，舌质红，苔薄少，脉滑数。两肺下可闻及干湿性啰音。

此时余邪未清，痰仍阻于气道，肺失清肃；且痰瘀亦蒙于清窍。

治则：清肺祛痰，益气养阴，生津开窍。

处方：人参叶 30g，野荞麦根、炒黄芩、生薏苡仁各 30g，浙贝母 20g，云雾草、老鹳草各 15g，广郁金、石菖蒲、白桔梗、桑白皮、寒水石、浮海石、海蛤壳、苏梗、苏木、川石斛、川厚朴各 12g，皂角刺、白芥子各 9g。7

剂，水煎两汁，分服。医嘱：痰量仍可增多，大便烂，或有黏液。

7月29日三诊：阴津已复，痰浊仍然内蕴，答话时清时糊，痰多黏稠不畅，胸闷气粗，大便烂，1天4~5次，舌质红，苔白厚腻，脉细滑。痰培养：表皮葡萄球菌。经两周治疗，阴津渐复，但痰浊仍留于气道，肺气宣发无力。

治则：清肺祛痰，宽胸理气，益气化浊，佐以生津。

处方：人参叶、野荞麦根、炒黄芩、生薏苡仁、煨葛根各30g，浙贝母20g，云雾草、白茯苓各15g，炒莱菔子、白桔梗、桑白皮、大豆卷、寒水石、浮海石、苏梗、苏木各12g，皂角刺、白芥子各9g。7剂，水煎两汁，分服。CT复查：两下肺感染较原片有吸收。

8月4日四诊：1周内咳出大量痰液，气急已有改善，神志时清时蒙，开始想吃东西（鼻饲），大便烂，1天5~6次，舌质红，苔白厚，脉细滑。此乃痰浊仍内伏于肺，肺气失宣，气机未畅。

治则：清肺祛痰，燥湿化痰，宽胸理气，佐以活血。

处方：野荞麦根、炒黄芩、生薏苡仁各30g，白茯苓、浙贝母各20g，云雾草、炙紫菀各15g，炒莱菔子、炒苍术、白桔梗、桑白皮、寒水石、浮海石、海蛤壳各12g，皂角刺、莪术各9g。10剂。水煎两汁，分服。

8月18日五诊：咳嗽明显减少，并已撤除鼻饲，改半流饮食，但饮食时有咳呛，神志转清，但语言不清，大便烂，1天2~4次。舌质红，苔转白，脉细缓。

治则：清肺祛痰，健脾化痰，益气宽胸，活血通络。

处方：野荞麦根30g，人参叶、浙贝母各20g，白茯苓、炒黄芩、云雾草、生薏苡仁、炒薏苡仁、炙紫菀、人中白各15g，炒苍术、白桔梗、桑白皮、苏梗、苏木、川芎各12g，皂角刺9g。7剂，水煎两汁，分服。

8月25日六诊：咳嗽明显减少，无痰咳出，因咳呛又插上鼻饲，两肺呼吸音粗，未闻及干湿性啰音，舌质红，苔白，脉细缓。病情开始稳定，痰浊已解，气道通畅，胃气亦复。治以益气固卫，宣肺祛痰，健脾化痰，益肾通络，巩固治疗。

处方：野荞麦根、桑椹子各30g，浙贝母20g，南沙参、炒黄芩、云雾草、生薏苡仁、炒薏苡仁、川芎各15g，生白术、白桔梗、桑白皮、广郁金、石菖蒲各12g，防风、皂角刺各9g。7剂，水煎两汁，分服。

9月3日七诊：神清，语仍不清，咳嗽消失，无痰。舌质红，苔白，脉细缓。CT复查：两下肺感染基本吸收，继用益气固卫、宣肺通络、健脾化痰、温肾活血之法。

处方：太子参、白茯苓、女贞子、浙贝母各20g，生薏苡仁、炒薏苡仁、炒黄芩、云雾草、川芎各15g，生白术、白桔梗、桑白皮各12g，防风、皂角刺、莪术各9g，野荞麦根、桑椹子、仙灵脾各30g。14剂，水煎两汁，分服。病情稳定后转颅脑外科预行第2次减压手术。

【按】本案乃脑外伤术后，必气血瘀滞，脉络不通，气机失和，进而影响五脏六腑之功能协调，气滞血瘀，阻碍精、津、液畅行，聚而成饮，内伏膈下，外邪引动，上渍于肺，使肺失宣降，贮而成痰，蕴痰化热，以致邪、湿、痰、瘀、虚互结。郁热日久，伤及肺阴，阴虚不能濡润肺络和气道，故痰壅黏稠不出；痰随风动，上蒙清窍，故舌质红紫，苔少干。对此类患者不能单从某一脏腑进行辨证。虽然从临床上看仅是肺部感染为主，但从脏腑辨证来看，病位在肺，已经牵及心、肝、肾三脏。肺为水之上源，与肾火不能相济，与肝相互克侮，而成上实下虚的临床表现；如果从卫气营血来辨，当属气营两燔之证。无论从何辨证都可以确定，本案乃热、痰、瘀、风、阴虚夹杂的重危之症。治疗上必清肺热、养肺阴、散表邪、开脑窍并用。方中重用山海螺清热生津，人参叶清热益气，扶正祛邪，与他药配伍有协同祛痰作用。邪热得解，津液恢复，痰量必增，故舌苔反转白腻，此时再清肺祛痰、燥湿化痰，使气道洁净，肺气自复矣。因痰生于脾，贮于肺，一旦痰清气复时，即改用健脾化痰、益肾活血之法，以改善肺的血液循环，使通气功能和弥散功能尽快恢复，争取时间，为手术准备条件，以达到预期的目的。三诊中用了人参叶和炒莱菔子，两药属相畏，因患者正气虚较重，但又湿痰互遏，恐补气又碍湿，祛湿又伤正，而人参叶有清虚热、补益正气之功，炒莱菔子有化顽湿老痰之力，故用以相互制约。需要说明的是，"十八反"和"十九畏"中人参与莱菔子相畏，但查阅古籍后发现，古代医家也有用此法者。现代疾病谱中气虚夹湿浊的病例很多，如此用后能益气助运化，祛陈湿而助气升。此案所用可以说是古为今用，也属现代的用药创新。

7. 车祸致重型颅脑损伤伴并发症

商某，男，20岁，学生。入院日期：2002年3月18日，住院号：800585。初诊日期：2002年3月29日。

诊断：急性重型颅脑损伤、右额叶脑性裂伤伴血肿、右枕叶硬膜下血肿颅骨骨折、外伤性蛛网膜出血、颅后骨折、气颅、蝶窦左乳突积血、原发性脑干损伤、肺部感染、泌尿感染、应急性溃疡、高热不退，故请中医会诊。

患者因车祸入院，经抢救 10 天，生命体征初步稳定，因突然体温上升 39～40.5℃两天。用中药参与治疗。

患者当时症状：头面、背胸腹、四肢均有红疹，呈斑片状、红紫相间，瘙痒出血，表皮灼热，呼吸急促，烦躁不安，大便 7 天未行。舌质红绛，苔厚腻白浊，脉弦滑数。体温 40.5℃，呼吸 36 次/分钟，心率 140 次/分钟，BP 112/60mmHg。

体检：神志不清，颜面及全身红疹、呈斑片状、高出皮肤，表皮灼热，唇焦，呼吸急促，两肺均可闻及干湿性啰音，肝脾均未触及。血常规：WBC 17.6×10^9/L；DC：N 65.80%，L 8.1%，M 23.8%，Hb 117.0g/L，PTL 128.0×10^9/L。生化检验：BUN 7.9mmol/L，CL 98.8mg，Ca 0.96mmol/L，AST 48U/L，TG 0.4mmol/L，CHOL 3.01mg，LDH 2.7IU/L，CK 5.21IU/L。血培养＋药敏：溶血不动杆菌，药敏均不敏感。

脉证合参：外伤气血大伤，气滞血瘀蕴结于各组织、器官之中，其功能失职，体内精液聚而成湿，郁而化热、化火，蕴结成内毒，腑气不通，更伤五脏六腑功能，使气血失和，阴阳失衡。郁热迫血，陷入血分，外越肌肉、腠理之间，上蒙清窍，走于营血之间，导致气机逆乱。

治法：清热解毒，凉血祛风，通腑开窍。

处方：金银花、炒黄芩、土茯苓各30g，连翘20g，粉丹皮、生大黄（后下）、紫草各15g，广郁金、石菖蒲、水牛角（先入）、茜草、地肤子、浮萍、生枳壳、炒赤芍各12g，苏叶、薄荷（后下）各9g。4剂，水煎两汁，分4次服。加服安宫牛黄丸2粒/日，分吞。

4月2日二诊：4 天来，T 7.6～38.7℃之间，神志仍不清，中药自己能吞，全身红疹仍呈斑片状，色泽开始变紫，高凸面减少，灼热感明显减轻，呼吸仍急促，烦躁时存，大便第 2 天已解、量多色暗紫、极其臭。听诊：两肺底仍可闻及干湿啰音。舌质已转淡红，苔白厚。

患者腑气已通，热毒郁结之势消退，从营转向气分，虚风随热毒下降而减。上方去苏叶、地肤子、炒赤芍，改生枳壳为炙枳壳15g，加败酱草30g，川芎6g，淡竹叶9g。3剂。水煎两汁，分服。另加服安宫牛黄丸2粒/日，分吞。

4月5日三诊：体温已下降至37.2℃ 3 天，神志清醒，诉头痛，心烦时有，皮肤红疹已全消退，留有紫红色素，纳食增加，大便日行 1 次，小便较前增多，舌质红，苔白，脉滑小数。血常规复查：WBC $7.8 \times 10^9/L$；DC：N 69.10%，L 23.0%，M 9.3%，Hb 107.0g/L，PTL 237.0 $\times 10^9/L$；电介质：Na 137.2mmol/L，CL 98.9mmol/L，Ca 108mmol/L。

气分已罢，余邪未清，瘀血气滞，血脉未通。

处方：青蒿、川石斛、紫花地丁、蒲公英各30g，生薏苡仁、炒薏苡仁各20g，炒黄芩、生大黄（后下）、紫草各15g，粉丹皮、广郁金、石菖蒲、蔓荆子、水牛角（先入）、佛手片、女贞子、潼蒺藜、白蒺藜各12g，淡竹叶、川芎各9g。7剂，水煎两汁，分服。停服安宫牛黄丸。

4月12日四诊：患者病情稳定，仍低温37.2℃，无头痛，精神好转，睡眠安定，皮肤红疹全部消退，留有皮屑、色素沉着，纳食正常，大便干燥，两肺呼吸音无殊。舌质红，苔白较前薄，脉弦缓。

血分热已清，脾胃运化开始正常，气血和顺，津液尚未恢复。需益气润肠，继续原治法。

处方：青蒿、川石斛各30g，绞股蓝、生薏苡仁、炒薏苡仁各20g，瓜蒌仁24g，炒黄芩、紫草各15g，炙白薇、粉丹皮、蔓荆子、佛手片、女贞子、潼蒺藜、白蒺藜各12g，淡竹叶、川芎各9g。7剂，水煎两汁，分服。

4月19日五诊：低热已解，精神明显好转，能在床上活动，但很疲劳，稍有气急，纳食正常，二便如常，舌质淡红，苔薄白，脉弦缓。血常规、生化检验均在正常范围。此乃病后气血虽和顺，但尚未恢复，难以濡养筋脉、肌肉、骨骼而致。

治则：养血通络，活血伸筋，益肾壮骨。

处方：熟地黄、生地黄、炒当归、川芎、炒白芍、炒杜仲、川续断、桑寄生、宣木瓜各12g，千年健、伸筋草、鸡血藤、鲜石斛各30g，绞股蓝20g。7剂，水煎两汁，分服。

4月26日六诊：病情日益好转，能下床活动，稍头晕，肌肉酸痛，大便干燥，痔疮出血，舌质淡红，苔薄白，脉弦缓。此因津液尚未恢复，血流不畅，大肠推动无力，郁热下迫大肠而致。治以润肠清热，凉血消痔。五诊处方加补骨脂12g，瓜蒌仁24g，槐米、紫丹参各30g。14剂，水煎两汁，分服。

5月10日七诊：无明显症状，仅感记忆较差，活动量增加，肌肉酸痛存在，大便变稀，痔血已止，舌质淡红，苔薄白，脉缓小弦。血、生化等检验均在正常范围，血培养＋药敏：无细菌生长。

阶段性脉证合参：此时患者郁结之热毒已除，气血尚在恢复之中，筋脉、髓海、肌肉、腠理等精血充养不足，需加强活血化瘀、舒筋通络之药。

处方：炒当归、生地黄、熟地黄、生白芍、川续断、红花、炒杜仲、金毛狗脊、覆盆子各12g，川芎15g，千年健、伸筋草、鸡血藤各30g，绞股蓝20g，丝瓜络9g。7剂，水煎两汁，分服。

5月17日八诊：患者能在室外活动，体力较前增加，筋脉、肌肉酸痛明显缓解，纳、便正常，颈项稍板滞，舌质淡红，苔薄，脉缓小弦。需加强解肌舒筋功能。六诊方去红花、丝瓜络，加煨葛根30g，炒天虫12g，以解肌舒筋。7剂，水煎两汁，分服。

5月23日~6月21日九诊至十二诊：患者已康复治疗，无自觉症状，仅体力不如以前，纳、便正常，寐安，舌质淡红，苔薄，脉缓。治以调理气血、舒筋活血、益肾壮骨为主。

处方：川芎15g，熟地黄、生地黄、炒当归、生白芍、炒杜仲、川续断、金毛狗脊、覆盆子、川石斛、益智仁、佛手片各12g，紫丹参、伸筋草、鸡血藤、桑椹子各30g。共35剂。水煎两汁，分服。于6月28日痊愈出院。带药15剂。

随访3年，大学毕业，智力正常，有时稍头痛。已参加工作。

【按】患者为头部外伤致气血大伤，气滞血瘀于组织、器官之中，影响了五脏六腑的功能，精、津、血、液停滞，气无所依，气血分离，从而出现气机逆乱等征象。此属外伤导致的内伤杂病，或从热化，或从寒化，亦可用卫气营血之辨。该患者病在气营之间，虽入血分然未动血，从杂证辨是邪从热化，迫血妄行，外越肌腠。五脏气血热化后，导致五脏功能失职，聚液成湿，逗留不去，内邪伤五志，五志变五邪所成，辨证变得复杂。为此必先弄清发热属外感发热还是内伤发热，若从卫气营血来辨，当属气血两燔。患者初诊时所见症状为头面、背胸腹、四肢均有红疹，呈斑片状、红紫相间，瘙痒出血，表皮灼热，呼吸急促，烦躁不安，大便7天未行，表明邪无出路，有突变之势，故在一诊时，除清热解毒、凉血散血外，还加用了通腑的大黄，乃急下存阴之法，以达"肠胃清而陈莝去"之目的。待病情稳定后，再调其气血，衡其阴阳，舒筋活血，养血益肾等，终达痊愈。

8. 间质性肺炎纤维化伴胸腔和心包积液发热不解

朱某，男，71岁，干部。住院号：680584303，初诊日期：2009年1月2日。

患慢性咳嗽 20 余年，有慢性肾炎史，1989 年行胆结石手术，1996 年行肠梗阻手术，2006 年 8 月因发热入住浙江省中医院，同年 11 月又入住邵逸夫医院，诊断：间质性肺炎伴纤维化，伴胸腔、心包积液，发热 1 月余不解。体温持续在 37.5~38.5℃之间，形体消瘦，精神不佳，高枕卧位，气喘明显，咳嗽不畅，痰白黄相间，胸闷心悸，汗出量多，纳差便干，舌质红绛，苔光干裂，脉滑数无力。已服强的松 1 次 5 片，1 日 2 次。两肺均可闻及湿性啰音。CT：两肺间质性肺炎伴纤维化、胸腔积液、心包积液。

脉证合参：耄耋之年，又患有多种慢性疾病，曾行两次手术，肺、脾、肾三脏早衰，气血大伤，阴阳失衡，阴营亏虚，无力振奋外邪，内水液聚集，阳气更虚，致气阴二虚，水湿内蕴，气滞血瘀互为因果。

治则：滋阴清热，清肺祛痰。

处方：人参叶、浙贝母各 20g，天冬、寸麦冬、玄参、白桔梗、桑白皮、炙白薇、苏梗、苏木、浮海石、浮萍各 12g，肺形草、炒黄芩、野荞麦根、鲜芦根、青蒿各 30g，制玉竹 15g，皂角刺 9g。7 剂，水煎两汁，分服。

1 月 19 日二诊：药后热解，汗出减少，胸闷心悸、气急明显，咳嗽欠畅，面色萎黄，精神欠佳，纳增，大便已下转软。舌质红绛，苔光干裂，脉滑数。

处方：人参叶、南沙参、浙贝母各 20g，天冬、寸麦冬、白桔梗、桑白皮、苏梗、苏木、天竺黄、茺蔚子、鲜石斛各 12g，肺形草、野荞麦根、炒黄芩、生薏苡仁、鲜芦根各 30g，皂角刺、玄参、白芥子各 9g。7 剂，水煎两汁，分服。

1 月 26 日三诊：咳嗽明显减少，但仍欠畅，胸闷改善，能平卧和侧卧，气急动则明显，汗出已除，下肢稍浮肿，尿量减少，纳可，便调，舌质绛紫红，苔薄白裂干，脉弦滑结代。强白松改 1 日 2 次，1 次 5 片。因痰热伤及肺阴，阳气无所依附，虽阴液渐复，但心阳仍不振奋，无力鼓动脉律，故见脉结代。

处方：人参叶、南沙参、浙贝母各 20g，肺形草、野荞麦根、炒黄芩、生薏苡仁、鲜芦根各 30g，天冬、寸麦冬、白桔梗、桑白皮、苏梗、苏木、天竺黄、葶苈子、鲜石斛、莪术各 12g，皂角刺、玄参、白芥子各 9g，桂枝 4g。7 剂，水煎两汁。分服。

2 月 3 日四诊：精神明显好转，能下床活动，咳嗽不多，痰白欠畅，胸闷尚可，动则气急，浮肿已解，纳、便正常，舌质红紫，苔薄少裂少津，脉弦滑，结代未见。

处方：南沙参、生薏苡仁、炒薏苡仁、浙贝母各20g，天冬、寸麦冬、生地黄、白桔梗、桑白皮、苏梗、苏木、天竺黄、葶苈子、鲜石斛、莪术各12g，桂枝、玄参、皂角刺、白芥子各9g，炒黄芩、野荞麦根、肺形草、鲜芦根、仙灵脾各30g。14剂，水煎两汁，分服。

【按】耄耋之年，又肺、脾二脏长期为病，阳气一直虚弱，水湿成饮，常伏于膈下，聚液肺与心腔之中，外邪上溃而致肺失肃降，形成清气不升、浊气不降之喘证。营阴亏乏，难以润肺，阴阳分离，尚未到达气机逆乱之时，又早行胆切除术。中医学认为，胆为少阳，《黄帝内经·灵枢》云，少阳为枢。现枢纽不开，故气血不行，水津不动，阳气更难伸展。所以治疗需先救阴津，清肺祛痰，使肺气通畅，通调水道之功能恢复。最后肺、脾、肾三脏同治，达到临床痊愈。

9. 多发性胃泌素瘤术后高热不退

应某，男，38岁，记者，邵逸夫医院：住院号：023587。本院：门诊号：01364978。初诊日期：1996年10月26日。

患者确诊胃泌素瘤已5年，今年因多发而入住邵逸夫医院行胃大部、右肝叶、左叶肝后背段部分、胆囊切除术。术后39天高热不退邀我会诊，采取中药治疗。

当时症状：神志不清，呼吸急促，巩膜和全身皮肤黄染，呻吟不止，皮肤干燥灼热，胸闷发胀，腹部膨隆，移动性浊音（++），下肢浮肿，大便3天未解，尿少，舌质红绛，苔光少津，脉弦数重按无力。

体检：T 39.8℃，P 128次/分钟，R 20次/分钟，BP 123/65 mmHg。双上肺呼吸音粗，两肺背部呼吸音消失，叩诊第六肋下为浊音；腹部膨隆，移动性浊音界明显，肝脾肋下触及不满意。生化检查：血常规：WBC 13.4×10⁹/L；DC：N 82.0%，L 16.0%，Hb 110.0g/L，PLT 140.0×10⁹/L；尿常规：蛋白（++），RBC 3~7，WBC 少数，尿胆红素（+）；肝功能：谷丙转氨酶（ALT）278 IU/L，谷草转氨酶（GOT）184 IU/L，碱性磷酸酶（ALP）210IU/L，GGT 138 IU/L，LDH 436 IU/L；总胆红素 250.00μmol/L，直接胆红素 25.3μmol/L，总胆汁酸 68.0mmol/L；总蛋白75g/L，白蛋白35g/L；B超：肝弥漫性病变、总胆管壁毛糙、脾肿大、双肾少量积水。

脉证合参：手术后气血大伤，水液停滞，郁而化热，肝胆失司，疏泄条达失职，气机逆乱，导致腑气不通，入营动血。

治法：清热解毒，凉血散血，通阳利水，扶正祛邪。

方药：茵陈蒿汤合犀角散和清骨散增液承气汤加减。

处方：青蒿、茵陈、猪苓、白茯苓各30g，人参叶、生地黄各20g，银柴胡、地骨皮、肥知母、川石斛、玄参、川椒目、制大黄、犀牛角（水牛角30g代）各12g，粉丹皮、葶苈子各15g，胡黄连、桂枝各6g，生白术、薄荷（后下）、苏叶各9g。3剂。水煎两汁，每日3~4次分服。

10月30日二诊：药后体温下降至38.5℃，大便已下，尿量增加，神志时清时蒙，胸闷气急好转，腹胀仍明显，巩膜和全身黄疸未退，舌质红绛，苔光稍有津液，脉弦、数重按无力。腑气已通，由营转气，营阴仍劫，气机未复。治以清热解毒，滋阴凉血，通阳利水。

处方：青蒿、茵陈、猪苓、白茯苓各30g，生地黄20g，人参叶、粉丹皮、葶苈子各15g，银柴胡、地骨皮、肥知母、犀牛角（水牛角30g代）、川石斛、玄参、川椒目各12g，桂枝6g，生白术、薄荷（后下）、苏叶各9g。3剂。水煎两汁，每日3~4次分服。

11月6日三诊：因体温下降，家人又续3剂，体温37.8℃左右，神志已清，胸闷解除，气急消失，大便1次，尿量增多，腹仍膨隆，下肢浮肿消失，舌质红紫，苔光有津，脉细滑。

热势已下，余邪未清，湿浊滞留，肝胆仍失司，疏泄条达未复，阴营仍亏。

处方：青蒿、茵陈、白毛藤、猪苓、白茯苓、马鞭草各30g，人参叶、生地黄各20g，粉丹皮、葶苈子各15g，银柴胡、炙白薇、肥知母、川石斛各12g，桂枝、生白术、薄荷（后下）、苏叶各9g。3剂。水煎两汁，每日3~4次分服。

3月17日四诊：患者突然来诊，去年11月药后热退，腹水消失后自己再服主方7剂而出院，一直未来联系。近1月来又腹胀，胃脘痞满，纳食尚可，稍胸闷，乏力气急，大便烂，舌质淡紫，苔白糙，脉弦滑。在当地检查，血常规：WBC 5.4 × 10⁹/L；DC：N 62.0%，L 26.0%；Hb 120.0g/L，PLT 130.0×10⁹/L；血沉30 mm³/h，生化全套：总胆红素85.00 μmol/L，直接胆红素15.3μmol/L，总胆汁酸68.0mmol/L；总蛋白85g/L，白蛋白35g/L，球蛋白35.7g/L，谷丙转氨酶120 IU/L，谷草转氨酶96 IU/L，谷氨酰转酞酶189 IU/L，碱性磷酸酶172 IU/L。B超：肝弥漫性病变、总胆管壁毛糙、脾肿大。

脉证合参：虽上次治疗后热退，但湿浊未解，仍有熏蒸肝胆之势，同时横逆犯脾，脾胃失和，浊气不降，清气难升，阻于中焦。因元气薄弱，不能猛药攻之。当扶正祛邪，先调治胃气，健脾助运。

治法：清热利胆，健脾和胃。

方药：茵陈蒿汤合五花汤加减。

处方：茵陈、藤梨根、生薏苡仁、垂盆草、白花蛇舌草、白毛藤各30g，银柴胡、川厚朴花、绿梅花、玫瑰花、代代花各9g，生枳壳20g，粉丹皮、鸡内金、白茯苓各15g，佛手片、制香附各12g。7剂，水煎两汁，分服。嘱药后可能会出现肠鸣、胃胀、嗳气、矢气等，不要紧张，继续服药，药后再诊。

3月21日五诊： 药后出现胃胀嗳气、肠鸣便稀等症，3天后慢慢缓解。目前胃胀好转，嗳气仍频，面黄减轻，纳食较前增加，但食后脘胀又起，大便稀烂，尿量增多，舌质紫红，苔白稍厚，脉弦滑。治法不变。

上方生枳壳改30g。7剂，水煎两汁，分服。

4月1日六诊： 在当地复查生化全套：总胆红素83.00μmol/L，直接胆红素14.3μmol/L，总胆汁酸78.0mmol/L；总蛋白85g/L，白蛋白35g/L，球蛋白34.7g/L，谷丙转氨酶97 IU/L，谷草转氨酶85 IU/L，谷氨酰转酞酶149 IU/L，碱性磷酸酶152 IU/L。现胃胀消失，嗳气不多，黄疸稍减，纳食已开始正常，肝区胀痛隐隐，大便烂，夜寐时有不安，舌质淡紫，苔白，脉弦滑。

胃气已复，湿浊未解，肝胆郁热，气机仍不利。治以清利肝胆，健脾化湿。

处方：茵陈、白毛藤、白花蛇舌草、生枳壳、生薏苡仁、藤梨根、夜交藤各30g，粉丹皮、白茯苓各15g，银柴胡、佛手片、玄胡索、制香附、山慈菇、炒莱菔子、石见穿各12g，绿梅花9g。14剂，水煎两汁，分服。若病情稳定可在当地拿药继服。

4月20日七诊： 半月来诊。纳、便正常，肝区仍胀痛隐隐，嗳气消失，胃胀解除，夜寐尚安。复查生化全套：总胆红素53.00μmol/L，直接胆红素12.3μmol/L，总胆汁酸68.0mmol/L，总蛋白84 g/L，白蛋白35g/L，球蛋白31.7g/L，谷丙转氨酶67 IU/L，谷草转氨酶95 IU/L，谷氨酰转酞酶149 IU/L，碱性磷酸酶122 IU/L。舌质淡紫，苔薄白，脉弦缓。

脾胃气机已通，湿浊逐化，肝胆郁热未清，肝之疏泄条达未能恢复，胆脏仍受之。

治则：疏肝利胆，脾健化湿，理气活血。

处方：茵陈、垂盆草、白花蛇舌草、白毛藤、藤梨根、生薏苡仁、生枳壳、夜交藤各30g，粉丹皮、延胡索各15g，佛手片、制香附、石见穿、川楝子、莪术、山慈菇各12g，绿梅花9g。30剂。水煎两汁，分服。嘱注意饮食，忌海鲜、刺激性食物，酒。

5月27日八诊：1月来病情自觉比较稳定，精神也有好转，生活能自理，肝区已不痛，胃脘得舒，纳、便正常，夜寐得安，舌质淡紫，苔薄白，脉弦缓。复查肝功能，GPT已在正常范围，其他下降不多。治法不变。

处方：茵陈、垂盆草、白毛根、马鞭草、藤梨根、生薏苡仁、生枳壳、金钱草各30g，粉丹皮15g，制香附、石见穿、莪术、佛手片、炙鳖甲、山慈菇各12g，绿梅花9g。30剂。水煎两汁，分服。

6月30日九诊：病情一直稳定，一般情况良好，能从事单位半日工作。纳、便正常，寐安，舌质红淡紫，苔薄，脉弦缓。守原治法。

处方：茵陈、垂盆草、白毛根、马鞭草、藤梨根、生薏苡仁、生枳壳、金钱草各30g，粉丹皮15g，制香附、石见穿、莪术、佛手片、炙鳖甲、山慈菇各12g，炙炮甲9g。30剂。水煎两汁，分服。

7月30日~3月30日十诊至十八诊：病情一直比较稳定，无明显自觉症状，生活能够自理，能够正常工作，肝功能于1997年10月开始已正常，胆汁酸仍然偏高，舌质红淡紫，苔薄，脉弦缓。上方加减。

野葡萄根、半枝莲、桑椹子、紫丹参各30g，浙贝母20g，西党参15g，白蔹、女贞子、生白术、桃仁、橘络、覆盆子各12g，砂仁、蔻仁各9g。30剂。水煎两汁，分服。

随访3年，一直稳定。

【按】本病属积证，全过程治疗分为两个阶段。

第一阶段：经手术治疗后，虽积块除去，但气血大伤，阴阳失于平衡，正常的水液、津、精、血均流动缓慢，聚集成湿，湿而内蕴，郁而化热，熏蒸肝胆，最后导致气滞、血瘀、水结。所以该案存在本虚标实之象。当先祛湿热，解郁结之邪。

第二阶段：热退后仍肝胆失司，脾胃不和，湿邪为患，所以各项指标仍不正常。这时按热重于湿、湿重于热进行辨证，治以清热利湿，疏肝利胆，待邪浊去后，加重软坚散结、活血化瘀之品。因肝为阳脏，极易伤阴，肝又有疏泄条达之功，所以养阴对肝病十分重要。阴津血液运行均需气的推行，若肝瘀阻滞，则肝的疏泄条达功能失职，故治疗中要重用行气之品，如生枳壳用到 30g，以推动血行，即"气行血行"。另一方面，治疗始终疏肝理气，利胆化湿。因本病乃郁热熏蒸肝胆所致，如不疏肝理气可加重营阴的暗耗，致郁热更重，极易发生变证，如肝昏迷、肝衰竭等。所以热退后，始终采取疏肝解郁、活血软坚、泄热滋阴之法，这也是"治未病"的体现，以防患于未然。

10. 左侧股骨头坏死置换术后发热不解

金某，女，76 岁，退休。住院号：235899。入院日期：2004 年 7 月 23 日。初诊日期：2004 年 8 月 15 日。

患者左侧髋关节疼痛 2 年，诊断为股骨头坏死，于 2004 年 7 月 23 日入院。8 月 5 日行股骨头置换术，手术顺利，经抗菌消炎后，体温 10 天来一直不解，体温 38.8℃，P 86 次/分钟，R 27 次/分钟，BP 145/82 mmHg；手术创口处稍红肿，有许多白色小水泡，无畏寒，纳可，大便干燥，舌质红，苔白，脉滑数。

脉证合参：耄耋之年，置换术后气血损伤，气滞血瘀，瘀而化热，腐败肌肉而红肿，气机不利而致内伤发热。

治法：清热解毒，化瘀活血。

方药：蒿芩清胆汤合红藤败酱散加减。

处方：青蒿、败酱草、红藤、鸡血藤各 30g，炒黄芩、生枳壳各 20g，瓜蒌仁 15g，杏仁、生薏苡仁、炒薏苡仁各 12g，苏叶、淡竹叶、软柴胡、砂仁、蔻仁各 9g。7 剂，水煎两汁，分服。

2 天后汗出，大便通畅而热退，痊愈出院。

【按】一般情况而言，股骨头置换术后多见低热，但大多能慢慢恢复正常。该患者呈中高热，且已至耄耋之年。术后气血必伤，加之手术切口处红肿，表明气血瘀滞，瘀而化热。股骨区为足少阳胆经和阳维脉所行之处，两经损伤，加上腑气不通，瘀热随经外越而化热。故辨证从内伤发热合经络进行考虑。虽未见寒热往来，但股骨头是少阳胆经所过，患者舌质红、苔白稍厚为内有湿阻，加上热多寒少，故症见便干；因手术处红肿有化脓的可能故重用败酱草 30g，并以鸡血藤活血通络，苏叶加强疏表之作用，使热从汗而解。

11. 四联抗结核药引起中毒性肝病及后遗症

徐某，女，30 岁，干部。住院号：265488。入院日期：2006 年 7 月 13

日。初诊日期：2006 年 7 月 14 日。

患者既往史：于 2001 前患肺结核经抗结核药治疗，好转后停药。2003 年 6 月初突然咯血，去省结防站拍片，诊断为结核病灶未吸收。再次服抗结核药后，仍然吸收不好，故改服中药，药后病情好转。半年后，2004 年 2 月复查，拍片示肺结核病灶有所吸收，但伴纤维化。后继续中药调治，病情一直稳定。2006 年 2 月因常流鼻涕，反复鼻塞胀痛，经邵逸夫耳鼻喉科诊治，认为是真菌感染，需手术治疗。患者考虑费用问题而来我院诊治。我院耳鼻喉科术后病理切片诊为鼻结核，使用抗结核药后患者出现过敏现象，并伴中毒性肝病，高热不退，黄疸而实施抢救。

现病史：患者因发热伴上腹部胀 1 周，在当地诊为"上感"，继而 ALT 129 IU/L，AST 270 IU/L，转入我院。体检：T 40.8℃，P 90 次/分钟，R 26 次/分钟，BP 110/70mmHg；血常规：WBC 9.6×10^9/L，DC：N 75.6%，L 12.7%，Hb 136g/L，PLT 207.0×10^9/L，CRP 45mg/L，红细胞压积52%；血沉 11mm^3/h；生化全套：GLU 9.30 mmol/L，URIC 88.0mmol/L，TP 53.00g/L，ALB 27.00g/L，TBA 22.8μmol/L，AST 618IU/L，ALT 258IU/L，ALP 174IU/L，GGT 190IU/L。胸片：提示两肺感染性病灶；心电图：窦性心动过速，T 波改变。B 超：提示肝区回声增密，胆囊炎，脾大（考虑副脾），胰未见明显异常。现目黄肤黄，畏寒发热，无汗，咳嗽不显，呼吸急促，全身骨节酸痛，大便稀溏 1 天 2 ~ 3 次。舌质红紫，苔白滑，脉浮数。

脉证合参：久患痨瘵之病，虽经治疗一度缓解，但正气仍虚，已入鼻骨，再经抗结核治疗，其药毒性损伤肝脏，影响脾运，湿浊内生，郁而化热，熏蒸肝胆，胆汁不循常道，浸淫肌肤而目肤发黄。

治则：清热透表，化湿利水。

方药：蒿芩清胆汤合三仁汤加减。

处方：青蒿、炒黄芩、鲜芦根各30g，白茯苓20g，生薏苡仁、炒薏苡仁、神曲各15g，姜半夏、杏仁、大豆卷各12g，软柴胡、砂仁、蔻仁、荆芥、淡竹叶、薄荷（后下）、苏叶各9g。4 剂，水煎两汁，分服。

7 月 17 日二诊：病情仍在进展，湿浊内蕴，阻于肝胆，熏蒸胆汁，外溢肌肤，三焦气化不利，湿热逗留膜原之间，水液停滞，泛溢肌肤，腹大如鼓，呼吸急促，纳呆，便稀，1 日 3 ~ 4 次。舌质红，苔厚腻，脉弦滑数。改方药达原饮合茵陈蒿汤加减。

处方：青蒿、茵陈、垂盆草、炒黄芩、半枝莲、生枳壳、鲜石斛、生薏苡仁各30g，粉丹皮15g，杏仁、草果仁、佛手片各12g，软柴胡、砂仁、蔻仁、常山、焦山栀、薄荷（后下）、生白术各9g。4剂，水煎两汁，分服。

7月21日三诊：湿热仍逗留三焦不解，已迫津开始伤阴，热熏蒸胆汁，泛溢肌腠，全身发黄，目黄尿黄，腹大如鼓、发胀，气机不畅，肝郁犯肺，经上药治疗气逆已下，呼吸急促好转，大便已转正常，1日1次，舌质紫红，苔少，脉弦数。

处方：青蒿、垂盆草各40g，茵陈、半枝莲、生枳壳、生薏苡仁、地骷髅、炒黄芩、鲜石斛、鲜芦根各30g，粉丹皮20g，苏叶、薄荷（后下）、软柴胡各9g。4剂，水煎两汁，分服。

7月24日四诊：热势已减，体温37.1℃，呼吸平稳，腹仍膨胀，纳呆便调，舌质紫红，苔白腻。肝功能：GLU 9.30mmol/L，URIC 88.0mmol/L，TP 76.00g/L，ALB 36.00g/L，TBIL 170.8μmol/L，AST 329IU/L，ALT 258IU/L，ALP 174 IU/L，GGT 369IU/L。热毒已解，湿浊未祛，津液已恢复。治以清肝胆湿浊，佐以养阴。

处方：青蒿、垂盆草各40g，茵陈、半枝莲、生枳壳、生薏苡仁、地骷髅、炒黄芩、鲜石斛各30g，粉丹皮20g，软柴胡、葶苈子、草果仁、薄荷（后下）、生白术、蔻仁各9g，杏仁12g。4剂，水煎两汁，分服。

7月31日五诊：体温正常，黄疸未退尽，呼吸平稳，开始思食，大便正常，腹胀解除，舌质红，苔白，脉弦滑。

处方：垂盆草40g，青蒿、茵陈、白毛藤、半枝莲、生枳壳、生薏苡仁、炒黄芩、鲜石斛各30g，粉丹皮20g，生白术、蔻仁、软柴胡、草果仁各9g，鸡内金15g，杏仁、广郁金各12g。7剂，水煎两汁，分服。热退后处以调肝健脾之方，痊愈出院。

2007年3月9日六诊：去年因抗结核药过敏中毒抢救后反复头晕发胀，颈部淋巴结肿大、胀痛，肝区发胀、隐痛，面色晦暗发黑，纳可，便调，舌质红，苔薄白，脉细弦。肝功能正常。治以扶正祛邪。

处方：人参叶、藤梨根各30g，功劳木、炒黄芩、浙贝母各20g，生薏苡仁、炒薏苡仁各15g，生白术、白桔梗、桑白皮、山慈菇、盐肤木、潼蒺藜、白蒺藜、明天麻各12g，防风、皂角刺、白芥子各9g。7剂，水煎两汁，分服。

3月21日七诊：鼻腔痛胀，有涕，眼睑发黑，色斑，颈淋巴结仍然肿大胀痛，纳食一般。舌质红，苔白、边锯，脉细滑。

处方：太子参、生薏苡仁、炒薏苡仁各 15g，藤梨根、红藤各 30g，炒黄芩、浙贝母、功劳木各 20g，生白术、盐肤木、冬葵子、白芥子、辛夷、香白芷、苏梗、苏木、白桔梗、白菝各 12g，防风、皂角刺各 9g。7 剂，水煎两汁，分服。

4 月 11 日八诊：鼻腔胀痛减轻，有涕，颈淋巴结仍然肿大胀痛，面色眼睑仍黑，黑斑明显，纳可，便调，舌质红，苔薄白、边锯，脉细滑。

处方：太子参、生薏苡仁、炒薏苡仁各 15g，炒黄芩、功劳木、浙贝母各 20g，生白术、盐肤木、冬葵子、白芥子、辛夷、香白芷、苏梗、苏木、白桔梗、白菝各 12g，防风、皂角刺各 9g，藤梨根、红藤各 30g，鹅不食草 3g。7 剂，水煎两汁，分服。

4 月 18 日九诊：胸片复查肺结核稳定。鼻涕减少，咽部有痰，颈淋巴结仍然肿大胀痛，近日胃脘胀，或有胸闷气短，纳可，舌质红紫、边锯，苔薄白，脉细滑。

处方：制黄精 20、藤梨根、红藤、猫爪草各 30g，生薏苡仁、炒薏苡仁、炒黄芩各 15g，鹅不食草 3g，生白术、功劳木、冬葵子、白芥子、香白芷、白菝、鬼见羽各 12g，皂角刺、防风各 9g。7 剂，水煎两汁，分服。

4 月 27 日十诊：近日来头痛明显，流泪，面部色素仍然明显，颈淋巴结仍然肿大胀痛，咽痛涕少，夜寐欠安，纳可，舌质红紫，苔白，脉细滑小数。考虑外感引起症状加重。

处方：人参叶、神曲、煨葛根各 15g，大青叶、夜交藤、鲜芦根各 30g，浙贝母 20g，苏叶 6g，川芎、淡竹叶、白桔梗各 9g，桑白皮、香白芷、女贞子、浮海石、功劳木各 12g。10 剂。水煎两汁，分服。复查肝功能。

5 月 7 日十一诊：外感已解，鼻胀头胀颈板，咽喉如梗，痰咳不畅，稍有气急，纳可，颈淋巴结仍然肿大，胀痛减轻，舌质红紫，苔白，脉细滑。

处方：野荞麦根、藤梨根、猫爪草、生薏苡仁各 30g，浙贝母 20g，鹅不食草 4g，香白芷、生白术、煨葛根、功劳木各 12g，防风、土牛膝、辛夷、片姜黄各 9g，川芎 6g。7 剂，水煎两汁，分服。

5 月 16 日十二诊：鼻胀好转，涕少，头晕颈板，咽痒痰少，黏而如梗，面色素黑斑仍明显，颈淋巴结仍肿大，胀痛减轻，舌质红紫，苔根白，脉强滑。

处方：生白术、功劳木、香白芷、煨葛根各 12g，野荞麦根、藤梨根、猫爪草、生薏苡仁各 30g，浙贝母 20g，鹅不食草 4g，川芎 6g，辛夷、防风、土牛膝、片姜黄各9g。7剂，水煎两汁，分服。

5月23日十三诊：鼻时胀，涕已无，面部黑斑，眼睑仍黑，咽部仍有痰，头胀，舌质红紫，苔白，脉细滑。

处方：太子参、功劳木各15g，煨葛根、藤梨根、猫人参、生薏苡仁、土茯苓各30g，生白术、香白芷、川芎、橘络各12g，防风、辛夷、土牛膝各9g。7剂，水煎两汁，分服。

5月30日十四诊：近日来头胀伴灼热感，咽部痰不多，痒而咳嗽，面色素黑斑仍然明显，颈淋巴结肿大缩小，胀痛轻微，纳可，便调，舌质红紫，苔白，脉细滑。

处方：太子参、功劳木各15g，防风、生黄芪、淡竹叶各9g，煨葛根20g，生薏苡仁、藤梨根、猫人参、土茯苓各30g，香白芷、生白术、川芎、女贞子、橘络各12g。7剂，水煎两汁，分服。

6月5日十五诊：仍头胀伴灼热感，以太阳穴和颈后风池穴处为主，咽部有痰不多，痒而咳嗽，面色素黑斑仍明显，颈淋巴结肿大缩小、胀痛轻微，纳可，便调，舌质红紫，苔白，脉细滑。

处方：太子参、功劳木、旱莲草、人中白各15g，藤梨根、猫人参各30g，生白术、香白芷、肥知母、炒黄柏、橘络、辛夷、女贞子各12g，防风、淡竹叶、皂角刺、白芥子各9g。7剂，水煎两汁，分服。

6月20日十六诊：仍头胀伴灼热感，以太阳穴和颈后风池穴处为主，时头晕，咽部有痰不多，痒而咳嗽，面色素黑斑减淡，颈淋巴结肿大缩小，胀痛消失，纳可，便调，舌质红紫，苔中白，脉细滑。考虑龙头之火上浮，故用交泰丸引火归原，威灵仙引走十二经脉。

处方：人参叶、炒黄芩、功劳木各20g，野荞麦根、猫人参、藤梨根、生薏苡仁各30g，鹅不食草4g，辛夷、炒苍术、香白芷各12g，威灵仙6g，防风、射干各9g，川黄连5g，肉桂3g。7剂，水煎两汁，分服。

7月4日十七诊：头顶胀痛灼热感好转，鼻咽部仍有分泌物时痒，稍咳嗽，面部色素明显转淡，颈淋巴结肿大缩小，纳可，寐安，舌质红紫，苔中白，脉细缓。

处方：人参叶、功劳木各20g，炒苍术、鱼脑石、白蔹、辛夷、香白芷各12g，防风、射干各9g，野荞麦根、猫人参、藤梨根、生薏苡仁各30g，鹅不食草4g，川黄连5g，肉桂3g。7剂，水煎两汁，分服。

7月23日十八诊：头顶胀痛灼热感减轻，鼻塞消除，涕时倒流，咽部仍有痰，面部色素明显转淡，颈淋巴结已无感觉，纳可，寐安，舌质红紫边瘀，苔中白，脉细缓。

处方：人参叶、浙贝母、功劳木各20g，野荞麦根、猫人参、藤梨根、生薏苡仁各30g，炒苍术、苍耳子、香白芷、鱼脑石各12g，防风、射干、皂角刺各9g，鹅不食草4g，川黄连5g，肉桂3g。7剂，水煎两汁，分服。

8月15日十九诊：头痛时作，灼热感明显减轻，鼻塞除，涕倒流时作，咽梗、胸闷又见，舌质红紫，苔白，脉细缓。

处方：南沙参、功劳木各15g，野荞麦根、猫人参、藤梨根、生薏苡仁各30g，浙贝母20g，生白术、川厚朴、鱼脑石、女贞子各12g，川黄连5g，肉桂3g、皂角刺、防风、射干各9g。7剂，水煎两汁，分服。

9月2日二十诊：头痛时作，灼热感偶见，咽部如梗有痰，胸闷偶存，鼻塞，涕仍倒流，舌质红紫，苔薄少，脉细缓。

处方：南沙参、功劳木各15g，野荞麦根、猫人参、藤梨根、川石斛、生薏苡仁各30g，浙贝母20g，生白术、香白芷各12g，川黄连5g，肉桂3g，淡竹叶、射干、防风、皂角刺各9g。14剂，水煎两汁，分服。

9月15日二十一诊：头痛灼热感减轻，鼻涕仍倒流后咽部，痰黏，舌质红紫转少，苔白、边锯，脉细缓。

处方：太子参、生白术、绿梅花、玫瑰花、香白芷、石见穿各12g，野荞麦根、猫人参、藤梨根、生薏苡仁各30g，功劳木15g，川黄连5g，肉桂3g，防风、白芥子、射干、淡竹叶各9g。14剂，水煎两汁，分服。

9月29日二十二诊：头顶痛明显减轻，灼热感很少，鼻涕倒流已解，咽部仍有黏痰，今日月经正值，舌质红，苔白、边锯、瘀点，脉细滑。

处方一：调经方：炒当归、川芎、紫丹参、制香附、玄胡索、独活、桑寄生各12g，青皮、陈皮、红花、生蒲黄、炒蒲黄、五灵脂、小茴香、车前子（包）各9g，藤梨根30g。5剂。水煎两汁，分服。月经期服。

处方二：野荞麦根、猫人参、藤梨根、生薏苡仁、桑椹子各30g，功劳木15g，太子参、生白术、绿梅花、玫瑰花、香白芷、石见穿各12g，防风、射干、白芥子各9g，川黄连5g，肉桂3g。10剂。水煎两汁，分服。

10月27日二十三诊：鼻涕已无，咽部仍黏痰，头痛除，灼热感偶尔出现，本次月经已行且净，行时无殊，面部色素已很淡，纳、便正常，舌质红淡紫，苔白，脉细小弦。

处方：太子参、生白术、石见穿各12g，防风、射干各9g，野荞麦根、猫人参、藤梨根、生薏苡仁、制首乌各 30g，功劳木、制黄精各 15g，川黄连 5g，肉桂 3g，仙灵脾 20g。14 剂，水煎两汁，分服。

11 月 10 日二十四诊：月经提前 5 天，经前痤疮明显，经量中、无块，鼻涕已除，头胀痛未作，大趾关节处红肿疼痛，舌红淡紫，苔白，脉细弦。检查血：类风湿因子、血沉均正常。血尿酸：（－）。

处方：炒苍术、炒黄柏、淮牛膝、功劳木、粉丹皮、玫瑰花各 12g，藤梨根、生薏苡仁、猫人参、紫花地丁、蒲公英、红藤各 30g，川黄连 6g，肉桂 3g，防风、皂角刺、白芥子各 9g。7 剂，水煎两汁，分服。外敷清凉膏（本院制剂）。

11 月 24 日二十五诊：痤疮好转，鼻不塞无涕，头顶胀又起，咳嗽不多，胸闷，大趾关节红肿消失，舌质紫红，苔薄白，脉细缓。血尿酸正常。

处方：南沙参、寸麦冬、玫瑰花、香白芷、白薇、王不留行子各 12g，藤梨根、猫人参各 30g，皂角刺、白芥子、川厚朴花各 9g，功劳木、粉丹皮各 15g。14 剂，水煎两汁，分服。

开出第 1 次膏方。

素体痨邪入体，播散肺、鼻、淋巴结，伴抗结核药过敏以致气血大伤，阴阳失衡，扰乱五脏六腑功能，肝血暗耗，郁热内生，刑金伤阴，上炎于面、鼻、口，阴亏阳无所依附，阴不上济，肾火上浮，症见鼻塞涕倒流，面色晦暗，痤疮色斑，咽部痰黏，头痛顶热，颈板灼热，胸闷心慌，纳可，便调，夜寐一般，腹股沟淋巴胀痛，舌质淡紫红，苔薄白，脉弦滑。经治疗后症状稳定，在冬季收藏之时给予清肺利窍、健脾化浊、养血柔肝、软坚活血、益肾滋阴之法。制成膏滋缓调治。

处方：生晒参 50g，生白术 120g，防风 90g，寸麦冬 120g，五味子 90g，功劳木 200g，炒黄芩 200g，藤梨根 300g，生薏苡仁 300g，猫人参 300g，皂角刺 100g，玫瑰花 120g，绿梅花 100g，川厚朴花 100g，代代花 120g，白薇 120g，粉丹皮 200g，红藤 300g，苏木 120g，苏梗 120g，王不留行子 120g，盐肤木 120g，石见穿 120g，山慈菇 120g，橘核 120g，橘络 120g，白芥子 120g，川黄连 60g，肉桂 30g，制首乌 300g，枸杞子 300g，冬葵子 120g，女贞子 200g，旱莲草 120g，鹅不食草 40g，苍耳子 100g，香白芷 120g，鱼脑石 120g，制香附 120g，广郁金 120g，淡竹叶 120g，制玉竹 150g，炙白薇 120g，枫斗 120g，灵芝 120g，潼蒺藜 120g，白蒺藜 120g，青皮 90g，陈皮 90g。

1 料。水煎浓缩，加入龟板胶 500g，百令孢子粉 50g，冰糖 500g，收膏备用，早、晚各 1 匙，开水冲服。外感或腹泻时停服，到医师处另开方药，待调整后再服。

12 月 22 日二十六诊：头顶灼热不显，稍咳嗽，痤疮减少，面部色素明显消失，腹股沟淋巴结稍胀。纳、便正常，舌质红淡紫，苔白，脉细缓。

处方：西党参、功劳木各 15g，藤梨根、猫人参、红藤各 30g，皂角刺、白芥子、川厚朴花各 9g，寸麦冬、玫瑰花、粉丹皮、香白芷、王不留行子、石见穿各 12g。14 剂，水煎两汁，分服。嘱服完后再服膏滋药巩固。

【按】 本案治疗分两个阶段，六诊前，因服抗结核药后出现药物性中毒性肝病，见高热、黄疸，属内伤发热，乃湿浊郁滞伤及肝脏，胆汁熏蒸而致黄疸。此时要参考黄疸篇进行辨证。本例病机比较复杂，是多种病因引起的发热，外有药物中毒，内有湿浊、正气早虚、痨瘵入骨等。"内伤发热"一词首见于《病因脉治·内伤发热》，《证治汇补·发热》将内伤发热分为 11 种，为郁火发热、阳郁发热、骨蒸发热、气虚发热、阳虚发热、阴虚发热、血虚发热、痰证发热、伤食发热、瘀血发热、疮毒发热等。内伤发热当辨虚实。本案开始为实，是由气郁、血瘀、湿聚而致，故以"实则泻之，虚则补之"为治则。患者黄疸明显，是热与水结，故要预防腹水的产生。同时，湿浊本应通利，故加用地骷髅 30g，使湿热之邪从小便而去。第二阶段是对五脏六腑的调治，故方中常用十大功劳、冬葵子、盐肤木等有抗结核作用的药物。到十六诊时又出现关节红肿、痤疮、头顶灼热等表现，此为上实下虚、水火不济之症，故药中加交泰丸，调整心肾，使心肾相互制约资生，最后以膏滋药整体调理。随访至今，患者身体一直健康，并能够正常工作。

该患者虽然从四联抗结核出现的肝脏中毒抢救过来，但个人认为，作为一名医务人员还是颇为遗憾的。我第 1 次用中药治疗时看了患者的胸片，总有一种感觉，是否有播散性肺结核的可能，后因一度缓解也就未再随访。患者后因鼻炎来找我，耳鼻喉科医师的手术和病理切片证实了我当时的想法，后又用四联再次抗结核时，我未能与五官科医生商讨，未反对用四联再次抗结核。若我当时能坚持一下，可能不会出现后阶段的病情变化。

12. 病毒性脑膜炎

金某，女，34 岁，干部，住院号：00587359，初诊日期：2009 年 4 月 21 日。

患者因头痛发热，由大庆转入浙江省第二附属医院神经内科住院治疗。

脑脊液检查：清晰透明，蛋白（＋），WBC 158×10^9/L。确诊为病毒性脑膜炎。已发热 30 余天不解，伴头痛，恶心，呕吐，动则加剧。3 天前突然左上肢活动不利，故请中医会诊。

症见痛苦貌，精神软弱，神志不清，语言对答稍有出入，面色灰白，呼吸稍急促，体温 38.8 ~ 40.3℃之间。畏寒发热无汗（已用消炎痛栓），烧退后午后仍加重。头昏晕偶痛，颈稍板滞，左手握力减退，纳食难进，大便 1 日 2 次、质烂，无腹痛，舌淡红，苔白稍厚，脉濡数。

脉证合参：风邪犯于上焦，蕴而化热，与湿交杂，缠绵不解，太阳、阳明并病，湿热逗留气分。患者面色灰白，属正气虚损，但湿阻气血，窜走脉络，热扰清窍。治以清热解毒，透气化湿，佐以扶正。

方药：白虎汤合蒿芩加三仁、参苏饮加减。

处方：人参叶、连翘各 20g，生石膏、炒黄芩、青蒿、金银花、煨葛根、生薏苡仁各 30g，肥知母、桑叶、大豆卷、姜半夏、明天麻各 12g，苏叶、淡竹叶、蔻仁、软柴胡各 9g。3 剂。水煎两汁，分服。嘱药后会出汗。

4 月 24 日二诊：仍发热，畏寒已除，体温 38.0 ~ 39.3℃之间。汗已出、量中，头昏偶痛，呕吐 4 ~ 5 次，右手握力恢复，大便已调，舌红，苔白根厚，脉细濡。畏寒已除，太阳表证解除，湿仍逗留，药用达原饮，增强祛湿作用。

处方：人参叶、连翘各 20g，金银花、炒黄芩、煨葛根、生石膏、青蒿、生薏苡仁各 30g，肥知母、制半夏、杏仁各 12g，姜竹茹、软柴胡、苏叶、淡竹叶、蔻仁、薄荷（后下）（原方用常山 9g，无药改薄荷）、草果仁各 9g。3剂。水煎两汁，分服。

4 月 27 日三诊：发热已降至 38℃左右，头胀痛已除，稍能活动，呕恶已除，纳食能进，大便调润，舌红，苔根白，脉细滑数。邪热已下，胃气开始恢复，仍以原法。

处方：人参叶、连翘各 20g，生石膏、青蒿、炒黄芩、金银花、煨葛根、生薏苡仁各 30g，肥知母、杏仁、炒天虫、天麻各 12g，淡竹叶、砂仁、蔻仁、薄荷（后下）、苏叶各 9g。4 剂，水煎两汁，分服。

5 月 3 日四诊：发热已解 4 天，头痛消失，能起床活动，纳、便正常，舌红，苔薄白，脉细滑。脑脊液复查：清晰透明，蛋白（－）、WBC 5.6×10^9/L。体温虽然正常，但余热未清，为巩固治疗，上方去清热解毒之品，加清热养阴之药。

处方：人参叶、女贞子各20g，青蒿、炒黄芩、生石膏、生薏苡仁、煨葛根各30g，肥知母、蔓荆子、炒天虫、明天麻、旱莲草各12g，砂仁、蔻仁、淡竹叶各9g。4剂，水煎两汁，分服。

5月6日五诊：热退1周，头痛亦除，能下床和到室外活动，纳、便正常，月经过期而行，舌质淡红，苔薄白，脉细滑。待再查脑脊液，如正常可出院。

处方：人参叶、紫丹参、女贞子各20g，苦参、玄参、炒天虫、明天麻、旱莲草、太子参、蔓荆子、香白芷各12g，煨葛根、生薏苡仁、红藤各30g，淡竹叶9g。7剂，水煎两汁，分服。

5月13日六诊：出院1周，诸症均消失，仅体力仍未恢复，纳、便正常，舌质淡红，苔白，脉细缓。

处方：人参叶、紫丹参各20g，太子参、苦参、蔓荆子、明天麻、炒天虫、炒杜仲、川续断、益智仁、卷柏、香白芷各12g，煨葛根、鸡血藤各30g，淡竹叶9g。14剂，水煎两汁，分服。

【按】本案发热按六经分证而辨，是太阳与阳明并病。但临床上也可按卫气营血来辨，此阶段应辨为卫分未罢，已入气分，初入营分。由于湿浊逗留，气机不利，故有热充斥三焦之势，所以临床诊治要灵活。根据药的四气五味，升降浮沉之性，达到相互补充，以至平衡。这就是《伤寒论》所说的变证。经方也要随症加减而变。随访至今，患者一直在大庆工作，未留后遗症。

13. 胰腺头癌切除术后发热不解

金某，男，79岁，医师，住院号：22809，初诊日期：2010年8月11日。

患者2月前体检时发现胰头肿瘤，后即行手术治疗。手术共切除胰腺头癌、胃1/2、十二指肠球部、空肠、小肠部分等。虽经抗炎、辅助等治疗，体温始终不退，持续在38.5℃左右，每于午后明显，先有恶寒，继而发热，稍有汗出而热不解，口干乏力，时有恶心，纳欠香，大便无力，手术处胀痛，面色灰暗，精神不佳，舌红胖，苔薄中少，脉弦滑。

脉证合参：肝胆失司，横犯脾胃，疏泄条达失职，运化失司，聚液蕴浊，阻碍血行，浊瘀互结致成积证，又行特大手术导致气血大伤，湿郁化热，耗液伤阴，故成太阳未罢已入太阴，气虚阴亏，内热不解。

治法：清热养阴，利胆和胃，益气透表。

方药：蒿芩清胆汤合参苏饮、加减葳蕤汤。

处方：青蒿、藤梨根、生薏苡仁、干芦根各 30g，炒黄芩 20g，制玉竹、白茯苓、生枳壳各 15g，银柴胡、广郁金、姜半夏、炙白薇各 12g，紫苏叶、姜竹茹、淡竹叶、荆芥、砂仁、蔻仁、薄荷（后下）各 9g。7 剂，水煎两汁，分服。另煎西洋参 9g，鲜石斛 12g。7 剂，代茶饮。

8 月 18 日二诊：热势时起时伏，恶寒已解，汗出减少，胃纳稍增，反酸明显，大便已通畅，舌红，苔光，脉弦滑。卫表已解，阴亏气虚未复。

处方：青蒿、生薏苡仁、藤梨根、干芦根、生山楂、金钱草各 30g，炒黄芩、乌贼骨各 20g，制玉竹 15g，银柴胡、姜半夏、炙白薇、炙鳖甲、佛手片、绿梅花各 12g，淡竹叶 9g。7 剂，水煎两汁，分服。另煎西洋参 9g，鲜石斛 12g。7 剂，代茶饮。

8 月 25 日三诊：热势已下，精神好转，纳食增加，可下床活动，大便顺下，舌质淡红，苔薄白，脉弦滑。

处方：青蒿、生薏苡仁、藤梨根、生山楂、金钱草各 30g，炒黄芩、乌贼骨各 20g，银柴胡、佛手片、绿梅花、草果仁各 12g，淡竹叶 9g。7 剂，水煎两汁，分服。另煎西洋参 9g，鲜石斛 12g。7 剂，代茶饮。

9 月 1 日四诊：半个月来体温正常，精神明显好转，纳可，便烂、1 日 2 次，夜间尿频，夜寐欠安，多梦，舌稍红，苔薄中少，脉弦缓。

处方：青蒿、紫丹参各 15g，金钱草、藤梨根、生薏苡仁、桑椹子、金樱子、合欢花、夜交藤各 30g，生枳壳、乌贼骨各 20g，佛手片、绿梅花、草果仁、广郁金、台乌药各 12g，银柴胡、淡竹叶各 9g。水煎两汁，分服。另煎西洋参 9g，鲜石斛各 12g。7 剂，代茶饮。因体温正常，停中药。开始进行化疗。

【按】手术使大面积组织和脏腑损伤，使正气虚衰，血瘀、津液积聚，导致内伤发热。从六经分证来辨，当属太阳与太阴合病。从舌质、苔的变化分析，舌质胖为气虚，苔白乃夹湿，中光剥乃体内湿郁化热的表现，属伤阴津亏、气虚血瘀之错综复杂的变证。同时又见畏寒，属表证，但又汗出热不解，是为表虚。药用蒿芩清胆汤合参苏饮、加减葳蕤汤。三方合参，并以生晒参、鲜石斛益气养阴，共同达到扶正祛邪之目的。二诊时畏寒已除，表明太阳表证已解，故去参苏饮，仍以疏肝利胆、理气化湿之法巩固，为化疗创造条件。

14. 直肠癌手术腹腔化疗后引起全身性感染伴胸腹水发热

杨某，女，56 岁，职员，住院号：0219615，初诊日期：2000 年 9 月

29 日。

患者腹痛伴黏液便 7 月余，突然便次增多、水样稀便为主，经肠镜检查确诊乙状结肠癌。2000 年 9 月 20 日行乙状结肠癌根治术和阑尾、子宫及双侧附件切除术。术中腹腔化疗 1 次。术后第 9 天因胃腹发胀、纳食欠香、舌苔黄腻而请中内科会诊。此时患者面色苍黄，精神不佳，口苦而干，不思饮食，腹胀难忍，矢气不出，大便不下，舌质红紫泛，苔黄厚腻，口臭重，脉弦滑。

脉证合参：三个部位同时切除术，虽阑尾是小手术，但乙状结肠是根治术，加之子宫及双侧附件切除术，人的气血大伤，气滞血瘀，水液聚停，原大肠湿浊内蕴郁而化热，下注胞宫。虽癌瘤除去，然湿浊仍深留于内，导致腑气不下，胃气上逆，湿阻中焦，湿郁热结，滞在肠道。

治法：清热燥湿。淡渗利湿，行气和胃。

方药：藿朴夏苓汤加减。

处方：藿香、佩兰、苏梗、炒苍术、生白术、白茯苓、炒莱菔子、大豆卷、广木香、生枳壳、广郁金各 12g，槐米 30g，砂仁、蔻仁各 9g，炒谷芽、炒麦芽、炒黄芩、生薏苡仁、炒薏苡仁、车前草各 15g。7 剂，水煎两汁，分服。

10 月 6 日二诊：湿浊未净，虽腑气已下，郁热仍结于大肠，大便虽 1 日 3 ~ 5 次，但质烂而臭，伴里急后重，腹胀多气，纳初增，舌质红，苔白厚糙，脉细缓。此时正气仍虚，湿浊未化，阻于中焦，继以芳香化湿、行气和胃之法。

处方：藿香、佩兰、炒苍术、炒白术、白茯苓、炒莱菔子、广木香、台乌药、佛手片各 12g，炒黄芩、生薏苡仁、炒薏苡仁、炒谷芽、炒麦芽、车前草各 15g，砂仁、蔻仁各 9g，槐米 30g。7 剂，水煎两汁，分服。

10 月 12 日三诊：昨日行腹腔化疗后，出现发热，T 38.8℃，恶心呕吐，口苦腹胀，WBC 8.5×10^9/L，N 80%，舌质淡红，苔白厚，脉细滑。因化疗刺激，湿浊又起，影响胃气上逆。

处方：姜半夏、炒黄芩、生枳壳、白茯苓、炒莱菔子、广木香、佛手片各 12g，川黄连 4g，吴茱萸 1.5g，生薏苡仁、炒薏苡仁各 30g，姜竹茹 9g，砂仁、蔻仁、绿梅花各 9g，鸡内金、车前草、火麻仁各 15g。7 剂，水煎两汁，分服。

10 月 16 日四诊：仍低热不解，湿浊未化，伴热下注直肠，中气随之下陷，大便次频不畅，肛门脱坠，舌质淡紫，苔白厚，脉细滑。

方药：蒿芩清胆汤合三仁汤加减。

处方：青蒿、槐米各30g，炒黄芩20g，生薏苡仁、炒薏苡仁、鸡内金、车前草各15g，银柴胡、杏仁、炒苍术、炒白术、炒谷芽、炒麦芽、大豆卷各12g，砂仁、蔻仁各9g，升麻3g。4剂，水煎两汁，分服。

10月19日五诊： 仍有低热37.5℃，精神软弱，纳食不香，腹胀、大便已解，次数频频，肛门脱出，舌质红，苔白厚，脉细滑。

处方：青蒿、槐米、生薏苡仁、炒薏苡仁各30g，炒黄芩20g，杏仁、炒白术、炒苍术、大豆卷、佛手片各12g，炒谷芽、炒麦芽、车前草、鸡内金各15g，砂仁、银柴胡、蔻仁各9g，升麻3g。7剂，水煎两汁，分服。

10月27日六诊： 患者于10月24日由外科转入内科两天后又高热39.8℃，并伴胸水、少量腹水，左下腹明显压痛，可摸到包块表面平质中硬，胀腹，因本人出差，前科已用清热化湿、和胃降逆之药，目前午后体温上升、汗出而不退，晨起体温下至37.5℃。午后又升至39.5℃，体温上升时稍畏寒，腹胀痛，大便解而不畅，舌红，苔厚腻浊，脉滑数。湿浊内蕴，气机不畅，气虚血滞，湿热成毒，瘀结于肠，成痛酿脓，故见表证，寒热往来，药用蒿芩清胆合三仁汤加减。

处方：青蒿、生薏苡仁、炒薏苡仁各30g，猪苓、白茯苓、生枳壳各20g，炒黄芩、车前草各15g，姜半夏、软柴胡、杏仁、大豆卷、炒莱菔子、炒白芍、生白术、玄胡索、小茴香各12g，砂仁、蔻仁各9g。5剂。水煎两汁，分服。

11月12日七诊： 高热已解，低热未除。腹痛仍明显，舌质红，苔白稍厚。此乃湿浊未清，水血瘀滞未解，但未成脓，继以原法为治。

处方：青蒿、生薏苡仁、炒薏苡仁各30g，生枳壳、猪苓、白茯苓各20g，炒黄芩、车前草各15g，姜半夏、软柴胡、杏仁、大豆卷、炒莱菔子、炒白芍、生白术、玄胡索、小茴香各12g，砂仁、蔻仁各9g。2剂。水煎两汁，分服。

11月13日八诊： 低热未解，畏寒已除，口干苦，腹胀，左侧肋下包块缩小，无明显压痛，大便已畅，舌质红，苔厚腻，脉细滑。

处方：青蒿、猪苓、白茯苓、生薏苡仁、炒薏苡仁各30g，泽泻20g，炒黄芩、车前草各15g，炒莱菔子、银柴胡、广郁金、炒苍术、炒白术、生枳壳、草果仁、广木香、白桔梗各12g，淡竹叶、砂仁、蔻仁各9g。3剂。水煎两汁，分服。

11 月 16 日九诊：低热未解，口干苦，呼吸稍急促，腹胀，左侧肋下包块缩小，无明显压痛，大便已调，舌质红，苔厚腻，脉细滑。

处方：青蒿、生薏苡仁、炒薏苡仁、猪苓、白茯苓各 30g，泽泻 20g，炒黄芩、草果仁、车前草各 15g，炒莱菔子、银柴胡、广郁金、炒苍术、炒白术、生枳壳、广木香、肥知母、炙白薇各 12g，砂仁、蔻仁各 9g。2 剂。水煎两汁，分服。

11 月 17 日十诊：病情开始稳定，体温仍不稳，多在 37.5℃ 左右，纳增，便调，舌质红，苔厚腻，脉细滑。继以原法治疗。

处方：青蒿、生薏苡仁、炒薏苡仁、猪苓、白茯苓各 30g，泽泻 20g，炒黄芩、草果仁、车前草各 15g，炒莱菔子、银柴胡、广郁金、炒苍术、炒白术、生枳壳 12g，广木香、肥知母、炙白薇各 12g，砂仁、蔻仁各 9g。3 剂。水煎两汁，分服。

11 月 20 日十一诊：湿热仍未清除，体温在 37.5℃ 以下，腹痛已解，腹胀时发，特别在大便前，左肋下包块明显缩小，无压痛，纳可，患者诉用参脉注射液后胃腹不适，舌质红，苔白腻，脉细滑。故停用能脉注射液。

处方：青蒿、生薏苡仁、炒薏苡仁、猪苓、白茯苓各 30g，泽泻 20g，炒黄芩、草果仁、车前草各 15g，炒莱菔子、银柴胡、广郁金、炒苍术、炒白术、生枳壳、广木香、肥知母、炙白薇各 12g，砂仁、蔻仁各 9g。3 剂。水煎两汁，分服。

11 月 23 日十二诊：湿浊开始化解，胸腹水消失，纳食恢复正常，腹部时胀，左肋下包块缩小 4cm×5cm，大便 1 日 3 次，夜寐欠安，口臭，舌质红，苔白，脉细缓。

处方：炒黄芩、生薏苡仁、炒薏苡仁、猪苓、白茯苓各 30g，泽泻、合欢花各 20g，草果仁、车前草各 15g，炒莱菔子、银柴胡、广郁金、炒苍术、炒白术、生枳壳、广木香各 12g，砂仁、蔻仁各 9g。4 剂，水煎两汁，分服。

11 月 27 日十三诊：湿浊渐化，体温基本正常，纳可，大便 1 日 2~3 次、软烂不一，寐稍安，精神好转，能下床活动，左肋下肿块基本消失，深压时稍痛，舌质红，苔白，脉细缓。

处方：炒黄芩、生薏苡仁、炒薏苡仁、猪苓、白茯苓各 30g，泽泻 20g，草果仁、车前草各 15g，炒莱菔子、银柴胡、广郁金、炒苍术、炒白术、生枳壳、广木香、炙白薇、山慈菇各 12g，砂仁、蔻仁各 9g。3 剂。水煎两汁，分服。

11 月 30 日十四诊：湿浊渐化，体温正常，纳可，胸闷不显，1 日大便 2～3 次、软烂不一，寐安，精神好转，能下床活动，左下腹包块摸不到，舌质红，苔白，脉细缓。

处方：青蒿、炒黄芩、生薏苡仁、炒薏苡仁、猪苓、白茯苓各 30g，泽泻 20g，草果仁、车前草各 15g，炒莱菔子、银柴胡、广郁金、炒苍术、炒白术、生枳壳、广木香、大豆卷、炙白薇、山慈菇各 12g，砂仁、蔻仁各 9g。7 剂，水煎两汁，分服。出院带回。随访和继续服用中药定期复查，12 年均正常。

【按】本案为多种脏器切除术后，加上腹腔化疗，导致气血大亏，成水、气、瘀互结之体。郁蒸造成肝胆气机不利，致内伤发热。从六经分证辨，属少阳与阳明经合病，但又中气下陷，便次频、烂而臭，脱肛；水液聚结，反溢胸腔见腹中瘀结之块；胃气上逆，见舌苔黄厚腻浊，此时已上下分离，中焦湿蕴，若气逆乱必属危重之象。热毒要清，湿浊要化，停聚之水要行，正气要升，浊气又必下降，故药用蒿芩清胆汤合三仁汤，以和解少阳，清热利湿化痰。三仁汤清利湿热，并重用利水行气之品，推动水、液、津行而不聚。此为阳明经证，无阳明腑实证，故不用白虎，因肠中秽浊已结，便频多臭，不属热结旁流；脱肛乃中气下陷，故不能用承气之辈，仅用一味制大黄，以达陈莝祛、肠胃清的目的。该患者采用清、化、利、和等法进行了十诊仍无法将湿祛除，考虑到患者长期用参脉注射液有碍湿的清化，故停用。生脉饮具有益气养阴、生津敛汗的作用，但湿浊严重时反会碍湿之清化。即使是静脉给药，同样会使体内湿浊黏而不解，故停药后湿渐渐化解。这说明，湿浊盛时不能大补，只能清中带补。经过调整，最终湿浊祛，脾气复，肠胃清，体温正常而出院。之后进入肿瘤治疗，达 12 年。

15. 右肝内结石伴化脓性胆管炎发热不解

于某，女，56 岁，住院号：378307，初诊日期：2011 年 8 月 9 日。

患者于 8 月 6 日因发热 2 天，在门诊用抗生素治疗，但仍高热，后入院。体温 10 天来反复高热达 39.4℃，伴寒战。血常规 CRP：WBC 13.6×10^9/L，N 93.40%，RBC 5.21×10^9/L，PLT 96.0×10^9/L。C - 反应蛋白 62.60mg/L。血培养：找到阴沟肠杆菌。体检：右上腹轻度压痛，无反跳痛，双肺呼吸音清晰，BP 140/80mmHg，R 92 次/分钟，8 月 15 日复查血常规：WBC 26.5×10^9/L，N 87%。患者曾于 2009 年因左肝内结石行左肝叶切除术，术后 3 年反复发热，在当地经治疗可缓解，近十余天无法缓解，请求中药治疗。MRT 检查：①左肝切除术＋肝内胆管取石术后改变。②肝内外胆管扩张及周围肝实质信号改变，考虑胆管炎、右侧肝内胆管小结石伴周围肝实质炎症改变，肝门区胆管癌不除外。③腹腔及肝包膜下少许积液，右侧胸腔积液。肝肾功能：碱性磷酸酶 219IU/L，谷氨酰转肽酶 223IU/L。目前患者热前寒战，用肛栓剂后体温稍有下降，汗出而解，纳食不香，腹胀不痛，按之饱满无痛，大便次数增多、稀水样，面色萎黄，精神软弱，舌质红，苔白，脉细滑。

脉证合参：患者原肝胆失司，湿浊内蕴，化热熏蒸胆汁，结成沙石，左肝切除术后气血大伤，气滞血瘀，加之近年来湿浊未解和饮食不节，仍反复蕴郁难解，故反复发热而痛胀，但毕竟步入花甲，肝叶早薄，肝气亦衰，无力疏泄条达，影响脾气运行，每饮食不节，有腑气不通之象、热结旁流之趋，而诱发本症。

治法：清热利胆，疏肝理气，活血通络。

处方：金钱草、青蒿、红藤、白花蛇舌草各 30g，人参叶、生石膏、粉丹皮、生薏苡仁、炒薏苡仁各 15g，姜半夏、肥知母、桃仁、生枳壳、川厚朴、佛手片各 12g，软柴胡、姜竹茹、砂仁、蔻仁各 9g，炮姜、生甘草各 6g。4剂，水煎两汁，分服。

8月19日二诊：热退 2 天，汗出减少，腹胀已除，纳食一般，大便转烂、1 天 3 次，精神好转，夜寐不安，面色仍萎黄，舌质红淡紫，苔薄白，脉细滑。8月17日复查血常规：WBC 9.6×10⁹/L，N 74.80%，RBC 3.87×10⁹/L，PTL 39.0×10⁹/L。C－反应蛋白 31.60mg/L。肝肾功能：总胆汁酸 15.6μmgl/L，碱性磷酸酶 233 IU/L，谷氨酰转肽酶 298IU/L。仍按原法加减。

处方：金钱草、白花蛇舌草、红藤、夜交藤、生薏苡仁各 30g，青蒿 20g，炒黄芩、人参叶、粉丹皮各 15g，软柴胡 9g，姜半夏、桃仁、生枳壳、川厚朴、佛手片、石韦、川石斛各 12g，砂仁、蔻仁、生甘草各 6g。4 剂，水煎两汁，分服。

8月22日三诊：发热已解，肝区痛除，腹胀消失，纳可，大便正常，舌质红，苔光。此乃热蕴日久伤及肝阴、津液亏乏所致。

处方：金钱草、藤梨根、红藤、生薏苡仁、夜交藤各 30g，炒黄芩 20g，南沙参、粉丹皮各 15g，生枳壳、佛手片、桃仁、石韦、川石斛、王不留行子各 12g，软柴胡、淡竹叶各 9g。4 剂，水煎两汁，分服。

药后热除，次日行右肝管化脓性炎症引流术，暂停中药。

9月9日五诊：肝管化脓性炎症术后 9 天，发热又起，右肋胀痛，腹胀纳减，大便 1 日 1 次，引流管脓血性液体 500mL 以上。舌质红淡紫，苔白，脉滑小弦。表明热毒内蕴，虽经手术，但脓仍不能除，治疗上加强清热解毒。

处方：败酱草、紫花地丁、蒲公英、青蒿、生薏苡仁、藤梨根、红藤、冬瓜仁各 30g，粉丹皮、制大黄、生枳壳、炒黄芩各 15g，桃仁、佛手片、川厚朴花、橘核、橘络各 12g，软柴胡、川芎各 9g。4 剂，水煎两汁，分服。

9 月 12 日六诊：午后仍烘热、无恶寒，腹胀改善，入夜不寐，心中烦躁，引流管仍有脓样分泌物，纳、便正常，舌质淡红，苔白，脉细缓。病理诊断（病理号：F20112050）：第七段小块增生纤维组织伴慢性炎症，右肝后叶肝胆总管上皮异型增生癌变。

处方：青蒿、败酱草、紫花地丁、蒲公英、茵陈、藤梨根、生薏苡仁、红藤、冬瓜仁各 30g，粉丹皮 15g，生枳壳、制大黄、蛇六谷、王不留行子、山慈菇、佛手片、橘核、橘络各 12g，软柴胡、川厚朴花各 9g。4 剂，水煎两汁，分服。

9 月 16 日七诊：低热已解，腹胀也除，纳、便正常，引流管内胆汁较多，脓性分泌明显减少，病者开始在室内活动。舌质淡紫红，苔中白，脉细缓。

处方：败酱草、紫花地丁、蒲公英、茵陈、藤梨根、生薏苡仁、冬瓜仁、红藤各 30g，粉丹皮 15g，生枳壳、草果仁、蛇六谷、王不留行子、山慈菇、佛手片、橘络各 12g，花槟榔、软柴胡各 9g。7 剂，水煎两汁，分服。

9 月 26 日八诊：手术后病情较稳定，体温、血压、心率均正常，纳、便正常，舌质红，苔薄，脉细缓。胆汁引流液 200mm/d，已无脓液。

处方：败酱草、紫花地丁、蒲公英、茵陈、藤梨根、生薏苡仁、红藤、冬瓜仁各 30g，粉丹皮 15g，石见穿、草果仁、蛇六谷、王不留行子、山慈菇、佛手片、橘核、橘络各 12g，白芥子、软柴胡各 9。14 剂，水煎两汁，分服。

带引流管出院，定期复查。随访继服中药 3 个月，拔除引流管，生活能够自理。

【按】 本案属"内痈"范畴，是因长期湿浊内蕴、郁热熏蒸胆汁而灼炼成石。同时影响肝之疏泄条达。肝胆之络受阻，邪热之毒浸淫及血，热伤血脉，血为之凝滞，热壅血瘀，蕴酿成痈。虽结石经手术取出，但胆道之络仍湿浊郁滞，故反复两年发热不解。本次再行手术，因入院时高热，先采用清热解毒、疏利肝胆之法为手术创造条件。但胆管内仍有脓毒，故引流后再行手术。术后第 9 天又发热，按照"有脓必排"原则，拟清热散结、利胆排脓之法，以普济消毒饮合红藤汤加减。脓净后加用疏肝利胆方药，药后 3 个月拔管。

　　上述 15 个病例均以发热为主症，发热原因可分为 4 类，例 1 至例 5 和例 12 多因感受六淫、疫毒之邪，即西医学的病毒或细菌感染，多为传染病或感染；6 例、7 例、10 例均因外伤后手术或感染或其他原因引起的发热；9 例、13 例、14 例、15 例虽然也是术后引起发热，但术前多有基础病，如肿瘤、胆道疾病等；这两类属内伤发热。8 例、11 例多禀赋不足，为外邪加内因共同作用而致。所以辨发热时，要首先分清是外邪还是内伤外感发热；是邪正相争，导致脏腑功能失常。辨证时要分析致病因素、途经、季节、传变、邪在脏腑等。1 例、2 例、12 例从症状和发病原因看，可按"六经分证"或"卫气营血"而辨；4 例、5 例因与季节和病因有关，故以暑湿和湿温之辨；第 3 例是邪犯于肺，成肺热证，故以辛凉开肺、清热透邪之法而解。6 例、7 例、9 例、10 例、13～15 例都是术后发热，前 3 例是外伤，后 4 例是肿瘤，但共同点是气血大亏，组织内水肿、瘀滞、脉络缺损，同时影响到脏腑损伤，均为虚实夹杂，故辨证时更要细致。无论哪一类发热，一定要了解发热的程度，有否恶寒。若有恶寒是外感，表明邪在卫分或太阳；若内伤发热有恶寒则病在少阳，这就是所谓"定位"。如 12 例在卫气之间，因神蒙，表明开始入营，但也可辨为阳明经证，上蒙清窍。这都是临床上的变证。处方用药不能墨守成规，正如《医方集解》所说："医必执方，医不执方。"

二、血小板减少性过敏性紫癜

过敏性紫癜（anaphylactoid purpura）是一种超敏反应性毛细血管和细小血管炎，特征为非血小板减少的皮肤紫癜，可伴有关节疼痛、腹痛和肾脏病变，多见儿童及青少年，成人亦可发生。

临床表现为双下肢有针尖样或黄豆大小可触及的瘀点或瘀斑，且分批出现，偶见上肢或躯干，分为单纯型、腹痛型、关节型、肾病型和混合型等。

过敏性紫癜属中医学"肌衄""葡萄疫"等范畴，现称"紫斑"，属血证之一。《黄帝内经》对血证的生理病理有着深入论述。《医宗金鉴·失血总括》曰："皮肤出血曰肌衄。"《医学入门·斑疹门》云："内伤发斑，轻如蚊迹疹子者，多在手足，初起无头疼身热，乃胃虚火游于外。"《外科正宗·葡萄疫》云："感受四时不正之气，郁于皮肤不散，结成大小青紫斑点，色若葡萄，发在遍体头面，乃为腑症，自无表里。邪毒传胃，牙根出血，久则虚入，斑渐方退。"

紫癜的病因在于血被邪直中化热，伤及血络，外越于肌表而形成。《景岳全书·血证》概括其原因说："故有七情而动火者，有以七情而伤气者，有以劳倦色欲而动火者，有以劳倦色欲而伤阴者，或外邪不解而热蕴于经，或纵饮不节而火动于胃，或中气虚寒则不能收摄而注陷于下，或阴盛格阳则火不归原而泛滥于土，是皆动血之因也。"

我在临床上遇到过久治不愈的三个病例，一例为脾脏切除术后；两例为强的松治疗后不愈，而寻求中药治疗。经治均达到满意疗效。

案例

16. 原发性血小板减少症伴脾切除术后（紫癜）

孟某，男，8岁，学生。住院号：225737，门诊号：00512556。初诊日期：2002年5月14日。

　　患者 5 岁时因外感，皮肤反复出现瘀点，当地经骨穿后确诊为血小板减少性紫癜。使用激素治疗，但血小板仍反复下降，时伴头晕乏力，皮肤出血点。10 天前外耳道生疖，用抗生素后痊愈，但 PLT 降至 5.0×10^9/L。以后反复 3 次来我院住院治疗。曾用大剂量激素、丙球、硫唑嘌呤等药物，PLT 仍不能上升，在 $3.0 \sim 5.0 \times 10^9$/L 之间。2002 年 4 月 17 日请外科行脾切除手术后 1 月，血小板降至 $1.5 \sim 5.0 \times 10^9$/L，故请中医会诊。当时 PLT 3.0×10^9/L，HB 132g/L，WBC 9.2×10^9/L，N 64.6%，L 20.8%，血小板抗体 IgM 667ng/10^7PA（正常值 0～50）、IgG 1374ng/10^7PA（正常值 0～108）。抗核抗体、淋巴细胞免疫分型均在正常范围，生化检验在正常范围。X 胸片：心肺无殊。心电图：窦性心律，正常心电图。病理切片（病理号：20021795）报告：脾包膜增厚，红髓增多，白髓减少，脾窦扩张、瘀血，窦细胞增生，窦腔内见嗜中性白细胞聚集，部分血管壁增厚，符合原发性出血性紫癜。现患者无特殊不适，易感，汗出，咽痒有痰，舌质淡红，苔薄，脉细缓。

　　脉证合参：气血已失和，又行手术致气血大伤。气机失调，肺卫不固，风热之邪常缠咽喉之间。

　　治法：益气固表，祛风利咽，佐以敛汗。

　　处方：生黄芪、白茯苓、生薏苡仁、炒薏苡仁各 15g，野荞麦根、糯稻根、稽豆衣各 30g，浙贝母、鹿衔草各 20g，防风 9g，射干 6g，生白术、桑白皮、碧桃干、猪苓各 12g。7 剂，水煎两汁，分服。

　　6 月 21 日二诊：汗出已止，咽喉部仍发痒，有痰不畅，复外感，鼻塞有涕，稍咳嗽，纳食尚可，二便正常，舌质红，苔薄白，脉细缓。表卫不固，受风热之邪缠于咽鼻，再拟清宣肺卫，利咽通窍。银翘散加减。

　　处方：金银花 30g，人参叶、连翘、神曲各 15g，香白芷、浙贝母、桑白皮各 12g，荆芥 6g，前胡、淡竹叶、苍耳子、白桔梗、苏叶各 9g。7 剂，水煎两汁，分服。

　　7 月 15 日三诊：因外感持续不解，又发热，故在病区输液抗感染治疗，停服中药。目前热已退两周，咽部仍有痰而痒，鼻塞有涕，胃中不适，便烂不畅，舌质红，苔白厚，脉细缓。余邪未清，湿浊又起，肺胃不和。治以宣肺利咽，化湿和胃。

　　处方：野荞麦根 30g，炒黄芩 15g，炒苍术、白桔梗、炒莱菔子、香白芷、生薏苡仁、炒薏苡仁、山慈菇、橘核、佛手片各 12g，苍耳子、川厚朴花、蔻仁、皂角刺各 6g，射干 4g。7 剂，水煎两汁，分服。

8月9日四诊：病情如前，咽部有痰，鼻塞有涕，胃纳不佳，便稀，舌质红，苔白厚，脉细小弦。上方去射干，加川芎9g。7剂，水煎两汁，分服。

8月16日五诊：又感冒，发热两天，鼻塞流涕，咽痛咳嗽，复查PTL降至$3.0 \times 10^9/L$，舌淡红，苔白，脉细数。正虚邪犯，风热上受，肺气失宣。治以益气祛风，清热宣肺，利咽和胃。

方药：参苏饮合银翘散加减：

处方：人参叶、神曲、浙贝母各15g，金银花20g，野荞麦根、鲜芦根各30g，苏叶、皂角刺各6g，炒黄芩、香白芷、大豆卷、白桔梗、桑白皮各12g，苍耳子、木蝴蝶、蝉衣、薄荷（后下）各9g。8剂。水煎两汁，分服。嘱药稍热服，药后小睡微出汗，热退后再服1剂，余下药备用，感冒时再服。

8月20日六诊：热退两天，本次未用抗生素，鼻塞有涕，咽喉发痒、有痰，纳食欠佳，精神疲软，颈部出现紫癜，舌质红，苔薄白，脉细弦。改用清热通鼻、健脾化湿之法。

处方：野荞麦根、金银花各20g，鹅不食草3g，防风、苍耳子、辛夷、白桔梗各9g，生薏苡仁、炒薏苡仁、香白芷各10g，桑白皮、生白术、海蛤壳、浙贝母、大豆卷各12g，皂角刺6g，神曲15g。7剂，水煎两汁，分服。

8月30日七诊：咽痒鼻塞减轻，喉间仍有痰、色白，紫癜消失，纳可，便调，舌质红，苔薄，脉细缓。拟清热利咽、祛风化湿之法。

处方：野荞麦根20g，炒黄芩、生薏苡仁、炒薏苡仁、浙贝母各15g，蚤休、炒莱菔子、香白芷、桑白皮、浮萍、紫草各12g，射干4g，皂角刺6g，苍耳子、辛夷、人中白各9g，鲜芦根30g。7剂，水煎两汁，分服。

9月6日八诊：未出现紫癜，咽鼻仍然不适，有痰、色白，鼻涕时黄，纳食正常，舌质红，苔薄白，脉细缓。

处方：金银花、鲜芦根各30g，浙贝母20g，人参叶、炒黄芩各15g，鹅不食草3g，淡竹叶、苍耳子各9g，香白芷、炒莱菔子、炒薏苡仁、生薏苡仁、大豆卷、桑白皮各12g，皂角刺6g。7剂，水煎两汁，分服。

9月13日九诊：咽痒好转，鼻塞减轻，痰涕减少，纳、便正常，紫癜未现，舌质红，苔薄白，脉细缓。增加益气固表药。

处方：野荞麦根20g，人参叶15g，射干4g，鹅不食草3g，防风、淡竹叶、人中黄、苍耳子各9g，生白术、香白芷、生薏苡仁、炒薏苡仁、桑白皮各12g，浙贝母20g，皂角刺6g，鲜芦根30g。7剂，水煎两汁，分服。

9月16日十诊：昨日突然腹泻，并出现紫癜，询问近日吃酱鸭较多，伴腹痛隐隐，舌质红，苔稍厚，脉细弦。上方加蒲公英、佛手片、粉丹皮各12g，紫草15g。3剂。水煎两汁，分服。

9月18日十一诊：昨日腹痛，全身皮肤见针尖样出血点，血小板降至2.6×10^9/L，大便稀烂，舌质红，苔白，脉细小数。

经近两个月观察，患者易外感和腹泻腹痛，过敏与病毒感染有关，致血小板减少，故行TAT过敏原体外检测和病毒抗体测试。治以益气祛风，清热凉血。

处方：水牛角（先入）、粉丹皮、白茯苓、茜草各15g，生黄芪、炒当归、紫草、肥知母、佛手片、玄胡索、浮萍、炒白芍各12g，川厚朴花、防风、生枳壳、陈皮各9g。7剂，水煎两汁，分服。

9月26日十二诊：皮肤出血点消失，脐周时痛，血小板升至26.0×10^9/L，大便烂，舌质红，苔中根厚，脉细缓。9月18日方去浮萍，加炒苍术12g。14剂，水煎两汁，分服。

TAT过敏原体外检测：IgE（++），吸入性和食物性均未发现过敏原；病毒抗体测试：巨细胞病毒抗体IgG（+），EB病毒IgM（+），艾柯病毒抗体IgG（+）。

7月10日十三诊：出血点未增，仍时腹痛，或见感冒症状，大便烂，纳食正常，舌质红，苔白厚，脉细缓。PLT升至49.0×10^9/L。肺胃同治，考虑病毒和过敏直中，血行感染。

处方：水牛角（先入）20g，防风、荆芥各9g，生黄芪、粉丹皮、紫草、茜草、生枳壳、炒苍术、辛夷、浮萍、佛手片、苏叶各12g，炒白芍15g，地锦草30g。7剂，水煎两汁，分服。嘱注意饮食。

10月14日十四诊：腹痛已除，肝区疼痛，大便1日1次，便烂，舌质红，苔厚白，脉细缓。湿浊未清，郁热蕴内。仍以清热化湿、益气祛风、凉血解热为法。

处方：水牛角（先入）、肥知母、生黄芪、炒莱菔子、炒苍术、炒黄芩、紫草、佛手片、香白芷、辛夷、川石斛、炒白芍、鸡内金、炒赤芍各12g，地锦草30g。7剂，水煎两汁，分服。嘱注意饮食，寻找引起咽喉痛痒或致腹痛腹泻现象的食物，暂时停用。

10月22日十五诊：腹痛腹泻均除，一般无殊，舌质红，苔稍厚，脉细缓。10月14日方去地锦草、鸡内金，加生枳壳12g，防风9g。7剂，水煎两汁，分服。嘱注意饮食，避免感冒。

10 月 29 日十六诊：咽痛消失，腹痛亦除，鼻稍塞，纳、便正常，舌质红，苔薄白，脉细缓。血小板升至 113.0×10^9/L。治法不变。

处方：水牛角（先入）、生黄芪、粉丹皮、茜草、生枳壳、炒苍术、辛夷、浮萍、橘络、佛手片各 12g，炒白芍、紫草各 15g，防风、绿梅花各 9g，鲜芦根 30g。7 剂，水煎两汁，分服。嘱注意饮食，避免感冒。

11 月 5 日十七诊：患者 1 个月间因天气与饮食原因反复鼻塞，咽痒，有痰，腹痛腹泻，舌苔白厚或白，脉细缓或小数。血小板计数时升时降。故以守方为主，上方加鹅不食草 3g，炒苍术、炒莱菔子各 12g，地锦草 30g等。感冒重时银翘散合参苏饮加减，腹泻时痛泻要方合葛根芩连汤加减。药后血小板计数在不感冒和腹泻时基本稳定，于 2002 年 11 月 28 日出院。带预防感冒兼顾胃肠药。14 剂，水煎两汁，分服。嘱春节时注意饮食。

12 月 6 日十八诊：患者遇感冒和腹泻第 2 天查血小板均有所下降，即服用备用感冒和腹泻中药后缓解。12 月仍然守方，重用板蓝根 30g。共 30 剂。水煎两汁，分服。

2003 年 1 月 4 日十九诊：患者感冒和腹泻症状减轻，腹中常有气窜，舌脉如前。此月血小板基本稳定在 $49.0 \times 10^9 \sim 78.0 \times 10^9$/L 之间。用药加用玉屏风散。黄芪先用人参叶或太子参代，白术易为苍术。共 65 剂，服法同前。

3 月 29 日二十诊：外感症状明显减少，腹痛腹泻基本未见，PLT 稳定在 $110.0 \times 10^9 \sim 169.0 \times 10^9$/L 之间，偶尔感冒后第 2 天降至（$89.0 \times 10^9 \sim 97.0 \times 10^9$）/L。病毒抗体测试（7/4 标本号 29）全部转阴。

处方：生黄芪、生白术（或苍术）、白茯苓、苍耳子、香白芷、炒薏苡仁、生薏苡仁、川萆薢（根据出血点改茜草 12g，或紫草 15g）、紫丹参、仙灵脾、浮萍各 12g，皂角刺、防风、川厚朴花各 9g，炒黄芩 15g（或马齿苋30g）、淮山药 20g（或太子参），五灵脂 30g。75 剂，水煎两汁，分服。嘱注意饮食，避免感冒，从头伏第 1 天开始每 10 天的前 3 天服移山参 3g，共3 次。

9 月 6 日二十一诊：1 个月来体质明显增强，并参加学校的篮球等运动。因感冒鼻塞，口唇疱疹，发热不解，PLT 曾降至 49.0×10^9/L，颈背部出现针尖样出血点，纳、便正常，舌质红，苔薄黄，脉细小数。考虑再次病毒感染，仍以益气固表、清热养阴、凉血散血为法。

处方：青蒿、板蓝根、五灵脂各 30g，南沙参、紫丹参、绞股蓝各 20g，皂角刺、防风各 9g，紫草、粉丹皮、炒薏苡仁、生薏苡仁各 15g，生白术、香

白芷、炙鳖甲各12g。7剂，水煎两汁，分服。嘱病情缓解可再续服7剂，

9月20日二十二诊：发热3天即退，出血亦消失，鼻塞又起，颈淋巴结肿痛，纳、便正常，舌质红，苔薄白，脉细缓。以益气固表、清热凉血、软坚化痰为法。

处方：人参叶、绞股蓝、紫丹参、生薏苡仁各20g，浙贝母、紫草、粉丹皮各15g，五灵脂30g，防风、皂角刺各9g，香白芷、生白术、炙鳖甲、山慈菇各12g。7剂，水煎两汁，分服。嘱病情缓解可再续服。若遇感冒改服备用药，药后来我处换方。

10月18日至12月20日二十三诊至二十七诊：因外感出现咳嗽、痰黄、鼻涕黄白相间、头胀、颈淋巴结痛等症状，舌脉如常。虽血小板有所下降，但未降至$69.0 \times 10^9/L$，出血点少量，逐渐消失。表明冬令之季正气虚弱，难以抗邪，仍用玉屏风散、参苏饮等扶正祛邪、祛风凉血、软坚化痰等药。

处方：人参叶、绞股蓝、紫丹参、生薏苡仁各20g，浙贝母、紫草、粉丹皮各15g，五灵脂30g，苦参、防风、皂角刺各9g，香白芷、生白术、炙鳖甲、山慈菇各12g。35剂。水煎两汁，分服。嘱如病情缓解可续服。若遇感冒改服备用药，药后来我处换方。从冬至开始，每10天的前3天服别直参5g。外感时停服。

2004年1月4日二十八诊：服别直参后，感冒时症状减轻，血小板降至$80.0 \times 10^9/L$，因20天前外感后一直不解，见鼻塞、咽部有痰，纳可，其无殊症，体力明显恢复，舌质红，苔稍厚，脉细缓。治以扶正祛邪，通鼻利咽，宣肺和胃。

处方：人参叶15g，野荞麦根30g，炒黄芩、生白术、香白芷、桑白皮、浙贝母、炒薏苡仁、生薏苡仁、佛手片、生枳壳各12g，鹅不食草3g，苍耳子、白桔梗、防风、川厚朴花各9g。7剂，水煎两汁，分服。嘱如病情稳定可续服，遇外感、腹泻原方选择性先服，药后来我处换方。

感冒方备用。本年度共门诊14次。基本处方：生黄芪、紫丹参各15g，五灵脂30g，生白术、炒当归、炒白芍、佛手片各12g，仙灵脾、生枳壳各20g，防风9g。随病情加减。血小板计数除外感时稍下降，余均在正常范围。今年嘱头伏和冬至开始的1个月中服别直参5g或山参3g。

2005年2月5日四十三诊：经调治，病情基本稳定，能参加体育活动，并为体育委员，未出现明显出血点。目前感冒和腹泻时血小板降至$89.0 \times 10^9/L$，口腔时有出血点，唇干鼻干，大便不畅，其无殊症，体力明显恢复，

舌质红，苔稍厚，脉细缓。治以益气健脾，理气和胃，活血散血。

处方：炒苍术、白茯苓、紫丹参、姜半夏、鸡内金各12g，生枳壳20g，生薏苡仁、炒薏苡仁各15g，川厚朴花、绿梅花各9g，蒲公英、五灵脂、马齿苋、鲜芦根各30g。7剂，水煎两汁，分服。

2月19日四十四诊：昨日突然稀水样便，腹胀嗳气，当地测血小板未见下降，舌质红，苔厚白，脉细缓。治以健脾燥湿，理气和胃。

处方：炒苍术、白茯苓、姜半夏、姜竹茹、炒黄芩、炒莱菔子、佛手片各12g，车前草、炒薏苡仁各15g，蒲公英、马齿苋、煨葛根、五灵脂各30g，砂仁、蔻仁各6g。7剂，水煎两汁，分服。嘱注意饮食。

2月26日四十五诊：腹泻已止，腹不痛，仍嗳气，舌质红，苔薄白，脉细缓。

处方：炒苍术、白茯苓、姜半夏、姜竹茹、炒黄芩、炒莱菔子、炙白薇、佛手片各12g，炒薏苡仁15g，蒲公英、马齿苋、煨葛根、五灵脂各30g，砂仁、蔻仁各6g。14剂，水煎两汁，分服。

3月26日四十六诊：感冒后鼻塞流涕，咳嗽不畅，涕脓痰黄，纳食尚可，舌质红，苔薄白，脉细滑。治以清热宣肺，通鼻利咽。

处方：野荞麦根、五灵脂各30g，炒黄芩、老鹳草、浙贝母各15g，白桔梗、桑白皮、香白芷、生薏苡仁、炒薏苡仁、浮海石、蛤壳各12g，鹅不食草4g，苍耳子、木蝴蝶各9g，土牛膝6g。7剂，水煎两汁，分服。

4月9日四十七诊：又因饮食不顺，胃痛即便，便后腹痛得缓，便兼黏液，咽部有痰，鼻塞稍减，舌质红，苔中根白，脉细滑。治以健脾燥湿，通鼻利咽。

处方：太子参、炒白扁豆、浙贝母、鸡内金各15g，炒苍术、白茯苓、姜半夏、白蔻、苍耳子、香白芷各12g，淮山药、五灵脂各30g，鹅不食草4g。7剂，水煎两汁，分服。稳定可再续服7剂，

4月23日四十八诊：腹痛减，便不畅、质烂，鼻涕痰存，舌质红，苔稍厚，脉细缓，治增健脾燥湿之法。

处方：太子参、炒苍术、白茯苓、炒白扁豆、炒白芍、香白芷、炒莱菔子、白蔻、生枳壳各12g，煨葛根、马齿苋、五灵脂、地锦草各30g，防风、辛夷各9g。14剂，水煎两汁，分服。

5月21日至7月8日四十九至五十二诊：期间因外感和腹泻来门诊改方。及时服药未出现血小板下降情况。学习和体育运动都能适应，体质较前明显

增强。

（1）外感处方：人参叶 20g，金银花、板蓝根、五灵脂各 30g，神曲、紫草、茜草各 15g，生白术、白桔梗、香白芷、佛手片各 12g，防风、辛夷、川厚朴花各 9g。

感冒好后，去神曲、桔梗、辛夷、香白芷，加桑椹子、炒薏苡仁各 30g，补骨脂、白蔹各 12g，淡竹叶 9g。继续服用。

（2）腹痛处方

感冒方去香白芷、辛夷、桔梗，加马齿苋 30g，枳壳 12g，鸡内金 15g，或炒谷芽、炒麦芽各 15g。

腹泻缓解后，感冒后处方加仙灵脾 30g。

嘱伏天按去年方法服别直参或山参 1 次。冬至时服膏滋方。

11 月 28 日五十三诊：近 1 年病情比较稳定，适宜服膏滋药。开出第 1 次膏方。

男子十八，当五脏六腑气血满盈、十二经脉大盛、肌肉方坚、正气内存、邪不可干之年华。然患者常因六淫之邪侵袭和饮食不节伤及肺和脾胃，致肺和脾胃功能下降。肺气虚不能固表，致风热之邪常缠鼻咽之间；腠理疏松，无力抗邪，犯及血分，郁而化热，越走肌肤；因饮食伤及脾胃，脾失健运，水聚成湿，郁而灼炼，化热外迫，行走肌腠，而见紫癜，常年不解，致血小板下降，虽行脾切除术，病情仍未控制，不适症状反复出现，症见鼻塞流涕、咽喉干燥，痰黏不畅，或腹泻腹痛，加重时见针尖样大小出血点、无痛无痒，疲乏腿酸，神倦思睡，舌质淡红或红，苔或白厚或薄白，脉细缓。经近 3 年的治疗，卫气得固，脾胃功能逐渐恢复，气血尚和，阴阳平衡。今正值冬令，按秋冬养阴原则，治以益气固表，调治营血，健脾化湿，佐以养血之法，制成膏滋缓调治。

处方：生黄芪 200g，生白术 120g，防风 90g，西党参 200g，白茯苓 100g，姜半夏 120g，川厚朴花 90g，佛手片 120g，玫瑰花 100g，紫草 150g，茜草 150g，紫背浮萍 120g，五灵脂 300g，紫丹参 150g，粉丹皮 200g，水牛角 200g，生地黄 120g，熟地黄 120g，土茯苓 200g，桑椹子 300g，白蔹 120g，炒白芍 120g，制首乌 200g，板蓝根 300g，生枳壳 200g，淡竹叶 90g，浙贝母 200g，桑白皮 120g，生薏苡仁 200g，女贞子 100g，陈皮 90g，仙灵脾 200g，潼蒺藜 120g，白蒺藜 120g。1 料，水煎浓缩，加入龟板胶 500g，冰糖 500g，黄酒半斤，收膏备用，早、晚各 1 匙，开水冲服，外感或腹泻时停服。来医师处另开方药，待调整后再服。

2006 年 5 月 11 日五十四诊：服膏滋药后，未再出现外感和腹泻现象。学习与体育活动正常。嘱遇外感按原拟定方药服 1～2 剂，缓解后调整治法，养血健脾，益气固表，补肾填髓。

处方：炒当归、生地黄、熟地黄、川芎、炒白芍、生黄芪、生白术各 12g，防风 9g，紫草、粉丹皮、浮萍各 15g，淮山药、桑椹子、五灵脂、仙灵脾各 30g。若感冒或有出血点加板蓝根 30g，水牛角 15g。常服。

12 月 27 日五十五诊：近半年病情稳定，生活、学习正常，感冒、腹泻明显减少。三伏天与去年一样服别直参 3 次，每次 3～5g，无不良反应。今又入冬令之季，按秋冬养阴原则，再来开第二次膏方调治。

男子十八，当五脏六腑气血满盈、十二经脉大盛、肌肉方坚、正气内存、邪不可干之年华。然患者常因六淫之邪侵袭和饮食不节伤及肺和脾胃，致肺和脾胃功能下降。肺气虚不能固表，致风热之邪常缠鼻咽之间；腠理疏松，无力抗邪，犯及血分，郁而化热，越走肌肤；因饮食伤及脾胃，脾失健运，水聚成湿，郁而灼炼，化热外迫，行走肌腠，而见紫癜，常年不解，致血小板下降，虽行脾切除术，病情仍未控制，不适症状反复出现，症见鼻塞流涕、咽喉干燥、痰黏不畅，或腹泻腹痛，加重时见针尖样大小出血点、无痛无痒，疲乏腿酸，神倦思睡，舌质淡红或红，苔或白厚或薄白，脉细缓。经近 3 年的治疗，卫气得固，脾胃功能逐渐恢复，气血尚和，阴阳平衡。今正值冬令，按秋冬养阴原则，治以益气固表，调治营血，健脾化湿，佐以养血，制成膏滋缓调治。

处方：生黄芪 200g，生白术 120g，防风 90g，西党参 200g，白茯苓 100g，姜半夏 120g，川厚朴花 90g，佛手片 120g，玫瑰花 100g，紫草 150g，茜草 150g，浮萍 120g，五灵脂 300g，紫丹参 150g，粉丹皮 200g，水牛角 200g，生地黄 120g，熟地黄 120g，制黄精 200g，桑椹子 300g，白蔹 120g，炒白芍 120g，制首乌 200g，菟丝子 120g，生枳壳 200g，淡竹叶 90g，浙贝母 200g，桑白皮 120g，生薏苡仁 200g，女贞子 100g，潼蒺藜 120g，白蒺藜 120g，仙灵脾 200g，陈皮 90g。1 料，水煎浓缩，加入龟板胶 500g，冰糖 500g，黄酒半斤，收膏备用，早、晚各 1 匙，开水冲服，外感或腹泻时停服。来医师处另开方药，待调整后再服。

2007 年 12 月 25 日五十六诊：1 年来病情一直稳定，体质与同龄人相仿，体育活动均正常，再给予冬令调治。

过敏性紫癜，脾切除术后，经 3 年调治，体质明显增强，血小板已在正常范围 1 年余，纳、便正常，舌质淡红，苔薄白，脉细缓。汗属"正气内存，邪不可干""阴平阳秘，精神乃治"再给予养血柔肝，益气健脾，补肾活血之法。制成膏滋缓调治。

处方：生黄芪 200g，生白术 120g，防风 90g，西党参 200g，白茯苓 100g，姜半夏 120g，淮山药 300g，川厚朴花 90g，佛手片 120g，玫瑰花 100g，紫草 150g，茜草 150g，五灵脂 300g，紫丹参 150g，粉丹皮 200g，水牛角 200g，生地黄 120g，熟地黄 120g，制黄精 200g，桑椹子 300g，炙白蔹 120g，炒白芍 120g，制首乌 200g，菟丝子 120g，生枳壳 200g，淡竹叶 90g，灵芝 200g，红花 120g，生薏苡仁 200g，女贞子 100g，潼蒺藜 120g，白蒺藜 120g，仙灵脾 200g，覆盆子 120g，巴戟天 120g，山萸肉 120g，陈皮 90g。1 料，水煎浓缩，加入龟板胶 500g，冰糖 500g，黄酒半斤，收膏备用，早、晚各 1 匙，开水冲服，外感或腹泻时停服。来医师处另开方药，待调整后再服。

【按】血小板减少症属中医"肌衄"，临床分为血热妄行、阴虚火旺、气不摄血等证型。西医诊断根据周围血液内血小板减少而确诊，并长期采用激素治疗无效后，以脾功能亢进（有资料显示仅占 20%）行脾切除术。术后血小板仍继续降低，故并非均因脾亢而致。本案从出现的症状寻找病因，这符合"审证求因"原则。该患儿持续治疗长达 6 年，十九诊前，每次血小板下降时或感冒或腹痛腹泻，故最后将其定位在鼻咽部炎症和腹泻上，血培养做病毒分离试验示巨细胞病毒抗体 IgG 阳性，EB 病毒 IgM 阳性，艾柯病毒抗体 IgG 阳性。这完全符合《外科正宗·葡萄疫》所说的："感受四时不正之气，郁于皮肤不散……邪毒传胃。"先解除病毒，肺胃同治取得了满意疗效。虽然从方药看没有什么特殊性，从治疗全过程体现了"审证求因"的重要性。之后针对感冒和腹泻好发时间采取"治未病"原则，切断病因，始终重用五灵脂 30g，配伍紫丹参，以升高血小板。同时抓住每年的夏、冬之季——伏天和冬至，用人参调补一身正气，使得"正气内存，邪不可干"。待病情稳定后以扶正气，和气血，充肾气，平阴阳，使机体达到"阴平阳秘，精神乃治"。患儿随访至今，身体健康，考上大学。这也要感谢患儿母亲的配合，虽不能复诊，但都能按时督促儿子服药，这种依从性对疾病的治愈起到了很好的促进作用。

17. 顽固性血小板减少症长期服用激素伴肝损

马某，男，31 岁，干部。初诊日期：2010 年 5 月 5 日。

患者于2010年3月31日检查发现，白细胞计数下降至$3.9 \times 10^9/L$，血小板计数下降至$4 \times 10^9/L$。平时易乏力，肌肉酸胀，牙衄，肌衄，1周前腹泻，水样便5~6次，无明显腹痛，低热不解，面色潮红，易出汗。2006年曾因腹泻导致肌衄，发现血小板下降，服药后肌衄止，未予重视。浙江大学第一附属医院诊断为血小板减少症，经住院治疗症状缓解，每天服强的松45mg至今，纳可，便烂，舌尖红，苔白厚，脉弦滑。住院时（2010年3月31日）检查血常规：WBC $3.9 \times 10^9/L$，N 54%，嗜酸性粒细胞绝对值$0.04 \times 10^9/L$，红细胞分布宽度12.9%。2010年4月28日复查血常规：N78.8%，L 12.4%，E 0.04%，红细胞分布宽度15.2%。免疫功能：可溶性核蛋白抗体（＋），SSa（＋），SSa52（＋）。

脉证合参：此病已历4年，长期受风、湿之邪侵袭，影响脾与大小肠，并郁而化热，外越肌腠，上炎牙龈，迫血妄行，终致血证。用激素治疗，日久反见脾虚运化失职，肾阳亏乏，与肾水不能协调，虚火上越更为明显，终致湿困、阳虚、虚火互为因果。

治则：祛湿和胃，凉血散风。

方药：藿朴夏苓汤合平胃散加减。

处方：炒苍术、白茯苓、藿香、佩兰、姜半夏、草果仁、佛手片各12g，生薏苡仁、炒薏苡仁、车前草、紫草、粉丹皮各15g，水牛角、荠菜花、生枳壳、五灵脂、生侧柏叶各30g，砂仁、蔻仁9g。7剂，水煎两汁，分服。

5月12日二诊：腹泻1周未出现，牙衄未见，仍服强的松，1日45mg。化验血：PLT $15 \times 10^9/L$，第2天起改强的松1日40mg，口干唇燥，纳可，舌质红，苔白厚，脉细滑。

2010年5月7日复查血常规：WBC $8.8 \times 10^9/L$，N 83.4%，E 0.2%，中性粒细胞绝对值$7.34 \times 10^9/L$，淋巴细胞绝对值$0.75 \times 10^9/L$，平均血红蛋白量33pg，红细胞分布宽度15%，PLT $106 \times 10^9/L$。

5月12日复查血常规：WBC $8.7 \times 10^9/L$，N 81.6%，L 13.5%，E 0.1%，嗜酸性粒细胞绝对值$0.01 \times 10^9/L$，中性粒细胞绝对值$7.1 \times 10^9/L$，PLT $150 \times 10^9/L$。

处方：炒苍术、生白术、白茯苓、藿香、佩兰、苦参、草果仁、浮萍、姜半夏、佛手片各12g，粉丹皮、车前草、紫草、水牛角各15g，生薏苡仁、五灵脂、生侧柏叶、荠菜花各30g，砂仁、蔻仁各9g，生枳壳20g。7剂，水煎两汁，分服。

5月19日三诊：腹泻未作，牙衄未见，口干，唇燥解除，强的松1日40mg，痤疮存，纳、便正常，舌质红，苔白，脉细滑。湿稍化解。

处方：藿香、佩兰、炒苍术、草果仁、紫丹参、佛手片各12g，白茯苓、紫草、水牛角、粉丹皮各15g，生薏苡仁、五灵脂、生侧柏叶、荠菜花各30g，生枳壳20g，砂仁、蔻仁、防己各9g。7剂，水煎两汁，分服。

5月26日四诊：腹泻未作，皮肤紫癜、牙衄未见，痤疮仍明显，PLT 150.9×10⁹/L，强的松改1日35mg，舌红，苔白，脉细滑。此时脾气开始恢复，湿热仍存，热蕴外越之象仍较严重。治以清肺化湿，凉血散瘀。

方药：犀角地黄汤合茜根散加减。人参叶、白茯苓、水牛角、紫草、茜草、粉丹皮各15g，炒苍术、草果仁、佛手片各12g，生枳壳20g，淮山药、生薏苡仁、五灵脂、仙灵脾、生侧柏叶各30g，砂仁、蔻仁、防己各9g。7剂，水煎两汁，分服。

6月2日五诊：强的松1日35mg，腹泻消失，鼻衄、牙衄未见，纳可，寐安，舌红，苔白，脉细缓。

处方：太子参、水牛角、茜草、防己、紫草、粉丹皮各15g，炒苍术、炒白术、白茯苓、紫丹参、佛手片各12g，生枳壳、五灵脂、荠菜花、仙灵脾各30g。7剂，水煎两汁，分服。

6月9日六诊：改强的松1日30mg，上述诸症均未出现，纳可，寐安，舌红，苔白，脉细缓。

处方：太子参、生枳壳、五灵脂、仙灵脾各30g，制黄精、白茯苓、防己、水牛角、茜草、紫草、粉丹皮各15g，佛手片、紫丹参、炒当归、生白术、炒白芍各12g。14剂，水煎两汁，分服。

6月23日七诊：病情稳定，今起改强的松1日20mg，牙仍肿痛未衄血，PLT 170.×10⁹/L，未见腹泻，舌红紫，苔白，脉细缓。

2010年6月12日复查血常规：WBC 9.7×10⁹/L，N 63.8%，M 10.1%，E 0.4%，中性粒细胞绝对值6.2×10⁹/L，淋巴细胞绝对值2.5×10⁹/L，Hb 162g/L，平均血红蛋白量34.4pg，红细胞分布宽度14.9%，PLT 171×10⁹/L。

6月22日复查血常规：WBC 9.0×10⁹/L，N 78.6%，L 15.4%，E 0.0%，PLT 182×10⁹/L。

处方：炒苍术、白茯苓、姜半夏、香白芷、佛手片、草果仁、肥知母、细辛、茜草各12g，水牛角、紫草、防己、粉丹皮各15g，五灵脂、生薏苡仁、紫丹参各30g，制黄精20g，淡竹叶、苦参各9g。7剂，水煎两汁，分服。另包珠儿参4g（代茶饮）。

6月30日八诊：血小板正常已近2月。今起改强的松1日15mg。牙痛解除，纳可，便调，容易汗出，舌质红，苔白稍厚，脉细缓。

处方：炒苍术、佛手片、茜草、姜半夏各12g，白茯苓、水牛角、防己、紫草、槐米、粉丹皮各15g，五灵脂、生薏苡仁、紫丹参各30g，制黄精、生枳壳各20g，淡竹叶、苦参各9g。7剂，水煎两汁，分服。

7月7日九诊：7月5日复查血常规：WBC 8.0×10^9/L，N 72.1%，M 6.3%，E 0.2%，中性粒细胞绝对值 5.7×10^9/L，淋巴细胞绝对值 1.7×10^9/L，Hb 158g/L，平均血红蛋白量33.0pg，红细胞分布宽度13.7%，PLT 188×10^9/L，平均血小板体积7.2fl。

7月6日起改强的松1日15mg，PTL 180.8×10^9/L，牙龈未见，纳可，便调，舌质红，苔稍厚，脉细缓。湿浊渐去，逐加益气温肾之品。

处方：制黄精、五灵脂、紫丹参、生薏苡仁、仙灵脾各30g，人参叶20g，粉丹皮、防己、紫草、槐角、水牛角各15g，佛手片、茜草、草果仁各12g，苦参、淡竹叶各9g。7剂，水煎两汁，分服。

7月14日十诊：病情尚稳定，纳、便正常，稍有皮疹，汗多，舌红，苔白，脉细滑。

处方：人参叶20g，苦参9g，生黄芪、五灵脂、紫丹参、生薏苡仁、仙灵脾各30g，水牛角、粉丹皮、防己、紫草、槐角、红景天各15g，草果仁、茜草各12g。7剂，水煎两汁，分服。

7月21日十一诊：7月16日复查血常规：WBC 8.5×10^9/L，N 79.3%，L 16.5%，M 3.7%，E 0.2%，中性粒细胞绝对值 6.7×10^9/L，淋巴细胞绝对值 1.4×10^9/L，Hb 154g/L，平均血红蛋白量33.1pg，红细胞分布宽度12.9%，PLT 183×10^9/L，平均血小板体积7.1fL。

从7月17日起减强的松，改为1日10mg。目前病情比较稳定，纳可，便调，汗多，皮疹已解，舌质红，苔薄白，脉细滑。

处方：太子参、水牛角、防己、紫草、粉丹皮、红景天、茜草、槐角各15g，生黄芪、五灵脂、紫丹参、生薏苡仁、仙灵脾、桑椹子各30g，苦参、生地黄12g。7剂，水煎两汁，分服。

8月4日十二诊：复查血常规：WBC 8.6×10^9/L，N 76.2%，L 18.0%，M 5.3%，E 0.1%，中性粒细胞绝对值 6.5×10^9/L，淋巴细胞绝对值 1.5×10^9/L，Hb 151g/L，平均血红蛋白量32.8pg，红细胞分布宽度12.7%，PLT

189×10^9/L，平均血小板体积6.9fL。

7月30日起改强的松1日9mg，血小板正常，便正常，舌质红，苔白，脉细缓。

处方：太子参、水牛角、粉丹皮、防己、紫草、茜草、槐角、红景天、绞股蓝各15g，苦参12g，紫丹参、生黄芪、五灵脂、生薏苡仁、桑椹子、仙灵脾各30g。14剂，水煎两汁，分服。

8月18日十三诊：8月11日化验血常规：WBC 7.4×10^9/L，N 73.3%，L 20.6%，M 5.6%，E 0.1%，中性粒细胞绝对值5.4×10^9/L，淋巴细胞绝对值1.5×10^9/L，Hb 153g/L，平均血红蛋白量32.5pg，红细胞分布宽度12.0%，PLT 206×10^9/L，平均血小板体积7.2fL。

8月12日起改强的松为1日6mg。病情一直稳定，PLT 200.0×10^9/L，舌质红，苔薄白，脉细缓。湿热解除，郁热迫血外越之象消失，脾肾之气尚未恢复，逐渐加用益气之药。

处方：太子参、生黄芪、五灵脂、生薏苡仁、桑椹子、仙灵脾、紫丹参各30g，水牛角、粉丹皮、防己、紫草、茜草、槐角、红景天、绞股蓝各15g，苦参、灵芝各12g。14剂，水煎两汁，分服。

9月1日十四诊：8月30日起改强的松1日5mg，PLT 212×10^9/L，夜寐欠安，纳、便正常，舌质红，苔根白，脉细缓。

处方：西党参、水牛角、粉丹皮、白茯苓、茜草、紫草、防己、紫丹参、绞股蓝、红景天各15g，生黄芪、生薏苡仁、仙灵脾、五灵脂、夜交藤、桑椹子各30g，苦参、生枳壳、佛手片、广玉金、炒苍术、炒白术各12g，蔻仁、砂仁各9g。14剂，水煎两汁，分服。

9月15日十五诊：2010年9月15日起改强的松1日2.5mg，复查PLT 210×10^9/L，痤疮仍少量出现，纳、便正常，舌质红，苔白，脉细缓。开始行补气养血、凉血益肾之法。

处方：生黄芪、五灵脂、仙灵脾、紫丹参、生枳壳、桑椹子各30g，防己、水牛角、粉丹皮、红景天、槐角各15g，苦参、生白术、肥知母、紫草、茜草、菟丝子、浮萍各12g。14剂，水煎两汁，分服。

10月6日十六诊：2010年9月30日起改强的松1日1.25mg，复查PTL 220.0×10^9/L，痤疮仍明显，纳、便正常，唇干脱屑，舌质尖红，苔薄，脉细缓。

处方：生黄芪、生枳壳、五灵脂、紫丹参各30g，防己、水牛角、粉丹皮、苦参、生白术、紫草、广玉金、佛手片各12g，太子参、红景天、槐角各15g，焦山栀、淡竹叶各9g。14剂，水煎两汁，分服。

10月20日十七诊：10月8日起强的松停服，未复查血小板。痤疮以色素为主，出血点和牙衄均未新出现，唇干改善，纳、便正常，舌质红，苔白，脉细缓。

处方：生黄芪、五灵脂、仙灵脾、紫丹参、桑椹子、茜草各30g，防己、水牛角、粉丹皮、紫草、红景天、槐角各15g，苦参、浮萍、佛手片、绿梅花、灵芝各12g。14剂，水煎两汁，分服。

11月3日十八诊：PLT 230×10^9/L，病情一直稳定，强的松已停3周，痤疮消失，纳可，便调，舌质红，苔白，脉细缓。

处方：生黄芪、五灵脂、仙灵脾、紫丹参、淮山药、桑椹子各30g，防己、水牛角、粉丹皮、紫草、红景天、茜草、槐角各15g，浮萍、佛手片、灵芝、苦参、绿梅花、玫瑰花、肥知母各12g。14剂，水煎两汁，分服。

11月8日十九诊：病情一直稳定，PTL 206×10^9/L，改用膏滋药巩固，开出第1次膏方。

风湿之邪直中小肠，影响脾胃功能，湿聚蕴而化热，郁于肌肤不散，而发肌衄。今年3月发现血小板减少，继而常感乏力，肌肉发酸，牙衄，肌衄。4月底突然腹泻，水样便1日5~6次，因伴低热予西药治疗，并服用强的松1日9片仍不能控制，血小板持续在40.0×10^9/L以下，伴口干舌燥，反复腹泻，舌尖红，苔白厚，脉细滑。经5个月中药治疗，血小板升至210×10^9/L，未见肌衄、牙衄等现象，腹泻未见，强的松已停3周，但面部痤疮仍多，纳、便正常，舌质红，苔白，脉细缓。正值冬令之时治以益气健脾，凉血祛风，滋阴养血，补肾活血。制成膏滋缓调治。

处方：炙黄芪300g，防己150g，肥知母120g，生地黄10g，熟地黄120g，淮山药300g，粉丹皮150g，苦参120g，水牛角200g，紫草150g，紫丹参300g，五灵脂300g，浮萍120g，茜草150g，白茯苓120g，泽泻100g，生晒参120g，寸麦冬120g，淡竹叶90g，槐角150g，红景天150g，桑椹子300g，灵芝120g，佛手片120g，玫瑰花100g，绿梅花120g，川厚朴花100g，代代花100g，玄参120g，生枳壳200g，生薏苡仁300g，旱莲草120g，女贞子120g，珠儿参50g，生侧柏叶300g，枫斗120g，炒杜仲120g，川续断120g，骨碎补120g，制首乌300g，仙灵脾300g，青皮90g，陈皮90g。1料，水煎浓缩，加入龟板胶400g，鹿角胶50g，百令孢子粉100g，冰糖500g，黄酒半斤，收膏备用。早、晚各 1 匙，开水冲服。外感或腹泻时停服，来医师处另开方药，待调整后再服。

2011 年 1 月 21 日二十诊：病情一直稳定，未见紫斑，血小板因外感后稍下降，唇干，痤疮减少，舌红，苔稍白，脉细缓。继以膏滋巩固治疗，开第 2 次膏方。

风湿之邪直中小肠，影响脾胃功能，湿聚蕴而化热，郁于肌肤不散，而发肌衄。血小板减少经 5 个月中药和 1 料膏方调治后，血小板基本稳定在 $130 \times 10^9/L$ 以上，强的松已停用，面部痤疮恢复正常，因天气之变外感 1 次，出现血小板稍下降（属正常范围），唇干少裂，纳、便正常，舌质红，苔白，脉细缓。继续治以益气健脾，凉血祛风，滋阴养血，补肾活血。制成膏滋缓调治。

处方：生黄芪 300g，防己 150g，肥知母 120g，生地黄 120g，熟地黄 120g，淮山药 300g，粉丹皮 150g，苦参 120g，水牛角 200g，紫草 150g，紫丹参 300g，五灵脂 300g，浮萍 120g，茜草 150g，白茯苓 120g，泽泻 100g，生晒参 120g，寸麦冬 120g，淡竹叶 90g，槐角 150g，红景天 150g，桑椹子 300g，灵芝 120g，佛手片 120g，玫瑰花 100g，绿梅花 120g，川厚朴花 100g，代代花 100g，玄参 120g，生枳壳 200g，生薏苡仁 300，旱莲草 120g，女贞子 120g，珠儿参 50g，生侧柏叶 300g，川石斛 120g，炒杜仲 120g，川续断 120g，骨碎补 120g，制首乌 300g，仙灵脾 300g，青皮 90g，陈皮 90g。1 料，水煎浓缩，加入龟板胶 400g，鹿角胶 50g，百令孢子粉 100g，冰糖 500g，黄酒半斤，收膏备用。早、晚各 1 匙，开水冲服。外感或腹泻时停服，来医师处另开方药，待调整后再服。

3 月 7 日二十一诊：血小板计数 $220 \times 10^9/L$，纳、便正常，舌红，苔白，脉细缓。继续膏滋治疗，开第 3 次膏方。

经 5 个月中药和膏方调治两次后，血小板基本稳定在 $130.0 \times 10^9/L$ 以上，面部痤疮明显改善，本次复查血小板计数 $220.0 \times 10^9/L$，湿浊已化，脾得健运，大、小肠功能恢复，纳、便正常，舌质红，苔白，脉细缓。继续治以益气健脾，凉血祛风，滋阴养血，补肾活血。制成膏滋春夏缓调治。

处方：生黄芪 300g，防己 150g，肥知母 120g，生地黄 120g，熟地黄 120g，淮山药 300g，粉丹皮 150g，苦参 120g，水牛角 200g，紫草 150g，紫丹参 300g，五灵脂 300g，浮萍 120g，茜草 150g，白茯苓 120g，泽泻 100g，生晒参 120g，寸麦冬 120g，淡竹叶 90g，槐角 150g，红景天 150g，桑椹子 300g，

灵芝120g，佛手片120g，玫瑰花100g，绿梅花120g，川厚朴花100g，代代花100g，参三七120g，生枳壳200g，生薏苡仁300g，旱莲草120g，女贞子120g，珠儿参50g，生侧柏叶300g，川石斛120g，炒杜仲120g，川续断120g，骨碎补120g，制首乌300g，仙灵脾300g，地锦草300g，青皮90g，陈皮90g。1料，水煎浓缩，加入龟板胶400g，百令孢子粉100g，冰糖500g，黄酒半斤，收膏备用。早、晚各1匙，开水冲服。外感或腹泻时停服，来医师处另开方药，待调整后再服。

5月14日二十二诊：第3料膏滋服后病情一直稳定，5月11日复查血小板200.0×10⁹/L，偶有腹泻，唇干，舌红，苔白，脉细缓。继续膏方巩固。

经近两年中药和膏滋调治3次，风湿之邪直中小肠，影响脾胃功能，湿聚蕴而化热，郁于肌肤不散，而发生肌衄，目前已达临床痊愈，血小板基本稳定在220.0×10⁹/L，面部痤疮消失，纳、便正常，舌质红，苔白，脉细缓。继续治以益气健脾，凉血祛风，滋阴养血，补肾活血。制成膏滋夏秋继续缓调治。开出第4次膏方。

处方：生黄芪300g，防己150g，肥知母120g，生地黄120g，熟地黄120g，淮山药300g，粉丹皮150g，苦参120g，水牛角200g，紫草150g，紫丹参300g，五灵脂300g，浮萍120g，茜草150g，白茯苓120g，泽泻100g，生晒参120g，寸麦冬120g，淡竹叶90g，槐角150g，红景天150g，桑椹子300g，灵芝120g，佛手片120g，玫瑰花100g，绿梅花120g，川厚朴花100g，代代花100g，参三七120g，生枳壳200g，生薏苡仁300g，旱莲草120g，女贞子120g，肉豆蔻100g，生侧柏叶300g，川石斛120g，炒杜仲120g，川续断120g，骨碎补120g，制首乌300g，仙灵脾300g，地锦草300g，青皮90g，陈皮90g。1料，水煎浓缩，加入龟板胶400g，百令孢子粉100g，冰糖500g，黄酒半斤，收膏备用。早、晚各1匙，开水冲服。外感或腹泻时停服，来医师处另开方药，待调整后再服。

8月14日二十三诊：病情一直稳定，面色红润，工作、生活正常，并能出差。舌红，苔白根稍厚，脉细缓。继续膏滋巩固。

经两年中药和膏滋调治4次后，血小板一直稳定，激素已停用半年，面部痤疮消失，纳、便正常，舌质红，苔白，脉细缓。能够正常工作。继续治以益气健脾，凉血祛风，滋阴养血，补肾活血。制成膏滋缓调治。开出第5次膏方。

处方：生黄芪300g，防己150g，肥知母120g，生地黄120g，熟地黄

120g，淮山药300g，粉丹皮150g，苦参120g，水牛角200g，紫草150g，紫丹参300g，五灵脂300g，浮萍120g，茜草150g，白茯苓120g，泽泻100g，生晒参120g，寸麦冬120g，淡竹叶90g，槐角150g，红景天150g，桑椹子300g，灵芝120g，佛手片120g，玫瑰花100g，绿梅花120g，川厚朴花100g，代代花100g，参三七120g，生枳壳120g，生薏苡仁30g。1料，水煎浓缩，加入龟板胶400g，鹿角胶50g，百令孢子粉100g，冰糖500g，黄酒半斤，收膏备用。早、晚各1匙，开水冲服。外感或腹泻时停服，来医师处另开方药，待调整后再服。

2012年4月8日二十四诊：开出第6次膏方。

风湿之邪直中大、小肠，影响脾胃功能，湿聚蕴而化热，郁于肌肤不散，而发生肌衄。血小板减少，经两年6次膏滋调治后，血小板始终稳定在（190～200）×10^9/L之间，激素停用1年，紫斑未再出现，面部痤疮消失，纳、便正常，舌质红，苔薄，脉细滑。能够正常工作。继续治以益气健脾，凉血祛风，滋阴养血，补肾活血，制成膏滋继续缓调治。

处方：生黄芪300g，防己150g，肥知母120g，生地黄120g，熟地黄120g，淮山药300g，粉丹皮150g，苦参120g，水牛角200g，紫草150g，紫丹参300g，五灵脂300g，浮萍120g，茜草150g，白茯苓120g，泽泻100g，生晒参120g，寸麦冬120g，淡竹叶90g，槐角150g，红景天150g，桑椹子300g，灵芝120g，佛手片120g，玫瑰花100g，绿梅花120g，川厚朴花100g，代代花100g，参三七120g，生枳壳120g，生薏苡仁300g，旱莲草120g，女贞子120g，肉豆蔻100g，生侧柏叶300g，川石斛120g，炒杜仲120g，川续断120g，骨碎补120g，制首乌300g，潼蒺藜120g，白蒺藜120g，生晒参120g，仙灵脾300g，地锦草300g，青皮90g，陈皮90g。1料，水煎浓缩，加入龟板胶400g，百令孢子粉100g，冰糖500g，黄酒半斤，收膏备用。早、晚各1匙，开水冲服。外感或腹泻时停服，来医师处另开方药，待调整后再服。

【按】本案乃血小板减少性紫癜，审其病因属肠道过敏引起腹泻而发病，属于西医学的病理改变，故用大量激素治疗效果不太理想。从中医学的角度分析，此为六淫之邪犯于皮毛。皮毛者，腠理也，实际上中医学的腠理就是西医学所指的上皮组织。它覆盖于机体表面和机体内一切管道、腔、囊的内表面，以及内脏器官的表面。不过西医学根据上皮组织形态的不同而确定为不同的名称，如扁平细胞、立方细胞、柱状细胞、移行细胞、杯状细胞等。本例为邪直中于大、小肠腠理，蕴热于肠，壅于脉络，外越于肌肤之间而致，故采用清热解毒、凉血止血之法。开始因湿邪化热明显，故先用藿朴夏苓汤合平胃散加减。湿祛后再以犀角地黄汤合茜根散加减，另因有腹痛腹泻，加用荠菜花，其对肠道炎性变化有抑制作用，并随症加减。经过前后十八诊调治，强的松从1日40mg直至全部撤除。需要说明的是，激素的撤除不能一下子全部撤除，要慢慢撤减，撤减到2片后更要减慢，以防反跳。另外，治疗的过程中待血络修复后、出血消失后需慢慢转向益气健脾补肾等法治疗，以收疗效。

18. 顽固性过敏性血小板减少性紫癜伴下肢溃疡

余某，男，12岁，学生。门诊号：0073614。初诊日期：2005年10月22日。

因下肢紫斑两年，经数家医院治疗效果不佳，诊断不一，故来门诊。

两年前突然双下肢出现红紫色小点，当地医院诊为过敏性紫癜，服用仙特敏，维生素B、C、B_{12}等，反出现紫斑增大，同时服用强的松3个月依然无效。去年夏天斑点满布，表面凸起伴瘙痒或出水，曾服中药，未见好转。体检：体形较胖，面色㿠白带萎黄，精神尚可，呼吸均匀，体温正常，心肺听诊无殊，腹软，肝、脾均未触及，双下肢满布咖啡色或紫红色斑，边有淡红色新鲜红点，表面不平，有细小结痂，稍瘙痒，舌淡红，苔少前光，脉细数。

脉证合参：审症求因中发现，小孩有严重的鼻炎和咽炎，表明风热之邪久缠咽鼻，使病邪从血中传布，风热阻碍血行，气滞液停，郁而化热，湿、风、热互结，迫血妄行，并伤阴表现。检验血常规：WBC：6.5×10^9/L，N54%，L42%，E_3%；尿常规：正常范围。

治则：益气养阴，清热凉血，祛风化湿。

处方：大青叶30g，山海螺、制黄精、土茯苓、生薏苡仁各20g，荆芥6g，鹅不食草3g，苍耳子、蝉衣各9g，紫草15g，香白芷、茜草、地肤子、浮萍、粉丹皮、白鲜皮各12g。7剂，水煎两汁，分服。

11月5日二诊：患儿自觉瘙痒减轻，小红点未增大，能自行退去，鼻涕明显增多，红疹以双下肢为主，纳、便正常。生化检查：正常范围；病毒试验：柯萨奇病毒、EB病毒、腺病病毒、流感病毒等均（＋）；过敏原试验：吸入性为螨虫（＋），食物性为鸡蛋（＋）。舌淡红，苔前少光，脉细数。

处方：大青叶30g，山海螺、土茯苓、生薏苡仁各20g，荆芥6g，鹅不食草3g，苍耳子、辛夷、蝉衣各9g，生黄芪、水牛角、紫草各15g，香白芷、茜草、地肤子、浮萍、粉丹皮、白鲜皮各12g。7剂，水煎两汁，分服。

加外洗方：鲜芫荽250g，土槿皮、紫草各30g，川草薢、香白芷、代代花各15g，玫瑰花、白蔹各20g。7剂，每日泡双脚30分钟。

11月12日三诊：双下肢基本无瘙痒，黑色斑部分消退，无新出血点出现，面色转淡黄、㿠白消失，自觉鼻中灼热感，纳、便正常，舌质淡红，苔薄少，脉细小数。

脉证合参：考虑经治，鼻炎开始好转，鼻涕减少，但鼻后腔黏膜仍干。此乃肺有虚热。

处方：大青叶30g，山海螺、土茯苓、生薏苡仁各20g，荆芥6g，鹅不食草3g，苍耳子、辛夷、蝉衣各9g，生黄芪、水牛角、紫草各15g，香白芷、茜草、地肤子、浮萍、粉丹皮、炙白薇、白鲜皮各12g。7剂，水煎两汁，分服。

外洗方：鲜芫荽250g，土槿皮、紫草各30g，川草薢、香白芷、代代花各15g，玫瑰花、白蔹各20g。7剂，每日浸泡双脚30分钟。

11月19日四诊：病情开始稳定，无明显症状，纳、便正常，舌质红，苔薄少，脉细滑。

处方：大青叶30g，山海螺、土茯苓、生薏苡仁各20g，荆芥6g，鹅不食草3g，苍耳子、辛夷、蝉衣各9g，生黄芪、水牛角、紫草各15g，香白芷、茜草、地肤子、浮萍、粉丹皮、炙白薇、白鲜皮各12g。7剂，水煎两汁，分服。

外洗方：鲜芫荽250g，土槿皮、紫草各30g，川草薢、香白芷、代代花各15g，玫瑰花、白蔹各20g。7剂，每日浸泡双脚30分钟。

12月3日五诊：双下肢除原来的色素加深外，无新鲜出血点，亦无瘙痒，其余皮肤色泽正常，自诉鼻出血明显，舌质淡红，苔薄白，脉细小数。鼻为肺之窍，出血表明肺中之热上循于鼻。原法基础上加清肺火之药。

处方：山海螺、生薏苡仁各20g，荆芥6g，鹅不食草3g，苍耳子、辛夷、淡竹叶、蝉衣各9g，生黄芪、水牛角、炒黄芩、紫草各15g，香白芷、茜草、肥知母、地肤子、浮萍、粉丹皮、炙白薇、白鲜皮各12g。7剂，水煎两汁，分服。仍外洗，改隔日1次。

12月31日六诊：双下肢色素开始变淡咖啡色，但仍鼻血明显，鼻涕减少，舌质淡红，苔薄白，脉细数。

处方：生黄芪、水牛角、粉丹皮各 15g，鹅不食草 3g，苍耳子、淡竹叶、辛夷各 9g，香白芷、白鲜皮、浮萍、茜草各 12g，生薏苡仁、白茅根各 30g，土茯苓 20g。7 剂，水煎两汁，分服。外洗方停用。

2006 年 1 月 7 日七诊：鼻血已止，双下肢未再出现紫斑，生活生常，舌质淡红，苔薄白，脉细缓。表明瘀热解除，气血渐复，脏腑功能尚未协调。守原法。

处方：生黄芪、水牛角、粉丹皮各 15g，鹅不食草 3g，苍耳子、淡竹叶、辛夷各 9g，香白芷、白鲜皮、白薇、南沙参、浮萍各 12g，生薏苡仁 30g，土茯苓 20g。7 剂，水煎两汁，分服。

1 月 14 日八诊：无殊症状，舌脉如前。

处方：生黄芪、水牛角、粉丹皮各 15g，鹅不食草 3g，苍耳子、淡竹叶、辛夷各 9g，香白芷、白鲜皮、白薇、南沙参、浮萍各 12g，生薏苡仁 30g，桑椹子、土茯苓各 20g。30 剂，水煎两汁，分服。

2 月 11 日九诊：无殊症状，舌脉正常。

处方：生黄芪、水牛角、粉丹皮各 15g，鹅不食草 3g，川芎 6g，苍耳子、淡竹叶、辛夷各 9g，香白芷、白鲜皮、白薇、南沙参、浮萍各 12g，生薏苡仁 30g，桑椹子、土茯苓各 20g。30 剂。水煎两汁，分服。

3 月 11 日十诊：近日感冒，咽喉不适，稍有鼻血，舌脉正常。

处方：大青叶、野荞麦根、仙鹤草各 30g，炒黄芩 15g，鹅不食草 4g，苍耳子、土牛膝、蝉衣、辛夷各 9g，粉丹皮、香白芷、百合、地肤子、浮萍、紫草各 12g。7 剂，水煎两汁，分服。嘱感冒好后改服 2 月 11 日方，若外感继服本方。

4 月 5 日十一诊：病情稳定，无殊不适。鼻涕明显减少，皮肤无出血，纳、便正常，舌脉正常。巩固治疗，治鼻炎方加玉屏风合六味地黄加减。水煎两汁，改为 1 日 1 汁。正值冬令之时，开出膏方进行调治。

肺气不足，肾气未盛，风邪常缠鼻咽，阻碍肺气宣发，气机不利，日久及脾，运化失职，聚液生湿，加上患儿饮食不节，湿蕴化热，外越肌腠，上炎鼻窍，邪湿互结与血夹杂，互为因果。经过 1 年治疗，病情稳定，按春夏养阳、秋冬养阴原则，治以益气固卫，祛风利窍，健脾化湿，养血凉血，柔肝补肾，制成素膏调治。

处方：生黄芪 200g，生白术 120g，防风 90g，鹅不食草 40g，苍耳子 100g，香白芷 120g，白桔梗 60g，水牛角 150g，桑白皮 120g，地骨皮 120g，辛夷120g，蝉衣90g，粉丹皮150g，紫草120g，浮萍150g，肥知母100g，大青叶200g，南沙参200g，生薏苡仁200g，生枳壳150g，地肤子100g，川芎120g，炒当归120g，银柴胡90g，土茯苓200g，白茅根200g，茜草120g，淡竹叶90g，白蔹120g，绿梅花90g，炙白薇120g，广郁金100g，女贞子90g，桑椹子300g，淮山药200g，泽泻100g，生地黄100g，熟地黄100g，菟丝子100g，甜苁蓉100g，潼蒺藜100g，白蒺藜100g，青皮60g，陈皮60g。1料，水煎浓缩，加入枣泥1000g，冰糖500g，收膏备用，早、晚各1匙，开水冲服。外感或腹泻时停服，来医师处另开方药，待调整后再服。

【按】本案虽诊断为过敏性紫癜，但难以痊愈，主要是未找到病因。通过审症求因，我从鼻炎论治取得了较满意的疗效。但需明白，中医辨证也可结合现代化检查手段，以便找到过敏原。治疗时必须辨证论治，本例因湿、热、风互结于咽鼻间，郁热伤络，循经而入，越于肌腠，日久伤及肺卫之气，导致卫外不固，故长期鼻炎不解。所以整个治疗中没有离开过苍耳子散，因为这是治鼻炎的祖方。虽然仅用了十一诊，但我改变服药方法，每日1汁，以巩固和稳定效果。这对慢性病治疗是可以参考的一种方法。最后我采用膏滋增强体质。

总之，这3例血小板减少性紫癜都与饮食和外感有直接关系。人生活在天地之间，经常会受到六淫之邪的侵袭，一旦损伤了正气、血液、津精、阴和阳都会导致疾病，且疾病都会邪郁之后或从热化，或从寒化而发生变症。此证都是热瘀伤及脉络、迫血妄行、外越肌腠所致。第1例从咽喉和肠两方面，采用清热利咽、清肠凉血交替治疗；第2例还以肠瘀热为主，治以清热解毒，凉血止血；第3例为鼻炎，按鼻渊治疗，清热利窍，凉血止血。待病情稳定后，均从脾、肝、肾三脏进行调理，采用益气健脾、补肾柔肝之法予以巩固，最终达到临床痊愈。需要注意的是，治疗中要分清实火还是虚火。实火容易辨别，虚火要分气虚还是阴虚。第3例舌质淡红，苔前已少或光，表明瘀热已伤阴津，所以治疗上首先选用养阴清热之品，通鼻窍为主法。总之一句话，要掌握治火、治气、治血三个基本原则，最终目的是达到气血和顺，阴阳平衡。

三、肠梗阻

急性肠梗阻是由于种种原因引起的肠道内容物通过障碍的一组疾病，它除了肠道造成局部或功能性改变，甚至可引起全身性病理、生理变化，严重者常危及生命。此病常发生在肠道内外疾病阻塞或压迫肠腔，或手术后、外伤后造成肠管运动障碍而引起的麻痹和痉挛，或血栓失去运动功能等。除手术外，西医常请中医共同商议解除患者的痛苦和挽救生命。

本病虽属中医"便秘""肠结""走哺""腑实证"等范畴，但不能单一用大承气汤进行治疗，需辨证论治方能取得满意疗效。

（一）中医学对肠梗阻的认识

中医学虽无肠梗阻此名，但古代医籍对本病的记载较多，便秘仅是一种症状，可有寒、热、冷、虚4种，但不包括肠梗阻的全部病机。"肠结"多见于中医急诊学。根据其表现不同又称"关格"。张仲景《伤寒论》正式作为病名提出，认为关格是以小便不通和呕吐为主症的疾病。古代曾把大便不通兼呕吐亦称之关格。《中医名词术语选释》解释"格"是格拒；"关"是关闭。上见吐逆叫"格"，下见二便不通叫"关"。在上由于三焦之气不流通，寒遏胸中，饮食不下，故格拒；在下由于热结下焦，津液干涸，气化障碍，故关闭。《诸病源候论》指出："大便不通，谓之'内关'；小便不通，谓之'外格'；二便不通，为关格也。"所以肠结可以看成"阳结"和"阴结"。"阳结"即"热结"，指邪热入胃、大便燥结的阳明腑实证。"阴结"指脾肾虚寒所致的大便秘结。"阳明腑实证"主要症状有腹痛拒按、大便闭、发热甚则谵语、脉沉实有力。这是因热盛津伤、热结胃肠所致，属实热里证。"走哺"是指呕吐伴有大小便不通为主症的一类疾病，往往先有大便不通，而后出现呕吐，呕吐物可以是胃内的饮食痰涎，也可带有胆汁和粪便，常伴腹痛，最后出现小便不通，类似于关格。但走哺属于实热证，病位在肠，与关格有本质的区别。《医界辨证·关格》云："走哺，由下大便不通，浊气上冲，而饮食不得入；关格，由上下阴阳之气倒置，上下不得入，下不得出。"表明关格与走哺在辨证时应该注意区别。所以在急性肠梗阻病例中应参照"便秘""肠结""走哺""阳明腑实证"的辨证论治，不能因大便秘结而单用大承气汤。其实，张仲景对大便不下已有较全面的认识，提出了寒、热、虚、实不同的发病机制，设立了承气汤的苦寒泻下、大黄附子汤的温里泻下、麻子仁丸的养阴润下、厚朴三物汤的理气通下及蜜煎导诸法，为后世医家认识和治疗本病确立了基本原则。《医学心悟·大便不通》分为"实闭、虚闭、热闭、冷闭"4 种类型。《寿世保元·大便秘》又指出："闭结有五，曰风闭、气闭、热闭、寒闭、湿闭也"，都表明了本病的病因。所以对该病的病证和病因必须从病因进行辨证，这就是"审因求证"的道理。

（二）对肠梗阻病位的认识

西医学认为，根据肠管局部的变化可分为三型。

（1）肠蠕动的增加引起肠绞痛，长期不能解除而转为蠕动逐渐减弱，甚至消失出现麻痹。

（2）肠管的膨胀是由于肠内的气体和液体积聚所致。

（3）肠壁充血水肿，通透性增加，使肠壁血流阻断而加重。

这是由于肠梗阻引起体液和电解质丢失，使水电解质与酸碱平衡失调，从而加重肠梗阻发展，使肠内容物瘀积，细菌迅速繁殖，产生多种毒素，而致腹膜炎和毒血症，甚至发生休克、肠坏死、穿孔等并发症。

（三）肠梗阻的治疗

辨证论治是肠梗阻治疗的根本。

案例

19. 直肠癌术后急性肠梗阻

黄某，女，64 岁，干部。住院号：239115。入院日期：2003 年 7 月 17 日。初诊日期：2003 年 7 月 25 日。

患者 1989 年前因胃癌行胃大部分切除术后一直趋在稳定状态。2003 年 3 月，因大便出血浙一医院诊断为直肠癌，行切除术并化疗 1 月后出院，继续门诊治疗。7 月 14 日突然大便不下，伴恶心、呕吐、腹痛、发热等。

中医诊断：呕吐，便秘。

西医诊断：升结肠癌术后不全性肠梗阻。

腹部平片提示：中腹部可见 3 个液平，考虑小肠梗阻。消化科予大承气汤，服后无效。经纤维肠镜检查：手术切口无异常。B 超：左侧腹部肠腔明显扩张，肝、胰、胆、双肾均无异常。7 月 21 日转入外科再行手术。病理诊断：肠系膜慢性炎症（病理号 20033822。）术后 3 天仍无大便且不排气，故请中医会诊。体检：体温 37.3℃，呼吸 26 次/分钟，心率 112 次/分钟，BP 135/72mmHg，舌质淡白，苔白，脉细弱小数。

脉证合参：面色㿠白，精神软弱，双眼无神，表情淡漠，呼吸稍急促，两肺呼吸音清晰，心率 112 次/分钟，律齐，腹稍膨隆按之质软、叩诊鼓音，肠鸣音消失，肝、脾均未触及，腹部未触及包块，舌淡白，苔薄白。血检：无明显异常。此乃气虚无力推动血行，又有寒湿、水饮内蕴使肠腔缺乏血的营养，加上长期禁食，无物可以传导。

治法：温阳利水，行气活血，佐以清热。

处方：生枳壳 20g，生白术、川厚朴花、绿梅花各 9g，佛手片、桂枝、小茴香、台乌药各 12g，猪苓、白茯苓、红花、桃仁各 15g，生薏苡仁、红藤、败酱草各 30g。3 剂。水煎两汁，分服。

3 月 27 日二诊：昨日开始下水样便少量伴矢气，恶心、呕吐已除，腹胀已减，但仍低温，头晕无力，神疲懒言，口干纳差，舌质淡白，苔薄少、中裂，脉细弱小数。此乃腑气已通，浊气下降，气虚阴液难以恢复，仍以原法加益气养阴之药。

处方：生枳壳 30g，青蒿、人参叶、猪苓、白茯苓、红藤、生薏苡仁各 30g，生白术、川厚朴花各 9g，桂枝、佛手片、枫斗、小茴香各 12g，红花、桃仁各 15g。7 剂，水煎两汁，分服。

4 月 5 日三诊：低温已解，腹胀消失，纳、食增加，大便通顺，舌质淡白，苔薄少、中裂，脉细弱。胃气已复，浊气已降，腑气亦顺，大便以时下，唯气血未复，阴阳失调，余邪未清。继治以气血双补，养阴通阳，祛邪软坚。

处方：人参叶、槐米各 30g，太子参、石见穿、生枳壳各 15g，生白术、猪苓、白茯苓、枫斗、佛手片、炒当归、山慈菇各 12g，绿梅花、桂枝、川厚朴花各 9g。15 剂，水煎两汁，分服。病情稳定后准备化疗。

【按】该患者虽属于肠梗阻，但不具有痛、满、燥、实四症，故用大承气汤无效。辨证分析，为术后气血损伤，气虚血滞，无力推动大、小肠中的水液，液停而从寒化，脾阳不振，里寒气虚，脾肾阳虚，又肾阳不煦，导致清阳不升，浊气不降，肠道失去蠕动，终致麻痹性肠梗阻。此乃寒、痛、胀、吐、虚、闭、瘀互结而成，故不能用承气辈攻下。因承气辈主要用于实热内结证，今见面色㿠白，双眼无神，表情淡漠，呼吸稍急促，腹稍膨隆按之质软，叩诊鼓音，肠鸣音消失，肠蠕动无力，舌质淡白、苔薄白均为寒结症状。从西医学分析是肠管水肿、胀气等，故采用温阳利水、行气活血之法。这就是"得阳则开，审证求因"的道理。随访至今，生活能够自理。

20. 外伤性瘀阻型肠梗阻

汤某，男，40岁，工人。住院号：238749。入院日期：2003年7月5日。初诊日期：2003年7月9日。

因被挖掘机挤压伤后被120急救车送来本院，初诊为脾破裂，行急症手术。最后诊断：①外伤性脾破裂、胰尾损伤、乙状结肠撕裂伤；②后腹膜血肿、腰椎、骨盆骨折；③肋骨骨折、创伤性湿肺。7月6日出现腹部胀气，肠鸣音减弱，烦躁不安，急采用针灸、肛门排气、胃肠减压和中药大承气汤加生大黄粉冲服3天仍无排气，7月9日请我会诊。当时病者呻吟不止，体温38.1℃，心率100次/分钟，呼吸20次/分钟，BP 130/70mmHg。腹胀明显，较烦躁，两肺可闻及湿性啰音，腹部叩诊鼓音稍压痛，血常规：WBC 15.3×10^9/L，DC：N 75.70%，M绝对值 17.3×10^9/L，Hb 85.0g/L。B超：腹腔内少量积液、脾窝积液、双侧胸腔少量积液、腹腔大量积气。舌红紫，苔白，脉弦滑。

脉证合参：此时虽已成腑证，但因外伤所致，是血瘀气滞，使肠道脉络气血不能运行，造成水液内停，使大、小肠无法传化，蕴久化热，结成燥屎。

治法：清热解毒，活血泻下，行气扶正。

方药：人参败毒饮合桃红承气汤加减。

处方：青蒿、败酱草、生薏苡仁、蒲公英、紫花地丁、制大黄各30g，川厚朴、沉香曲、桃仁、红花各12g，绿梅花、蔻仁、砂仁各9g，人参叶、生枳壳、鸡内金各15g。4剂，水煎两汁。第1天急服1汁，每6小时后服1汁。第二天两汁，分服。

7月12日二诊：上药鼻饲后，次日下午5时余排出大量气体，腹胀明显好转，并解黄色烂便1次，量约350g，精神好转，低温未解，头晕痛。生化检查：AST 81IU/L，CK 439.4IU/L，CKMB 92.2IU/L。继上法加减。

处方：青蒿、败酱草、炒黄芩、生薏苡仁、白花蛇舌草、红藤各30g，生枳壳15g，制大黄20g，川厚朴、佛手片、桃仁、红花各12g，绿梅花9g，皂角刺10g。6剂，水煎两汁，分服。后改益气活血、健脾和胃调理，出院。

【按】 外伤引起血脱，阳气无所附，血瘀脉络和孙络之中，造成全身水液输送停滞，肠中粪便无法滋润，干结于内，加上气滞血瘀无力推动肠中之粪，蕴而化热，出现瘀、热、燥、痞、闭、胀、痛的变证，不具备大承气汤的四大主症，故必须审其因，求其证，用桃红承气汤加减。方中绿梅花、砂仁、蔻仁、沉香曲行气不伤津，人参叶、生薏苡仁、鸡内金扶正助脾运，使水液在行气药的推动下正常运行，佐以清热解毒，祛除蕴热，达到气行血动、热祛津存、腑气畅通、清升浊降之目的，药到病除。

21. 急性肠梗阻（回盲部肠外肿块）

朱某，女，82岁，家庭妇女。门诊号：0075823。初诊日期：1999年7月9日。

患者因不大便12天住某省级医院，诊断为急性肠梗阻，住院21天出院。10天后又出现大便不通，伴呕吐黄色粪便样液体，家属考虑年老体弱难以搬动，希望中药治疗。患者20年前患有阑尾炎，常内科保守治疗。近5年来发作较频繁，均用中药保守治疗缓解。另患有强直性脊椎炎，脊椎向后弯曲不能平卧。体温正常，呼吸平稳，心率105次/分钟，血压140/74mmHg，两肺未闻及干湿性啰音，上下腹部柔软，未扪及包块和压痛，舌质淡红，苔薄白，脉细弦。

脉证合参：耄耋之年五脏六腑常失于协调，气血久虚，又患多种疾病，因阑尾炎长期中药保守治疗，此次很可能回盲部粘连。该患者只具备热、吐、胀、满、闭、燥、虚症状，无瘀、实之象，故不属大承气辈汤主症。

治则：和胃降逆，清热软坚润下。

方药：左金丸合调胃承气汤加减。

处方：黄连6g，吴茱萸2g，太子参、姜半夏、姜竹茹、白茯苓、佛手片各12g，制大黄15g，芒硝（冲）10g，甘草9g，红藤20g，生薏苡仁30g。3剂，急煎两汁。第1天每6小时服100mL，第2天两汁，分服。

7月12日二诊：呕吐已止，大便仍未解，但无诉不适，体温正常，呼吸均匀，心率100次/分钟，腹软无压痛及包块，肠鸣音偶闻及。考虑阑尾炎时间长，或许肠外粘连，或有炎性包块压迫，医院透视，搬运时解出大量水样便（约1000mL）。腹透示肝曲处有一液平。

方药：调胃承气汤合香砂六君子汤加减。

处方：太子参、鸡内金、白茯苓各15g，砂仁、蔻仁、广木香、青皮、陈皮、生白术各9g，佛手片、姜半夏各12g，生甘草、制大黄各10g，芒硝5g，生薏苡仁30g，红藤20g。15剂，水煎两汁，分服。

7月28日三诊：病情稳定，纳、便正常，舌质淡红，苔薄白，脉细缓。

方药：参苓白术散加减。调理1月。建议肠造影。

【按】老年本已体虚，突然大便不下，伴胃气上逆，上吐黄水样如粪色；另久而热结伤津，虽有燥屎，但不具有痞、满、燥、实四症，不能攻下，故用调胃承气轻泻，同时以合辛开苦降之法加左金丸，使肠中浊气随泻下而走。经中药3剂，胃气已降，呕吐消失，但大便仍未下。因该患者体位特殊，排便出现困难，听诊肠鸣音开始增加。从理论上讲应有排便，故结合现代方法，抬到附近医院透视，搬运过程中因摇动导致体位转动，改变了压迫处，故排出大量水样便，梗阻解除，临床痊愈。后采用健脾行气、活血散瘀之法调治，体质增强，能起床活动，经钡餐肠造影证实，回盲部肠外有一占位性病变，约4.55cm×5.6cm，经手术切除，随访1年健在。从此病例中感到，作为一名医师，不仅要能治疗现阶段的病，还要打开自己的思路，找出疾病的根源，需要西医解决的就让西医解决。若需手术，术后仍需用中药进行调理。

22. 胰头癌术后急性肠梗阻（术后血肿）

舒某，男，66岁，干部。住院号：244724。初诊日期：2002年5月25日。

两月前黄疸，诊为胰头癌，行胰头癌切除术。5天前突然发热，腹痛腹胀，逐渐气粗，大便不下，有时有带血水样物流出，伴呕吐，神志不清，入ICU室抢救。诊断为急性肠梗阻。下午3：45分急请中医会诊。症见体温37.8℃，呼吸32次/分钟，心率120次/分钟，血压138/86mmHg。面色红赤，呼吸急促、气粗，口气明显，神志不清，伴呕吐，腹膨胀按之疼痛，肠鸣音消失，因无法搬动未做腹透。血常规：Hb 140.8g/L，WBC 10.4×10^9/L，N 94.1%，舌质淡红，苔中厚白、少津，脉滑。

脉证合参：此乃湿热蕴结，术后气血已亏，气虚不能推动水液，血瘀滞于手术之处，符合湿、浊、实、瘀、胀、满、痞、气虚、阳弱，虚实同存。

方药：急以调胃承气汤合枳术汤加减。

处方：生枳壳、白花蛇舌草、白茯苓、生薏苡仁、鲜石斛各30g，桂枝6g，生白术、绿梅花各9g，川厚朴、佛手片、生大黄、广郁金各12g，粉丹皮15g。2剂，水煎两汁，每4小时服1次。

外用芒硝250g敷脐。于晚7：10，开始排气，继而下水样及血水状大便4次、极臭，腹胀解除，第二天解大便7次。

5月27日二诊：面赤神清，呕吐已除，腹胀消失，呼吸均匀，但发热，能进少量流质，舌质红，苔中转白有津，脉弦滑。

处方：青蒿40g，炒黄芩20g，白花蛇舌草、生薏苡仁、鲜芦根、生枳壳各30g，绿梅花、生白术各9g，姜半夏、川厚朴、生大黄、广郁金、枫斗各12g，粉丹皮15g。2剂，水煎两汁，分服。嘱大便通畅即做胰及腹后部B超，或X造影。5月27日X线造影和B超证实手术处腹后有一占位肿块，5月28日上午转外科再次手术。

【按】该患者突发肠梗阻，因无法确诊，故采用中药承气汤合枳术汤加桂枝，以解除急性肠梗阻现象，为生命争取时间。该患者在紧急情况下，按腹部虽有痞、满、燥、实之象，但舌质少津，有阴虚之象。按腹时不是全腹而是以右上腹为主，故实为虚痞，术后之虚，是阴阳俱虚，既有湿从寒化的可能，又有阴阳分离的征兆，故在调胃承气基础上重用生枳壳30g，以加强行气破结作用。通常腑实证时舌多红或绛，今舌淡红是气虚伴寒化之征，故用桂枝通阳，助生枳壳行气。另患者伴气粗神蒙，乃入营之先兆，故加广郁金以开窍。在此再提一下，既然是腑实证而不用口服芒硝，是因为术后毕竟只有6天，虚已影响到阴阳分离之象，故芒硝不采用口服而改用外敷。这就是"医必执方，医不执方"的道理，临床上需根据个体的差异而灵活用药。

23. 阴津亏虚型肠梗阻

陈某，女，82岁，家务。门诊号：0056437。初诊日期：2000年9月11日。

患者因阑尾炎穿孔不愿手术而保守治疗，虽已使用抗生素1周，体温仍38.5℃，恶心，呕吐清水，脘腹胀痛，大便不下4天，以求中医治疗。体检：T 38.5℃，P 28次/分钟，R 115次/分钟，BP 146/90mmHg。老年貌，痛苦面容，呻吟不止，呼吸急促，不能平卧，两肺呼吸音粗糙，R 115次/分钟，律齐，腹膨胀，肝、脾触及不满意，右下腹压痛明显，可触及5.5cm×7.5cm的肿块，舌质绛红，苔光无津，脉弦滑数。医院化验单WBC $1.2×10^9$/L，DC：

N 82%。

脉证合参：此乃热毒内盛日久，气阴受损，津液枯涸，无力推动传化。

治法：清热解毒，增液行舟，佐以祛瘀软坚。

方药：增液承气汤合败毒饮、红藤汤加减。

处方：败酱草、炒黄芩、蒲公英、紫花地丁、生薏苡仁、红藤各30g，生地黄、川芎、制大黄各15g，白茯苓、寸麦冬、生枳壳各20g，玄参、枫斗、皂角刺各9g，川厚朴12g。3剂，水煎两汁，分服。

9月15日二诊：大便已下，热势亦降，恶心、呕吐已除，腹胀明显减轻，能进流食，能入睡，按之腹软，肿块缩小一半，舌质转红，苔光有津，脉滑弦。热毒初解，余邪未清，液增舟行。治以清热养阴，涤饮软坚，佐以祛瘀。

处方：败酱草、蒲公英、紫花地丁、生薏苡仁、红藤各30g，川芎、生地各15g，生枳壳、寸麦冬各20g，玄参、枫斗、炙炮甲、白芥子各12g，皂角刺、生白术各9g。7剂，水煎两汁，分服。

9月23日三诊：能起床活动，纳食正常，大便1日1次，腹软，右下腹压痛消失，肿块基本触及不到，舌质淡红，苔薄白，脉缓。阴液已复，湿浊未尽，气血未充。治以清热化浊软坚，益气养血，巩固治疗。

处方：败酱草、蒲公英、紫花地丁、生薏苡仁、淮山药、红藤各30g，太子参20g，川芎15g，枫斗、皂角刺、炙炮甲、炒白术、佛手片各12g，绿梅花9g。15剂，水煎两汁，分服。随访两年，未见复发，至今健在。

【按】患者因热毒瘀结，血败肉腐，化脓溃破外泄，蕴结包裹，郁久化热，灼伤阴液，肠道干燥，粪便无液推动。此乃热、吐、闭、痛、燥、满、瘀、阴虚共存。患者虽有肠梗阻现象，但舌质红紫、苔光无津乃阴亏津无严重的表现，是热伤阴营津液；质红紫乃热瘀互结的表现，这时要辨清热与阴孰轻孰重，病因为热伤阴，是阴亏无力行舟，所以不能为攻下而攻下，因不是承气辈的适应证，需急下存阴，故采用清热解毒以除热，增液行舟以润燥，祛瘀软坚助以解毒排毒。先用增液承气汤，但热毒仍重，故加败毒饮合红藤汤，从而收到了临床痊愈的效果，也达到了"去宛陈莝"、肠胃清的目的。这就是"审因求证"的道理。

"下法"是中医临床常用八法之一，《黄帝内经》早已提及："中满者，泻之下内。""其实者，散而泻之。""留者攻之。"《伤寒论》又将下法理论与临床相结合，有113条提及下法，适应证有53条，备方18方，有温下、寒下之分，作用有峻、缓、和、润等之别，目的是攻逐体内积滞，通泄大便。其攻瘀、破积、逐痰、驱虫等法，一直被后世所重视并沿用。其疗效可靠，经得起实践的检验，特别对危急患者常见殊功。此5例均未使用大承气汤，都是根据临床症状进行加减而获效。此法在《伤寒论》的阳明篇中最多，即我们常使用的三承气汤，又称"承气辈"。根据燥实里结的不同，又分为3种证型。

(1) 峻下燥实：主要因燥实兼伤津液，具痞、满、燥、实四主症，症见热、胀、痛、满，粪结不下，使用大承气汤，可起到釜底抽薪、急下存阴的效果。

(2) 通腑和下：为阳明里热，腑气不通，大便虽硬，但尚未内结，以痞、满为主。当用小承气汤，泻热通便，开痞除满。

(3) 软坚缓下：若因胃肠燥实，热蕴于胃，气滞，仅见口渴心烦，腹微满痛，拒按不便，燥实而不痞满者，用调胃承气汤，以泻下燥实，调和胃气。此方在热甚伤津又需通下时最为适宜。

总之，三承气因配伍有苦寒泻下的不同，而有峻、缓之别，医家常根据痞、满、燥、实程度的不同而作为鉴别之用。有的医生一见大便秘结，无论痞、满、燥、实均用承气汤，结果屡屡失效。这是因为没有掌握承气辈适应证和变证的缘故。

下法的禁忌证和变证处理：下法应随症而立，治之得法不仅无动血致变之虑，反能提高疗效，缩短病程。若不掌握原则，就会逆其所治，故有其禁忌证。①未成脏实者不能用下法，特别是无形之热蕴于阳明经者，不可急攻。②阳虚时，因无力推动肠中之粪，或胃中虚寒，均不能攻下，攻之必伤胃阳之气，反会出现浊气上逆，而呃逆不止。③营血素虚者和邪郁伤阴者，不能用承气强攻，以防营血更虚。

总之，下法应辨清有无攻下之症。临床上往往会遇到卫分未罢已入气分，气分是变症之要点，或阳明经证，也类似阳明腑实证。所以此时只有辨证准确，才能达到预期效果。若过早误下，则会引起气、血、阴、阳、充斥三焦等逆乱易发生变症，导致生命危险。叶天士所说的"透营转气"就是这个道理。应顺其乱，采用表里兼顾、清透解毒、卫气同治、清营转气、凉血散血等法，以使阴阳平衡，气血通顺，邪祛正复，转危为安。

以上5例虽均为承气汤证，但治法不同。例1以气虚阳亏为主，故用温通承气；例2为虚瘀阻塞肠络，故用桃红承气加减；例3为年老气虚血少，虽有痞满燥实之象，但胃气上逆明显，升降失司，故治以左金合调胃承气；

例 4 为术后出现肠梗阻，阴阳俱虚，既有湿从寒化之可能，又有阴阳分离的征兆。气粗、神志不清为入营先兆，所以承气中加枳术汤和桂枝，以阳中求阴，阴中求阳，纠正阴阳平衡；例 5 因包裹性阑尾脓肿，腐肉内蕴伤及营阴津液，也不属承气汤证，故以增液承气合败毒饮加减。各类文献总结承气汤证的变证治法达 28 方之多，临床需灵活应用，辨证为先。

四、急性肾功能衰竭

急性肾功能衰竭是临床常见的一种综合征。急性肾功能衰竭属中医学"癃闭"范畴。《景岳全书》对本病有较全面的论述："小水不通是癃闭，此最危急证也，水道不通则上侵脾胃而为胀，外侵肌肉而为肿，泛及中焦则为呕，再及上焦则为喘，数日不通则奔迫难堪，必致危殆。"作者曾在1984年论文发表在《浙江中医学院学报》第1期上以"导泻法"治疗急性肾功能衰竭，观本文14例患者都会出现如下症状：胸闷、气粗、面浮跗肿，甚则全身肿胀，腹胀或痛，恶心呕吐不止，口干，舌燥，小便不通，便干结不下，舌质红，苔黄厚腻，脉弦滑等证候。是因膀胱气闭而造成，与肺、肾、三焦气化不利密切相关。"癃闭"的治则，《景岳全书》曰："凡癃闭之证，其因有四，最当辨其虚实。有因火邪结聚小肠膀胱者，此以水泉干涸，而气门热闭不通也。有因热居肝肾者，则或以败精，或以槁血，阻塞水道而不通也……可清可利，或用法以通之。"又曰："大小便俱不通者，必先通其大便则小便自通矣。"所以采用"导泻"法治疗急性肾功能衰竭，是根据"六腑以通为用"的法则，使肾脏不能排出的毒素和水液通过肠道排泄，以挽回危殆，以逐渐恢复肾功能。

案例

24. 野蘑菇中毒引起急性肾功能衰竭

谢某，男，17岁，农民。住院号：105730。1978年10月31日入院。

头痛、腰痛4天，无尿3天。入院诊断为急性肾功能衰竭。患者5天前有服野蘑菇史，曾在当地县医院住院治疗3天，因无尿而转来我院。体检：体温35.8℃，嗜睡，面色灰暗，浮肿，两肺呼吸音粗糙，R 72次/分钟，早搏2~3次/分钟，心尖区可闻及Ⅱ~Ⅲ级收缩期杂音，腹稍膨胀，无明显移动性浊音，肝、脾均未触及，肾区有叩击痛，血压110/60mmHg，舌质红，苔黄腻，脉滑数。入院前化验：Hb 110g/L，WBC 19.6×10^9/L，CD：N 89%，L 4%，E 7%；尿常规：碱性比重1.008，蛋白（±），红细胞（＋），白细胞少数；血生化：BUN 16.0mmol/L，二氧化碳结合力24.4mmol/L，血钾6.8mmol/L，血钠105mmol/L。入院后以青霉素80万单位肌注，1日2次；10%葡萄糖500mL＋氯霉素2g＋氢考100mg＋维生素C 3g，静滴；利尿合剂250mL，5%碳酸氢钠200mL，静滴，速尿20mg静脉推注。下午2：00仍无尿，又给速尿60mg静脉推注，至下午4：00患者神志转入恍惚状态，呼吸急促，无尿3天半，大便7天未解，舌质红，苔黄腻，脉滑数。

脉证合参：此乃食物中毒损伤脾胃，湿热蕴结，下注膀胱，导致膀胱气化不利，小便不通，而致癃闭。《景岳全书》云："大小便俱不通者，必先通其大便则小便自通矣。"

治法：涌吐痰食毒物，通大便，利小便。

方药：三物白散。

处方：巴豆霜去油500mg，桔梗粉、浙贝母粉各900mg。1剂。先服半量，约700mg。密切观察，30分钟后，解干便20g，呕吐咖啡样胃容物100mL；至下午6：00仍无尿，再进半量，50分钟后又解大便约20mg、质软；9：15导尿管内开始滴尿，共550mL。10：00解稀便15g，11：15排尿500mL，水样便200mL；11：30排尿500mL，神志开始转清，呼吸较前平稳，并知饥饿，经14小时，共排尿3150mL，解大便490mL，呕吐胃容物200mL，总排出量达3840mL。

11月1日二诊：尿量明显增多，进入多尿期，舌质红，苔白腻，脉细滑。治以清热凉血，分消走泄。

处方：金银花、匍匐堇各30g，紫花地丁、蒲公英、粉丹皮、生枳壳、生大黄各15g，芒硝（冲）12g。2剂。水煎两汁，分4次服。尿量3200～4250mL/d。第4天水肿明显消退，舌质红，苔转薄白，脉细数。

11月3日三诊：患者能下床活动，胃纳恢复正常，面色稍萎黄，无胸闷气短，水肿消失，大便1日2次，尿量3000mL以上，舌质淡红，苔白，脉细滑。下焦湿蕴已解，膀胱气化趋于正常，尚有邪衰津耗、肾阴亦亏之象。治以清热养阴生津，凉血利水。知柏地黄汤合增液汤加减。

处方：肥知母、炒黄柏、生地黄、熟地黄、粉丹皮、泽泻、山茱萸、寸麦冬、白茯苓各12g，玄参9g，川石斛、桑椹子、金樱子各15g，淮山药30g。7剂，水煎两汁，分服。

第 6 天自觉症状明显好转。实验检查：酚红排泄试验 19.5%，BUN 84mmol/L，肌酐 2.3mg%。二氧化碳结合力 26.5mmol/L，Hb 11.7g/L，WBC 10×10^9/L，N 72%，L 28%；血钾 4.54mmol/L，血钠 139mmol/L。尿检：蛋白痕迹，红细胞 0~2 个，白细胞 5~6 个。13 天后体征基本恢复，能下床活动。实验室复查：酚红试验 31%，BUN 68mmol/L，肌酐 20.3mmol/L，二氧化碳结合力 40mmol/L，HB 10.5g/L，WBC 8.7×10^9/L，N 62%，L 28%，E 10%。尿检：蛋白微量，红细胞阴性，白细胞 0~1 个。共住院 20 天，痊愈出院。

【按】本案"导泻"主要使用三物白散。三物白散药性峻猛，多用于重症病例。方中巴豆为君，极辛极热，泻下逐水；佐以贝母，清热散结；使以桔梗，宣通肺气。这就是前辈常说的"提壶揭盖"之法。药后肺气开，肃降顺，水道通调，而尿自出。患者舌质红、苔厚燥乃邪热炽盛、乘逼胃中津液，势已濒危，故用泻法急下存津。古代对本病早有认识，《备急千金要方》云："人有因时疾、瘥后得闭塞不通，遂致天命，大不可轻之。"说明癃闭可引起死亡。20 世纪 70 年代在没有腹透和血透的情况下，用中药抢救急性肾功能衰竭实难能可贵，为中医治疗急症开创了先列。药中蔺蓄董性温，味辛，有小毒，功能消肿，排脓，解毒，用此患者身上有增强清热解毒的作用。在此需说明，巴豆霜有毒，服后会出现中毒反应，如呕吐，腹泻明显，所以在急性肾功能衰竭时要区别是肾功能衰竭还是中毒，如中毒，用冷米汤或冰牛奶，可有效缓解症状。

25. 流行性出血热少尿期

陈某，男，48 岁，农民。住院号：672586。初诊时间：1967 年 11 月 10 日。

因无尿 2 天就诊，以流行性出血热少尿期入院治疗。

主诉：7 天前突然怕冷，继后发热，仍参加劳动，伴头痛，背痛腰痛，全身骨节酸楚，乏力，稍恶心，赤脚医生予感冒药，药后症状稍有好转，仍继续参加劳动。昨天起小便减少。体检：急性面容，呼吸急促，神志清楚，面红目赤，颈皮肤发红，球结膜水肿，面浮脸肿，上腭可见明显出血点，腋下及衣服皱褶处可见条索状出血点，心率 118 次/分钟，律齐，呼吸 27 次/分钟，体温 37.8℃，BP 158/86mmHg，腹稍膨胀，肝、脾触及不满意，全身明显肿胀，舌质红绛，苔白厚偏干，脉弦滑数。血常规：WBC 2.6×10^9/L，

DC：N 62%，L 44%，可见异型白细胞；尿常规：蛋白（++++），WBC（++），RBC（+）；血钾 4.8mmol/L，血钠 138mmol/L；生化：肝功能正常范围，肌酐 176.00mmol/L，尿素氮 15.00mmol/L。确诊：流行性出血热少尿期。

脉证合参：此乃湿温病。湿热之毒郁结于脉络之中，而见内陷、灼络、下注之变证。发热恶寒，面红气粗，颈、腋下、眼赤，全身水肿，舌质红绛，苔白厚干，乃癃闭证，属卫、气、血三燔。

治法：清热解毒，凉血通腑，行气利尿。

处方：金银花、猪苓、茯苓皮、泽泻、凤尾草、白茅根、车前子各 30g，连翘、炒黄芩、粉丹皮、生大黄各 15g，白桔梗 9g，浙贝母、夏枯草各 12g，川黄连 5g，犀角 6g，生枳壳 20g。1 剂，水煎两汁，分 3～6 次慢慢服。于晚10：00 左右排尿 2100mL，次晨又排尿 1500 mL，面浮明显消退。

10 月 11 日二诊：药后共排尿 4800mL，解大便 1 次，量不多，全身浮肿明显消退，神清乏力，思食，舌质红绛，苔白有津，脉滑数。继原法。

处方：金银花、猪苓、茯苓皮、泽泻、凤尾草、白茅根、车前子、红孩儿各 30g，连翘、炒黄芩、生地、粉丹皮各 15g，白桔梗 9g，浙贝母、夏枯草各 12g，生枳壳 20g。1 剂，水煎两汁，分服。

10 月 12 日三诊：尿量昨日 4200 mL，并解出一大块白色透明蛋白膜（约2cm×2cm），大便 2 次，水肿全部消失，出血点消除，纳增，能下床活动，下肢仍无力，舌质转淡红，苔薄白，脉细滑。表明邪热已除，腑气已通，膀胱气化通畅，但血分仍有余热。治以清余热，扶正气，益肾气，敛膀胱。方用六味地黄丸加减。

处方：生地黄、熟地黄、补骨脂、炒杜仲、金樱子各 12g，淮山药、桑椹子、猪苓、白茯苓各 20g，粉丹皮、泽泻各 15g，白茅根 30g，淡竹叶 9g。3剂，水煎两汁，分服。

复查血常规：WBC 7.6×10^9/L，DC：N 72%，L 24%；尿常规：蛋白（+），WBC（+），RBC（-）；血电介质：血钾 3.8mmol/L，血钠 128mmol/L；肝功能正常范围，肌酐 96mmol/L，BUN 7.20mmol/L。

10 月 16 日四诊：患者自觉已恢复正常，尿量每天达 3100mL，腰酸背痛，舌质淡红，苔薄白，脉细缓。表明肾气未复，膀胱气化不利，气血欠顺。治以益气养血，补肾缩泉。方用六味地黄合缩泉丸加减。

处方：生地黄、熟地黄、粉丹皮、白茯苓、泽泻、炒杜仲、覆盆子、生黄芪、益智仁各12g，山萸肉9g，金樱子15g，桑椹子、淮山药各20g。7剂，水煎两汁，分服。

10月25日检查血常规、尿常规、肾功能等均在正常范围，痊愈出院。

【按】流行性出血热在当年的死亡率很高，特别在少尿期，因肾功能衰竭死亡者可达96%。采用中药抢救，成功率大有提高。本病当用温病中的卫、气、营、血辨证，但应参考脏腑功能失衡、气机逆乱的情况。该患者从湿温病辨证，属卫分未罢，进入气分，又热陷血分，是热毒内陷，蕴于血脉，迫血外越，行走肌腠。这是逆传的一种情况，是邪在气分最易发生的变证，可成阳明经证或阳明腑证，亦可下移膀胱，使气化不利，水液格拒于内，致成关格癃闭之证。所以治疗不能单一地清热解毒，当与凉血通腑、行气利尿结合。这是我第1例经中药治疗抢救成功的病例，为我在传染病的传变过程中采用中药治疗打开了思路。

26. 流行性出血热、急性肾功能衰竭

马某，女，36岁，保管员。住院号：108581。初诊日期：1979年8月31日。

患者于1979年8月24日出现怕冷、发热，T38.5~40.5℃。在当地作上感治疗，8月26日开始呕吐，口干，大量饮水，当晚开始无尿。转金华人民医院，当时BP 100/70 mmHg，心脏无殊，两肺呼吸音粗糙，肝肋下1.5cm，剑下3cm、质软，无压痛，脾未触及，两肾区叩击痛，血常规：WBC 1.44 × 10^9/L，DC：N 49%，L 51%，尿常规：蛋白（+++），RBC（0~2），WBC（++），上皮细胞（++），颗粒管型少许，以急性肾炎入院。8月30日症状加重，呕吐伴腹痛，BP升高，浮肿，尿量24 mL/d，腹部移动性浊音（+），BUN 94.5mg%，肌酐5.4mg%。因诊断不明转来我院。入院时T 37.2℃，P 80次/分钟，R 20次/分钟，BP 150/90 mmHg，神志清楚，精神软弱，颜面略肿，球结膜有出血点，面色萎黄，胸闷而烦，口渴不欲饮，眼睑浮肿，眼结膜水肿，少量鼻衄，咽充血，心肺（-），腹稍膨隆，肝肋下2cm，剑下3cm、质软，压痛不明显，脾未触及，少腹压痛明显，移动性浊音（+），两肾区叩击痛（+），两下肢轻度浮肿，全身皮肤未见出血点，二便不通，舌质红紫，苔薄黄腻而燥，脉细小数。实验室检查：血常规：WBC 1.13 × 10^9/L，DC：N 82%，L 16%，E 2%；尿常规：蛋白（++++），RBC（++++），WBC少许，上皮细胞（++）；血生化检查：BUN 10.0mmol/L，肌酐80.4

mmol/L，钾 2.5mmol/L，钠 115.0mmol/L，二氧化碳结合力 46.6mmol/L。

西医诊断：急性肾功能衰竭，流行性出血热。

中医诊断：湿温病，癃闭。

脉证合参：湿热之邪，蕴滞脏腑，灼伤津液，气机失利，腑气不通，膀胱气化失司。

治法：泄热通腑，理气化湿，活血化瘀。

方药：大承气汤加清热药合桃红加味。

处方：川厚朴、生枳壳、炒黄芩、连翘各 15g，生大黄（后下）30g，芒硝（冲）、白桔梗、浙贝母、桃仁、红花各 12g，生甘草 6g，车前子（包）30g。1 剂。水煎两汁，分 2～4 次服。

9 月 1 日二诊：药后 6 小时后，解大便 1 次，稀水样约 200mL，12 小时后导尿管开始滴尿，凌晨 3 时又解大便 1 次，稀水样约 250 mL，呕吐 50 mL，到次晨 7 点排尿 2840 mL。神清，腹痛好转，BP 190/90mmHg，T 36.9℃，P 104 次/分钟，R 24 次/分钟，舌质红，苔边白中黄略燥。此时腑气已通，膀胱气化恢复，邪热随之有出路。治以清热凉血，活血散血。

处方：红花、桃仁各 12g，炒黄芩、金银花、浙贝母、川厚朴各 15g，白茅根、紫丹参、车前子（包）各 30g，陈皮 9g。2 剂，水煎两汁，分 2～4 次服。

9 月 3 日三诊：T 37.5℃，P 132 次/分钟，R 24 次/分钟，BP 160/90mmHg，昨夜突然咳嗽痰多、呈泡沫样，咯出一小口鲜血，气急坐起，两肺底均可闻及湿性啰音，大便昨日未解，尿量 1760 mL，舌质红，苔薄黄腻，脉滑数。提示湿热仍盛，腑气不畅，肺与大肠相表里，热反射肺，肺络损伤，迫血上溢。治以清热化湿，理气通腑，活血利水。

处方：金银花、炒薏苡仁、泽泻、车前子（包）、紫丹参各 30g，炒黄芩、浙贝母、炒莱菔子各 12g，杏仁 9g，天花粉、生大黄（后下）、生枳壳、炒当归各 15g。1 剂，水煎两汁，分 2～4 次服。

9 月 4 日四诊：T 37.0℃，P 116 次/分钟，R 22 次/分钟，BP 160/80mmHg，血痰已解除，咳嗽减少，两肺湿啰音减少，大便 1 天 3～4 次、量少，尿量 2390mL，舌质红，苔稍黄干燥，脉细数。除邪未清，蕴热未解，津液已伤，下焦水涸。治以清泄下焦之热，凉血利水。方用知柏地黄汤加减。

处方：肥知母、炒黄柏、淮山药、生枳壳、夏枯草、粉丹皮各 12g，鲜生地、茯苓皮、泽泻、车前子、凤尾草各 30g，白茅根 15g。1 剂，水煎两汁，分2～4次服。

9月5日五诊： T 37.0℃，P 116 次/分钟，R 22 次/分钟；BP 170/90mmHg，两肺啰音消失，纳食欠佳，口干好转，大便1天2次，尿3070 mL，舌质红，苔白腻中干，脉细数。此乃津液渐复，湿热未解，水湿运行不畅，仍有热伤阴液之势。治以清热生津，化湿利水。

处方：天花粉20g，鲜芦根、川石斛、紫丹参、凤尾草、车前子（包）各30g，生甘草9g，肥知母、炒莱菔子、生枳壳各12g，冬瓜仁、冬瓜皮各15g。1剂，水煎两汁，分2～4次服。

9月6日六诊： T 37.0℃，P 84 次/分钟，R 22 次/分钟，BP 140/90mmHg，稍有恶心，神疲乏力，大便1天2次，尿2960 mL，舌质红，苔白腻，脉细数。津液已复，胃气未振，湿浊未解。仍拟原法。

处方：天花粉20g，鲜芦根、川石斛、紫丹参、泽泻、凤尾草、车前子（包）各30g，肥知母、炒莱菔子、生枳壳各12g，冬瓜皮15g，淡竹叶9g。1剂，水煎两汁，分2～4次服。

9月7日七诊： T 37.0℃，P 84 次/分钟，R 22 次/分钟，BP 140/86mmHg，稍恶心，神疲乏力，大便1日2次，尿量4960mL，舌质红，苔薄白中稍黄，脉细弦。腑气已通，湿邪已有出路，但肺胃之气未复，胃气时有上逆。原法加和胃理气之药。

处方：肥知母、炒黄芩、炒莱菔子、鸡内金、天花粉、炙枳壳各12g，鲜芦根、川石斛、凤尾草、泽泻、车前子（包）、炒薏苡仁各30g，炒谷芽、炒麦芽各15g。1剂，水煎两汁，分2～4次服。

9月8日八诊： T 37.0℃，P 84 次/分钟，R 22 次/分钟，BP 140/86mmHg。恶心好转，纳食稍增，大便正常，尿多清长，舌质淡红，苔薄中黄，脉细弦。湿热之邪未清，胃气始复，气血亏虚，肾气未复。治以健脾益气，补肾固涩。

处方：太子参、炒谷芽、炒麦芽、天花粉、川石斛各15g，鸡内金、白茯苓各12g，炒白术、广木香、姜半夏各9g，炒薏苡仁、桑椹子、金樱子各30g。2剂，水煎两汁，分2～4次服。

9月10日九诊： 病情稳定，精神好转，并起床活动，稍有头晕，稍有低热，舌质淡红，苔薄白，脉细弦。除邪未清，正气未复，气血失顺，脏腑失和。治以清解虚热，理气和胃，养血益肾。方用竹叶石膏汤合香砂六君子汤加减。

处方：太子参、炒谷芽、炒麦芽、天花粉、青蒿、川石斛各 15g，炙白薇、鸡内金、白茯苓各 12g，炒白术、广木香、姜半夏各 9g，炒薏苡仁、桑椹子、金樱子各 30g。5 剂，水煎两汁，分服。

9 月 15 日十诊：低热已除，纳食正常，尿时仍多，夜寐安，精神好转，体力增加，舌质淡红，苔薄白，脉细缓。治以益气养血，健脾补肾。方用归脾汤加减。

处方：清炙黄芪、西党参、生地黄、熟地黄、白茯苓、炒白术、广木香、补骨脂、炒当归、紫丹参、炒杜仲各 12g，桑椹子、金樱子各 30g，川石斛 20g，淡竹叶 9g。10 剂，水煎两汁，分服。于 10 月 8 日痊愈出院。

【按】本病属"温病"范畴。发病初期即出现"卫、气、血"三燔，由于治疗不当，热毒内盛，已伤及气血、津液，造成气机逆乱，气分时出现变证，形成阳明脏实证。大肠无津传送粪便，燥屎内结，清气不升，浊气不降，阻碍气血畅行，血瘀郁热，迫血妄行，外越肌肤、腠理；又肾水枯竭，膀胱气化无权，小便不通，气闭液聚，上焦肺气失职，更难通调水道，故不能一方一法来急救病人，故开始急用桃红承气以通腑气，"开鬼门、洁净府"；以桔梗揭盖，通调肺气，使大小二便下排，"去苑陈莝"，使肠胃清矣。后期因下焦水涸，虽已排尿，但水源不足，乃下焦湿郁化火而致，故改用知柏地黄汤加减，以救肾水之源头，使湿浊之邪从小便而出。邪祛热解，毒清浊除，清气能升，浊气得降，气机调顺，气血畅行，阴阳平衡，病愈而归。

总之，急性肾功能衰竭以尿少或尿闭为主症，此类患者均是在疾病发展和突变时出现。同时尿闭前必有休克前兆或已进入休克期。休克期越长，癃闭更长、更重，更危及生命。所以治疗时要抓住休克前期，以防患于未然。第 1 例因大、小便均未下，故用三物白散；第 2 例处于休克早期，进一步发展就会进入肾功能衰竭期，病在卫、气、营之间，故采用清热解毒、凉血通腑、行气利尿之法，乃清、通、凉并用。第 3 例一开始同样采用通腑的承气汤，但尿仍不多，此为津液已亏，不能化水，故后期表现为肾水之源枯涸，无水可下，但又余热未清，故用知柏六味汤加减。这些都是在疾病治疗过程中进行辨证，每个医生不可忽视。

五、痹证

自古以来，痹证都认为是由于风、寒、湿、热等外邪侵入人体，闭塞经络，造成气血运行不畅而致，是以肌肉、筋骨、关节酸痛、麻木、重着、伸屈不利，甚至关节肿大灼热而痛等为主要临床表现的一类综合征。西医学的急、慢性关节炎，风湿性、类风湿性、尿酸性、神经性关节炎等均可参考痹证进行治疗。

痹证最早见于《黄帝内经》。《素问·痹论》对其病因、证候和演变均有记载。云："风寒湿三气杂至，合而为痹。""以冬遇此者为骨痹。其风气胜者为行痹。寒气胜者为痛痹。湿气胜者为着痹也。"又说："五脏皆有合，病久而不去者，内舍于其合也。"痹证可分内痹和外痹。内痹有五脏痹、六腑痹、奇恒之腑痹；外痹有五体肢节痹。

案例

27. 寒湿关节痛和肠痹证

王某，男，43 岁，农民。住院号：23687。住院日期：1967 年 9 月 3 日。

因双下肢活动不利，于 1967 年 7 月 15 日住县中医院，经治一个半月症状未改善。近半月来低热，无汗，下肢不能行走。当时我由门诊转入病房工作，经管该患者。体检：形体消瘦，表情淡漠，痛苦面容，呼吸急促，心界叩诊未见扩大，R 116 次/分钟，律齐，两肺呼吸音稍粗，T 38.5℃，P 32 次/分钟，BP 120/62mmHg，腹膨胀，可见肠型，叩诊呈鼓音，肝脾触及不满意，肠鸣音减弱。下肢不能行走，膝关节肿大，膝眼凸出，表皮无明显红热之感，肌肉萎缩，膝反射消失，巴彬征阴性，上下肢指、趾端发冷，指甲稍紫。舌质淡白，苔白腻，脉细数带滑。血常规、尿常规、大便常规、肝肾功能均在正常范围，血钾正常。血沉 34mm^3/h，抗"O"正常。

西医诊断：下肢活动不利原因待查、风湿性关节炎？

中医诊断：寒湿痹证。

患者去年冬天曾参加冬季修筑水库，双脚泡在冰冷水中达 1 月余。到次年春夏之交时，突然双下肢疼痛，渐渐难以走路，故住院治疗。

脉证合参：此乃寒湿入络不解，阻碍气血运行，日久伤及脾肾之阳气。脾主肌肉无权，肾难温煦脾阳。治以散寒渗湿，通经活络。

方药：阳和汤合四妙丸加减。

处方：炙麻黄、白芥子、生地黄、熟地黄、淮牛膝、炒黄柏、炒苍术、独活、玄胡索各 12g，肉桂、鹿角片各 6g，淡附子 9g，白茯苓、生薏苡仁各 15g，仙灵脾 18g。3 剂，水煎两汁，分服。

9 月 6 日二诊：药后疼痛更明显，但手脚自觉有些转暖，肠胀气明显改善，未解大便。体检：形体消瘦，痛苦面容，呼吸均匀，T 38℃，P 25 次/分钟，R 110 次/分钟，BP 122/64 mmHg，心肺听、叩诊无殊，腹较前转软，肠型未见，肠鸣音存在，关节仍肿大，触之冷感，趾甲稍紫，舌质淡红，苔白腻，脉细数。继原法治疗。

处方：炙麻黄、白芥子、生地黄、熟地黄、淮牛膝、炒黄柏、炒苍术、独活、露蜂房、玄胡索各 12g，桂枝、鹿角片、淡附子各 9g，白茯苓、生薏苡仁各 15g，仙灵脾 18g。3 剂，水煎两汁，分服。

外用晚蚕砂 250g，炒热敷两膝关节，冷后再加温继敷。1 日 3 次。

9 月 9 日三诊：经 3 天晚蚕砂外敷关节，疼痛明显减轻，稍有肿胀，右膝眼可以见到，左膝眼仍饱满，自觉双下肢开始转暖，仍不能下床，下垂时双下肢发胀且痛，触之表皮仍有冷感，趾甲和皮肤稍紫，呼吸均匀，痛苦面容消失，体温恢复正常，昨日已解大便 1 次、质硬、奇臭，胃纳较前好转，想下床活动。无殊阳性体征，R 98 次/分钟，腹软，肠胀气消失，舌质转淡红，苔薄白腻，脉细滑。寒湿之邪渐退，气血开始运行，能濡养筋络。脾运渐动，肠始蠕动，肠腑之浊气渐降，寒湿之邪窜走肌腠渐化，症状改善。治以温经散寒，去湿通络，补肾活血。

处方：炙麻黄、白芥子、生地黄、熟地黄、淮牛膝、炒黄柏、炒苍术、独活、露蜂房、玄胡索各 12g，桂枝、鹿角片、淡附子各 9g，白茯苓、生薏苡仁、紫丹参各 15g，仙灵脾 18g，鸡血藤 30g。3 剂，水煎两汁，分服。

9 月 12 日四诊：已能下床借拐杖活动，行走时仍疼痛，踝以下皮肤及趾甲仍呈紫暗色，舌质淡红，苔白，脉滑小弦。此时阳气已通，下焦湿浊未尽，血脉欠畅通，不能濡养筋脉、肌肉。方用四妙丸合右归丸加减。

处方：炒黄柏、炒苍术、淮牛膝、生薏苡仁、生地黄、熟地黄、补骨脂、炒杜仲、川续断、炒当归、菟丝子各12g，淡附子、桂枝、鹿角片各9g，鸡血藤30g，淮山药、枸杞子、紫丹参各15g。7剂，水煎两汁，分服。

9月19日五诊：自觉无殊不适，已不用拐杖支撑行走，纳、便正常，舌质淡红，苔薄白，脉细滑。要求出院。

处方：炒黄柏、炒苍术、淮牛膝、生薏苡仁、生地黄、熟地黄、补骨脂、炒杜仲、川续断、炒当归、菟丝子各12g，淡附子、桂枝、鹿角片各9g，鸡血藤30g，淮山药、枸杞子、伸筋草、紫丹参各15g。15剂，水煎两汁，分服。带药出院。

后随诊继续原方两月，生活正常，并已在公社参加劳动。

【按】 此患者乃长时间在寒冷的冰水中劳动所致。寒湿之邪从下侵袭，阻于肌肉和脉络，使气血运行不畅，致寒湿着痹，日久影响脾肾两脏。脾失健运，肾阳难以温煦脾阳，从而加重水液聚蕴，寒、湿、气、血互为因果，故按常规治疗，效果不显。后用四妙丸清利湿浊，合阳和汤温补肾阳，温经解凝化湿，使寒邪尽快散发，同时推动脾肾之阳气祛邪外出。其中桂枝通心阳，鹿角片温肾阳，淡附子助阳气，全方使阳气充，阳气行，达到散寒通络的作用，最终获效。采用此法治疗，凡寒湿为主的痹症，均能达到预期效果。

28. 肾着

金某，女，50岁，护士。门诊号：00305472。初诊日期：2003年5月30日。

自2002年6月底开始腰部有抽动感，1周后行走时疼痛，出现腰部直立无力，伴下坠感，肌肉拘挛，伴小抽动，行走时背向后仰，以手撑腰方可行走，能向前屈。本院骨伤科检查示：腰椎、盆骨部CT、核磁共振摄片均无阳性体征。诊为小关节紊乱。经推拿无效。神经科会诊示：脊椎病。查血常规、抗"O"、血沉、肌电图、HLA-B27、类风湿因子、抗核抗体、抗结核抗体等均正常。封闭治疗无效。经询问病情，才想到用中药治疗。检查：用手托起腹部走路感到轻松，如双手撑腰、撑腋下亦能行走，舌质红，苔厚腻，脉细滑。

脉证合参：病属"肾着"，因年已半百，肝肾两虚，寒湿之邪着于肾府之腰，影响带脉，不能支撑而致。

治法：升清化湿，活血通络，壮腰利水。

处方：炒苍术、炒当归、炒赤芍、炒白芍、白茯苓、生薏苡仁、炒薏苡仁各15g，蔻仁、砂仁各6g，伸筋草、络石藤、天仙藤各30g，片姜黄9g，独活、金毛狗脊、车前草各12g，升麻3g。7剂，水煎两汁，分服。

6月6日二诊：经1周治疗，湿浊初化，腰背拘挛及下坠感仍然存在，伴冷感，舌质淡红，苔薄白，脉细弦。治以升清化湿，通络养血，温筋壮腰。方用阳和汤加减。

处方：炒苍术、巴戟天、白芥子、独活、金毛狗脊各12g，白茯苓、炒薏苡仁、生薏苡仁、炒当归各15g，片姜黄、皂角刺各10g，升麻3g，蔻仁、砂仁、鹿角片各6g，伸筋草、络石藤、海风藤各30g。7剂，水煎两汁，分服。

6月19日三诊：腰酸减，力感有增，仍活动不利，痛感较前增加，舌质淡红，苔增厚、色白，脉细弦。湿浊初化，舌苔转薄白，过早用温肾通阳之药湿浊又起。治以清化痰浊，升清益胃，壮腰活血。方用温胆汤加减。

处方：炒苍术、白茯苓、姜半夏、制胆星、肥知母、炒黄柏、川续断、桑寄生、骨碎补、红花各12g，姜竹茹9g，升麻3g，玄胡索、炒薏苡仁、生薏苡仁各15g，生枳壳30g。7剂，水煎两汁，分服。

6月27日四诊：腰痛存，活动力度较前增加，仍有下坠感，纳、便正常，舌质红，苔中白稍厚，脉细缓。湿浊仍未化净，带脉无力支撑。

处方：炒苍术、白茯苓、姜半夏、制胆星、肥知母、炒黄柏、骨碎补、红花、炒杜仲、川续断、桑寄生各12g，生枳壳30g，玄胡索、炒薏苡仁、生薏苡仁各15g，升麻3g，姜竹茹9g。7剂，水煎两汁，分服。

7月3日五诊：腰酸痛大减，口干稍存，纳、便正常，舌质红，苔中白，脉细缓。湿浊虽化，但未清除，还需继续升清化浊，加入壮腰补肾之药。

处方：炒苍术、白茯苓、姜半夏、炒黄柏、金毛狗脊、炒杜仲、川续断、桑寄生、骨碎补、制胆星、潼蒺藜、白蒺藜各12g，姜竹茹9g，生枳壳30g，炒薏苡仁、生薏苡仁、玄胡索各15g。7剂，水煎两汁，分服。

7月10日六诊：腰酸减轻，疼痛基本消失，口干仍存，纳、便正常，舌质红，苔白转薄，脉细缓。湿浊渐化，带脉功能开始恢复，但肝肾储精藏血不足，腰府、督脉气血一时难以濡养。治以清下焦湿，滋养肾阴，壮腰止痛。药用知柏地黄汤加减。

处方：肥知母、炒黄柏、生地黄、粉丹皮、生薏苡仁、炒薏苡仁、炒杜仲、金毛狗脊、玄胡索、骨碎补、川续断、潼蒺藜、白蒺藜各12g，白茯苓15g，桑椹子30g，淮山药20g。7剂，水煎两汁，分服。

7月17日七诊：腰酸痛偶发，可能与体位或转动快有关，纳、便、寐均正常，舌质红，苔薄白，脉细缓。

处方：炒苍术、白茯苓、姜半夏、制胆星、肥知母、炒黄柏、炒杜仲、川续断、骨碎补、红花、桑寄生各12g，升麻3g，炒薏苡仁、生薏苡仁、玄胡索各15g，生枳壳30g，鹿角片5g。7剂，水煎两汁，分服。

7月24日八诊：近日遇外感后，腰部怕冷明显，稍有鼻涕，纳、便正常，舌质红，苔白，脉细滑。

处方：炒苍术、白茯苓、姜半夏、制胆星、苏梗、骨碎补、红花、肥知母、炒黄柏、炒杜仲、川续断、桑寄生各12g，姜竹茹9g，升麻3g，炒薏苡仁、生薏苡仁、玄胡索各15g，生枳壳30g，鹿角片5g。7剂，水煎两汁，分服。

7月31日九诊：外感已解，腰酸增加，出现头痛，纳、便正常，舌质红，苔转白稍厚，脉细滑。外感虽解，但湿邪未清，又犯脉络，筋脉失养。

处方：粉丹皮、泽泻、炒杜仲、川续断、金毛狗脊、生白术各12g，白茯苓、玄胡索、生薏苡仁、炒薏苡仁各15g，鹿角片3g，淮山药20g，生枳壳、桑椹子各30g。14剂，水煎两汁，分服。

8月14日十诊：腰痛又除，活动剧烈仍有牵拉感，怕冷感，舌质红，苔薄，脉细缓。邪湿已除，督、带二脉，肾阳不足，加重温肾伸筋之品。

处方：生地黄、熟地黄、白茯苓、粉丹皮、泽泻、玄胡索、炒杜仲、川续断、巴戟天、金毛狗脊各12g，鹿角片6g，淮山药、千年健各30g。14剂，水煎两汁，分服。

8月21日十一诊：诸症无殊，怕冷感明显好转，纳、便正常，夜寐安，舌质红，苔薄，脉细缓。病情稳定，邪湿已解，督、带二脉功能恢复，肾阳尚未充，继续原法治疗。

处方：生地黄、熟地黄、白茯苓、粉丹皮、泽泻、玄胡索、炒杜仲、巴戟天、金毛狗脊各12g，鹿角片6g，淮山药、伸筋草、千年健各30g。14剂，水煎两汁，分服。

9月5日十二诊：病情稳定，无殊不适，已能独自行走，舌质红，苔薄，脉细缓。

处方：生地黄、熟地黄、白茯苓、粉丹皮、泽泻、玄胡索、炒杜仲、川续断、巴戟天、金毛狗脊各12g，鹿角片6g，淮山药、伸筋草、千年健各30g。30剂，水煎两汁，分服。

12月12日十三诊：自9月以来病情一直稳定，腰酸偶尔出现，冷感不显，活动基本正常，偶用手撑腰部舒适，舌质红，苔薄，脉细缓。

处方：生地黄、熟地黄、白茯苓、粉丹皮、泽泻、玄胡索、炒杜仲、川续断、巴戟天、金毛狗脊各12g，鹿角片6g，淮山药、鸡血藤、伸筋草、千年健各30g。15剂，水煎两汁，分服。病情稳定，在冬季进行冬令调治。

12月20日十四诊：开膏方1剂。

腰痛不能直立，因腰为肾之府，系肾与督脉在腰府相交，带脉围绕腰间，主持腰之功能，伸展转旋，今与寒湿之邪相结，阻于腰肌。年又入半百，肝气衰减，肝叶已薄，营阴自耗，不能与肾相互资生，精血亏乏，无力濡养腰部，寒凝血滞，不通则痛，此为肾着。症见腰不能直，痛不能解，软弱无力，得裹则直，得热痛减，舌质红，苔白，脉细缓。先以通阳散寒、温筋活络之药得以缓解，今值冬令，按秋冬养阴原则，治以益肾壮腰，养血柔肝，通阳散寒，活血祛瘀，制成膏滋缓调治。

处方：炒当归120g，炒赤芍200g，炒白芍200g，川芎150g，千年健300g，制香附120g，女贞子120g，潼蒺藜120g，白蒺藜120g，苏梗120g，苏木120g，肉桂60g，佛手片120g，淡附子120g，生薏苡仁120g，炒薏苡仁120g，白茯苓100g，炒杜仲120g，川续断120g，粉丹皮120g，生地黄120g，熟地黄120g，桑椹子300g，川牛膝120g，补骨脂120g，鹿角片60g，独活120g，煨葛根300g，鹿衔草300g，仙灵脾200g，巴戟肉120g，制黄精200g，金毛狗脊120g，肥知母120g，玄胡索150g，灵芝100g，陈皮90g。1料。水煎浓缩，加入龟板胶400g，阿胶100g，冰糖500g，黄酒半斤。收膏备用。早、晚各1匙，开水冲服，遇感冒、腹泻停服。随访至2006年病情稳定，工作生活正常。

【按】"肾着"一病首载于《金匮要略·五脏风寒积聚病》，云："肾着之病，其人身体重，腰中冷，如坐水中，形如水状，反不渴，小便自利，饮食如故，病属下焦，身劳汗出，衣里冷湿，久久得之，腰以下冷病痛，腹重如带五千钱，甘姜苓术汤主之。"本病非肾本脏之病，乃寒湿附着于肾区着而不去，真气不贯，阳气不化，邪在腰府、带脉，病属下焦。脾、胃无病，故饮食如常，所以患者的各项检查未见异常。抓住患者腰部不利，需托腹部方能行走，且有冷感，故以肾着论治。治以升清化湿，活血通络，壮腰利水。药用金匮肾气丸加减，并合枳术丸、加鹿角片等，终达预期效果。

六、术后胃瘫

胃瘫一名中医和西医资料中几乎难以找到，现多在胃大部或全切除后出现。其表现出呕吐，不能进食，长期采用胃管引流进食，或静脉予营养剂代食，给患者带来了生活上的不便。本病属中医"呕吐""噎膈""反胃"等范畴。以下4例均出现不同程度的胃瘫。

案例

29. 食管下段癌累及贲门及高位胃体术后伴化疗胃瘫

陆某，女，63岁，退休。住院号：806030。住院日期：2004年10月11日。初诊日期：2004年12月17日。

患者行食道、胃癌术后3个月，呕恶清水或胆汁，胃脘发胀，嗳气而不出，便干，1天2~3次，不能缓解。故请本人诊治。

患者2004年3月9日，因食管下段累及贲门及高位胃体癌切除术后伴化疗住浙江省肿瘤医院（住院号：136006）45天。病理报告（病理号：200403134）：食管下段髓质型高、中分化鳞状细胞癌，浸润膜里，犯及胃贲门全层，转移食管下段。行切除并淋巴结扫除术，后化疗18天，1个疗程。化疗后一直感觉胸前胀闷，如物梗阻，恶心、呕吐明显，形体消瘦明显，无力下床活动，只能卧床，经中西医结合治疗仍难缓解，故邀本人会诊。患者当时T 36.7℃，P 82次/分钟，R 19次/分钟，BP 90/58mmHg。患者诉术后一直恶心呕吐不解，咽如物哽，胸闷气急，不能起床活动，大便干结难下，面色㿠白，带萎滞，骨瘦如柴，体重只有30kg，舌淡红，苔薄少，脉沉细无力。血常规：WBC 4.4×10^9/L，DC：N 47.4%，L 46.6%，Hb 98g/L，PLT 181.0×10^9/L；生化全套：总蛋白（TP）53.5 g/L，白蛋白（ALB）32.8g/L，其他在正常范围；铁蛋白465.9 ng/mL；心电图：轻度ST段改变；B超：肝内多发性囊肿、慢性胆囊炎伴胆囊息肉、胆囊内隆起性病变，考虑腺瘤可能、双肾弥漫性病变，心包积液；CT：胆囊占位性病变、胆囊恶性肿瘤？胆囊炎胆结石可能、肝多发性囊肿；胃镜病理报告（病理号 200406667）：胃窦黏膜中度慢性炎、食道增生鳞状上皮轻度慢性炎。

脉证合参：因术后气血大伤未能恢复，又胃气上逆，伤及阴液，所以此时气阴两伤，气不化津，浊气上逆，清气难升，故不能一味大补气血，用补中益气之辈反壅滞气机，而呕吐不解。

治则：和胃理气，轻宣降逆，佐以益气养阴之法。

方药：范文虎的五花汤加减。

处方：南沙参、人参叶、寸麦冬、川石斛、沉香曲、姜半夏各12g，姜竹茹、佛手片、绿梅花、代代花、川厚朴花、玫瑰花、娑罗子各9g，藤梨根30g，炒谷芽、炒麦芽各15g。7剂，水煎两汁，多次分服。嘱如出现胃中鸣或第1天便稀或泻不要紧，次数太多可用黄连素片。

12月24日二诊：药后脘胀稍减轻，呕吐仍明显，胸闷气短，语言低沉、有气无力，大便软烂，舌质淡红，苔薄少，脉细沉无力。

处方：南沙参、人参叶、寸麦冬12g，川石斛、沉香曲、姜半夏各12g，姜竹茹、佛手片、绿梅花、代代花、川厚朴花、玫瑰花、娑罗子各9g，藤梨根30g，炒谷芽、炒麦芽各15g。5剂。因药汁吃不完，水煎两汁，多次分服。

12月31日三诊：因少2剂，医师抄方加入黄芪，服后胃脘作胀，嗳气，呕吐加多，舌质淡红，苔薄少，脉细弱无力。此乃加黄芪引起壅气之故。治以理气消胀为先。

处方：南沙参、姜半夏各12g，藤梨根、生薏苡仁、淮山药各30g，姜竹茹、佛手片、绿梅花、代代花、川厚朴花、玫瑰花各9g，蔻仁6g。7剂，水煎两汁，分多次服。

2005年1月7日四诊：恶心呕吐明显减少，但每次量增加，以清水为主，胃中冷感，精神有所好转，大便正常，舌质淡红嫩，苔薄少，脉沉细弱。治以温中和胃，理气降逆。建中汤加减。

处方：桂枝4g，炒白芍、姜半夏、佛手片、鸡内金、南沙参各12g，生薏苡仁、藤梨根、淮山药各30g，姜竹茹9g，生甘草6g。4剂，水煎两汁，多次分服。

1月14日五诊：恶心、呕吐明显减少，胸闷脘胀好转，少量嗳气，开始吃少量烂饭，大便2~3天1次、质软，舌质淡嫩，苔薄，脉沉细无力。调整原方剂量。

处方：桂枝5g，生甘草6g，炒白芍、姜半夏、佛手片、鸡内金、南沙参各12g，绿梅花、姜竹茹各9g，藤梨根、淮山药、生薏苡仁各30g。4剂，水煎两汁，多次分服。

1月21日六诊：胃瘫解除，病情趋于稳定，恶心消失，呕吐偶尔出现，脘胀胸闷解除，能在床上坐着，饮食少量，精神较前好转。

处方：桂枝4g，生甘草6g，炒白芍、娑罗子、佛手片、鸡内金、南沙参各12g、藤梨根、淮山药、生薏苡仁各30g。4剂，水煎两汁，多次分服。

1月28日七诊：偶因饮食不顺仍反吐清水，纳食不多，脘腹偶胀，大便已调，舌质淡嫩，苔薄少，脉沉细无力。病情稳定患者想出院，嘱患者注意饮食，因手术比较大，胃容已明显减少，体质一时难以恢复，原法带药7剂，复查血常规：WBC 4.29×10^9/L；DC：N 53.7%，L 40.1%，HGB 120g/L，PLT 208.0×10^9/L；生化全套：总蛋白62.5 g/L，白蛋白37.1 g/L，其他正常范围；铁蛋白221.9 ng/mL；心电图正常；B超：肝内多发性囊肿、慢性胆囊炎伴胆囊息肉、胆囊多发性结石。2005年2月2日病情缓解出院。

4月4日八诊：与上诊相隔两月，因出院后药自煎，服量不多，按1剂量服3天，目前病情尚稳定，呕吐未出现，嗳气仍存，纳食欠香，胃脘痞胀，食后加剧，大便软、日行1次，舌质转红，苔薄白，脉沉细。治以和胃降逆，理气软坚，助以消化。

处方：藤梨根、生薏苡仁各30g，水杨梅根、炒麦芽各20g，桂枝、蔻仁、砂仁各6g，姜竹茹、绿梅花、川厚朴花、沉香曲、山慈菇各9g，姜半夏、佛手片各10g，鸡内金12g。7剂，水煎两汁，分多次服。

4月18日九诊：纳仍欠香，左肋胀，胃脘胀，大便烂，1日1次，舌质淡红，苔白，脉沉细。

处方：南沙参、焦六曲各15g，水杨梅根20g，藤梨根、生薏苡仁各30g，绿梅花、川厚朴花、山慈菇、佛手片、生枳壳、沉香曲、制香附、鸡内金各12g。7剂，水煎两汁，分多次服。

5月9日十诊：患者自诉经数月调治后，精神明显好转，生活亦能自理，饮食不当会出现嗳气反酸，或吐黄水，纳、便均如平常，舌质淡红，苔薄，脉沉细。此病毕竟大伤元气，术后胃壁瘢痕、变硬、水肿、增生等，并伴胆囊炎、胆结石，导致胆汁的分泌和助消化功能较差。治以益气健脾，和胃降逆，软坚敛肌，佐以滋阴。

处方：藤梨根、生薏苡仁各30g，野葡萄根、水杨梅根各20g，姜半夏、南沙参、佛手片、生枳壳、山慈菇、石见穿、炒谷芽、炒麦芽、川石斛各12g，鸡内金15g，白蔹、姜竹茹各9g。10剂。水煎两汁，分多次服。若有不适随时来诊。

7月15日十一诊：病情稳定，时而反酸，胃胀嗳气，便调，舌质转红，苔白薄，脉沉细。

处方：藤梨根、生薏苡仁各30g，野葡萄根、水杨梅根各20g，姜半夏、南沙参、佛手片、生枳壳、山慈菇、石见穿、炒谷芽、炒麦芽、川石斛各12g，川黄连5g，吴茱萸2g，乌贼骨、鸡内金各15g，白蔹、姜竹茹各9g。10剂，水煎两汁，分多次服。嘱今年头伏开始服移山参6g左右，1日3次。每10天的头3天服3g，遇外感、腹泻停服。

8月15日十二诊：移山参已服，无不适之感，精神尚可，纳、便如前，嗳气仍存，反酸时作，量少，舌质红，苔薄白，脉细沉。

处方：藤梨根、生薏苡仁各30g，野葡萄根、水杨梅根各20g，姜半夏、南沙参、佛手片、生枳壳、山慈菇、石见穿、炒谷芽、炒麦芽、川石斛各12g，川黄连5g，吴茱萸2g，太子参、乌贼骨、鸡内金各15g，白蔹、姜竹茹各9g。10剂。水煎两汁，分多次服。

8月29日十三诊：外感后纳减，嘈杂增加，舌质红，苔薄，脉沉细。

处方：藤梨根、生薏苡仁各30g，野葡萄根、水杨梅根各20g，人参叶、姜半夏、南沙参、佛手片、生枳壳、山慈菇、炒谷芽、炒麦芽、川石斛各12g，川黄连5g，吴茱萸2g，神曲、乌贼骨、鸡内金各15g，白蔹、姜竹茹各9g。4剂，水煎两汁，分多次服。

9月13日十四诊：外感已愈，胃中嘈杂存，反酸时作，舌质红，苔薄，脉沉细。

处方：藤梨根、生薏苡仁各30g，野葡萄根、水杨梅根各20g，太子参、姜半夏、南沙参、佛手片、生枳壳、山慈菇、石见穿、炒谷芽、炒麦芽、川石斛各12g，川黄连5g，吴茱萸2g，乌贼骨、鸡内金各15g，白蔹、姜竹茹各9g。7剂，水煎两汁，分多次服。

9月27日十五诊：病情一直稳定，胃中嘈杂反酸存，其无殊症，舌质红，苔薄，脉沉细。

处方：藤梨根、生薏苡仁各30g，野葡萄根、水杨梅根、桑椹子各20g，太子参、姜半夏、南沙参、佛手片、生枳壳、山慈菇、石见穿、炒谷芽、炒麦芽、川石斛各12g，川黄连5g，吴茱萸2g，乌贼骨、鸡内金各15g，白蔹、姜竹茹各9g。10剂，水煎两汁，分多次服。

10月10日十六诊：因饮食不顺，嗳气增加，脘胀纳减，舌质红，苔薄白，脉细小弦。

处方：藤梨根、生薏苡仁各30g，野葡萄根、水杨梅根各20g，蔻仁6g，绿梅花、娑罗子各9g，佛手片、石见穿、山慈菇、川石斛各12g，炒谷芽、炒麦芽各15g。10剂，水煎两汁，分多次服。复查CEA。

10月24日十七诊：CEA均在正常范围。胃胀气减少，纳食如前，舌质淡红，苔薄，脉细缓。10月10日方加南沙参15g。10剂，水煎两汁，分多次服。

12月5日十八诊：11月中因病情比较稳定，舌脉相同，纳、便正常，因此处方中仅仅以南沙参与太子参交替采用，其中一方加八月札12g。今处方去炒二芽，加仙灵脾12g。10剂，水煎两汁，分多次服。并嘱冬至开始再服移山参6g。第1个10天的头3天服移山参须，停7天；第2个10天服移山参下段3天，停7天；第3个10天服移山参上段和头，3天服完。若有不适随时联系。

2006年1月3日十九诊：纳食正常，胃脘胀、嗳气存，大便突然偏干，舌质红，苔白根稍厚，脉细缓。脾胃失调，湿浊内起，加强化湿之药。

处方：野葡萄根、藤梨根、水杨梅根、生薏苡仁各30g，佛手片、八月札、娑罗子、石见穿、山慈菇、川石斛各12g，绿梅花、草果仁各9g。10剂，水煎两汁，分多次服。复查胸片：两肺无殊。

1月16日~7月11日二十诊至三十诊：病情基本稳定，无特殊变化，以守方为主。上方加南沙参或太子参15g；或加乌贼骨15g；或鲜石斛30g，或加仙灵脾30g。共84剂。

三十诊后：因本人开刀，转于学生胡医师诊治近1年。

2007年2月2日三十一诊：半年来病情比较稳定，纳食1两，食后仍反腐，酸水减少，舌质淡紫，苔薄白，脉弦细。

处方：野葡萄根、藤梨根、水杨梅根、生薏苡仁各30g，太子参、佛手片、山慈菇、石见穿、乌贼骨、八月札各12g，玫瑰花、绿梅花各9g，仙灵脾20g。7剂，水煎两汁，分多次服。

2月16日三十二诊：药后胃脘作胀时存，精神较去年明显好转，体重增加至40kg，舌质淡红，苔薄白。胃气复，脾气亦和，但津液稍有亏虚。

处方：野葡萄根、藤梨根、水杨梅根、生薏苡仁各30g，太子参、川石斛、佛手片、山慈菇、石见穿、乌贼骨、八月札各 12g，玫瑰花、绿梅花各 9g，仙灵脾 20g。7 剂，水煎两汁，分多次服。

2 月 3 日三十三诊：病情如前，胃胀反吐清水，大便烂，1 日 2 次，舌质红，苔薄，脉细缓。

处方：太子参 20g，野葡萄根、藤梨根、水杨梅根、生薏苡仁、仙灵脾 30g，佛手片、山慈菇、石见穿、八月札、川石斛、乌贼骨各 12g，玫瑰花、绿梅花各 9g。7 剂，水煎两汁，分多次服。

复查血常规：WBC 4.8×10^9/L，DC：N 31.8%，L 59.8%，Hb 120g/L，PLT 257.0×10^9/L；生化全套：总胆固醇（TC）6.31mmol/L；TP 66.00g/L，ALB 38.00g/L，ALP 124IU/L，其他均在正常范围；病者体质确有增强，胆固醇开始沉积，ALP 增高可能与胆结石、胆囊炎有关，在今后治疗中注意。该患者中药共服长达 3 年半，后改用膏滋共服 5 年，现健在。

【按】因食管下段髓质型高、中分化鳞状细胞癌，浸润到膜里犯及胃贲门全层，转移食管下段，行切除并淋巴结扫除术，伴化疗 18 天。术后气血大伤，阴阳失于平衡，脾胃之气停滞，胃不能腐熟水谷，水谷之气上递；脾失运化，聚液成湿，阻于中焦，清气不升，浊气不降，正常的气血、津精无法输于脏腑、组织、肌腠、骨节之间，胃乃多气多血之腑，须吸取水谷之精华。今无气少血，必致胃瘫。故先治以升清降浊，使中焦脾胃之水谷得以输泄。但患者正气极虚，只能轻宣和胃，故用范文虎的五花汤加减。其意乃五花、五色配五脏，使胃气行，脾气输，肝气和，肾气上，心气通，胃的功能恢复，以吸取水谷之精华，并靠脾气赤化输布，终达气血和顺、阴阳平衡、带病延年的目的。对于服药我认为，应打破旧的观念，不一定按老规律空腹服。现代患者看中医多病程较长，疾病多已影响到其他脏腑，如该例患者因手术伤及胃腑，胃的容量很小，故并非一定要 1 天 2 次服药，而可采取分多次服药的方法，服前稍吃点东西，然后再服药，这样可长期保护胃的黏膜，有利于疾病的恢复。

30. 结肠癌伴肠梗阻术后胃瘫

吴某，女，41 岁。住院号：256105。入院日期：2005 年 5 月 29 日。初诊日期：2005 年 6 月 17 日。

患者恶心呕吐 2 天，入本院消化病区。X 透视：肠梗阻。CT：肠占位性病变（结肠癌）、肠梗阻。B 超：胆囊内异常回声，考虑胆囊内稠厚胆汁，胆管上段扩张，腹腔未见异常。急于 2005 年 1 月 6 日转入外科，行剖腹探查和右半结肠切除术。病理：横结肠肝曲癌（病理号：200503948）。术后一般情况稳定，除去各引流管后，出现呕吐不止，考虑胃瘫。采用胃管引流减压，每天引流黄绿色胆汁 600 ～ 1000mL。但流汁每进不能下行，引流管开放后，原管中的流汁、水、药水即从引流管反出。服胃复安、注射止吐剂均无效，于 2005 年 6 月 17 日邀我会诊。当时病者一般情况尚可，胃引流管内以绿色胆汁为主，伴食物残渣。T 37.0℃，P 82 次/分钟，R 20 次/分钟，BP 110/60 mmHg。血常规：WBC 5.6×10^9/L，DC：N 58.9%，L 29.2%，Hb 107g/L，PLT 385.0×10^9/L；血生化全套：葡萄糖 7.04mmol/L，血钾 3.33mmol/L，血氯 92.8mmol/L，血磷 1.58mmol/L，球蛋白 32.0g/L；其他均在正常范围。主诉胃中不知饥饿，脘胀，每天引流以胆汁和鼻饲物，1 天 4500mL 以上，便秘，舌质淡红，苔白稍厚，脉细弦。

脉证合参：手术后气血大伤，清气不升，浊气不降，胃气上逆，湿阻中焦。

治则：和胃降逆，理气消食。

处方：藿香、佩兰、姜半夏、姜竹茹、娑罗子、白茯苓各 12g，生薏苡仁 30g，生枳壳 20g，蔻仁、砂仁各 6g，炒苍术、川厚朴、绿梅花、代代花、车前子（包）各 9g。7 剂，水煎两汁，分 4 次鼻饲，夹管 1～2 小时开放。

6 月 24 日二诊：已知饥饿感，肠鸣，大便已行，1 天 1 次，胃引流管仍有胆汁、量较前减少，进流汁后夹管 1 小时开放，流汁反流明显减少，舌质淡红，苔转薄白，脉细缓。湿浊开始清解，脾运稍见恢复，胃气始动，继续以和胃降逆、理气消导治疗。

处方：姜半夏、姜竹茹、白茯苓、佛手片、鸡内金、炒苍术各 12g，生枳壳、生薏苡仁各 30g，川厚朴花、绿梅花、代代花、玫瑰花、车前子（包）、蔻仁、砂仁各 9g，炒谷芽、炒麦芽各 15g。7 剂，水煎两汁，分 4 次鼻饲，夹管 1～2 小时开放。

6 月 29 日三诊：胃瘫解除，自饮流汁 3 天，昨日开始吃半流，引流管前天下午拔除，未出现呕吐现象，胃脘不胀，大便正常，稍有胸闷，舌质淡红，苔薄，脉细缓。湿浊已化，胃气已复，清气已升，浊气已降，气血开始和顺。治以健脾和胃，行气消食，佐以扶正。

处方：太子参、藿梗、苏梗、白茯苓、佛手片、炒苍术各 12g，生枳壳、生薏苡仁各 30g，川厚朴花、绿梅花、代代花、玫瑰花、车前子（包）、蔻

仁、砂仁各 9g，炒麦芽、炒谷芽、鸡内金各 15g。7 剂，水煎两汁，分 4
次服。

7 月 5 日四诊：1 周未出现呕吐，纳食正常，精神好转，能下床活动，大
便正常，舌质淡红，苔薄，脉细缓。要求带药出院。

处方：太子参、炒苍术、佛手片、白茯苓各 12g，生枳壳、藤梨根、生薏
苡仁各 30g，川厚朴花、绿梅花、代代花、玫瑰花、蔻仁、砂仁各 9g，炒麦
芽、炒谷芽、鸡内金各 15g。14 剂。2 个月在家休养，于 2005 年 9 月 14 日来
外科复查，诉一直来一切正常，未出现恶心呕吐等现象。

【按】本案为痰、浊、瘀互结致成肠积。手术后气血必大伤，气虚不能推
动血运，气虚血滞，阻于中焦，清气不升，浊气不降，脾胃失和，水液停积，
郁而化热，肝失疏泄，胆同受之，乘虚横犯，随胃气上逆，故呕吐不止。胃
气停滞，不能腐熟水谷，所以不能单一考虑呕吐一症，应辨正虚、湿困、气
阻、胆犯、食滞之象，正气当扶，湿气当消，胃气应降，脾气应振，腐食宜
化，故用药不能重降，当疏、推、宣、化、消并用。方以平胃散合五花汤加
减，以平胃化湿和胃。五花为五色配五脏，目的是和五脏之气，轻推、上宣、
降浊、消食、中焦疏通则病愈。

31. 胃癌术后输出袢开口处梗阻伴胃瘫

盛某，男，29 岁，职员。住院号：00318445。入院日期：2009 年 3 月 16
日。初诊日期：2009 年 5 月 11 日。

患者因上腹部疼痛 2 年再发 10 天入院。胃镜示：胃小弯垂直部多发性溃
疡、胃癌。病理报告（病理号：200902455）：胃角少量炎性坏死肉芽组织，
并见个别印戒样细胞。HP（－），T 36.8℃，P 76 次/分钟，R 24 次/分钟，
BP 112/70mmHg。于 2009 年 3 月 25 日行胃癌根治术（毕Ⅱ式）。病理报告
（病理号：200902845）：胃体小弯浅表糜烂型高分化黏膜内腺癌。淋巴结转移
情况：0/9。第 3 天出现肠梗阻，经治疗好转。进入化疗阶段，于 4 月 16 日又
出现恶心呕吐，大便 3 日未解，继后用胃管减压，症状仍不能缓解，5 月 6 日
在胃镜下放置空肠营养管。恶心明显增加，反流物为胆汁样淡黄绿色液体。
胃肠造影：胃癌术后改变，胃肠吻合口处通畅，未见明显狭窄征象。考虑
"胃瘫"，故要求中药治疗。此时血常规：WBC 7.0×10^9/L，DC：N 77.2%，
L 14.5%，RBC 4.62×10^9/L，Hb 138.0g/L，PLT 165.0×10^9/L；生化全套：
GLU 3.55mmol/L，URIC 123.0μmol/L，CEA 46.00μmol/L，ALT 71IU/L，

GGT 141IU/L。电介质：正常范围。目前恶心呕吐不解，胸闷胃胀，引流管以黄绿色胆汁样胃容物，夜寐不安，大便软、2～3天1次，舌质淡紫，苔白稍厚，脉滑数小弦。

脉证合参：术后气血大伤，脾胃失和，肝失疏泄，横逆犯胃，胃气上逆，浊气不降，气机不利。

治则：辛开苦降，疏肝利胆，和胃安神。

方药：左金丸、半夏秫米汤合平胃散加减。

处方：川黄连6g，吴茱萸2g，姜竹茹、软柴胡、草果仁、砂仁、蔻仁各9g，北秫米、金钱草、生薏苡仁、蒲公英各30g，生白术、姜半夏、佛手片、绿梅花、藿梗、苏梗、白茯苓各12g，生枳壳、车前草各15g。4剂，水煎两汁，分4次鼻饲，夹管1～2小时后开放。

5月15日二诊：昨晚仍呕吐黄绿水，量较前减少，胸闷已解，大便未下，舌质淡红，苔薄白，脉弦滑。

处方：川黄连6g，吴茱萸2g，砂仁、蔻仁、姜竹茹各9g，生甘草、姜半夏、软柴胡、广郁金、沉香曲、苏梗、藿梗、白茯苓、佛手片、绿梅花各12g，生枳壳15g，蒲公英、生薏苡仁、北秫米、金钱草各30。4剂，水煎两汁，分4次服，鼻饲后夹管1～2小时后开放。

5月18日三诊：呕吐明显减少，胃脘不胀，大便下而不畅，引流黄绿水减少，夜寐欠安，舌质淡红，苔薄白，脉细滑。

处方：川黄连6g，吴茱萸2g，蔻仁、砂仁、草果仁、姜竹茹、软柴胡各9g，生枳壳、生薏苡仁、炒白芍、蒲公英、北秫米、金钱草、夜交藤各30g，姜半夏、生白术、佛手片、绿梅花、白茯苓各12g，车前草15g。4剂，水煎两汁，分4次鼻饲，夹管1～2小时后开放。

5月20日四诊：偶有恶心呕吐，能入寐，大便2天一行，舌质淡红，苔薄白，脉细滑。表明胃气已开始下降，腑气通畅不够，胃瘫仍未缓解。

处方：蒲公英、金钱草、北秫米、生薏苡仁各30g，川黄连6g，吴茱萸2g，姜竹茹9g，生枳壳15g，姜半夏、软柴胡、白茯苓、佛手片、绿梅花、广郁金、沉香曲各12g。4剂，水煎两汁，分4次鼻饲，夹管1～2小时后开放。

5月24日五诊：胃瘫稍有改善，胃功能开始恢复，胃气得降，清气已能上升，恶心呕吐未出现，但腑气未能全下，大便偏干，舌质淡红，苔薄，脉细缓。

处方：蒲公英、金钱草、生薏苡仁、北秫米各30g，人参叶、炒白芍、生枳壳各 15g，姜竹茹 9g，川黄连 6g，吴茱萸 2g，姜半夏、软柴胡、白茯苓、佛手片、绿梅花、广郁金、沉香曲各 12g。4 剂，水煎两汁，分 4 次鼻饲，夹管 1～2 小时后开放。

5 月 26 日六诊：昨日突然恶心 1 次，无食物出现，大便仍干，舌质红，苔白，脉滑数。说明胃气时有上升，腑气仍未能通畅。治以辛开苦降，理气和胃，疏利肝胆。

处方：川黄连 6g，吴茱萸 2g，姜竹茹 9g，姜半夏、生白术、广郁金、绿梅花各 12g，生枳壳 20g，生薏苡仁、藤梨根、金钱草各 30g，百合、炒白芍、炒赤芍各 15g。4 剂，水煎两汁，分 4 次鼻饲，夹管 1～2 小时后开放。

5 月 29 日七诊：仍恶心，未呕吐，大便未解，舌质红，苔白，脉弦滑。表明腑气仍然不通畅。

处方：川黄连 6g，吴茱萸 2g，姜竹茹、公丁香各 9g，姜半夏、生白术、广郁金、绿梅花、无花果、杏仁各 12g，生枳壳、淮小麦、生薏苡仁、藤梨根、金钱草各 30g，瓜蒌仁、炒赤芍、炒白芍各 15g。4 剂，水煎两汁，分 4 次鼻饲。

6 月 1 日八诊：4 天内出现 1 次恶心，呕吐少量黄水，可能昨日吃冬瓜排骨汤太油。舌质红，苔白，脉细滑。

处方：川黄连 6g，吴茱萸 2g，姜竹茹、公丁香各 9g，姜半夏、生白术、川厚朴花、绿梅花、佛手片、八月札各 12g，生枳壳、淮小麦、生薏苡仁、藤梨根、金钱草各 30g，炒白芍 15g。4 剂，水煎两汁，分 4 次鼻饲。

6 月 4 日九诊：未出现呕吐，大便已下，每日 1 次，纳正常，舌质红，苔薄白，脉细滑（考虑神经性）。

处方：川黄连 6g，吴茱萸 2g，姜竹茹 9g，姜半夏、生白术、佛手片、绿梅花、八月札、玫瑰花各 12g，生薏苡仁、藤梨根、生枳壳、淮小麦、大红枣各 30g。7 剂，水煎两汁，分 4 次鼻饲。

6 月 15 日十诊：病情开始稳定，未出现呕吐，大便解量少，舌质淡红，苔薄白，脉细滑。

处方：川黄连 6g，吴茱萸 2g，姜竹茹 9g，姜半夏、生白术、佛手片、绿梅花、八月札各 12g，生薏苡仁、藤梨根、生枳壳、淮小麦、大红枣各 30g。4 剂，水煎两汁，分 4 次鼻饲。

6 月 18 日十一诊：未见呕吐，胃管已撤 3 天，纳食欠香，大便未下，舌质淡红，苔薄，脉细滑。

处方：川黄连6g，吴茱萸2g，姜竹茹9g，生枳壳、生薏苡仁各30g，生白术、姜半夏、佛手片、绿梅花、八月札、玫瑰花各12g。4剂，水煎两汁，分4次服。

6月22日十二诊：病情1周稳定，胃瘫解除，纳食可，便已开始正常，舌质淡红，苔薄，脉细滑。

处方：川黄连6g，吴茱萸2g，姜竹茹9g，藤梨根、生薏苡仁、生枳壳、淮小麦、大红枣各30g，姜半夏、佛手片、绿梅花、生白术、八月札、玫瑰花各12g。4剂，水煎两汁，分4次服。

6月26日十三诊：病情一直稳定，偶有胃胀，纳、便正常，舌质淡红，苔薄，脉细滑。

处方：川黄连6g，吴茱萸2g，姜竹茹9g，沉香曲15g，无花果、姜半夏、佛手片、绿梅花、生白术、八月札、玫瑰花各12g，藤梨根、生枳壳、生薏苡仁各30g。7剂，水煎两汁，分4次服。

7月3日十四诊：胃瘫已经缓解半月，起床活动，纳、便正常，舌质红，苔薄，脉细缓。

处方：川黄连6g，吴茱萸2g，淮小麦、红枣、生枳壳、藤梨根、生薏苡仁各30g，姜半夏、佛手片、绿梅花、玫瑰花、八月札、生白术各12g，姜竹茹9g。7剂，水煎两汁，分4次服。

7月10日十五诊：胃瘫基本痊愈。纳、便正常，舌质淡红，苔薄，脉细缓。

处方：川黄连6g，吴茱萸2g，生薏苡仁、藤梨根、生枳壳、淮小麦、大红枣各30，佛手片、姜半夏、绿梅花、生白术、八月札、玫瑰花各12g，姜竹茹9g。7剂，水煎两汁，分4次服。

7月14日十六诊：1月来已无特殊症状，面色转润，纳、便正常，舌质淡红，苔薄，脉细缓。

处方：太子参、白茯苓、姜半夏、生白术、八月札、玫瑰花各12g，川黄连6g，吴茱萸2g，姜竹茹9g，淮小麦、大红枣、生枳壳、藤梨根、生薏苡仁各30g。14剂，水煎两汁，分服。出院带回。随访。两月后回医院复查，胃瘫未再出现，生活自理。

【按】胃为"水谷之海"与脾互为表里，其功能升清降湿浊。今行胃癌部手术，造成创伤性的水肿、瘀滞、瘢痕等，使胃的功能不能很快恢复。加之肝胆疏泄条达失职，横逆犯胃，故胃的升清降浊失司，浊气向上，清气无法上升，故胆汁随胃气上逆，从而进食即吐。采用现代方法以插小肠营养管来代替进食，但此非长久之计。所引流之物均为黄色胆汁，故辨为热证，治以辛开苦降。术后气血大伤，其体必虚，且多以气虚为主。气虚不可大补，补之可碍中焦之湿，会导致水液更聚，故只能以轻宣和胃理气之法，采用范文虎的五花汤调节五脏气阴平衡。同时重用生枳壳配生白术，既升清气，又推阻塞之气，并能解除手术处之水肿，使气行血行，终致胃瘫解除。

32. 胰头癌腹后壁转移术后伴胃瘫

范某，男，67 岁，干部。住院号：00424331。入院日期：2013 年 2 月 1 日。

患者于 2012 年 9 月 6 日在上海中山医院行"胰头十二指肠切除术"。病理报告：胰十二指肠导管胰腺癌，分化 III 级。手术概况：2012 年 12 月 10 日残胃内镜：胃大部分切除（毕氏式）改变。2013 年 1 月 8 日 PET/CT 局部断层报告提示：①胰腺 MT 术后改变，腹膜后淋巴结转移，脂肪肝，肝左外叶无异常糖代谢增高的低密度灶，良性病变可能，随访；左肾小结节。②双肺下叶少许慢性炎症。术后化疗 5 次。术后患者一直不能进食，腹痛、呈阵发性，无发热恶寒，长期给予胃肠置管，肠内给予营养，胃管减压。已历 4 月余，由上海医院转入本院住院治疗。继续西药和支持疗法。2 月 8 日加入中药治疗。T 37.1℃，P 20 次/分钟，R 82 次/分钟，BP 120/90mmHg，神志清，面色青灰，精神软弱，情志焦虑，皮肤、眼均无黄染，仍胃管减压，每日引流黄绿色液达 2000mL 以上，反吐黄酸苦水，脘胀隐痛，嗳气频频，腹部置入营养管，大便白色无胆汁，痛而便下，舌质淡红胖，苔中白稍厚，脉弦滑。

脉证合参：湿浊之体，蕴结化热，灼炼成膏脂，窜至脉络，沉积于肝，肝胆失司，渐而成积，后因胰十二指肠癌而手术，气血大伤，使胃气停滞，浊气不降，清气难升，肝又横犯脾土。脾失运化，胃气上逆，气、血、湿、瘀互结，虽已手术，积仍未解，气虚血亏。

治则：和胃降逆，辛开苦降，益气利胆，行气导滞。

方药：左金丸、木香导滞丸等。

处方：生晒参 3g，姜竹茹、广木香、花槟榔各 9g，川黄连、砂仁、蔻仁各 6g，吴茱萸 2g，金钱草 20g，蒲公英、生枳壳、生薏苡仁、藤梨根各 30g，姜半夏、佛手片、生白术、白茯苓、八月札各 12g，乌贼骨 15g，沉香粉 1g。7 剂，浓煎 120mL，两汁，60mL 注入胃管，60mL 保留灌肠。嘱药后可能腹泻。

2月15日二诊：药后1周，胃管引流液仍1600～2000mL，进药后，夹管不能达到2小时，因胃酸上逆而放开，流出液为黄绿色胆汁，脘胀改善，嗳气频频，肠鸣矢气明显增多，大便日行1次、色白，腹软无明显压痛，自觉腹痛存在，舌质胖淡红，苔白，脉细弦缓。继续原法治疗。增加软坚逐饮祛瘀之品。

处方：生晒参3g，姜竹茹、降香各9g，川黄连6g，吴茱萸2g，生白术、姜半夏、白芥子、肉果、山慈菇各12g，生薏苡仁、野葡萄根、金钱草、生枳壳、藤梨根各30g，乌贼骨15g，水蛭3g，沉香粉1g。7剂，浓煎120mL，两汁，60注入胃管，60mL保留灌肠。

2月22日三诊：上周行胃肠造影提示：残胃蠕动基本消失，吻合未见梗阻。生化全套：谷丙转氨酶44IU/L，谷氨酸转移酶85IU/L，甘氨酰脯氨二肽酶110IU/L，在2月22日突然发热39.7℃，经处理后恢复正常，胃引流液较前减少1400～1600mL，仍反酸，脘胀明显改善，腹痛隐隐，大便1～2天一行、色白，舌质淡红胖，苔中白，脉细弦。

处方：生晒参3g，姜竹茹、降香各9g，川黄连6g，吴茱萸2g，生枳壳、藤梨根、生薏苡仁、野葡萄根、金钱草各30g，姜半夏、生白术、山慈菇、白芥子、肉果各12g，乌贼骨15g，水蛭3g，沉香粉1g。7剂，浓煎120mL，两汁，60mL注入胃管，60mL保留灌肠。

3月1日四诊：前天突然脘胀，腹痛，大便稀、1日2次，肛门脱垂难收，同时因沉香粉粉煎入而引起胃管阻塞。胃引流胆汁与前相同，舌质淡红胖，苔中白，脉滑数。可能营养液的关系（过敏）或降气之药日久虚热下移大肠，故改方。

处方：生晒参，水蛭3g，川黄连6g，吴茱萸2g，姜竹茹、防风、降香各9g，生枳壳、地锦草、叶下珠、炒薏苡仁、槐米、金钱草、野葡萄根、藤梨根各30g，姜半夏、生白术、炒白芍、川厚朴、佛手片、山慈菇、白芥子、肉果各12g，乌贼骨20g。7剂，去沉香粉。浓煎120mL，两汁，60mL注入胃管，60mL保留灌肠（沉香粉容易堵塞胃管）。

3月8日五诊：腹泻除，仍腹痛，胃胀难下，面色晦暗，胆汁引流减少，在700～1000mL，舌质淡红胖，苔中白，脉弦滑。腑气已下，但胃气仍上逆，胆腑不能承担肝的疏泄条达功能，横逆犯胃，阻在中焦，致清气不升，浊气不降。继以原法。

处方：姜竹茹、皂角刺、降香各9g，川黄连6g，吴茱萸2g，姜半夏、川厚朴、炒苍术、白芥子、肉果、生白术、佛手片、山慈菇、槐角各12g，生枳壳、藤梨根、生薏苡仁、金钱草、野葡萄根各30g，炙炮甲4g，水蛭、生晒参各3g，乌贼骨15g。7剂，浓煎120mL，两汁，60mL注入胃管，60mL保留灌肠。

3月15日六诊：本周腹泻未见，肠鸣存在，腹仍痛（考虑腹后壁肿瘤增大），引流液在800~1000mL，大便日行1次、色白，脉弦滑。

处方：生晒参3g，炒苍术、姜半夏、佛手片、生白术、白芥子、山慈菇、肉果各12g，姜竹茹、皂角刺、寒水石各9g，川黄连6g，公丁香、淡附子各6g，吴茱萸2g，生枳壳、藤梨根、生薏苡仁、野葡萄根、金钱草、红藤各30g，水蛭、炙炮甲各4g。7剂，水浓煎120mL，两汁，60mL注入胃管，60mL保留灌肠。

3月22日七诊：经一个半月治疗，精神状态明显好转，面部黄灰色渐少，胃管引流黄绿色液量减少，胃中常鸣，纳食正常，大便带黄色，舌质淡红胖，苔薄白、中裂，脉弦细。从病情看，胆汁已开始下行，但饮食不慎时反胃存在，表明脾气虚弱，运化水液功能尚未恢复。治疗增加益气之品。

处方：生黄芪、姜半夏、川厚朴、白芥子、槐角、山慈菇各12g，姜竹茹、皂角刺、降香各9g，川黄连6g，吴茱萸2g，生枳壳、藤梨根、生薏苡仁、野葡萄根各30g，炙炮甲4g，水蛭3g。嘱服少量开水。7剂，浓煎120mL，两汁，60mL注入胃管，60mL保留灌肠。

3月29日八诊：胃脘腹胀有改善，胃鸣消失，胃管引流胆汁近1周约1天500mL，右胁下及腹痛减轻，大便1日1次、色白黄相间，舌质淡红，苔薄白胖裂，脉弦滑。表明胆汁开始下行，胆胃之气开始"以通为荣"，但欠通畅，胃气时有上逆。原方加入柿蒂汤。

处方：生黄芪15g，姜半夏、白芥子、山慈菇各12g，野葡萄根、藤梨根、生薏苡仁、金钱草、生枳壳各30g，川黄连、威灵仙各6g，吴茱萸2g，姜竹茹、皂角刺、降香、柿蒂各9g，炙炮甲4.5g，水蛭3g。7剂，浓煎120mL，两汁，60mL注入胃管，60mL保留灌肠。

4月5日九诊：因腹后壁转移灶增大，又进行小剂量放疗8次，胃反应增多，故引流管胆汁又明显增多约1500mL左右，恶心，胃中胀气明显，伴灼热感，大便时稀、色白淡黄相间，舌质淡红，苔白糙，脉弦细。该患者因腹腔化疗，刺激肠道，同样影响胆腑的以通为荣功能，故又出现胆汁反流明显，加重了胃气上逆，原法调整。

处方：生黄芪 15g，姜竹茹、川黄连、降香各 9g，吴茱萸、水蛭各 3g，藤梨根、金钱草、生薏苡仁、生枳壳各 30g，佛手片、白芥子、姜半夏、山慈菇、王不留行子各 12g，炙炮甲 4.5g，威灵仙 6g，乌贼骨 20g。7 剂，浓煎 120mL，两汁，60mL 注入胃管，60mL 保留灌肠。

4 月 12 日十诊：面色较前偏暗，情绪较前急躁，胆汁引流仍 1200 ~ 1500mL，脘腹发胀，时有反酸，特别口酸，大便时稀时成形，舌质淡红胖，苔中白，脉弦滑。

处方：姜半夏、生白术、川厚朴各 12g，姜竹茹、降香、白芥子、川黄连各 9g，吴茱萸 3g，生枳壳、金钱草、藤梨根、生薏苡仁各 30g，炙炮甲 4.5g，水蛭 3g，乌贼骨 20g，威灵仙 6g。7 剂，浓煎 120mL，两汁，60mL 注入胃管，60mL 保留灌肠。

4 月 19 日十一诊：目前一般情况尚稳定，体温正常，容易发怒，心情焦虑，腹胀改善，反酸口酸存在，可口服少量开水，大便 1 日 1 次、色白中带黄，舌质淡胖，苔中白，脉弦细。生化全套：谷丙转氨酶 53 IU/L，谷氨酰酸转移酶 59 IU/L，其余均在正常范围。血常规：WBC 3.7×10^9/L，Hb 112g/L，CA - 199 665.09 IU/mL。

处方：姜半夏、生白术、川厚朴、石见穿、王不留行子各 12g，姜竹茹、降香、白芥子各 9g，川黄连、威灵仙各 6g，吴茱萸 2g，生枳壳、藤梨根、生薏苡仁各 30g，炙炮甲 4.5g，水蛭 3g，乌贼骨 20g，炒白芍 15g。7 剂，浓煎 120mL，两汁，60mL 注入胃管，60mL 保留灌肠。

4 月 26 日十二诊：放疗 25 次已近尾声，胃胀改善，腹胀时存，时呃逆，胆汁引流约 1000mL，呈黄绿色，大便偏干、色淡黄白相间，舌质淡胖，苔中白，脉细缓。生化全套：谷丙转氨酶 38 IU/L 已正常，谷氨酰酸转移酶 56 IU/L 上升，CA - 199 1168.99 IU/mL（稍有下降）。

处方：生黄芪、生枳壳、白花蛇舌草、炒白芍各 15g，姜竹茹、降香各 9g，川黄连、柿蒂各 6g，吴茱萸 2g，藤梨根、生薏苡仁、乌贼骨、猫人参各 30g，炙炮甲 4.5g，姜半夏、石见穿、王不留行子、桃仁各 12g，水蛭 3g。7 剂，浓煎 120mL，两汁，60mL 注入胃管，60mL 保留灌肠。

5 月 3 日十三诊：仍以胃肠减压，引流液仍 1000mL 左右，反胃酸减少，口酸存在，肠鸣较频，大便日行 1 次、色淡黄白相间，解时上腹部时痛，舌质淡红胖，苔中白，脉细缓。

处方：生黄芪12g，生枳壳、炒白芍各15g，吴茱萸2g，姜竹茹、降香各9g，川黄连、柿蒂各6g，炙炮甲4.5g，姜半夏、石见穿、王不留行子、桃仁各12g，水蛭3g，猫人参、金钱草、乌贼骨、生薏苡仁、藤梨根各30g。7剂，浓煎120mL，两汁，60mL注入胃管，60mL保留灌肠。

5月10日十四诊：胃管引流液明显减少、色转淡黄，腹胀尚可，肠鸣存在，大便两日一行、色淡黄、质软，解时无力，舌质淡红胖，苔中白，脉细缓。表明胆腑已能代肝疏泄，胆汁的排泄开始运动，胃瘫之象已有改善，有待渐渐恢复。

处方：川黄连、柿蒂各6g，吴茱萸2g，姜竹茹、降香各9g，猫人参、藤梨根、生薏苡仁、乌贼骨、金钱草、垂盆草各30g，炙炮甲4.5g，姜半夏、石见穿、王不留行子、山慈菇各12g，生枳壳15g，水蛭3g。7剂，浓煎120mL，两汁，60mL注入胃管，60mL保留灌肠。

5月17日十五诊：上周开始食流质（米汤约200mL，分服），引流管内饮食与药和胃液1200mL以上，色淡黄，绿色不多，面色较前转润，眼睑仍带黑，口酸胃酸时上逆，便时肠鸣，便稀，1日2~3次、色淡白黄相间，舌质淡红胖，苔中白，脉细缓（大便稀可能与饮食有关）。

处方：藤梨根、生薏苡仁、乌贼骨、猫人参、金钱草各30g，川黄连、姜竹茹各9g，吴茱萸3g，炙炮甲4.5g，白茯苓、生枳壳、赤小豆各15g，水蛭3g，姜半夏、王不留行子、白芥子各12g。7剂，浓煎120mL，两汁，60mL注入胃管，60mL保留灌肠。

5月24日十六诊：流汁250mL多次口服，流汁中加入菜泥后，感到胃痛，引流液1500~2000mL，减去饮食和药物水液后400~600mL，表明胆汁已不多，有下行之动，胃部仍不适，口酸，腹胀或痛时存，舌质淡红胖，苔中白，脉细缓。

处方：川黄连、姜竹茹各9g，吴茱萸3g，藤梨根、金钱草、猫人参、生薏苡仁、乌贼骨各30g，姜半夏、佛手片、绞股蓝、白芥子、石见穿各12g，水蛭3g，生枳壳20g，炙炮甲4.5g。7剂，浓煎120mL，两汁，60mL注入胃管，60mL保留灌肠。

5月31日十七诊：从口进流汁1周余，胃管暂未拔除，每日口服已达1000~1500mL，胃不胀，面色转润，眼袋仍黑，大便日行1次，色淡黄，舌质淡红，苔薄白，脉弦滑。

处方：川黄连、姜竹茹各9g，吴茱萸3g，生枳壳20g，藤梨根、乌贼骨、金钱草、猫人参、生薏苡仁各30g，石见穿、姜半夏、白芥子、绞股蓝、佛手片各12g，炙炮甲4.5g，水蛭3g。7剂，浓煎120mL两汁，60mL注入胃管，60mL保留灌肠。

6月7日十八诊：流汁中加入菜泥后仍胃中隐痛及有胀感，腹胀已解，有时突发腹绞痛。大便两日一行、质软、色淡黄，舌质淡嫩胖，苔中白，脉细缓。嘱可进豆腐花、牛奶加蛋糊等。不宜服菜泥。

处方：姜竹茹、川黄连各9g，吴茱萸3g，生薏苡仁、乌贼骨、藤梨根、玄胡索、金钱草、猫人参各30g，水蛭3g，炙炮甲4.5g，生枳壳20g，赤小豆15g，柿蒂6g，佛手片、姜半夏、白芥子、石见穿、绞股蓝各12g。7剂，浓煎120mL，两汁，60mL口服，60mL保留灌肠。

6月14日十九诊：3周来从口进流汁后，病情一般稳定，精神也转好，胃引流液已明显减少，500～700mL，腹痛改善，胃胀不显，大便1日1～2次、色黄，舌质淡红胖，苔白，脉细缓。

处方：姜竹茹、川厚朴花各9g，川黄连5g，吴茱萸3g，生薏苡仁、藤梨根、乌贼骨、猫人参各30g，水蛭3g，炙炮甲4.5g，生枳壳20g，赤小豆、玄胡索各15g，柿蒂6g，佛手片、白芥子各12g。7剂，浓煎120mL，两汁，60mL口服，60mL保留灌肠。7剂，嘱夹引流管时间尽量延长。

6月21日二十诊：胃引流管引流量明显减少，胃稍胀，流汁口服已达1000～2000mL，肠鸣增多，稍腹痛，大便1日1次、质软、色开始增深带黄，舌质淡红，苔中白，脉弦滑。

处方：姜竹茹9g，川黄连5g，吴茱萸3g，生薏苡仁、藤梨根、乌贼骨、生枳壳、猫人参各30g，水蛭3g，炙炮甲4.5g，赤小豆、玄胡索各15g，柿蒂6g，姜半夏、山慈菇、白芥子、佛手片各12g。7剂，浓煎120mL，两汁，60mL口服，60mL保留灌肠。

6月28日二十一诊：从6月24日，胃引流管未见引流液，为证实饮食是否能下行，故自服灵芝孢子粉，第2天大便见孢子粉结晶体，6月26日解成形黄绿色大便1次，进食后仍腹痛，肠鸣增多，鸣时痛显，反酸嗳气，舌质淡胖，苔中白，脉弦滑。

从昨日大便已证实胃瘫开始解除，但毕竟手术后4月余的胃痛已转成慢性，经4个月的调治，才达到缓解，这与手术面大、气血瘀滞时间长有密切关系。现初入正常，体内的肿瘤转移、水肿、瘢痕、湿热之毒均需多方调治。

处方：姜竹茹9g，川黄连5g，吴茱萸、水蛭各3g，藤梨根、猫人参、生枳壳、生薏苡仁、乌贼骨、红藤各30g，炙炮甲4.5g，赤小豆15g，山慈菇、石见穿、皂角刺、白芥子各12g。7剂，浓煎120mL，两汁，60mL口服，60mL保留灌肠。3天后拔引流管。

7月5日二十二诊：胃引流管拔除，胃脘及腹部时痛，肠鸣，大便1天1~2次、先调后烂，舌淡胖，苔中白，脉细弦小滑。

处方：藤梨根、生薏苡仁、赤小豆、红藤、猫人参各30g，白芥子、石见穿、川厚朴、川楝子、玄胡索、佛手片、橘核、橘络、山慈菇各12g，水蛭3g，炙炮甲5g，生枳壳15g。7剂，浓煎120mL，两汁，60mL口服，60mL保留灌肠。

7月12日二十三诊：两周来能自己饮食，并改半流汁，曾呕吐1次，脘胀腹痛，肠鸣频频，便稀，经西药处理后便已止，舌淡紫胖，苔薄白，脉细弦。

2013年7月8日增强CT示：胰十二指肠切除术后，胃腔内可见置管影，胰腺头部区域结构欠清，胰腺部分缺如，胰腺体尾部胰管显示略扩张，胰周脂肪间隙模糊，腹膜后腹腔干动脉水平大血管周围可见多发软组织团块影，最大直径约3.7cm×2.3cm，边界欠清。肝脏大小形态正常，肝内见多发低密度灶，其中肝左叶病灶边界清楚，增强后未见明显强化；肝内部分胆管显示略扩张，胆总管无明显扩张，胆囊未明显示。

处方：川黄连5g，水蛭、吴茱萸各3g，藤梨根、红藤、猫人参各30g，炙炮甲4.5g，生枳壳、白茯苓各15g，石见穿、姜半夏、生白术、白芥子、炒白芍各12g，姜竹茹、防风各9g。7剂，浓煎120mL，两汁，60mL分服，不再保留灌肠。

7月19日二十四诊：能1日饮流汁或半流汁2500mL，1周内曾因多食后呕吐2次，腹痛肠鸣，大便1日1次，舌淡紫胖，苔薄，脉细弦。

处方：川黄连5g，吴茱萸2g，藤梨根、红藤、生薏苡仁、猫人参各30g，水蛭3g，炙炮甲4.5g，生枳壳15g，白芥子、炒白芍、石见穿、白茯苓、寒水石各12g，淡附子6g。7剂，浓煎120mL，两汁，60mL分服，

7月26日二十五诊：自拔除胃管后，时有胃胀，酸水和少量胆汁反出，腹痛肠鸣，舌淡紫红胖，苔白，脉细弦。

处方：姜竹茹、川厚朴、柿蒂各9g，川黄连5g，吴茱萸2g，藤梨根、生薏苡仁、生枳壳、金钱草、乌贼骨各30g，淡附子、炮姜各6g，水蛭3g，姜半夏、王不留行子、寒水石各12g，炙炮甲4.5g。7剂，浓煎120mL，两汁，

60mL 分服。

8月2日二十六诊：上周仍朝食暮吐苦酸之水，约 300mL，伴腹部绞痛，便稀水样便 1 日 1～2 次，舌淡红，苔白，脉细缓小弦。

处方：姜竹茹、姜半夏、生白术、白茯苓各 12g，川黄连、桂枝、生甘草、淡附子各 6g，吴茱萸 2g，生白芍、枳实、乌贼骨、藤梨根、生薏苡仁各 30g，水蛭 3g，炒黄芩、台乌药各 15g。7 剂，浓煎 120mL，两汁，60mL 分服。

8月9日二十七诊：时呕吐，腹痛而便下稀水，矢气明显，舌淡红，苔白，脉细滑。

处方：姜竹茹、川厚朴、桂枝各 9g，姜半夏、石见穿、白茯苓各 12g，吴茱萸 2g，生白芍、乌贼骨、枳实、藤梨根、生薏苡仁各 30g，川黄连、生甘草、淡附子、炮姜各 6g，水蛭 3g。7 剂，浓煎 120mL，两汁，60mL 分服。

8月16日二十八诊：1 周来反胃 2 次，胃胀改善，腹痛时作，便欠畅，舌淡紫，苔白，脉弦缓。阶段性脉证合参：胃气能降，胃瘫解除，脾胃功能一时无法恢复，因肿瘤仍在增大，再次影响胃的功能。

处方：生白术、姜半夏、石见穿各 12g，白茯苓 15g，桂枝、皂角刺、川厚朴、姜竹茹各 9g，川黄连、淡附子各 6g，水蛭 3g，吴茱萸 2g，生白芍、枳实、藤梨根、生薏苡仁、乌贼骨 30g。7 剂，浓煎 120mL，两汁，60mL 分服。

8月23日二十九诊：1 周来呕吐未作，反胃仍作、量少，脘胀食后存在，午后加剧，大便 1 日 1～2 次、质软，矢气明显，舌胖淡紫，苔白，脉弦滑。

处方：太子参、桂枝、皂角刺、姜竹茹各 9g，石见穿、橘络、姜半夏各 12g，川黄连、淡附子各 6g，吴茱萸 2g，水蛭 3g，枳实、藤梨根、生薏苡仁、乌贼骨、水杨梅根各 30g。7 剂，浓煎 120mL，两汁，60mL 分服。

8月30日三十诊：1 周来又吐酸水，便调，胃痛已解，舌胖淡紫，苔白，脉弦滑。

处方：桂枝、太子参、淡附子、皂角刺、姜竹茹各 9g，川黄连 6g，吴茱萸 2g，枳壳、藤梨根、生薏苡仁、水杨梅根、乌贼骨各 30g，姜半夏、石见穿各 12g，水蛭 3g，炮甲片 5g。7 剂，浓煎 120mL，两汁，60mL 分服。

9月6日三十一诊：1 周来反胃未见，脘胀好转，大便日行 1 次，腹胀改善，今日开始化疗，纳可，舌胖红淡紫，苔白，脉细缓。

处方：桂枝、淡附子、绿梅花、姜竹茹各 9g，川黄连 6g，吴茱萸 2g，生枳壳、藤梨根、乌贼骨、生薏苡仁各 30g，水蛭 3g，石见穿、太子参、姜半夏、佛手片、山慈菇各 12g。7 剂，浓煎 120mL，两汁，60mL 分服。转肿瘤科治疗。

【按】这是 1 例从急性转为慢性的胃瘫，长达 4 个月之久。对胃瘫目前西医几乎无法治疗。该患者手术创伤特别大，造成气血瘀滞，湿热互结，木火横逆，以致胃气上逆，清浊不分，阻聚中焦。虽然采用和胃降逆、辛开苦降、益气利胆、行气导滞之法，且引流管胆汁减少，但由于肿瘤扩散、化疗对胃瘫效果时好时坏，故加用水蛭、炮甲、石见穿以软坚散瘀。另患者舌质始终胖而淡红，不是单纯的湿热蕴郁，实际病位在胃，涉及肝、脾、肾三脏，特别是肾阳的亏虚，不能上荫温脾。脾阳不足，无法转输，脾阳不能振奋，肝必横犯，所以巩固治疗中加用温阳的淡附子和通阳的桂枝，终收佳效。

总之，胃瘫是手术后引发的新症，虽属中医的噎膈、反胃、呕吐等范畴，但只是相似，尚有很多不同之处。《灵枢·四时气》云："饮食不下，膈塞不通，邪在胃脘。"《景岳全书·噎膈》云："噎膈一证，必以忧愁思虑，积劳积郁，或酒色过度，损伤而成。盖忧思过度则气结，气结则施化不行。酒色过度则伤阴，阴伤则精血枯涸。气不行则噎膈病于上，精血枯涸则燥结病于下。且凡人之脏气，胃司受纳，脾主运化，而肾为水火之宅，化生之本，今既食饮停膈不行，或大便燥结不通，岂非运化失职，血脉不通之病乎？而运行血脉之权。其在上者，非脾而何？其在下者，非肾而何？矧少年少见此证，而惟中衰耗伤者多有之，此其为虚为实，概可见矣。"按此应相似于食道癌、胃癌、胰头癌的晚期，已经阻塞胃贲门或胃体的蠕动。但现在是在手术后出现，是组织结构的改变，如水肿、瘀血、瘢痕、硬化等，造成胃不受纳、脾失运化、胆气横犯、血脉不通、清浊难分交织的局面，很难用常规治法解决。以上四例，例 2、例 3 为急性，例 1、例 4 为慢性。急性效果较佳，经过十诊左右达到症状缓解。例 1 手术虽大，但是在半通半阻阶段，以虚证为主，故经和胃理气、升清降逆调治而达到临床痊愈。例 4 为胃瘫 4 个月，加之肿瘤转移，以及化疗之时故治疗更难，直至三十诊才完全缓解。该患者因引流液太多，故采用一半口服一半灌肠的方法，这是针对危重患者的治疗方法，值得推广。

七、呼吸系统疾病

　　呼吸系统疾病是内科疾病中很重要的部分，西医学不断对其进行研究，在呼吸系统疾病的生理病理、超微结构、防御机制、微生物学、免疫和代谢等方面均取得了很大成就。特别是重危病患者，往往发展为肺部感染，给治疗带来了很大难度。

　　中医对肺的认识将其放在君主之后，具有辅助作用。《素问·灵兰秘典论》云："肺者，相傅之官，治节出焉。"肺主一身之气，司呼吸，对全身的气机有调节作用。《素问·五脏生成》说："诸气者，皆属于肺。"陈修园《医学实在易》说："气通于肺脏，凡脏腑经络之气，皆肺之所宜。"人每秒每分不停地呼浊吸清，吐故纳新，与西医学讲的呼吸运动、氧气与二氧化碳的交换完全一致，中医学则认为是肺的宣发和肃降功能起着主导作用。肺的宣发、肃降是一对相成相反的矛盾运动，生理状态下相互依存，相互制约；病理情况下则会发生"肺气失宣"或"肺失肃降"的病变。《素问·脏气法时论》云："肺苦气上逆。"《素问·至真要大论》也说："诸气膹郁，皆属于肺。"肺的宣发和肃降对全身的水液输布、运行和排泄起着疏通和调节作用，并可司腠理开合，调节汗液排泄，六淫之邪犯及腠理时如不能排汗则可引起发热。其又能汇聚全身血液，经过气体交换，辅助心再输布到全身，这就是所谓的"肺朝百脉"。《医学真传气血》说："人之一身，皆气血之所循行。气非血不和，血非气不运"。所以治节是对肺的主要生理功能的高度哲理概括。

　　肺的病理有其特殊性，因各脏均有阴阳之分，功能不同则名称不同，如肺阳包括肺气的宣发和肺的阳气不足，概括了肺气虚，不再单独论肺阳虚；另肺有朝百脉的功能，百脉之血均朝会于肺，故血的缺少极为罕见，往往痰热蕴聚后伤及肺阴不足，所以临床把肺的阴阳、气血失调分肺气和肺阴两个方面。

　　肺气虚则宣发、肃降失常，主呼吸功能受到影响，造成气机不利，呼吸不畅可见鼻塞、多涕、喷嚏、咽痒、喉痛、咳嗽等；日久不复，则肺气不足，使呼吸功能减退，体内外气体交换不足，濡养润肺减少，致气虚血滞，出现胸闷气短，甚至喘逆；还可影响通调水道的代谢功能而发展成饮或产生水肿；肺的卫阳虚弱，则腠理疏松而不固，常常出现感冒，动则出汗，并加重而形成肺系疾病，最后导致阳损及阴的变证。

（1）肺热移于大肠：症见大便灼热或干结，苔白厚或黄。此时应重用清热宣肺之药（重者可达30～60g），使肺热去，大肠不受邪，肠液复而大便下，肺脏之络得以清肃。

（2）肺热伤及肺阴：肺阴亏则肺火更盛，火热下移，灼炼肠液，液亏不能传导粪便而致大便干结，伴腹胀、舌红、苔少或光。治宜增液行舟，重剂养阴生津，增液汤加清肺热药，或配鲜石斛、天花粉、芦根等，目的是使热清津生，肺阴复，肠液得润，粪便通畅，肺气肃降正常，咳逆缓解。

（3）肺热伤阴，热毒内盛，移于大肠，形成阳明腑实证：症见便结不下，或热结旁流，腹痛拒按，舌红或绛，苔黄燥或光干，脉弦。治宜承气汤之辈，以通里攻下，急下存阴。若腑证不解，热毒弥留气营之间，则可导致气机逆乱，见神昏谵语，循衣摸床，斑疹隐隐，舌红绛，苔光干，脉弦细。治宜清营汤加减，使营热清，热毒泄，血分凉，清窍开，邪透气，病势减。

大便秘结是呼吸系统疾病进展中变证的交点。处理不当易出现热毒内陷，造成气、血、津、液亏虚，阴阳失衡，脏腑功能失调，最后气机逆乱，阴阳离决。治疗的关键是采用清热泄热、养阴生津、急下存阴、通里攻下之法，使邪热下泄有出路，陈莝去而肠胃清，气血复而津液存，气机逆乱得以纠正，阴阳达到平衡。

（4）肺阴虚时因气道和肺泡内无津液濡养，而虚火内生，见痰浊互结，损及肺络，迫血妄行，咯血症状加重；也可出现干咳无痰，痰黏稠难出。西医学的气管内的纤毛干燥、痰栓形成、杯状细胞塌陷、死腔大量融合等。此时必急以养阴生津、敛阴润肺之法，使痰栓软化，痰出则气道通畅。

重症患者大多内有伏饮，卫表不固，加之肺阴亏耗，气滞血瘀，肺、脾、肾三脏阳气俱虚，心阴心阳失衡，故见肝失条达的五脏失于协调的错综复杂之状。在周汉良主编的《呼吸药理学与治疗学》中的第41章"中医对呼吸系统疾病的认识与治疗"，我就各类呼吸疾病的辨证施治进行了论述。

哮喘

支气管哮喘简称哮喘，中医称之哮证，属慢性常见病。病因病机方面，中西医基本相似，如遗传因素（禀赋不足）、激发因素（有吸入物，禀赋的特异过敏）、哮喘与气候（六淫之邪侵袭）、哮喘与饮食（饮食不当）、哮喘与精神（情志失调）、哮喘与内分泌（病后体虚）、哮喘与运动（劳累）等。在病理机制上，西医学从点的方面进行探讨，如免疫学提出特异性是机体由于遗传所决定的超敏反应；过度的产生 IgE，神经控制，肺功能改变。中医是从整体上分析病机，朱丹溪首创哮喘之名。在其之前，名称不一，如《黄帝内经》中的喘鸣，《金匮要略》中的喉中水鸡声、伏饮，另有"呷嗽""哮吼"。朱丹溪认为，其病机专主于痰，缓解时扶正为主，发作时攻邪为主。其为后世一直沿用。

哮喘发作为"伏痰"引触，痰随气升，痰气互结，阻于气道。肺的宣降失司，吸之不进，呼之不出，而发哮鸣。《证治汇补哮病》云："哮即痰喘之久而常发者，因内有壅塞之气，外有非时之感，膈有胶固之痰，三者相合，闭拒气道，搏击有声，以为哮病。"若发病日久，与呼吸系统其他病证一样，也可造成肺、脾、肾三脏阳气俱虚，甚至发生"喘脱"之危象。

哮喘临床可分为发作期和缓解期。发作期又有寒哮和热哮之分，但临床不一定分得很清楚，多数寒热并兼。缓解期虽分为肺、脾、肾虚三症，但多复杂，需分清主次，灵活用药。以下举 4 例进行分析。

案例

33. 妊娠伴哮证急性发作期

沈某，女，26 岁，干部。门诊号：02173326。初诊日期：2007 年 1 月 19 日。

患者幼年哮证史，在 2002 年 10 月发作住浙江省同德医院得以缓解后，每年仍有小发作，于 2006 年 10 月 21 日又有发作，夜间出现喉间痰鸣，气急明显，同时发现怀孕已 40 余天，咳嗽腹痛同时存在，因不愿意放弃胎儿，又要治疗哮证，故住院治疗。经用时尔平 1 次 2 片，1 日 1 次，并中药治疗，仍不能缓解，故于 2007 年 1 月 19 日于门诊就诊。

症见咳嗽痰多、色黄白相间，鼻塞涕少，咽喉发痒，夜间痰鸣，胸闷气急，胃脘不适，大便干燥，舌质红，苔前光、根白，脉滑数。

脉证合参：肺气失宣，风缠鼻咽，胎火已旺，胃气不和。

治则：养肺阴，清胃火，祛风邪，下肺气，洁气道。

处方：南沙参、炒黄芩各15g，野荞麦根、金银花各30g，木蝴蝶、苏子、辛夷、白桔梗各9g，浙贝母20g，桑白皮、天冬、寸麦冬、苏梗、炒白芍、天竺黄、香白芷、浮萍、地肤子各12g。7剂，水煎两汁，分服。嘱药后开始可能哮喘加重，痰量增加，鼻亦增多，时尔平仍服。

1月22日二诊：药后咳嗽不畅，痰色转白，鼻塞咽痒，时气喘，仍服用时尔平，每晚2片。纳可，矢气多，舌质红，苔光稍干，脉滑细。肺气开始宣通，肺阴仍亏，胎火更甚，时有上扰肺腑。

处方：野荞麦根、川石斛各30g，南沙参、浙贝母各20g，炒黄芩15g，天冬、寸麦冬、桑白皮、香白芷、炒白芍、苏子、苏梗、浮萍、紫草、浮海石、枇杷叶各12g，白桔梗6g，辛夷、玄参各9g。7剂，水煎两汁，分服。嘱若夜间气喘胸闷减轻可以开始减时尔平半片。

2月2日三诊：气喘存在，咳嗽已减，痰量增多，鼻塞好转，纳可，便调，舌质红，苔薄小裂，脉滑小数。时尔平未减。

处方：野荞麦根、鲜石斛各30g，南沙参、浙贝母各20g，炒黄芩15g，防风6g，玄参、生白术、白桔梗、淡竹叶各9g，桑白皮、香白芷、苏子、苏梗、浮萍、天冬、寸麦冬、紫草、枇杷叶各12g。7剂，水煎两汁，分服。

2月9日四诊：自觉感冒，咳嗽痰黄，仍气喘，夜间发作，鼻又塞，纳可反酸，舌质红，苔光小裂，脉滑数。可能与胎儿增大、胎火旺盛有关。故配用左金丸。

处方：南沙参、浙贝母各20g，炒黄芩15g，寸麦冬、天冬、苏子、苏梗、紫草、枇杷叶、桑白皮各12g，白桔梗、玄参、生白术各9g，防风6g，川黄连4g，吴茱萸1.5g，野荞麦根、鲜石斛、鲜芦根各30g。7剂，水煎两汁，分服。

2月16日五诊：气喘减轻，半夜仍咳嗽，晨起痰黄，鼻塞，舌质红，苔根白前光，脉滑小数。

处方：炒黄芩15g，南沙参、浙贝母各20g，天冬、寸麦冬、桑白皮、苏子、苏梗、浮萍、紫草、乌贼骨各12g，生白术、玄参、白桔梗各9g，防风6g，鲜石斛、鲜芦根各30g。14剂，水煎两汁，分服。嘱春节期间不要太累和外出，饮食如常。

3月2日六诊：妊娠4月余，喘有缓解，时尔平开始减量，痰量减少，以晨起为主，纳可，便干，舌质红，苔薄少，脉滑细。

处方：南沙参、浙贝母各20g，炒黄芩、瓜蒌仁各15g，天冬、寸麦冬、桑白皮、浮萍、紫草、乌贼骨各12g，玄参、淡竹叶、生白术各9g，防风6g，鲜石斛30g。7剂，水煎两汁，分服。

3月9日七诊：哮喘缓解，夜间仍咳嗽，痰无，咽痒时作，时尔平改为1片。纳可便干，舌质红，苔薄，脉滑细。原方药去乌贼骨，加鲜芦根30g。

处方：南沙参、浙贝母各20g，炒黄芩、瓜蒌仁各15g，天冬、寸麦冬、桑白皮、浮萍、紫草各12g，玄参、淡竹叶、生白术各9g，防风6g，鲜芦根、鲜石斛30g。14剂，水煎两汁，分服。

3月23日八诊：哮证缓解，已撤时尔平，咽部有痰，胃中嘈杂，灼热感有酸，大便偏干，舌质红，苔前少、根白，脉滑小弦。胎火上逆，影响咽喉。

处方：南沙参、浙贝母各20g，炒黄芩、瓜蒌仁（打）各15g，五味子、淡竹叶、生白术各9g，川黄连5g，吴茱萸1.5g，防风6g，寸麦冬、浮萍、紫草、乌贼骨各12g，鲜石斛30g。7剂，水煎两汁，分服。

3月30日九诊：哮喘缓解，胃中嘈杂除，夜间有痰，大便干燥，舌质红，苔薄中小裂，脉滑小弦。守原方，7剂，嘱注意预防感冒。

4月6日十诊：前天因天气变冷，夜间气喘增加，咳嗽也增，痰量亦增，自服时尔平1片则喘止、痰量亦减，纳、便正常，舌质红，苔薄少，脉滑弦。

处方：南沙参、生白术、炒黄芩、白桔梗、桑白皮、浮萍、紫草、乌贼骨各12g，浙贝母20g，炒白芍、枇杷叶各15g，防风、苏梗各9g，野荞麦根、鲜石斛、鲜芦根各30g。7剂，水煎两汁，分服。

4月13日十一诊：病情稳定，时尔平停用，咽喉稍痛，清涕，其他正常，舌质红，苔薄中裂，脉细滑。巩固治疗。

处方：南沙参、生白术、炒黄芩、桑白皮、炒白芍、紫草、浮萍、乌贼骨、炒杜仲各12g，木蝴蝶、防风各9g，浙贝母20g，野荞麦根、鲜石斛各30g。14剂，水煎两汁，分服。嘱再服1周后改为1剂2天服，以巩固，8个月后如病情稳定可不服药。

5月31日十二诊：因受感风寒稍鼻塞，咳嗽咽痒，胸闷气稍急，喘未发作，孕八月余，舌质淡红，苔薄白，脉滑数。治以清肺解表，祛痰防喘。

处方：苏叶、淡竹叶各9g，大青叶、炒黄芩、炒白芍各15g，浙贝母20g，野荞麦根、鲜芦根各30g，前胡、软柴胡各6g，白桔梗、桑白皮、大豆卷、香白芷、苏梗、苏木各 12g。7 剂，水煎两汁，分服。

6月7日十三诊：外感已解，哮喘未发，咽部稍有痰，舌质淡红，苔白，脉滑小数。

处方：野荞麦根 30g，浙贝母 20g，南沙参、炒黄芩各 15g，淡竹叶、防风、天竺黄、白桔梗各 9g，炒白芍、桑白皮、佛手片、生白术、枇杷叶、浮萍各 12g。7 剂，水煎两汁，分服。

嘱若无不适可以不再服药。待产后恶露净后服 1 支别直参 15～20g，分 3 次，先蒸参尾 5g，服 3 天，停 1 周无殊不适再服中段，服 3 天，最后 10 天服参头，1 个月服完。服完后来诊，巩固治疗。

6月10日十四诊：产女婴（健康）后 50 天，因 7 天前突发阑尾炎，行阑尾手术。恶露未净，未服别直参。哺乳量尚可，哮喘未发，无痰，纳、便正常，舌质红，苔少，脉细缓。因产后气血未复，又行阑尾手术，阴亏气弱，故先用中药调理。

处方：南沙参 20g，防风 9g，生白术、炒当归、川芎、生地黄、炒白芍、益母草、炒杜仲、川续断、菟丝子、佛手片、玫瑰花各 12g，鲜石斛、生薏苡仁各 30g。7 剂，水煎两汁，分服。若药后无殊可以开始服参。

9月7日十五诊：产后 3 个月，哺乳，近日咽部有痰，鼻干，夜寐欠安，纳可，便调，舌质红，苔前少，脉细滑。

处方：南沙参、寸麦冬、白桔梗、桑白皮、生薏苡仁、炒薏苡仁、天花粉、天竺黄各 12g，炒黄芩 15g，淡竹叶、木蝴蝶各 9g，浙贝母 20g，合欢花、野荞麦根、鲜芦根、夜交藤各 30g。7 剂，水煎两汁，分服。

9月14日十六诊：哮证稳定，鼻塞涕少，皮肤瘙痒，纳、便正常，舌质红，苔少，脉细滑。

处方：南沙参、天冬、寸麦冬、生白术、香白芷、白桔梗、桑白皮、天花粉、菟丝子、浮萍各 12g，炒黄芩、紫草各 15g，防风、苍耳子各 9g，鹅不食草 4g，浙贝母 20g，野荞麦根、桑椹子各 30g。14 剂，水煎两汁，分服。

9月29日十七诊：近日又咽痛，喉部有痰发痒，皮肤瘙痒，哮证未发，舌质红，苔少，脉细滑。

处方：南沙参、天冬、寸麦冬、生白术、香白芷、白桔梗、天花粉、桑白皮、浮萍各 12g，苍耳子、防风各 9g，野荞麦根、鲜芦根各 30g，鹅不食草 4g，浙贝母 20g，炒黄芩、粉丹皮、紫草各 15g。7 剂，水煎两汁，分服。

10月26日十八诊：昨日因半夜哺乳受凉哮证稍发，自服舒喘平后缓解。

痰白量少，咽痒，舌质红，苔光，脉滑细。

处方：山海螺、鲜芦根各30g，南沙参、天花粉、紫草各15g，生白术、香白芷、白桔梗、枫斗、寒水石、海蛤壳、浮萍、苏梗、苏木各12g，紫草15g，防风9g，细辛3g。10剂，水煎两汁，分服。同时开出膏方。从2007年11月8日起服。

宿有哮证，妊娠3月因卫外不固，突然发生哮证，经5个月调理症状得以缓解，母女平安。产后气阴未复，正气虚弱，又行阑尾手术，因劳累或遇寒，哮证虽未发作，但时时鼻塞而干，咽痒不适，咳嗽痰少，时而口臭，舌质红，苔光，脉细滑。此乃肺气虚弱，肺阴也亏，秋燥之季难以相应。加之气血失顺，阴阳失衡，故在冬令之时治以清肺散风，通鼻利咽，养阴生津，健脾理气，益肾填髓。制成膏滋缓调治。

处方：制黄精300g，生白术120g，防风90g，炒当归120g，炒白芍150g，川芎150g，野荞麦根300g，炒黄芩200g，白桔梗120g，桑白皮120g，浙贝母200g，炒薏苡仁200g，天花粉120g，粉丹皮150g，天竺黄120g，海蛤壳120g，地骨皮120g，川石斛120g，灵芝120g，地肤子120g，浮萍120g，生地黄120g，熟地黄120g，绿梅花100g，苍耳子90g，香白芷120g，乌梅90g，苏木120g，苏梗120g，菟丝子120g，仙灵脾300g，佛手片120g，玫瑰花120g，鹅不食草40g，川厚朴花90g，木蝴蝶100g，女贞子120g，化橘红120g，制首乌300g，紫草150g，桑椹子300g，徐长卿300g，潼蒺藜120g，白蒺藜120g。1料，水煎浓缩，加入龟板胶400g，阿胶100g，紫河车粉50g，黄酒半斤，收膏备用。早、晚各1匙，开水冲服（先半匙开始）。遇感冒、腹泻停服，来医师处另开方药，待调整后再服。

【按】该案宿有哮喘，妊娠期3个月突发。其可影响胎儿，甚至导致流产，治疗上与内科并无两样，只是因怀孕，当避免影响胎儿发育和堕胎之药组方。这与西医学完全一致。如活血破瘀之品，川芎、紫丹参、桃仁等；能开宫口之药炙鳖甲、炙炮甲；另如生薏苡仁、海蛤壳等。但一定要注意胎火，这是每个孕妇都会发生的，特别3~6个月更为明显，可用川黄连、炒黄芩下胎火。该患者因胎火盛伤及肺阴，所以加用了养阴润肺的山海螺（羊乳参）、鲜石斛、鲜芦根、天花粉等。保胎时间可根据病情，一般到5个月或7个月即可。在此我认为，产后若能再对本病继续治疗，则疾病会得到更好的缓解，甚至临床治愈。因先天性、禀赋不足者常易产后或他病后发作，此时往往气血失于和顺，阴阳失于平衡，故我常采用膏滋来增强患者体质，调节免疫功能，以减少发病机会。

34. 小儿哮喘持续状态

陈某，男，8岁，学生。门诊号：00078531。初诊日期：1998年9月21日。

患儿反复咳嗽3年余，遇天气之变加剧，在当地和其他医院治疗效果不显，儿童保健院诊断为哮喘。发作时鼻塞流涕，咽痒而痛，夜间不能平卧，喉间痰鸣不解，行走或跑时气急。症见患儿面色晦暗，精神软弱，双肺可闻及哮鸣音和痰鸣音，肺底可闻及少量湿啰音，舌质红，苔根白稍厚，脉细数。医院胸片提示：无殊异常。本院生化：T细胞亚群：T_163，T_85，T_439，T_4/T_8 1.56；Ig：IgA 1.14（↑），Ig G 14.68，免疫球蛋白M 2.91（↑）。

脉证合参：六淫之邪索于肺，**肺失清肃**，痰浊阻于肺络，气道受损，痰气相搏。

治则：清热宣肺，散风祛痰，利咽通鼻。

处方：野荞麦根20g，炒黄芩15g，炙麻黄、老鹳草、桑白皮、香白芷、天花粉、天竺黄、浮海石、地肤子、浮萍各12g，蝉衣、白桔梗、木蝴蝶、苍耳子各9g，浙贝母20g。7剂，水煎两汁，分服。

9月28日二诊：咳嗽减少，咽仍稍痒，痒而咳剧，鼻塞涕黄，纳、便正常（药后便稀1天），舌质红，苔根厚，脉细缓。两肺痰鸣、哮鸣消失，呼吸音粗。继续治以清热宣肺，散风通鼻，祛痰利咽。

处方：炒黄芩、老鹳草、佛耳草、白桔梗、香白芷、天竺黄、桑白皮、钟乳石各12g，炙麻黄、木蝴蝶、蝉衣、苍耳子各9g，野荞麦根、生薏苡仁、炒薏苡仁、浙贝母各20g。7剂，水煎两汁，分服。

10月5日三诊：咳嗽明显减少，咽痒稍有，鼻塞仍存，纳、便正常，体质较前增加，舌质红，苔白，脉细缓，两肺呼吸音粗。原清肺祛风利窍药中加玉屏风散。

处方：生黄芪、炒黄芩、老鹳草、佛耳草、白桔梗、香白芷、桑白皮、天竺黄各12g，防风6g，野荞麦根20g，生白术、木蝴蝶、苍耳子各9g，生薏苡仁、炒薏苡仁、浙贝母各20g。14剂，水煎两汁，分服。

10月19日四诊：近日又感冒，咳嗽未增，鼻涕增多、色黄脓，纳食欠香，胃中疼痛，食后加剧，大便正常，舌质红，苔根加厚，两肺呼吸音增粗，痰鸣也增。去玉屏幕风散。

处方：野荞麦根、生薏苡仁、炒薏苡仁、浙贝母各20g，炒黄芩15g，老鹳草、佛耳草、白桔梗、香白芷、桑白皮、天竺黄、佛手片各12g，木蝴蝶、苍耳子各9g。7剂，水煎两汁，分服。

10月26日五诊： 外邪解，咳嗽减少，痰明显减少，纳食一般，大便正常，舌质红，苔根白，脉细缓两肺偶闻哮鸣音。

处方：生黄芪、炒黄芩、老鹳草、佛耳草、白桔梗、香白芷、桑白皮、浮海石各12g，防风6g，生白术、木蝴蝶、苍耳子各9g，野荞麦根、炒薏苡仁、生薏苡仁、浙贝母各20g。7剂，水煎两汁，分服。

11月2日六诊： 咳嗽减少，咳痰转松，咳出痰量多、色白，纳、便正常，舌质红，苔白，脉细缓。按原法进治。

处方：生黄芪、生白术、炒黄芩、老鹳草、佛耳草、白桔梗、香白芷、桑白皮、炙百部、川芎各12，防风、木蝴蝶、苍耳子各9g，野荞麦根、生薏苡仁、炒薏苡仁、浙贝母各20g。7剂，水煎两汁，分服。同时开出冬令膏滋（下周复诊时取方，加工）。

第1次膏方： 少儿肾气当充而未盛，肺气常受外邪侵犯，肺失清肃，日久影响脾运，痰浊内生，伏于膈下，平时风热常缠于咽鼻，每当邪犯而诱发，引动膈下之痰浊，上渍于肺，痰气互结相搏于气道而致哮证。经按急则治标原则，已治疗两月，症状缓解，目前见症鼻时塞，涕遇邪时增加，咽痒而咳，纳、便正常，舌质红，苔白，脉细缓。正值冬令收藏之季，给予益气固表、清肺祛痰、通鼻利咽、健脾化湿、益肾养血之法，冬令缓调治，以巩固疗效，增强体质，减少外感。

处方：生黄芪200g，生白术120g，防风90g，野荞麦根200g，炒黄芩120g，蚕休120g，木蝴蝶90g，蝉衣60g，白桔梗120g，桑白皮120g，浙贝母200g，生薏苡仁120g，炒薏苡仁120g，太子参200g，天竺黄120g，皂角刺60g，天冬120g，麦冬120g，炙麻黄60g，苍耳子90g，香白芷120g，辛夷90g，川芎120g，炒白芍120g，佛手片120g，川厚朴花90g，绿梅花90g，仙灵脾200g，灵芝100g，菟丝子100g，桑椹子200g，淮山药200g，白茯苓100g，粉丹皮120g，生地黄120g，熟地黄120g，女贞子100g，陈皮90g。潼蒺藜90g，白蒺藜90g。1料，水煎浓缩，加入枣泥1000g，冰糖500g，收膏备用。早、晚各1匙，开水冲服。外感或腹泻时停服，经医师调方后再服。

11月9日七诊： 病情稳定，基本不咳，痰明显减少、多见于咽部，鼻仍时塞，舌质红，苔白，脉细缓。原方14剂，水煎两汁，分服。

备感冒处方：炙麻黄、蚤休、木蝴蝶、苍耳子各9g，野荞麦根、金银花、生薏苡仁、炒薏苡仁、浙贝母各20g，炒黄芩、老鹳草、白桔梗、香白芷、桑白皮、炒白芍、川芎、苏子、苏梗、天竺黄、浮海石、蛤壳、地肤子各12g。7剂，水煎两汁，分服。嘱待素膏煎好后即可服用，遇外感则停服。服完后再来门诊巩固治疗。预计3年。

1999年4月5日八诊：服膏方后一直身体较好，前几天又感冒，咳嗽加剧，痰量不多，鼻塞流涕，已服备用方，哮证未作，纳食欠香，舌质红，苔根白，脉细缓，两肺呼吸音清晰。治以清肺热，通鼻窍，祛风痰。

处方：野荞麦根、浙贝母、生薏苡仁、炒薏苡仁各20g，蚤休、木蝴蝶、苍耳子各9g，炒黄芩、老鹳草、佛耳草、香白芷、白桔梗、桑白皮、苏梗、苏木、天竺黄、浮海石、海蛤壳、地肤子各12g。7剂，水煎两汁，分服。

4月19日九诊：余邪已清，哮证未作，咳嗽已除，鼻塞仍存，咽痒明显减轻，纳、便正常，舌质红，苔白，脉细缓。治以扶正益肺，祛风通鼻，健脾化痰。

处方：野荞麦根20g，生黄芪、浙贝母、徐长卿、川芎各15g，南沙参、炒苍术、炒白术、寸麦冬、炒黄芩、桑白皮、白桔梗、天竺黄、浮海石、香白芷、佛耳草各12g，木蝴蝶、防风各9。7剂，水煎两汁，分服。

5月24日十诊：哮证缓解，咳嗽偶存，无痰咽痒，舌质红，苔根白稍厚，脉细缓。患儿一直舌根厚白，表明为湿浊较盛之体。

处方：野荞麦根20g，生黄芪、生薏苡仁、炒薏苡仁、浙贝母、徐长卿、川芎各15g，木蝴蝶、防风各9g，炒苍术、炒白术、炒黄芩、桑白皮、炒莱菔子、白桔梗、地肤子、浮海石、香白芷各12g，草果仁6g。7剂，水煎两汁，分服。

另加中成药：生保灵1次2片，1日2次。复查生化：T细胞亚群：$T_1$63，$T_8$25，$T_4$39，$T_4/T_8$1.56；Ig：Ig A 1.33，Ig G 15.40，Ig M 1.92（均正常）。

6月12日十一诊：哮证缓解，无殊不适，纳、便正常，舌质红，苔白，脉细缓。5月24日方去莱菔子，加桑椹子20g。水煎两汁，分两天服。另加中成药：温肾益气活血冲剂1包，滋阴活血冲剂1包，生保灵2片（院内制剂）。每日3次，共3个月。若外感即服备用方。药后来诊。若病情稳定到10月中旬来开膏方。

10月22日十二诊：患儿年内病情一直稳定，体质明显增强，舌质红，苔白，脉细缓。

治以益气固表，祛风利窍，健脾补肾。

处方：野荞麦根、徐长卿、桑椹子各 20g，生黄芪、生薏苡仁、炒薏苡仁、浙贝母、川芎各 15g，防风 9g，生白术、炒黄芩、桑白皮、白桔梗、地肤子、香白芷、菟丝子各 12g，草果仁 6g。7 剂，水煎两汁，分服。另开素膏，中药继续服至膏方加工好停服。

第 2 次素膏方：少儿肾气已充，肺肾之气开始互生，肺得清肃，脾运欠佳，痰湿时起，风热之邪有时仍缠于咽鼻，但未影响肺气清肃。目前无殊体征，纳、便正常，舌质红，苔白，脉细缓，正值冬令收藏之季，施以益气固表、祛风利咽、健脾化湿、益肾养血之法，冬令缓调治，以巩固治疗。

处方：生黄芪 200g，生白术 120g，防风 90g，野荞麦根 200g，炒黄芩 120g，蚤休 120g，木蝴蝶 90g，蝉衣 60g，白桔梗 120g，桑白皮 120g，浙贝母 200g，生薏苡仁 120g，炒薏苡仁 120g，西党参 200g，天竺黄 120g，皂角刺 60g，鹅不食草 30g，苍耳子 90g，香白芷 120g，辛夷 90g，川芎 120g，炒白芍 120g，佛手片 120g，川厚朴花 90g，绿梅花 90g，仙灵脾 200g，灵芝 100g，天冬 120g，寸麦冬 120g，菟丝子 100g，桑椹子 200g，淮山药 200g，白茯苓 100g，粉丹皮 120g，川石斛 120g，生地黄 120g，熟地黄 120g，女贞子 100g，潼蒺藜 90g，白蒺藜 90g，陈皮 90g。1 料，水煎浓缩，加入枣泥 1000g，冰糖 500g，紫河车 50g（研粉），收膏备用。早、晚各 1 匙，开水冲服。外感或腹泻时停服，经医师调整后再服。

7 月 11 日十三诊：自去年再服膏滋后身体一直较强壮，半年多来未外感过，10 天前因贪凉而感冒，咳嗽十余天不解，咽痒痰少，鼻不塞，稍怕风，担心哮喘发作故来门诊。舌质红，苔白，脉细缓。

处方：金银花 30g，炒黄芩、野荞麦根各 20g，老鹳草、干芦根、浙贝母各 15g，炙麻黄、木蝴蝶、蝉衣、薄荷（后下）各 9g，荆芥 6g，白桔梗、桑白皮、浮海石、天竺黄、海蛤壳各 12g。7 剂，水煎两汁，分服。

7 月 18 日十四诊：哮喘未作，咳嗽已减，痰仍不畅，来人改方。

处方：野荞麦根、炒黄芩各 20g，老鹳草、浙贝母、生薏苡仁、炒薏苡仁各 15g，木蝴蝶、苍耳子、蝉衣各 9g，白桔梗、桑白皮、天竺黄、浮海石、佛耳草、地肤子、浮萍、海蛤壳 12g。7 剂，水煎两汁，分服。

7 月 25 日十五诊：晨起咳嗽较多，咽痒不适，其无殊，舌质红，苔白，脉细缓。上方加莱菔子 12g。14 剂，水煎两汁，分服。咳嗽好后再服温肾益气活血冲剂 1 次 1 包，1 日 3 次；生保灵 1 次 2 片，1 日 3 次。再进行 3 个月的冬病夏治治疗。到下半年来开膏方。

12 月 3 日十六诊：哮喘未发，有时鼻塞，咽部有痰极少，他无殊，舌质红，苔白，脉细缓。先予引路方：野荞麦根、徐长卿各 20g，生黄芪、浙贝母、生薏苡仁、炒薏苡仁各 15g，防风、木蝴蝶各 9g，炒白术、炒苍术、炒黄芩、桑白皮、炒莱菔子、白桔梗、地肤子、浮海石、香白芷各 12g，桑椹子 30g，草果仁 6g。14 剂，水煎两汁，分服。

第 3 次膏方：少儿肾气已盛，肺气得固，脾气健运，肾气平衡，虽有时仍风热缠于咽鼻，但未影响肺气清肃。现"阴平阳秘，精神乃治"。目前无殊体征，纳、便正常，舌质红，苔白，脉细缓，今又值冬令收藏之季，施以益气固表、祛风利咽、健脾化湿、益肾填髓之法，冬令缓缓调治，以巩固疗效。

处方：生黄芪 200g，生白术 120g，防风 90g，野荞麦根 200g，炒黄芩 120g，蚤休 120g，木蝴蝶 90g，蝉衣 60g，白桔梗 120g，桑白皮 120g，浙贝母 200g，生薏苡仁 120g，炒薏苡仁 120g，西党参 200g，天竺黄 120g，皂角刺 60g，香白芷 120g，天冬 120g，寸麦冬 120g，川芎 120g，炒白芍 120g，佛手片 120g，川厚朴花 90g，绿梅花 90g，仙灵脾 200g，灵芝 100g，菟丝子 100g，桑椹子 200g，淮山药 200g，白茯苓 100g，粉丹皮 120g，川石斛 120g，制首乌 200g，生地黄 120g，熟地黄 120g，女贞子 100g，淡竹叶 90g，陈皮 90g，潼蒺藜 90g，白蒺藜 90g。1 料，水煎浓缩，加入龟板胶 300g，阿胶 100g，冰糖 500g，紫河车 50g（研粉），收膏备用。早、晚各 1 匙，开水冲服。外感或腹泻时停服，经医师调方后再服。

2000 年 1 月 12 日十七诊：哮喘 4 年来未发，身体一直来比较健康，2 年未服膏方想再来调理，无殊症状，仅大便干燥，舌质淡红，苔薄白，脉细缓。因初中毕业准备考重点高中学，怕精力不足要求服膏滋调理。

第 4 次改为胶囊形式加工。

肾气已盛，肺气得固，脾气健运，肾气平衡，虽有时仍风热缠于咽鼻，但未影响肺气清肃。现已"阴平阳秘，精神乃治。正气内存，邪不可干"。目前无殊体征，纳、便正常，舌质红，苔白，脉细缓，为巩固疗效，改用胶囊缓调治。治以益气固表、祛风利咽、健脾化湿、益肾填精之法。

处方：制黄精 200g，生白术 120g，防风 90g，野荞麦根 200g，炒黄芩 120g，蚤休 120g，木蝴蝶 90g，蝉衣 60g，白桔梗 120g，桑白皮 120g，浙贝母 200g，生薏苡仁 120g，炒薏苡仁 120g，苍耳子 90g，天竺黄 120g，皂角刺 60g，香白芷 120g，川芎 120g，炒白芍 120g，佛手片 120g，川厚朴花 90g，绿梅花 90g，仙灵脾 200g，南沙参 150g，寸麦冬 100g，五味子 90g，菟丝子

100g，白茯苓100g，粉丹皮120g，浮萍120g，制首乌200g，生地黄120g，熟地黄120g，女贞子100g，潼蒺藜90g，白蒺藜90g，陈皮90g。1料，制成浸膏。

西洋参100g，冬虫夏草20g，川石斛100g，蛤蚧1对（研粉），川贝粉80g，桑椹子120g。1料，研粉。

以上浸膏和粉末匀和，制成胶囊。每日3次，每次5粒，病情稳定后或遵医嘱减量。若遇外感、腹泻及其他疾病停药，请医师改方，病愈后再服。

7月6日十八诊：患儿发育成长正常，由于学习压力太重，夜寐不足，体力有所下降，哮喘已达临床痊愈，舌质红，苔根白，脉细缓。湿浊仍然偏盛，故先服饮剂，再改成胶囊缓调治。

处方：制黄精、生薏苡仁、制首乌各30g，生白术、西党参、姜半夏、白茯苓、佛手片、广郁金、川续断、菟丝子各12g，川厚朴花、防风、砂仁、蔻仁各9g。7剂，水煎两汁，分服。

7月13日十九诊：夜寐得安，纳、便正常，精神恢复，已不感乏力，舌质红，苔白，脉细缓。

处方：制黄精、生薏苡仁、桑椹子、制首乌各30g，生白术、西党参、姜半夏、白茯苓、佛手片、广郁金、川续断各12g，川厚朴花、防风、砂仁、蔻仁各9g。14剂，水煎两汁，分服。

再以第5次胶囊膏方：男子二八，当肾气盛，天癸至，精气易得，阴阳和，血气始盛，肌肉方长。该患儿年幼患哮证，经治疗调理7年未发，已临床痊愈。由于自理无能，劳逸不节，使气血失和，阴阳失衡。近年来体力下降，夜寐不足，精神易倦，纳食一般，舌质红，苔白，脉细缓。先以引路之法，祛湿邪，健脾胃，使气血和顺，阴阳平衡。再予益气健脾、养血柔肝、补肾填髓、活血安神之法，调理体质，以达"正气内存，邪不可干"之目的。

处方：制黄精300g，生白术120g，防风90g，生地黄120g，熟地黄120g，白茯苓120g，粉丹皮150g，泽泻120g，淮山药300g，山萸肉90g，炒当归120g，川芎120g，广郁金120g，石菖蒲120g，制首乌300g，夜交藤300g，炒枣仁300g，炙远志120g，制玉竹150g，淡竹叶90g，佛手片120g，绿梅花100g，玫瑰花120g，生薏苡仁300g，草果仁100g，女贞子120g，桑椹子300g，桑螵蛸150g，煅龙骨120g，煅牡蛎120g，紫草120g，益智仁120g，紫贝齿120g，炒杜仲120g，川续断120g，仙灵脾200g，陈皮90g，潼蒺藜120g，白蒺藜120g。1料，浸膏。

西洋参 120g，川石斛 120g，川贝粉 120g，蛤蚧 2 对（研粉），冬虫夏草 40g，桑椹子 200g，三七粉 150g。1 料，研粉。

以上浸膏与粉末共制成胶囊，每日 3 次，每次 5 粒。稳定后可减量，遇外感或腹泻时停服，请医师治疗后再服。

【按】本案为小儿哮证，也是小儿最容易发生的疾病之一，多数因先天禀赋不足，五脏六腑、十二经脉柔弱，气血充盈不盛，肾气未充，卫气不强，无力抗邪，即我们常说的天人不能相应，继而发生疾病。该患儿 3 岁起病，直至 16 岁，最终达到临床痊愈，共治疗 8 年，说明疾病发生不是一朝一夕之事，治疗也要持之以恒。特别疾病缓解期的治疗，可以用饮、丸（胶囊）、膏、散的形式，调节脏腑功能，使营卫平衡，气血和顺，促进脾胃运化，增强患儿体质，提高抗病能力，以助于智力发育正常，起到"防患于未然"的目的。

35. 顽固性哮喘伴慢性支气管炎、肺气肿

韩某，男，58 岁，干部。门诊号：0134686。初诊日期：1999 年 5 月 10 日。

患者自幼患哮证，时发时伏，30 年前在部队遇寒工作时哮喘发作，一直难以缓解，进入地方后，每年发作 5～6 次，近 3 年处于持续状态，咳嗽入夜加剧，夜间不能平卧，喉间痰鸣，晨起痰多、黄白相间，鼻塞涕浓，头胀颈板，背寒腰酸，胸闷气急，动则加剧，大便时干，常用氨茶碱或强的松控制。体检：T 36.5℃，P 96 次/分钟，律齐，R 25 次/分钟，BP 135/80mmHg；面色黧黑，唇绀指青，颈静脉怒张，肝颈反流阳性，舌质紫暗，苔厚白，脉弦滑小数。桶状胸，肋间明显增宽，两肺呼吸音明显降低，偶闻及哮鸣音，心界缩小，心尖区可闻及收缩期限杂音，肝脾未触及；血常规：WBC 6.6×10^9/L，DC：N 68.9%，L 24.2%，Hb 147g/L，PLT 385.0×10^9/L；红细胞压积 52%。血气分析：pH 7.34，PaO_2 8.3KPa，$PaCO_2$ 6.4KPa，SaO_2 92%。肺功能测试：重度混合性呼吸功能障碍，肺气肿，轻度弥散功能减弱。

脉证合参：素有哮证，随年龄增加，肺、脾、肾三脏阳气俱虚。

治则：清肺祛风，宽胸豁痰，平喘活血。

处方：炙麻黄、苍耳子、香白芷、白桔梗、桑白皮、天竺黄、寒水石、浮海石、苏梗、苏木、苏子、地肤子、浮萍、莪术各12g，野荞麦根、炒黄芩各30g，鹅不食草4g，浙贝母20g，老鹳草、生薏苡仁、炒薏苡仁、炒白芍、

川芎各15g。7剂，水煎两汁，分服。

嘱药后2~3天可能出现咳嗽增加，痰量增多，并气急胸闷加剧，平时用的西药暂不停用。

5月17日二诊：药后咳嗽明显增加，咳出脓黄痰较多，鼻塞减轻，涕容易出，胸闷改善，气急存在，面色仍黧黑，动则气急明显，纳食未变，大便软烂，舌质紫红，苔白，脉弦滑。

处方：炙麻黄、苍耳子、香白芷、白桔梗、桑白皮、天竺黄、寒水石、浮海石、苏梗、苏木、苏子、地肤子、浮萍、莪术各12g，野荞麦根、炒黄芩各30g，鹅不食草4g，浙贝母20g，老鹳草、生薏苡仁、炒薏苡仁、炒白芍、川芎各15g。7剂，水煎两汁，分服。

5月24日三诊：鼻塞消失，涕减，咳嗽减少，痰色转白，胸闷时作，气急改善，面色灰暗，两肺未闻及哮鸣音，纳、便正常，舌质紫红，苔白，脉弦滑。治以清肺祛痰，宽胸通窍，活血化瘀。

处方：炙麻黄、皂角刺各9g，野荞麦根30g，炒黄芩、浙贝母各20g，老鹳草、炒白芍、川芎、生薏苡仁、炒薏苡仁、紫草各15g，苍耳子、香白芷、白桔梗、桑白皮、地肤子、浮萍、苏梗、苏木、天竺黄、海蛤壳、莪术各12g。14剂，水煎两汁，分服。

6月12日四诊：鼻塞两周未作，涕未出，鼻后腔及咽部仍有痰，咳嗽基本消失，因咽喉有痰而咳，胸闷近日消失，面色仍晦暗，自觉一般情况较前好转，精神、工作不太感到疲劳，两肺均未闻及哮鸣音，舌质紫红，苔白，脉弦缓。去平喘之药，加固卫之品。

处方：野荞麦根30g，炒黄芩、浙贝母各20g，老鹳草、炒白芍、川芎、紫草、生薏苡仁、炒薏苡仁、仙灵脾各15g，白桔梗、炒苍术、桑白皮、苏梗、苏木、天竺黄、浮海石、莪术、浮萍各12g，防风、皂角刺各9g。14剂，水煎两汁，分服。嘱感冒停服，来改方。

6月27日五诊：半月来病情一直稳定，气急仍存，动则明显，咽喉部有痰、黏稠明显，纳、便正常。舌质紫红，苔薄白，脉弦缓。肺部炎症已见好转，气道开始洁净，能完成清肃功能，但表卫仍不固，痰湿尚伏于膈下，易受外邪引动。治以益气固表，清肺祛痰，补肾活血。上方合玉屏风加减。

处方：防风、皂角刺各9g，浙贝母20g，炒黄芩、老鹳草、炒薏苡仁、生薏苡仁、川芎、紫草、仙灵脾各15g，太子参、生白术、白桔梗各12g，桑白皮、苏梗、苏木、天竺黄、浮海石、莪术、浮萍各12g，野荞麦根、桑椹子各

30g。14 剂，水煎两汁，分服。

7 月 12 日六诊：病情稳定，无咳嗽，咽部仍有痰，时鼻后腔不适，气急动则存，其他无殊症，舌质紫红，苔薄白，脉弦缓。仍拟原法。

处方：制黄精、浙贝母各 20g，皂角刺、防风各 9g，炒黄芩、老鹳草、生薏苡仁、炒薏苡仁、川芎、紫草各 15g，生白术、白桔梗、桑白皮、苏梗、苏木、天竺黄、莪术、菟丝子、浮萍各 12g，野荞麦根、桑椹子、仙灵脾各 30g。30 剂。水煎两汁，分服。嘱预防感冒，远离空调，忌生猛海鲜，戒烟酒，感冒即停药。

8 月 14 日七诊：病情比较稳定，咽喉部有时有痰，气急动剧时明显，舌质紫红，苔薄白，脉弦缓。继上治法。

处方：制黄精、野荞麦根、桑椹子、仙灵脾各 30g，浙贝母 20g，皂角刺、防风各 9g，炒黄芩、老鹳草、生薏苡仁、炒薏苡仁、川芎、紫草各 15g，生白术、白桔梗、桑白皮、苏梗、苏木、天竺黄、桃仁、浮萍、菟丝子各 12g。30 剂，水煎两汁，分服。加中成药百令胶囊 1 次 5 粒，1 日 3 次。感冒即来改方。

9 月 3 日八诊：因天气变化，遇风后鼻塞流涕，气急加重，咳嗽未作，纳、便正常，舌质紫红，苔白，脉弦滑。治以清热宣肺，祛风通窍，平喘活血。

处方：野荞麦根、炒黄芩各 30g，浙贝母 20g，老鹳草、生薏苡仁、炒薏苡仁、炒白芍、川芎各 15g，鹅不食草 4g，炙麻黄、苍耳子、香白芷、白桔梗、桑白皮、天竺黄、寒水石、浮海石、苏梗、苏木、苏子、地肤子、浮萍、莪术各 12g。7 剂，水煎两汁，分服。

9 月 10 日九诊：鼻塞 3 天后缓解，气急好转，胸闷尚存，咳嗽未增，舌质紫红，苔白，脉弦滑。

处方：野荞麦根、炒黄芩各 30g，浙贝母 20g，老鹳草、炒白芍、川芎、生薏苡仁、炒薏苡仁各 15g，防风 9g，生白术、苍耳子、香白芷、白桔梗、桑白皮、天竺黄、寒水石、浮海石、苏梗、苏木、地肤子、浮萍、莪术各 12g。7 剂，水煎两汁，分服。嘱若症状缓解，可服原停的中药后再来复诊。

10 月 15 日十诊：病情已趋稳定，无咳嗽，鼻塞除，咽部稍有痰、色白，胸闷除，气急如前，舌质紫红，苔薄白，脉弦缓。治以复固卫气，清肺气，益肾气，活血化瘀。

处方：太子参、川芎、生薏苡仁、炒薏苡仁、炒黄芩、老鹳草、紫草各

15g，浙贝母20g，防风、皂角刺各9g，野荞麦根、桑椹子、仙灵脾各30g，白桔梗、生白术、桑白皮、苏梗、苏木、天竺黄、桃仁、浮萍、菟丝子各12g，浙贝母20g。30剂，水煎两汁，分服。中成药：百令胶囊1次5粒，1日3次。感冒即来改方。

11月16日十一诊：病情一直稳定，动剧仍气急，无咳，痰极少，咽喉部时有不适，自己已有预防感冒意识。继服原法。

处方：生黄芪、野荞麦根、桑椹子、仙灵脾各30g，炒黄芩、川芎、紫草、老鹳草、生薏苡仁、炒薏苡仁各15g，生白术、白桔梗、桑白皮、苏梗、苏木、天竺黄、桃仁、浮萍、菟丝子各12g，浙贝母20g，防风、皂角刺各9g。30剂，水煎两汁，分服。中成药：百令胶囊1次5粒，1日3次。感冒即来改方。

11月22日十二诊：取膏方加工，拿到膏滋前继续服中药。

第1次膏方：自幼哮喘已成凤根，肺、脾、肾三脏俱气虚，各失其功能，日久瘀阻肺络，按"急则治标"原则已达半年，病情得以缓解。但步入花甲，肝叶已薄，肝气已衰，藏血亏乏，肝肾失调，虽然目前无明显症状，但仍气急，或胸闷，咽喉部有痰，表明风热之邪仍缠于肺之门窍，卫外欠固，五脏失调，气血失和，气虚血瘀仍存，舌质紫红，苔薄白，脉弦缓。治以益气固表，清肺利咽，祛风通窍，健脾化痰，平补肝肾。冬令正值，按秋冬养阴原则，制成膏滋缓调治。

处方：生黄芪200g，生白术120g，防风90g，炙麻黄90g，野荞麦根300g，炒黄芩200g。老鹳草150g。苍耳子120g，香白芷120g，白桔梗120g，桑白皮120g，浙贝母200g，生薏苡仁150g，炒薏苡仁150g，淮山药300g，粉丹皮120g，泽泻100g，白茯苓120g，生地黄120g，熟地黄120g，菟丝子120g，桑椹子300g，仙灵脾300g，桃仁120g，浮萍120g，紫草150g，天竺黄120g，浮海石120g，海蛤壳120g，炙紫菀150g，皂角刺90g，紫石英150g，潼蒺藜120g，白蒺藜120g，女贞子100g，化橘红120g。1料，水煎浓缩，加入龟板胶400g，鹿角胶100g，冰糖500g，蛤蚧2对（研粉），黄酒半斤，收膏备用。早、晚各1匙，开水冲服，遇感冒、腹泻停服。

2000年2月11日十三诊：膏滋药共服两月余，病情一直比较稳定，体质明显增强，基本未见咳嗽，咽喉部无明显不适，痰时存、色白黏稠，一般活动已不气急，目前在登山锻炼和呼吸锻炼，纳、便正常，寐安，舌质紫红，苔薄白，脉弦缓。治以益气固表，清肺祛风，健脾化痰，养血温肾。

处方：生黄芪、野荞麦根、桑椹子、仙灵脾各30g，皂角刺、防风各9g，炒黄芩、生薏苡仁、炒薏苡仁、川芎、紫草各15g，浙贝母20g，白桔梗、生白术、桑白皮、苏梗、苏木、白芥子、桃仁、山慈菇、浮萍、菟丝子各12g。30剂，水煎两汁，分服。中成药：百令胶囊1次5片，1日3次。感冒即来改方，并征求意见改成胶囊巩固治疗。嘱下周拿处方加工。

2月18日十四诊：第2次膏滋按春夏养阳原则，益气固表，健脾化痰，温肾纳气，滋阴润肺，制成胶囊。

处方：别直参20g，冬虫夏草30g，西洋参120g，川贝粉120g，蛤蚧2对，川石斛120g，桑椹子300g。1料研粉。

共制成2500个左右胶囊。每日3次，每次5粒。2个月后如稳定，可改成1日2次。服到胶囊剩近1个月时复诊。

9月16日十五诊：服胶囊后病情一直比较稳定，精神也好，能正常工作，胶囊快服完，要求再做1料。

处方：别直参20g，冬虫夏草40g，西洋参150g，川贝粉120g，蛤蚧2对，川石斛120g、桑椹子300g。研粉，共制成3500粒胶囊。每日3次，每次5粒。2个月后如稳定，可改成1日2次。服到胶囊剩近1月时复诊。

12月12日十六诊：病情稳定，又值冬令，制成膏滋缓调治。

自幼哮喘已成夙根，肺、脾、肾三脏俱气虚。经去冬调治及胶囊巩固治疗，哮证得到缓解。但步入花甲，肝叶已薄，肝气已衰，藏血亏乏，心失血养，肝肾失调，虽然目前无明显症状，仍有气急，表明卫气得固，五脏失调、气血失和有所改善，气虚血瘀仍存，舌质紫色转淡，苔薄白，脉弦缓。再拟益气固表、清肺利咽、祛风通窍、健脾化痰、养血柔肝、温肾纳气之法。

处方：生黄芪200g，生白术120g，防风90g，野荞麦根300g，炒黄芩200g，香白芷120g，白桔梗120g，桑白皮120g，浙贝母200g，生薏苡仁150g，炒薏苡仁150g，淮山药300g，粉丹皮120g，泽泻100g，白茯苓120g，生地黄120g，熟地黄120g，菟丝子120g，桑椹子300g，仙灵脾300g，仙茅150g，紫丹参300g，桃仁120g，浮萍120g，天竺黄120g，浮海石120g，炒当归120g，炙紫菀150g，皂角刺90g，补骨脂120g，制黄精300g，制首乌300g，紫石英150g，灵芝120g，潼蒺藜120g，白蒺藜120g，女贞子100g，化橘红120g。1料，水煎浓缩，加入龟板胶400g，鹿角胶100g，蛤蚧2对（研粉），冰糖500g，黄酒半斤，收膏备用。早、晚各1匙，开水冲服。遇感冒、腹泻停服。

2001 年 6 月 20 日十七诊：服膏滋两年、胶囊 1 年余，哮证及支气管炎均未发作，胶囊基本服完，再加工胶囊。

自幼哮喘已成夙根，肺、脾、肾三脏气虚。膏滋和胶囊调治已达两年，哮证得以缓解，但年过花甲，肝、心开始衰减，气血虽和顺，阴阳平衡，但各组织、腠理，肌肉、筋脉均常失于濡养。目前无症可见，舌质红紫，苔薄白，脉细缓。再拟补肺固表、健脾助运、养血柔肝、温肾纳气、活血化瘀之法。制成胶囊缓调治。

处方：西党参 200g，五味子 90g，寸麦冬 120g，枸杞子 300g，生黄芪 200g，生薏苡仁 120g，炒薏苡仁 120g，生黄芪 300g，生白术 100g，防风 90g，皂角刺 90g，淮山药 300g，泽泻 100g，桑白皮 120g，浙贝母 200g，白桔梗 120g，炒杜仲 120g，川续断 120g，灵芝 120g，菟丝子 120g，紫丹参 200g，炒当归 120g，川芎 120g，炒白芍 120g，制首乌 300g，补骨脂 120g，覆盆子 120g，生地黄 120g，熟地黄 120g，淡竹叶 90g，仙灵脾 300g，甜苁蓉 120g，潼蒺藜 100g，白蒺藜 100g，女贞子 100g，陈皮 90g。1 料，浸膏。

别直参 20g，川石斛 120g，川贝粉 150g，桑椹子 200g，参三七 150g，西洋参 120g，冬虫夏草 40g，移山参 10g，蛤蚧 2 对。1 料，研粉。

以上浸膏和粉末匀和制成胶囊。每日 3 次，每次 5 粒，病情稳定后或遵医嘱减量。若遇外感、腹泻及其他疾病即停药，请医师改方，病愈后再服。

11 月 12 日十八诊：哮证达临床痊愈，但近年来出现血压升高，已服控制高血压药，要求膏滋药治疗。调整治法，嘱仍服降压药。

自幼哮喘已成夙根，肺、脾、肾三脏俱气虚。各失其功能，日久瘀阻肺络，按急则治标原则已达 4 年，症状得以缓解，但年已花甲，肝、心开始衰减，肾水不能涵肝，肝阳上亢，扰于脑髓，故见头晕，血压升高，咳嗽未作，舌质红，苔薄白，脉细缓。治以益肾柔肝，平肝潜阳，补肺固表，健脾助运。制成膏滋缓调治。

处方：钩藤 200g，女贞子 120g，旱莲草 120g，夏枯草 120g，煨葛根 300g，决明子 300g，苦丁茶 150g，桑椹子 300g，寸麦冬 120g，枸杞子 300g，生黄芪 200g，生薏苡仁 120g，炒薏苡仁 120g，生白术 100g，防风 90g，皂角刺 90g，明天麻 120g，姜半夏 120g，炒杜仲 120g，川续断 120g，桑寄生 120g，川牛膝 100g，川芎 120g，炒白芍 120g，制首乌 200g，生磁石 120g，参三七 80g，川石斛 120g，仙灵脾 200g，甜苁蓉 120g，灵芝 100g，潼蒺藜 100g，白蒺藜 100g，陈皮 90g。1 料，水煎浓缩，加入龟板胶 500g，蛤蚧 2 对（研粉），冰糖 500g，黄酒半斤。收膏备用。早、晚各 1 匙，开水冲服，遇感冒、腹泻停服。

2002 年 10 月 20 日十九诊：哮证两年来一直稳定未发，胶囊已服完，继续加工。

哮喘已成夙根，肺、脾、肾三脏俱气虚。膏滋和胶囊持续已 3 年余，哮证虽得以缓解，但年过花甲，肝、心开始衰减，气血虽和顺，阴阳平衡，但各组织、腠理、肌肉、筋脉均常失于濡养。目前无症可见，面色已正常，舌质红淡紫，苔薄白，脉细缓。治以补肺固表，健脾助运，养血柔肝，温肾纳气，活血化瘀。制成胶囊缓调治。

处方：西党参 200g，五味子 90g，寸麦冬 120g，枸杞子 300g，生黄芪 200g，生薏苡仁 120g，炒薏苡仁 120g，制黄精 300g，生白术 100g，防风 90g，皂角刺 90g，淮山药 300g，泽泻 100g，桑白皮 120g，浙贝母 200g，白桔梗 120g，炒杜仲 120g，川续断 120g，灵芝 120g，菟丝子 120g，紫丹参 200g，炒当归 120g，川芎 120g，炒白芍 120g，制首乌 300g，补骨脂 120g，钩藤 300g，覆盆子 120g，生地黄 120g，熟地黄 120g，淡竹叶 90g，仙灵脾 300g，益智仁 120g，潼蒺藜 100g，白蒺藜 100g，女贞子 100g，陈皮 90g。1 料，浸膏。

别直参 15g，川石斛 120g，川贝粉 150g，桑椹子 200g，参三七 150g，西洋参 120g，冬虫夏草 40g，移山参 10g，蛤蚧 2 对。1 料，研粉。

以上浸膏和粉末匀和制成胶囊，每日 3 次，每次 5 粒，病情稳定后或遵医嘱减量。若遇外感、腹泻及其他疾病即停药，请医师改方，病愈后再服。

11 月 28 日二十诊：经 4 年膏滋和胶囊调治，体质明显增强，抗邪能力也增强，近 3 年未出现感冒症状，哮证属临床痊愈，但毕竟花甲已过，步入耄耋之年，五脏六腑气血、阴阳易失平衡，故尚需巩固调治。因胶囊服完，目前无殊症状，舌质红淡紫，苔薄白，脉细缓。治以益肺气，固卫表，健脾气，助运化，平肝阳，养肝阴，温肾气，填精血，以达气血和顺、阴阳平衡、治病防病、延年益寿之目的。

处方：西党参 200g，五味子 90g，寸麦冬 120g，枸杞子 300g，生黄芪 200g，生薏苡仁 120g，炒薏苡仁 120g，制黄精 300g，生白术 100g，防风 90g，皂角刺 90g，淮山药 300g，泽泻 100g，桑白皮 120g，浙贝母 200g，白桔梗 120g，炒杜仲 120g，川续断 120g，灵芝 120g，菟丝子 120g，紫丹参 200g，炒当归 120g，川芎 120g，炒白芍 120g，制首乌 300g，补骨脂 120g，钩藤 300g，生磁石 150g，覆盆子 120g，生地黄 120g，熟地黄 120g，淡竹叶 90g，仙灵脾

300g，益智仁 120g，潼蒺藜 100g，白蒺藜 100g，女贞子 100g，陈皮 90g。1料，制成浸膏。

别直参 15g，川石斛 120g，川贝粉 150g，桑椹子 200g，参三七 150g，西洋参 120g，冬虫夏草 40g，移山参 10g，蛤蚧 2 对，明天麻 120g。1 料，研粉。

以上浸膏和粉末匀和制成胶囊。每日 3 次，每次 5 粒，病情稳定后或遵医嘱减量。遇外感、腹泻及其他疾病即停药，请医师改方病愈后再服。

2003 年 12 月 15 日二十一诊：素体肺、脾、肾三脏阳气俱虚，经 4 年调理和治疗，肺气得固，哮证未发，面色黧黑已解，精神体质增强，但毕竟步入耄耋之年，体质自然逐渐按木、火、土、金、水衰减，易出现各脏腑失衡，或肝阳上亢，或脾胃失和，或肺气失宣，当应注重，仍旧需要进行按摄生之法，及春夏养阳、秋冬养阴原则，使机体长期气血和顺，阴阳平衡，延年益寿。今冬再给予益肺气、健脾胃、养肝血、温肾阳、和气血、平阴阳之法，制成膏滋缓调治。

处方：钩藤 200g，女贞子 120g，旱莲草 120g，夏枯草 120g，煨葛根 300g，决明子 300g，苦丁茶 150g，桑椹子 300g，寸麦冬 120g，枸杞子 300g，生黄芪 200g，生薏苡仁 120g，炒薏苡仁 120g，生白术 100g，防风 90g，皂角刺 90g，明天麻 120g，姜半夏 120g，炒杜仲 120g，川续断 120g，淮山药 300g，川牛膝 100g，川芎 120g，炒白芍 120g，制首乌 200g，生磁石 120g，参三七 80g，川石斛 120g，仙灵脾 200g，甜苁蓉 120g，灵芝 100g，生地黄 120g，熟地黄 120g，潼蒺藜 100g，白蒺藜 100g，陈皮 90g。1 料，水煎浓缩，加入龟板胶 500g，鹿角胶 100g，冰糖 500g，黄酒半斤。收膏备用。早、晚各 1 匙，开水冲服，遇感冒、腹泻停服。

2004 年 1 月 20 日二十二诊：经 5 年的膏滋和胶囊调治，抗邪能力增强，精力充沛，近 4 年来未出现感冒症状。CT 示：两肺慢性支气管炎，肺纹理增粗，其余未见异常。肺功能：轻度混合性阻塞性通气功能障碍，弥散功能正常（原重度和轻度）。哮证属临床痊愈，毕竟花甲已过，步入耄耋之年，五脏六腑之气血、阴阳易失平衡，故还需继续巩固调治。因胶囊服完，目前无殊症状，舌质红淡紫，苔薄白，脉细缓。再拟益肺气、固卫表、健脾气、助运化、平肝阳、养肝阴、温肾气、填精血之法，以达气血和顺、阴阳平衡、治病防病、延年益寿之目的。

处方：西党参 200g，五味子 90g，寸麦冬 120g，枸杞子 300g，生黄芪 200g，生薏苡仁 120g、炒薏苡仁 120g，制黄精 300g，生白术 100g，防风 90g，皂角刺 90g，淮山药 300g，泽泻 100g，桑白皮 120g，浙贝母 200g，白桔梗 120g，炒杜仲 120g，川续断 120g，灵芝 120g，菟丝子 120g，紫丹参 200g，炒当归 120g，川芎 120g，炒白芍 120g，制首乌 300g，补骨脂 120g。钩藤 300g，生磁石 150g，覆盆子 120g，生地黄 120g，熟地黄 120g，淡竹叶 90g，仙灵脾 300g，益智仁 120g，潼蒺藜 100g，白蒺藜 100g，女贞子 100g，陈皮 90g。1 料，制成浸膏。

生晒参 30g，川石斛 120g，川贝粉 150g，桑椹子 200g，参三七 150g，西洋参 120g，冬虫夏草 40g，苦丁茶 100g，蛤蚧 2 对，明天麻 120g。1 料，研粉。

以上浸膏和粉末匀和制成胶囊，每日 3 次，每次 5 粒，病情稳定后或遵医嘱减量。若遇外感、腹泻及其他疾病即停药，请医师改方，病愈后再服。

【按】本病例用药总的来说比较常规，亦是呼吸系统的常用方。治疗呼吸系疾病时，必须注重解除肺中的痰和瘀。痰是肺疾中的必然产物，需排出体外；瘀是久病后体内的产物，可阻碍气血畅行，使组织、腠理、器官失于濡养。其互为因果，所以必须排、疏、通、养。只有排痰于外，改变气道、肺泡出现的水肿和纤毛干塌，肺才能恢复洁净之腑的功能。疏通之法对已形成的瘀血，特别是肺泡间的瘀血可起到溶解、改善通气和弥散功能，增加体内需氧的作用。通调肺之水道，可使气行血行，使各脏腑得到濡养，进而恢复各自功能。养其气血，补其津髓，对该病发展到肺、脾、肾三脏阳气俱虚，阴液（血、津、精、液）与气不能相互依附，脏失血养，腑失津濡，肝肾失调，储精输泄无权具有积极的作用，且后期治疗必须持之以恒，如此方能气血和顺，阴阳平衡，达到中医学所说的"正气内存，邪不可干"；"阴平阳秘，精神乃治"，充分体现了上工"治未病"的思想。该患者坚持治疗 6 年，症状得到缓解，肺功能恢复近乎常人。肺 CT 示仅支气管炎表现，说明经过长期治疗，该病是能够达到预期效果的。

36. 热痹并发哮证

汤某，女，45 岁，干部。门诊号：0176166。初诊日期：2005 年 6 月 17 日。

患者双手前臂反复出现红肿、酸胀、发麻、疼痛难忍已十余年。近 3 年加剧，每月发作 1 次伴发热达 38～39.8℃，甚则伴咳嗽无痰、胸闷气急，下肢有时也发生，尚能行走，必需抗生素及输液、止痛治疗才能缓解，数日后又起。未经中药治疗。故前来门诊。检查：双上肢前臂及腕关节处有红肿块状，大小约 3cm×5cm，4~5 块，扪之稍热，有明显压痛，边界清楚。自诉疼痛难忍，每次发热体温 38.3℃，咳嗽无痰，胸闷气急，喉间稍有哮鸣音，曾在地区医院摄胸片：两肺无殊；血常规及生化全套：属正常范围。心肺听诊：无殊。舌质红，苔白，脉细数。

脉证合参：风热缠于咽喉，索于气道，肺失肃降，肺又主皮毛，朝于百脉，风热遏在腠理，迫血外越而致。

治则：清热祛风，活血通络。

处方：片姜黄 6g，桑枝、独活、羌活、夏枯草、淮牛膝、宣木瓜、海风藤、桑寄生各 12g，败酱草、豨莶草、鸡血藤、生薏苡仁、猫人参各 30g，红花、丝瓜络各 9g。7 剂，水煎两汁，分服。嘱血化验：ANA 全套、血沉、病毒测试。

6 月 25 日二诊：药后咳嗽明显减少，无痰咳出，热度已退，胸闷气急仍存，纳可便干，夜寐安，血沉 44mm^3/h，补体 C$_3$ 含量测定：1.35G/L，抗轻链 DNA 抗体 15.5，抗双链 DNA 抗体：6.96，均升高。病毒未测。因天气变化上肢红块仍少量发作，疼痛减轻，舌质红，苔根白厚，脉弦数。上法加宣肺之力。

处方：片姜黄 6g，桑枝、独活、羌活、夏枯草、淮牛膝、宣木瓜、桑白皮、桑寄生各 12g，败酱草、豨莶草、鸡血藤、生薏苡仁、猫人参各 30g，红花、丝瓜络各 9g，浙贝母 20g。7 剂，水煎两汁，分服。

7 月 2 日三诊：红块仍发作，出现窜走不定，胀痛而麻，无发热，伴咳嗽无痰，咽喉稍痒，胸闷气急，大便干燥不解，舌质红，苔转薄，脉细缓。

脉证合参：湿浊已化，内风稍动，有化燥之势。风燥缠于气道，失于清肃而咳嗽加重无痰。

处方：金银花、藤梨根、生薏苡仁、猫人参各 30g，羌活、独活、桑枝、浮萍、地骨皮、苏木、苏梗、白桔梗、桑白皮各 12g，浙贝母、紫草、火麻仁各 15g，瓜蒌仁（打）25g。7 剂，水煎两汁，分服。

7 月 9 日四诊：1 周内红块未发，稍有咳嗽，以阵作为主，胸闷气急，大便已下仍偏干，舌质红，苔白，脉细缓。病毒测试：EB 病毒抗体 IgG：（＋）。上法再进。

处方：金银花、野荞麦根、藤梨根、生薏苡仁、猫人参各 30g，桑枝、白桔梗、杏仁、茜草、苏木、苏梗、桑白皮各 12g，浙贝母、紫草、浮萍、火麻仁、枇杷叶、人中白各 15g，瓜蒌仁（打）25g。7 剂，水煎两汁，分服。

7 月 16 日五诊：1 周内红块未发，咳嗽消失，纳可，便软，舌质红，苔白，脉细缓。表明风热之邪已不索于咽喉，肺气宣通，但风热仍缠于肌腠，腠理不能宣发，内阻于气道，致热、风、痰互结。

处方：金银花、藤梨根、猫人参、鸡血藤、生薏苡仁各 30g，白桔梗、桑枝、桑白皮、茜草、草果仁各 12g，瓜蒌仁（打）25g，火麻仁、浙贝母、紫草、人中白、浮萍各 15g。7 剂，水煎两汁，分服。

7 月 23 日六诊：昨日上肢又发红，块量明显减少，痛减轻，无咳嗽，便不干，舌质红，苔薄白，脉细弦。风热仍窜走脉络之中，郁于肌腠，未内犯气道，肺气暂能清肃。治以清热解毒，祛风凉血，散血活血。

处方：板蓝根、败酱草、蒲公英、紫花地丁、猫人参、豨莶草、生薏苡仁、红藤各 30g，紫草 15g，瓜蒌仁（打）25g，茜草、粉丹皮、桑寄生、桃仁各 12g。7 剂，水煎两汁，分服。

8 月 1 日七诊：红块未发，无咳嗽，纳、便如前，舌质红，苔薄白，脉细缓。继续守前方。

处方：板蓝根、败酱草、蒲公英、紫花地丁、猫人参、豨莶草、生薏苡仁、红藤各 30g，紫草 15g，瓜蒌仁（打）25g，茜草、粉丹皮、桑寄生、桃仁各 12g。7 剂，水煎两汁，分服。

8 月 6 日八诊：稍咽痒，其他无殊，舌脉如前。

处方：板蓝根、败酱草、蒲公英、紫花地丁、猫人参、豨莶草、生薏苡仁、红藤各 30g，紫草 15g，瓜蒌仁（打）25g，茜草、粉丹皮、桑寄生、桃仁各 12g。7 剂，水煎两汁，分服。

8 月 13 日九诊：咳嗽、红块均未发生，大便又干，舌质红，苔白，脉细缓。热仍郁在肠腑之中，继用原法。

处方：板蓝根、猫人参、生薏苡仁、红藤、豨莶草各 30g，人参叶、粉丹皮、紫草、杏仁、火麻仁、桃仁各 15g，瓜蒌仁（打）25g，茜草 12g。14 剂，水煎两汁，分服。

8 月 27 日十诊：本周红块发在肩背上，手上未见，稍有疼痛，即刻消失，脚痛明显但未现红块，大便 3 天 1 次，舌质红，苔根厚，脉细数。因无感冒症状，再发红块，考虑与饮食有关，建议做过敏原测试。

处方：金银花、猫人参、蒲公英、紫花地丁、败酱草、生薏苡仁、豨莶草各 30g，粉丹皮、玄胡索、紫草各 15g，茜草、羌活、独活、片姜黄、桑枝各12g。7剂，水煎两汁，分服。

9月3日十一诊： 本周发生1次红块，疼痛不显，夜间即消，大便仍干燥不下，舌质红，苔白稍厚，脉细小数。

处方：蒲公英、紫花地丁、败酱草、生薏苡仁、土茯苓、豨莶草各30g，桑枝、桂枝、红花、丝瓜络各9g，羌活、独活、露蜂房各12g，芦荟1g，川芎、紫草、玄胡索、粉丹皮15g。14剂，水煎两汁，分服。

9月17日十二诊： 右肩膀发胀发麻，但未见红块，纳可，便每天解、稍软。舌质红，苔白，脉细缓。上方继服14剂，水煎两汁，分服。

10月8日十三诊： 原症状未发，舌质红，苔白，脉细缓。

处方：蒲公英、紫花地丁、败酱草、生薏苡仁、白茯苓、豨莶草各30g，桑枝、桂枝、红花、丝瓜络各9g，羌活、独活、露蜂房各12g，芦荟1g，川芎、紫草、玄胡索、粉丹皮15g。14剂，水煎两汁，分服。

10月22日十四诊： 症状稳定，大便每天一行，舌质红，苔薄白，脉细缓。在原方基础上去茜草改桑枝12g，桂枝6g。7剂，水煎两汁，分服。

10月29日十五诊： 因外感上肢又出现小红块，痛酸麻感，失音，但立即消失，舌质红，苔薄白，脉细小数。病毒测试：羊肉、海鲜类过敏（＋）。

脉证合参：风邪又犯肺卫缠于咽喉，越于肌腠，未入肺府，气道清洁，故未发哮证。

治则：加强祛风解表药，以防患未然。

处方：桑枝、羌活、独活、防己、人中白各12g，青蒿、败酱草、土茯苓各30g，川芎、紫草各15g，苏叶、木蝴蝶、蝉衣、薄荷（后下）、白桔梗各9g。7剂，水煎两汁，分服。

另配蚕砂500g炒热外敷红块处。

11月5日十六诊： 外感已解，未出现咳嗽，胸闷气急一直未再发生。舌质红，苔薄白，脉细缓。

处方：生黄芪、桂枝、防己、川芎各9g，丝瓜络、桑枝、羌活、紫草、粉丹皮、茜草、白鲜皮、红花各12g，芦荟1g、人参叶、生薏苡仁各30g、生白术6g。14剂，水煎两汁，分服。

11月19日十七诊： 红块未发，咳嗽一直未出现，胸闷气急消除，大便调顺，舌质红，苔薄白，脉细缓。续11月5日方14剂，水煎两汁，分2次服。生黄芪渐渐增量（12g、15g、30g），连续服用3个月，病情稳定，未再发红块和咳嗽。嘱若遇感冒服10月29日方。随访1年余，已忌羊肉与海鲜，后未再复发。

【按】本病以出现红肿疼痛、窜走为主，并引发哮证。红肿为热，窜走为风，故风、热郁于腠理，从阳化热，热邪与气血相搏，发为本病。因风热之邪窜走，循经而上，郁于肺经，热痰相搏，肺失清肃，故每发热痹而致咳嗽不解，先拟清热祛风活血通络之法，使肺气宣通，咳嗽自止；再清热通络，祛风疏风，热邪清，风邪息，脉络通，病治愈。治疗过程中未见感冒也发哮证和红肿，考虑与饮食有关，经过敏试验，确为羊肉与海鲜阳性，故治以固卫气，扶正气，通脉络，散风热，加之自己对饮食的注意，达到本病痊愈，随访1年余未发。这也是"审证求因"的一种方法。

总之，哮证是一种多发病、常见病，病因多种多样的，但不外乎先天禀赋不足、家族遗传和过敏之体。该患者幼年患有肺疾、慢性咳嗽、饮食过敏等，其总离不开痰。痰是病理产物，可使肺的功能衰弱，难以布散津液，日久影响脾运，使精微不化，涉肾后不能蒸化水液，聚津精成痰，伏于膈下，藏于肺府，成为"夙根"。日久三脏之间互相交杂，致合病并病，气虚阴亏，气虚血滞。此病多数能短期缓解，但难以消失。一旦发作，可持续不解，邪实正虚，错综复杂。当肺失治节功能，心血无阳气推动，肾阳不能上济于心时，心阳必衰，而导致喘脱危象。以上4例各有特点，妊娠发生的哮证、幼年发生的哮证、慢性咳嗽转化而成的哮证和食物过敏红疹伴有的哮证，病因不同，故治法各异。

间质性肺炎

肺间质纤维化是一种原因不明、进行性、以两肺间质纤维化伴蜂窝状改变为特征的疾病。近年来，西医的报道较多，并以糖皮质激素和免疫抑制剂治疗为主，但经长期治疗也仅有10%～30%的患者病情有所改善或稳定，有的可带来严重并发症，如再免疫力低下，使隐匿感染灶播散或诱发新的感染，则可加重肺间质纤维化，这是导致死亡的重要原因。寻找更安全、有效的药物治疗已成为中西医防治本病的焦点，用中药治疗本病的渐渐增多。笔者近5年来对百余例患者进行了临床观察，取得了满意效果。

由于肺间质纤维化的突出症状为咳嗽，有痰或无痰，痰色黄白相间、黏稠不畅，胸闷或痛，有的牵及颈背，气急气短不一，动则或上楼加重，甚则进行性加重。面色青紫或晦暗、黧黑，唇绀指青，咽干如梗，舌质紫红或暗紫或红中带紫；苔白或厚或糙或白腻或黄腻或浊；或光紫或中光、边根白厚；

脉滑数、弦滑、细数等。多数已从西医院确诊后转来治疗。有的是经高分辨（HR）和 CT 描及肺功能确诊。年龄最小 15 岁，最大 81 岁，65% 以上是 45 ~ 65 岁，对他们生活、工作、学习都带来了极度困难和痛苦。

中医无肺间质纤维化的名称，属中医学"肺痈""肺痿""喘证""虚劳"等范畴。本病为本虚标实。

（1）病因：①先天禀赋不足，如例 1 的哥哥因肺炎早早夭折，弟弟自幼患肺病，经治疗后确诊为肺间质纤维化。另 1 例自幼肺炎反复发作，32 岁时确诊为本病。一位女性因确诊为硬皮症 10 年后发现患本病。②反复受六淫之邪侵袭。初诊为慢性支气管炎，逐渐发展，最后发展为本病。此类患者占50% 以上。③感受时邪，急性发作。④误诊、误治，特别是在早期和缺医少药的地方。

（2）病机：肺为娇脏，主气，司呼吸，是一洁净之府，同时有通调水道功能。若肺气虚主气无力，易受外邪侵袭，影响水道通调，难以下输，阻于肺之络脉，在邪郁化热之时，使水液贮于肺脏，灼炼成痰，故成为古人所说的"肺为贮痰之器"是一致的。影响脉络完成贯通营卫，渗透气血，环流经气，互化经血，联络脏腑，濡养组织的功能。这与西医学所指的通气功能和弥散功能的影响完全一致的。但中医学认为，五脏六腑是人体的一个整体，日久病及于脾，脾气受损，不能气化津液，津液凝聚，在气机郁滞之时，又可使水液化热，灼炼成痰，伏于膈下，所以古人认为"脾为生痰之源"。阻碍气与血的生成。不但产生肺中的瘀血，也形成全身的瘀血，而致脏与腑、脏与脏的失调，日结月累，痰瘀互成因果，发生了各种的变症，动用了肾之真阴、命火，阳虚不能上温脾阳；阴亏上不荫肺津，这时在肺脏的表现中出现痰浊内蕴和肺阴亏虚的症状。

（3）辨证

主症：面色灰暗，或晦暗，或黧黑，咳嗽有痰或无痰，痰色白，或黄白相间，或黄；质黏稠难出，胸闷气急，或胸痛，活动和上楼时加剧，咽喉部如梗。舌象：舌质红，淡紫、紫泛、紫红、暗紫、绛；舌苔白、厚、腻、浊、糙、边白厚中光，前光根白或厚，光苔有津，光苔而干。

脉象：弦滑、滑数、细数、细滑、细弦滑、细缓、细沉等不一。

兼症：神倦乏力、心悸心慌、颈背板滞，背寒腰酸，容易感冒，纳差口苦，口干而不饮，咽干舌燥，大便干结，尿频尿多。

（4）辨证分析：此病不能按常规辨证，因为这类病者久病，正气必虚，虽病位在肺，但已影响到脾、肾、心，由阳虚到阴亏，从气虚到血瘀，湿痰内蕴，相互交灼，不但不能完成本脏的濡养，而且也不能贯通营卫，渗透气血，环流经气，互化经血，联络脏腑，濡养组织的功能。也就是西医学上所指的肺泡水肿、死腔形成，坏死融合、血管瘀血、纤维增生、炎性个质在肺纤维化的发展过程中起到中心作用。此病最早见于张仲景的《金匮要略》《肺痿、肺痈、咳嗽上气病脉证治第七》："寸口脉数，其人咳，口中反有浊唾涎沫者何？师曰：为肺痿之病。"历代医家也都阐述了本病，如唐朝孙思邈："肺痿无论寒热，皆虚损之证。"清·《证治汇补·胸膈门》曰："久咳肺虚，寒热往来，皮毛枯燥，这肺之病。"李士泽《辨证录》曰："肺痹之成于气虚，尽人而不知也……肺气受损，而风寒湿之邪堵塞而成痹也。"表明本病是在长期的受风寒湿之邪侵袭阻于气道，肺气失于宣降成为"肺痹"。故长感胸闷气迫。张锡纯《医学衷中参西录》说："肺脏有所伤，其微丝血管及肺泡涵津液之处，其气化皆淹瘀凝滞，致肺失其玲珑之体，则有碍子阖辟之机，呼吸则不能自如矣。"更与西医学中所指的肺泡水肿、死腔形成、坏死融合、血管瘀血、纤维增生、炎性个质的侵害使肺脏失去了正常功能，呼吸出现困难，上楼或动则气急。《医学真转·气》云："人之一身，皆气血之所循行，气非血不主，血非气不通。"《素问·经脉别论》说："食气入胃，浊气当心，淫精于脉，脉气流经，经气当于肺，输精于皮毛。"中医学认为，肺有朝百脉的功能，实际是辅助心脏来完成血液的循环，也就是以全身的血液都通过经脉而聚集于肺，通过肺的呼吸进行气体交换，然后再输布到全身，同时肺脏自身也敷布着无数细小的络脉，肺脏依靠络脉输送的气血津液与营养物质充养自身，以保证发挥正常的生理功能。其实肺气虚时无力灌输心脉，也无力抗邪，气虚血不行，瘀血沉积肺中，气虚与血瘀同样成为本病的因果关系。下如叶天士说："初病在气，久病必瘀"。最后导致肺纤维化进行性的发展，成为临床上的顽固性难治性疾病。而肺又是通调水道的功能，由于肺气虚，气虚阴液不能相互依附，液聚成痰，痰是水津代谢失常的病理产物，可以停聚在肺内，故古人认为"肺为贮痰之器"。巢元方《诸病源候论·诸痰候》说："诸痰者，此由血脉壅塞，饮水积聚，而不消散，故能痰也。"清朝唐容川《血证论》说："内有瘀血，则阻碍气道，不得升降，气壅则水壅，水壅即为痰饮。"是很有道理的。所以说"痰和瘀"既是肺间质纤维化形成过程中脏腑功能失调的病理产物，又是肺间质纤维化证候加重的致病因子。气管内的顽痰不除，极易郁而化热，更伤肺阴，肺热叶焦，萎弱无用。痰浊瘀血互结，气机不利，失去了主呼吸的功能，是肺间质纤维化患者久治不愈的原因。

（5）治疗：此时的病者由于热、湿（浊）、痰、瘀、互结，又兼气虚、阴亏、津泛同存，故治疗上不能单从一个病种的治法，而要综合治理。

①治疗原则：急则"清热宣肺，祛痰豁痰，软坚活血"或"清热养阴，润肺豁痰，软坚活血"；缓则"清肺祛痰，健脾化痰，散血软坚，温肾益气"。

②药物参考

清热解毒：肺形草、野荞麦根、炒黄芩、云雾草、老鹳草、佛耳草、鱼腥草。

宣肺祛痰：白桔梗、桑白皮、浙贝母、川贝母、浮海石。

豁痰：寒水石、天竺黄、鹅管石、海蛤壳。

软坚痰栓：皂角刺、山慈菇、白蔹、石见穿、藤梨根、生薏苡仁、橘核。

活血软坚：莪术、苏木、王不留行、川芎、红花。

行气通络：生枳壳、苏梗、橘络、丝瓜络。

养阴生津：南沙参、天冬、麦冬、乌玄参、鲜石斛（枫斗、川石斛）、鲜芦根、粉丹皮。

益气健脾：太子参、西党参、生白术、生薏苡仁、炒薏苡仁。

温肾助阳：仙灵脾、仙茅、桑椹子、补骨脂、菟丝子。

③用药须知：以上药物并不多，但要重视辨证，邪重者必须先祛邪，阴亏津少者先救阴，故必须要重视舌象，因为这类病者往往既舌苔厚又有苔花剥，在错综复杂中达到温寒并重，动静结合，邪祛扶气，防壅痰升，病稳养身，才能延年。

间质性肺炎伴纤维化，在治疗上个人认为应该跨出原来的治疗方药，因为它是因湿、痰、热、瘀、虚交杂，病位在肺，五脏六腑均失于平衡，而贮在肺中之痰，是本病的关键，必须有祛、豁、涤、化痰四个步骤。痰为水液聚蕴而成，应加强行气、活血之药，故我重用枳壳达30g，活血药以软坚活血之类药，如王不留行子、石见穿、莪术、桃仁、鬼见羽等；同时加用收敛之品，如白蔹、白芷、红藤、山慈菇等。主要是使肺泡的水肿、增生、瘀血、硬化消失，才能恢复到正常的生理状态，达到临床痊愈。

案例

37. 间质性肺炎

俞某，男，68 岁，退休。门诊号：103092。初诊日期：2005 年 3 月 30 日。

1 月前因发热咳嗽，住杭州市第一医院治疗，胸片诊为包裹性结液，肺大泡、间质性肺炎。为明确诊断，行胸腔穿刺后发生气胸，经治疗气胸痊愈，出院后以强的松 1 日 10mg 维持。因胸闷气急明显，上楼困难而来门诊。患者提供杭州市一院复印资料和胸片、CT 片，证实为间质性肺炎。两肺听诊：呼吸音明显降低，肺底可闻及干湿性啰音，咳嗽无痰，纳可，便正常，舌质红紫，苔薄白，脉弦滑。

脉证合参：痰浊内蕴，肺失宣降，痰阻气道，痰气互结，肺气上逆，又达耄耋之年，肝、心、脾三脏功能均已衰减，影响肺气宣畅。

治则：清肺祛痰，遂饮降气。

处方：肺形草、野荞麦根、炒黄芩各 30g，老鹳草、生薏苡仁、炒薏苡仁各 15g，浙贝母 20g，白桔梗、桑白皮、天竺黄、炒莱菔子、海蛤壳、寒水石各 12g，皂角刺、白芥子、葶苈子各 9g。7 剂，水煎两汁，分服。

4 月 6 日二诊：1 周药后，咳嗽仍作，次不多，痰未出，胸闷气急明显，动则加剧，纳、便正常，舌质紫红，苔转光，脉弦滑数。虽然清肺祛痰，宣降肺气，但未取得效果，因为痰蕴较盛，热反伤及肺阴，痰郁气道，阴不能濡润肺府，故症状加重。治以清肺祛痰，降气健脾，滋阴生津。

处方：肺形草、野荞麦根、藤梨根、炒黄芩各 30g，老鹳草、生薏苡仁、炒薏苡仁各 15g，白桔梗、苏子、桑白皮、天竺黄、寒水石各 12g，浙贝母 20g，白芥子、葶苈子、皂角刺各 9g，干芦根 40g。7 剂，水煎两汁，分服。

4 月 13 日三诊：痰量较上转松，色黄黏稠，动则气急明显，今晨起怕冷，自测体温 37.3℃，面色发灰，纳尚可，便调。舌质红紫，苔根转厚，前少，脉滑数。病者自行撤强的松为 1 片，可能与低热有关。嘱不要自撤激素。

处方：肺形草、野荞麦根、藤梨根、炒黄芩各 30g，老鹳草、生薏苡仁、炒薏苡仁各 15g，白桔梗、苏子、桑白皮、天竺黄、炒莱菔子、天花粉、寒水石各 12g，浙贝母 20g，白芥子、葶苈子、皂角刺各 9g，干芦根 40g。7 剂，水煎两汁，分服。

4月20日四诊： 咳嗽减少，痰色转白，容易咳出，胸闷气急好转，怕冷减轻，但晨起仍有低热，37.3℃。眼眶发黑，牙齿痛，尿发黄，大便正常，夜寐尚可，舌质红，苔中白根厚，前少，脉弦滑。

治则：清肺祛痰，健脾化湿，清热养阴，泻肺逐饮之法。

处方：肺形草、野荞麦根、炒黄芩、干芦根、藤梨根、青蒿各30g，白桔梗、桑白皮、生薏苡仁、炒薏苡仁、炒莱菔子、寒水石、天竺黄、山慈菇各12g，浙贝母20g，白芥子、皂角刺、葶苈子各9g。7剂，水煎两汁，分服。

4月27日五诊： 体温已退，痰量不多，晨起明显，咽部不适，稍有疼痛，纳可，便调，舌质红，苔根白厚、前少，脉细小数。

处方：肺形草、野荞麦根、炒黄芩、干芦根、藤梨根各30g，生白术、白桔梗、桑白皮、生薏苡仁、炒薏苡仁、炒莱菔子、寒水石、炙白薇、天竺黄、山慈菇各12g，浙贝母20g，白芥子、皂角刺各9g。7剂，水煎两汁，分服。复查CT。

5月4日六诊： 咳嗽已解，胸闷好转，气急仍然明显，咽部有痰。于浙一医院摄片：提示；左肺间质性肺炎明显吸收。纳可，舌质红紫，苔根白，脉弦滑。治以清热宣肺，祛痰软坚，益气健脾。

处方：肺形草、野荞麦根、藤梨根各30g，炒黄芩、浙贝母各20g，防风、白芥子、皂角刺各9g，白桔梗、桑白皮、天竺黄、生薏苡仁、炒薏苡仁、山慈菇、生白术、白蔹、石见穿各12g。7剂，水煎两汁，分服。

5月11日七诊： 咽痒时偶有咳嗽，动则胸闷气急，纳、便正常，舌质紫红，苔白，脉细弦。病情开始稳定，在药中加补肾之品。

处方：肺形草、野荞麦根、藤梨根、桑椹子各30g，炒黄芩、浙贝母各20g，防风、白芥子、皂角刺各9g，白桔梗、桑白皮、天竺黄、生薏苡仁、炒薏苡仁、山慈菇、生白术、白蔹、石见穿各12g。7剂，水煎两汁，分服。

5月20日八诊： 咳嗽基本消失，痰少，胸闷解除，气急稍好转，纳可，便调，自行撤除强的松已6天，本人认为撤得快了一点，希望维持原量。舌质红，苔少，脉细滑。因痰热较盛，伤及肺阴，故舌苔前少，但胸阳仍不能伸展，故胸闷气急。

处方：南沙参20g，白芥子、防风各9g，野荞麦根、肺形草、山海螺、藤梨根、桑椹子、生薏苡仁各30g，生白术、白蔹、山慈菇、石见穿、桃仁、川石斛各12g。7剂，水煎两汁，分服。

5月31日九诊： 上周四突然开始发热，37.8℃。怕冷痰增、黄白相间，胸闷气急加重，纳食欠香，大便干燥。舌质紫红，苔白，脉滑数。胸片复查：左肺感染。由于正气未复，痰浊蕴于肺络，风寒引动，上渍于肺致肺气失宣，故又症状加重。治以清热解表，宣肺祛痰。方用银翘散合参苏饮加减。

处方：金银花、野荞麦根、炒黄芩、肺形草、山海螺、鲜芦根各30g，大豆卷、神曲、生薏苡仁、炒薏苡仁各15g，白桔梗、天竺黄、桑白皮各12g，浙贝母20g，皂角刺、薄荷（后下）、苏叶各9g。4剂，水煎两汁，分服。嘱若热不退去医院住院。

8月10日十诊：因（5月31日）发热未缓解，故住院治疗，强的松从1日8粒开始，逐步减至1日3粒，共住院35天。出院后咳痰不多，胸闷气急明显，胃脘胀满，大便不畅，舌质淡红，苔白根厚。脉细滑。外邪犯肺后，虽用激素和抗生素控制，然邪湿仍蕴于内，肺气仍不宣，气阴亏虚，肺、脾、肾三脏失于协调。治以祛痰化湿，清肺泄热，佐以养阴。

处方：生地黄、浙贝母各20g，生甘草6g，肺形草、野荞麦根、炒黄芩、生薏苡仁、藤梨根各30g，肥知母、桑白皮、白桔梗、苏梗、苏木、海蛤壳、山慈菇、橘络各12g，淡竹叶、皂角刺、白芥子各9g。7剂，水煎两汁，分服。并嘱强的松不能再自行撤除，待医师同意或病情稳定后再减量。

8月17日十一诊：药后咳嗽后痰量增多，气急好转，大便烂，夜寐欠安，舌质红，苔根白前少，脉细缓。此时湿蕴化热伤阴，气机不畅。

处方：生地黄、浙贝母各20g，生甘草、淡竹叶各9g，肺形草、山海螺、野荞麦根、炒黄芩、生薏苡仁、藤梨根、鲜芦根各30g，白桔梗、桑白皮、苏梗、苏木、肥知母、山慈菇、橘络、海蛤壳、川厚朴各12g。14剂，水煎两汁，分服。

8月31日十二诊：咳嗽解除，痰已消，气急存，胃脘胀，寐欠安，多梦扰，大便调，舌质红，苔白糙，脉细滑。此时虽然咳嗽已解，痰亦消失，但并不等于病已好转，感染后痰暂时排净，但还有未吸收和未软化的痰液，会不断排出，仍理气化痰，和胃降气。上方加减。

处方：浙贝母20g，淡竹叶、砂仁、蔻仁、降香各9g，肺形草、山海螺、野荞麦根、炒黄芩、生薏苡仁、藤梨根、鲜芦根各30g，白桔梗、桑白皮、苏梗、苏木、佛手片、山慈菇、橘络、海蛤壳各12g。14剂，水煎两汁，分服。

9月7日十三诊：近日来稍有咳嗽，无痰无胸闷，气急存，胃脘发胀，夜寐欠安，多梦，大便调，舌质红，苔白糙，脉细缓。加强化湿、活血药物。

处方：野荞麦根、肺形草、藤梨根、生薏苡仁、大腹皮各30g，炒苍术、白桔梗、桑白皮、桃仁、山慈菇各12g、炒黄芩、生枳壳各20g，猪苓、白茯苓、浙贝母各15g，防风、白芥子、皂角刺9g。7剂，水煎两汁，分服。

9月15日十四诊：咳嗽已解、腹胀存，舌质红，苔白，脉细缓。3周来一直腹胀，此乃脾气不足，水饮难行。苦寒药日久，伤及胃府，浊气不降，阻于中焦，需肾阳上荫，温化脾阳。治以清宣肺气，健脾化湿，温肾理气。

处方：肺形草、藤梨根、生薏苡仁、大腹皮、仙灵脾各30g、炒苍术、白桔梗、桑白皮、佛手片、桃仁、山慈菇、台乌药各12g、生枳壳20g，浙贝母15g，防风、白芥子、皂角刺各9g。7剂，水煎两汁，分服。

9月21~28日十五至十七诊：1周来病情稳定，无咳嗽无痰，唯胃脘发胀，纳开始增加，舌质红，苔根白，前少，脉细缓。由于病程长，气阴一直亏虚，与痰湿交杂，故时而舌苔白厚，时而舌苔前少。治以益气固表，健脾化湿，滋阴温肾。方用玉屏风散合千金苇茎汤加减。

处方：肺形草30g，藤梨根、生薏苡仁、仙灵脾各30g，南沙参、浙贝母各20g，生白术、白桔梗、桑白皮、山慈菇、桃仁、佛手片、肥知母各12g，生地黄15g，防风、生甘草各9g。21剂，水煎两汁，分服。

10月5日十八诊：咳嗽无，痰不多，昨日晚感到稍有气急，胸部出现红疹伴有刺痛，检查：左胸腋前线第五肋外有掌面大小散状红点，考虑为带状疱疹。舌质红，苔白，脉弦滑。正气未复，又感受热毒，郁于肌腠，与体内之湿夹杂，发为疱疹。按急则治标原则，治以清热解毒，活血通络。方用普济消毒饮加减。

处方：败酱草、金银花、蒲公英、紫花地丁、土茯苓、生枳壳各30g，白桔梗、桑白皮、独活、橘络各12g，川芎15g，炒黄芩、板蓝根各20g，前胡、红花、软柴胡、丝瓜络各9g。7剂，水煎两汁，分服。季德胜蛇药五支，分别用白酒或者用醋调化外敷，药水干后即敷。

10月11日十九诊：经内服、外敷1周，带状疱疹基本痊愈，稍隐痛，痰量增多，纳、便无影响，舌质红，苔白，脉细缓。

处方：败酱草、野荞麦根、肺形草、藤梨根、生枳壳、生薏苡仁各30g，白桔梗、桑白皮、海蛤壳、肥知母、橘络各12g，炒黄芩、浙贝母各20g，川芎15g，生甘草、皂角刺各9g。嘱：带状疱疹处，仍用季德胜蛇药外敷。7剂，水煎两汁，分服。

10月19日二十诊：带状疱疹痊愈，但阴液又亏，咳嗽未作，无痰，纳可，便烂，舌质红淡紫，苔中薄少，脉细缓。热毒除，带状疱疹愈，虽未伤及肺府，但又加重肺阴亏虚，气道、肺络仍失于濡润，故咳嗽无痰。治以益气固表，清肺养阴，通络活血，佐以益肾。

处方：野荞麦根、山海螺、肺形草、藤梨根、生薏苡仁、桑椹子各30g，生白术、白桔梗、桑白皮、海蛤壳、肥知母、橘络各12g，人参叶、炒黄芩、浙贝母各20g，川芎15g，防风、皂角刺各9g。7剂，水煎两汁，分服。

10月21日二十一诊：经两个月的巩固治疗，由于天气转入冬令，虽然咳嗽消失，痰亦无，因半夜起床小便时出现怕冷症状，继而感冒，使咳嗽增多，胸闷气急，纳食欠香。其中1次无原因发热，12月7日将激素由5mg增到10mg，症状又恢复到原状，纳、便正常，舌质淡紫，苔时薄少时厚，脉细缓或细滑。治疗一直以玉屏风散、参麦饮为主，采用清肺祛湿、化燥软坚、活血温肾等法治之，基本同9月21~28日处方。每周处方1次，以巩固疗效。共56剂，水煎两汁，分服。

12月30日二十二诊：病情基本稳定，正值冬令，予以膏方调治。

步入耄耋之年，肝、心、脾三脏逐年衰弱，其功能失调，肝叶早薄，肝气衰虚，气血懒惰，营阴暗耗，与肾不能相互资生、制约。心气亦衰，无力鼓动脉律，不能生成脾土，生化之源亏乏，脾气更虚。运化水液无权，津聚成湿，灼炼成痰，伏于膈下，贮于肺中，使肺失宣降，痰蕴而化热，伤于肺络，致成间质性肺炎。症见反复咳嗽难解。服用强的松1日1片，仍然胸闷气急，上楼加剧，痰咳之不出，胸腔积液，咽痒痰黏，痰色时黄，晨起低热，容易感冒，怕冷，舌质红，苔光，脉滑数。先按急则治标原则，得以缓解，今正值冬令，按秋冬养阴原则，给予益气固表、清肺祛痰、滋阴柔肝、补肾活血之法，制成膏滋缓调治。

处方：生黄芪200g，生白术100g，防风90g，肺形草300g，野荞麦根300g，炒黄芩150g，藤梨根300g，生薏苡仁300g，猫人参300g，白桔梗120g，桑白皮120g，浙贝母200g，山慈菇120g，橘核120g，橘络120g，西党参200g，五味子90g，肥知母120g，淡竹叶90g，生地黄200g，生甘草90g、炙甘草90g，炒杜仲120g，川续断120g，仙灵脾300g，桑椹子300g，皂角刺90g，白芥子100g，苏木120g，苏梗120g，石见穿120g，川芎150g，白薇120g，川石斛120g，干芦根200g，天冬120g，麦冬120g，灵芝120g，女贞子100g，潼蒺藜120g，白蒺藜120g，化橘红120g。1料，水煎浓缩，加入龟板胶400g，鹿角胶100g，冰糖500g，黄酒半斤，收膏备用。早、晚各1匙，开水冲服。遇感冒、腹泻停服，经医师治疗后再服。

2006 年 3 月 8 日二十三诊：膏方服完 10 天，今冬以来病情稳定，近两天痰量增加，以咽部为主，两个月中感冒两次，自服感冒药后，即缓解，强的松改为 1 日 7.5mg。纳、便正常，舌质红，苔白稍厚，脉弦滑。治以清肺祛痰，化湿燥湿，活血软坚。

处方：肺形草、藤梨根、野荞麦根、生薏苡仁各 30g，浙贝母、炒黄芩各 20g，炒莱菔子、桑白皮、白桔梗、炙紫菀、石见穿、山慈菇、莪术各 12g，草果仁、白芥子、皂角刺各 9g。14 剂，水煎两汁，分服。

3 月 22 日二十四诊：咳嗽消失，痰亦无，胸闷气急除，纳、便正常，舌质淡紫，苔薄白，脉弦细缓。

处方：西党参 15g，肺形草、藤梨根、野荞麦根、生薏苡仁各 30g，炒黄芩、浙贝母各 20g，寸麦冬、桑白皮、白桔梗、石见穿、山慈菇、莪术各 12g，白芥子、皂角刺各 9g。14 剂，水煎两汁，分服。

4 月 15 日二十五诊：病情比较稳定，无殊症状，体力恢复，想参加单位活动，舌质淡紫，苔薄少。加养阴生津之品。

处方：西党参 15g，肺形草、藤梨根、野荞麦根、生薏苡仁各 30g，炒黄芩、浙贝母各 20g，寸麦冬、桑白皮、白桔梗、川石斛、石见穿、山慈菇、莪术各 12g，白芥子、皂角刺各 9g。14 剂，水煎两汁，分服。

4 月 18 日二十六诊：无明显症状，体力恢复，纳、便正常，寐安，单位活动感到无不适。昨日去浙一医院复查胸片：间质性肺炎基本吸收。舌质淡紫，苔薄。脉细缓。

处方：西党参 15g，肺形草、藤梨根、野荞麦根、生薏苡仁各 30g，炒黄芩、浙贝母各 20g，寸麦冬、炙白薇、桑白皮、白桔梗、川石斛、石见穿、山慈菇、莪术各 12g，白芥子、皂角刺各 9g。14 剂，水煎两汁，分服。

5 月 10 日二十七诊：病情稳定，无症状，舌质淡红，苔薄，脉细缓。强的松改 1 日 5mg。

处方：西党参 15g，肺形草、藤梨根、野荞麦根、生薏苡仁各 30g，炒黄芩、浙贝母各 20g，寸麦冬、炙白薇、桑白皮、白桔梗、川石斛、石见穿、山慈菇、莪术各 12g，白芥子、皂角刺各 9g。14 剂，水煎两汁，分服。

5 月 17 日二十八诊：因天气突变，感到胸闷，下肢发冷，舌质红，苔光少，脉出现结代。

阶段性脉证合参：患者病情一直比较稳定，但由于天气突变，在元气亏虚的情况下，使得肺一时不能助心，心阳一时不能伸展，肾火不能上济于心，故见上述症状。治以益气养阴，宽胸理气，通阳宁心。

方药：参脉饮合桂枝汤加减。

处方：南沙参、紫丹参、仙灵脾各30g，嫩桂枝6g，炒赤芍、炒白芍各15g，苦参、五味子、生甘草、炙甘草、淡竹叶各9g，寸麦冬、苏梗、瓜蒌皮、肥知母、川石斛、白蒺藜、潼蒺藜各12g。7剂，水煎两汁，分服。

5月24日二十九诊：胸闷已除，下肢怕冷消失，稍有头昏，舌质红，苔转薄白，脉偶结代。

处方：南沙参、紫丹参、仙灵脾各30g，嫩桂枝6g，炒赤芍、炒白芍各15g，苦参、生甘草、炙甘草、淡竹叶各9g，寸麦冬、苏梗、瓜蒌皮、肥知母、川石斛、白蒺藜、潼蒺藜各12g。7剂，水煎两汁，分服。

6月8日三十诊：各症解除，舌质红，苔薄少、根白，脉细缓。治以益气养阴，清肺化痰，活血通络，温肾化饮。

处方：南沙参、野荞麦根、藤梨根、生薏苡仁、仙灵脾各30g，浙贝母20g，淡竹叶、苦参、白芥子各9g，桑白皮、寸麦冬、石见穿、莪术、橘络、川石斛各12g。14剂，水煎两汁，分服。

11月23日三十一诊：开出膏方。

步入耄耋之年，肝、心、脾三脏逐年衰弱，其功能失调，肝叶早薄，肝气衰虚，气血懒惰，营阴暗耗，与肾不能相互资生、制约。心气亦衰，无力鼓动脉律，不能生成脾土，生化之源亏乏，脾气更虚。运化水液无权，津聚成湿，灼炼成痰，伏于膈下，贮于肺中，使肺失宣降，痰蕴而化热，伤于肺络，致成间质性肺炎。减用强的松1日1/4片，咽痒痰少，腰酸膝肢刺痛，容易感冒，怕冷，舌质红，苔薄、边瘀，脉滑数。今又正值冬令，根据秋冬养阴原则，给予益气固表、清肺祛痰、健脾养血、滋阴柔肝、补肾活血之法，制成膏滋缓调治。

处方：生黄芪200g，生白术100g，防风90g，肺形草300g，野荞麦根300g，炒黄芩150g，藤梨根300g，生薏苡仁300g，猫人参300g，白桔梗120g，桑白皮120g，浙贝母200g，山慈菇120g，橘核120g，橘络120g，西党参200g，五味子90g，肥知母120g，淡竹叶90g，生地黄200g，生炙甘草各90g，炒杜仲120g，川续断120g，仙灵脾300g，桑椹子300g，皂角刺90g，白芥子100g，苏木120g，苏梗120g，石见穿120g，川芎150g，白蔹120g，枫斗120g，干芦根200g，天冬120g，麦冬120g，灵芝120g，女贞子100g，潼蒺藜120g，白蒺藜120g，化橘红120g。1料，水煎浓缩，加入龟板胶400g，鹿角胶 100g，冰糖 500g，黄酒半斤，收膏备用。早、晚各 1 匙，开水冲服。遇感冒、腹泻停服，经医师治疗后再服。

2007 年 2 月 3 日三十二诊：经两冬调治，病情一直稳定，胸片和 CT 复查已明显吸收，强的松 1 日 1/4 片。继续服膏滋。

患者值耄耋之年，肝、心、脾三脏逐年衰弱，功能失调，肝叶早薄，肝气衰虚，气血懒惰，营阴暗耗，与肾不能相互资生、制约。心气亦衰，无力鼓动脉律，不能生成脾土，生化之源亏乏，脾气更虚，运化水液无权，津聚成湿，灼炼成痰，伏于膈下，贮于肺中，使肺失宣降，痰蕴而化热，伤于肺络，致成间质性肺炎。目前无咳嗽等症，舌质红，苔薄，边瘀，脉滑数。施以益气固表，清肺祛痰，健脾养血，滋阴柔肝，补肾活血，制成胶囊巩固疗效。

处方：生黄芪 300g，生白术 120g，防风 90g，肺形草 300g，野荞麦根 300g，炒黄芩 150g，藤梨根 300g，生薏苡仁 300g，白桔梗 120g，桑白皮 120g，浙贝母 200g，香白芷 120g，寒水石 120g，浮海石 120g，海蛤壳 120g，皂角刺 90g，山慈菇 120g，白茯苓 150g，鬼见羽 150g，橘核 120g，橘络 120g，莪术 150g，川芎 150g，西党参 300g，天冬 120g，麦冬 120g，制首乌 300g，灵芝 120g，制黄精 300g，菟丝子 120g，生枳壳 200g，炒杜仲 120g，川续断 120g，仙灵脾 300g 佛手片 120g，玫瑰花 120g，炙鳖甲 120g，女贞子 120g，潼蒺藜 120g，白蒺藜 120g，枸杞子 300g，覆盆子 120g，化橘红 120g，白蔹 150g。1 料，浸膏。

川石斛 120g，川贝粉 150g，桑椹子 200g，参三七 150g，西洋参 120g，冬虫夏草 30g 山参 10g，蛤蚧 2 对。1 料，研粉。

以上浸膏和粉末匀和制成胶囊。每日 3 次，每次 5 粒，根据病情稳定后或遵医嘱减量。若遇外感、腹泻及其他疾病即停药，请医师改方病愈后再服。

【按】间质性肺炎中医无此病名，应属于"咳嗽""肺胀""喘证""胸痹""肺痿"等范畴。所以不能单治一种证，此时患者往往已经西医治疗，并用激素长期控制，不但有激素的副作用，还有痰浊贮肺，饮聚膈下，气虚血瘀，阴阳失衡，肺、脾、肾三脏阳气俱虚，有的还会出现心、肝两脏的症状，所以此时虚虚实实，气虚血少，痰壅血瘀，有积有聚之变，对患者要树立信心，按祛、疏、消、活、软、敛、补进行治疗。同时采用煎、胶、丸的剂型长期巩固治疗，此患者治疗长达两年余，并胸片证实已基本吸收。目前以丸剂巩固，随访 10 年健在。

38. 间质性肺炎伴纤维增生

邢某，女，38 岁，干部。门诊号：02139725。初诊日期：2006 年 4 月 10 日。

患者于 2001 年被诊断为肺间质性肺炎伴纤维化。CT 片及肺功能检查均符合诊断。肺功能提示：中度限制性肺通气功能障碍，肺弥散功能重度降低（浙江大学医学院附属二院）。目前见咳嗽咳痰明显，痰色黄白相间，面色晦暗，色素明显沉着，坐位时有气急感，上楼更明显，胸闷心悸，神疲懒言，少气无力，舌质紫红，苔白，脉细弱。右肺背部可闻及干湿性啰音，左呼吸音明显减低。

脉证合参：痰湿互结，气虚血瘀，痰贮于肺，失于宣降，气道被阻，胸阳难振，及脾涉肾，影响心阳，血不养心等。

治则：清肺热，祛痰浊，软痰栓，宽胸阳，健脾气。

处方：肺形草、野荞麦根、藤梨根各 30g，炒黄芩、浙贝母各 20g，白桔梗、桑白皮、生薏苡仁、炒薏苡仁、天竺黄、寒水石、苏梗、苏木、山慈菇、海蛤壳各 12g，皂角刺 9g。7 剂，水煎两汁，分服。嘱预防感冒，忌海鲜、辛辣、蟹。药后可能咳嗽、痰量反增多。

4 月 7 日二诊：药后咳嗽反减少，痰量未增，胸闷气急，纳、便正常，舌质红紫，苔白，脉细滑。右下肺可闻及湿性啰音。

处方：肺形草、野荞麦根、藤梨根各 30g，炒黄芩、浙贝母各 20g，白桔梗、桑白皮、生薏苡仁、炒薏苡仁、天竺黄、寒水石、山慈菇、苏梗、苏木、莪术各 12g，皂角刺 9g。7 剂，水煎两汁，分服。

4 月 24 日三诊：咳嗽痰增，黄白相间，胸闷气急，上楼明显，纳可，寐多梦，鼻塞汗多，舌质红紫，苔薄白，脉细滑。

处方：肺形草、野荞麦根、藤梨根、稽豆衣各 30g，炒黄芩、浙贝母各 20g，生白术、白桔梗、桑白皮、生薏苡仁、炒薏苡仁、天竺黄、寒水石、山慈菇、莪术各 12g，防风、皂角刺各 9g。7 剂，水煎两汁，分服。另加金水宝胶囊 1 日 3 次，1 次 3 片。

4 月 29 日四诊：咳嗽明显减少，痰色转白，量较前减，胸闷气急除，上楼仍有气急，纳、便正常，寐安汗出，舌质红紫，苔白，脉细缓。

处方：南沙参 15g，浙贝母、炒黄芩各 20g，白桔梗、生白术、桑白皮、生薏苡仁、炒薏苡仁、山慈菇、莪术各 12g，防风、白芥子、皂角刺各 9g，肺形草、野荞麦根、藤梨根、稽豆衣各30g。7剂，水煎两汁，分服。

5月8日五诊：咳嗽不多，晨起咽部痰多，胸闷气急好转，昨天突然胃痛，出现便稀，舌质红紫，苔转白稍厚，脉细弦。考虑可能与饮食不节有关。

处方：南沙参15g，浙贝母、炒黄芩各20g，白桔梗、炒苍术、桑白皮、生薏苡仁、炒薏苡仁、川厚朴、山慈菇、莪术各12g，防风、皂角刺各9g，肺形草、野荞麦根、藤梨根、马齿苋、稽豆衣30g。7剂，水煎两汁，分服。另加黄连素片1次3片，1日3次，服2~3天。继续服金水宝。

5月15日六诊：腹泻解除，咳嗽不多，痰量很少，近日来鼻塞，面部色素沉着明显，纳、便正常，汗止，舌质紫红，苔白，脉细缓。

处方：太子参、炒黄芩、浙贝母各20g，肺形草、野荞麦根、藤梨根各30g，生白术、白桔梗、桑白皮、生薏苡仁、炒薏苡仁、山慈菇、莪术、香白芷各12g，防风、皂角刺各9g，鹅不食草4g。7剂，水煎两汁，分服。继服金水宝。

5月22日七诊：病情开始稳定，咳嗽已少，痰量不多，时有胸闷，鼻塞除，舌质红紫，苔薄白，脉细缓。

处方：西党参15g，肺形草、野荞麦根、藤梨根各30g，炒黄芩、浙贝母各20g，生白术、白桔梗、桑白皮、生薏苡仁、炒薏苡仁、山慈菇、莪术、香白芷、橘络各12g，防风、皂角刺各9g。7剂，水煎两汁，分服。继服金水宝。

5月29日八诊：病情稳定，无特殊变化，舌质红紫，苔白，脉细缓。

处方：西党参15g，肺形草、野荞麦根、藤梨根、生薏苡仁各30g，炒黄芩、浙贝母各20g，生白术、白桔梗、桑白皮、山慈菇、白芨、橘络、莪术各12g，防风、皂角刺各9g。7剂，水煎两汁，分服。继服金水宝。另加本院自制的温肾益气活血化瘀冲剂，1次1包，1日2次。

6月5日九诊：昨天又出现鼻塞，其他无殊，舌质红紫，苔薄白，脉细缓。

处方：肺形草、野荞麦根、藤梨根、生薏苡仁各30g。白桔梗、生白术、桑白皮、山慈菇、莪术、橘络、白芨、地肤子各12g，防风、皂角刺各9g，炒黄芩、浙贝母各20g。7剂，水煎两汁，分服。继服金水宝。另加本院自制的温肾益气活血化瘀冲剂，1次1包，1日2次。

6月12日十诊：鼻塞继存，有涕，其无殊，舌质红紫，苔薄白，脉细缓。

处方：鹅不食草4g，香白芷、苍耳子、白桔梗、桑白皮、山慈菇、莪术、橘络、白蔹、地肤子各12g，肺形草、野荞麦根、藤梨根、生薏苡仁各30g，炒黄芩、浙贝母各20g，皂角刺9g。7剂，水煎两汁，分服。继服金水宝。另加本院自制温肾益气活血化瘀冲剂，1次1包，1日2次。

6月19日十一诊：鼻塞流涕已解，其他无殊，舌质红紫，苔薄白，脉细缓。

处方：制黄精、浙贝母各20g，防风9g，肺形草、野荞麦根、藤梨根、生薏苡仁各30g，生白术、白桔梗、桑白皮、山慈菇、莪术、石见穿、橘络、白蔹各12g。7剂，水煎两汁，分服。继服金水宝。另加本院自制的温肾益气活血化瘀冲剂，1次1包，1日2次。

6月26日至7月24日十二至十五诊：病情一直稳定，近日来突然咳大量黄白相间痰，咽稍痒，胸闷气急反而明显改善，舌质红紫，苔薄白，脉细缓。肺开始清洁沉积于肺泡和肺络顽痰，促使肺的宣肃功能恢复，对胸阳的伸展有利，改善了胸闷气急症状，但抗邪能力尚薄弱，痰瘀互结仍深，渐以扶正固本治疗。治以益气固表，清肺祛痰，软坚活血。

处方：生黄芪、浙贝母各20g，防风9g，肺形草、野荞麦根、藤梨根、生薏苡仁各30g，生白术、白桔梗、桑白皮、山慈菇、莪术、石见穿、橘络、白蔹各12g。7剂，水煎两汁，分服。继服金水宝。另加本院自制温肾益气活血化瘀冲剂，1次1包，1日2次。

2007年5月7日十六诊：自去年至今10个月，按时服原方及冲剂、胶囊，病情比较稳定，但容易感冒，痰仍黄白相间，咳之不畅，鼻塞少涕，咽喉痛干，舌质紫红，苔白，脉细滑。两肺湿性啰音消失，呼吸音稍减弱。

处方：肺形草、野荞麦根、藤梨根、生薏苡仁各30g，白桔梗、桑白皮、莪术、浮海石、海蛤壳、地肤子各12g，浙贝母20g，皂角刺、木蝴蝶各9g，六神曲15g。7剂，水煎两汁，分服。

5月19日十七诊：鼻塞已解，痰色仍黄白相间，已能咳出，容易乏力，纳、便正常，舌质紫红，苔薄白，脉细缓。

处方：肺形草、野荞麦根、藤梨根、生薏苡仁各30g，浙贝母20g，云雾草15g，白桔梗、桑白皮、苏梗、苏木、浮海石、寒水石各12g，皂角刺9g。7剂，水煎两汁，分服。

5月21日十八诊：咳嗽减少，痰色先黄后转白，胸闷气急消除，纳、便正常，舌质红紫，苔薄白，脉细缓。

处方：生白术、白桔梗、桑白皮、苏梗、苏木、浮海石、寒水石各12g，防风、皂角刺各9g，肺形草、野荞麦根、藤梨根、生薏苡仁各30g，浙贝母20g，云雾草15。7剂，水煎两汁，分服。

5月28日十九诊：病情稳定，基本不咳，痰量明显减少，色转白，气急时存，舌质红紫泛，苔薄白，脉细缓。

处方：太子参15g，肺形草、野荞麦根、生薏苡仁、藤梨根各30g，生白术、白桔梗、桑白皮、苏梗、苏木、浮海石各12g，浙贝母20g，防风、皂角刺各9g。7剂，水煎两汁，分服。

6月4日二十诊：病情稳定，因咽痒而咳，痰基本消失，胸闷气急消除，舌质红紫泛，苔薄白，脉细缓。

处方：太子参15g，防风9g，肺形草、野荞麦根、藤梨根、生薏苡仁、仙灵脾各30g，生白术、白桔梗、桑白皮、苏梗、苏木、莪术、山慈菇、鬼见羽各12g，浙贝母、生枳壳各20g。7剂，水煎两汁，分服。

经过二十诊治疗，病情进入稳定状态，从疾病的机理和进展不可能在数月达到临床痊愈，因为此时肺部出现器质性变化，所以要达数年，故病情达到缓解时改变中药剂型，现正值夏季，进入冬病夏治，同时开出第1次胶囊处方。

当属五脏六腑、十二经脉大盛、气血盈满之年龄，"阴平阳秘，精神乃治"，然2001年发现间质性肺炎伴纤维化，肺、脾、肾三脏俱虚，肺气虚卫不固，反复感冒而咳嗽不解，脾失健运，水液内聚，灼成痰浊，阻于气道，胸阳不展，而咳喘难缓，久涉肾气，肾阳无助于脾阳，更难温煦津精，日久气虚必瘀。症见神疲乏力，少动懒言，胸闷气急，上楼明显，头晕耳鸣，痰咳不畅，痰色黄白相间，两肺均可闻及干湿性啰音，经治疗病情缓解，咳嗽不多，痰已转白，胸闷除，偶有活动气急，纳、便正常，舌质淡红偏紫，苔薄白，脉细缓。为巩固治疗，给予益气固表、健脾化湿、祛风利咽、柔肝理气、温肾助阳、活血软坚之法，制成胶囊缓图之。

处方：生黄芪300g，生白术120g，防风90g，肺形草300g，云雾草200g，炒黄芩200g，老鹳草150g，苍耳子90g，香白芷120g，石见穿120g，白桔梗120g，桑白皮120g，浙贝母200g，生薏苡仁300g，制首乌300g，天竺黄120g，浮海石120g，寒水石120g，皂角刺90g，藤梨根300g，苏木120g，苏梗120g，山慈菇120g，鬼见羽150g，生枳壳300g，莪术150g，橘络120g，鸡血藤300g，仙灵脾300g，枸杞子300g，淡竹叶90g，灵芝120g，桃仁120g，白薇120g，女贞子120g，潼蒺藜120g，白蒺藜120g，炒杜仲120g，川续断

120g，菟丝子120g，化橘红120g。1料，浸膏。

川石斛120g，桑椹子200g，川贝母120g，参三七90g，西洋参120g，蛤蚧2对，冬虫夏草30g，生晒参30g。1料，研粉。

以上浸膏与粉末共制成胶囊，每日3次，每次5粒。遇外感或腹泻时停服，请医师治疗后再服。

2008年10月15日二十一诊：经过调治，近年来病情一直稳定，肺部未出现感染，也未外感，偶尔晨起时有痰而咳，痰出即解，纳、便、寐均正常，也不感到疲劳，生活质量明显提高。国庆后因天气变化，未注意保暖出现咽喉不适，稍咳嗽，鼻涕清，但没有以前的症状，舌质红，苔白稍厚，脉弦滑。外邪犯及咽鼻，尚未深入肺腑，表明抗邪能力有所增强，舌苔白厚提示有引动伏饮之趋，故急以截断传入之道，以"防患于未然"。治以清肺利咽，通鼻宣窍，祛痰散风。

处方：人参叶、炒黄芩、生薏苡仁、炒薏苡仁各15g，鹅不食草、皂角刺各4g，苏叶、木蝴蝶、草果仁各9g，肺形草、野荞麦根各30g，浙贝母20g，白桔梗、桑白皮、天竺黄、浮海石、香白芷、苏梗、苏木、莪术、浮萍、地肤子、海蛤壳各12g。7剂，水煎两汁，分服。嘱暂停原胶囊，再来复诊后定。

10月23日二十二诊：外感已解，咳嗽解除，咽喉仍有不适，痰黏不畅，纳、便正常，舌质淡红，苔白，脉细滑。

处方：防风、草果仁、皂角刺各9g，肺形草、野荞麦根各30g，炒黄芩、生薏苡仁、炒薏苡仁各15g，浙贝母20g，生白术、白桔梗、桑白皮、天竺黄、浮海石、香白芷、苏梗、苏木、莪术、地肤子、海蛤壳各12g。7剂，水煎两汁，分服。同时第2次开出胶囊膏方。

"阴平阳秘，精神乃治"正当之年，自2001年发现间质性肺炎伴纤维化，肺、脾、肾三脏渐虚，肺气虚卫不固，反复感冒而咳嗽不解，脾失健运，水液内聚，灼成痰浊，阻于气道，胸阳不展，而咳喘难缓，久涉肾气，肾阳无助于脾阳，更难温煦津精，日久气虚必瘀。经调治后，1年内病情基本稳定，未见感冒，咳嗽痰少，神疲乏力改善，头晕已消，胸闷未作，气急明显好转，两肺未闻及干湿性啰音，纳、便正常，舌质淡红偏紫消失，苔薄白，脉细缓。为巩固治疗，再予益气固表、健脾化湿、祛风利咽、柔肝理气、温肾助阳、活血软坚之法，制成胶囊缓图治。

处方：生黄芪300g，生白术120g，防风90g，肺形草300g，云雾草200g，炒黄芩200g，老鹳草150g，白芥子90g，香白芷120g，石见穿120g，白桔梗120g，桑白皮120g，浙贝母200g，生薏苡仁300g，制首乌300g，天竺黄120g，浮海石120g，覆盆子120g，皂角刺90g，藤梨根300g，苏木120g，苏梗120g，山慈菇120g，鬼见羽150g，生枳壳300g，莪术150g，橘络120g，鸡血藤300g，仙灵脾300g，枸杞子300g，淡竹叶90g，灵芝120g，桃仁120g，白薇120g，女贞子120g，潼蒺藜120g，白蒺藜120g，炒杜仲120g，川续断120g，菟丝子200g，鹿角片120g，化橘红120g。1料，浸膏。

枫斗120g，桑椹子200g，川贝母200g，参三七120g，西洋参120g，蛤蚧2对，冬虫夏草30g，生晒参30g。1剂，研粉。

以上浸膏与粉末共制成胶囊，每日3次，每次5粒。遇外感或腹泻时停服，请医师治疗后再服。

2009年3月25日二十三诊：病情一直稳定，胶囊服完再第3次膏方继服。

自2001年发现间质性肺炎伴纤维化，肺、脾、肾三脏俱虚，经治疗肺气渐固，感冒明显减少，脾运未健，水液仍然内聚，灼成痰浊，肾阳还未充盛，脾肾之阳还待调补，瘀滞有所缓解。目前无明显症状，两肺未闻及干湿性啰音，纳、便正常，舌质淡红偏紫消失，苔薄白，脉细缓。为巩固治疗，再予益气固表、健脾化湿、祛风利咽、柔肝理气、温肾助阳、活血软坚之法，制成胶囊缓图之。

处方：生黄芪300g，制黄精300g，生白术120g，防风90g，肺形草300g，云雾草200g，炒黄芩200g，老鹳草150g，白芥子90g，香白芷120g，石见穿120g，白桔梗120g，桑白皮120g，浙贝母200g，生薏苡仁300g，制首乌300g，天竺黄120g，浮海石120g，覆盆子120g，皂角刺90g，藤梨根300g，苏木120g，苏梗120g，山慈菇120g，鬼见羽150g，生枳壳300g，莪术150g，橘络120g，鸡血藤300g，仙灵脾300g，枸杞子300g，淡竹叶90g，灵芝120g，桃仁120g，白薇120g，女贞子120g，潼蒺藜120g，白蒺藜120g，炒杜仲120g，川续断120g，菟丝子120g，鹿角片100g，化橘红120g，徐长卿300g，人中白150g。1料，浸膏。

生晒参60g，川石斛120g，桑椹子200g，川贝母150g，参三七120g，西洋参120g，蛤蚧2对，冬虫夏草30g，自备山参90g。1料，研粉。

以上浸膏与粉末共制成胶囊，每日3次，每次5粒。遇外感或腹泻时停服，请医师治疗后再服。

10月20日二十四诊：病情一直稳定，天气变化时稍感咽喉不适，无其他症状。舌质淡红偏白，脉细滑。先服饮剂引路，再开第4次膏方。

2010年1月13日：间质性肺炎伴纤维化，肺、脾、肾三脏俱虚，经两年余治疗，肺气渐固，感冒明显减少，脾阳得升，但运化欠健，饮伏于膈下，肾阳仍未充盛，故脾肾之阳还需充养，瘀滞已有缓解。目前无明显症状，两肺未闻及干湿性啰音，纳、便正常，舌质淡红，苔薄白，脉细缓。冬令正值，再给予益气固表、健脾化湿、柔肝理气、温肾助阳、活血软坚之法，制成膏滋缓图之，以达"正气内存，邪不可干"之目的。

处方：生黄芪300g，制黄精300g，生白术120g，防风90g，肺形草300g，云雾草200g，炒黄芩200g，生晒参60g，白芥子90g，香白芷120g，石见穿120g，白桔梗120g，桑白皮120g，浙贝母200g，生薏苡仁300g，制首乌300g，天竺黄120g，浮海石120g，覆盆子120g，皂角刺90g，藤梨根300g，苏木120g，苏梗120g，山慈菇120g，冬瓜仁300g，生枳壳300g，莪术150g，橘络120g，鸡血藤300g，仙灵脾300g，枸杞子300g，淡竹叶90g，灵芝120g，桃仁120g，白芨120g，女贞子120g，潼蒺藜120g，白蒺藜120g，炒杜仲120g，川续断120g，菟丝子120g，鹿角片120g，川石斛120g，桑椹子300g，参三七120g，干芦根300g。1料，水煎浓缩，加入龟板胶500g，百令孢子粉100g，冰糖500g，大胡桃肉250g，黄酒半斤，收膏备用。早、晚各1匙，开水冲服。外感或腹泻时停服，来医师处另开方药，待调整后再服。

3月9日二十五诊：服完膏滋病情一直比较稳定，无胸闷气急，晨起仍有痰，量少、色淡黄，气色和，精神正常，舌质红，苔薄白，脉细缓。

处方：制黄精、肺形草、野荞麦根、生薏苡仁、冬瓜仁、鲜芦根各30g，浙贝母20g，炒黄芩、桃仁各15g，生白术、白桔梗、桑白皮、草果仁、天竺黄、浮海石、香白芷、苏梗、苏木、莪术、地肤子、海蛤壳各12g，皂角刺、防风各9g。14剂，水煎两汁，分服。同时开出第5次胶囊方。

2010年3月11日：五脏六腑开始协调，气血较和顺，有"阴平阳秘，精神乃治"的表现。间质性肺炎伴纤维化4年来一直稳定，肺气渐固，感冒明显减少，脾运尚欠健，水液仍内聚，伏于膈下，肾阳尚未充盛，脾肾之阳还待调补，瘀滞缓解。目前无明显症状，纳、便正常，舌质红，苔薄白，脉细缓。为巩固治疗，再予益气固表、健脾化湿、祛风利咽、柔肝理气、温肾助阳、活血软坚之法。制成胶囊缓图之。

处方：生黄芪300g，制黄精300g，生白术120g，防风90g，肺形草300g，云雾草 200g，炒黄芩 200g，老鹳草 150g，白芥子 90g，桃仁 120g，石见穿 120g，白桔梗 120g，桑白皮 120g，浙贝母 200g，生薏苡仁 300g，制首乌 300g，天竺黄 120g，浮海石 120g，覆盆子 120g，皂角刺 90g，藤梨根 300g，苏木 120g，苏梗 120g，山慈菇 120g，鬼见羽 150g，生枳壳 300g，莪术 150g，橘络 120g，鸡血藤 300g，仙灵脾 300g，枸杞子 300g，淡竹叶 90g，灵芝 120g，冬瓜仁 300g，白蔹 120g，女贞子 120g，潼蒺藜 120g，白蒺藜 120g，炒杜仲 120g，川续断 120g，菟丝子 120g，鹿角片 120g，化橘红 120g，徐长卿 300g，人中白 150g。1 料，浸膏。

川石斛 120g，桑椹子 200g，川贝母 120g，参三七 120g，西洋参 120g，蛤蚧 2 对，百令孢子粉 200g 山参 90g。1 料，研粉。

以上浸膏与粉末共制成胶囊，每日 3 次，每次 5 粒。遇外感或腹泻时停服，请医师治疗后再服。

6 月 14 日二十六诊：无外感咳嗽，痰时黄稠，容易出汗，纳、便正常，舌质红紫，苔白，脉细缓。

处方：人参叶、炒黄芩、桃仁各 15g，苏叶 6g，野荞麦根、肺形草、生薏苡仁、冬瓜仁、干芦根各 30g，浙贝母 20g，白桔梗、桑白皮、天竺黄、寒水石、地肤子、化橘红各 12g。7 剂，水煎两汁，分服。

8 月 24 日二十七诊：因天气变化又外感，咳嗽增多，痰黄白相间，咽不痒，胸闷未起，纳、便正常，舌质红，苔白，脉细滑。

处方：野荞麦根、肺形草、生薏苡仁、冬瓜仁、干芦根各 30g，浙贝母 20g，炒黄芩、桃仁各 15g，白桔梗、桑白皮、天竺黄、地肤子、浮海石、紫草、茜草各 12g。7 剂，水煎两汁，分服。备用复方大青叶颗粒，外感时服。

11 月 16 日二十八诊：服胶囊后病情一直比较稳定，因接近冬令调治故先来引路。痰仍有时白黄相间，咳嗽不多，纳、便正常，舌质淡紫，苔白，脉细缓。

处方：生白术、白桔梗、桑白皮、炒苍术、天竺黄、地肤子、浮海石、茜草、莪术各 12g，防风 9g，炒黄芩、浙贝母各 20g，桃仁、紫草各 15g，野荞麦根、肺形草、生薏苡仁、冬瓜仁、干芦根、徐长卿 30g。7 剂，水煎两汁，分服。同时开出第 6 次膏方。

2010 年 11 月 22 日：患间质性肺炎伴纤维化已 8 年，肺、脾、肾三脏俱虚，经 7 年调治，肺气渐固，感冒明显减少，脾阳得长，但运化欠健，饮仍伏膈下，肾阳充盛不足，还需充养，目前无殊症状，纳、便正常，月经量少，舌质淡红，苔薄根白，脉细滑。冬令正值，再予益气固表、健脾化湿、柔肝理气、温肾助阳、活血软坚之法，制成膏滋缓图之。

处方：生黄芪300g，制黄精300g，生白术120g，防风90g，肺形草300g，云雾草150g，炒黄芩200g，生晒参100g，白芥子120g，红景天150g，石见穿120g，白桔梗120g，桑白皮120g，浙贝母200g，生薏苡仁300g，制首乌300g，天竺黄120g，浮海石120g，覆盆子120g，皂角刺90g，藤梨根300g，苏木120g，苏梗120g，山慈菇120g 冬瓜仁300g，生枳壳300g，莪术150g，橘络120g，鸡血藤300g，仙灵脾300g，枸杞子300g，徐长卿300g，灵芝120g，桃仁120g，白薇120g，女贞子120g，潼蒺藜120g，白蒺藜120g，炒杜仲120g，川续断120g，菟丝子120g，鹿角片120g，川石斛120g，桑椹子300g，参三七120g，干芦根300g，防己120g。1料，水煎浓缩，加入龟板胶500g，百令孢子粉100g，冰糖500g，大胡桃肉250g，黄酒半斤，收膏备用。早、晚各1匙，开水冲服。外感或腹泻时停服，来医师处另开方药，待调整后再服。

2011年月1日二十九诊：因天气太冷复感，鼻塞有涕，咳嗽痰未增加，纳、便正常，舌质淡紫红，苔白，脉细缓。表明邪犯后未向肺部深入，呼吸道感染在咽喉部切断，使气道、肺腑能正常肃降。

处方：人参叶、炒黄芩、六神曲、桃仁各15g，苏叶、木蝴蝶、淡竹叶各9g，野荞麦根、肺形草、生薏苡仁、干芦根各30g，浙贝母20g，鹅不食草4g，淡豆豉、香白芷、白桔梗、桑白皮12g，天竺黄、寒水石各12g。7剂，水煎两汁，分服。

2月8日三十诊：咳嗽好转，喷嚏频繁，夜间出汗，舌质红，苔白，脉细缓。

处方：野荞麦根、肺形草、生薏苡仁、藤梨根、干芦根、冬瓜仁、仙灵脾各30g，炒黄芩、炒白芍、桃仁、紫草各15g，浙贝母20g，白桔梗、桑白皮、王不留行子、山慈菇、地肤子、茜草各12g。10剂，水煎两汁，分服。

3月8日三十一诊：胶囊近期服完，咳嗽基本未见，咽部晨起有痰、色白，夜间出汗改善，舌质红，苔白，脉细缓。复查肺功能：轻度限制性肺通气功能障碍（原中度），中度肺弥散功能降低（原重度）。

处方：生黄芪、炒黄芩各20g，肺形草、野荞麦根、生薏苡仁、红藤、藤梨根、干芦根、仙灵脾各30g，防己、白桔梗、桑白皮、苏梗、苏木、菟丝子、山慈菇、寒水石各12g，炒白芍、川芎、桃仁各15g。14剂，同时开出第

7 次胶囊方。

2011 年 3 月 10 日：现体渐恢复到"阴平阳秘，精神乃治"。间质性肺炎伴纤维化，肺、脾、肾三脏阳气渐足，经 8 年治疗，肺气得固，感冒明显减少，脾运得健，水液内聚，时灼成痰浊，肾阳还未充盛，瘀滞缓解。8 年来肺部基本未再感染，故无明显症状，纳、便正常，时有汗出，舌质转红，苔薄白，脉细缓。肺功能较前改善，为巩固治疗，再予益气固表、健脾化湿、祛风利咽、柔肝理气、温肾助阳、活血软坚之法，制成胶囊缓图之。

处方：生黄芪 300g，制黄精 300g，生白术 120g，防己 150g，肺形草 300g，云雾草 200g，炒黄芩 200g，老鹳草 150g，白芥子 90g，桃仁 120g，石见穿 120g，白桔梗 120g，桑白皮 120g，槐角 150g，生薏苡仁 300g，制首乌 300g，天竺黄 120g，五倍子 30g，覆盆子 120g，皂角刺 90g，藤梨根 300g，苏木 120g，苏梗 120g，山慈菇 120g，鬼见羽 150g，生枳壳 300g，莪术 150g，橘络 120g，鸡血藤 300g，仙灵脾 300g，枸杞子 300g，淡竹叶 90g，灵芝 120g，冬瓜仁 300g，白蔹 120g，女贞子 120g，潼蒺藜 120g，白蒺藜 120g，炒杜仲 120g，川续断 120g，菟丝子 120g，鹿角片 120g，化橘红 120g，白茯苓 300g，徐长卿 300g，红景天 150g。1 料，浸膏。

西洋参 120g，川石斛 120g，桑椹子 200g，川贝母 120g，参三七 120g，蛤蚧 2 对，冬虫夏草 30g，山参 120g。1 料，研粉。

以上浸膏与粉末共制成胶囊，每日 3 次，每次 5 粒。遇外感或腹泻时停服，请医师治疗后再服。

6 月 13 日三十二诊：病情一直比较稳定，偶有咳嗽，痰晨起第一口黄色，近期月经来潮热汗出，月经量减，纳、便正常，舌质红紫，苔白，脉细缓。胶丸将服完，先用中药调治。

处方：生黄芪、肺形草、野荞麦根、野荞麦根、藤梨根、冬瓜仁、生薏苡仁、红藤、干芦根、仙灵脾各 30g，炒黄芩 20g，桃仁 15g，防己、白桔梗、桑白皮、苏梗、苏木、菟丝子、山慈菇、寒水石、菟丝子各 12g，淡竹叶 9g。14 剂，水煎两汁，分服。同时开出第 8 次膏方。

2011 年 6 月 17 日：间质性肺炎伴纤维化经近 9 年治疗，肺、脾、肾三脏阳气渐固，能协调其功能，肺气渐固，脾运初健，饮仍伏于膈下，时灼成痰浊，痰瘀互结改善。目前无明显症状，但已入更年，时有潮热汗出，月经量开始减少，纳、便正常，舌质转红，苔薄白，脉细缓。再予益气固表、健脾化湿、柔肝理气、温肾调经、活血软坚之法，制成胶囊缓图之。

处方：生黄芪 300g，制黄精 300g，生白术 120g，防己 150g，肺形草 300g，云雾草 200g，炒黄芩 200g，老鹳草 150g，白芥子 90g，桃仁 120g，石见穿 120g，白桔梗 120g，桑白皮 120g，槐角 150g，生薏苡仁 300g，制首乌 300g，天竺黄 120g，五倍子 30g，覆盆子 120g，皂角刺 90g，藤梨根 300g，苏木 120g，苏梗 120g，山慈菇 120g，鬼见羽 150g，生枳壳 300g，莪术 150g，橘络 120g，鸡血藤 300g，仙灵脾 300g，枸杞子 300g，淡竹叶 90g，灵芝 120g，冬瓜仁 300g，白薇 120g，女贞子 120g，潼蒺藜 120g，白蒺藜 120g，炒杜仲 120g，川续断 120g，菟丝子 120g，鹿角片 120g，化橘红 120g，白茯苓 300g，徐长卿 300g，红景天 150g。1 料，浸膏。

川石斛 120g，桑椹子 200g，川贝母 120g，参三七 120g，西洋参 120g，蛤蚧 2 对，百令孢子粉 200g，山参 120g。1 料，研粉。

以上浸膏与粉末共制成胶囊，每日 3 次，每次 5 粒。遇外感或腹泻时停服，请医师治疗后再服。

2012 年 5 月 13 日三十三诊：间质性肺炎伴纤维化，经治疗和膏滋后病情一直比较稳定，无咳嗽，纳、便正常，舌质红，苔薄，脉细缓。

处方：生白术、西党参、炒当归、炙远志、白茯苓、炒杜仲、川续断、菟丝子、寒水石各 12g，射干、淡附子各 9g，制黄精、野荞麦根、炒枣仁、枸杞子、仙灵脾、紫丹参各 30g。14 剂，水煎两汁，分服。

6 月 24 日三十四诊：肺疾一直稳定，经行正常（6 月 2 日）、量中小块，无腹痛，腰酸，舌质红，苔薄白，脉细滑。女患者的特别之处是月经周期，所以此时予以调理很有必要。今月经 12 天未净。

处方：炒当归、紫丹参、川芎、制香附、独活、炒杜仲、玄胡索、川续断、益母草各 12g，红花、青皮、陈皮各 9g，生侧柏叶、生地榆各 30g。7 剂，水煎两汁，分服。

7 月 1 日三十五诊：月经已净，无咳嗽，纳、便正常，舌质红，苔薄白，脉细缓。此时病情趋于稳定，气血失和、阴阳失平之象渐缓，虽月经已净，但气血仍亏，故治以气血双补，益肾温阳。

处方：制黄精、枸杞子、炒枣仁、制首乌、夜交藤、紫丹参各 30g，生白术、白茯苓、炒当归、西党参、广木香、炒杜仲、川续断、寒水石各 12g，淡附子 9g。14 剂，水煎两汁，分服。

7 月 6 日三十六诊：近日有脓痰，咳嗽不多，夜寐不安，纳、便正常，舌质淡紫红，苔白，脉细滑。

处方：生黄芪15g，鱼腥草、生薏苡仁、冬瓜仁、干芦根、夜交藤各30g，苦参、防风、皂角刺、防己各9g，生白术、桑白皮、浙贝母、桃仁、寒水石、浮萍、菟丝子各12g。7剂，水煎两汁，分服。

7月20日三十七诊： 月经正值，无殊症状，纳、便正常，舌质淡紫红，苔薄白，脉细滑。

调经方加炒杜仲、川续断、香白芷、蚤休12g，合欢花30g。7剂，水煎两汁，分服。

7月27日三十八诊： 间质性肺炎基本稳定，目前无明显症状，无咳嗽及痰，近日腹痛便烂，月经7月20日行、3天净，纳、便正常，舌质淡紫红，苔薄白，脉细滑。

处方：炙黄芪、西党参、白茯苓、炒当归、炒白术、广木香、炒枣仁、炙远志、炒杜仲、川续断、防己、香白芷、菟丝子各12g，紫石英15g，枸杞子30g。14剂，水煎两汁，分服。

8月10日三十九诊： 间质性肺炎比较稳定，目前月经不调、量少腹痛，纳、便正常，舌质红，苔白，脉细滑。

处方：炒当归、炒白芍、炒白术、白茯苓、桑白皮、浙贝母、佛手片各12g，软柴胡、绿梅花各9g，生甘草6g，干芦根30g。7剂，备月经行时处方。

调经方加炒杜仲、川续断、香白芷、蚤休各12g。5剂，水煎两汁，分服。

8月13日四十诊： 间质性肺炎伴纤维化一直稳定，月经提前3天净，无殊，顺畅。纳、便正常，舌质红，苔薄白，脉细缓。

处方：西党参、炙黄芪、炒当归、白茯苓、炒白术、广木香、炒枣仁、生地、熟地、炙远志、炒杜仲、川续断、巴戟天各12g，枸杞子30g，紫石英9g。14剂，水煎两汁，分服。

9月14日四十一诊： 间质性肺炎伴纤维化一直稳定，月经提前3天，量中兼块，无腹痛，纳、便正常，舌质红，苔薄白，脉细滑。

处方：生黄芪、肺形草、野荞麦根、冬瓜仁、生薏苡仁、干芦根、藤梨根、仙灵脾各30g，炒黄芩15g，生白术、桑白皮、浙贝母、桃仁、浮海石、山慈菇各12g，防风9g。7剂，水煎两汁，分服。

9月30日四十二诊： 间质性肺炎伴纤维化比较稳定，稍咳嗽，痰白难出，纳可，便烂，夜寐欠安，月经9月8日行，提前5天，顺畅，舌质红，苔薄白，脉弦缓。

处方：炒当归、川芎、制香附、炒黄芩、生白术、生地黄、熟地黄、紫丹参、广郁金、炒杜仲、川续断、金毛狗脊、佛手片、川厚朴各 12g，软柴胡、台乌药各 9g。7 剂，水煎两汁，分服。

备用月经行时方：调经方加炒黄芩、生白术、香白芷、炒杜仲、川续断各 12g。5 剂，水煎两汁，分服。

10 月 5 日四十三诊：间质性肺炎伴纤维化 10 年来一直比较稳定，今日突然咽痛，咳嗽未起，痰黄，自服复方大青叶颗粒症状未加重，月经将近，纳、便正常，舌质淡紫红，苔薄白，脉细滑。

处方：肺形草、野荞麦根、冬瓜仁、藤梨根各 30g，炒黄芩、冬凌草、浙贝母各 15g，桑白皮、桃仁、炒当归、川芎、蚤休、海蛤壳各 12g，生蒲黄、炒蒲黄、五灵脂、白桔梗、射干各 9g。7 剂，水煎两汁，分服。

10 月 12 日四十四诊：咽痛除，痰转白，能咳出，纳、便正常，月经 10 月 5 日行而顺畅，舌质红，苔薄白，脉细滑。

处方：肺形草、野荞麦根、藤梨根、冬瓜仁、仙灵脾各 30g，防风、射干、白桔梗各 9g，炒黄芩、冬凌草各 15g，生白术、桑白皮、浙贝母、桃仁、炒当归、王不留行子、紫石英、蚤休、海蛤壳各 12g。7 剂，水煎两汁，分服。

10 月 19 日四十五诊：间质性肺炎伴纤维化的感染基本未出现，10 余年稳定，痰白偶出，昨日半夜因心悸而惊醒，无胸闷，纳、便正常，舌质红，苔薄白，脉细滑。

处方：西党参、寸麦冬、生龙骨、生牡蛎、柏子仁各 12g，藤梨根、淮小麦、仙灵脾、桑椹子、大红枣各 30g，五味子、炙甘草、桂枝、淡竹叶各 9g，炒白芍、炒赤芍、制玉竹、紫丹参各 15g。7 剂，水煎两汁，分服。

11 月 23 日四十六诊：肺部病情一直稳定，无咳嗽，近日来喷嚏频作，鼻涕增多，咳嗽未见，夜寐不安，舌质红，苔薄白，脉细缓。

处方：生黄芪、生白术、西党参、柏子仁、寸麦冬、桑寄生各 12g，五味子、防风、淡竹叶各 9g，藤梨根、桑椹子、仙灵脾、夜交藤各 30g，制玉竹、枇杷叶各 15g。7 剂，水煎两汁，分服。

11 月 30 日四十七诊：月经 11 月 27 日行，提前 4 天，量中顺畅、将净，肺部情况稳定，夜寐不安，舌质红，苔白，脉细缓。

处方：炙黄芪、西党参、白茯苓、炒白术、炒当归、炙远志、炒杜仲、川续断、菟丝子各 12g，紫石英 15g，炒枣仁、桑椹子、枸杞子各 30g。14 剂，水煎两汁，分服。

2013年1月4日四十八诊：复感冒，咽喉疼痛，咳嗽增多，痰白不畅，胸闷未起，纳、便正常，舌质红，苔薄白，脉细滑。

处方：肺形草、野荞麦根、冬瓜仁、鲜芦根、生薏苡仁各30g，炒黄芩、金钱草各15g，白桔梗、木蝴蝶各9g，桑白皮、浙贝母、桃仁、浮海石、海蛤壳、人中白、地骨皮、地肤子各12g。7剂，水煎两汁，分服。

1月11日四十九诊：感冒除，白天及睡前仍咳嗽，痰白不多，无胸闷气短，纳、便正常，舌质红，苔白，脉细滑。

处方：肺形草、野荞麦根、生薏苡仁各30g，云雾草、炒黄芩各15g，白桔梗、皂角刺各9g，桑白皮、浙贝母、地骨皮、海蛤壳、浮海石、寒水石、人中白、炙冬花、地肤子各12g。7剂，水煎两汁，分服。

1月18日五十诊：稍咳嗽，胸背疼痛，胸闷无，纳、便正常，舌质红，苔白，脉细缓。

处方：肺形草、野荞麦根、生薏苡仁、冬瓜仁、鲜芦根各30g，炒黄芩、云雾草、浙贝母、桃仁各15g，桑白皮、寒水石、海蛤壳、浮萍、地肤子、浮海石、人中白各12g，白桔梗、红花、丝瓜络各9g。7剂，水煎两汁，分服。

1月25日五十一诊：咳嗽偶有，痰白量少，胸背疼痛，容易出汗，纳、便正常，舌质红紫，苔薄白，脉细滑。

处方：肺形草、野荞麦根、生薏苡仁、冬瓜仁、鲜芦根各30g，炒黄芩、浙贝母、浮海石、人中白各15g，生白术、桑白皮、桃仁、寒水石、生枳壳、浮萍、地肤子各12g，防风、白桔梗、红花、丝瓜络各9g。7剂，水煎两汁，分服。

2月8日五十二诊：前天突然咽痛，鼻塞流涕，咳嗽未增，痰白量少，纳、便正常，舌质红，苔白，脉细滑。

处方：防风、白桔梗、皂角刺、白芥子各9g，肺形草、野荞麦根、鱼腥草、冬瓜仁、鲜芦根、生薏苡仁、藤梨根、稆豆衣各30g，生白术、桑白皮、浙贝母、桃仁、王不留行子各12g，神曲15g。7剂，水煎两汁，分服。

2月22日五十三诊：偶咳嗽，胸背仍痛，容易出汗，纳、便正常，舌质红，苔薄白，脉细滑。

处方：生白术、鱼脑石、白桔梗、桑白皮、浙贝母、桃仁、苏梗、苏木各12g，肺形草、野荞麦根、冬瓜仁、生薏苡仁、鲜芦根、藤梨根各30g，防风、白芥子、皂角刺各9g，红花、丝瓜络各9g。7剂，水煎两汁，分服。

3 月 1 日五十四诊：咳嗽改善，痰明显减少，胸背痛除，鼻根部压痛，夜寐难入，纳、便正常，舌质红，苔薄白，脉细滑。

处方：生黄芪、生白术、香白芷、浙贝母、桑白皮、橘核、橘络、王不留行子各 12g，野荞麦根 30g，炒黄芩 15g，鹅不食草 3g，防风、白桔梗、辛夷、红花、丝瓜络各 9g。7 剂，水煎两汁，分服。

3 月 15 日五十五诊：3 月 14 日月经下、量中兼块，无腹痛，夜寐欠安，容易醒，咳嗽基本消失，纳、便正常，舌质淡紫红，苔薄白，脉细滑。

处方：炒当归、川芎、紫丹参、制香附、独活、玄胡索、蚤休、桑寄生、桑白皮、炒杜仲、川续断各 12g，车前子、青皮、陈皮、红花、生蒲黄、炒蒲黄、小茴香各 9g，7 剂，水煎两汁，分服。

3 月 22 日五十六诊：间质性肺炎伴纤维化基本稳定，无咳嗽无胸闷气急，夜寐欠安，纳、便正常，月经净，舌质红，苔薄白，脉细滑。

处方：炙黄芪 15g，西党参、炒当归、生地黄、熟地黄、炒白术、白茯苓、炙远志、广木香、炒杜仲、蚤休、川续断、王不留行子各 12g，炒枣仁 30g，白芥子 9g。14 剂，水煎两汁，分服。

2014 年 1 月 25 日五十七诊：间质性肺炎伴纤维化基本稳定，无咳嗽无胸闷气急，夜寐欠安，纳、便正常，月经净，舌质红，苔薄白，脉细滑。

处方：炙黄芪 15g，生白术、西党参、炒当归、生地黄、熟地黄、炒白术、白茯苓、广木香、炒杜仲、蚤休、川续断、王不留行子各 12g，防风、白芥子各 9g，炒枣仁 30g。14 剂，水煎两汁，分服。继续服用胶丸膏方。

7 月 12 日五十八诊：间质性肺炎伴纤维化一直稳定，CT 复查：肺间质性肺炎、肺气肿、肺大泡。炎症明显吸收，咳嗽不多，痰偶黄少，纳、便正常，舌质红，苔薄白，脉细滑。

处方：生黄芪、野荞麦根、仙灵脾各 30g，防风、射干各 9g，参三七 6g，生白术、桑白皮、炒当归、炒白芍、白芥子、炒杜仲、川续断、佛手片、苏梗、苏木、红景天各 12g。14 剂，水煎两汁，分服。

【按】 间质性肺炎伴纤维化是湿、痰、热、瘀、虚交杂而致，虽病位在肺，但五脏六腑均失于平衡。贮于肺中之痰、伏在膈下之饮都是本病的关键，治疗上必须采用祛、豁、涤、化痰四步。在治疗上我个人认为，应该冲破原来治疗方药的藩篱。痰为水液聚蕴而成，故要加强行气、活血之药，为此我重用枳壳达 30g；活血以软坚活血之药，如王不留行、石见穿、莪术、桃仁、鬼见羽等，同时加用收敛之品，如白蔹、白芷、红藤、山慈菇等，目的使肺泡水肿、增生、瘀血和硬化情况得以改善，恢复到正常的生理状态，达到痊愈。本案治疗长达 10 年之久，超过了西医学认为的生存期。我认为，病者的坚持和医患的配合十分重要。这 10 年中，肺部可以不感染，但不可能不感冒，因为伏饮始终存在，感冒是肺感染的根源。所以每当感冒即能控制是非常关键的。这就是中医常说的"防未然""必求其本"。

39. 硬皮病、雷诺综合征伴间质性肺炎纤维化

包某，女，62 岁，医师。门诊号：02175673。初诊日期：2007 年 4 月 4 日。

患者于 1992 年被诊为硬皮病、雷诺综合征，反复手指发冷、发紫，服用强的松 15 年余，3 年前又被诊断为间质性肺炎伴纤维化，以强的松 1 日 2 片控制。目前咳嗽不解，痰白量少，胸闷气急明显，动和上楼加剧，时有胸痛，面色㿠白，面睑浮肿，纳食欠香，大便软，舌质红淡紫、中裂，苔前少，脉细弱无力。两肺背部均可闻及细小湿性啰音。胸片和 CT 均提示：两肺纹理增多、紊乱，有点片状阴影增多。CT 示：两肺胸膜下间质病变，符合结缔组织疾病。肺功能：重度混合性通气障碍，弥散无法吹气未做成功。生化检查：ANA 1：100，SCL – 70 阳性，ENA 阳性，血沉 21mm^3/h，补体 C_3 0.81（下降）。

脉证合参：素体脾肾阳虚，阴阳失衡，气阴两亏，肺失清肃，气道痰阻，肺络瘀滞。

治则：益气养阴，清肺祛痰，宽胸理气，活血通络。

处方：肺形草、野荞麦根、藤梨根、生薏苡仁各 30g，南沙参、炒黄芩各 20g，生甘草、淡竹叶各 9g，生地黄、肥知母、苏梗、苏木、山慈菇、天竺黄、浮海石、海蛤壳、鬼见羽、橘络各 12g。7 剂，水煎两汁，分服。

4 月 11 日二诊：药后咳嗽未增，痰较前松，胸闷气急如前，胸时痛，近日来咽痒且痛，鼻涕清常自流出，头痛，纳较前增，舌质淡稍紫泛、边锯，苔薄白，脉细弱。患者禀赋不足，长期脾运失司，湿蕴窜走组织、肌腠、腔隙之中，阳气阴隔于外，脾阳无法温煦四肢，使液寒化，寒凝血瘀，上不充髓海，外不达指节，并聚于脏腑，影响五脏六腑的协调，致百病丛生，目前表现在肺。治以清肺祛痰，健脾化湿，佐以益气养阴。

处方：防风、生甘草各 9g，制黄精、藤梨根、生薏苡仁、肺形草、野荞麦根各 30g，肥知母、生地黄、生白术、山慈菇、鬼见羽、天竺黄、海蛤壳、

橘络、莪术各12g。7剂，水煎两汁，分服。

4月18日三诊：咳嗽因咽痒而剧，痰黏咳之不畅，胸闷痛，气急仍明显，鼻涕清水样，夜寐已安，纳、便正常，舌淡白、紫泛，苔薄白，脉细弱。

处方：制黄精、藤梨根、生薏苡仁、肺形草、仙灵脾各30g，生白术、山慈菇、苏梗、苏木、莪术、香白芷、肥知母、生地黄各12g，防风、生甘草各9g。7剂，水煎两汁，分服。

4月25日四诊：近日来咳嗽反增，痰量增多，鼻仍流清涕，咽痒痛减，胸痛消失，气急仍存，乏力肢软，纳、便正常，舌质淡白、紫泛，苔薄白，脉细弱。

阶段性脉证合参：4月18日与4月25日的症状，不能按出现的症状论治。一是风邪长期缠于咽喉而致咽痒而通，二是痰量增多而致咳嗽，表明气道的清肃功能开始恢复，但毕竟肺、脾、肾三脏阳气俱虚，胸阳尚未伸展，肺络瘀阻未解，故见胸闷而痛。涕从鼻而出，大多数医生认为是肺窍受邪而致，其实应将涕作为肾之液，肾气虚时同样也会流涕。所以此类患者的治疗应随症加减。

处方：制黄精、肺形草、藤梨根、生薏苡仁、仙灵脾、鸡血藤各30g，生白术、山慈菇、苏梗、苏木、莪术、海浮石、肥知母、生地黄各12g，防风、生甘草9g。7剂，水煎两汁，分服。

5月9日五诊：咳嗽明显减少，痰量也减，鼻涕减少，咽仍时痒，气急存，面色㿠白好转，自觉精神好转，乏力午后加重，肌肉发胀，纳、便正常，舌质淡白、紫泛，苔薄白，脉细缓。

处方：制黄精、藤梨根、肺形草、仙灵脾、鸡血藤、生薏苡仁各30g，生白术、山慈菇、苏梗、苏木、莪术、肥知母、生地黄各12g，乌贼骨20g，桂枝6g，防风、生甘草9g。7剂，水煎两汁，分服。

5月23日六诊：咳嗽减少，痰黏能出，痰色转为黄白相间，面色较前好转，精神明显好转，胸闷气急减轻，纳、便正常，舌质淡白、紫泛减少，苔薄白，脉细缓。

处方：制黄精、藤梨根、肺形草、鸡血藤、仙灵脾、生薏苡仁各30g，乌贼骨20g，生白术、山慈菇、苏梗、苏木、莪术、佛手片、肥知母、生地黄各12g，防风、皂角刺、生甘草各9g。7剂，水煎两汁，分服。

5月30日七诊：因上班吹空调咳嗽加重，咽痒明显，痰色黄少白多，鼻涕又增多，胸闷尚可，气急存，舌质淡白，苔白，脉细滑。宿疾未解又遇新感，影响肺之宣肃，邪犯鼻窍，故感冒症状加重，痰由少增多。治以清肺祛痰。

处方：野荞麦根、肺形草、藤梨根、生薏苡仁各30g，炒黄芩、浙贝母各20g，射干6g，木蝴蝶、皂角刺各9g，白桔梗、桑白皮、苏梗、苏木、天竺黄、浮海石、寒水石、海蛤壳、地肤子各12g。7剂，水煎两汁，分服。

阶段性脉证分析：以上七诊，患者因空调而出现感冒症状，症见咳嗽增多，鼻塞不通或流涕，咽痒痰黏，甚至胸闷气急又起，此乃卫气未复，不能固表，在慢性呼吸系统疾病是经常出现的，故需随时变换治则和方药，按"急则治标，缓则治本"的原则，灵活加减，将病邪阻止在上呼吸道（卫表），不致深入下陷，所以在七诊中，治则基本是清宣肺气，祛痰化湿，宽胸理气。待邪祛痰清，肺气能宣，再予益气固卫、健脾化湿、温肾活血等法治之。

6月5日八诊：咳嗽较前缓解，痰色转白，咽痒咳嗽，胸闷不显，气急动则明显，近日大便易干，舌质淡白，苔薄白，脉细滑。邪虽已解，但气道失畅，继续清肺祛痰，佐以宣降。

处方：肺形草、炒黄芩、野荞麦根、藤梨根、生薏苡仁、生枳壳各30g，浙贝母20g，白桔梗、桑白皮、苏梗、苏木、白芥子、苏子、寒水石、浮海石、海蛤壳、莪术各12g，皂角刺、降香各9g。7剂，水煎两汁，分服。

6月13日九诊：近因天气变化咳嗽又增，气急加重，纳、便正常，舌质淡，苔薄白，脉细滑。

处方：肺形草、炒黄芩、藤梨根、生薏苡仁、生枳壳各30g，浙贝母20g，炒白芍、川芎各15g，生白术、白桔梗、桑白皮、苏梗、苏木、白芥子、莪术、川石斛各12g，皂角刺、炙甘草、降香各9g。7剂，水煎两汁，分服。

6月20日十诊：咳嗽不多，痰量减少，胸闷不显，气急好转，纳、便正常，舌质淡稍红、紫泛，苔薄白，脉细滑。两肺呼吸音减弱，湿性啰音未闻及。

处方：南沙参、生白术、白桔梗、桑白皮、苏梗、苏木、莪术、鬼见羽各12g，炒黄芩20g，肺形草、藤梨根、生薏苡仁、生枳壳各30g，炒白芍、川芎各15g，防风、皂角刺、白芥子、降香各9g。7剂，水煎两汁，分服。

6月26日十一诊：遇空调后咳嗽加重，鼻塞不通，流清涕，咽痒且干，气急存在，纳食未减，舌质淡紫，苔薄白，脉细滑。

处方：人参叶20g、苏叶、皂角刺、防风各9g，肺形草、炒黄芩、藤梨根、生枳壳、生薏苡仁各30g，生白术、白桔梗、桑白皮、苏梗、苏木、莪术、鬼见羽、浮海石、地肤子各12g。7剂，水煎两汁，分服。

7月4日十二诊：咳嗽减轻，晨起咽部不畅，痰黏稠，胸闷又起，鼻塞已除，气急汗出，舌质淡红，苔薄白，稍中厚，脉细滑。

处方：肺形草、藤梨根、云雾草、生薏苡仁、生枳壳各30g，炒黄芩、浙贝母各20g，炒苍术、白桔梗、桑白皮、莪术、地肤子各12g，防风、草果仁、皂角刺各9g。7剂，水煎两汁，分服。

7月11日十三诊：咳嗽减少，咽仍痒，痰量不多，胸闷不显，气急存动则加剧，舌质淡红，苔薄白，脉细滑。肺功能测试：以轻度限制为主的混合性通气功能障碍。最大通气量中度减低，弥散功能重度减低。邪已渐解，肺气开始恢复宣降功能，胸阳还未振奋，治以益气固卫，清肺祛痰，宽胸理气，活血软坚。

处方：制黄精、浙贝母、炒黄芩各20g，生枳壳15g，肺形草、藤梨根、云雾草、生薏苡仁各30g，生白术、白桔梗、桑白皮、莪术、橘络、山慈菇各12g，皂角刺、防风各9g。7剂，水煎两汁，分服。

7月18日十四诊：痰色晨起发黄，后转白色，胸闷好转，气急、动则加剧，舌质淡白，苔薄少，脉细缓。外邪已解，肺、脾、肾三脏气虚仍难恢复，气道开始清肃。痰能咳出，但风热仍缠于咽喉、鼻腔之间，此乃发病之根源。治疗改用扶正益气、健脾化痰、温肾纳气、活血散瘀之法。

处方：制黄精、肺形草、藤梨根、生薏苡仁、红藤、仙灵脾各30g，浙贝母20g，云雾草、炒黄芩各15g，白桔梗、生白术、桑白皮、鬼见羽、莪术、山慈菇各12g，防风、白芥子各9g。7剂，水煎两汁，分服。

7月25日十五诊：外感后症状未加重，咳嗽仍存，痰色白或黄、量少，胸闷未见，气急动时仍明显，纳、便、寐均正常，舌质淡，苔白，脉细滑。

处方：制黄精、肺形草、藤梨根、生薏苡仁、仙灵脾各30g，浙贝母20g，炒黄芩、云雾草、神曲各15g，白桔梗、生白术、桑白皮、鬼见羽、莪术、山慈菇各12g，苏叶、防风各9g。7剂，水煎两汁，分服。

8月2日十六诊：晨起或入暮仍咳嗽，痰少色白，咽喉干痛常常出现，咳嗽剧烈时出现反胃，咳出痰涎较多，纳、便、寐正常，精神和体质均增强，这次虽吹空调遇冷，但未加重咳嗽等症状，舌质转淡红，苔白，脉细缓。

处方：肺形草、生薏苡仁、仙灵脾各30g，炒黄芩、浙贝母各20g，生黄芪、生白术、白桔梗、桑白皮、鬼见羽、莪术、山慈菇各12g，防风、姜竹茹

9g。7 剂，水煎两汁，分服。

8 月 8 日十七诊：近 1 周来咳嗽不多，痰量也少，但感乏力，咽痛未作，牙齿浮痛，纳可，便调，舌质淡红紫泛，苔白，脉细缓。

处方：制黄精、炒黄芩、浙贝母各 20g，肺形草、藤梨根、生薏苡仁各 30g，生白术、白桔梗、桑白皮、寸麦冬、鬼见羽、莪术、山慈菇各 12g，防风、木蝴蝶各 9g，珠儿参 4g。7 剂，水煎两汁，分服。

8 月 15 日十八诊：咳嗽不多，牙浮痛除，咽痛未见，目糊，纳可，舌质红，苔白，脉细缓。

处方：制黄精、炒黄芩、浙贝母各 20g，防风、皂角刺各 9g，肺形草、藤梨根、生薏苡仁、仙灵脾各 30g，白桔梗、生白术、桑白皮、寸麦冬、鬼见羽、莪术、山慈菇各 12g。7 剂，水煎两汁，分服。

8 月 22 日十九诊：咳嗽偶作，痰白量少，近日来胸闷心悸，口干喜饮，纳、便正常，舌质红淡紫泛，苔白，脉细滑。

处方：制黄精、炒黄芩、浙贝母各 20g，防风、皂角刺、淡竹叶各 9g，肺形草、仙灵脾、藤梨根、生薏苡仁各 30g，白桔梗、生白术、柏子仁、川石斛、鬼见羽、莪术、山慈菇各 12g。7 剂，水煎两汁，分服。嘱查空腹血糖。

8 月 29 日二十诊：血糖在正常范围，咳嗽不多，痰少色白，胸闷心悸好转，纳、便正常，舌质红淡紫，苔白，脉细滑。

处方：防风、皂角刺各 9g，制黄精、炒黄芩、浙贝母各 20g，肺形草、藤梨根、生薏苡仁、仙灵脾各 30g，白桔梗、生白术、制玉竹、桑白皮、川石斛、鬼见羽、莪术、山慈菇各 12g。7 剂，水煎两汁，分服。

9 月 12 日二十一诊：近日来咳嗽增多，咽痛又起，头胀关节酸痛，夜寐欠安，舌质红淡紫泛，苔中白，脉细滑。感冒又作。

处方：肺形草、藤梨根、生薏苡仁、鸡血藤、豨莶草、仙灵脾各 30g，炒黄芩、浙贝母各 20g，白桔梗、生白术、桑白皮、鬼见羽、莪术各 12g，草果仁、防风、木蝴蝶各 9g。7 剂，水煎两汁，分服。嘱若病情加重可在当地用西药。

9 月 26 日二十二诊：外感症状加重，使用抗生素和丹参注射液治疗。咳嗽未增多，痰少，突然出现胸闷心慌，心电图提示：房早呈二联律，ST 段改变。纳可，夜寐欠安，舌质淡红紫泛，苔白，脉细缓。

阶段性脉证合参：患者在肺、脾、肾三脏阳气俱虚的情况下突然出现胸闷心悸，可以说也是正常变证。此时在外感引动下，使心阳不足加重，无力推动心之营血，不能鼓动脉律，脉见结代，故原法上加养心阴之品。

处方：南沙参、浙贝母各20g，制玉竹15g，肺形草、藤梨根、生薏苡仁各30g，生白术、桑白皮、天冬、寸麦冬、柏子仁、佛手片、桃仁各12g，淡竹叶、五味子、苦参各9g。14剂，水煎两汁，分服。

10月10日二十三诊：咳嗽未增，痰白而少，胸闷好转，心慌消失，乏力多梦，胃酸胃胀，舌质淡红紫泛，苔白，脉细缓。

处方：太子参20g，制玉竹15g，生白术、天冬、寸麦冬、广郁金、莪术、川石斛、桃仁各12g，焦山栀6g，淡竹叶、防风、五味子各9g，肺形草、藤梨根、生薏苡仁、仙灵脾各30g。14剂，水煎两汁，分服。

10月24日二十四诊：这阶段时间病情比较稳定，咳嗽少，痰白少，无胸闷心慌，胃胀怕冷，舌质淡红紫泛，苔薄，脉细缓。

处方：太子参、浙贝母各20g，肺形草、藤梨根、生薏苡仁、仙灵脾各30g，仙茅15g，生白术、莪术、川石斛、桑白皮、佛手片各12g，防风、红花、丝瓜络、皂角刺各9g。7剂，水煎两汁，分服。

11月7日二十五诊：咳嗽极少，痰白偶咳，上周去雁荡山能登山，心慌除，指痛，纳可，舌质淡红紫泛，苔薄白，脉细滑。

处方：西党参、浙贝母各20g，肺形草、藤梨根、生薏苡仁、仙灵脾各30g，生白术、佛手片、桑白皮、莪术、川石斛各12g，仙茅15g，防风、红花、丝瓜络、皂角刺各9g。14剂，水煎两汁，分服。

11月21日二十六诊：又复感冒，咽痛痰色转黄，咳痰不畅，胸闷气急加重，胃胀反酸，鼻塞流涕，舌质淡红紫泛，苔中白稍厚，脉细滑。

处方：肺形草、炒黄芩、野荞麦根各30g，浙贝母20g，鹅不食草4g，苍耳子、木蝴蝶、皂角刺各9g，香白芷、白桔梗、桑白皮、天竺黄、寒水石、海蛤壳、地肤子、苏梗、苏木各12g，神曲、乌贼骨各15g。7剂，水煎两汁，分服。

11月28日二十七诊：外感已解，咳嗽减少，痰仍黄白相间，胸闷气急，鼻涕黄色，喉间痰鸣，痰咳不畅，指青紫冷（雷诺综合征），纳可，便调，舌质淡红紫泛，苔白，脉细滑。

处方：肺形草、野荞麦根、炒黄芩、生薏苡仁、仙灵脾各30g，浙贝母20g，鹅不食草4g，云雾草15g，白桔梗、桑白皮、莪术、寒水石、浮海石、香白芷、苏梗、苏木各12g，白芥子、皂角刺、桂枝各9g。7剂，水煎两汁，分服。

12 月 12 日二十八诊：近周来又复感，并发热达 39.1℃，经 5 天抗生素治疗热已退，咳嗽加剧，以阵咳为主，咽痒干痛，胸闷气急明显，纳可，指青紫冷痛明显，舌质淡红紫泛，苔白，脉细滑。

阶段性脉证合参：患者为肺、脾、肾三脏阳气俱虚之体，又阴阳失于平衡，虽治疗多月，今因外邪侵袭而发热，表明体质较前增强，正气能与邪相争，因治疗及时，邪未深入，然正气尚虚，阳气无法通于四肢，故出现指紫且冷发白的雷诺尔征。胸阳无振奋症状。治以清肺祛痰，宣肺降气，平喘活血。

处方：肺形草、炒黄芩、野荞麦根、生薏苡仁各 30g，浙贝母 20g，白桔梗、桑白皮、苏梗、苏木、莪术、浮海石、天竺黄、寒水石各 12g，皂角刺、降香各 9g，云雾草、炒白芍、川芎各 15g。7 剂，水煎两汁，分服。

12 月 19 日二十九诊：咳嗽较前减轻，咽痒加剧，痰黄白黏而不畅，胸闷气急，指青紫冷痛，纳可，舌质淡红紫泛，苔白，脉细滑。

处方：肺形草、野荞麦根、仙灵脾各 30g，浙贝母 20g，云雾草、生白术、白桔梗、桑白皮、生薏苡仁、炒薏苡仁、苏梗、苏木、莪术、天竺黄、浮海石各 12g，防风、皂角刺各 9g，炒白芍、川芎各 15g。7 剂，水煎两汁，分服。外用损伤洗剂（医院制剂），水煎，先熏，再浸泡 15～30 分钟，1 日1 次。

12 月 26 日三十诊：咳嗽仍存，咳次减少，痰色转白，黏而不畅，胸闷气急好转，指青紫冷存，痛好转，舌质淡红紫泛，脉细滑。

处方：太子参、云雾草、炒赤芍、炒白芍、川芎各 15g，浙贝母 20g，肺形草、野荞麦根、炒黄芩、生薏苡仁、仙灵脾各 30g，生白术、白桔梗、桑白皮、苏梗、苏木、莪术各 12g，防风、淡附子各 9g。7 剂，水煎两汁，分服。

2007 年 12 月 21 日开出第 1 次膏方：先天禀赋不足，精血亏虚，浮络空虚，难以濡养肌腠以致硬皮病，以强的松治疗达 15 年余。肾阴阳双亏，反侮脾土，脾阳不振，聚津为湿，更阻气血畅行，湿伏膈下，难以生金，肺失清肃，痰蕴肺络，气虚血瘀，痰湿瘀虚互为因果，病缠不解。经服药治疗，病情尚稳定，现根据"秋冬养阴"原则，在收藏之季调治。目前症见容易感冒，咳嗽难解，痰黄白相间，咽痒不畅，胸闷气急，动则加剧，心悸心慌反复出现，头胀乏力，关节酸痛，指端紫冷甚至发白，面色㿠白，胃胀反酸，腰酸怕冷，纳可，便调，舌质淡红紫，苔白，脉沉细弱，给予益气固表、清肺祛痰、健脾养血、宽胸宁心、通阳温肾之法，制成膏滋缓调治。

处方：生晒参 60g，寸麦冬 120g，五味子 90g，肺形草 300g，藤梨根 300g，生薏苡仁 300g，野荞麦根 300g，炒黄芩 200g，白桔梗 120g，桑白皮 120g，浙贝母 200g，天竺黄 120g，浮海石 120g，寒水石 120g，皂角刺 90g，山慈菇 120g，人中白 150g，苏木 120g，苏梗 120g，莪术 120g，王不留行子 120g，川芎 150g，参三七 120g，红藤 300g，桂枝 120g，鹿角片 90g，淡附子 100g，淡竹叶 100g，粉丹皮 200g，女贞子 150g，旱莲草 120g，炒杜仲 120g，淮山药 300g，生地黄 120g，熟地黄 120g，川石斛 120g，白芥子 90g，仙灵脾 300g，制玉竹 150g，制首乌 200g，制黄精 300g，巴戟天 120g，生甘草 90g，炙甘草 90g，肥知母 120g，潼蒺藜 120g，白蒺藜 120g，化橘红 120g。1 料，水煎浓缩。加入龟板胶 500g，百令孢子粉 100g，冰糖 500g，黄酒半斤，收膏备用。早、晚各 1 匙，开水冲服。外感或腹泻时停服，来医师处另开方药，待调整后再服。

2008 年 1 月 2 日三十一诊：咳嗽近来不多，痰量减少，仍欠通畅，胸闷气急存，指青紫冷，痛减轻，纳可，大便干燥，舌质淡红紫改善，苔薄白，脉细缓。

处方：太子参、浙贝母各 20g，肺形草、野荞麦根、鸡血藤、瓜蒌仁、生薏苡仁各 30g，云雾草 15g，白桔梗、生白术、桑白皮、苏梗、苏木、莪术、淡附子各 12g，桂枝、防风各 9g。7 剂，水煎两汁，分服。嘱若病情稳定即可服膏滋药。

4 月 9 日三十二诊：近 3 月来病情一直比较稳定，服膏滋药，并去东北住近两个月，回杭后因疲劳和天气突变又外感，咳嗽增多，痰白稠不畅，胸闷气急加重，指青紫冷痛又起，纳可，便调，舌质淡红，苔白，脉细滑小数。

处方：肺形草、鱼腥草、野荞麦根、炒黄芩各 30g，浙贝母 20g，白桔梗、桑白皮、苏梗、苏木、莪术、天竺黄、寒水石、浮海石各 12g，皂角刺 9g，桂枝 6g，生薏苡仁、炒薏苡仁、人中白 15g。7 剂，水煎两汁，分服。

4 月 16 日三十三诊：咳嗽已减，痰白量少，胸闷气急改善，深呼吸左胁发胀，纳可，便调，指紫冷痛除，舌质淡红，苔白，脉细缓。

处方：肺形草、鱼腥草、野荞麦根、鸡血藤各 30g，炒黄芩、浙贝母各 20g，生薏苡仁、炒薏苡仁各 15g，炒苍术、白桔梗、桑白皮、红花、莪术、天竺黄、浮萍各 12g，丝瓜络、桂枝、皂角刺各 9g。7 剂，水煎两汁，分服。

4 月 23 日三十四诊：咳嗽基本缓解，鼻涕存，胸闷明显改善，胸胁胀除，胃中嗳气，反酸恶心，纳欠香，指端紫白相间，舌质淡红，苔白，脉细缓。

处方：肺形草、野荞麦根、炒薏苡仁、鸡血藤、仙灵脾各30g，炒黄芩、浙贝母各20g，炒苍术、桑白皮、白桔梗、红花、莪术、辛夷、山慈菇各12g，桂枝、防风各9g。7剂，水煎两汁，分服。

5月14日三十五诊：上周在柴医师处复方，因女儿产后小孩由她带养，咳嗽基本消失，痰少，胸闷气急缓解，指端紫红存，近日唇、舌痛，夜寐差（可能带孩太疲劳），舌质淡红，苔中白，脉细缓。

阶段性脉证合参：经过三十五诊治疗，虽不能达到临床痊愈，但从精神、外出旅游、带小孩等表明体质明显较前增强，肺疾得到缓解，饮伏未动，胸阳也能伸展。因带小孩疲劳，导致心火偏盛，舌唇疼痛，夜寐欠安等。治以益气固卫，清肺祛痰，温肾活血，养阴安神。

处方：人参叶、肺形草、野荞麦根、生薏苡仁、夜交藤、仙灵脾各30g，浙贝母20g，寸麦冬、生白术、白桔梗、桑白皮、苏梗、苏木、莪术、山慈菇各12g，防风、淡竹叶各9g。7剂，水煎两汁，分服。另鲜铁皮石斛12g，水煎，代茶饮，多余药汁加入水煎中药。

6月6日三十六诊：咳嗽基本未作，痰白量少，咽时痒，舌痛已除，胸闷未显，气急改善，纳增，便调，疲劳感好转，指端紫冷、疼痛减轻，舌质淡红，苔薄白，脉细缓。

处方：南沙参、鹿角霜各15g，桂枝、皂角刺、防风各9g，野荞麦根、肺形草、藤梨根、生薏苡仁、鸡血藤、仙灵脾各30g，生白术、白桔梗、桑白皮、山慈菇各12g，浙贝母20g。14剂，水煎两汁，分服。

6月21日三十七诊：自诉：因带小孩真太累，但还是带下来。近日来咳嗽增多，痰白增多，纳欠香，神倦肢软，指端紫冷痛除，夜寐尚可，舌质淡红，苔中白、前少，脉细沉。

处方：人参叶、炒黄芩、浙贝母各20g，野荞麦、肺形草、炒薏苡仁各30g，白桔梗、桑白皮、寒水石、浮海石各12g，神曲、炒白芍、川芎各15g，皂角刺9g，桂枝6g。7剂，水煎两汁，分服。

6月28日三十八诊：外感后咳嗽增多，痰白量少，咽痒，胸闷气急又起，纳欠香，口酸或反酸，舌质稍红，苔薄白，脉细缓。

处方：人参叶、炒黄芩、乌贼骨各20g，野荞麦根、肺形草、大青叶、炒薏苡仁各30g，白桔梗、桑白皮、浮海石、苏梗、苏木、寒水石各12g，淡竹叶、皂角刺各9g，冬凌草15g。7剂，水煎两汁，分服。嘱注意预防感冒，避免劳累。

7月13日三十九诊：咳嗽已减，痰不多，偶然阵咳，咽痒，纳、便正常，指端紫红，冷感好转，指尖痛，舌质淡红，苔白前少，脉细缓。

处方：太子参、浙贝母、乌贼骨各20g，肺形草、生薏苡仁、豨莶草各30g，生白术、白桔梗、桑白皮、桑枝、佛手片各12g，桂枝、防己、防风各9g，鹿角霜、川芎各15g。14剂，水煎两汁，分服。

8月9日四十诊：咳嗽解，痰量减少，胸闷未显，稍胸痛，指端紫减轻，痛好转，舌质淡红，苔中白，脉细缓。

处方：制黄精、肺形草、生薏苡仁、豨莶草、仙灵脾各30g，浙贝母、乌贼骨各20g，生白术、白桔梗、桑白皮、桑枝、佛手片各12g，鹿角霜、川芎各15g，桂枝、防风、防己各9g。14剂，水煎两汁，分服。

8月23日四十一诊：感冒缓解后症状恢复较前快，咳嗽不多，痰白量少，胸闷稍存，气急好转，指端紫红，转暖感，痛除，夜寐欠安，舌质淡红，苔中白，脉细滑。

处方：太子参、浙贝母各20g，制黄精、肺形草、藤梨根、生薏苡仁、鸡血藤、仙灵脾各30g，生白术、桑枝、鹿角片各12g，防己、防风、桂枝各9g。14剂，水煎两汁，分服。另鲜铁皮石斛12g，代茶饮，多余药汁水煎入药。

9月10日四十二诊：近日来咳嗽又增，痰色白，指青紫且疼痛明显，胸闷，舌红，苔白，脉细缓。

处方：制黄精、肺形草、藤梨根、生薏苡仁、鸡血藤、仙灵脾、玄胡索各30g，生白术、桂枝、桑枝、鹿角片、红景天、巴戟天各12g，防风9g，浙贝母、乌贼骨各20g。7剂，水煎两汁，分服。另鲜铁皮石斛12g，水煎，代茶饮。另服血塞通片。

9月17日四十三诊：近来咳嗽增加，痰多色白，咳之不畅，胸闷又起，气急汗出，舌质淡红，苔白，脉细滑。

处方：肺形草、野荞麦根、冬瓜仁各30g，炒黄芩、浙贝母各20g，云雾草、生薏苡仁、炒薏苡仁、人中白各15g，白桔梗、桑白皮、苏梗、苏木、桃仁、天竺黄、寒水石、海蛤壳、草果仁各12g。7剂，水煎两汁，分服。

9月24日四十四诊：咳嗽痰量增多、色黄白相间，咳后气急、胸闷加剧，同时汗出，纳、便正常，舌质淡红，苔薄白，脉细弦。

处方：肺形草、野荞麦根、冬瓜仁、生薏苡仁、干芦根各30g，云雾草15g，炒黄芩、浙贝母各20g，白桔梗、桑白皮、苏梗、苏木、桃仁、天竺黄、寒水石、海蛤壳、草果仁各12g，炒赤芍、炒白芍、川芎各15g。7剂，水煎两汁，分服。

10月8日四十五诊：咳嗽减少，痰色转白、欠畅，胸闷改善，气急存在，天气转冷手指出现紫色加重、冷痛明显，特别左中指尖发黑破溃，已用本院制的损伤洗剂浸泡。汗出已除，舌质淡红，苔薄白，脉弦滑。

处方：肺形草、野荞麦根、炒薏苡仁、冬瓜仁、干芦根各30g，炒黄芩、浙贝母各20g，云雾草15g，白桔梗、桑白皮、苏梗、苏木、桃仁、天竺黄、寒水石各12g，川桂枝9g，淡附子6g。14剂，水煎两汁，分服。

10月22日四十六诊：咳嗽不多，痰量亦减，胸闷时存，有时气急，指紫痛明显，舌质淡红，苔薄边锯，脉细缓。

处方：生黄芪、藤梨根、生薏苡仁、肺形草、冬瓜仁、干芦根、鸡血藤各30g，防风、桂枝各9g，桃仁、寒水石、淡附子各15g，生白术、鹿角片、红花、路路通各12g。7剂，水煎两汁，分服。

11月5日四十七诊：咳嗽基本消失，咽部时有痰，指冷痛木感，胸闷气急改善，纳可，便调，尿淋沥，舌质淡红，苔白，脉细滑。药用阳和汤加减。

处方：炙麻黄、白芥子、川桂枝、片姜黄、鹿角片各9g，肺形草、藤梨根、生薏苡仁、玄胡索、鸡血藤各30g，桑枝、淡附子、寒水石、王不留行子、桃仁、桑寄生各12g。7剂，水煎两汁，分服。

11月11日四十八诊：咳嗽基本无，痰少，胸闷、气急改善，指青紫明显，指尖端拟坏死，强的松1日2片，尿淋沥，舌质淡红，苔白，脉细滑。

处方：寒水石15g，桂枝、白芥子、炙麻黄、炙炮甲、鹿角片各9g，桑枝、淡附子、王不留行子、桃仁、菟丝子各12g，生薏苡仁、藤梨根、肺形草、玄胡索30g。7剂，水煎两汁，分服。

11月17日四十九诊：服上药后出现牙痛，咳嗽不多，痰少，无明显胸闷气急现象。舌质淡红，苔白，脉细滑。

处方：寒水石15g，桂枝、白芥子、淡竹叶、炙炮甲、鹿角片各9g，藤梨根、生薏苡仁、肺形草、玄胡索各30g，桑枝、淡附子、王不留行子、桃仁、菟丝子各12g，细辛3g。7剂，水煎两汁，分服。另包珠儿参4g，代茶饮。

加外洗药：川桂枝、防风、防己各15g，川芎、小茴香、皂角刺各30g，细辛12g。5剂，水煎两汁，分服。

11月21日五十诊：近日来痰又出现黄色，咳嗽不多，胸闷气急均无加重，指青紫改善，上药牙痛解除，舌质淡红，苔白，脉细滑。

处方：肺形草、藤梨根、生薏苡仁、冬瓜仁、干芦根各30g，炒黄芩、浙贝母各20g，桃仁15g，淡附子、寒水石、白桔梗、桑白皮、炙鳖甲、天竺黄、王不留行子、桑枝各12g，皂角刺、淡竹叶各9g。14剂，水煎两汁，分服。另配珠儿参4g，代茶饮。继续外洗，同时开出膏方。

2008年12月15日第2次膏方：先天禀赋不足，精血亏虚，浮络空虚，难以濡养肌腠以致硬皮症，并以强的松治疗已达15年余，阴阳同亏，反侮脾土，脾阳不振，聚津为湿，更阻气血畅行，湿伏膈下，难以生金，肺失清肃，痰蕴肺络，气虚血瘀，痰湿瘀虚互为因果，病缠不解，现经服药治疗虽然尚稳定，利用"秋冬养阴"原则，在收藏之季调治。目前症见感冒减少，咳嗽改善，痰黄白减少，胸闷气急缓解，关节酸痛，指端紫冷甚至发白，面色好转，纳可，便调，舌质淡红紫，苔薄白，脉沉细滑。再给予益气固表、清肺祛痰、健脾养血、宽胸宁心、通阳温肾之法。制成膏滋缓调治。

处方：生晒参120g，寸麦冬120g，五味子90g，肺形草300g，藤梨根300g，生薏苡仁300g，野荞麦根300g，炒黄芩200g，白桔梗120g，桑白皮120g，浙贝母200g，天竺黄120g，浮海石120g，寒水石150g，皂角刺90g，山慈菇120g，人中白150g，苏木120g，苏梗120g，莪术120g，王不留行子120g，川芎150g，参三七120g，红藤300g，嫩桂枝120g，鹿角片90g，淡附子150g，淡竹叶100g，粉丹皮200g，女贞子200g，旱莲草120g，炒杜仲120g，淮山药300g，生地黄120g，熟地黄120g，川石斛120g，白芥子90g，仙灵脾300g，制玉竹150g，制首乌200g，制黄精300g，巴戟天120g，桃仁150g，冬瓜仁300g，潼蒺藜120g，白蒺藜120g，化橘红120g。1料，水煎浓缩，加入龟板胶500g，百令孢子粉100g，冰糖500g，黄酒半斤，收膏备用。早、晚各1匙，开水冲服。外感或腹泻时停服，来医师处另开方药，待调整后再服。

12月25日五十一诊：咳嗽晨起暮存，痰色白，胸闷气急尚可，纳可，指青、痛，舌红淡紫，苔白，脉细缓。

处方：太子参、浙贝母各20g，肺形草、藤梨根、生薏苡仁、冬瓜仁、干芦根各30g，淡附子、桃仁、王不留行子、炙鳖甲、白桔梗、桑白皮、黄荆子各12g，寒水石15g，皂角刺9g。7剂，水煎两汁，分服。

外洗方：川芎、皂角刺、王不留行子各30g，防风、桂枝、防己、细辛各15g。7剂。

12月31日五十二诊：咳嗽晨起暮存，痰色白，胸闷气急尚可，纳可，指青、痛，舌红淡紫，苔白，脉细缓。

处方：太子参、浙贝母各20g，肺形草、藤梨根、生薏苡仁、冬瓜仁、干芦根各30g，寒水石15g，淡附子、桃仁、王不留行子、炙鳖甲、白桔梗、桑白皮、黄荆子各12g，皂角刺9g。14剂，水煎两汁，分服。

外洗方：川芎、皂角刺、王不留行子各30g，桂枝、防风、防己、细辛各15g。14剂。

2009年6月10日五十三诊：今年又反复外感，咽痒而咳明显，胸闷尚可，气急，半夜口干，鼻涕多，痰白或黄，咽梗，反酸，舌淡红，苔白，脉细缓。

处方：肺形草、野荞麦根、炒黄芩、生薏苡仁各30g，浙贝母20g，射干、木蝴蝶各9g，鹅不食草4g，香白芷、白桔梗、桑白皮、天竺黄、浮海石、人中白、黛蛤散（包）、浮萍、白鲜皮、蛇床子、辛夷各12g。7剂，水煎两汁，分服。

6月17日五十四诊：近日来咳嗽增，痰增多、白色，鼻塞涕多，舌淡苔薄白，脉细缓。

处方：肺形草、野荞麦根、生薏苡仁、冬瓜仁、鲜芦根各30g，浙贝母、炒黄芩各20g，鹅不食草4g，苍耳子9g，白桔梗、桑白皮、香白芷、寒水石、辛夷、橘核、橘络各12g，神曲、白鲜皮、桃仁各15g，淡附子6g。7剂，水煎两汁，分服。

7月8日五十五诊：近日来面红紫、浮肿，胃胀、反酸多，稍咳嗽，便不畅，舌淡红，苔中白，脉细缓。

阶段性脉证合参：从近阶段表现的症状看，多属肝火横犯脾胃之象。胃气上逆，肾水难以制约，故面紫浮肿，胃胀反酸等。治则改理气和胃、疏肝利胆、辛开苦降之法。

处方：蒲公英、金钱草、生薏苡仁各30g，川黄连5g，吴茱萸2g，乌贼骨20g，制香附、佛手片、绿梅花、广郁金、石韦、桃仁、无花果各12g，防己9g，沉香曲、鸡肉金各15g。7剂，水煎两汁，分服。

7月15日五十六诊：面紫消失，面浮肿改善，反酸存，咳嗽不多，便次增多，肠鸣，舌淡边锯，苔中白，脉细缓。

处方：蒲公英、金钱草、生薏苡仁30g，川黄连5g，吴茱萸2g，乌贼骨20g，制香附、佛手片、绿梅花、广郁金、石韦、桃仁、无花果各12g，防己9g，沉香曲、鸡内金各15g。7剂，水煎两汁，分服。

7月29日五十七诊：近日来咳嗽，痰排出不畅，胸闷尚可，气急，胃胀，舌淡红，苔薄白，脉细缓。

处方：野荞麦根、肺形草、生薏苡仁、冬瓜仁、鲜芦根各30g，炒黄芩、浙贝母各20g，白桔梗、桑白皮、苏梗、苏木、桃仁、天竺黄、浮海石、地肤子各12g，人中白、枇杷叶各15g，皂角刺9g。7剂，水煎两汁，分服。

9月23日五十八诊：住院检查：肺功能：轻度限制性通气功能障碍，弥散功能重度减低（较前改善）。血气分析：二氧化碳分压46.7mmHg，氧分压70.3mmHg，校正血液酸碱度7.405，血氧饱和度94.2%（较前改善）。B超：右乳内上象限1.3cm×1.3cm×1.5cm低回声，边界不清，可见蟹足样改变。乳Ca术后化疗，咳嗽又起，痰白，咽痒，舌淡红，苔薄白，脉细滑。两病同治。

处方：肺形草、藤梨根、生薏苡仁、冬瓜仁、猫爪草各30g，生黄芪、人中白各15g，防己、皂角刺各9g，白桔梗、桑白皮、浙贝母各20g，蛇六谷、天竺黄、浮海石、苏梗、苏木、橘核、橘络各12g。14剂，水煎两汁，分服。

2010年4月21日五十九诊：肝功能：白蛋白/球蛋白1.49↓，r-谷氨酰转肽酶78U/L↑，氯106.8mmol/L↑，磷2.71mg/dL↓，肌酐0.57mg/dL↓。

肿瘤指标：CEA↑9.5ng/mL，CA199 583.6U/dL↑，CA125 85.3U/mL↑，CA24 230.7U/mL↑。生化：中性粒细胞绝对值$8.5×10^9$/L↑，淋巴细胞百分比9.5%↓，单核细胞百分比3.8%↓，中性粒细胞百分比86.1%↑。

B超：右乳局部术后，乳腺组织回声欠均，实质回声不均，腺导管未见扩张。双侧腋下在皮下脂肪层见多个椭圆形低回声肿块，左侧较大者约1.0cm×0.44cm，右侧较大者约0.85cm×0.36cm，边界及周边清晰，内部回声不均。诊断：①双乳腺未见明显异常；②双侧腋下淋巴结探及。

行6次化疗，乳房浸润性导管癌术后3个月，目前腋下淋巴结2个，咳嗽一直不解，痰白色多、黏稠，胸闷气急，纳欠香，胃胀，乏力，面色㿠白，便烂，舌淡，苔薄小裂，脉细滑小数。

阶段性脉证合参：原痰浊之体，肺、脾、肾三脏阳气俱虚，因湿为百病之祟，痰气互结，循经上积于乳中，又行手术和化疗，更伤正气，同时引动伏饮，渍于肺府，再次诱发"间肺"。

处方：肺形草、藤梨根、生薏苡仁、猫人参、冬瓜仁、干芦根各30g，人参叶、炒谷芽、炒麦芽、炙紫菀各15g，苦参、白桔梗、桑白皮、寒水石、漏芦、浮海石、佛手片、苏梗、苏木、桃仁各12g，浙贝母20g。7剂，水煎两汁，分服。

5 月 5 日六十诊：咳嗽不多，痰减，胸闷存，动则气急，乏力，胃胀减，纳仍差，大便欠畅，舌淡红，苔薄白，脉细缓。

处方：肺形草、藤梨根、生薏苡仁、冬瓜仁、猫人参、鲜芦根各 30g，太子参、苦参、白桔梗、桑白皮、漏芦、桃仁、黄荆子、苏梗、苏木各 12g，淡附子 9g，海蛤壳、寒水石、炒谷芽、炒麦芽、鸡内金各 15g，浙贝母 20g，瓜蒌仁 25g。7 剂，水煎两汁，分服。

5 月 19 日六十一诊：口服化疗药物，咳嗽，气急，痰白不多，胸闷气急，胃胀，反清水，大便 1 日 2 ~ 3 次、黏液、黄色，舌淡红，苔白，脉细滑。

处方：太子参、浙贝母、乌贼骨各 20g，人参叶 15g，藤梨根、肺形草、猫人参、生薏苡仁、冬瓜仁、干芦根各 30g，苦参、生白术、白桔梗、桑白皮、漏芦、桃仁、苏梗、苏木、佛手片、黄荆子各 12g，海蛤壳、鸡内金各 15g。7 剂，水煎两汁，分服。

5 月 26 日六十二诊：咳嗽仍作，痰白稠，乳癌术后，胸闷尚可，气急改善，纳可，舌淡红，苔白，脉细缓。

处方：太子参 20g，人参叶、桃仁、槐角各 15g，藤梨根、肺形草、猫人参、鲜芦根、冬瓜仁各 30g，白桔梗、苦参、乌玄参、桑白皮、漏芦、苏梗、苏木、山慈菇、寒水石、石见穿各 12g，淡附子 6g。7 剂，水煎两汁，分服。

6 月 2 日六十三诊：咳嗽遇风加剧，痰白少，气促改善，胃酸仍作，便调，舌淡红紫，苔白，脉细滑。

处方：太子参、藤梨根、肺形草、生薏苡仁、猫人参、鲜芦根、仙灵脾各 30g，人参叶、浙贝母、乌贼骨各 20g，皂角刺 9g，桃仁 15g，苦参、桑白皮、佛手片、漏芦、蛇六谷、寒水石各 12g。7 剂，水煎两汁，分服。

6 月 23 日六十四诊：咳嗽晨起暮存，痰减少、色白，气急尚可，胃酸仍存，便调，舌淡红，苔白，脉细滑。

处方：太子参、藤梨根、肺形草、生薏苡仁、猫人参、仙灵脾各 30g，人参叶、浙贝母、乌贼骨各 20g，苦参、漏芦、桑白皮、蛇六谷、寒水石、桃仁、灵芝、苏梗、苏木各 12g，皂角刺 9g。7 剂，水煎两汁，分服。

7 月 7 日六十五诊：咳嗽以阵咳为主，口干黏腻，痰白不多，皮肤瘙痒，面色㿠白，睑下发黑，纳可，舌淡红，苔白，脉细缓。

处方：人参叶、乌贼骨各 20g，苦参、南沙参、紫丹参、蛇六谷、桑白皮、漏芦、茜草、浮萍、灵芝、桃仁、白鲜皮各 12g，肺形草、藤梨根、生薏苡仁、猫人参、仙灵脾各30g，槐角15g。14剂，水煎两汁，分服。

7月21日六十六诊：肝功能化验正常。肿瘤指标：CEA 9.7ng/mL↑，CA199 612.2U/dL↑，CA125 63.3U/mL↑，CA24 2 16.8IU/mL（正常）。B超：右乳局部术后，双乳腺组织厚度正常，实质回声均匀，实质内未见异常回声，腺导管未见扩张。双侧腋下在皮下脂肪层见多个椭圆形低回声肿块，左侧较大者约0.54cm×0.23cm，右侧较大者约0.66cm×0.25cm，边界及周边清晰，内部回声不均。诊断：①双乳腺未见明显异常；②双侧腋下淋巴结探及。

咳嗽仍存，痰白不多，皮肤瘙痒改善，面色稍转润，纳可，便烂，舌淡紫，苔白，脉细缓。

处方：人参叶、浙贝母各20g，南沙参、红景天、乌贼骨、槐角、石见穿、紫丹参各15g，肺形草、藤梨根、生薏苡仁、仙灵脾各30g，太子参、苦参、蛇六谷、桑白皮、漏芦、灵芝、桃仁、茜草各12g，皂角刺9g。7剂，水煎两汁，分服。

8月4日六十七诊：咳嗽痰白不畅，皮肤瘙痒除，纳可，便调，舌淡，苔白，脉细缓。

处方：生晒参4g，南沙参、紫丹参、红景天、石见穿、槐角各15g，苦参、玄参、蛇六谷、桑白皮、漏芦、灵芝、桃仁各12g，肺形草、藤梨根、生薏苡仁、仙灵脾各30g，浙贝母20g，皂角刺9g。7剂，水煎两汁，分服。

外洗方：桂枝20g，桑枝、川芎、皂角刺、白芥子、王不留行子各30g，防己、细辛各15g。14剂，水煎两汁，分服。

8月18日六十八诊：近来咳嗽基本消失，胸闷尚可，气急加重，咽痒痰白黏于喉而不畅，纳可，胃反酸，便调，舌红淡紫，苔白，脉细滑。

处方：肺形草、野荞麦根、藤梨根、生薏苡仁各30g，炒黄芩、浙贝母、乌贼骨各20g，水牛角、冬凌草、人中白各15g，桑白皮、白桔梗、蛇六谷、苏梗、苏木、黄荆子、佛手片、漏芦、降香各12g，皂角刺9g。7剂，水煎两汁，分服。

8月25日六十九诊：咳嗽刺激性加剧，痰不多，气急存，反酸明显，舌淡，苔白，脉细缓。

处方：肺形草、藤梨根、生薏苡仁、猫人参各30g，炒黄芩、乌贼各20g，生黄芪、蛇六谷、山慈菇、佛手片、寒水石、苏梗、苏木、漏芦各12g，土贝母、石见穿、冬凌草各15g，皂刺、防己各9g，淡附子6g。7剂，水煎两汁，分服。

9月1日七十诊：午后咳嗽，痰白色增多，胸闷气促，咽痒，反酸，饥饿或胃酸，舌淡红，苔薄白，脉细缓。

处方：生黄芪、乌贼骨各20g，肺形草、藤梨根、生薏苡仁各30g，炒黄芩、防己、蛇六谷、山慈菇、苏梗、苏木、寒水石、地肤子、白鲜皮、漏芦各12g，冬凌草、炙紫菀各15g，淡附子9g。7剂，水煎两汁，分服。

9月8日七十一诊：咳嗽刺激性加剧，胃反酸，饥饿感好转，纳食增，痰不多，咽痒，舌淡红，苔薄，脉细缓。

处方：生黄芪、肺形草、藤梨根、生薏苡仁、仙灵脾各30g，乌贼骨、浙贝母各20g，炒黄芩、蛇六谷、白鲜皮、地肤子、防己、桑白皮、寒水石、漏芦、苦参各12g，淡附子9g，人中白15g。7剂，水煎两汁，分服。

9月15日七十二诊：咳嗽午后增多，痰白，甲状腺钙化，胃酸减少，咽痒，舌淡苔薄边增，脉细缓。

处方：生黄芪、肺形草、藤梨根、生薏苡仁各30g，炒黄芩、防己、石见穿、寒水石、冬凌草、天花粉各15g，乌贼骨20g，蛇六谷、桑白皮、苦参、白芥子、地肤子、漏芦各12g，皂角刺、淡附子各9g。7剂，水煎两汁，分服。

9月29日七十三诊：鼻涕多色白，痰白增加，雷诺尔现象又起，咳嗽时作，舌淡苔白，脉细缓。

处方：生黄芪、肺形草、藤梨根、生薏苡仁、鸡血藤各30g，桂枝9g，浙贝母20g，防己、寒水石各15g，蛇六谷、桑白皮、白芥子、淡附子、苦参、漏芦、橘核、橘络、辛夷、淡豆豉各12g。7剂，水煎两汁，分服。

10月13日七十四诊：鼻涕、痰均减，指紫，牙浮痛，胃胀除，舌淡红，苔薄，脉细缓。

处方：生黄芪、肺形草、藤梨根、生薏苡仁各30g，蛇六谷、佛手片、白芥子、苦参、漏芦、辛夷各12g，寒水石、防己各15g，细辛3g，淡附子、绿梅花、淡竹叶各9g。7剂，水煎两汁，分服。珠儿参4g（另包），代茶。另自备外洗方。

10月27日七十五诊：天转冷，雷诺综合征再现，指青紫暗、冷尚可，胃胀，纳食欠香，咳不多，痰少，膝痛，舌淡苔薄，脉细缓。

处方：生黄芪、肺形草、藤梨根、生薏苡仁、鸡血藤各30g，乌贼骨、寒水石、防己各15g，桂枝9g，淡附子、苦参、嫩桑枝、蛇六谷、川石斛、佛手片、绿梅花、菟丝子、漏芦、甜苁蓉、骨碎补各 12g。7 剂，水煎两汁，分服。

11 月 10 日七十六诊：咳嗽未作，痰不多，胸闷气急，指紫青，纳可，舌淡苔白，脉细缓。

处方：防己、寒水石、乌贼骨各 15g，生黄芪、肺形草、藤梨根、生薏苡仁、仙灵脾各 30g，蛇六谷、淡附子、桂枝、桑枝、漏芦、甜苁蓉、骨碎补、王不留行子各 12g，升麻 3。7 剂，水煎两汁，分服。

11 月 24 日七十七诊：2010 年 11 月 18 日癌症指标：抗核因子测定（ANA）80，抗可溶性核抗原（ENA）（＋），抗 SCL－70 测定（＋）。

咳嗽近日加剧，气急，痰增，指青冷，牙痛，寐安，纳欠香，舌淡红，苔中白，脉弦滑。

处方：生黄芪、肺形草、藤梨根、仙灵脾、鹿角霜、生薏苡仁各 30g，防己、寒水石、海蛤壳各 15g，淡附子 9g，蛇六谷、骨碎补、王不留行子、佛手片、浮海石、宣木瓜各 12g，皂角刺 9g。7 剂，水煎两汁，分服。珠儿参（另包）4g，代茶饮。

12 月 8 日七十八诊：咳嗽不多，痰鸣气急，口干，纳可，舌淡红，苔中白，脉细缓。

处方：肺形草、鱼腥草、藤梨根、生薏苡仁、冬瓜仁、鲜芦根、生薏苡仁、百合各 30g，云雾草、桃仁、寒水石各 15g，浙贝母 20g，蛇六谷、白桔梗、桑白皮、黄荆子、天竺黄、海蛤壳、苏梗、苏木、王不留行子各 12g。7 剂，水煎两汁，分服。

12 月 15 日七十九诊：咳嗽减少，痰转松，气急存，舌淡红，苔白，脉细缓。

处方：肺形草、藤梨根、生薏苡仁、鱼腥草、冬瓜仁、鲜芦根、仙灵脾30g，蛇六谷、白桔梗、桑白皮、王不留行子各 12g，桃仁、寒水石各 15g，淡附子、皂角刺各 9g。7 剂，水煎两汁，分服。

12 月 29 日八十诊：咳嗽痰欠畅、色白，胸闷气急，全身关节又痛，纳可，舌淡红，苔中白，脉细滑。

处方：生黄芪、肺形草、藤梨根、生薏苡仁、冬瓜仁、鸡血藤、豨莶草、瓜蒌仁各 30g，防己、玄胡索、嫩桑枝、桃仁各 15g，蛇六谷、寒水石、王不留行子、羌活、独活、桑寄生各 12g，淡附子 9g。7 剂，水煎两汁，分服。

2011 年 1 月 12 日八十一诊：咳嗽加重，痰多色白，胸闷气急，关节酸痛减，纳可，舌红，苔薄，脉细缓。

处方：生黄芪、肺形草、藤梨根、生薏苡仁、冬瓜仁、鲜芦根、鸡血藤、豨莶草各30g，桃仁、玄胡索各15g，淡附子、蛇六谷、寒水石、黄荆子、桑枝、肉苁蓉、桑寄生各12g，白芥子9g。7剂，水煎两汁，分服。

2月23日八十二诊：咳嗽尚可，今年时复感，指青冷，气急存，纳可，舌淡红，苔薄少，脉细滑。

处方：生黄芪、肺形草、藤梨根、生薏苡仁、冬瓜仁、仙灵脾、鸡血藤、红藤、鹿角霜各30g，桃仁15g，寒水石、淡附子、黄荆子、蛇六谷、白芥子、桑枝各12g。7剂，水煎两汁，分服。

3月9日八十三诊：1周来背冷，指青，肩痛，咳嗽不多，痰少色白，胸闷尚可，气急，舌淡红，苔薄，脉细滑。

处方：桑枝、蛇六谷、苏梗、苏木、薤白头、檀香、王不留行子各12g，桂枝、淡附子各9g，炒赤芍、炒白芍、红景天、寒水石、川芎各15g，煨葛根、鸡血藤、藤梨根、生薏苡仁、紫丹参、肺形草各30g。7剂，水煎两汁，分服。

3月23日八十四诊：咳嗽背冷，指青肩痛，痰白不多，气急尚可，舌红，苔薄中稍少，脉细缓。

处方：肺形草、藤梨根、生薏苡仁、煨葛根、鸡血藤各30g，桂枝、淡附子各9g，蛇六谷、桑白皮、漏芦、山慈菇、王不留行子各12g，白茯苓、槐角、寒水石、海蛤壳、红景天各15g，炙紫菀20g。7剂，水煎两汁，分服。

4月6日八十五诊：咳嗽不多，痰白量少，背冷痛，手麻，纳欠香，舌淡，苔薄白，脉细滑。

处方：肺形草、藤梨根、生薏苡仁、鸡血藤各30g，炒黄芩20g，寒水石、鸡肉金、槐角各15g，参三七6g，白芥子、漏芦、王不留行子、蛇六谷、桑枝、红藤各12g，淡附子、桂枝、丝瓜络各9g。7剂，水煎两汁，分服。

4月26日八十六诊：咳嗽、痰基本消失，背冷改善，心烦，背痛，舌红，苔薄白，脉细缓。

处方：肺形草、藤梨根、生薏苡仁、鸡血藤各30g，炒黄芩20g，蛇六谷、王不留行子、煅龙骨、煅牡蛎、柏子仁、漏芦各12g，参三七、淡附子、淡竹叶各9g，槐角、寒水石各15g，胡黄连5g。7剂，水煎两汁，分服。

6月8日八十七诊：咳嗽又起，痰增、白黄相间，上周腹泻1次，鼻干，舌淡红，苔薄，脉细弦。

处方：肺形草、生薏苡仁、冬瓜仁、藤梨根、鲜芦根各30g，炒黄芩、浙贝母各20g，蛇六谷、南沙参、白桔梗、桑白皮、天竺黄、浮海石、香白芷、天花粉、煅龙骨、煅牡蛎、柏子仁各12g，海蛤壳、桃仁、寒水石、神曲各15g。7剂，水煎两汁，分服。

6月15日八十八诊：咳嗽，痰白黄相间，胸闷气急时存，夜尿频多，纳可，便调，舌淡红，苔白，脉细缓。

处方：人参叶、桃仁、寒水石、海蛤壳各15g，炒黄芩、浙贝母各20g，肺形草、藤梨根、野荞麦根、冬瓜仁、生薏苡仁、鲜芦根各30g，蛇六谷、白桔梗、桑白皮、浮海石、苏梗、苏木各12g，皂角刺9g。7剂，水煎两汁，分服。

6月22日八十九诊：咳嗽仍作，痰量减少，胸闷尚可，气促明显，纳可，便不畅，舌淡苔白，脉细滑。

处方：人参叶、桃仁、人中白、黛蛤散包、火麻仁各15g，肺形草、野荞麦根、藤梨根、冬瓜仁、生薏苡仁、干芦根各30g，蛇六谷、白桔梗、桑白皮、寒水石、地肤子各12g，炒黄芩、浙贝母、炙枳壳各20g。7剂，水煎两汁，分服。

6月29日九十诊：咳嗽仍作，咽痒，痰转松，胸闷，便量少不畅、先干后软烂，舌红，苔薄白，脉细缓。

处方：西党参、桃仁各15g，肺形草、野荞麦根、冬瓜仁、生薏苡仁、藤梨根各30g，炒黄芩、炙紫菀各20g，生白术、蛇六谷、白桔梗、桑白皮、寒水石、地肤子各12g，防己、防风、淡附子各9g。7剂，水煎两汁，分服。

7月13日九十一诊：咳嗽，痰白，咽痒，气急，精神好转，便干不下，舌淡苔薄白，脉细缓。

处方：西党参、炒黄芩各20g，肺形草、野荞麦根、藤梨根、冬瓜仁、瓜蒌仁各30g，蛇六谷、生白术、白桔梗、桑白皮、寒水石、浮海石各12g，淡附子、防风、防己各9g，鸡内金、桃仁、火麻仁各15g。7剂，水煎两汁，分服。

9月21日九十二诊：近日外感咳嗽增多，痰黄，胸闷，气急，便调，舌淡红，苔白，脉细滑。

处方：肺形草、野荞麦根、鱼腥草、冬瓜仁、鲜芦根各30g，炒黄芩20g，桑叶、白桔梗各9g，桑白皮、浙贝母、桃仁、天竺黄、浮海石、海蛤壳、寒水石、苏梗、苏木各12g。7剂，水煎两汁，分服。

9 月 28 日九十三诊：咳嗽，痰增、黄色，胸闷气急，足底痛，夜尿增多，舌淡红，苔薄，脉细滑。

处方：肺形草、野荞麦根、鱼腥草、冬瓜仁、鲜芦根各 30g，炒黄芩 20g，皂角刺、白桔梗各 9g，桑白皮、浙贝母、浮海石、寒水石、海蛤壳、苏梗、苏木各 12g，桑叶、桃仁各 15g。7 剂，水煎两汁，分服。

10 月 17 日九十四诊：痰转淡黄、量减少，咳嗽不多，胸闷尚可，气急存，足底痛减，夜尿 3～5 次/夜，舌淡红，苔薄，脉细滑。

处方：肺形草、野荞麦根、鱼腥草、干芦根、藤梨根、冬瓜仁各 30g，炒黄芩 20g，白桔梗 9g，桑白皮、浙贝母、桃仁、寒水石、海蛤壳、桑叶、白芥子、蛇六谷、苏梗、苏木各 12g。7 剂，水煎两汁，分服。

12 月 23 日九十五诊：咳嗽晨起，痰白不多，鼻涕清少，指青冷紫，纳可，便调，舌淡红，苔薄，脉细缓。

处方：生晒参 4g，肺形草、野荞麦根、藤梨根、生薏苡仁、红藤、仙灵脾、桑椹子各 30g，炒黄芩 20g，寸麦冬、桑白皮、炙紫菀、桃仁、寒水石各 12g，白桔梗、皂角刺、桂枝各 9g，淡附子 6g。7 剂，水煎两汁，分服。

【按】硬皮病是一少见的疾病，起病缓慢，可出现全身不适、关节痛、神经痛、雷诺综合征，随着病程进展可逐渐出现肺、消化道、肾脏及心脏等脏器损害，所以该患者已形成了硬皮病，其肺疾互为因果。经 4 年九十五诊的治疗，患者的间质性肺炎纤维化得到控制，感染率明显降低，生活质量得到明显提高，并能外出旅游、带孩子。之后发现乳腺癌，并能接受手术，手术后化疗和口服化疗等的过程中，均未发生肺部感染。随访至今，达 8 年之久，目前在我学生柴医师处治疗，病情一直稳定。

40. 尘肺伴间质性肺炎纤维化

谢某，女，49 岁，纺织工人。门诊号：01007088。初诊日期：2002 年 8 月 17 日。

患者因胸闷气急加剧 4 个月难以缓解，故来服中药。

患者 3 年前感到胸闷气急而在当地医院服西药治疗，时好时差，渐渐加重，上楼更为明显，时伴咳嗽，咳痰。2002 年 4 月初住院治疗，诊断为"两侧胸膜增厚，胸膜炎，肺部感染。"效果不佳而院。最后确诊为："胸膜增厚原因待查，石棉胸膜斑，间质性肺炎伴间皮瘤，陈旧性肺结核性胸膜炎"。但症状不能缓解，肺功能中度通气功能障碍，轻度弥散功能障碍。目前以咳嗽无痰、胸闷气急为主，上楼和活动后明显。左侧胁肋部和指关节疼痛，纳食一般，二便正常，舌质红，苔薄白，脉细滑。

脉证合参：患者因长期居住在石棉厂区，粉尘吸入气道，以致气道失畅，加上有肺结核病史，肺气早虚，主司呼吸功能失职，辅心行血受阻，气虚血瘀肺络，以致胸阳难以伸展，随着年龄增长，更年肾气衰弱，纳气无权，故出现上述之症。

治则：清肺祛痰，宽胸理气，活血软坚。

处方：野荞麦根30g，炒黄芩、炒白芍、川芎、云雾草、瓜蒌皮各15g，浙贝母20g，白桔梗、桑白皮、苏梗、苏木、山慈菇、王不留行子、寒水石各12g，皂角刺、威灵仙各9g。7剂，水煎两汁，分服。

8月23日二诊：咳嗽减少，痰无，胸闷减轻，气急和指趾关节疼痛仍存，胁痛减轻，纳、便正常，夜寐安，舌质红，苔白，脉细缓。继原法再进。

处方：野荞麦根30g，炒黄芩、云雾草、炒白芍、川芎、瓜蒌皮各15g，浙贝母20g，白桔梗、桑白皮、苏梗、苏木、山慈菇、王不留行子、石见穿各12g，皂角刺、威灵仙各9g。7剂，水煎两汁，分服。

8月30日三诊：咳嗽除，无痰，胸闷明显好转，胸胁未发生疼痛，气急尚存，但有所减轻，夜寐多梦，疲乏明显，活动后加剧，纳、便正常，舌质红，苔白，脉细缓。治则改为益气固表，清肺化痰，活血软坚。

处方：野荞麦根30g，浙贝母20g，炒黄芩、云雾草各15g，生白术、白桔梗、桑白皮、苏梗、苏木、山慈菇、石见穿、钟乳石各12g，皂角刺、威灵仙、防风各9g。7剂，水煎两汁，分服。

9月6日四诊：近日来又开始咳嗽，无痰，胸闷未增，胁肋未痛，气急如旧，纳、便正常，寐安，舌质红，苔白，脉细缓。嘱体质尚未增强，仍可能出现外感，影响咽喉和肺，故需注意预防感冒。

处方：制黄精、生白术、白桔梗、桑白皮、苏木、石见穿、山慈菇、钟乳石各12g，防风、威灵仙、皂角刺各9g，炒黄芩、云雾草各15g，浙贝母20g，野荞麦根、仙灵脾各30g。14剂，水煎两汁，分服。

9月27日五诊：症状如前，咳嗽无痰，胸痛以左侧明显，气急仍存，其他无殊，舌质红，苔白，脉细缓。

处方：制黄精、生白术、白桔梗、桑白皮、苏梗、苏木、山慈菇、石见穿、浮海石各12g，野荞麦根30g，炒黄芩、云雾草各15g，浙贝母20g，防风、威灵仙、皂角刺、人中白各9g。14剂，水煎两汁，分服。

10月11日六诊：咽部有痰，咽喉发痒，胸痛闷除，气急较前好转，纳、便正常，舌质红，苔白，脉细缓。加重祛风药。

处方：制黄精、浙贝母各20g，野荞麦根30g，炒黄芩、云雾草、川芎各15g，生白术、白桔梗、桑白皮、炒白芍、山慈菇、地肤子、石见穿各12g，威灵仙、防风、皂角刺各9g。14剂，水煎两汁，分服。

10月25日七诊：药后咽痛仍作，痒已除，左胁部咳嗽时不舒，咳嗽次减少，痰无。近日血压偏高，舌质红，苔白，脉细缓。

处方：制黄精、钩藤（后下）、浙贝母各20g，野荞麦根30g，炒黄芩、川芎各15g，生白术、蚤休、白桔梗、桑白皮、王不留行子、石见穿、寒水石各12g，射干、皂角刺各6g，防风、人中白各9g。14剂，水煎两汁，分服。

11月15日八诊：血压正常，咳嗽亦不多，痰无，咽痒除，左胁时有发胀，纳、便正常，舌质红，苔少，脉细小弦。肺阴受损仍未复。

处方：制黄精、浙贝母各20g，射干、皂角刺各6g，防风9g，野荞麦根30g，炒黄芩、川芎15g，生白术、蚤休、白桔梗、桑白皮、王不留行子、山慈菇、石见穿、川石斛各12g。14剂，水煎两汁，分服。

11月29日九诊：经两个月治疗，咳嗽不多，痰量减少，但夜间仍咳嗽，咳时鼻塞明显，气急仍急，夜寐欠安，舌质红，苔薄白，脉细缓。继续加强益气固表、软坚化痰治疗。

处方：制黄精、浙贝母各20g，野荞麦根30g，炒黄芩、川芎各15g，生白术、蚤休、白桔梗、桑白皮、王不留行子、山慈菇、川石斛、石见穿各12g，防风、皂角刺各6g。14剂，水煎两汁，分服。嘱病情若稳定可以在当地再续服。

12月20日十诊：1月来病情趋于稳定，咳嗽明显减少，夜间咳嗽也好转，痰量极少，胸闷消失，稍气急，舌质红，苔薄白，脉细缓。

守原法处方：制黄精、浙贝母各20g，野荞麦根30g，炒黄芩、川芎、仙灵脾各15g，生白术、蚤休、白桔梗、桑白皮、王不留行子、山慈菇、川石斛、石见穿各12g，防风、皂角刺各6g。14剂，水煎两汁，分服。

开出第1次膏方，进行冬令调治。嘱此中药服完后即可服用膏滋药。若有不舒适可来咨询，若无不良反应服完再来复诊。

宿有痰饮，咳嗽不解，痰稠不畅，经检查胸膜增厚，石棉样胸膜斑，按"急则治标"原则，门诊治疗咳痰明显消失。经"冬病夏治"后继续冬令调治以达巩固。现症见头昏，胸闷气急，心慌、腰酸，舌质红，苔薄，脉细缓。

此乃肺气虚亏，日久涉及脾、肾二脏，心失所养，气血不足而致。法当益肺气，固卫表，清肺热，化痰浊，健脾助运，益肾养血。膏滋药缓图之。

处方：生黄芪200g，生白术100g，防风90g，野荞麦根300g，炒黄芩150g，云雾草150g，老鹳草120g，白桔梗120g，桑白皮120g，浙贝母150g，皂角刺90g，生薏苡仁120g，炒薏苡仁120g，炒白芍150g，川芎150g，苏木120g，苏梗120g，西党参200g，麦冬120g，五味子90g，枫斗120g，枸杞子200g，制首乌200g，生地黄120g，熟地黄120g，炒当归120g，炒杜仲120g，桑椹子200g，石见穿120g，山慈菇120g，炙鳖甲120g，炙炮甲100g，钟乳石120g，覆盆子120g，佛手片120g，砂仁、蔻仁各60g，女贞子100g，潼蒺藜120g，白蒺藜120g，陈皮90g。1料，水煎浓缩，加入龟板胶400g，阿胶100g，冰糖500g，黄酒半斤，收膏备用。早、晚各1匙，开水冲服，遇感冒、腹泻时停服。

2003年3月28日十一诊：服膏滋药后病情一直稳定，咳嗽不多，痰偶然出现，近月来经前出现乳房胀痛，左胁略有不舒、牵及背部，月经正常，纳、便正常，舌质红，苔薄白，脉细小弦。

脉证合参：经过1年余的治疗，肺部感染得以缓解，表明正气渐复，气血逐渐调和，开始充养，女子易反映在月经上。现年达半百，肝叶始薄，肝气初衰，易发生肝经瘀滞，脉络不畅。治则以疏肝理气，通经活络。

方药：逍遥散加减，仍予清肺软坚之品。

处方：炒当归、炒白芍、软柴胡、白茯苓、生薏苡仁、炒薏苡仁、制香附、广郁金、玄胡索、橘核、蚤休、山慈菇、川续断各12g，皂角刺9g，浙贝母20g。7剂，水煎两汁，分服。

4月18日十二诊：背胀胁痛、乳房胀痛均消失，精神好转，近因天气变化稍有咳嗽，容易乏力，纳、便正常，夜寐安，舌质红，苔薄白，脉细缓。治以益气固表，健脾化痰，理气通络，活血软坚，巩固疗效。

处方：制黄精30g，炒白芍15g，浙贝母20g，生白术、炒当归、生薏苡仁、炒薏苡仁、制香附、橘核、蚤休、山慈菇、石见穿、玄胡索各12g，防风、皂角刺各9g。14剂，水煎两汁，分服。嘱药后可以续服。若稳定，到6月份来进行冬病夏治。

6月23日十三诊：病情一直趋于稳定，咳嗽未见，纳、便正常，舌质淡红，苔薄白，脉细缓。

处方：制黄精30g，炒白芍15g，浙贝母20g，生白术、炒当归、生薏苡仁、炒薏苡仁、制香附、橘核、蚤休、山慈菇、石见穿、玄胡索各 12g，防风、皂角刺各 9g。14 剂，水煎两汁，分服。

再予本院自制利肺健脾冲剂和百令胶囊，每日 3 次，每次 1 包，1 次 5 粒，共服 3 个月，外感时停服。

9 月 15 日十四诊：3 个月来病情一直稳定。近日因天气变化咽喉有些不适，咳嗽不多，痰也未起，胸闷已解，纳、便正常，舌质淡红，苔薄白，脉细缓。

处方：野荞麦根 30g，浙贝母 20g，炒黄芩、老鹳草、佛耳草各 15g，白桔梗、桑白皮、生薏苡仁、炒薏苡仁、人中白、寒水石、海浮石各 12g，皂角刺、藏青果、黛蛤散（包）各 9g。7 剂，水煎两汁，分服。若咳嗽缓解后即可服用冬病夏治药。

11 月 14 日十五诊：近日来稍咳嗽，无痰咽痒，背稍痛，夜寐欠安，纳、便正常，舌质淡红，苔薄白，脉细缓。

处方：野荞麦根、煨葛根各 30g，浙贝母 20g，炒黄芩、炙紫菀、炒白芍、川芎、老鹳草各 15g，生白术、白桔梗、桑白皮、生薏苡仁、炒薏苡仁、人中白各 12g，防风、皂角刺、藏青果各 9g。14 剂，水煎两汁，分服。

开出第 2 次冬令调治方。

"肺不病不咳，脾不病不久咳，肾不病不咳不喘"。患者宿有痰饮，常因外邪引动伏饮，使肺失宣降，肺气胀满，呼吸不利，痰阻气道而致咳喘。按急则治标、缓则治本原则，经 3 年调治，邪实已减，卫表渐固，但肺、脾、肾三脏气虚难以恢复，并累及心气。症见痰量不多，动则气急，心悸乏力，舌质红，苔前少，脉细缓。拟益气固表，健脾助运，温肾纳气，活血化瘀，冬令制成膏滋调治，以巩固疗效。

处方：生黄芪 200g，生白术 100g，防风 90g，野荞麦根 300g，肺形草 200g，蛇六谷 120g，桑白皮 120g，浙贝母 150g，皂角刺 90g，生薏苡仁 300g，山慈菇 120g，苏木 120g，苏梗 120g，炒白芍 120g，川芎 150g，枸杞子 300g，制首乌 200g，生地黄 120g，熟地黄 120g，西党参 200，白茯苓 120g，桑椹子 300g，石见穿 120g，炙鳖甲 120g，炙炮甲 100g，钟乳石 120g，白薇 120g，诃子肉 100g，仙灵脾 300g，佛手片 120g，砂仁 60g，蔻仁 60g，潼蒺藜 100g，白蒺藜 100g，陈皮 90g。1 料，水煎浓缩，加入龟板胶 400g，阿胶 100g，紫河车粉 50g，冰糖 500g，黄酒半斤，收膏备用。早、晚各 1 匙，开水冲服。遇感冒、腹泻时停服。

2004 年 10 月 29 日十六诊：大半年来一直比较稳定，近因天气转冷稍有咳嗽，痰少色白，大便偏干，纳寐正常，舌质淡红，苔薄白，脉细缓。

处方：制黄精、野荞麦根、桑椹子各 30g，浙贝母、南沙参、生薏苡仁、炒薏苡仁各 15g，生白术、寸麦冬、天冬、桑白皮、石见穿、瓜蒌皮各 12g，瓜蒌仁 25g，玄参、防风、皂角刺各 9g。7 剂，水煎两汁，分服。

11 月 12 日十七诊：药后咳嗽稍增，痰无，牙痛，左肋处胀而不适，气稍急，纳、便正常，舌质淡红，苔薄，脉细缓。

处方：南沙参、生白术、生薏苡仁、炒薏苡仁、桑白皮、石见穿、天竺黄各 12g，浙贝母 20g，野荞麦根 30g，云雾草 15g，防风、玄参、皂角刺、降香各 9g。7 剂，水煎两汁，分服。

11 月 19 日十八诊：咳嗽已除，近日一出现头痛颈板，寐易早醒，纳、便正常，舌质淡红，苔薄，脉细缓。此时肝阳偏旺。在原法上加减。

处方：南沙参、生白术、炒天虫、明天麻、香白芷、蔓荆、玄胡索、石见穿、潼蒺藜、白蒺藜各 12g，煨葛根 30g，合欢花 20g，防风、皂角刺各 9g。14 剂，水煎两汁，分服。

并开出第 3 次冬令调治方。嘱病情基本稳定，待膏滋加工好即可服用。

患者宿有痰饮，常因外邪引动伏饮，使肺失宣降，肺气胀满，呼吸不利，痰阻气道，而致咳喘。按急则治标，缓则治本原则。已经 3 年调治，邪实已减，卫表渐固，但肺、脾、肾三脏气虚难以恢复，并累及心气，胸阳不振。故症见：痰量不多，动则气急，心悸乏力，舌质红，苔前少，脉细缓。再拟益气固表、健脾助运、温肾纳气、活血化瘀之法，冬令制成膏滋调治，以巩固疗效。

处方：生黄芪 200g，生白术 100g，防风 90g，野荞麦根 300g，桑白皮 120g，浙贝母 150g，皂角刺 90g，西党参 200g，白茯苓 120g，桑椹子 300g，石见穿 120g，炙鳖甲 120g，炙炮甲 100g，钟乳石 120g，南沙参 150g，生地黄 120g，熟地黄 120g，砂仁 90g，蔻仁 90g，山慈菇 120g，苏子 90g，苏木 90g，制黄精 300g，枸杞子 300g，仙灵脾 200g，潼蒺藜 120g，白蒺藜 120g，炒白芍 150g，川芎 150g，天竺黄 120g，红花 90g，丝瓜络 100g，王不留行 150g，制首乌 300g，女贞子 120g，云雾草 150g，化橘红 120g。1 料，水煎浓缩，加入龟板胶 500g，鹿角胶 50g，紫河车粉 50g，冰糖 500g，黄酒半斤，收膏备用。早、晚各 1 匙，开水冲服，遇感冒、腹泻时停服。

2005 年 10 月 28 日十九诊：1 年来病情基本稳定，偶尔咳嗽无痰，又近冬令调治之前，先引路调理，偶出现左胁疼痛，刺痛为主，纳、便、寐均正常，舌质淡红，苔薄前少，脉细缓。复查 CT 和 ECA 全套。

处方：肺形草、野荞麦根、生薏苡仁、藤梨根各 30g，炒黄芩 15g，浙贝母 20g，白芥子、皂角刺各 9g，山慈菇、桑白皮、橘络、石见穿、苏梗、苏木、化橘红各 12g。7 剂，水煎两汁，分服。

11 月 4 日二十诊：ECA 在正常范围。CT：右肺上一球形占位考虑。背仍稍板滞，痰不多，服药时胃有些不舒，舌质淡红，苔薄前少，脉细缓。

处方：肺形草、野荞麦根、生薏苡仁、藤梨根各 30g，炒黄芩 15g，南沙参、浙贝母各 20g，白芥子、皂角刺各 9g，山慈菇、桑白皮、橘络、石见穿、苏梗、苏木、化橘红各 12g。14 剂，水煎两汁，分服。CT 诊断：右肺上占位。

根据病情和病史分析，此占位有结核球、结节、原尘肺可能，必要时一是穿刺，二是手术确诊。若患者不同意则暂时继续观察，1 个月后复查 CT。

11 月 18 日二十一诊：其他无殊，近日稍外感，咳嗽未加重，咽喉痰黏，舌质红，苔薄白，脉细缓。

处方：肺形草、野荞麦根、生薏苡仁、藤梨根各 30g，炒黄芩、神曲各 15g，浙贝母 20g，白芥子、皂角刺各 9g，山慈菇、桑白皮、橘络、石见穿、苏梗、苏木、化橘红各 12g。14 剂，水煎两汁，分服。

同时开出第 4 次膏方（2005 年 12 月）。

"肺不病不咳，脾不病不久咳，肾不病不咳不喘"，其使肺失宣降，肺气胀满，呼吸不利。经 4 年调治，邪实解除，卫表已固，但肺、脾、肾三脏阳气虚始终存在，加上年达半百，肝叶始薄，肝气始衰，并累及心气，胸阳不振，故症见咳嗽已少，气急改善，头晕且痛，腰酸背痛，夜寐早醒，心悸乏力，舌尖红，苔白，脉细缓。治以益气固表，健脾助运，养肝温肾，活血化瘀，冬令制成膏滋调治，以巩固疗效。

处方：制黄精 300g，炒白术 120g，防风 90g，野荞麦根 300g，炒黄芩 120g，浙贝母 150g，桑白皮 120g，生薏苡仁 150g，炒薏苡仁 150g，皂角刺 90g，淮山药 300g，山萸肉 60g，粉丹皮 150g，泽泻 100g，白茯苓 120g，生地黄 120g，熟地黄 120g，煨葛根 300g，炒杜仲 120g，川续断 120g，枸杞子 300g，桑椹子 300g，合欢花 200g，夜交藤 300g，淡竹叶 90g，柏子仁 120g，佛手片 120g，明天麻 120g，钩藤 150g，山慈菇 120g，紫丹参 200g，白蒺 120g，橘络 120g，女贞子 100g，潼蒺藜 120g，白蒺藜 120g，陈皮 90g。1 料，水煎浓缩，加入龟板胶 400g，阿胶 100g，紫河车粉 50g，冰糖 500g，黄酒半斤，收膏备用。早、晚各 1 匙，开水冲服，遇感冒、腹泻时停服。

【按】患者长期在石棉厂工作，并生活在石棉厂区，故病情缓慢，出现的症状与呼吸系疾病相似，并见胸痛。医院确诊为"胸膜增厚原因待查、石棉胸膜斑、间质性肺炎伴间皮瘤、陈旧性肺结核性胸膜炎"。肺功能中度通气功能障碍，轻度弥散功能障碍。根据症状，属中医"咳嗽""胸痹""喘证"范畴。石棉肺可发展成网状纤维化阴影，也可发展成肺癌。经过 4 年 4 次膏方的冬病调治和两次"冬病夏治"，肺部感染一直控制，纤维化程度也未发展，但右肺上考虑球形占位。与患者说明，必要时可手术治疗。3 年后患者再次来诊，诉 2007 年初已行手术，诊断为良性瘤。随访至今，再未出现胸闷气急、胸痛胁痛现象。感冒明显减少，体质增强。

总之，间质性肺炎纤维化之病，无论是西医还是中医都是难治之症。西医采用激素治疗，但往往造成肝功能损害、血糖升高、血压升高或其他的副作用，故来看中医。这是对中医治则的挑战。作为临床医师，既要从发病机理、病理变化方面提出新的治疗法则，更要采用现代手段证实临床疗效。以上四例中，第 1 例是急性发作，另 3 例均有基础病，2 例先天禀赋不足，伴免疫系统缺陷并发症；第 4 例因长期生活在石棉厂区而发展成本病。通过中药治疗，患者寿命都延长了 10 年以上。从 CT 片看，除第 1 例全部吸收外，其余 3 例全部控制，未见肺部感染，且提高了生活质量。所以对临床医师来说，本病尚有待深入研究和探讨。

胸腔积液

胸腔积液分为原发性和继发性两类，原发性是胸膜本身的病变，继发性是由于其他器官或全身性病变所引起。根据体征、X 光或 B 超可明确诊断。本病中医属"痰饮"中的"悬饮"范畴，是因体内水液输布运化失常，停滞于某个部位，从而出现的一类病证。《黄帝内经》有"积饮"之说。《素问·六元正纪大论》云："太阴所至，为积饮否膈。"《金匮要略》首创"痰饮"病名，分为广义和狭义。广义为诸饮的总称，狭义根据停滞部位的不同分为痰饮、悬饮、支饮和溢饮四类。长期留而不去者为留饮或伏饮。水液的输布和排泄主要靠三焦的作用。三焦主司主持全身气化，是内脏之外府，是运行水谷津液的道路，气化则水行。其与肺、脾、肾三脏有关，水液、精、津通过脾的转输上行，肺的通调水道，肾的蒸化开阖，共同完成水液的吸收、运行和排泄的整个过程。若肺、脾、肾三脏失调，肺的通调阻滞，脾的转输无权，肾的蒸化失职则会导致水液停滞而成为饮。悬饮多素体虚，或原有他病，导致肺虚卫弱，易受外邪所袭，肺失宣通，饮停胸胁，而致络气不和，久则化火伤阴，饮瘀蕴浊。饮形成的病理性质总属阳虚阴盛，输化失职，因虚致实，所以临床多表现为饮热相杂。因此只有辨证准确，才能收效。

案例

41. 顽固性胸腔积液（结核性胸水）

章某，男，62 岁，退休干部。门诊号：0018924。初诊日期：2000 年 4 月 16 日。

因发热不降 1 周住医院呼吸内科，医院考虑结核性胸膜炎、结核性胸腔积液，采取抗结核治疗和抽胸水 6 月余，胸水始终未能消除，建议激素治疗，患者不同意而寻求中医治疗。

当时症状：胸闷时而刺痛，稍气急，咳嗽很少，咽部有痰、色白黏稠、晨起明显，神疲乏力，纳食欠香，大便烂黏不畅，尿正常，夜寐不安，舌质淡紫，苔厚腻黄浊，脉滑数。胸片提示：两肺纹理增粗，右侧中等量积液。

脉证合参：外邪侵袭，阻于胸肺，少阳枢机不利，化火刑金，肺气失宣，通调失职，聚水成湿，湿浊内蕴，肺气郁滞，气不布津，停而为悬饮。

治则：燥湿逐饮，行气和络。

方药：导痰汤合三子养亲汤加减。

处方：生薏苡仁、白茯苓、生枳壳、葶苈子、大腹皮各 30g，功劳木 20g，砂仁、蔻仁各 9g，炒苍术、姜半夏、制胆星、炒莱菔子、白芥子、草果仁、桑白皮、川厚朴、佛手片、苏梗、苏木、盐肤木各 12g。7 剂，水煎两汁，分服。嘱忌辛、辣、酒、海鲜。若咳嗽增加，痰量增多不要紧张。

4 月 23 日二诊：1 周来咳嗽不多，痰量明显增多，以白色稀痰为主，胸闷好转，时而刺痛，神疲乏力，纳食未增，大便烂，夜寐尚可，舌质红淡紫，苔白厚腻，黄浊已去，脉弦滑。

处方：生薏苡仁、白茯苓、生枳壳、葶苈子、大腹皮各 30g，功劳木 20g，砂仁、蔻仁各 9g，炒苍术、姜半夏、制胆星、炒莱菔子、白芥子、草果仁、桑白皮、川厚朴、佛手片、苏梗、苏木、盐肤木各 12g。7 剂，水煎两汁，分服。嘱下周胸透，了解胸水情况，如增加可请医师再抽胸水。

4 月 30 日三诊：胸透示胸水未见增加，胸闷时有，刺痛消失，痰量减少，咽喉晨起仍不适，痰出后好转，纳食开始增加，大便正常，夜寐已安，舌质红淡紫，苔厚白，脉弦滑。

阶段性脉证合参：二诊后湿浊稍清，水液仍停滞但量未增，表明气化已动。水液毕竟靠气推，用阳气来化，故加川椒目苦平，入肺、脾、膀胱经，以化饮利尿消肿。

处方：白茯苓、葶苈子、生薏苡仁、生枳壳各30g，炒苍术、姜半夏、制胆星、炒莱菔子、白芥子、草果仁、桑白皮、川厚朴、佛手片、苏梗、苏木、盐肤木、功劳木各12g，砂仁、蔻仁、川椒目各9g。7剂，水煎两汁，分服。

5月8日四诊：自觉症状基本消失，偶尔胸闷，精神好转，疲乏较前改善，纳、便、寐均正常，舌质红紫改善，苔白厚，脉弦滑。表明湿浊已化，饮水逐利，胃气渐复，脾阳开始振奋。

处方：炒苍术、姜半夏、制胆星、白芥子、草果仁、桑白皮、川厚朴、佛手片、橘络、苏梗、苏木、盐肤木、川椒目各12g，生枳壳、白茯苓、生薏苡仁、葶苈子各30g，桂枝9g，功劳木20g。7剂，水煎两汁，分服。

5月16日五诊：胸水示：右胸腔胸水少量，无明显自觉症状，同意出院在门诊继续治疗。咽喉部仍有痰、量少，以晨起为主，生活能够自理，舌质红紫色已消，苔白，脉弦缓。此时饮已渐逐，湿浊亦化，脾气虽复然振奋不足，故方中加升麻3g，鼓动脾气，以脾阳输化水饮。

处方：白茯苓、生薏苡仁、生枳壳各30g，桂枝、草果仁各9g，功劳木、浙贝母、葶苈子各20g，升麻3g，桑白皮、炒苍术、姜半夏、佛手片、白芥子、橘络、苏梗、苏木、川椒目、盐肤木各12g。7剂，水煎两汁，分服。

5月23日六诊：病情稳定，咽喉部痰量明显减少，精神状态好，疲劳感基本消失，能在室外活动，舌质红，苔白，脉弦缓。胸透示：胸水基本吸收。治改健脾化饮，活血通络。

处方：人参叶、葶苈子各15g，白茯苓、生薏苡仁、藤梨根、仙灵脾各30g，生白术、白芥子、佛手片、苏梗、苏木、桃仁、橘络、桑白皮、盐肤木各12g，功劳木、浙贝母各20g，桂枝、防风、皂角刺各9g。14剂，水煎两汁，分服。

6月9日七诊：病情稳定，无殊症状，舌质红，苔薄白，脉弦缓。逐渐减少逐水之品，加健脾温肾之药。

处方：葶苈子15g，白茯苓、生薏苡仁、藤梨根、仙灵脾各30g，太子参、生白术、白芥子、佛手片、苏梗、苏木、桃仁、橘络、桑白皮、盐肤木各

12g，功劳木、浙贝母各20g，桂枝、防风、皂角刺各9g。14剂，水煎两汁，分服。

6月23日八诊：胸片示：两肋角存在，未见胸水。症状稳定，无殊不适，纳、便、寐均正常，生活能够自理，舌质红，苔薄白、中厚，脉弦缓。

经七诊治疗，湿浊渐化，水液也行，但苔中仍白厚，说明脾阳仍未充足，肾阳还难煦上。继续健脾助阳，脾肾双补。治以健脾化湿，温肾活血，巩固治疗。

处方：太子参15g，防风、桂枝、皂角刺各9g，白茯苓、生薏苡仁、藤梨根、仙灵脾各30g，生白术、白芥子、佛手片、苏梗、苏木、桃仁、橘络、盐肤木、菟丝子、山慈菇各12g，功劳木20g。21剂。水煎两汁，分服。

7月15日九诊：病情达到临床痊愈，舌质红，苔薄白、中稍厚。因患者喜食膏粱厚味，易伤及脾胃之气，故仍用健脾化湿、平补肝肾之法。

处方：西党参、生白术、白芥子、佛手片、红花、橘络、盐肤木、仙茅、菟丝子、山慈菇各12g，生薏苡仁、白茯苓、藤梨根、仙灵脾各30g，防风、丝瓜络各9g，功劳木20g。30剂，水煎两汁，分服。自服冬虫夏草3g，每周煎水代茶饮。

8月17日十诊：胸片复查示：两肺纹理增粗，其余无殊。舌质红，苔薄白，脉缓。治以健脾助运，理气和胃，活血通络。

处方：西党参、白茯苓、苦丁茶、嫩荷叶各15g，生白术、姜半夏、广木香、佛手片、红花、潼蒺藜、白蒺藜、菟丝子、炒杜仲、川续断各12g，绿梅花、丝瓜络、砂仁、蔻仁、女贞子各9g，仙灵脾、生薏苡仁、藤梨根、仙灵脾、决明子各30g。30剂，水煎两汁，分服。服两个月。后随访1年一直健康。

【按】该患者虽诊为结核性胸腔积液，然结核菌素试验未显示阳性，也未找到抗酸杆菌。中医学认为，饮为体内水液不得输化，停聚在某部位而形。本病属悬饮，病机主要是中阳素虚，外加寒湿、饮食、劳欲所伤，致三焦气化失宣，肺、脾、肾三脏对津液的转输、通调、蒸化失职。舌质红淡紫，表明日久气滞血瘀；苔厚腻黄浊，说明湿浊内蕴极盛，形成脾肾阳气虚、水湿蕴结、络脉受阻征象。治疗必须先燥湿逐饮，行气和络，湿化时分别助肺、脾、肾阳气，故重用生枳壳30g，配生白术（枳术汤）以行气逐饮外出；制胆星、炒莱菔子、草果仁、生薏苡仁、川厚朴燥湿化浊；白芥子、葶苈子、桑白皮、大腹皮逐水下行；佛手片、砂仁、蔻仁、苏梗、苏木行气和胃，使胃气行，水谷化，湿随气动，饮随气下，肺、脾、肾三脏协调，三焦气化宣通则水自消矣。

42. 顽固性胸腔积液（原因不明）

刘某，男，56 岁，农民。门诊号：0014587。初诊时间：2001 年 5 月 17 日。

主诉：因双侧胸腔积液 6 月余，在当地医院治疗和胸穿抽液都不能解除症状，故来门诊治疗。

现病史：6 个月前因胸闷胸痛到当地医院就诊，胸透发现胸腔积液而收住院。开始隔日抽胸水 1 次，每次 600～1500mL，并用抗生素和利尿剂等治疗，胸水仍不见减少，经治 6 个月无效。现症：神疲乏力，胸闷胸痛，时咳嗽，痰黏不畅，胸胀气急，动则加剧，面色萎黄，颧部皮肤发黑，头昏头晕，颈背肩板滞，胃纳减少，口干欲饮，大便干结，舌质红绛，苔光干，脉弦数。当地胸片提示：双侧胸腔积液，左侧多于右侧。

脉证合参：此乃肺热叶焦之象，日久伤及肺阴，肺气无所依附，无力推动水液，肺失通调水道，液停致成悬饮。

治则：救阴生津，清肺逐饮。

方药：沙参麦冬汤合椒目葶苈瓜蒌汤加减。

处方：南沙参、鲜石斛、野荞麦根、炒黄芩、葶苈子、生枳壳、猪苓、白茯苓、生薏苡仁各30g，天冬、寸麦冬、炙白薇、天花粉、桑白皮、地骨皮、白芥子各12g，浙贝母15g，鲜芦根40g，川椒目、淡竹叶、乌梅各9g。7剂，水煎两汁，分服。

嘱服药后可能会胸痛加重，咳嗽明显，鲜石斛另煎代茶，最后嚼碎把黏液同时吞下。若胸水多仍可请医院再抽。

5 月 24 日二诊：口舌干燥较前好转，大便已下，咳嗽未增，头昏头晕未见，胸水未抽，胸闷气急、胸痛减轻，精神较前稍有好转，舌红绛、苔光而有津，脉弦滑。

阶段性脉证合参：舌红绛、光而有津，表明津已复，阴营仍亏，腑气已通，三焦气化始动，肺、脾、肾三脏仍未协调。守原法，去乌梅。

处方：南沙参、鲜石斛、野荞麦根、炒黄芩、葶苈子、生枳壳、猪苓、白茯苓、生薏苡仁各30g，天冬、寸麦冬、炙白薇、天花粉、桑白皮、地骨皮、白芥子各12g，浙贝母15g，鲜芦根40g，川椒目、淡竹叶各9g。7剂，水煎两汁，分服。

5月30日三诊：胸闷减轻，仍气急，睡醒后口干明显、平时不显，大便调，纳食增加，舌红光有津，质转嫩，脉滑数。胸透示：与半月前胸水相同。治以滋阴清肺，行气化饮。

处方：南沙参、鲜石斛、炒黄芩、野荞麦根、葶苈子、生枳壳、猪苓、白茯苓、生薏苡仁各30g，寸麦冬、天冬、炙白薇、天花粉、桑白皮、地骨皮、白芥子各12g，浙贝母15g，鲜芦根40g，淡竹叶9g。7剂，水煎两汁，分服。

6月7日四诊：胸闷不明显，气急走平路尚可，上楼仍明显，胃纳可，大便变软，1日2次，夜寐欠安，仰睡易醒，舌红淡紫，苔光，舌根部薄白苔，脉弦滑。治以滋阴清肺，行气化饮。

处方：南沙参、泽泻、鲜石斛、炒黄芩、野荞麦根、葶苈子、生枳壳、猪苓、白茯苓、生薏苡仁各30g，寸麦冬、天冬、天花粉、桑白皮、地骨皮、白芥子各12g，浙贝母15g，淡竹叶9g，鲜芦根40g。7剂，水煎两汁，分服。嘱下周来前在当地医院摄胸片与原来的片子一起带来。

6月14日五诊：胸闷除，上楼仍气急，疲劳感消失，头晕时存，夜寐欠安，有时心烦，颈板牵及肩背，纳食正常，大便软，舌红，薄苔生起、边光，脉弦滑。胸片示：左侧胸腔积液消失，右侧中等量。治以原法。

处方：泽泻、鲜石斛、炒黄芩、野荞麦根、葶苈子、生枳壳、猪苓、白茯苓、生薏苡仁各30g，太子参、寸麦冬、天冬、天花粉、桑白皮、苏木、苏梗、地骨皮、白芥子各12g，浙贝母15g，淡竹叶9g，鲜芦根40g。14剂，水煎两汁，分服。

6月30日六诊：自觉症状明显减轻，头晕消失，心烦好转，上楼仍有气急感，但能上两层后休息，仍颈板牵及背，夜寐欠安，纳、便正常，舌红、中有薄苔、边根光、有津，脉弦滑。

处方：太子参、浙贝母各15g，煨葛根20g，寸麦冬、天冬、桑白皮、地骨皮、白芥子、橘络各12g，泽泻、鲜石斛、炒黄芩、野荞麦根、葶苈子、生薏苡仁、生枳壳各30g，淡竹叶、片姜黄各9g。14剂，水煎两汁，分服。嘱下周来前在当地医院摄胸片与原来的片子一起带作对照。

7月15日七诊：胸片对照：左侧无殊，右侧胸腔积液基本消失，肋角稍钝，自觉无明显症状，纳、便正常，寐安，精神明显好转，生活能自理，舌红，苔薄，脉弦缓。治以益气固卫，健脾助运，活血通络。

处方：生黄芪、生白术、红花、皂角刺、丝瓜络各9g，防风6g，鲜石斛、生枳壳、生薏苡仁、煨葛根、藤梨根各30g，天冬、寸麦冬、白芥子、苏梗、苏木、橘络各12g，功劳木15g。14剂，水煎两汁，分服。

7月24日八诊：病情稳定，无特殊症状，纳、便、寐均正常，舌红，苔薄，脉弦缓。

处方：生黄芪20g，生白术、麦冬、天冬、白芥子、鸡血藤、橘络各12g，鲜石斛、生枳壳、生薏苡仁、藤梨根、仙灵脾各30g，防风、红花、皂角刺、丝瓜络各9g，功劳木15g。14剂，水煎两汁，分服。嘱服7剂后，改2天1剂，以巩固疗效。

8月15日九诊：病情一直稳定，当地医院复查胸片，未见胸腔积液。舌红，苔薄，脉弦缓。

处方：生黄芪20g，生白术、党参、生枳壳、白茯苓、佛手片、鸡血藤、橘络各12g，鲜石斛、生薏苡仁、藤梨根、桑椹子各30g，红花、防风、丝瓜络各9g，功劳木15g。14剂，水煎两汁，2日1汁。嘱无特殊变化继服两个月，以巩固疗效。若有变化再诊。

【按】患者初起感有时邪，热蕴胸肺，影响三焦（肺、脾、肾）气机不利。加之久治不愈，饮停气郁，化热伤阴，阴虚肺燥，络脉更不通。日久肺病及肾，肾阴同虚，虚火内生，火必烁金，火液互结为痰，碍于胃府，胃津亦伤，胃气无法上承，故舌光干，饮稠而浊，停滞不去。治宜先滋阴清肺，生津助源，不可单一逐水。用乌梅意在酸甘敛阴；重用生枳壳行气推饮。《类证治裁·痰饮》云："若夫肾阳虚，火不制水，水泛为痰，为饮逆上攻，故清而澈，治宜通阳泄湿，忌用腻品助阴。肾阴虚，火必烁金，火结为痰，痰火上升，故稠密而浊，治宜滋阴清润，忌用温品助燥。"此亦不绝对，在大队养阴生津药中稍加温药并不会助燥，而是有"阴中求阳""风动水行"的作用，故加川椒目、葶苈子逐饮下水。阴渐复后加助阳益气之药需先小剂量，逐渐到所需剂量。这种阴亏的饮病临床少见，此可作借鉴。

43. 左侧肺癌伴胸腔积液（阴虚发热）

应某，男，77岁，退休。住院号：308519。入院时间：2008年9月22日。

患者左侧肺癌1年半，伴发热、咳嗽半月入院。血常规：WBC 10.0×10^9/L，DC N 80.9%，L 11.2%，RBC 2.74×10^9/L，Hb 92.0g/L，PLT

$292.0 \times 10^9/L$，C－反应蛋白 9mg/L。生化全套：肝、肾功能正常范围，TP 34.00g/L，TBA 16.3μmol/L，甘氨酰脯氨酸二肽氨基肽酶 26 IU/L，胆碱激酶 3723 IU/L。CEA 全套：铁蛋白 326.9ng/mL，鳞状细胞癌抗原 5.50ng/mL；血气分析：PO_2 69.6mmHg，PcO_2 51.9mmhg，SO_2 91.8%，PH 7.344。B超：左胸腔中等量积液，胆囊壁胆固醇结晶。CT：左肺中央型肺癌伴阻塞性改变，左肺门及纵隔淋巴结肿大。住院治疗期间，体温一直在 37.0～38.0℃ 之间。精神不佳，左肺呼吸音消失，下肢浮肿，面色暗晦，大量色斑，呼吸稍急促，胸闷心悸，口干不欲饮，大便干结，舌紫红光干，脉弦滑小数。

脉证合参：病久痰浊内蕴不化，郁而化热，灼伤阴液，以致水液聚停而成悬饮。三焦气化不得，肺、脾、肾三脏阳气本虚，更难与阴相依附，肺失滋润，痰更阻气道，肺失宣降而致各症。

治则：养阴清肺，酸甘敛阴，泻肺祛痰。

处方：山海螺、鸭跖草、肺形草、藤梨根、生薏苡仁、冬瓜仁、猫人参、泽泻、鲜芦根各 30g，浙贝母 20g，白桔梗、桑白皮、寒水石、白芥子、葶苈子、山慈菇、鲜石斛各 12g，天花粉 15g，乌梅 9g。4 剂，水煎两汁，分服。

10 月 13 日二诊：体温下降，咳嗽不多，痰仍黏稠难出，胸闷、气急明显，下肢浮肿减轻，大便先干后烂，纳食欠香，舌鲜红紫，苔光较前稍起，脉弦滑。

处方：山海螺、鸭跖草、肺形草、藤梨根、生薏苡仁、猫人参、泽泻、鲜芦根、冬瓜仁各 30g，白桔梗、桑白皮、寒水石、白芥子、鲜石斛、桃仁、葶苈子、山慈菇各 12g，浙贝母 20g，天花粉 15g，乌梅 9g。4 剂，水煎两汁，分服。

10 月 17 日三诊：体温正常，咳嗽不多，痰量很少，口渴仍存在，左胸痛减轻，气急好转，浮肿消失，大便仍干结难下，舌红紫，苔光，脉细滑。

处方：山海螺、鸭跖草、肺形草、藤梨根、鲜芦根、生薏苡仁、猫人参、冬瓜仁、瓜蒌仁各 30g，浙贝母 20g，桑白皮、寒水石、白桔梗、白芥子、山慈菇、鲜石斛、桃仁各 12g，天花粉 15g，乌梅 9g。4 剂，水煎两汁，分服。

因体温正常患者要求出院，带 10 月 17 日方 14 剂。

11 月 19 日四诊：回家后，开始情况尚可，因外感症状加重再次入院，住院号 312039。此次入院生命体征较前明显好转。复查 CT：左肺下叶中央型肺癌伴阻塞性改变，大小约 109mm，伴空洞形成，左肺门及纵隔多发淋巴结肿大，伴少量积液。多次痰涂片均未找到癌细胞。血常规：WBC7.2 × 10^9/L，DC N

72.4%，L 19.8%，RBC $2.56 \times 10^9/L$，Hb 99.0g/L，PLT $240.0 \times 10^9/L$、C - 反应蛋白35mg/L。生化全套：均在正常范围。CEA 全套：CEA 14ng/mL，铁蛋白438.5ng/mL，鳞状细胞癌抗原5.9ng/mL。再次要求服中药治疗。咳嗽明显，痰量少，痰中带血，胸闷不明显，舌紫红，苔光，脉弦滑小数。

脉证合参：此为肺积，气血寒遏，兼有痰湿，化热伤阴，阴血凝聚而成。肺气虚不能通调水液，故饮停胸中。虽经治胸腔积液量减少，但气血仍亏，阴营不足，故舌光。

治则：滋阴生津，清肺涤痰，软坚活血。

处方：山海螺、鸭跖草、肺形草、藤梨根、生薏苡仁、冬瓜仁、猫人参、瓜蒌仁各30g，川石斛、浙贝母各20g，天花粉15g，白桔梗、桑白皮、寒水石、白芥子、桃仁各12g，乌梅9g。4 剂，水煎两汁，分服。

11 月 21 日五诊：精神稍好转，咳嗽明显，痰量增多、呈粉红色泡沫样脓痰，纳差，便干，舌紫红，苔光，脉弦滑小数。浊饮内伏，蕴而伤阴，虽已滋阴生津，但一时未能恢复需守法治疗。

处方：山海螺、鸭跖草、肺形草、藤梨、生薏苡仁、冬瓜仁、猫人参、瓜蒌仁、川石斛各30g，浙贝母20g，白桔梗、桑白皮、寒水石、白芥子、桃仁各12g，天花粉15g，乌梅9g。4 剂，水煎两汁，分服。

11 月 29 日六诊：咳嗽仍明显，痰呈粉红色泡沫样脓痰、量多，纳差，大便干燥，舌紫红，苔光，脉弦滑、小数。

处方：山海螺、鸭跖草、肺形草、藤梨根、生薏苡仁、冬瓜仁、猫人参、川石斛、瓜蒌仁各30g，浙贝母20g，天花粉15g，乌梅9g，白桔梗、桑白皮、寒水石、白芥子、桃仁各12g。7 剂，水煎两汁，分服。

12 月 5 日七诊：阴液仍未恢复，口干减轻，咳嗽减少，痰仍呈粉红色泡沫样脓痰、量多，大便偏干，舌紫红，苔光少，脉弦滑小数。

处方：山海螺、鸭跖草、肺形草、藤梨根、生薏苡仁、瓜蒌仁、冬瓜仁、猫人参、鲜石斛、鲜芦根各30g，浙贝母20g，白桔梗、桑白皮、寒水石、桃仁、白芥子各12g，天花粉15g，乌梅9g。7 剂，

12 月 11 日八诊：症状如前，精神较前好转，下午能起床坐坐，口干好转，咳嗽减少，痰仍呈粉红色泡沫样脓痰，能下床大便，舌紫红，苔光，偶起薄苔，脉弦滑。B 超：胸腔积液未见。

处方：山海螺、鸭跖草、肺形草、藤梨根、冬瓜仁、鲜芦根、猫人参、鲜石斛、瓜蒌仁、生薏苡仁各30g，白桔梗、桑白皮、桃仁、寒水石、白芥子

各 12g，浙贝母 20g，天花粉 15g，乌梅 9g。7 剂，水煎两汁，分服。

12 月 18 日九诊：病情稳定，精神明显好转，纳食增加，口干不显，咳嗽不多，痰仍呈粉红色泡沫样脓痰，大便顺，舌紫红，苔薄少，脉弦滑小数。

处方：山海螺、鸭跖草、肺形草、藤梨根、生薏苡仁、冬瓜仁、鲜芦根、猫人参、瓜蒌仁、鲜石斛各 30g，白桔梗、桑白皮、寒水石、白芥子各 12g，天花粉 15g，乌梅 9g，浙贝母 20g。7 剂，水煎两汁，分服。

12 月 22 日十诊：阴液渐复，口干明显改善，纳、便正常，因痰而咳嗽，痰仍呈粉红色泡沫样脓痰，痰量增多，能下床稍活动，舌紫红转淡紫，苔薄少，脉弦滑。肺阴稍复，寒积郁滞，有时化热，迫血上溢，伴腐败之物。此时寒热互结，阴亏气虚，阴虽稍复，但虚热同增，又致阴阳失衡，病预后差矣。

处方：山海螺、鸭跖草、肺形草、炒黄芩、冬瓜仁、鲜芦根、白茅根、紫珠草各 30g，人参叶 15g，天冬、寸麦冬、鲜石斛、桃仁、寒水石各 12g，白及、浙贝母、生地黄各 20g，玄参、淡竹叶、乌梅各 9g。7 剂，水煎两汁，分服。

12 月 26 日十一诊：因痰而咳嗽，痰仍呈粉红色泡沫样脓痰、量多，能下床稍活动，纳、便正常，舌紫红转淡紫，苔薄少，脉弦滑。

处方：山海螺、肺形草、炒黄芩、冬瓜仁、鲜芦根、白茅根、生地炭、紫珠草、粉丹皮、生薏苡仁、红藤各 30g，鸭跖草、人参叶各 15g，天冬、寸麦冬、元参、鲜石斛、寒水石、阿胶珠（烊化）各 12g，白及、浙贝母各 20g，淡竹叶、桃仁、皂角刺各 9g。4 剂，水煎两汁，分服。

2009 年 1 月 2 日十二诊：咳嗽仍作，痰呈咖啡色泡沫样，胸闷未起，气急不显，胃纳欠佳，大便正常，舌紫红，苔渐起，脉细滑、小弦。

处方：天冬、寸麦冬、玄参、鲜石斛、寒水石、阿胶珠（烊化）各 12g，白及、浙贝母、鸡内金各 20g，南沙参、山海螺、肺形草、炒黄芩、冬瓜仁、粉丹皮、生薏苡仁、红藤、鲜芦根、白茅根、生地炭、紫珠草各 30g，淡竹叶、桃仁、皂角刺各 9g。4 剂，水煎两汁，分服。

1 月 5 日十三诊：咳嗽减少，痰呈泡沫淡咖啡样，胸闷未见，气急不显，胃纳好转，舌紫红，苔薄少，脉弦滑。

处方：山海螺、南沙参、藤梨根、肺形草、炒黄芩、冬瓜仁、白茅根、生地炭、紫珠草、鲜芦根、粉丹皮、生薏苡仁、红藤各 30g，白及、浙贝母各 20g，天冬、寸麦冬、玄参、鲜石斛、寒水石、阿胶珠（烊化）各 12g，桃仁、淡竹叶、皂角刺各9g。4剂，水煎两汁，分服。

1月8日十四诊：咳嗽痰少，痰中带血，胸闷未作，气急不显。肺阴渐复，近4天腹痛欲便，便解而痛减，舌红紫转淡，苔白，脉弦滑。

处方：山海螺、肺形草、冬瓜仁、生薏苡仁、藤梨根、白茅根、干芦根、红藤、叶下珠各30g，炒黄芩、白及各20g，生枳壳15g，天冬、寸麦冬、桃仁、炒苍术、炒白芍各12g，皂角刺、青皮、陈皮各9g。4剂，水煎两汁，分服。

1月15日十五诊：痰呈咖啡色脓性，大便正常，无腹痛，舌红，苔薄白，脉滑、小弦。

处方：肺形草、冬瓜仁、生地炭、藤梨根、白茅根、鲜芦根、生薏苡仁、红藤各30g，炒黄芩20g，蛇六谷、天冬、寸麦冬、桃仁、阿胶珠（烊化）、山慈菇、石见穿各12g，皂角刺9g，生枳壳15g。7剂，水煎两汁，分服。

1月19日十六诊：阴液已复，咳嗽不多，痰呈淡红脓性泡沫状，胸闷、气急未见，纳、便正常，能下床活动，舌淡紫红，苔薄白，脉细滑、小弦。

处方：冬瓜仁、紫珠草、红藤、南沙参、肺形草、白茅根、粉丹皮、藤梨根、炒黄芩、生地炭、生薏苡仁、鲜芦根各30g，浙贝母20g，淡竹叶、皂角刺各9g，鲜石斛、寒水石、蛇六谷、天冬、寸麦冬、桃仁、山慈菇、阿胶珠、石见穿各12g。7剂，水煎两汁，分服。

1月26日十七诊：病情稳定，咳嗽不多，痰呈淡红脓性泡沫样，胸闷、气急未见，舌淡紫红，苔白，脉细滑、小弦。

处方：肺形草、生地炭、冬瓜仁、藤梨根、生薏苡仁、白茅根、鲜芦根、猫爪草、红藤各30g，太子参、生枳壳各15g，蛇六谷、山慈菇、石见穿、桃仁、寒水石各12g，炒黄芩、仙灵脾各20g，皂角刺9g。7剂，水煎两汁，分服。

2月1日十八诊：病情稳定，体质较前明显好转，能下楼活动，下肢稍见浮肿，纳、便正常，痰呈淡红脓性泡沫样，舌淡紫红，苔白，脉细滑小弦。

处方：肺形草、胡芦巴、冬瓜仁、藤梨根、生薏苡仁、白茅根、鲜芦根、红藤、猫爪草各30g，山慈菇、桃仁、蛇六谷、石见穿、寒水石、鲜石斛各12g，炒黄芩、仙灵脾各20g，太子参、生枳壳各15g，皂角刺9g。7剂，水煎两汁，分服。

2月7日十九诊：病情稳定，痰呈淡红脓性泡沫样，舌淡紫红，苔白，脉细滑、小弦。

处方：肺形草、胡芦巴、冬瓜仁、藤梨根、生薏苡仁、白茅根、鲜芦根、猫爪草、仙灵脾、红藤各30g，炒黄芩20g，蛇六谷、山慈菇、石见穿、寒水石、桃仁各12g，皂角刺9g，太子参、生枳壳、鲜石斛各15g。7剂，水煎两汁，分服。

2月13日二十诊：病情稳定，纳、便正常，舌淡紫红，苔薄白，脉细滑、小弦。

处方：肺形草、胡芦巴、冬瓜仁、藤梨根、生薏苡仁、白茅根、鲜芦根、仙灵脾、猫爪草、红藤各30g，山慈菇、蛇六谷、石见穿、寒水石、桃仁各12g，皂角刺9g，炒黄芩20g，太子参、生枳壳、鲜石斛各15g。7剂，水煎两汁，分服。

2月16日二十一诊：体质如前，能床下并到室外活动，痰如前，下肢浮肿已消，纳、便正常，舌红，苔白，脉滑、小弦。

处方：太子参、生枳壳、鲜石斛各15g，淡竹叶、皂角刺各9g，山慈菇、蛇六谷、石见穿、桃仁、寒水石各12g，肺形草、炒黄芩、冬瓜仁、藤梨根、生薏苡仁、粉丹皮、紫珠草、白茅根、鲜芦根、仙灵脾、猫爪草、红藤各30g。7剂，水煎两汁，分服。

2月23日二十二诊：体质如前，能床下和室外活动，痰呈淡红脓性泡沫样，下肢浮肿未见，纳、便正常，舌红，苔白，脉滑小弦。

处方：肺形草、猫爪草、炒黄芩、冬瓜仁、藤梨根、生薏苡仁、粉丹皮、白茅根、鲜芦根、红藤、仙灵脾各30g，蛇六谷、山慈菇、石见穿、桃仁、寒水石各12g，淡附子6g，皂角刺9g，太子参、生枳壳、鲜石斛各15g。7剂，水煎两汁，分服。

3月1日二十三诊：病情比较稳定，痰呈淡红脓性泡沫样，纳、便正常，舌红，苔白，脉细滑、小弦。

处方：肺形草、藤梨根、炒黄芩、冬瓜仁、红藤、粉丹皮、生薏苡仁、仙灵脾、鲜芦根各30g，浙贝母20g，山慈菇、桃仁、石见穿、蛇六谷、寒水石各12g，太子参、鲜石斛各15g，皂角刺9g，淡附子6g。7剂，水煎两汁，分服。

复查生化全套：除白蛋白低为34.00g/L外，肝肾功能和各种酶均正常。血常规：WBC 7.1×10⁹/L，DC：N 70.60%，L 21.2%，RBC 2.93×10⁹/L，Hb 107.0g/L，PLT 237.0×10⁹/L，C-蛋白反应24mg/L。CEA 17.8ng/mL，鳞状细胞癌抗原11.2ng/mL。痰涂片：未找到癌细胞。其他暂时未做检查。患者

好转出院。带中药 14 剂，嘱定期复查，随访。

【按】该患者为肺积伴胸腔积液。辨证可从积证和阴疽分析。该患者肺积的中心已经腐败，故长期见粉红色脓样泡沫样痰，最后形成空洞。从舌看，表现为气血亏极；光干无津，表明肾水涸竭，水火不济，子病侮母，母又无力温煦脾阳，脾运长期失职，水聚液停，肺、脾、肾三脏阳虚始终难以恢复，饮停于胸腔，故发为悬饮。治疗从滋阴生津、清肺解毒、温阳利水、活血软坚立法，虽延长了一时的生命，随访其于半年后病逝。

44. 胸腔积液伴肺结核和胆囊炎

吕某，男，42 岁，干部。门诊号：0409937。初诊时间：2008 年 3 月 7 日。

主诉：胸腔积水两月余。2006 年 5 月曾患右肺结核，2007 年 12 月开始咳嗽，未予治疗，后出现胸腔积液，住院时强的松 1 天 2 片，现停用。目前胸闷气急，咳嗽不多，无痰，背痛胸痛，舌红，苔白，脉细滑、小弦。CT：右下胸腔积液。

脉证合参：素体肺气虚弱，卫外不固，复感外邪，致肺失宣通，热蕴胸肺，聚液成痰。停积肺脉，脉中血滞，通调水道失司，三焦气化不利，故成悬饮。

治则：清热宣肺，逐水利饮，活血通络。

方药：柴枳半夏汤合葶苈泻肺汤加减。

处方：野荞麦根、肺形草、炒黄芩、生薏苡仁、藤梨根、猪苓、白茯苓、泽泻、生枳壳各 30g，浙贝母 20g，葶苈子、炒莱菔子、白芥子、白桔梗、桑白皮、寒水石、海蛤壳、橘络、红花各 12g，皂角刺、生白术、丝瓜络各 9g。7 剂，水煎两汁，分服。

3 月 21 日二诊：胸闷好转，动后气急，因咽痒而咳嗽，痰少色白，背痛除，纳可，便烂，舌红，苔稍厚，脉弦滑。CT：胸腔积液明显吸收。

处方：野荞麦根、炒黄芩、肺形草、生枳壳、猪苓、白茯苓各 30g，炒苍术、白桔梗、桑白皮、橘络、生薏苡仁、炒薏苡仁、草果仁、红花、葶苈子各 12g，白芥子、丝瓜络各 9g，人中白 15g，浙贝母 20g。14 剂，水煎两汁，分服。

4 月 11 日三诊：咳嗽不多，咽痒，痰少，胸闷减轻，动则气急，纳可，便烂，舌红淡紫，苔薄白，脉细弦。

处方：炒黄芩、浙贝母各 20g，野荞麦根、肺形草、生薏苡仁、生枳壳、藤梨根、猪苓、白茯苓各 30g，炒苍术、白桔梗、桑白皮、葶苈子、橘络各 12g，白芥子、防风、王不留行子各 15g。14 剂，水煎两汁，分服。

4 月 23 日四诊：B 超：未见胸腔积液，近日外感后或胸闷，或皮肤过敏瘙痒，纳可，便调，舌淡紫，苔白，脉细缓。

处方：炒黄芩 15g，炒苍术、炒莱菔子、白桔梗、桑白皮、生薏苡仁、炒薏苡仁、苏梗、苏木、草果仁、王不留行子、橘络各 12g，生枳壳、浙贝母各 20g，防风、白芥子各 9g，野荞麦根、藤梨根各 30g。14 剂，水煎两汁，分服。

5 月 2 日五诊：外感后咽痛、咳嗽明显，痰黄量多，胸闷，纳欠香，舌淡紫，苔厚白，脉细缓。经治三焦气化渐正常，脾运渐恢复，但肺仍失于宣降，痰湿仍贮于肺中。易聚液停积，治以清热宣肺，祛痰利咽，通窍利咽。

处方：野荞麦根 30g，炒黄芩、浙贝母各 20g，鹅不食草 4g，白桔梗、桑白皮、苍耳子、香白芷、天竺黄、浮海石、苏梗、苏木、浮萍各 12g，木蝴蝶、草果仁各 9g，人中白、紫草、黛蛤散（包）15g。7 剂，水煎两汁，分服。

5 月 9 日六诊：咳嗽曾一度增加后缓解，痰转白量少，胸闷气急，夜寐难入睡，纳食欠香，二便调，舌紫，苔厚，脉细缓。

处方：野荞麦根 30g，炒黄芩、浙贝母各 20g，川芎 15g，炒莱菔子、白桔梗、桑白皮、生薏苡仁、炒薏苡仁、天竺黄、浮海石、苏梗、苏木、炒白芍、地肤子、浮萍各 12g，草果仁、皂角刺各 9g。7 剂，水煎两汁，分服。

5 月 16 日七诊：咳嗽以阵咳为主，少痰，胸闷、气急已除，纳食一般，夜寐欠安，舌紫，苔中白，脉细缓。

处方：野荞麦根 30g，炒黄芩、浙贝母各 20g，炒苍术、白桔梗、浮萍、制胆星、桑白皮、苏梗、苏木、海蛤壳各 12g，皂角刺、木蝴蝶、防风、草果仁各 9g，生薏仁、炒薏仁、人中白各 15g，升麻 3g。7 剂，水煎两汁，分服。

5 月 28 日八诊：咳嗽仍作，咽痒，昨日突然胸闷，夜寐欠安，纳可，舌红，苔白，脉细缓。

处方：人参叶、炒黄芩各 20g，野荞麦根、生薏苡仁各 30g，炒苍术、白桔梗、桑白皮、苏梗、苏木、地肤子各 12g，防风、蝉衣、木蝴蝶、皂角刺各 9g，人中白、黛蛤散（包）各 15g。7 剂，水煎两汁，分服。

5 月 30 日九诊：仍咳嗽，痰量增多、色白，咽痒，胸闷已除，纳可，二便调，舌红，苔薄腻，脉细缓。

处方：防风、木蝴蝶、皂角刺各9g，野荞麦根、生薏苡仁各30g，炒黄芩、浙贝母各20g，炒苍术、炒莱菔子、桔梗、功劳木、桑白皮、天竺黄、苏梗、苏木、橘络各12g，人中白15g。7剂，水煎两汁，分服。

6月6日十诊：咳嗽减少，咽痒或失音，背胀颈板，皮肤发痒、红疹，寐浅多梦，舌红，苔白，脉细缓。

处方：野荞麦根、生薏苡仁各30g，炒黄芩、浙贝母各20g，防风、射干、皂角刺、木蝴蝶、丝瓜络各9g，炒苍术、白桔梗、桑白皮、天竺黄、红花、橘络、浮萍各12g，紫草、人中白各15g。7剂，水煎两汁，分服。

6月20日十一诊：咳嗽不多，咽痛痒，背胀，皮肤瘙痒明显，舌红，苔薄白，脉细缓。过敏试验：鱼虾蟹、蟑螂、IgE（+++）。提示过敏体质，易致风邪缠于鼻咽、皮肤，外越肌腠。治加益气祛风之药。

处方：生黄芪、生白术、白桔梗、桑白皮、茜草、浮萍各12g，防风、射干、木蝴蝶各9g，浙贝母20g，马勃6g，野荞麦根、生薏仁、徐长卿各30g。7剂，水煎两汁，分服。

7月4日十二诊：咽痒干而咳嗽，稍鼻塞，怕冷，纳可，舌红，苔白，脉细缓。

处方：人参叶、炒黄芩、浙贝母各20g，防风、射干各9g，生白术、白桔梗、桑白皮、浮萍各12g，冬凌草、紫草各15g，野荞麦根、生薏苡仁、徐长卿、仙灵脾各30g，7剂，水煎两汁，分服。

7月18日十三诊：咽部仍不适，时有浓痰，肝区胀痛，舌红紫，苔白，脉细缓。

处方：人参叶20g，藿香、苏梗、生白术、桑白皮、山慈菇、浮萍、白蔹各12g，浙贝母20g，草果仁、防风、射干各9g，粉丹皮、冬凌草各15g，野荞麦根、鸡血藤、徐长卿各30g。14剂，水煎两汁，分服。

8月1日十四诊：咽部仍干，痰白量少，右甲状腺稍大，疲倦乏力，纳、便正常，舌红，苔薄白，脉细缓。建议查：T_3、T_4、甲状腺B超。

阶段性脉证合参：咽喉部长期有痰不解，今又见甲状腺稍大，是为瘿病，乃痰气互结所致。因患者本有肺疾，痰湿盛为主也易化火，肺金反侮肝木，故建议行甲状腺功能和甲状腺彩超，以明确诊断。同时加重理气软坚之药。

处方：南沙参、冬凌草、粉丹皮各15g，防风、草果仁、射干各9g，浙贝母20g，炒苍术、桑白皮、山慈菇、苏梗、苏木、橘核、橘络各12g，野荞麦根、鸡血藤各30g。14剂，水煎两汁，分服。

8月15日十五诊：背部时抽痛，易乏力，汗出多，咳嗽减少，咽部仍痰黏，纳可，二便调，舌红，苔中白稍厚，脉细滑。B超：甲状腺肿大。

处方：人参叶20g，炒苍术、白茯苓、姜半夏、草果仁、川厚朴、红花、藿香、苏梗各12g，生枳壳、冬凌草各15g，升麻3g，防风、丝瓜络各9g，生薏苡仁、稽豆衣各30g。14剂，水煎两汁，分服。

8月29日十六诊：湿浊未净，中焦受阻，胃胀嗳气，夜寐难入睡，晨起恶心，乏力，便烂，舌红，苔白，脉细缓。

处方：炒苍术、姜半夏、白茯苓、草果仁、川厚朴花、广郁金、绿梅花各12g，砂仁、蔻仁、姜竹茹各9g，沉香曲、生枳壳、车前草各15g，北秫米30。7剂，水煎两汁，分服。

9月5日十七诊：湿浊初化，晨起咽干且痛、有痰且黏，易疲乏，时背痛，夜寐尚可，大便成形、1日2次，舌红，苔白转薄，脉细缓。

处方：炒苍术、姜半夏、白茯苓、草果仁、川厚朴花、广郁金、绿梅花各12g，生枳壳、冬凌草、车前草各15g，砂仁、蔻仁各9g，升麻3g，北秫米、仙灵脾各30g。14剂，水煎两汁，分服。

9月12日十八诊：湿浊未起，咽部有痰，胸闷痛，时心烦，纳可，便调，舌红，苔薄，脉细缓。B超：右侧胸腔少量积液，现全部吸收。

处方：制黄精、浙贝母各20g，冬凌草15g，炒苍术、桑白皮、红花、苏梗、苏木、制香附、佛手片各12g，丝瓜络、防风、淡竹叶各9g，生薏苡仁、鸡血藤、仙灵脾各30g。7剂，水煎两汁，分服。

9月18日十九诊：湿浊初化，易疲乏，时右胁胀痛，走路气短，纳可，便调，舌红，苔白，脉细缓。

处方：制黄精、浙贝母各20g，冬凌草15g，炒苍术、桑白皮、佛手片、制香附、红花各12g，丝瓜络、砂仁、蔻仁、防风、淡竹叶、柴胡各9g，鸡血藤、仙灵脾各30g。14剂，水煎两汁，分服。

9月27日二十诊：湿浊时起时伏，易疲乏，汗出，纳、便正常，舌红，苔白，脉细缓。体内之湿乃肺、脾、肾三脏失调，难以完成输转、通调、气化之用。肝之疏泄失于条达，加之受外界天气影响，内湿加外湿，使体内之湿更加难祛，故经二十诊才使初化。若遇六淫之邪，则会引动。

处方：制黄精、鸡血藤、仙灵脾各30g，浙贝母20g，砂仁、蔻仁、丝瓜络、淡竹叶、防风各9g，炒苍术、桑白皮、红花、佛手片、制香附、碧桃干、菟丝子各 12g。14 剂，水煎两汁，分服。

10 月 10 日二十一诊：湿浊未净，疲倦乏力，纳可，便调，舌红，苔白，脉细缓。

处方：制黄精、鸡血藤、炒薏苡仁、仙灵脾各 30g，生枳壳 20g，炒苍术、炒当归、川厚朴花、佛手片、制香附、菟丝子各 12g，防风、红花、丝瓜络各 9g，升麻 3g。14 剂，水煎两汁，分服。另加金水宝 3 片 1 次，1 天 3 次。

10 月 24 日二十二诊：湿浊初化，头胀乏力，纳可，便调，夜寐欠安，舌红淡紫，苔白，脉细缓。

处方：炒苍术、炒当归、川厚朴花、佛手片、蔓荆子、菟丝子各 12g，防风、红花、丝瓜络各 9g，生枳壳 20g，制黄精、炒薏苡仁、鸡血藤、仙灵脾、夜交藤各 30g。14 剂，水煎两汁，分服。另加金水宝 2 瓶。

11 月 8 日二十三诊：夜寐欠安、易醒或难入睡，颈板腰酸，右脚麻冷感，纳可，便调，舌红，苔白，脉细缓。

处方：广郁金、石菖蒲、炒天虫、明天麻、柏子仁、炒杜仲、川续断、金毛狗脊、补骨脂各 12g，片姜黄 9g，炒枣仁、夜交藤、合欢花、煨葛根、仙灵脾、鸡血藤各 30g。14 剂，水煎两汁，分服。另加服金水宝 2 瓶。

12 月 17 日二十四诊：肝区胀痛，B 超：胆囊炎伴结石。无咳无痰，晨起干呕，夜寐欠安，纳可，便调，舌红，苔白，脉弦缓。

处方：炒苍术、姜半夏、广郁金、石菖蒲、佛手片、生枳壳、草果仁各 12g，姜竹茹、绿梅花各 9g，乌贼骨 20g，蒲公英、生薏苡仁、金钱草、合欢花、夜交藤各 30g，白茯苓、车前草各 15g。14 剂，水煎两汁，分服。同时开出第 1 次膏方。

2008 年 12 月 17 日：风寒之邪犯肺，痰湿贮于肺府，日久肺气衰弱，气不化津，聚液成饮，导致悬饮。患者乃湿浊之体，湿浊化热，熏蒸胆汁，肝胆疏泄不畅，横犯脾胃，故右胁发胀，咳嗽，无痰，时胸闷。时干呕，纳、便正常，胆囊炎，左甲状腺肿大，舌红紫，苔白，脉弦滑。正值冬令，治以益气固表，健脾化湿，疏肝利胆，温肾活血。制成膏滋缓调治。

处方：生黄芪 300g，生白术 120g，苍白术 120g，防己 150g，百合 300g，肺形草 300g，炒黄芩 200g，白桔梗 120g，桑白皮 120g，浙贝母 200g，生薏苡仁 300g，冬瓜仁 300g，桃仁 120g，干芦根 300g，草果仁 120g，金钱草 300g，生地黄 120g，熟地黄 120g，淮山药 300g，苏木 120g，苏梗 120g，炒当归 120g，炒白芍 150g，川芎 150g，仙灵脾 300g，桑椹子 300g，白芥子 120g，橘

核 120g，橘络 120g，菟丝子 120g，巴戟天 120g，炒杜仲 120g，川续断 120g，软柴胡 90g，淡竹叶 90g，红景天 150g，制首乌 300g，绞股蓝 150g，莪术 120g，白茯苓 200g，桂枝 120g，西党参 200g，乌贼骨 200g，槐角 150g，潼蒺藜 120g，白蒺藜 120g，灵芝 120g，女贞子 120g，川石斛 120g，化橘红 120g。1 料，水煎浓缩，龟甲胶 400g，鹿角胶 100g，冰糖 500g，黄酒半斤，收膏备用。早、晚各 1 匙，开水冲服。遇感冒、腹泻停服，来医师处另开方药，待调整后再服。

2009 年 12 月 15 日二十五诊：服膏滋后病情一直稳定，B 超：无胸腔积液。再行冬令调治，开出第 2 次膏方。

风寒之邪犯肺，痰湿贮于肺府，致肺气衰弱，气不化津，聚液成饮，导致悬饮。经去冬调治，体质增强，咳嗽已解。今年体质改善，但患者为湿浊之体，湿浊化热，熏蒸胆汁，肝胆疏泄不畅，横犯脾胃，故右胁发胀，时有干呕，纳、便正常，胆囊炎，左甲状腺肿大，舌红紫，苔白，脉弦滑。先以引路，又值冬令，治以益气固表，健脾化湿，疏肝利胆，温肾活血。制成膏滋缓调治。

处方：生黄芪 300g，生苍术 120g，生白术 120g，防己 150g，百合 300g，肺形草 300g，炒黄芩 200g，白桔梗 120g，桑白皮 120g，浙贝母 200g，生薏苡仁 300g，冬瓜仁 300g，桃仁 120g，芦根 300g，草果仁 120g，金钱草 300g，生地黄 120g，熟地黄 120g，淮山药 300g，苏木 120g，苏梗 120g，炒当归 120g，炒白芍 150g，川芎 150g，仙灵脾 300g，桑椹子 300g，白芥子 120g，橘核 120g，橘络 120g，菟丝子 120g，巴戟天 120g，炒杜仲 120g，川续断 120g，软柴胡 90g，淡竹叶 90g，红景天 150g，制首乌 300g，绞股蓝 150g，莪术 120g，白茯苓 200g，桂枝 120g，西党参 200g，乌贼骨 200g，槐角 150g，潼蒺藜 120g，白蒺藜 120g，灵芝 120g，女贞子 120g，川石斛 120g，化橘红 120g。1 料，水煎浓缩，加入龟甲胶 400g，鹿角胶 100g，冰糖 500g，黄酒半斤，收膏备用。早、晚各 1 匙，开水冲服。遇感冒、腹泻停服，来另开方药，待调整后再服。

2010 年 12 月 17 日二十六诊：CT 复查：胸腔积液未见，无咳，近 1 月肝区发胀，干呕，寐欠安，纳可，便调，舌红，苔白，脉缓。有胆囊炎病史。

处方：炒苍术、姜半夏、广郁金、石菖蒲、佛手片、生枳壳、草果仁各 12g，姜竹茹、绿梅花各 9g，乌贼骨 20g，蒲公英、金钱草、生薏苡仁、合欢花、夜交藤各 30g，白茯苓、车前草各 15g。14 剂，水煎两汁，分服。

12月31日二十七诊：肝区胀稍缓，干呕除，寐尚可，纳可，便正常，舌边瘀，脉细缓。

处方：南沙参、白茯苓各15g，生白术、姜半夏、广木香、佛手片、山慈菇各12g，乌贼骨、生枳壳各20g，金钱草、生薏苡仁、红藤、夜交藤各30g，丝瓜络、软柴胡、砂仁、蔻仁、参三七、绿梅花各9g。14剂，水煎两汁，分服。同时开出第3次膏方。

风寒首先犯肺，失于清肃，痰湿贮于肺府，日久肺气衰弱，气化不利，聚液成饮，导致悬饮，积于胸腔。悬饮影响胸阳伸展，及脾涉肾。脾运失职，饮伏膈下，遇风邪引动则上侵于肺，故反复感冒。肾阳不能上温脾阳，液成湿浊不化，故右胁胀痛隐隐，胸闷气短，乏力汗出，头胀背痛，咽部有痰、色黄白相间，左甲状腺大，皮肤发痒，纳可，便调，舌红，苔白腻，脉弦滑。经5个月治疗，胸腔积液已除，湿浊初化，正值冬令，治以益气固表，祛风利咽，宽胸理气，健脾温肾，活血通络，制成膏滋缓调治。

处方：生黄芪200g，生白术120g，防风90g，野荞麦根300g，肺形草300g，炒黄芩200g，白桔梗120g，桑白皮120g，浙贝母200g，生薏苡仁300g，冬瓜仁300g，桃仁120g，干芦根300g，草果仁120g，天竺黄120g，生地黄120g，熟地黄120g，淮山药300g，苏木120g，苏梗120g，炒当归120g，炒白芍150g，川芎150g，仙灵脾300g，桑椹子300g，白芥子120g，橘核120g，橘络120g，菟丝子120g，巴戟天120g，炒杜仲120g，川续断120g，白鲜皮120g，淡竹叶90g，浮萍120g，制首乌300g，绞股蓝150g，莪术120g，白茯苓120g，桂枝100g，西党参200g，五味子90g，地肤子120g，潼蒺藜120g，白蒺藜120g，女贞子120g，川石斛120g，化橘红120g。1料，水煎浓缩，加入龟甲胶400g，鹿角胶100g，冰糖500g，黄酒半斤，收膏备用。早、晚各1匙，开水冲服。遇感冒、腹泻停服，来另开方药，待调整后再服。

2011年12月19日二十八诊：胸痛仍作，咽痒咳嗽，痰量多、色白，头晕耳鸣，舌红，苔白稍厚，脉细滑。

处方：炒苍术12g，姜半夏12g，白茯苓、炒莱菔子、桑白皮、草果仁、苏梗、苏木各12g，野荞麦根、生薏苡仁各30g，炒黄芩20g，浙贝母、车前草各15g，白桔梗、红花、丝瓜络、瓜蒌皮各9g。14剂，水煎两汁，分服。

2012年12月15日二十九诊：一直在外地工作，仍感疲劳乏力，时胸背痛，行走快和上楼时气急，无咳嗽，无痰，肝掌，纳可，便调，舌红，苔薄白，脉细缓。建议CT平扫，肺功能（含弥散功能），生化全套，肝炎全套。

处方：煨葛根、炒黄芩、车前草各15g，炒苍术、白茯苓、姜半夏、炒莱菔子、制胆星、生枳壳、丝瓜络、金毛狗脊、黄荆子各12g，红藤、生薏苡仁各30g，红花9g。7剂，水煎两汁，分服。

12月23日三十诊：两年未复查，2012年11月16日CT示：右肺中叶见小片状密度增高影，胸腔内未见明显积气及积液影。诊为右肺中叶少许炎症。肺功能：肺功能残气量、肺总量减少，残/总百分比增高，用力肺活量基本正常，1秒量正常，F－V曲线各峰值PEF和PEF25正常，余降低，用力呼气中、后期流速降低；弥散功能测定：弥散量减少，弥散率正常。提示：1. 小气道通气功能减低；2. 弥散量轻度减少。药后第1天稍腹痛，诸症已解，舌红，苔白，脉细缓。

处方：生黄芪15g，防己9g，生白术、姜半夏、生枳壳、桃仁、山慈菇、桑白皮各12g，浙贝母、浮海石、苏梗、苏木各12g，红藤、干芦根、冬瓜仁、生薏苡仁、仙灵脾各30g。水煎两汁，分服。再以膏方进行冬令调治。

2013年11月28三十一诊：开出第4次膏方。

5年前患悬饮，经4年调治未见复发，诸症缓解。但患者乃痰湿之体，年逾四十，阴气半衰，阳气无所依附，加之药物性肝损，影响肝的疏泄条达，致肝脾不和，运化失职，聚液成湿，蕴蒸胆汁，痰气互结，积于颈部成瘿。症见乏力时背痛，走路快和上楼时气急，肝掌，纳可，舌红，苔白，脉细缓。CT示右肺中叶少许炎症。肺功能：①小气道通气功能减低；②弥散量轻度减少。又值冬令，先经引路，再予益气固表，健脾助运，祛痰软坚，疏肝利胆，补肾活血，制成膏滋缓调治。

处方：生黄芪300g，生白术120g，防己120g，野荞麦根200g，炒黄芩150g，白桔梗100g，桑白皮120g，土贝母150g，生薏苡仁300g，桃仁150g，蚤休120g，苏木120g，苏梗120g，山慈菇120g，红藤300g，皂角刺90g，橘核120g，橘络120g，白芥子120g，浮海石120g，西党参200g，砂仁90g，蔻仁90g，白茯苓120g，淮山药300g，炒当归120g，佛手片120g，绿梅花90g，金钱草200g，制香附120g，炒白芍150g，炒赤芍150g，柴胡90g，川石斛120g，参三七130g，生地黄120g，熟地黄120g，泽泻120g，粉丹皮150g，煨葛根200g，炒天虫120g，炒杜仲120g，川续断120g，巴戟天120g，菟丝子120g，红景天150g，槐角150g，苦参90g，仙灵脾300g，桑椹子300g，百合300g，女贞子120g，肉果120g，陈皮90g，潼蒺藜120g，白蒺藜120g。1料，水煎浓缩，加入龟甲胶250g，鳖甲胶150g，鹿角胶100g，蛤蚧2对（研粉），灵芝孢子粉 20g, 冰糖 500g, 黄酒半斤, 收膏备用。早、晚各 1 匙, 开水冲服。外感、腹泻或其他疾病时停服。

【按】患者出现胸腔积液前已有肺疾, CT 示: 右肺中叶少许炎症。肺功能: ①小气道通气功能减低; ②弥散量轻度减少; 所以胸水除后即进入治疗阶段, 治以清肺热, 祛痰浊, 散瘀滞, 软坚痰, 健脾气, 益肺卫, 补肾气, 使肺、脾、肾三脏协调, 体增强质, 以提高抗邪能力。后期用膏滋缓缓巩固, 终达临床痊愈。

此 4 例胸腔积液案, 两例为湿浊蕴滞, 肺、脾、肾三脏失于协调, 不能完成各脏的功能, 终致水聚停积胸中。两例为营阴亏虚, 内而化热, 其中 1 例成积, 无水润泽肺络, 故治疗中救阴十分重要, 只有辨证清楚, 才能取得疗效。

霉菌性肺炎

霉菌性肺炎, 最早称肺真菌病, 其致病菌有白色念珠菌、曲菌、放线菌和新型隐球菌等。此种菌一般多以寄生形式存于体内, 在一定条件下继发呼吸道感染, 临床一般以慢性进行性发生。症状与慢性咳嗽一样, 痰为胶样黏稠或带血丝或乳块状、粉块状, X 片呈大片状阴影; 痰中找到霉菌即可确诊。本例已经浙一医院确诊, 因症状缓解不明显, 而求中医治疗。中医无此病名, 可按"咳嗽""肺痿""虚劳"进行辨证论治。

案例

45. 霉菌性肺炎

王某, 男, 45 岁, 农民。门诊号: 02734828。初诊时间: 2008 年 7 月 4 日。

患者反复咳嗽加重一年半余, 慢性咳嗽 3 年余。眼外伤后服激素 5 年, 现停用一年半。停用后出现反复咳嗽, 经浙江某医院呼吸科治疗, 确诊为霉菌性肺炎。肺泡学病理报告: 肺组织内纤维增生, 泡沫细胞积聚霉菌; CT 示: 两肺大片霉菌阴影; 肺功能: 轻度阻塞性通气功能障碍, 弥散功能中度下降。目前咳嗽明显, 痰量不多, 色白如粉状, 咽喉如鲠, 胸闷气急明显, 不能平卧, 纳食一般, 二便正常, 采用大佛康静脉滴。因症状改善不大, 要求服中药治疗。舌红, 苔白厚, 脉细滑小数。

脉证合参：咳嗽 3 年余，加重 1 年余，又眼伤后长期服用激素，以致正气虚弱。肺疾失治，涉及脾阳运化失职，蕴湿成痰，壅遏肺气，原蕴当热化，今反寒化，气不化津，故痰白如粉状，舌苔白厚。治以清肺祛痰，苦寒燥湿，佐以扶正。

处方：人参叶、浙贝母各 20g，肺形草、炒黄芩、云雾草各 30g，藿香、白桔梗、桑白皮、天竺黄、寒水石、白芥子、莪术、苏梗、苏木各 12g，浮萍、冬凌草各 15g，皂角刺 9g。7 剂，水煎两汁，分服。

7 月 12 日二诊：咳嗽次减，痰白晨起咳之不畅，胸痛改善，气急明显，纳可，便烂，舌红，苔白，脉细滑。痰湿初化，脾气虚弱，加温脾助阳之品。

处方：人参叶、肺形草、野荞麦根、炒黄芩、生薏苡仁、仙灵脾各 30g，鹅管石 20g，冬凌草 15g，白桔梗、桑白皮、草果仁、天竺黄、浮海石、苏梗、苏木、莪术、寒水石各 12g，皂角刺、淡附子 9g。7 剂，水煎两汁，分服。

7 月 18 日三诊：痰白量不多，呈泡沫样已无粉状，胸闷好转，气急存在，纳可，便调，舌红，苔白，脉细缓。

处方：人参叶、肺形草、野荞麦根、炒黄芩、生薏苡仁、鸡血藤、仙灵脾各 30g，白桔梗、桑白皮、淡附子、苏梗、苏木、莪术各 12g，寒水石、冬凌草各 15g，皂角刺、白芥子各 9g。7 剂，水煎两汁，分服。

7 月 25 日四诊：咳嗽痰少，静脉大佛康改为口服。胸闷存在，气急好转，纳、便正常，舌红，苔薄腻，脉细缓。

处方：人参叶、肺形草、野荞麦根、炒黄芩、生薏苡仁、鸡血藤、仙灵脾、合欢花各 30g，白桔梗、桑白皮、苏梗、苏木、白芥子、莪术、山慈菇各 12g，防风 9g，寒水石、淡附子、冬凌草各 15g。7 剂，水煎两汁，分服。

8 月 1 日五诊：症状稳定，咳嗽明显减少，痰近日黄白相间，胸闷气急存在但明显改善，纳、便正常，舌红，苔白，脉细缓。

处方：人参叶、肺形草、野荞麦根、炒黄芩、藤梨根、生薏苡仁、鸡血藤、仙灵脾各 30g，白桔梗、桑白皮、桃仁、山慈菇、苏梗、苏木各 12g，炒赤芍、炒白芍、川芎、寒水石、淡附子、冬凌草各 15g。7 剂，水煎两汁，分服。

8 月 8 日六诊：咳嗽不多，痰黄白相间，咳之不畅，咽痒，胸闷气急存在，纳、便正常，舌红，苔白薄黄，脉细缓。

处方：人参叶、肺形草、野荞麦根、藤梨根、生薏苡仁、鸡血藤各 30g，白桔梗、山慈菇、桑白皮、苏梗、苏木、草果仁各 12g，炒赤芍、炒白芍、冬凌草、川芎各 15g，寒水石、淡附子各 20g。7 剂，水煎两汁，分服。

8 月 15 日七诊：痰色转白，咳嗽咽痒而加剧，甚至呛咳，胸闷气急改善，纳、便正常，舌红，苔白，脉细滑。两肺呼吸音粗。

处方：太子参 15g，肺形草、野荞麦根、藤梨根、生薏苡仁、冬瓜仁、鸡血藤各 30g，白桔梗、桑白皮、苏梗、苏木各 12g，淡附子、寒水石各 20g，炒赤芍、炒白芍、川芎、炙紫菀、冬凌草各 15g。7 剂，水煎两汁，分服。

8 月 22 日八诊：咳嗽明显减少，痰白转松，胸闷改善，气急好转，目糊易出汗，乏力，夜寐难入，纳、便正常，舌红，苔白，脉细滑。两肺呼吸音减弱，未闻及啰音。

处方：太子参、淡附子、寒水石各 20g，五味子 9g，藤梨根、生薏苡仁、肺形草、冬瓜仁、鸡血藤、夜交藤、合欢花、仙灵脾各 30g，寸麦冬、苏梗、苏木、桃仁、广郁金、石菖蒲、橘络、山慈菇各 12g，干芦根 40g。7 剂，水煎两汁，分服。

8 月 26 日九诊：咳嗽近日稍增，痰白量少，胸闷气急稍存，两周中夜寐难入，胃胀且痛，纳食欠香，时感乏力，便调，舌紫红，苔白，脉细滑。此时可能受邪，也可能饮食不顺，故胃胀且痛，纳食欠香。去温阳之淡附子，加理气和胃之品。

处方：炒苍术、姜半夏、炒莱菔子、桃仁、山慈菇、苏梗、苏木、寒水石各 12g，藤梨根、生薏苡仁、冬瓜仁、鸡血藤、夜交藤、合欢花各 30g，炒黄芩、炒赤芍、炒白芍、川芎各 15g。7 剂，水煎两汁，分服。

9 月 12 日十诊：咽痒有痰，胸闷气急稍存，饮水时咳呛，寐仍难入，大便调，舌红，苔白，脉细缓。

处方：炒苍术、炒白术、白桔梗、桑白皮、山慈菇、桃仁、红花、苏梗、苏木各 12g，肺形草、生薏苡仁、冬瓜仁、合欢花、夜交藤各 30g，炒黄芩、浙贝母各 20g，防风、丝瓜络、皂角刺各 9g。10 剂。水煎两汁，分服。

9 月 27 日十一诊：咳嗽减少，痰白稠量少，胸闷改善，气急消除，饮水时仍咳呛，夜寐欠安，舌红，苔白，脉细缓。

处方：炒苍术、炒白术、白桔梗、桑白皮、山慈菇、苏梗、苏木、桃仁、红花、广郁金各 12g，防风、丝瓜络各 9g，炒黄芩、浙贝母各 20g，肺形草、生薏苡仁、冬瓜仁、干芦根、夜交藤、合欢花各 30g。14 剂，水煎两汁，分服。

10 月 10 日十二诊：咳嗽减少，痰白量少无粉状，饮食时仍有咳呛，胸闷改善，稍有胸痛，咳嗽剧时气急存在，夜寐欠安，易醒，纳、便正常，舌红，苔薄白，脉细滑。

处方：南沙参、炒黄芩各20g，肺形草、生薏苡仁、冬瓜仁、干芦根、藤梨根各30g，防风、丝瓜络各9g，生白术、白桔梗、桑白皮、桃仁、红花、山慈菇、橘核、橘络各12g。14剂，水煎两汁，分服。

10月24日十三诊：咳嗽晨起存在，痰白量少，胸闷时有，身体怕冷，纳、便正常，寐安，舌红，苔白，脉细滑。痰湿渐化，脾肾阳虚而致，加健脾温肾之品。

处方：太子参、生白术、白桔梗、桑白皮、桃仁、红花、山慈菇、橘核、橘络各12g，防风、丝瓜络各9g，炒黄芩20g，肺形草、生薏苡仁、冬瓜仁、干芦根、藤梨根、仙灵脾各30g。14剂，水煎两汁，分服。

11月4日十四诊：咳嗽近来增多，痰亦增多，咽痒，胸闷稍起，怕冷寐安，舌红，苔白，脉细缓。因正气未复，卫表欠固，外邪又犯，肺失宣肃而致。

处方：肺形草、生薏苡仁、冬瓜仁、干芦根、藤梨根各30g，炒黄芩、浙贝母各20g，生白术、白桔梗、桑白皮、桃仁、山慈菇、寒水石、白鲜皮各12g，防风、马勃各9g，炙紫菀、人中白各15g。14剂，水煎两汁，分服。

11月21日十五诊：近晨起咳嗽增多，痰白量少，胸闷气急稍存在，大佛康改1日1片。纳、便正常，舌红，苔白，脉细缓。

处方：炒苍术、炒白术、白桔梗、炒莱菔子、桑白皮、桃仁、山慈菇、寒水石、苏梗、苏木各12g。肺形草、藤梨根、生薏苡仁、冬瓜仁各30g，炒黄芩、炙紫菀各20g，干芦根40g，淡附子6g，防风、马勃各9g。14剂，水煎两汁，分服。

12月5日十六诊：咳嗽痰白晨起为主，胸闷咳时出现，咽痒明显，气急稍存，自觉体质增强，疲劳感好转，纳增，便调，寐安怕冷，舌淡紫红，苔白，脉细缓。再进温药和之。

处方：太子参、炒苍术、炒白术、白桔梗、桑白皮、桃仁、苏梗、苏木、山慈菇、寒水石、白鲜皮各12g，肺形草、冬瓜仁、生薏苡仁、藤梨根各30g，炒黄芩20g，干芦根40g，淡附子、防风、马勃各9g。14剂，水煎两汁，分服。复查CT示：两肺霉菌性肺炎感染较前有吸收。

2008年12月10日十七诊：第1次膏方。

宿有痰饮，肺、脾、肾三脏阳气俱虚，无力卫外，邪常侵袭，因外伤眼睛服用强的松 3 年半，1 年来加重，经治疗诊为霉菌性肺炎，大佛康治疗 3 月，咳嗽不解，胸闷气急加剧，痰黄白相间，咳痰不畅，咽喉如鲠。此乃正气大虚、肺失清肃而致。经 6 个月中药治疗，症状缓解，两次 CT 对照示：双肺霉菌性肺炎感染较前有吸收。晨起仍咳，痰白量少，胸闷气急改善，咽痒明显，气色、精神明显好转，纳增，便调，寐安，怕冷，舌红淡紫，苔白，脉细缓。冬令治以益气固表，清肺祛痰，健脾化湿，温肾通络。制成膏滋缓调治。

处方：肺形草 300g，野荞麦根 300g，炒黄芩 200g，藤梨根 300g，生薏苡仁 300g，冬凌草 150g，白桔梗 120g，桑白皮 120g，生晒参 120g，寸麦冬 120g，玄参 100g，天竺黄 120g，寒水石 200g，淡附子 150g，山慈菇 120g，红藤 300g，冬瓜仁 300g，桃仁 150g，鲜芦根 600g，苏木 120g，苏梗 120g，炒白芍 150g，赤白芍 150g，川芎 150g，射干 90g，参三七 120g，仙灵脾 300g，桑椹子 300g，皂角刺 90g，炙紫菀 150g，菟丝子 120g，巴戟天 120g，炮甲片 90g，白芥子 120g，马勃 90g，鸡血藤 300g，制黄精 300g，生白术 120g，防风 90g，制玉竹 150g，制首乌 300g，甜苁蓉 120g，人中白 150g，潼蒺藜 120g，白蒺藜 120g，化橘红 120g，女贞子 120g，土牛膝 90g。1 料，水煎浓缩，加入龟甲胶 200g，鳖甲胶 300g，鹿角胶 100g，冰糖 500g，黄酒半斤，收膏入。储藏备用。早、晚各 1 匙开水冲服。遇感冒、腹泻停服。另开方药，待调整后再服。

2009 年 3 月 6 日十八诊： 经膏滋调治后，一般情况良好，体质增强，面色明显改善，以红润中带黄，近日因天气变化较大，又见咳嗽，鼻塞咽痒，痰色白增多，胸闷气急稍增，纳、便正常，舌红，苔白，脉细滑。

处方：肺形草、野荞麦根、冬瓜仁各 30g，炒黄芩、浙贝母各 20g，老鹳草、人中白各 15g，鹅不食草 4g，香白芷、白桔梗、桑白皮、苏梗、苏木、天竺黄、浮海石、寒水石、桃仁、白鲜皮各 12g，皂角刺 9g。7 剂，水煎两汁，分服。

3 月 13 日十九诊： 咳嗽减少，痰白量减，胸闷稍痛存在，气急改善，背后怕冷，纳、便正常，舌红，苔白，脉细滑。

处方：炒黄芩 20g，野荞麦根、肺形草、藤梨根、冬瓜仁、生薏苡仁各 30g，炒苍术、白桔梗、桑白皮、苏梗、苏木、桃仁、寒水石、炙紫菀、黄荆子各 12g，淡附子、防风、马勃各 9g，川桂枝 6g。14 剂，水煎两汁，分服。

2009 年 3 月 12 日开出第 2 次膏方，进入冬令调治。

宿有痰饮，肺、脾、肾三脏阳气俱虚，无力卫外，邪常侵袭，经治疗诊为霉菌性肺炎。此乃正气大虚、肺失清肃而致。经 6 个月中药和 1 次膏滋调治，症状得以缓解，两次 CT 对照示：两肺霉菌性肺炎感染有所吸收。以膏滋治疗后体质、气色明显改善，晨起咳嗽，痰白量少，无粉状痰，胸闷除，咳时气急，纳增，便烂，寐安，仍怕冷，舌红，苔白，脉细滑。治以益气固表，清肺祛痰，健脾化湿，温肾通络。制春天膏滋缓调治。

处方：肺形草 300g，野荞麦根 300g，炒黄芩 200g，藤梨根 300g，生薏苡仁 300g，冬凌草 150g，白桔梗 120g，桑白皮 120g，生晒参 120g，寸麦冬 120g，五味子 100g，天竺黄 120g，寒水石 200g，淡附子 150g，山慈菇 120g，红藤 300g，冬瓜仁 300g，桃仁 150g，干芦根 400g，苏木 120g，苏梗 120g，炒白芍 150g，赤白芍 150g，川芎 150g，射干 90g，参三七 120g，仙灵脾 300g，桑椹子 300g，皂角刺 90g，炙紫菀 150g，菟丝子 120g，巴戟天 120g，炮甲片 90g，白芥子 120g，藏青果 150g，鸡血藤 300g，制黄精 300g，生白术 120g，防风 90g，制玉竹 150g，制首乌 300g，甜苁蓉 120g，人中白 150g，潼蒺藜 120g，白蒺藜 120g，化橘红 120g，女贞子 120g，灵芝 120g，鹿角片 100g。1 料，水煎浓缩，加入龟甲胶 200g，鳖甲胶 300g，百令孢子粉 100g，冰糖 500g，黄酒半斤收，膏入。放入冰箱，储藏备用，早、晚各 1 匙，开水冲服。遇感冒、腹泻停服。来另开方药，待调整后再服。

2010 年 2 月 2 日二十诊：霉菌性肺炎经治疗和两料膏方后，自认为无明显症状，未再经治疗。近月胸闷气急增加且痛，咳嗽不多，痰黄白相间，乏力明显，纳、便正常，或有腹痛，舌红，苔白稍厚，脉细滑。

处方：制黄精、肺形草、生薏苡仁、冬瓜仁、藤梨根各 30g，炒黄芩、浙贝母各 20g，炒莱菔子、防己、桑白皮、苏梗、苏木、黄荆子、山慈菇各 12g，炒白芍、桃仁、川芎各 15g，皂角刺 9。7 剂，水煎两汁，分服。

3 月 5 日二十一诊：晨起咳嗽为主，痰色黄白相间，胸闷改善，胸痛减轻，上楼和跑步后气急，纳、便正常，腹痛已除，舌红，苔白，脉细滑。

处方：制黄精、肺形草、野荞麦根、生薏苡仁、冬瓜仁、干芦根、红藤、藤梨根各 30g，浙贝母 20g，皂角刺 9g，桃仁 15g，防己、桑白皮、苏梗、苏木、草果仁、山慈菇、黄荆子、橘核、橘络各 12g。7 剂，水煎两汁，分服。复查 CT。

3 月 12 日二十二诊：咳嗽以早晨为主，痰色黄白相间，胸闷改善，左胁胀痛，纳、便正常，舌红紫苔白，脉弦滑。

处方：制黄精、肺形草、炒黄芩、野荞麦根、冬瓜仁、干芦根、红藤各30g，浙贝母20g，桃仁、防己各15g，白桔梗、桑白、苏梗、苏木、红花、台乌药、山慈菇各12g，丝瓜络、皂角刺各9g。7剂，水煎两汁，分服。

3月19日二十三诊：晨起痰多色黄后转白，胸闷已除，纳、便正常，舌紫红，苔白，脉细滑小弦。

处方：生黄芪、野荞麦根、肺形草、炒黄芩、冬瓜仁、干芦根、红藤各30g，浙贝母20g，白桔梗、桑白皮、苏梗、苏木、红花、台乌药、山慈菇各12g，皂角刺、丝瓜络各9g，桃仁、防己、红景天、槐角各15g。14剂，水煎两汁，分服。

4月9日二十四诊：近来咳嗽明显，胸闷气急加重，怕冷乏力，痰咳不畅，色白，纳可，便调，舌紫红，苔白，脉弦滑。复查CT示：两肺大片白色斑块状，霉菌性肺炎，对照原片变化不大。

脉证合参：病情稳定，自觉症状有所改善，但病情已久，虽正气恢复，但仍亏虚，卫表能力仍差，今年感冒不断，用中药缓解。

治法：益气固表，清肺祛痰，健脾化湿，温肾活血。

处方：肺形草、炒黄芩、鱼腥草、生薏苡仁、红藤各30g，云雾草、海蛤壳、炒白芍、炒赤芍、川芎、炙紫菀各15g，浙贝母20g，白桔梗、桑白皮、苏梗、苏木、寒水石、草果仁、山慈菇、天竺黄、鹅管石各12g。7剂，水煎两汁，分服。加服红霉素1日3次，1次0.25mg，大佛康1日1次，1次50mg。

4月17日二十五诊：咳嗽明显改善，胸闷减轻，痰增稠黏色白，怕冷，服红霉素后胃痛自停，舌紫红，苔白，脉细滑。

处方：肺形草、炒黄芩、鱼腥草、生薏苡仁、红藤、冬瓜仁各30g，浙贝母20g，云雾草、桃仁、炙紫菀、海蛤壳各15g，白桔梗、桑白皮、苏梗、苏木、寒水石、草果仁、山慈菇、天竺黄、鹅管石各12g。7剂，水煎两汁，分服。

4月23日二十六诊：咳嗽明显改善，晨起咳淡黄色痰，咳痰不畅，胸闷时有热感，胃痛已除，舌红紫，苔白，脉细滑。

处方：肺形草、炒黄芩、鱼腥草、生薏苡仁、红藤各30g，浙贝母20g，人参叶、云雾草、桃仁、王不留行子各15g，白桔梗、桑白皮、草果仁、天竺黄、鹅管石各12g，防己9g。14剂，水煎两汁，分服。

5月14日二十七诊：咳嗽基本未见，晨起有痰，痰色转淡黄，夜间咽痒，胸闷热感改善，气急减轻，胃痛与饮食有关，纳可，便调，舌红紫，苔白，脉弦滑。

处方：生白术、防己、白桔梗、桑白皮、天竺黄、寒水石各12g，浙贝母20g，人参叶、肺形草、鱼腥草、红藤、生薏苡仁、冬瓜仁各30g，云雾草、王不留行子、桃仁、冬凌草、鹅管石各15g。14剂，水煎两汁，分服。加用金水宝1次3片，1日3次。

6月4日二十八诊：咳嗽仍存，痰量不多，色白，近日无胃痛，纳不香，大便不畅，舌红淡紫、苔薄白，脉细滑。

处方：蒲公英、野荞麦根、地锦草各30g，炒黄芩、生薏苡仁、炒薏苡仁、生枳壳、炒白芍、炒谷芽、炒麦芽各15g，绿梅花、玄胡索各9g，白茯苓、佛手片、制香附、八月札、无花果各12g。7剂，水煎两汁，分服。

6月11日二十九诊：咳嗽不多，晨起为主，咳白色泡沫状痰，怕冷，胃痛改善。纳可，便调。舌淡紫红，苔白，脉细滑。

处方：肺形草、野荞麦根、冬瓜仁、红藤各30g，炒黄芩20g，生白术、桑白皮、佛手片、绿梅花、橘核、橘络、寒水石各12g，防风9g，淡附子6g，生薏苡仁、炒薏苡仁、桃仁、炙紫菀各15g。7剂，水煎两汁，分服。

6月18日三十诊：咳嗽好转，以晨起、午后咳为主，咳白泡沫状痰，胃痛，纳欠香，脚酸怕冷，二便正常，舌淡紫红，苔白，脉细滑。

处方：生黄芪、桃仁、寒水石、炙紫菀各15g，炒黄芩20g，炒苍术、炒白术、草果仁、苏梗、苏木、防己各12g，肺形草、野荞麦根、冬瓜仁、生薏苡仁、红藤、仙灵脾各30g，防风、淡附子各9g。14剂，水煎两汁，分服。

7月17日三十一诊：自觉症状明显改善，精神好转，面色较前开始转润，咳嗽不多，以晨起为主，咽痒时发作，痰白量少，胸闷热感，胃痛减轻，纳可，便偏干，舌淡紫红，苔白，脉弦滑。

处方：生黄芪、桃仁、寒水石各15g，防风9g，炒黄芩、乌贼骨各20g，肺形草、野荞麦根、冬瓜仁、生薏苡仁、红藤、仙灵脾各30g，生白术、苏梗、苏木、浮海石、淡附子、灵芝各12g。14剂，水煎两汁，分服。

8月6日三十二诊：咳嗽不多，仍以晨起为主，痰白变稠，胸闷热感，纳、便正常，舌淡紫红，苔白，脉细滑。

处方：生黄芪、百合、肺形草、野荞麦根、鱼腥草、冬瓜仁、生薏苡仁、红藤、仙灵脾各30g，生白术、苏梗、苏木、淡附子、灵芝各12g，淡竹叶、防风各9g，寒水石、桃仁、防己各15g，乌贼骨20g。14剂，水煎两汁，分服。

8月25日三十三诊：咳嗽偶存，痰转黏而不畅，胸闷热感，偶有疼痛，夜寐欠安，纳、便正常，舌转淡红，苔薄白，脉细滑。

处方：防己、桃仁、炙紫菀、款冬花、寒水石各15g，生白术、桑白皮、苏梗、苏木、制胆星、淡附子各12g，防风9g，生黄芪、百合、肺形草、野荞麦根、冬瓜仁、生薏苡仁、红藤、仙灵脾各30g，乌贼骨20g。14剂，水煎两汁，分服。

9月24日三十四诊：咳嗽基本消失，晨起痰白稠，胸闷热感，时有怕冷，纳、便正常，舌红，苔薄，脉细滑。

处方：生黄芪、百合、肺形草、野荞麦根、冬瓜仁、红藤、生薏苡仁、干芦根、仙灵脾各30g，桃仁、防己、粉丹皮、寒水石、红景天各15g，生白术、桑白皮、苏梗、苏木、淡附子各12g，防风9g。14剂，水煎两汁，分服。

2010年9月29日，开出第3次膏方，冬病夏治。

宿有痰饮，肺、脾、肾三脏阳气俱虚，无力卫外，诊为霉菌性肺炎。此乃正气大虚，肺失清肃而致。经3年治疗，症状得以缓解，CT示：两肺霉菌性肺炎感染较前有吸收。自觉症状尚可，未做治疗，今年咳嗽加重，痰黄白相间，胸闷气急，又治疗7月病情稳定，咳嗽不多，痰白量少，胸闷热感，怕冷，舌红，苔薄白，脉细滑。治以益气固表，清肺祛痰，健脾化湿，温肾通络。制成膏滋缓调治。

处方：生黄芪300g，生白术120g，防风90g，防己150g，肺形草300g，野荞麦根300g，炒黄芩200g，藤梨根300g，生薏苡仁300g，王不留行子150g，白桔梗120g，桑白皮120g，生晒参120g，寸麦冬120g，五味子100g，天竺黄120g，寒水石200g，淡附子150g，山慈菇120g，红藤300g，冬瓜仁300g，桃仁150g，干芦根400g，苏木120g，苏梗120g，炒赤白芍各150g，川芎150g，射干90g，参三七120g，仙灵脾300g，桑椹子300g，皂角刺90g，炙紫菀150g，菟丝子120g，巴戟天120g，炮甲片90g，白芥子120g，鸡血藤300g，制玉竹150g，制首乌300g，甜苁蓉120g，人中白150g，潼蒺藜120g，白蒺藜120g，化橘红120g，女贞子120g，灵芝120g，鹿角片100g。1料，水煎浓缩，加入龟甲胶200g，鳖甲胶300g，百令孢子粉100g，冰糖500g，黄酒半斤，收膏放入冰箱，储藏备用早、晚各1匙开水冲服。遇感冒、腹泻停服。另开方药，待调整后再服。

【按】霉菌性肺炎，不论中医、西医都是难治之症。多数患者长期服用激素和抗生素后出现。中医认为是正气亏虚，无力祛邪，邪从寒化。首先出现在口腔内，表现为白糜苔，此时作口腔分泌物涂片即可找到白色念珠菌。日久后可深入内脏，肠道和肺最容易出现。所以，根据病位、寒湿和湿热的偏盛，立法辨治。当湿渐化后，逐步健脾化湿，温肾助阳。再加入活血软坚之品，增强正气、恢复肺脾肾三脏的功能。这就是饮病"当温药和之"的道理。该患者前后 CT 对照提示：霉菌性肺炎炎症较前片稍有吸收，病灶稳定。对病灶的吸收和消失有待进一步深入研究。

结节性肺炎

结节性肺炎是结节病中伴有炎症，其原因不明，常累及肺、肺门淋巴结、皮肤、眼等。目前推断，结节病的病因可能为外源性物质，如感染、物理、化学、植物性刺激与人体淋巴免疫系统功能障碍的结果。诊断本病，结节发生哪个脏腑就称为某结节，如病位在肺则为肺结节。

中医无此病名，根据发病机理和表现，可归于"积证""阴疽"范畴。长期外邪侵袭，致痰气互结，本蕴热伤及肺络，今反寒化，积聚不化，致成硬结于肺络之中。若外感，可见发热。平时多不咳嗽，多在 CT 时发现。治疗除清肺祛痰外，需重用软坚化瘀、温化蠲饮之品。共收集了两例病例，分析如下。

案例

46. 结节性肺炎低热不解

王某，女，64 岁。住院号：243997。入院时间：2004 年 2 月 16 日。初诊时间：2004 年 3 月 2 日。

主诉：发热一月余，始终不解。请我会诊。

现病史：2004 年 2 月 2 日洗澡后发热，37.5~38.5℃。曾在当地医院诊治，并自服退热药和抗生素，热时退而复又起。曾住院治疗，CT 示：两肺占位性病变。我院以肺占位原因待查收入院。自诉无特殊症状。体检：T 37.7℃，P 72次/分钟，R 20 次/分钟，BP 120/70mmHg。血常规：WRC 10.2 × 10⁹/L，DC：N 82.00%，L 7.9%，Hb 109.0g/L，PTL 255.0 × 10⁹/L。尿、便常规：均在正常范围。血生化全套：正常。肿瘤全套：正常。血培养：无特殊。血沉：30mm/h。B 超：肝、后腹膜未见明显异常。胃镜：慢性浅表性萎缩型胃炎；

活检部位胃窦：HP（－）。病理诊断（病理号 200400793）：胃窦黏膜中度－慢性浅表性炎症。肺穿刺活检（病理号 200401068）：小块肺组织，间质水肿，纤维组织增生，黏液变性，少量淋巴细胞浸润。复查 CT：两肺少量炎症。建议治疗后复查。已进行 1 个月抗生素及支持疗法。体温 37.3～38.9℃，反复应用消炎痛栓，热退又起，无咳嗽咳痰。发热前背部冷感，纳、便正常，舌红，苔前少、根厚白，脉滑数。血常规：WBC 20.6×10^9/L；DC N 81.00%，L 10.50%；Hb 124.0g/L，PTL 290.0×10^9/L。

脉证合参：年过花甲，气血已亏，长期发热，气阴均虚，无力驱邪外出。虽无寒热往来，但热前背冷，温病云"有一分寒便有一分表"。表明邪在太阳与少阳，为太阳少阳合病，舌根苔白厚，为湿邪逗留不去。

治则：清热解表，和解少阳，利湿化痰，佐以扶正祛邪。

方药：蒿芩清胆合参苏合三仁汤加减。

处方：青蒿、肺形草、煨葛根、鲜芦根各 30g，炒黄芩 20，银柴胡、炙白薇、杏仁、姜半夏各 12g，生薏苡仁、炒薏苡仁、神曲各 15g，砂仁、蔻仁各 6g，皂角刺、薄荷（后下）、苏叶各 9g。4 剂，水煎两汁，分服。

3 月 7 日二诊：热势降，背冷除，纳、便正常，舌淡紫，苔前少、根转白，脉细滑。湿邪初化，余邪已除，表邪虽散，但肺中痰湿仍存，痰气互结于肺府。治以清虚热，宣肺气，软痰浊，消肺积。药用蒿芩清胆汤合清肺软痰之品。

处方：青蒿、肺形草、野荞麦根、生薏苡仁各 30g，炒黄芩 20，银柴胡、炙白薇、白桔梗、杏仁、炒莱菔子、石见穿、山慈菇各 12g，砂仁、蔻仁、皂角刺各 9g。7 剂，水煎两汁，分服。

3 月 12 日三诊：发热除近两周，其他症状亦消失，纳、便正常，舌红，苔白，脉细滑。患者要求出院。

处方：肺形草、野荞麦根、藤梨根、生薏苡仁各 30g，炒黄芩、浙贝母 20g，炙白薇、白桔梗、浮海石、寒水石、石见穿、山慈菇各 12g，砂仁、蔻仁、皂角刺、白芥子各 9g。14 剂，水煎两汁，分服。出院带药。

【按】肺结节可归于中医"积证""阴疽"范畴，其发病的原因较多。发热为主要症状。发热当辨是外感发热，还是内伤发热。外感发热又分风寒、风热，但往往忽视了气虚、阴虚外感。亦有医者认为，已发热 1 月余，无外感之辨。该患者年过花甲，气血本亏，长期发热，气阴同虚，无力驱邪外出。虽无往来寒热，但热前背冷，这也符合"有一分寒便有一分表证"的辨证。

表明邪在太阳与少阳，为太阳少阳合病；舌根苔白厚，表明湿邪逗留不去，故治以清热解表，和解少阳，利湿化痰，佐以扶正祛邪。因辨证正确，故能获效矣。

47. 结节性肺炎

郭某，女，68 岁，干部。门诊号：0257625。初诊时间：2008 年 3 月 7 日。

主诉：因右下肺体检时发现占位性阴影半年余，在浙二医院抗感染治疗 1 月余。目前无明显症状，咽部稍黏不畅，偶尔咳嗽无痰，有胸部外伤史、胸闷史，伴高血糖、高血压、胆囊结石、高脂血症等。

病史：2004 年发热咳嗽，胸片：肺纹理增多。两肺可闻及少许干湿啰音。2005 年 9 月跌仆后，背部疼痛。复查 CT：两肺纹理增多，左肋膈角胸膜改变，右下肺 "S" 状高密度阴影。PET－CT 示：右下肺病变考虑慢性炎症性改变。2008 年 1 月 29 日，CT 示：右肺下叶斑块阴影较前 "S" 状处上下层面略增多。血检：CEA 2.5mg/mL，AFP 4.7 mg/mL；肺炎衣原体 IgM、IgG 和肺炎支原体 IgM、IgG 均（－）。肺癌待排寻求中医治疗。舌淡紫，苔白，脉细小、弦滑。

脉证合参：从整个病史看，此乃肺、脾、肾三脏失调，水液聚积，郁而化热，蕴结成痰，痰气互结，窜走脉络，停积于肺，热熏蒸胆成砂成石，百病丛生。

治则：清肺祛痰，软坚活血。

处方：肺形草、野荞麦根、猫人参、藤梨根、生薏苡仁各 30g，炒黄芩、浙贝母各 20g，天花粉 15g，白桔梗、草果仁、桑白皮、山慈菇、石见穿、功劳木、海蛤壳各 12g，皂角刺 9g。7 剂，水煎两汁，分服。嘱药后痰多不要紧张。

3 月 14 日二诊：药后无不适反应，咳嗽未增，晨有痰出、色白、量少，纳可，便调，血糖高，舌红胖，苔白，脉细缓。

处方：肺形草、野荞麦根、藤梨根生、生薏苡仁、猫人参、决明子各 30g，炒黄芩、浙贝母各 20g，炒苍术、白桔梗、草果仁、桑白皮、山慈菇、石见穿、功劳木各 12g，皂角刺 9g，鬼见羽、嫩荷叶各 15g。7 剂，水煎两汁，分服。

3 月 21 日三诊：咳嗽不多，咽时痒，痰未增多、色白转松，无胸闷气急，舌红、胖紫，苔白，脉细缓。

处方：人参叶、炒黄芩、浙贝母各20g，皂角刺、防风各9g，肺形草、野荞麦根、藤梨根、生薏苡仁、猫人参各30g，功劳木15g，生白术、白桔梗、桑白皮、石见穿、山慈菇、王不留行子、海蛤壳各12g。14剂，水煎两汁，分服。

4月11日四诊：近日咽痒，痰量增加，偶尔咳嗽，痰白转松，纳可，便调，舌紫红、胖大，苔白，脉细缓。

处方：南沙参、浙贝母各20g，肺形草、野荞麦根、炒黄芩、藤梨根、生薏苡仁、猫人参各30g，功劳木15g，防风、皂角刺各9g，生白术、白桔梗、桑白皮、石见穿、山慈菇、王不留行子、海蛤壳各12g。14剂，水煎两汁，分服。

4月25日五诊：咽稍痒，偶尔咳嗽，痰量减少，纳可，便调，舌淡紫、胖大，苔薄白，脉细缓。

处方：制黄精、野荞麦根、桑椹子、炒薏苡仁、仙灵脾各30g，炒黄芩、浙贝母各20g，防风、射干、皂角刺各9g，生白术、白桔梗、桑白皮、山慈菇、天竺黄、石见穿各12g。14剂，水煎两汁，分服。

5月9日六诊：稍咳嗽，痰量很少，纳、便正常，精神好转，近日复感1次，舌淡紫、胖大，苔薄白，脉细缓。

处方：肺形草、野荞麦根、藤梨根、生薏苡仁、猫人参各30g，炒黄芩20g，神曲15g，生白术、白桔梗、桑白皮、寒水石、石见穿、山慈菇、橘核、天竺黄各12g，防风、皂角刺各9g，淡附子6g。14剂，水煎两汁，分服。

5月23日七诊：咳嗽已解，痰晨起多、色白，无胸闷气急，舌淡紫、小裂，稍胖，苔白，脉细缓。

处方：制黄精、肺形草、野荞麦根、生薏苡仁、藤梨根各30g，炒黄芩、炙紫菀各20g，炒苍术、蛇六谷、白桔梗、桑白皮、山慈菇、石见穿、莪术、桃仁、寒水石、淡附子、橘核各12g，防风、皂角刺各9g。14剂，水煎两汁，分服。

6月6日八诊：6月3日在浙二医院复查，CEA在正常范围。CT示：肺炎性考虑，原病灶无变化。咳嗽已解，痰量黏稠，稍乏力，纳可，便调，舌淡紫消失、胖存，苔薄白，脉细滑。血糖偏高。

处方：制黄精、肺形草、藤梨根、生薏苡仁、淮山药各30g，防风9g，淡附子15g，生白术、川黄连、生地黄、白茯苓、粉丹皮、蛇六谷、山慈菇、石见穿、鬼见羽、桃仁、寒水石、橘核各12g。14剂，水煎两汁，分服。

6月20日九诊：咳嗽已解，血糖稳定，口干减轻，纳可，便调，舌淡红，苔白，脉细缓。

处方：制黄精、淮山药、肺形草、藤梨根、生薏苡仁各30g，生白术、川黄连、生地黄、白茯苓、蛇六谷、山慈菇、石见穿、鬼见羽、桃仁、寒水石、橘核各12g，粉丹皮、淡附子各15g，防风9g。14剂，水煎两汁，分服。

6月27日十诊：咳嗽基本除，血糖10mmol/L，易疲劳，纳、便正常，舌淡紫红，苔薄白，脉细滑。

处方：制黄精、淮山药、煨葛根、玉米须、藤梨根、桑椹子各30g，川黄连、生地黄、熟地黄、粉丹皮、泽泻、山茱萸、白蔹、蛇六谷、淡附子、寒水石、橘核各12g，鬼见羽15g。7剂，水煎两汁，分服。

7月4日十一诊：咳嗽已解，血糖10.0mmol/L，易乏力，舌红，苔薄白，脉细缓。

处方：制黄精、淮山药、煨葛根、玉米须、藤梨根、桑椹子各30g，川黄连、生地黄、熟地黄、泽泻、山茱萸、白蔹、鬼见羽、橘核、蛇六谷各12g，粉丹皮15g，淡附子、寒水石各20g。14剂，水煎两汁，分服。

7月18日十二诊：咳嗽已解，血糖未测，晨起咽部有痰，乏力，舌红，苔薄白，脉细缓。

处方：生黄芪、粉丹皮各15g，制黄精、淮山药、煨葛根、藤梨根、玉米须各30g，川黄连、生地黄、熟地黄、泽泻、山茱萸、白蔹、鬼见羽、蛇六谷、橘核各12g，淡附子、寒水石各20g。14剂，水煎两汁，分服。

8月1日十三诊：晨起有痰，稍咳嗽，血糖西药控制，舌红，苔白，脉细缓。

处方：制黄精、淮山药、煨葛根、玉米须、鲜石斛、藤梨根各30g，川黄连、生地黄、熟地黄、泽泻、山茱萸、鬼见羽、蛇六谷、淡附子、寒水石各12g，粉丹皮、冬凌草各15g。14剂，水煎两汁，分服。

8月15日十四诊：血糖仍高，咽部时有痰，纳可，便调，舌红，苔白，脉细缓。

处方：制黄精、淮山药、藤梨根、玉米须、鲜石斛各30g，川黄连、生地黄、熟地黄、泽泻、山茱萸、石见穿、鬼见羽、蛇六谷、淡附子、寒水石各12g，冬凌草、粉丹皮各15g。14剂，水煎两汁，分服。

8月19日十五诊：咳嗽基本除，咽部时有痰，血糖偏高未测，近日来乏力，舌淡紫、胖大，苔白、小裂，脉细缓。

处方：川黄连、生地黄、熟地黄、白茯苓、山茱萸、山慈菇、鬼见羽、蛇六谷、橘核、橘络、白芥子各12g，粉丹皮、淡附子、寒水石各15g，玉米须、制黄精、淮山药、仙灵脾各30g。14剂，水煎两汁，分服。加百令胶囊1次5粒，1日3次。

9月12日十六诊：咳嗽基本消失，咽部偶有痰，乏力，纳可，便调，舌红，苔薄少，脉细缓。

处方：制黄精、玉米须、淮山药、仙灵脾各30g，川黄连、生地黄、熟地黄、白茯苓、山茱萸、山慈菇、鬼见羽、蛇六谷、橘核、橘络各12g，粉丹皮、淡附子、寒水石各15g。14剂，水煎两汁，分服。加百令胶囊1次5粒，1日3次。

9月27日十七诊：因天气变化咽喉疼痛，无咳嗽，纳可，便调，舌红，苔白、小剥，脉细缓。

处方：川黄连、鲜石斛、生地黄、熟地黄、白茯苓、山茱萸、泽泻、鬼见羽、蛇六谷、橘核、橘络各12g，寒水石、粉丹皮、淡附子各15g，制黄精、淮山药、玉米须、藤梨根、仙灵脾各30g。14剂，水煎两汁，分服。另：金水宝1次3片，1日3次。

10月10日十八诊：血糖未测，咽痒痛除，一般病情稳定，舌红，苔白、干，脉细缓。

处方：制黄精、淮山药、玉米须、决明子、藤梨根各30g，嫩荷叶、粉丹皮、苦丁茶各15g，蛇六谷、川黄连、生地黄、熟地黄、山茱萸、白茯苓、鬼见羽、寒水石、淡附子、鲜石斛各12g。14剂，水煎两汁，分服。金水宝1次3片，1日3次。

10月24日十九诊：血糖偏高，咽部遇冷而痛，咳嗽、痰均无，舌淡紫，苔白少津，脉细缓。

处方：川黄连、生地黄、熟地黄、鬼见羽、蛇六谷、寒水石、淡附子、白蔹、鲜石斛各12g，制黄精、淮山药、玉米须、决明子、藤梨根、生薏苡仁各30g，白茯苓、粉丹皮、苦丁茶各15g，皂角刺9g。14剂，水煎两汁，分服。金水宝1次3片，1日3次。

2008年11月5日开出第1次膏方。

肝胆失司之体，郁而化热，肝之疏泄条达失职，胆汁瘀积，熏蒸而成砂石。郁火犯肺，终致肺燥；横犯脾胃，脾运失司，聚精成湿，灼炼成脂，沉积于肝，窜走脉络，气血受阻，痰湿互结走入肺络。肺失肃降，加重肺燥。患者乃花甲之年，肝叶早薄，肝气早衰，阴营暗耗，与肾不能相互制约，输转泻泄无权。症见咳嗽无痰，咽痒痰黏不畅，胸闷气短，乏力，血糖高，血压高，胆结石，肺结节性炎灶，舌红，苔薄少，脉细缓。经半年多治疗，病情稳定。为巩固疗效，冬令之季，治以益气固表，润肺软坚，泻胃理气，柔肝养阴，补肾活血，制成膏滋缓调治。

处方：制黄精300g，生白术120g，防风90g，肺形草300g，炒黄芩150g，藤梨根300g，猫人参300g，蛇六谷120g，生薏苡仁300g，白桔梗120g，桑白皮120g，皂角刺90g，石见穿120g，山慈菇120g，煨葛根300g，白蔹120g，寒水石120g，淡附子100g，决明子300g，苦丁茶150g，嫩荷叶150g，粉丹皮150g，淮山药300g，生地黄120g，熟地黄120g，枫斗120g，鬼见羽120g，川芎150g，桃仁120g，冬瓜仁300g，干芦根300g，玉米须300g，炒杜仲120g，川续断120g，砂仁90g，蔻仁90g，生枳壳150g，川黄连120g，苦参90g，炙炮甲90g，制首乌300g，女贞子200g，钩藤200g，夏枯草120g，潼蒺藜120g，白蒺藜120g，佛手片120g，橘核120g，橘络120g。1料。水煎浓缩，加入龟甲胶500g，木糖醇250g，黄酒半斤，收膏储藏备用。早、晚各1匙，开水冲服。遇感冒、腹泻停服，来另开方药，待调整后再服。

2009年2月13日二十诊：膏滋药服完，病情较稳定，咳嗽基本消失。血糖高10余年，长期服降糖药，但仍时高时低；头晕乏力，怕冷，有间质性肺炎史，服我处中药病情较稳定。口干舌燥，时胸闷，纳、便正常。舌淡红，苔薄，脉细缓。CT示：右下肺炎症基本吸收，原病灶无变化。

处方：川黄连、生地黄、熟地黄、寒水石、淡附子各12g，粉丹皮、泽泻、鬼见羽各15g，苦参9g，制黄精、淮山药、土茯苓、玉米须、决明子、藤梨根、生薏苡仁、桑椹子各30g。14剂，水煎两汁，分服。继续给予丸剂巩固调治。同时开出膏方。

2009年2月14日开出第2次膏方。

肝之疏泄条达失职，胆汁瘀积，熏蒸结成砂石。郁火同时犯肺，终致肺燥。横犯脾胃，脾运失司，聚精成湿，灼炼成脂，沉积于肝，窜走脉络，气血受阻，痰湿互结走入肺络。肺失肃降，加重肺燥。患者乃花甲之年，肝叶早薄，肝气早衰，阴营暗耗，与肾不能相互制约，输转泻泄无权。经一冬调治。诸症改善，血糖、血压、胆结石、右肺结节灶均稳定，纳、便正常，舌红，苔薄，脉细缓。为巩固疗效，治以益气固表，润肺软坚，泻胃利胆，柔肝养阴，补肾活血，制成胶囊缓调治。

处方：制黄精300g，生白术120g，防风90g，肺形草300g，炒黄芩150g，藤梨根300g，猫人参300g，蛇六谷120g，生薏苡仁300g，白桔梗120g，桑白皮120g，红景天150g，皂角刺90g，石见穿120g，山慈菇120g，煨葛根300g，白薇120g，寒水石120g，淡附子100g，决明子300g，鬼见羽150g，嫩荷叶150g，粉丹皮150g，淮山药300g，生地黄120g，熟地黄120g，仙灵脾300g，土贝母150g，川芎150g，桃仁120g，冬瓜仁300g，干芦根300g，玉米须300g，炒杜仲120g，川续断120g，砂仁90g，蔻仁90g，生枳壳150g，川黄连120g，苦参100g，炙炮甲90g，制首乌300g，女贞子200g，钩藤200g，夏枯草120g，潼蒺藜120g，白蒺藜120g 佛手片120g，橘核120g，橘络120g，防己90g。1料，浸膏。西洋参120g，山参30g，苦丁茶100g，桑椹子200g，川贝母120g，冬虫夏草30g，蛤蚧2对，芦荟50g。

1料，研粉。

浸膏和药粉共和匀制成胶囊，每日3次，每次5粒。先从3粒开始，逐渐加至5粒。遇感冒、腹泻停服，来另开方药，待调整后再服。

2009年8月14日二十一诊：经8个月服胶囊巩固治疗，病情一直稳定，体质增强，无咳嗽，精神明显好转，要求继续巩固治疗。目前血压高、血脂高，咽部稍有痰，舌红，苔白，脉细缓。

处方：制黄精、淮山药、土茯苓、玉米须、决明子、藤梨根、生薏苡仁、桑椹子各30g，川黄连、生地黄、熟地黄、寒水石、淡附子各12g，粉丹皮、泽泻、鬼见羽各15g，苦参9g。14剂，水煎两汁，分服。同时开出胶囊方。

2009年8月18日开出第3次膏方。

患者为肺燥、胃热、肾虚之体，因肝胆失司，郁而化热，胆汁瘀积，熏蒸成砂石。郁火上侵犯肺，又横犯脾胃。脾运失司，聚精成湿，灼炼成脂，沉积于肝，窜走脉络，气血受阻，痰湿互结走入肺络。肺失肃降，加重肺燥。步入耄耋之年，肝叶早薄，肝气早衰，阴营暗耗，与肾不能相互制约，输转泻泄无权。经1年调治，诸症改善，血糖、血压、胆结石情况稳定，有右肺结节灶史，咽部有痰，纳、便正常，舌红，苔薄，脉细缓。为巩固疗效，予以益气固表，润肺软坚，泻胃利胆，柔肝养阴，补肾活血，制成胶囊缓调治。

处方：生黄芪300g，生白术120g，防风90g，肺形草300g，炒黄芩150g，藤梨根300g，猫人参300g，蛇六谷120g，生薏苡仁300g，白桔梗120g，桑白皮120g，红景天150g，皂角刺90g，石见穿120g，山慈菇120g，煨葛根300g，白蔹 120g，寒水石 120g，淡附子 100g，决明子 300g，鬼见羽 150g，嫩荷叶 150g，粉丹皮 150g，淮山药 300g，生地黄 120g，熟地黄 120g，仙灵脾 300g，槐角 150g，川芎 150g，桃仁 120g，冬瓜仁 300g，干芦根 300g，玉米须 300g，炒杜仲 120g，川续断 120g，砂仁 90g，蔻仁 90g，生枳壳 200g，川黄连 120g，苦参 100g，炙炮甲 90g，制首乌 300g，女贞子 200g，钩藤 200g，夏枯草 120g，潼蒺藜 120g，白蒺藜 120g，佛手片 120g，橘核 120g，橘络 120g，防己 120g。1 料浸膏。加西洋参 120g，山参 30g，苦丁茶 100g，桑椹子 200g，川贝母 120g，冬虫夏草 30g，蛤蚧 2 对，芦荟 50g，参三七 150g。

1 料研粉。

以上浸膏和药粉共和匀，制成胶囊，每日 3 次，每次 5 粒，先从 3 粒开始，逐渐加至 5 粒。遇感冒、腹泻停服，来另开方药，待调整后再服。

2010 年 5 月 14 日二十二诊：胶丸服完，一般情况正常，服药期间精神状态可，无外感、咳嗽出现，今年 4 月体检，除血糖 10.47mmol/L 仍高外，其他均在正常范围。浙二医院 CEA 示：在正常范围。CT 示：右肺纤维化灶无变化。要求继续服丸剂。目前症状不明显，纳、便正常，舌红，苔薄，脉细缓。先予引路。

处方：川黄连、生地黄、白茯苓、苦参、防己、川石斛各 12g，粉丹皮、鬼见羽、红景天、槐角、冬凌草各 15g，射干 6g，制黄精、淮山药、决明子、玉米须、煨葛根、桑椹子、野荞麦根、鸡血藤各 30g。14 剂，水煎两汁，分服。同时开出丸方。

2010 年 5 月 18 日开出第 4 次膏方。

患者已入耄耋之年，肝叶早薄，肝气早衰，气血不足，肝之疏泄条达失职，胆汁瘀积，熏蒸成砂石，郁火同时犯肺，终致肺燥。横犯脾胃，脾运失司，聚精成湿，灼炼成脂。沉积于肝，窜走脉络，气血受阻，痰湿互结走入肺络。肺失肃降，加重肺燥。经两年调治，诸症改善，血糖仍高，胆结石，右肺结节灶稳定，纳、便正常，舌红，苔薄，脉细缓。为巩固疗效，予益气固表，润肺软坚，泻胃利胆，柔肝养阴，补肾活血。制成胶囊缓调治。

处方：生黄芪 300g，生白术 120g，防己 150g，肺形草 300g，炒黄芩 150g，藤梨根 300g，猫人参 300g，蛇六谷 120g，生薏苡仁 300g，白桔梗 120g，桑白皮 120g，红景天 150g，皂角刺 90g，石见穿 120g，山慈菇 120g，煨葛根 300g，白蔹 120g，寒水石 150g，淡附子 120g，决明子 300g，鬼见羽 150g，嫩荷叶 150g，粉丹皮 150g，淮山药 300g，生地黄 120g，熟地黄 120g，仙灵脾 300g，槐角 150g，川芎 200g，桃仁 120g，冬瓜仁 300g，干芦根 300g，玉米须 300g，炒杜仲 120g，川续断 120g，砂仁 90g，蔻仁 90g，生枳壳 200g，川黄连 120g，苦参 100g，炙炮甲 90g，制首乌 300g，女贞子 200g，钩藤 200g，夏枯草 120g，潼蒺藜 120g，白蒺藜 120g，佛手片 120g，橘核 120g，橘络 120g，百合 300g。1 料，浸膏。西洋参 120g，山参 90g，苦丁茶 100g，桑椹子 200g，川贝母 120g，冬虫夏草 30g，蛤蚧 2 对，芦荟 50g，参三七 150g。

1 料，研粉。

以上浸膏和药粉共和匀制成胶囊，每日 3 次，每次 5 粒，先从 3 粒开始，逐渐加至 5 粒即可。遇感冒、腹泻停服，来另开方药，待调整后再服。

【按】结节性肺炎为西医病名，中医无此病名。其由结节病演化而来。因结节病是一种多脏器受累的肉芽肿性疾病，90% 以上有肺部改变。其为自限性疾病，预后良好，也会自然缓解。一般多依靠 CT 诊断，也有的从体检中发现。

本例原有糖尿病史，伴胆结石、脂肪肝、高血压。症状以咳嗽、咽部有痰为主，疑为肺癌而寻求中医治疗。患者有糖尿病，中医称"消渴"。病情在发展过程中，消渴病可伴 6 种并发症，肺痨是其中之一。古代虽对肺痨为痨虫而致，但对重症的肺疾病无法用其他手段证实，故把他证为肺痨。实际上则包括了多种肺疾病。故治疗应从多方面考虑，肺以辨病，其他病辨证，辨证与辨病相结合，为中西医结合的一个交点。此病案虽不能将结节完全消除，但能控制感染，稳定病灶，阻止其向肺癌发展，效果是明显的。

机化性肺炎

机化性肺炎（bronchiolitis obliterans with organizing pneumonia，BOOP）是 1985 年提出的新的疾病名称。其多为亚急性起病，表现为多发性肺炎；也可慢性起病，表现为弥漫性间质性肺炎型；还可表现为孤立性肺炎型，重者表现为急性进展型，类似急性呼吸窘迫综合征。

中医无类似病名，根据症状表现，采取审证求因之法，参考"发热""风温""咳嗽""喘证"等予以治疗，或可参考卫气营血辨证。其病因多为感受六淫之邪。肺首当其冲，肺失清肃，邪正相搏，可出现一系列表卫症状。西医治疗，多加用激素。如经治热势不减，或热邪充斥三焦，或热极伤阴，或湿浊蕴结，可从热化或从寒化。此举两例治疗如下。

案例

48. 阻塞性支气管炎伴机化性肺炎

赵某，女，63 岁，退休。门诊号：01124568。住院号：00401619。初诊时间：2004 年 2 月 14 日。

患者 1 月前无明显诱因出现咳嗽咳痰，痰色白、量少，持续性发热，无恶寒，体温波动于 37.5～39.5℃，发热以午后明显，半夜后出汗热稍退。病情逐渐加重，并伴气急，不能行走，精神软弱。入院体检：T 39.1℃，P 110 次/分钟，R 21 次/分钟，BP 115/73mmHg。全身浅表淋巴结未及，两下肺可闻及爆裂音，以右侧明显。无其他阳性体征。实验室检查：血常规：WBC 1.6×10^9，N 73.4%，IgE 93.7 kn/L，抗核抗体全套（－），CRP 132.3ng/L，ESR 140mm^3/h，RF 564IU/ML，生化基本正常。痰找抗酸杆菌、抗结核抗体 IgG、IgM（－）；痰培养示：白色念珠菌。胸片示：两肺弥漫性斑片状阴影，以右下肺明显。CT 示：两肺散在斑片状阴影，以肺外周近胸膜下明显，可见支气管充气征。气管镜及病理检查病理号：（401619）示：右下肺慢性炎症改变。胸穿示：少量脂肪横纹肌及纤维组织。先后予多种抗生素和大扶康治疗 40 余日，无效。诊为阻塞性支气管炎伴机化性肺炎，提出采用激素治疗，家属不同意，于 2004 年 2 月 24 日来我院门诊。

症见面色㿠白，精神软弱，发热前感到怕冷，用肛栓消炎痛，汗出热解，过后又开始发热，咳嗽痰多、色白、黏稠不畅，动则气急，胸闷心悸，稍头痛，纳差，大便正常，舌淡紫红，苔光，脉细弱。

脉证合参：久热伤阴，肺气、肺阴同亏，痰阻气道，病在少阳少阴之间。

治法：益气养阴，清热祛痰，扶正祛邪。

处方：青蒿、炒黄芩、肺形草、野荞麦根、鲜芦根各 30g，人参叶、浙贝母各 20g，银柴胡、枳壳、炙白薇、白桔梗、桑白皮、川石斛各 12g，苏叶 9g，淡竹叶 9g，皂角刺、薄荷（后下）各 9g。3 剂，水煎两汁，分服。嘱药后咳嗽可增多，痰也增多。若病情未加重可来人改方。

2 月 27 日二诊：来人改方。代诉：热势已下，白天 37.9℃，夜间 37.0～36.8℃，晨醒后汗出，口干减轻，大便两次，咳嗽增多，痰出量多、黄白相间，舌红，苔光。继续上方。

处方：青蒿、炒黄芩、肺形草、野荞麦根、鲜芦根各 30g，人参叶、浙贝母各20g，银柴胡、生枳壳、炙白薇、白桔梗、桑白皮、川石斛各12g，苏叶、淡竹叶、皂角刺、薄荷（后下）各9g。3剂。水煎两汁，分服。

3月7日三诊： 热势渐退，气阴未复，咳嗽增多，痰色黄稠，咽喉痛，纳差，汗出多，脚痛，大便1～2次，舌淡红、稍紫，苔稍起、薄少，脉细弦。肺热开始下降，阴液始增，正气未复，气道已通。

处方：青蒿、野荞麦根、肺形草、炒黄芩、鲜芦根各30g，人参叶、浙贝母各20g，银柴胡、白桔梗、桑白皮、川石斛、浮海石各12g，淡竹叶、皂角刺各9g，人中白、生枳壳各15g。7剂，水煎两汁，分服。嘱药后会咳嗽增多，痰量增加，是好现象，不要害怕。

3月10日四诊： 从3月9日开始，热基本消退，1周内有1次在37.3℃，近几天膝关节、肩关节、指关节疼痛，咳嗽消失，痰量减少，咽痛消除，出汗量减，纳增，大便正常，舌淡红，苔薄少，脉滑数。此为气道已通，温热袭肺已解，机体正气未复，湿邪尚留关节、肌筋。

处方：青蒿、肺形草、炒黄芩、豨莶草、鸡血藤各30g，人参叶、浙贝母各20g，川石斛、白桔梗、桑白皮、白芥子、羌活、独活各12g，银柴胡、淡竹叶、皂角刺各9g，芫荽15g。7剂，水煎两汁，分服。嘱复查生化全套和免疫全套。

3月17日五诊： 胸片：原右肺已成白肺，现明显吸收。血常规：正常。血沉120mm³/h。类风湿因子（RF）1∶350 IU/L，稍咳嗽，无痰，精神好转明显，纳食增加，胸闷、汗出已除，舌淡红，苔薄白，脉细缓。已出院。血沉120mm³/h。类风湿因子（RF）1∶450 IU/L。比住院时明显增高。说明肺之温邪虽解，但风热之邪早已逗留肌腠、筋络之中，不通则痛。改治则为祛风湿，通筋络，活血脉。

处方：肺形草、炒黄芩、豨莶草、天仙藤、鸡血藤各30g，人参叶、浙贝母各20g，白桔梗、川石斛、白芥子、羌活、独活各12g，芫荽15g，皂角刺9g。7剂，水煎两汁，分服。

3月24日六诊： 关节痛好转，但关节与手足怕冷，时胸闷心悸，纳、便正常，舌淡红，苔薄，脉细缓。阳气仍不能伸展，寒湿之邪仍窜走关节、肌腠之间。

处方：南沙参20g，寸麦冬、炒黄芩、川石斛、苏梗、苏木、薤白头、白芥子、羌活、独活、桑枝各12g，豨莶草、鸡血藤、天仙藤各30g，桂枝6g，皂角刺9g。7剂，水煎两汁，分服。

4月1日七诊：一般情况尚可，关节仍疼痛，怕冷颈板，胸闷、心悸除，已不用轮椅，舌淡红，苔薄白，脉细缓。

处方：南沙参20g，寸麦冬、枫斗、苏梗、苏木、白芥子、桑枝、羌活、独活各12g，五味子、桂枝各9g，豨莶草、煨葛根、鸡血藤、天仙藤、露蜂房各30g。14剂，水煎两汁，分服。

4月16日八诊：咳嗽消失，生活能够自理，关节仍有时酸痛，患者两年前曾因膝关节肿大积水行手术治疗（原因不详）。复查：血沉80mm^3/h，类风湿因子120 IU/L。考虑免疫功能低下时外邪犯肺而致发病，故继续调理治疗。

处方：西党参20g，寸麦冬、川石斛、白芥子、露蜂房、金毛狗脊各12g，五味子、桂枝、淡附子各9g，制玉竹15g，豨莶草、煨葛根、鸡血藤、桑椹子、仙灵脾各30g。30剂，水煎两汁，分服。

5月18日九诊：肺部病情稳定，胸闷、心悸未现，关节疼痛好转，生活正常，舌淡红，苔薄白，脉细缓。

处方：西党参20g，寸麦冬、川石斛、防风、菟丝子、金毛狗脊各12g，五味子、桂枝、淡附子各9g，制玉竹15g，豨莶草、煨葛根、鸡血藤、桑椹子、仙灵脾各30g。共30剂。水煎两汁，分服。或1剂服2天。夏天可停药，10月底再来调治（冬令调治）。

11月14日十诊：开出膏方。

花甲之年，因外邪犯肺，肃降失职，痰浊蕴结，阻塞气道，正邪相交，客于三焦，热伤肺阴，高热持续不下。经中药治疗，邪祛正虚，气阴难恢复，常见胸闷心悸，头晕乏力，心烦口燥，关节疼痛，步履困难，纳时好时差，大便正常，血沉和类风湿因子升高。舌淡红，苔少，脉细数。按秋冬养阴原则，治以益气养阴，健脾养血，温肾通络，活血祛瘀。冬令制成膏滋缓图之，以巩固疗效。

处方：人参叶200g，天冬120g，麦冬120g，五味子90g，煨葛根300g，炒天虫120g，苏木120g，苏梗120g，豨莶草300g，鸡血藤300g，川牛膝120g，川石斛120g，炒杜仲120g，潼蒺藜120g，白蒺藜120g，女贞子120g，川续断120g，南沙参300g，西党参200g，苦参100g，紫丹参300g，补骨脂120g，桑椹子300g，川桂枝100g，鹿角片80g，枸杞子300g，制黄精300g，明天麻120g，佛手片120g，陈皮90g。1料。水煎浓缩，加入龟甲胶500g，冰糖500g，黄酒半斤，收膏，储藏备用，早、晚各1匙，开水冲服，遇感冒、腹泻时停服。

后随访 1 年。病情一直稳定，第 2 年冬令之时再服膏滋药 1 料，至今身体健康，生活如常。

【**按**】 机化性肺炎（BOOP）西医治疗多早期足量使用糖皮质激素，每天强的松 40～60mg 或 1mg/kg。疗程 1 年。但复发率高达 58%。复发采用激素治疗仍有效。BOOP 在中医学可归于"咳嗽""喘证""外感发热"或"冬温""春温"等范畴。

此案受六淫之邪，正邪交争，火热充斥三焦，进而伤津耗液，导致气血亏虚，阴阳平衡失调。阴精虚耗而阴虚阳盛，水不制火，则午后发热，肺热蒸液成痰致痰热蕴肺，痰浊不化，肺失治节，则咳喘加剧，口干，脉滑数；气虚血瘀、阴亏津枯则舌淡紫；气阴两虚则舌淡红紫、泛苔、无光。病情发展到气阴两亏时，不能一味用清肺宣肺法，也不可一味补气生津。根据初诊症状，本病辨为气津两亏，痰热蕴于肺府，导致气道不通，呼吸不畅，故清热宣肺祛痰之时，佐益气养阴之法，以扶正祛邪。此例辨证要点在于，患者发热 60 天，不但肺阴亏虚，而且其他脏器也出现阴亏，此时的方药必须滋阴清热，故用参苏加减葳蕤汤扶正祛邪，使邪从汗解。若单纯解表发汗，不仅汗反不出，还会闭邪留寇，热不退深陷而发生变证。后阶段邪祛正弱，再予清热养阴，宣肺和胃调治。病程中出现关节红肿热痛，推断乃冬受寒湿之邪，春必发温。首诊面白神疲，且长期使用消炎痛栓，致汗出而热复起，为医源性津液亏虚。其加速了肺阴亏虚，无法滋润气道、气管、肺络。从西医病理学讲，气管内皮细胞干而塌陷、纤毛上的痰毯难以活动，故无法排痰，气道更阻。肺泡水液停聚影响通气和弥散，胸片示右肺已成白肺，故首张处方采用清、补、祛、养四法，而且重视舌象。舌淡紫泛嫩、苔光干乃气阴两虚之虚证，故急以救阴祛痰，即"扶正祛邪"，使痰出而气道通畅。阴复后出现痰量明显增多的现象，这时采用"通因通用"之法。经治疗，至四诊，正气恢复，肺阴肺气达到平衡，痰清道通。由于寒湿外透，故见关节肌腠疼痛怕冷之症，后期重加祛风通络之药而告愈。

49. 机化性肺炎伴真菌性肺炎和两肺多发支气管扩张伴局部空洞形成

娄某，男，62 岁，干部退休。门诊号：4010195。初诊时间：2011 年 6 月 16 日。

主诉：咳嗽反复 6 个月。

现病史：自 2011 年 1 月起，咳嗽发热，在当地治疗不解，于 3 月转邵逸夫医院，又经两个月治疗，仍发热，咳嗽有痰。2011 年 3 月 20 日 CT 示：两肺纹理稍增多，左上肺尖后段及左下肺背段见片状模糊影，大部分实变，两肺底心膈角处见少量纤维灶，余肺未见明显活动性病变，段以上支气管通畅，纵隔未见明显软组织块影。印象：①左肺感染灶对照 2011 年 3 月 2 日片病灶有所增大。②两肺底心膈角处少量纤维化。疑左肺占位，行穿刺。诊断：机化性肺炎，强的松 1 日 6 片，热退回当地医院治疗。1 个月后发热、咳嗽加重，再次入院治疗（2011 年 5 月 25 日）。

目前低退，咳嗽，痰黄灰相间、量多黏而不畅，伴胸痛，上楼气急明显。强的松 1 日 32mg，1 日 2 次。痰培养：白色念珠菌（霉菌），血糖高，面色灰暗，手脚皮疹红紫相间、量多、表面多油，纳一般，便调，寐安，舌淡紫红，苔白糜，脉滑数，尺肤热。CT：与 3 月 20 日片相仿。左上肺占位性病变。听诊：右下肺呼吸音无。

西医诊断：闭塞性机化性肺炎，真菌性肺炎。

中医诊断：发热，肺痈（痰热闭肺型），未成脓期。

脉证合参：感受风热或风寒之邪，未经表散，停留胸中，痰浊蕴结日久，熏蒸肺络而成。痰血互结，蕴酿成痈。经积极治疗，未能成痈，故本病界于表证与成脓之间。患者病达 6 个月，正气必虚，但肺热仍盛，故舌淡紫红，苔白糜。肺痈证舌多红或绛紫，苔多黄燥或黄厚，而今舌反淡紫，苔白糜，表明内有实热，但有寒化之变证。

治则：先清肺泄热，祛痰消痈，散瘀化湿。

方药：千金苇茎汤合蒿芩清胆加减。

处方：肺形草、鱼腥草、藤梨根、冬瓜仁、生薏苡仁、生侧柏叶各 30g，炒黄芩、浙贝母、青蒿各 20g，粉丹皮 15g，藿香、佩兰、炒莱菔子、桑白皮、桃仁、白芥子、浮海石、苏梗、苏木各 12g，白桔梗 9g。7 剂，水煎两汁，分服。嘱药后出汗、咳嗽、大便增多不要紧张。激素不撤。

6 月 29 日二诊：稍低热，面色灰暗，咳嗽稍增，痰色黄，未见痰血，胸闷改善，动则气急，纳可，便调，舌淡红紫泛，苔白厚糜，脉弦滑小数。

处方：肺形草、鱼腥草、藤梨根、冬瓜仁、生薏苡仁各 30g，炒黄芩、浙贝母各 20g，苏梗、苏木、白桔梗、桑白皮、桃仁、白芥子、浮海石、草果仁、藿香、佩兰、砂仁、蔻仁各 9g。7 剂，水煎两汁，分服。嘱痰量仍可增多。

7 月 6 日三诊：发热除，面色稍淡黄，咳嗽不显，痰黄浓稠，胸闷不显，上楼气急明显，纳、便正常，舌淡红紫泛，苔白厚糜，脉滑弦。强的松 1 日 6 片；佛利康唑 1 日 2 片；二甲双胍 1 日 3 次，1 次 2 片。治法加强动痰之药。

处方：肺形草、鱼腥草、冬瓜仁、生薏苡仁各 30g，炒黄芩、浙贝母各 20g，炒莱菔子、白桔梗、桑白皮、桃仁、草果仁、蛤壳、寒水石、藿香、苏梗、苏木、鬼见羽各 12g，川黄连 9g，肉桂 3g。7 剂，水煎两汁，分服。

7 月 12 日四诊：昨日突然咯鲜血两口，今转暗色、气极腥臭，痰色仍黄，开始转松，胸闷尚可，气急上楼仍明显，纳可，便调，舌红，苔白，脉细滑弦。强的松 1 日 6 片，佛利康唑 1 日 2 片，二甲双胍 1 日 3 次，1 次 2 片。

昨日咯血，表明病情已在成脓与溃脓之间，为血败肉腐、伤及肺络之表现。西医学认为乃肺从实变开始液化，听诊可闻及啰音。溃烂处与支气管交通，是毒邪外出之佳兆。治以清肺排脓，佐以凉血软坚。

处方：肺形草、炒黄芩、鱼腥草、藤梨根、冬瓜仁、生薏苡仁、生侧柏叶各 30g，白桔梗、桑白皮、桃仁、白芥子、寒水石、苏梗、苏木、草果仁、浮海石各 12g，浙贝母 20g，皂角刺 9g。7 剂，水煎两汁，分服。嘱药后痰量增多，或少量出血不要紧张，若出血多请西医用止血药。另白及粉 18g，川贝粉 6g，1 次量，不出血时吞 1 次量，出血时每日 2 次。

7 月 20 日五诊：邵逸夫医院（2011 年 7 月 12 日）CT 示：两肺纹理稍增多，左上肺尖后段和左下肺背段团块状高密度影，内见多个空洞及支气管充气征，两肺底心膈角处见少量纤维灶，余未见明显活动性病变，段以上支气管通畅，纵隔未见明显软组织块影。印象：左肺病变，机化性肺炎，较 2011 年 6 月 18 日片病灶变小，肺痈证确诊。腐败之物排出后病灶缩小。继服美卓乐 1 日 5 片，停佛利康唑、伊曲康唑、二甲双胍。

1 周中发热 1 次，药后热退，痰色黄、腥臭、色暗，胸闷除，气急仍存，手抖，纳食正常，大便偏干，舌淡红、紫乏，苔白厚糜除、中裂，脉浮大、数滑。

处方：肺形草、炒黄芩、鱼腥草、冬瓜仁、干芦根、生薏苡仁、红藤各 30g，姜半夏、桑白皮、白桔梗、桃仁、海蛤壳、草果仁、寒水石、炒莱菔子、浮海石各 12g，浙贝母 20g，皂角刺 9g，粉丹皮、制大黄各 15g。7 剂，水煎两汁，分服。

8 月 3 日六诊：周末发热，咳嗽不多，痰量减少、色白黄相间、腥臭味减，夜寐欠安，踝肿，胸闷隐痛，咳嗽时有气促，动则气急，纳可，便调，舌淡红紫，苔白厚腻，脉细滑。

处方：肺形草、炒黄芩、鱼腥草、冬瓜仁、生薏苡仁、干芦根、红藤、野荞麦根各30g，炒莱菔子、白桔梗、桑白皮、草果仁、天竺黄、浮海石、桃仁、制大黄各12g，浙贝母20g，皂角刺、肉果各9g，猪苓、白茯苓各15g。7剂，水煎两汁，分服。

8月10日七诊：10月8日复查CT：左肺病变，机化性肺炎较7月12日病灶变小（内多个空洞）。目前咳嗽不多，痰量减少、痰无臭味，胸闷尚可，气急仍动时明显，纳可，便调，舌淡红紫、边锯，苔白厚中黄，脉细滑右弱。

处方：肺形草、鱼腥草、冬瓜仁、生薏苡仁、干芦根、红藤各30g，炒黄芩、浙贝母各20g，炒莱菔子、白桔梗、桑白皮、桃仁、草果仁、寒水石、制胆星、藿香、佩兰各12g，粉丹皮、云雾草各15g，肉果、皂角刺各9g。7剂上。水煎两汁，分服。

8月17日八诊：强的松减为1日4片。咳嗽极少，痰量减、色转白、无气味，偶有米粒状咳出，现感乏力，疲劳思睡，纳、便正常，舌红淡紫红，苔厚薄黄，脉滑数。

处方：藿香、佩兰、姜半夏、炒苍术、茯苓、炒莱菔子、草果仁、制胆星各12g，炒黄芩、浙贝母各20g，砂仁、蔻仁、皂角刺、淡竹叶各9g，生薏苡仁、冬瓜仁、肺形草、藤梨根各30g，车前草15g，珠儿参4g。7剂，水煎两汁，分服。

8月24日九诊：病情开始稳定，咳嗽基本消失，痰白量少，胸闷未起，行走时仍气急，下肢稍浮肿，神倦乏力，纳、便正常，舌淡红紫，苔白厚，脉弦滑。

患者伏饮郁热已解，热毒也清，但寒化之饮仍未解，需脾阳充盛才可化解，故用升清脾气之法，加升麻，以升清益胃。

处方：藿香、佩兰、炒苍术、白茯苓、姜半夏、广郁金、生枳壳、炒莱菔子、飞滑石各12g，砂仁、蔻仁、皂角刺、淡竹叶各9g，生薏苡仁、肺形草、冬瓜仁、藤梨根各30g，车前草15g，炒黄芩20g，升麻3g。7剂，水煎两汁，分服。

9月1日十诊：咳嗽不多，痰少，胸闷尚可，纳可，便调，下肢浮肿减轻，舌红紫，苔厚，脉细小弦滑。

处方：藿香、佩兰、炒苍术、姜半夏、生枳壳、制胆星、广郁金、桃仁、乌玄参、飞滑石各12g，白茯苓15g，肺形草、冬瓜仁、生薏苡仁、藤梨根各30g，皂角刺、淡竹叶各9g，炒黄芩20g，升麻3g。7剂，水煎两汁，分服。

9月7日十一诊：面色潮红，咳嗽除，痰量极少，下肢仍轻度浮肿，神疲倦怠，纳、便正常，舌淡紫红，苔白厚，脉弦滑。

处方：藿香、佩兰、炒苍术、姜半夏、制胆星、白芥子、桃仁各12g，白茯苓、车前草各15g，肺形草、冬瓜仁、藤梨根、生薏苡仁各30g，炒黄芩20g，皂角刺9g，川黄连6g，肉桂、升麻各3g。7剂，水煎两汁，分服。

9月14日十二诊：从9月10日起强的松改1日3.5片。1月来未发热，咳嗽基本除，咽部黏，时痰色白，面潮红除，下肢浮肿消失，无胸闷，上楼仍气急，纳、便正常，舌淡红，苔白稍厚，脉弦滑。

处方：藿香、佩兰、桑叶、炒苍术、白茯苓、炒莱菔子、桃仁、白芥子、广木香、草果仁各12g，肺形草、生薏苡仁、冬瓜仁、藤梨根、干芦根各30g，炒黄芩20g，皂角刺9g，车前草15g。7剂，水煎两汁，分服。

9月21日十三诊：咳嗽未起，痰晨起色白，面潮红又起，上楼仍气急，夜尿4次，下肢又稍浮肿，纳、便正常，舌淡红紫，苔白厚，脉细滑。

处方：藿香、佩兰、炒苍术、白茯苓、桃仁、炒莱菔子、白芥子各12g，肺形草、冬瓜仁、藤梨根、干芦根、生薏苡仁各30g，炒黄芩20g，皂角刺9g，升麻3g，川黄连6g，肉桂3g。7剂，水煎两汁，分服。

9月28日十四诊：肺部病情基本稳定，咳嗽未起，痰无，面红，胸闷无，上楼气急，汗少，纳可，舌紫，苔白中裂，脉细滑。

阶段性脉证合参：痰热基本清除，痰色转白，肺气仍上逆难降，胸闷、气急未解；肺气虚开始涉及脾肾，水液调节失职，气不化水，聚液外溢而致水肿。水火不济则上实下虚面红如油。清肺化浊之中佐以交通心肾，以水火相济。原方加交泰丸。

处方：防风、皂角刺9g，藿香、佩兰、炒苍术、生白术、炒莱菔子、桃仁、白芥子、肉果、苏梗、苏木各12g，肺形草、生薏苡仁、冬瓜仁、藤梨根、干芦根各30g，炒黄芩20g，川黄连6g，肉桂、升麻各3g。7剂，水煎两汁，分服。

10月5日十五诊：病情一直较稳定，面色潮红改善，出汗不多，纳可，便烂，舌淡紫红，苔白厚，脉细滑。强的松减至1日3.25片。

处方：肺形草、冬瓜仁、生薏苡仁、干芦根、藤梨根各30g，炒黄芩20g，藿香、佩兰、炒白术、炒苍术、炒莱菔子、桃仁、白芥子、肉果、寒水石各12g，防风、皂角刺各9g，生枳壳15g。7剂，水煎两汁，分服。

10月12日十六诊：减强的松1日3.25片。昨日稍发热，晨起恶心，呕吐清水，咳嗽稍起，痰白量少、稠黏咽痒，纳食一般，便调，尺肤潮热，舌淡红紫，苔白厚，脉滑数。治以疏解表邪，和胃理气。

处方：青蒿、干芦根、神曲各15g，藿香、香薷、炒莱菔子、草果仁、姜半夏、佛手片肉果各12g，炒黄芩20g，肺形草、生薏苡仁、蒲公英、藤梨根各30g，姜竹茹6g，薄荷（后下）、蔻仁各9g。7剂，水煎两汁，分服。

10月18日十七诊：低热第2天即解，咳嗽较前增多，痰白量少、黏稠不畅，恶心除，胸闷又起，动则气急，纳食一般，大便正常，舌淡红紫，苔白稍厚，脉弦滑。两肺呼吸音减弱。

处方：防风、皂角刺各9g，炒黄芩、浙贝母各20g，生枳壳15g，炒莱菔子、桃仁、藿香、佩兰、炒白术、苍白术、绿梅花、寒水石各12g，肺形草、生薏苡仁、冬瓜仁、藤梨根、干芦根、仙灵脾各30g。7剂，水煎两汁，分服。

10月25日十八诊：咳嗽不多，痰无，行走后乏力，动则气急，纳一般，便调，舌淡红紫，苔白，脉滑数。

处方：藿香、佩兰、炒白术、炒苍术、桃仁、炒莱菔子、白芥子、肉果、生枳壳、绿梅花各12g，防风、皂角刺各9g，肺形草、生薏苡仁、冬瓜仁、干芦根、藤梨根、仙灵脾各30g，炒黄芩20g。7剂，水煎两汁，分服。

11月1日十九诊：昨日外感发热、38.5℃，经抗生素及中成药治疗热退，今晨37.7℃，畏寒发热，咳嗽增多，痰量增多、带棕褐色，夜间喉间痰鸣，鼻涕清水状，纳一般，便调，舌淡红紫，苔白，脉浮细滑。

原有肺疾受外邪引动，贮存在脉络之中的腐肉随之外排，故痰见似血样物，这与外痈一样。经治组织内细胞会自行修复，修复过程中内皮细胞脱落多会出血，如在内脏则会大出血。紧要的是预防，嘱患者多加注意。治以清肺祛痰，凉血止血。

处方：肺形草、炒黄芩、野荞麦根、冬瓜仁、生薏苡仁、干芦根、青蒿、藤梨根、生侧柏叶、红藤、银花炭各30g，桑叶、桑白皮、寒水石、浮海石、浮萍各12g，浙贝母20g，桃仁、粉丹皮、紫草、嫩荷叶各15g，荆芥、淡竹叶、薄荷（后下）9g。7剂，水煎两汁，分服。川贝粉6g，白及粉18g，1次量，14剂，分吞。

11月4日二十诊：杭州余杭区第三人民医院11月2日血常规：C-反应蛋白↑39.7mg/L，WBC↑11.13×10⁹/L，N↑8.7×10⁹/L，平均血红蛋白含量

↑35.6pg，红细胞平均体积↑100.1cfl。

自服抗生素和原来的感冒方药后昨日热退，咳嗽反增加，咽痒，痰多黄黑相间、白少，胸闷气急，鼻塞清涕，全身汗出，胃反酸，纳差，便成形、1日1次，舌红紫，苔白腻，脉细滑数。

处方：肺形草、炒黄芩、野荞麦根、冬瓜仁、生薏苡仁、干芦根、生侧柏叶、红藤各30g，青蒿、浙贝母各20g，桃仁、丹皮、紫草、嫩荷叶各15g，桑叶、桑白皮、寒水石、浮海石、白芥子、浮萍各12g。7剂，水煎两汁，分服。

11月8日二十一诊：咳嗽增加，痰白黄相间、黏稠量多、血未见，夜间时咳，咽痒，气急，鼻塞清涕，胸前汗出，纳差，大便1日1次、成形，舌淡红边紫，苔白腻，脉细滑数。

处方：肺形草、炒黄芩、野荞麦根、鱼腥草、冬瓜仁、生薏苡仁、干芦根、生侧柏叶、红藤、稽豆衣各30g，浙贝母20g，桃仁、粉丹皮、黛蛤散、紫草、嫩荷叶各15g，桑白皮、寒水石、浮海石、桑叶、浮萍、白芥子、碧桃干、山慈菇各12g，白桔梗9g。7剂，水煎两汁，分服。

11月15日二十二诊：咳嗽减轻，夜间仍咳，痰多色黄，胸闷气急，鼻流清涕，胸前汗出，纳差，便1日1次、成形，舌淡红边紫，苔白腻，脉细滑数。

处方：炒黄芩、野荞麦根、鱼腥草、生薏苡仁、冬瓜仁、干芦根、生侧柏叶、红藤各30g，浙贝母20g，桃仁、粉丹皮、嫩荷叶、黛蛤散（包）、紫草各15g，桑白皮、寒水石、浮海石、桑叶、浮萍、白芥子、碧桃干、山慈菇、炒谷芽、炒麦芽各12g，白桔梗9g。7剂，水煎两汁，分服。

11月22日二十三诊：咳嗽减少，夜咳除，咽痒消失，痰色黄、量多，动后气急，流清涕，胸前汗出减少，纳差改善，大便1日1次、成形，舌淡红边紫，苔白腻，脉细滑数。

处方：肺形草、炒黄芩、野荞麦根、鱼腥草、冬瓜仁、生薏苡仁、干芦根、红藤各30g，浙贝母20g，桃仁、粉丹皮、嫩荷叶、黛蛤散（包）、桃仁各15g，白桔梗9g，桑叶、桑白皮、寒水石、草果仁、白芥子、山慈菇、肉果、浮海石各12g。7剂，水煎两汁，分服。

11月29日二十四诊：咳嗽已少，痰仍色黄量多，动则气急，胸前汗出明显减少，纳增，大便1日1次、成形，舌淡红边紫，苔白腻，脉细滑数。

处方：桑叶、白芥子、桑白皮、寒水石、浮海石、草果仁、山慈菇、肉果、炒莱菔子各12g，浙贝母20g，肺形草、炒黄芩、野荞麦根、冬瓜仁、生薏苡仁、干芦根、红藤各30g，桔梗9g，桃仁、粉丹皮、黛蛤散（包）、嫩荷叶各15g。7剂，水煎两汁，分服。

12月6日二十五诊：偶然咳嗽，痰色黄白相间、量少，活动后或上楼气急，汗出正常，纳差，大便1日1次，舌淡红边紫，苔白腻，脉细滑数。

处方：肺形草、炒黄芩、野荞麦根、鱼腥草、冬瓜仁、生薏苡仁、干芦根、红藤各30g，浙贝母、仙灵脾各20g，桑白皮、寒水石、浮海石、白芥子、草果仁、山慈菇、肉果、炒莱菔子、苏梗、苏木各12g，白桔梗9g，黛蛤散（包）、桃仁各15g。7剂，水煎两汁，分服。

12月13日二十六诊：美卓乐仍1日3.25片，咳嗽基本消失，痰色白多黄少，胸闷除，活动后或上楼气急，纳差，大便1日1次，舌淡红边紫，苔白腻，脉细滑数。

处方：肺形草、炒黄芩、野荞麦根、鱼腥草、干芦根、红藤、仙灵脾、冬瓜仁、生薏苡仁各30g，桃仁15g，桑白皮、寒水石、浮海石、白芥子、草果仁、山慈菇、苏梗、苏木、肉果、炒莱菔子各12g，白桔梗、淡附子各3g。7剂，水煎两汁，分服。

12月19日二十七诊：痰浊未化尽，咳嗽基本消失，时见咖啡样痰，胸闷、气急好转，纳可，便调，舌淡红紫，苔白根黄、中裂，脉细滑。

处方：炒苍术、桑白皮、桃仁、草果仁、浮海石、海蛤壳各12g，防风、王不留行子各9g，肺形草、野荞麦根、鱼腥草、藤梨根、生薏苡仁、冬瓜仁、干芦根、仙灵脾各30g，浙贝母15g。7剂，水煎两汁，分服。

12月27日二十八诊：痰浊初化，偶尔咳嗽，仍时见咖啡样痰，胸闷尚可，气急动则加剧，纳可，便调，舌淡红紫，苔白，脉细滑。

处方：炒苍术、桑白皮、桃仁、草果仁、浮海石、海蛤壳、白芥子各12g，防风、王不留行子各9g，肺形草、野荞麦根、鱼腥草、藤梨根、生薏苡仁、冬瓜仁、干芦根、仙灵脾各30g，浙贝母15g。7剂，水煎两汁，分服。

2012年1月3日二十九诊：痰浊时起时伏，咳嗽极少，痰色转白，胸闷除，活动后气急，纳可，便调，1日小便五六次，寐易醒、难入，舌淡红边紫，苔白腻，脉细滑。

处方：防风、王不留行子各9g，肺形草、野荞麦根、鱼腥草、藤梨根、生薏苡仁、冬瓜仁、干芦根、仙灵脾各30g，藿香、佩兰、炒苍术、桑白皮、桃仁、浙贝母、肉果、浮海石、海蛤壳各12g。7剂，水煎两汁，分服。

1 月 10 日三十诊：医院复查（2012 年 1 月 5 日），CT：两肺纹理稍增多，左上肺尖后段及左下肺背段团块状高密度影，内见多个空洞及支气管充气征，两肺底心膈角处见少量纤维灶，上肺透亮度增加，余肺未见明显活动性病变，段以上支气管通畅，内小淋巴结显示，后纵隔可见钙化灶。印象：①左肺病变，较 2011 年 8 月 8 日片病灶变小空洞明显；②两上肺气肿改变。

湿浊仍未化清，咳嗽稍增加，痰黄浓，清涕，咽痒，胸闷无，活动时仍气急，纳可，便调，小便 1 日 5 ~ 6 次，夜寐安，舌淡红边紫，苔白腻，脉细滑。

处方：苏叶、荆芥、王不留行子各 9g，薄荷（后下）6g，神曲 15g，炒黄芩 20g，肺形草、野荞麦根、鱼腥草、藤梨根、生薏苡仁、冬瓜仁、干芦根各 30g，桑白皮、桃仁、浙贝母、肉果、浮海石、海蛤壳、寒水石、藿香、佩兰各 12g。7 剂，水煎两汁，分服。

1 月 17 日三十一诊：咳嗽稍增，痰色白黄相间，量减少，鼻涕清少，易受凉，咽痒而咳，动则气急加剧，纳可，便调，寐安，舌淡红边紫，苔白腻，脉细滑。

处方：肺形草、野荞麦根、鱼腥草、藤梨根、生薏苡仁、冬瓜仁、干芦根各 30g，炒黄芩 20g，藿香、佩兰、桑白皮、桃仁、浙贝母、肉果、浮海石、海蛤壳、寒水石各 12g，王不留行子 9g，神曲 15g。7 剂，水煎两汁，分服。

1 月 31 日三十二诊：咳嗽又增，痰色转白，量多、时紫暗色淡，昨日眼红，咽痒而咳，气急活动后明显，纳可，便调，小便正常，寐安，舌淡红边紫，苔白腻，脉细滑数。

处方：苏叶、木蝴蝶、王不留行子各 9g，神曲、黛蛤散（包）各 15g，肺形草、野荞麦根、藤梨根、生薏苡仁、冬瓜仁、干芦根各 30g，炒黄芩、佛耳草各 20g，桑白皮、桃仁、浙贝母、肉果、浮海石、寒水石、藿香、佩兰各 12g，薄荷（后下）6g。7 剂，水煎两汁，分服。

2 月 7 日三十三诊：美卓乐改 1 日 3 片（2012 年 1 月 23 日起），湿浊未净，咽痒而咳嗽，痰色黄稠，气急改善，纳可，便调，寐安，舌淡红边紫，苔白腻，脉细滑数。

处方：炒黄芩 20g，神曲、黛蛤散（包）、桃仁各 15g，肺形草、野荞麦根、鱼腥草、藤梨根、生薏苡仁、冬瓜仁、干芦根各 30g，桑白皮、浙贝母、肉果、浮海石、苏梗、苏木、寒水石、地骨皮各 12g，王不留行子、木蝴蝶各 9g。7 剂，水煎两汁，分服。

2月14日三十四诊：遇咽痒而阵咳，痰色黄伴腥臭味，气急改善，纳可，便调，寐安，舌淡红紫，苔白腻罩黄，脉细滑数。

处方：生白术、炒苍术、桑白皮、白桔梗、浙贝母、肉果、浮海石、寒水石、地骨皮各12g，防风、王不留行子、木蝴蝶各9g，炒黄芩20g，肺形草、野荞麦根、鱼腥草、藤梨根、生薏苡仁、冬瓜仁、红藤、干芦根各30g，桃仁15g。7剂，水煎两汁，分服。

2月21日三十五诊：病情稳定，遇咽痒而阵咳，痰色黄，伴腥臭味，气急好转，胃脘隐痛，纳可，便调，舌淡红、边紫，苔白腻上黄，脉细沉滑数。

处方：人参叶、桃仁各15g，炒苍术、桑白皮、浙贝母、肉果、浮海石、寒水石、佛手片、绿梅花各12g，防风、王不留行子9g，肺形草、野荞麦根、炒黄芩、鱼腥草、藤梨根、生薏苡仁、冬瓜仁、干芦根、仙灵脾、蒲公英各30g。7剂，水煎两汁，分服。

2月28日三十六诊：遇咽痒而阵咳，痰色黄量多，伴腥臭味，气急尚可，胃痛解，纳欠香，便调，寐安，舌淡红，苔白腻，脉细滑数。

处方：人参叶、桃仁各15g，炒苍术、桑白皮、白桔梗、浙贝母、浮海石、寒水石、佛手片、绿梅花、地肤子各12g，防风9g，肺形草、野荞麦根、炒黄芩、鱼腥草、藤梨根、生薏苡仁、冬瓜仁、干芦根、仙灵脾各30g。7剂，水煎两汁，分服。

3月6日三十七诊：痰浊蕴结肺络，痰色仍黄、量少、伴腥臭味，气急尚可，胸闷未见，胃痛除，纳可，便调，血糖仍偏高，舌淡红边紫，苔白腻中淡黄，脉细滑数。

处方：太子参、桃仁15g，川黄连、防风、王不留行子各9g，肺形草、野荞麦根、炒黄芩、佛耳草、藤梨根、生薏苡仁、冬瓜仁、仙灵脾各30g，炒苍术、桑白皮、浙贝母、肉果、浮海石、地骨皮、佛手片、鬼见羽、白鲜皮、制香附各12g。7剂，水煎两汁，分服。

3月13日三十八诊：美卓乐改1日2.5片，湿浊仍难化，仍咽痒而阵咳，痰色黄量少，伴腥臭味，气急胸闷尚可，纳可，便调，舌红淡紫，苔白腻中淡黄，脉细滑数。

处方：南沙参、肺形草、野荞麦根、炒黄芩、鱼腥草、藤梨根、生薏苡仁、冬瓜仁、红藤、仙灵脾各30g，炒苍术、桑白皮、浙贝母、肉果、浮海石、寒水石、白芥子、鬼见羽、佛手片各12g，防风、川黄连、王不留行子各9g，桃仁15g。7剂，水煎两汁，分服。

3 月 27 日三十九诊：激素 1 日 2.5 片（3 月 7 日起），咳嗽基本消失，有时咽痒阵作，痰色仍黄、量减少，伴腥臭味，胸闷气急动则明显，纳可，便调，舌偏红边紫，苔白腻，脉细滑数。

处方：太子参、炒苍术、桑白皮、浮海石、寒水石、鬼见羽、生枳壳、白芥子各 12g，防风、王不留行子、川黄连各 9g，肺形草、野荞麦根、炒黄芩、鱼腥草、藤梨根、生薏苡仁、冬瓜仁、仙灵脾、桑椹子各 30g，桃仁 15g，淡附子 3g。7 剂，水煎两汁，分服。

4 月 3 日四十诊：遇咽痒而阵咳，痰色转白、量少，伴腥臭味，胸闷气急动则明显，纳、便正常，舌红淡紫，苔白腻，脉细滑数。

经治能咳出大量黄脓腥臭之痰，表明肺内蕴结腐败之物随肺气升降在排出，故 CT 提示：两肺出现多个空洞。说明正气渐复，未撤除激素，仍有肝损害和血糖升高的副作用。继续原法加减，增加温药和之。

处方：炒苍术、桑白皮、浮海石、寒水石、鬼见羽、生枳壳、白芥子各 12g，防风、王不留行子、川黄连各 9g，肺形草、野荞麦根、炒黄芩、鱼腥草、藤梨根、生薏苡仁、冬瓜仁、仙灵脾、桑椹子各 30g，太子参、桃仁各 15g，淡附子 6g。7 剂，水煎两汁，分服。

4 月 17 日四十一诊：病情开始稳定，咳嗽基本消失，偶尔咽痒而咳，痰少、色白，伴腥臭味，气急动则仍作，胸闷除，纳可，便调，舌偏红淡紫，苔白厚根腻，脉细滑数。

处方：炒苍术、桑白皮、浮海石、寒水石、鬼见羽、生枳壳、白芥子各 12g，防风、王不留行子、川黄连 9g，肺形草、野荞麦根、炒黄芩、红藤、藤梨根、生薏苡仁、冬瓜仁、仙灵脾、桑椹子各 30g，太子参、桃仁各 15g，参三七、淡附子各 6g。7 剂，水煎两汁，分服。

4 月 24 日四十二诊：4 月 19 日外感发热，服备方中药后热退，22 日发热又起（38.9℃），用西药后热退，目前咳嗽增多，痰白量增，胸闷、气急如前，纳差，便干，寐差，舌淡红、边紫，苔白腻中黄，脉细滑。

处方：苏叶、王不留行子、薄荷（后下）各 9g，神曲、浙贝母、桃仁各 15g，青蒿、肺形草、野荞麦根、炒黄芩、鱼腥草、藤梨根、生薏苡仁、冬瓜仁各 30g，桑白皮、寒水石、浮海石、佛手片、苏梗、苏木、鬼见羽各 12g。7 剂，水煎两汁，分服。

5 月 1 日四十三诊：第 2 天热除，咳嗽增多，痰转淡黄，稍有腥臭，胸闷、气急未见，纳差，便调，寐安，舌淡红紫，苔白腻中黄，脉细缓。

处方：神曲 15g，肺形草、野荞麦根、炒黄芩、鱼腥草、藤梨根、生薏苡仁、冬瓜仁各 30g，射干 9g，浙贝母、桃仁、寒水石各 15g，桑白皮、浮海石、王不留行子、佛手片、苏梗、苏木、制香附、炒莱菔子、鬼见羽各 12g。7 剂，水煎两汁，分服。

5 月 8 日四十四诊：5 月 5 日又外感发热（37.7℃），西医用药后热仍未退，咳嗽增加，痰色黄增多，胸闷气急无，纳差，便调，寐安，舌红，苔白腻，脉细浮。

处方：苏叶、前胡、柴胡、射干、荆芥各 9g，神曲、浙贝母、桃仁、寒水石、鸡内金各 15g，薄荷（后下）6g，青蒿、肺形草、野荞麦根、炒黄芩、鱼腥草、藤梨根、生薏苡仁、冬瓜仁各 30g，大豆卷、玄参、桑白皮、浮海石、佛手片各 12g。7 剂，水煎两汁，分服。

5 月 15 日四十五诊：服药后第 3 天热退，咳嗽增加，痰色黄、量增多、伴腥臭，纳差，便调，寐安，舌红紫泛，苔白腻，脉细缓。

处方：神曲、青蒿各 15g，肺形草、野荞麦根、炒黄芩、鱼腥草、藤梨根、生薏苡仁、冬瓜仁、红藤各 30g，浙贝母、寒水石、人中白、桃仁各 15g，苦参、桑白皮、浮海石、佛手片各 12g，紫草、地骨皮各 15g。7 剂，水煎两汁，分服。

5 月 22 日四十六诊：发热未起，咳嗽稍减，痰色黄黏不畅，纳差，便调，舌红，苔白腻，脉细缓。

处方：肺形草、野荞麦根、炒黄芩、鱼腥草、藤梨根、生薏苡仁、冬瓜仁、红藤各 30g，苦参、桑白皮、浮海石、炒苍术、佛手片、绿梅花、白芥子各 12g，浙贝母、桃仁、寒水石、鸡内金、白茯苓、粉丹皮各 15g，防风 9g。7 剂，水煎两汁，分服。

5 月 29 日四十七诊：发热未起，咳嗽减少，咽红痛痒，痰白黄相间、量少，纳增，便干，寐多梦，舌红淡紫，苔白中腻，脉细缓。

阶段性脉症合参：近阶段反复发热，因内有湿浊，外受六淫之邪诱发，表明肺、脾、肾三脏仍失于协调，发热是邪正相搏的表现，故也说明正气在本年度渐渐恢复。每次热后痰量增多表明肺络内的腐败之物向外排出，此为佳兆。

处方：防风 9g，肺形草、野荞麦根、炒黄芩、鱼腥草、藤梨根、生薏苡仁、冬瓜仁、仙灵脾各 30g，人参叶、人中白、桃仁、浙贝母、寒水石、白茯苓、粉丹皮、鸡内金各 15g，炒苍术、苦参、桑白皮、浮海石、佛手片、绿梅花、地骨皮各 12g。7 剂，水煎两汁，分服。

6 月 5 日四十八诊：咳嗽减少，咽红改善，痰色黄白相间，胸闷、气急未见，纳增，便偏干，1 日 1 次，寐安，舌红边紫，苔白中腻，脉细缓。

处方：防风 9g，肺形草、野荞麦根、炒黄芩、鱼腥草、藤梨根、生薏苡仁、红藤各 30g，炒苍术、苦参、桑白皮、浙贝母、浮海石、寒水石、佛手片、绿梅花各 12g，人参叶、桃仁、车前草、鸡内金、粉丹皮、人中白各 15g。7 剂，水煎两汁，分服。

6 月 12 日四十九诊：咽痒而咳，痰色黄白相间，纳可，便调，寐安，舌淡红紫、苔白中黄腻，脉细数。

处方：防风 9g，肺形草、野荞麦根、炒黄芩、鱼腥草、藤梨根、生薏苡仁、冬瓜仁、红藤、仙灵脾各 30g，人参叶、桃仁、人中白、车前草、地骨皮、粉丹皮、寒水石各 15g，苦参、桑白皮、炒苍术、浙贝母、浮海石、佛手片、绿梅花各 12g，淡附子 3g。7 剂，水煎两汁，分服。

6 月 19 日五十诊：咽痒改善，咳嗽减少，痰白黄相间，纳可，便调，寐安，舌淡红紫，苔白、中黄腻，脉细滑。

处方：人参叶、肺形草、野荞麦根、炒黄芩、鱼腥草、藤梨根、冬瓜仁、红藤、生薏苡仁、仙灵脾各 30g，桃仁、寒水石、车前草、粉丹皮、人中白各 15g，炒苍术、苏梗、苏木、桑白皮、浮海石、佛手片、绿梅花各 12g，淡附子 6g，防风 9g。7 剂，水煎两汁，分服。

6 月 26 日五十一诊：咽痒而咳嗽，痰色黄，伴腥臭量少，纳可，便调，寐安，舌淡红紫，苔白、中黄腻，脉细沉小数。

处方：太子参、桃仁、寒水石、粉丹皮、人中白各 15g，肺形草、野荞麦根、炒黄芩、鱼腥草、藤梨根、生薏苡仁、冬瓜仁、红藤、仙灵脾各 30g，炒苍术、桑白皮、浮海石、佛手片、绿梅花、生枳壳各 12g，淡附子 6g，防风、陈皮各 9g。7 剂，水煎两汁，分服。

7 月 3 日五十二诊：咳嗽增加 2 天，音嘶，咽痒增，痰色白、伴腥臭，纳可，便调，寐醒后难入睡，舌淡红、边紫，苔白、中黄腻，脉细小数。

处方：神曲、浙贝母、桃仁、粉丹皮、寒水石、人中白、车前草各 15g，淡豆豉、炒苍术、藿香、桑白皮、浮海石、白芥子、生枳壳、佛手片各 12g，人参叶、肺形草、野荞麦根、炒黄芩、鱼腥草、藤梨根、生薏苡仁、仙灵脾各 30g，淡附子 6g，陈皮 9g。7 剂，水煎两汁，分服。

7 月 6 日五十三诊：邵逸夫医院（2012 年 7 月 5 日）CT：左肺上叶后段

舌叶及左肺下叶背段肺野内可见多发团片状含空腔影，呈蜂窝状，病灶周围可见片状稍高密度影，两肺下叶后段可见支气管管壁增厚，管腔扩张，纵隔窗可见病灶内少许钙化，纵隔内可见多发淋巴结影，部分钙化。印象：两肺多发支气管扩张伴空洞形成。考虑合并感染。

发热已 4 天，恶风怕冷，汗出，咳嗽未增，咽痒明显，气急胸闷，纳食欠香，便调，唇绀，舌紫红，苔白厚，脉细数。

处方：青蒿、野荞麦根、鱼腥草、鲜芦根各 30g，人参叶、神曲各 15g，炒黄芩 20g，苏叶、软柴胡、前胡、荆芥、白桔梗各 9g，桑白皮、浙贝母、淡豆豉、牛蒡子、佩兰、藿香各 12g。7 剂，水煎两汁，分服。

7 月 10 日五十四诊：发热 6 天，经服中药及住院治疗，今体温 37.6℃，出汗，咳嗽增，痰多白，气急，纳欠香，便稀 1 日 2 次，唇绀，舌淡红紫，苔白厚，脉浮数。

处方：人参叶、制玉竹各 15g，苏叶、荆芥、软柴胡、前胡、白桔梗各 9g，青蒿、鱼腥草、野荞麦根、炒黄芩、鲜芦根各 30g，香薷、藿香、佩兰、桑白皮、浙贝母、淡豆豉、牛蒡子、炙白薇、苏子各 12g。7 剂，水煎两汁，分服。

7 月 17 日五十五诊：发热未起，咳嗽未增，痰色白稀、量减少，咽痒，喷嚏，清涕，胸闷，气急改善，纳一般，便调，唇绀，面色晦暗，舌淡红紫，苔白腻，脉滑小数。血糖空腹正常，2 小时后血糖高达 18mmol/L。

处方：防风、川黄连各 9g，制玉竹、神曲、桃仁各 15g，肺形草、鱼腥草、野荞麦根、生薏苡仁、鲜芦根各 30g，炒黄芩 20g，炒苍术、白桔梗、桑白皮、浙贝母、藿香、佩兰、炙白薇、浮海石、鬼见羽、制胆星、浮萍各 12g。7 剂，水煎两汁，分服。

7 月 24 日五十六诊：咳嗽与痰除，咽痒、喷嚏、清涕均消失，胸闷未起，气急动则加剧，纳可，便调，唇绀，面色晦暗，舌淡红紫，苔白腻，脉细滑小数。血糖空腹正常，2 小时后血糖达 18mmol/L。

处方：人参叶、制玉竹、桃仁各 15g，炒黄芩 20g，白桔梗、防风、川黄连各 9g，肺形草、野荞麦根、鱼腥草、生薏苡仁、鲜芦根、冬瓜仁、红藤各 30g，炒苍术、桑白皮、藿香、佩兰、炙白薇、浮海石、鬼见羽、制胆星、浮萍各 12g，淡附子 3g。7 剂，水煎两汁，分服。

7 月 31 日五十七诊：咳嗽与痰均除，咽痒好转，偶喷嚏，气急动则加剧，纳可，便调，唇绀，面色萎黄，舌淡红紫，苔白腻，脉细滑小数。血糖空腹正常。

处方：炒黄芩20g，藿香、佩兰、炒苍术、桑白皮、炙白薇、寒水石、鬼见羽、制胆星、浮萍、山慈菇各12g，人参叶、肺形草、野荞麦根、鱼腥草、生薏苡仁、鲜芦根各30g，制玉竹、桃仁各15g，淡附子6g，防风、白桔梗、川黄连各9g，升麻3g。7剂，水煎两汁，分服。

8月7日五十八诊：美卓乐改1日5片（1/8起），咳嗽又增，痰无，咽痒，偶喷嚏，气急尚可，纳可，便调，唇绀，面色萎黄，舌淡红紫，苔白薄腻，脉细滑小数。血糖空腹正常，2小时后血糖9.8~10.2mmol/L。

处方：白桔梗、防风、木蝴蝶、川黄连各9g，人参叶、肺形草、野荞麦根、鱼腥草、生薏苡仁、鲜芦根各30g，炒黄芩20g，桃仁、人中白、制玉竹各15g，藿香、佩兰、炒苍术、桑白皮、炙白薇、寒水石、鬼见羽、制胆星、浮萍、山慈菇各12g。7剂，水煎两汁，分服。

8月14日五十九诊：时咽痒而咳嗽，痰无，偶喷嚏，气急尚可，纳可，便调，唇绀，面转润，舌淡红、紫泛，苔白腻，脉细滑小数。血糖未测。

处方：南沙参、桃仁、人中白各15g，肺形草、野荞麦根、鱼腥草、生薏苡仁、冬瓜仁、鲜芦根各30g，炒黄芩20g，炒苍术、桑白皮、寒水石、鬼见羽、制胆星、浮萍、山慈菇各12g，淡附子3g，白桔梗、射干、川黄连、防风、木蝴蝶各9g。7剂，水煎两汁，分服。

8月21日六十诊：时咽痒而咳，喷嚏除，气急尚可，纳可，便调，唇绀，面色偏白带灰，舌淡红、紫泛，苔白腻，脉细滑小数。空腹血糖：4.6mmHg，餐后血糖：6.4mmHg。

处方：北沙参、桃仁、人中白、寒水石各15g，白桔梗、木蝴蝶、防风、防己、川黄连各9g，炒黄芩20g，肺形草、野荞麦根、鱼腥草、生薏苡仁、鲜芦根、冬瓜仁、红藤各30g，炒苍术、桑白皮、浮萍、苏梗、苏木、白芥子、鬼见羽各12g，淡附子6g。7剂，水煎两汁，分服。

8月28日六十一诊：激素1日1.5片，时咽痒而咳，偶喷嚏，气急尚可，纳可，便调，唇绀，面转润，舌淡红、紫泛，苔白根腻，脉细滑小数。空腹血糖：4.3mmHg，餐后血糖：9.1mmHg。

处方：北沙参、炒黄芩各20g，白桔梗、木蝴蝶、川黄连、防风、防己、淡附子各9g，肺形草、野荞麦根、鱼腥草、鲜芦根、生薏苡仁、红藤各30g，桃仁、鬼见羽、寒水石各15g，炒苍术、桑白皮、白鲜皮、浮萍、藿香、制胆星、生枳壳、白芥子各12g。7剂，水煎两汁，分服。

9月4日六十二诊：激素1日1片（2012年9月1日改），二甲双胍0.5mg，1次1片。因咽痒而咳，喷嚏除，气急尚可，纳可，便调，寐安，唇绀，面黄带灰，舌淡红、紫泛，苔白根腻，脉细滑小数。血糖波动较大，空腹血糖：4.3mmol/L，餐后血糖：9.1mmol/L。

处方：炒黄芩20g，北沙参、肺形草、野荞麦根、鱼腥草、生薏苡仁、冬瓜仁、红藤、鲜芦根各30g，白桔梗、防己、木蝴蝶、川黄连、淡附子各9g，炒苍术、桑白皮、白鲜皮、浮萍、藿香、白芥子、生枳壳、川厚朴花、制胆星各12g，桃仁、鬼见羽、寒水石各15g。7剂，水煎两汁，分服。

9月11日六十三诊：咳嗽减少，气急不显，纳可，便调，寐安，唇绀，面色灰暗，舌淡红紫，苔白根腻，脉细滑小数。血糖控制稳定，空腹血糖：4.6mmol/L，餐后血糖：9.1mmol/L。

处方：制黄精、肺形草、野荞麦根、鱼腥草、生薏苡仁、冬瓜仁、红藤、鲜芦根各30g，白桔梗、防己、淡附子各9g，炒黄芩20g，炒苍术、桑白皮、浮萍、苏梗、川黄连、白芥子、生枳壳、川厚朴花、山慈菇各12g，寒水石、桃仁、鬼见羽各15g。7剂，水煎两汁，分服。

9月18日六十四诊：咳嗽不多，气急改善，纳可，便调，寐安，唇绀，面色稍润，舌淡红紫，苔白根腻，脉细滑小数。血糖控制稳定，空腹血糖：4.6mmol/L，餐后血糖：7.1mmol/L。

处方：制黄精、肺形草、野荞麦根、鱼腥草、生薏苡仁、冬瓜仁、鲜芦根、红藤、藤梨根各30g，炒苍术、桑白皮、浮萍、川黄连、白芥子、莪术、苏梗、生枳壳、川厚朴花各12g，防己、淡附子各9g，炒黄芩20g，桃仁、寒水石、鬼见羽各15g。7剂，水煎两汁，分服。

9月25日六十五诊：咳嗽基本缓解，偶咽痒而咳，气急未见，纳可，便调，寐安，唇绀，舌淡红边紫、苔白根腻，脉细滑小数。血糖控制稳定，空腹血糖：4.6 mmol/L，餐后7.1 mmol/L。

处方：生黄芪、炒黄芩各20g，炒苍术、防己、桑白皮、浮萍、苏梗、制胆星、川黄连、白芥子、莪术、生枳壳、王不留行子各12g，肺形草、野荞麦根、鱼腥草、生薏苡仁、鲜芦根、红藤各30g，桃仁、寒水石、鬼见羽各15g，淡附子9g，砂仁、蔻仁各6g。7剂，水煎两汁，分服。

10月9日六十六诊：肺疾症状开始稳定，咳嗽基本消失，痰色白量少，纳、便正常，血糖控制稳定，寐安，舌淡红紫，苔白，脉细缓。

处方：生黄芪、淮山药、肺形草、野荞麦根、冬瓜仁、生薏苡仁、红藤、鲜芦根各30g，川黄连、粉丹皮、炒苍术、鬼见羽、寒水石、王不留行子、生枳壳、肉果、寒水石各12g，煨葛根、桃仁各15g，苦参、淡附子各9g。7剂，水煎两汁，分服。

10月23日六十七诊：偶尔咽痒咳嗽，晨起有痰、色白量少，纳、便正常，血糖未测，寐安，舌红淡紫，苔白，脉细数。

处方：生黄芪、淮山药、肺形草、野荞麦根、冬瓜仁、生薏苡仁、干芦根、仙灵脾各30g，炒苍术、生白术、防己、川黄连、粉丹皮、鬼见羽、生枳壳、浮萍、寒水石、王不留行子、肉果、浮海石各12g，桃仁、桑叶各15g，煨葛根20g，淡附子9g。7剂，水煎两汁，分服。

11月20日六十八诊：杭州余杭区第三人民医院11月14日复查：生化：C－反应蛋白正常。WBC↑10.12×10⁹/L，N 4.75%，平均血红蛋白含量31.7pg，红细胞平均体积92.2cfl。肝功能：总胆红素↑19.2μmol/L，间接胆红素↑16.8μmol/L，甘油三酯↑2mmol/L，载脂蛋白B↓0.57g/L，载脂蛋白比值↑2.3，低密度脂蛋白胆固醇↓1.41mmol/L。

因刺激而咳嗽，晨起有痰、色白，纳可，便调，寐安，舌红淡紫，苔白中裂，脉细数。血糖自测空腹：5mmol/L左右，餐后：5.7～8.8mmol/L。

处方：生黄芪、淮山药、肺形草、野荞麦根、冬瓜仁、生薏苡仁、干芦根、金钱草各30g，炒苍术、生白术、防己、炒黄连、鬼见羽、生枳壳、寒水石、王不留行子、肉果、浮海石、菟丝子各12g，粉丹皮、桃仁各15g，煨葛根20g，淡附子9g，砂仁、蔻仁各6g。7剂，水煎两汁，分服。

12月4日六十九诊：又外感，自服8月3日中药方后，发热未起，咳嗽始增，痰色淡黄、量增，咽肿痛痒，乘车呕吐，纳可，便调，寐安，舌红淡紫，苔白厚，脉浮数。血糖未测。

处方：苏叶、软柴胡、前胡各9g，肺形草、野荞麦根、鱼腥草、冬瓜仁、鲜芦根、生薏苡仁、金钱草各30g，白桔梗、桑白皮、寒水石、浮海石、姜半夏、姜竹茹、苏梗、苏木各12g，浙贝母、桃仁各15g，煨葛根20g。7剂，水煎两汁，分服。

12月11日七十诊：昨晚又发热（38.7℃），自服西药后，出现热升，恶寒而战，咳嗽增多，痰浓黄、黏增不畅，涕清，纳差，便干，舌红，苔白腻，脉浮数。血糖自测尚稳定。正气虽在恢复，但肺疾还未全部吸收，卫外能力仍差，每遇寒邪而诱发，同时现寒战之症。这是邪正相搏的表现，因肺气失宣，症状加重。治以清热解表，宣肺祛痰。

处方：人参叶、神曲、浙贝母、桃仁、制玉竹各15g，苏叶、薄荷（后下）、软柴胡、前胡、淡竹叶各9g，青蒿、煨葛根各20g，肺形草、野荞麦根、鱼腥草、冬瓜仁、生薏苡仁、鲜芦根各30g，淡豆豉、白桔梗、桑白皮、寒水石、浮海石、苦参各12g。7剂，水煎两汁，分服。

12月18日**七十一诊**：第2天热退，体温37.3℃左右，咳嗽多，胸闷、气急改善，痰白厚，咽红，鼻涕，汗多，纳差，大便不畅、如羊屎、1日3～4次，舌淡红紫，苔白腻，脉浮数。

处方：人参叶、神曲各15g，青蒿、肺形草、野荞麦根、鱼腥草、冬瓜仁、生薏苡仁、干芦根各30g，白桔梗、桑白皮、浙贝母、寒水石、浮海石、海蛤壳、苏梗、藿香各12g，桃仁、炒谷芽、炒麦芽各15g，淡竹叶、牛蒡子各9g，鹅不食草4g。7剂，水煎两汁，分服。

12月25日**七十二诊**：发热未起，咳嗽，胸闷、气急尚可，痰白，咽红，纳一般，便调，舌淡红，苔白腻，脉弦数。

处方：肺形草、野荞麦根、鱼腥草、冬瓜仁、干芦根、生薏苡仁各30g，藿香、佩兰、白桔梗、桑白皮、浙贝母、寒水石、浮海石、海蛤壳、桃仁、人中白各15g。淡竹叶、牛蒡子、苦参各9g。7剂，水煎两汁，分服。

2013年1月8日**七十三诊**：咳嗽咽痒而嗽，痰白黄相间，胸闷、气急尚可，食纳一般，夜尿四五次，舌淡紫，苔白，脉弦数。

处方：人参叶、浙贝母、桃仁、人中白、佛耳草各15g，防风、淡竹叶、牛蒡子各9g，肺形草、野荞麦根、冬瓜仁、干芦根、生薏苡仁各30g，生白术、白桔梗、桑白皮、寒水石、浮海石、海蛤壳、藿香、佩兰、地肤子、浮萍各12g。7剂，水煎两汁，分服。

1月15日**七十四诊**：咳嗽进一步减轻，痰白量少，胸闷、气急改善，食纳一般，夜尿4次，舌淡红，苔白，脉细小数。

处方：北沙参、桃仁各15g，防风、淡竹叶、牛蒡子各9g，肺形草、野荞麦根、鱼腥草、冬瓜仁、鲜芦根、生薏苡仁各30g，苏梗、苏木、炒苍术、白桔梗、桑白皮、寒水石、浮萍、地肤子、鬼见羽各12g，淡附子3g，仙灵脾20g。7剂，水煎两汁，分服。

1月29日**七十五诊**：邵逸夫医院（2013年1月19日）CT：两肺纹理清晰，左肺上叶及左肺下叶可见多发团片块状呈蜂窝状透亮影，局部可见空洞形成，周围见斑片状、条索状模糊高密度影，两肺下叶见扩张支气管影，局部胸膜增厚粘连，纵隔内见多发稍大淋巴结影。印象：①两肺多发支气管扩张，伴局部空洞形成和局部少许感染；②两肺散在纤维灶。

目前病情一直稳定，曾咯血数口，痰不多、色淡黄，胸闷、气急基本消失，纳可，便烂，发热后皮肤瘙痒，足跟痛，舌淡红，苔白薄，脉滑数。血糖稳定。

处方：北沙参、桃仁、生侧柏叶各15g，防风、淡竹叶各9g，肺形草、野荞麦根、冬瓜仁、鲜芦根、生薏苡仁、红藤各30g，鱼腥草、仙灵脾各20g，炒苍术、桑白皮、寒水石、地肤子、鬼见羽、粉丹皮、浮萍、肉果各12g，淡附子3g。7剂，水煎两汁，分服。

2月5日七十六诊：CT提示：左肺炎症形成空洞，周围炎症吸收为薄壁空洞。未见咯血，痰色淡黄、量少，胸闷、气急除，纳可，便烂，时皮肤瘙痒，足跟痛，舌淡红，苔白薄，脉滑数。血糖稳定。

处方：北沙参、生侧柏叶、桃仁各15g，淡附子3g，防风、淡竹叶各9g，肺形草、野荞麦根、鱼腥草、冬瓜仁、鲜芦根、生薏苡仁、红藤各30g，炒苍术、桑白皮、寒水石、地肤子、鬼见羽、浮萍、肉果、粉丹皮各12g，仙灵脾20g。7剂，水煎两汁，分服。

2月15日七十七诊：咯血未作，晨起痰存、色淡黄，动则气急，纳可，便调，遇热后皮肤瘙痒，足跟痛除，舌红淡，苔白中厚，脉滑数。血糖稳定。

处方：生黄芪、炒苍术、桑白皮、寒水石、地肤子、鬼见羽、浮萍、肉果、粉丹皮、茜草各12g，防风、淡竹叶各9g，肺形草、野荞麦根、鱼腥草、冬瓜仁、干芦根、生薏苡仁、红藤各30g，淡附子3g，仙灵脾20g，生侧柏叶、桃仁各15g。7剂，水煎两汁，分服。

备感冒时服方：人参叶、神曲、桑叶、浙贝母、桃仁各15g，苏叶、薄荷（后下）、软柴胡、前胡、淡竹叶各9g，葛根20g，大青叶、肺形草、野荞麦根、鱼腥草、鲜芦根、冬瓜仁、生薏苡仁各30g，苦参、淡豆豉、白桔梗、桑白皮、寒水石、浮海石各12g。7剂，水煎两汁，分服。

2月26日七十八诊：中餐后血糖升高，咯血未作，咳嗽基本消除，晨起痰色转白，动则气急，纳可，便调，遇热后皮肤瘙痒，足跟痛，舌淡红，苔白中厚，脉滑数。

处方：生黄芪、炒苍术、桑白皮、寒水石、川黄连、鬼见羽、浮萍、肉果、地骨皮、茜草各12g，防风、淡竹叶各9g，肺形草、野荞麦根、冬瓜仁、生薏苡仁、鲜芦根、红藤各30g，桃仁、粉丹皮各15g，鱼腥草、仙灵脾各

20g，淡附子6g。7剂，水煎两汁，分服。

3月5日七十九诊：中餐后血糖升高，咳嗽基本消失，晨起痰色转白，气急改善，纳可，便调，遇热后皮肤仍瘙痒，舌淡红，苔白中，脉沉滑数。

处方：生黄芪、桃仁、粉丹皮各15g，肺形草、野荞麦根、鱼腥草、冬瓜仁、干芦根、生薏苡仁、仙灵脾各30g，防风、淡附子、淡竹叶各9g，炒苍术、桑白皮、炒黄连、寒水石、鬼见羽、浮萍、肉果、白芥子、茜草、地肤子各12g。7剂，水煎两汁，分服。

3月12日八十诊：又复感冒，体温37.8℃，鼻塞清涕，咳嗽，痰增、色白，咽红肿痛，皮肤痒减，纳可，便调，寐安，舌淡红，苔白厚，脉浮小数。

处方：苏叶、软柴胡、前胡、射干、薄荷（后下）、淡竹叶各9g，神曲、佛耳草、浙贝母、桃仁、人中白各15g，青蒿20g，大青叶、野荞麦根、冬瓜仁、生薏苡仁、干芦根各30g，淡豆豉、辛夷、白桔梗、桑白皮、寒水石、浮海石各12g。7剂，水煎两汁，分服。

3月19日八十一诊：体温已退，清涕，咳嗽反增，痰色白、增多，胸闷气急，心烦汗多，皮肤痒尚可，纳一般，便调，夜尿5～6次，舌淡紫红，苔白厚，脉弦小数。

处方：野荞麦根、鱼腥草、冬瓜仁、生薏苡仁、鲜芦根各30g，射干、苍耳子、淡竹叶、苏子各9g，辛夷、白桔梗、桑白皮、寒水石、浮海石各12g，焦山栀6g，佛耳草、碧桃干、浙贝母、桃仁、人中白各15g。7剂，水煎两汁，分服。

3月26日八十二诊：咳嗽增多，痰色白黄相间，夜间加剧，清涕，气急心烦，汗多，皮肤痒仍存，纳一般，便调，夜尿5～6次，舌红，苔白厚，脉弦小数。

处方：炒黄芩、老鹳草、浙贝母、桃仁、人中白各15g，苦参、女贞子、白桔梗、桑白皮、寒水石、浮海石、海蛤壳、浮萍、旱莲草、黄荆子各12g，野荞麦根、冬瓜仁、干芦根、生薏苡仁、蒲公英各30g，淡竹叶9g，珠儿参4g。7剂，水煎两汁，分服。

4月2日八十三诊：咳嗽开始减少，容易汗出，痰时色黄，动则气急，皮肤瘙痒，夜尿频5～6次，舌紫红，苔白薄腻，脉细缓。

杭州余杭区第三人民医院2013年4月8日肝功能：总胆红素↑7.1μmol/L，间接胆红素（正常）9.1μmol/L，甘油三酯↑2.03mmol/L，载脂蛋白B↓0.41g/L，载脂蛋白比值↑2.98，低密度脂蛋白胆固醇↓1.15mmol/L，同型半胱氨酸↓

11.1μmol/L，空腹血糖（正常）4.67mmol/L。

处方：炒苍术、桑叶、桑白皮、寒水石、王不留行子、浮海石、肉果各12g，防风、白桔梗各9g，炒黄芩、桃仁各15g，野荞麦根、生薏苡仁、冬瓜仁、干芦根、红藤、仙灵脾各30g，淡附子6g。7剂，水煎两汁，分服。

4月9日八十四诊：咳嗽基本消失，容易汗出，痰白或黄，动则气急，皮肤瘙痒，夜尿频5~6次，舌紫红，苔白薄腻，脉细缓。

处方：炒苍术、桑叶、桑白皮、寒水石、王不留行子、浮海石、肉果各12g，防风、白桔梗各9g，炒黄芩、桃仁各15g，野荞麦根、生薏苡仁、冬瓜仁、干芦根、红藤、仙灵脾各30g，淡附子6g。7剂，水煎两汁，分服。

4月16日八十五诊：咳嗽未起，痰少白黄相间，咽痒而咳，胸闷心烦，动则气急，皮肤痒，纳可，便稀、1日1~2次，舌红淡，苔白薄黄，脉弦滑。

处方：人参叶、炒黄芩、老鹳草、桃仁、紫草各15g，炒苍术、桑白皮、寒水石、王不留行子、肉果、桑叶、茜草各12g，野荞麦根、生薏苡仁、干芦根、红藤、仙灵脾各30g，防风、水牛角、淡附子各9g。7剂，水煎两汁，分服。

4月23日八十六诊：病情开始稳定，咳嗽除，痰色白黄相间、量少，胸闷未作，动则气急，心烦缓解，皮肤仍痒，纳可，便时烂、不畅，1日1次，舌淡红，苔白薄黄，脉弦滑。

处方：北沙参、炒黄芩、老鹳草、桃仁、紫草各15g，炒苍术、桑白皮、寒水石、王不留行子、肉果、川萆薢各12g，防风、淡附子、水牛角各9g，野荞麦根、生薏苡仁、干芦根、红藤、仙灵脾、桑椹子各30g，瓜蒌仁（打）25g。7剂，水煎两汁，分服。

外洗用：紫草、艾叶、土槿皮、玫瑰花、蛇床子各30g，川芎15g。7剂，水煎两汁，分2天浸泡。

4月30日八十七诊：咳嗽消失，痰色转白、量少、晨起数口，胸闷除，动则气急，仍有心烦，皮肤痒改善，纳可，便调，舌淡红，苔白，脉弦滑。血糖正常。

处方：制黄精、炒黄芩、老鹳草、桃仁、紫草、车前草、地肤子各15g，防风、淡附子各9g，野荞麦根、生薏苡仁、干芦根、红藤、仙灵脾、桑椹子各30g，桑白皮、寒水石、王不留行子、肉果各12g。7剂，水煎两汁，分服。

5月7日八十八诊：病情稳定，仅晨起有痰、色淡黄，身感乏力，胸闷、心烦除，动则气急，纳可，便调，舌淡紫红，苔白，脉细缓。

处方：生黄芪、炒苍术、桑白皮、寒水石、王不留行子、肉果、菟丝子、淡附子各12g，防风、防己各9g，野荞麦根、生薏苡仁、冬瓜仁、干芦根、红藤、仙灵脾、桑椹子各30g，炒黄芩、老鹳草、桃仁、紫草各15g。7剂，水煎两汁，分服。

5月21日八十九诊：病情稳定，咳嗽除，痰晨色白、量少，神疲乏力，纳可，便时稀，舌淡红紫，苔白，脉细小数。血糖空腹正常，餐后血糖↑。

处方：生黄芪20g，炒苍术、桑白皮、寒水石、王不留行子、肉果、菟丝子、柏子仁、淡附子各12g，防风、防己各9g，炒黄芩、老鹳草、桃仁、紫草各15g，野荞麦根、生薏苡仁、干芦根、红藤、仙灵脾、桑椹子各30g。7剂，水煎两汁，分服。

外洗用：紫草、土槿皮、土茯苓、玫瑰花、白鲜皮各30g，川芎15g。7剂，水煎两汁，分2天。

6月4日九十诊：激素0.5片，隔2日服（2013年5月21日起）；二甲双胍0.5片，1日3次。晨起有痰，咽痒，咳嗽，胸闷气急尚可，纳可，便烂，夜尿1日5~6次，舌红，苔白，脉细缓。

处方：生黄芪、野荞麦根、生薏苡仁、冬瓜仁、红藤、干芦根、仙灵脾、桑椹子、白芡实各30g，防风9g，炒黄芩、老鹳草、桃仁、紫草、桑螵蛸各15g，炒苍术、桑白皮、寒水石、淡附子、王不留行子、肉果、菟丝子各12g。7剂，水煎两汁，分服。

6月18日九十一诊：晨起有痰、色白数口，胸闷、气急均除，纳可，便调，舌红，苔白，脉细缓。

处方：炒白术、桑白皮、寒水石、山慈菇、鬼见羽各12g，防风9g，生黄芪、肺形草、冬瓜仁、生薏苡仁、干芦根、桑椹子各30g，淡附子6g，炒黄芩、桑螵蛸、桃仁、槐角各15g。7剂，水煎两汁，分服。

7月2日九十二诊：6月21日CT复查：两肺多发支扩伴局部空洞形成及局部少许感染，对照前片CT有吸收，两肺散在纤维化。稍咳嗽，痰白少，胸闷，动则气急，胃纳可，便调，舌淡紫，苔白，脉细弦。

阶段性脉证合参：该患者为机化性肺炎，影像学为两肺多发支扩伴局部空洞形成及局部少许感染，两肺散在纤维化。从临床上看，治疗存在矛盾。因使用激素，导致血糖升高，但又不能长期使用抗生素，故病情缓解时采用中药治疗，前已按肺痈和肺胀辨证，现病情稳定，但仍受六淫引发，在正气渐复中能缓解。

治则：益气固卫，清肺祛痰，活血散瘀，软坚温肾。

处方：生黄芪20g，炒苍术、寒水石、山慈菇、鬼见羽、肉果各12 g，防风、皂角刺、淡附子各9g，肺形草、冬瓜仁、生薏苡仁、干芦根、冬瓜仁、红藤、藤梨根、仙灵脾、桑椹子各30g，炒黄芩、桃仁各15g。7剂，水煎两汁，分服。

7月16日九十三诊：面色明显和润，精神好转，容易疲劳，咳嗽消失，痰亦无，胸闷、气急改善，纳可，便烂，1日2次，尿正常，舌淡红，苔白，脉细滑。

处方：生黄芪、肺形草、冬瓜仁、生薏苡仁、干芦根、红藤、仙灵脾、桑椹子、赤豆各30g，炒苍术、寒水石、菟丝子、王不留行子各12g，防风、淡附子9g，炒黄芩、桃仁、鬼见羽各15g。7剂，水煎两汁，分服。

7月30日九十四诊：3天前咯血痰两口、自止，咳嗽未起，痰晨起为主、色白，易乏力，胸闷、气急尚可，纳欠香，便调，舌淡红，苔白，脉细缓。

2013年6月21日医院CT：两肺纹理清晰，左肺上叶及下叶可见多发团块及蜂窝状薄壁状薄壁透亮影，局部见空洞形成，周围见斑片状、条索状模糊高密度影，局部胸膜增厚粘连，纵隔内见多发稍大淋巴结影。诊断：①两肺多发支扩伴局部空洞形成及局部少许考虑，对照前CT（2013年1月19日）病灶有所吸收；②两肺散在纤维灶。

处方：太子参、炒苍术、寒水石、桑白皮、地骨皮、桃仁、白芥子、薤白头、山慈菇各12g，鱼腥草、肺形草、生薏苡仁、冬瓜仁、干芦根、生侧柏叶各30g，炒黄芩、鸡内金各15g，防风、淡附子各9g。7剂，水煎两汁，分服。

8月13日九十五诊：咳嗽消失，痰白、量少，偶咳暗色血痰，胸闷、气急未见，足跟痛，舌淡红，苔白，脉细缓。

处方：生黄芪、肺形草、冬瓜仁、生薏苡仁、干芦根、赤小豆、仙灵脾各30g，生白术、寒水石、白茯苓、川石斛、巴戟天各12g，防风、淡附子各9g，炒黄芩、桃仁、鬼见羽各15g。7剂，水煎两汁，分服。

8月27日九十六诊：精神好转，走路多后感疲劳，咳嗽咳痰均无，足跟痛，纳可，便调，舌红，苔白，脉弦滑。撤美卓乐。

处方：生黄芪、肺形草、冬瓜仁、生薏苡仁、干芦根、赤小豆、仙灵脾、桑椹子、红藤各30g，生白术、白芥子、巴戟天、菟丝子、川石斛各12g，防风、淡附子各9g，炒黄芩、桃仁、寒水石、白茯苓各15g。7剂，水煎两汁，分服。

9月10日九十七诊：激素已停（8月27日），病情稳定，咳嗽无，容易乏力，腰酸痛，足跟痛，纳欠香，夜尿1日4次，舌淡红紫，苔白，脉细缓。

处方：生白术、寒水石、菟丝子、川石斛、肉果、金毛狗脊各12g，生黄芪、肺形草、冬瓜仁、生薏苡仁、干芦根、红藤、仙灵脾、桑椹子各30g，桃仁、炒黄芩、桑螵蛸各15g，淡附子、防风、白芥子各9g。14剂，水煎两汁，分服。

9月24日九十八诊：二甲双胍1日3次，1次0.5片。咳嗽基本消失，痰白少，腰酸，足跟痛，纳可，便调，舌淡红紫，苔白，脉细缓。

处方：生黄芪、肺形草、冬瓜仁、生薏苡仁、干芦根、仙灵脾、红藤、桑椹子各30g，生白术、寒水石、川石斛、桑螵蛸、川石斛、菟丝子各12g，防风、淡附子各9g，炒黄芩、桃仁各15g，参三七6g。7剂，水煎两汁，分服。

10月22日九十九诊：晨起因痰而咳，痰白量少，易乏力，纳、便正常，夜尿3~4次，舌淡红紫、苔白，脉细缓。

处方：生黄芪、肺形草、冬瓜仁、生薏苡仁、红藤、桑椹子、仙灵脾各30g，防风、淡附子各9g，炒黄芩、桃仁、金樱子各15g，太子参、生白术、寒水石、桑螵蛸、川石斛、菟丝子、肉果、白芥子、山慈菇各12g，参三七6g。7剂，水煎两汁，分服。

11月5日一百诊：晨起因痰而咳、量少色白，易乏力，纳可，大便正常，夜尿3~4次，舌淡红、紫泛，苔白薄黄，脉细缓。

处方：炒苍术、寒水石、参三七、菟丝子、山慈菇、川石斛、桑螵蛸、白芥子、肉果、王不留行子、白蔹各12g，防风、淡附子各9g，生黄芪、肺形草、冬瓜仁、生薏苡仁、仙灵脾、桑椹子、红藤各30g，炒黄芩、桃仁、金樱子各15g。7剂，水煎两汁，分服。

11月19日一百○一诊：咳嗽消失，晨起有痰、量少色白，神疲乏力，纳可，大便正常，夜尿3~4次，舌淡红、紫泛，苔白薄黄，脉细缓。

处方：防风、防己、淡附子各9g，生黄芪、肺形草、生薏苡仁、冬瓜仁、仙灵脾、桑椹子、红藤各30g，炒黄芩、桃仁、金樱子各15g，炒苍术、寒水石、桑螵蛸、参三七、菟丝子、肉果、川厚朴花、白芥子、山慈菇、王不留行子、白蔹各12g。7剂，水煎两汁，分服。

12月3日一百○二诊：晨起咳嗽，痰少色白，纳可，便偏干、不畅，夜尿 2～3 次，舌淡红紫，苔白薄黄，脉细滑。

处方：生黄芪、肺形草、冬瓜仁、生薏苡仁、仙灵脾、桑椹子、红藤、瓜蒌仁各 30g，炒苍术、寒水石、参三七、肉果、白芥子、山慈菇、川厚朴花、王不留行子各 12g，防风、防己、淡附子各 9g，炒黄芩、桃仁、金樱子各 15g。7 剂，水煎两汁，分服。

12 月 17 日一百〇三诊：晨起稍咳嗽，痰色白、量不多，纳可，便调，夜尿 2～3 次，舌淡红紫，苔白，脉细滑。B 超：胆囊炎症。浙一医院 2013 年 12 月 13 日 CT：两肺纹理清晰，左肺上叶及下叶背段可见多发囊肿、柱状薄壁透亮影，局部见空洞形成，周围见斑片状、条索状高密度影，局部胸膜增厚粘连。纵隔内见多发淋巴结影。诊断：左肺支扩，局部空洞形成，伴少许慢性感染性，对照前 CT（2013 年 6 月 19 日）相仿。B 超：前列腺探及一个 4.5cm×4.7cm 包块，包膜完整，内外腺之间可见弧形排列的强回。

阶段性脉证合参：一百诊后病情稳定，从舌苔白腻表明痰湿始终容易寒化，也说明伏饮于内，脾肾阳气达不到正常。治以清肺祛痰，活血软坚，加强温肾健脾之药。

处方：炒苍术、白芥子、寒水石、山慈菇、鬼见羽、川黄连、王不留行子、参三七、肉果各 12g，生黄芪、肺形草、生薏苡仁、冬瓜仁、红藤、藤梨根、仙灵脾、桑椹子各 30g，炒黄芩、桃仁各 15g，防风、防己、淡附子各 9g。7 剂，水煎两汁，分服。

12 月 31 日一百〇四诊：晨起稍咳嗽，痰白、量极少，纳可，便调，夜尿 4～5 次，舌淡红、紫泛，苔白，脉细数。

处方：炒苍术、寒水石、参三七、肉果、生龙骨、生牡蛎、鬼见羽、川黄连、山慈菇、王不留行子各 12g，防风、淡附子、桂枝各 9g，生黄芪、肺形草、冬瓜仁、生薏苡仁、仙灵脾、桑椹子、金樱子、红藤、金钱草各 30g，炒黄芩、桃仁、白芡实各 15g。7 剂，水煎两汁，分服。

2014 年 1 月 21 日一百〇五诊：突然全身红疹，初起伴黄水，目前已退，仍瘙痒，晨起稍咳，痰白量少，纳可，便调，舌淡红、紫泛，苔薄白，脉细数。

处方：生黄芪、肺形草、生薏苡仁、土茯苓、猫人参、金钱草各 30g，生白术、炒当归、茜草、地肤子、桑白皮、白鲜皮、鬼见羽、肉果、蚤休、浮萍、白蔹各 12g，防风、水牛角各 9g，炒黄芩、桃仁、紫草各 15g。7 剂，水煎两汁，分服。

1月28日一百○六诊：全身红疹已退，仍瘙痒，晨起因痰而咳嗽，痰色白、量少，纳可，便调，舌淡红紫泛，苔薄白，脉细滑。

处方：生白术、炒当归、地肤子、白鲜皮、桑白皮、鬼见羽、肉果、蚤休、浮萍、王不留行子、山慈菇各12g，防风9g，生黄芪、野荞麦根、生薏苡仁、土茯苓、猫人参、红藤、金钱草各30g，炒黄芩、桃仁、紫草各15g。7剂，水煎两汁，分服。

2月18日一百○七诊：二甲双胍1日3次，1次0.5片，空腹血糖5.4mmol/L（2月11日），咳黑紫色痰，连续7天，时咳鲜红色痰，后自止，全身瘙痒，因痰而咳，纳可，便调，舌淡红、紫泛，苔薄白，脉细滑。建议检查五官科，肺CT复查。

处方：生黄芪、野荞麦根、肺形草、生薏苡仁、金钱草、猫人参、生侧柏叶、红藤各30g，炒苍术、炒当归、地肤子、白鲜皮、桑白皮、鬼见羽、肉果、蚤休、王不留行子、寒水石各12g，防风9g，炒黄芩、桃仁、紫草各15g。7剂，水煎两汁，分服。

2月25日一百○八诊：空腹血糖5.4mmol/L，血痰未见，全身仍瘙痒，因痰而咳，纳可，便调，舌淡红、紫泛，苔薄白，脉细滑小数。

浙一医院（2014年2月20日）CT：两肺纹理清晰，双上肺见散在多发小囊状透亮影，左肺上叶和下叶背段可见多发囊肿、柱状薄壁透亮影，局部可见空洞形成，周围可见斑片状、条索状高密度影，局部胸膜增厚粘连。纵隔内可见多发轻度肿大淋巴结影。诊断：①左肺支扩，局部空洞形成，伴少许慢性感染性，对照前CT（2013年12月13日）相仿。②双上肺肺气肿。

处方：生黄芪、野荞麦根、肺形草、生薏苡仁、冬瓜仁、猫人参、红藤、金钱草、生侧柏叶各30g，炒苍术、炒当归、桑白皮、地肤子、鬼见羽、肉果、王不留行子、寒水石、白蔹各12g，防风、皂角刺、桂枝各9g，炒黄芩、桃仁、紫草、仙灵脾各15g。7剂，水煎两汁，分服。

3月11日一百○九诊：空腹血糖5.4mmol/L，餐后血糖7~8mmol/L，黑紫痰血未见，全身仍瘙痒，咳嗽与痰基本消失，纳可，便调，舌淡红，苔白，脉细滑小数。市三医院（2014年3月11日）过敏原试验：螨和昆虫（＋），屋尘螨（＋），花粉（＋），废气（＋），石油（＋），含酒精饮料（＋）。

处方：炒苍术、桑白皮、地肤子、炒当归、鬼见羽、肉果、王不留行子、寒水石、椿白皮各12g，生黄芪、野荞麦根、肺形草、生薏苡仁、徐长卿、金钱草、红藤、猫人参、桑椹子、仙灵脾各30g，炒黄芩、桃仁各15g，皂角刺、防风各9g，淡附子6g。7剂，水煎两汁，分服。

8月21日一百一十诊：空腹血糖5.4mmol/L，餐后血糖8mmol/L，外感1周，咳嗽未增，痰增、白黄相间，纳可，寐难入，舌淡红紫，苔白腻，脉细滑。

处方：野荞麦根、肺形草、鱼腥草、生薏苡仁、冬瓜仁、干芦根、金钱草、夜交藤、合欢花各30g，炒黄芩、浙贝母、桃仁各15g，桑白皮、浮海石、寒水石、白芥子、地肤子、炒莱菔子、制胆星、姜半夏、莪术、鬼见羽各12g，淡竹叶9g。7剂，水煎两汁，分服。

9月6日一百一十一诊：血糖餐后8.7~10.5mmol/L，咳嗽消失，痰色黄量少，手指湿疹、瘙痒，纳可，寐转安，舌淡红，苔紫白腻，脉细滑。

处方：人参叶、桃仁各15g，炒苍术、桑白皮、浮萍、寒水石、白芥子、制胆星、王不留行子、鬼见羽、白鲜皮、肉果、苦参各12g，野荞麦根、生薏苡仁、土茯苓、金钱草各30g，炒黄芩20g，淡附子6g，防风、皂角刺各9g。7剂，水煎两汁，分服。

9月13日一百一十二诊：咳嗽基本消失，晨起痰色淡黄，手指湿疹、瘙痒未发，纳可，寐不安，舌淡红紫，苔白腻，脉细滑。

处方：西党参、炒苍术、桑白皮、浮萍、寒水石、白芥子、制胆星、王不留行子、鬼见羽、地肤子、肉果各12g，野荞麦根、金钱草、土茯苓、生薏苡仁各30g，炒黄芩20g，桃仁、仙灵脾各15g，防风、淡附子、皂角刺各9g。7剂，水煎两汁，分服。

9月27日一百一十三诊：因咽痒而咳，全身关节、背酸痛，神疲乏力，纳可，便调，舌淡红紫改善，苔白，脉细滑。建议检查：骨密度。

处方：生黄芪、炒黄芩各15g，防己、皂角刺、淡附子各9g，肺形草、冬瓜仁、生薏苡仁、干芦根、鸡血藤各30g，桃仁、寒水石、苏梗、苏木、白芥子、王不留行子、菟丝子各12g，鹿角片6g。7剂，水煎两汁，分服。

10月18日一百一十四诊：病情稳定，咳嗽基本消失，下肢红疹瘙痒，全身关节、背酸痛，神倦乏力，纳可，便调，舌淡红淡紫，苔白，脉细滑。

处方：生黄芪、肺形草、冬瓜仁、生薏苡仁、干芦根、鸡血藤各30g，防己、皂角刺、淡附子各9g，桃仁、寒水石、白芥子、王不留行子、菟丝子、炒白芍、炒当归、浮萍、地肤子各12g，鹿角片6g。7剂，水煎两汁，分服。

10月30日一百一十五诊：近1年病情基本稳定，感冒减少，咳嗽消失，下肢红疹瘙痒未作，全身关节、背酸痛，活动时感乏力，纳可，便调，舌淡红，苔白，脉细滑。

处方：生黄芪、冬瓜仁、生薏苡仁、干芦根、鸡血藤、红藤、仙灵脾各30g，西党参、桃仁、寒水石、白芥子、王不留行子、菟丝子、炒当归、浮萍各12g，淡附子、皂角刺各9g，鹿角片6g，炒白芍15g。7剂，水煎两汁，分服。

11月22日一百一十六诊： 激素停用近半年，血糖基本控制，肺疾基本控制，咳嗽半年基本未见，咽部晨起时有痰、色白，下肢瘙痒时作，腰、腿关节酸痛，倦怠无力，纳可，便调，舌淡红，苔白，脉细滑。

处方：生黄芪、肺形草、冬瓜仁、生薏苡仁、干芦根、鸡血藤、仙灵脾、红藤各30g，防己、皂角刺、淡附子各9g，桃仁、寒水石、白芥子、王不留行子、菟丝子、炒当归、浮萍、金毛狗脊各12g，炒白芍15g，鹿角片、参三七各6g。7剂，水煎两汁，分服。

12月13日一百一十七诊： 面色较前明显好转，因痰而咳嗽，无明显胸闷气急，体力活动开始增加，痰色白量少，纳可，便调，舌淡红，苔白，脉细滑。

处方：生黄芪、肺形草、冬瓜仁、生薏苡仁、干芦根、鸡血藤、红藤、仙灵脾、桑椹子各30g，桑白皮、桃仁、寒水石、王不留行子、菟丝子、白芥子、炒当归、浮萍、金毛狗脊各12g，防己、淡附子、皂角刺、参三七各9g，炒白芍15g。14剂，7剂，水煎两汁，分服。

12月15日一百一十八诊： 病情稳定近1年，咳嗽咳痰均除，为巩固疗效，第1次膏滋与中药交替服，以增强体质，增强抗邪能力。

宿有肺疾，损伤肺络，日久及脾涉肾，三脏阳气虚弱，无力温化津液，导致湿从寒化。经3年治疗，肺气渐固，但脾肾阳气未复，目前无殊症状，纳可，便调，舌淡紫，苔白，脉细滑。正值冬令，为巩固疗效，治以益气固表，健脾化湿，软坚散结，温肾活血。制成膏滋缓调治。

处方：生黄芪300g，西党参200g，生白术120g，防风90g，肺形草300g，野荞麦根300g，炒黄芩200g，白桔梗90g，桑白皮120g，生薏苡仁300g，冬瓜仁300g，桃仁150g，芦根300g，寒水石120g，淡附子90g，苏木120g，苏梗120g，红藤300g，王不留行子120g，皂角刺90g，山慈菇120g，浮萍120g，地肤子120g，炒白芍150g，生地黄120g，熟地黄120g，炒当归120g，水牛角120g，炒黄连120g，鬼见羽120g，淮山药300g，佛手片120g，绿梅花90g，砂仁60g，蔻仁60g，制香附120g，生枳壳120g，炒杜仲120g，川续断120g，仙灵脾 300g，桑椹子 300g，菟丝子 120g，巴戟天 120g，金毛狗脊 120g，川石斛 120g，参三七 120g，煨葛根 200g，女贞子 120g，金钱草 200g，陈皮 90g，潼蒺藜 120g，白蒺藜 120g。1 料。水煎浓缩，加入龟甲胶 250g，鳖甲胶 200g，鹿角胶 50g，蛤蚧 2 对（碾粉），百令孢子粉 100g，收膏时拌入木糖醇 250g，黄酒半斤，储藏备用，早、晚各 1 匙，开水冲服。外感、腹泻或其他疾病时停服，来医师处另开药方，调整后再服。

【按】 本病为机化性肺炎，影像学显示为支气管扩张伴感染，并有团状阴影。其治疗十分棘手。机化性肺炎西医多用激素，支气管扩张伴感染以抗生素为主，经治 6 个月热未退，转中医治疗。症见低热、高热交替，咳嗽，痰黄灰相间、量多黏而不畅，伴胸痛，上楼气急明显。审证看，发热、咳嗽、痰黄灰、胸闷气急，当属中医"发热""咳嗽""喘证"范围，为热实证，舌淡紫、苔白糜为有寒化之象。CT 诊为肺痈，处于未成脓期。这是中西医结合的交点。因治疗过程中，可见咳吐脓痰和黑色极臭的秽浊之物，为肺痈溃破期。所用方剂为千金苇茎汤，功效清肺蕴热，排脓腐毒。因舌从首诊开始就淡红、淡紫，苔白浮糜，为寒饮内伏之表现。随着病情恢复，转入温化痰饮，按"温药和之"，故药用淡附子配寒水石化饮软坚；加红藤、白蔹疗疮收敛。经过两年多的治疗，患者病情得到明显缓解，CT 多次提示炎症吸收，局部纤维化。后采用膏滋调治，经随访，患者能外出旅游，表明体质恢复如常，达到临床痊愈。

放射性肺炎

放射性肺炎是因胸部组织有病如乳房癌、肺癌、食管癌，放疗后出现肺组织受损，表现为炎性反应。

关于此病，中医无以考证，这是近代出现的西医病名。对中医师来说，这是一个新问题，也是一个新的挑战。从出现的症状看，其可属中医"咳嗽""喘证""肺痿"等范畴。我从诊治的 30 多位患者中选出两例记录如下。

案例

50. 乳腺癌术后伴放射性肺炎

边某，女，61 岁，护士。门诊号：10591268。初诊时间：2007 年 9 月 1 日。

患者左侧乳房癌术后近 6 年，曾放疗 60 次后出现发热，伴放射性肺炎。经西药治疗，咳嗽始终不能缓解，痰呈白色泡沫状，胸闷、气急明显，夜间不能平卧，常因气迫而坐起，纳可，便调，舌红紫泛，苔白，脉细沉。

脉证合参：术后气血大伤，加之放疗肺络受损，痰瘀互阻，气道不通，肺气上逆，肾不纳气而致本病。

法则：益气宽胸，清肺祛痰，活血化瘀，降气纳气。

处方：人参叶、藤梨根、生薏苡仁、肺形草各 30g，苏梗、苏木、瓜蒌皮、姜半夏、薤白头、桑白皮、炒赤芍、生白芍、王不留行子、桃仁各 12g，沉香（后下）3g，浙贝母 20g，降香、漏芦各 9g。7 剂，水煎两汁，分服。嘱药后好转，可院中内科找戚医师抄方续服。

9 月 15 日二诊：药后胸闷明显好转，又续服 7 剂，咽痒而咳、痰基本消失，两周来夜间气迫 3 次，但坐起后，咳嗽痰出可气平而卧，纳、便正常，舌红紫，苔中根白，脉细滑（脉力较前增强）。

处方：肺形草、藤梨根、生薏苡仁各 30g，南沙参、苏梗、苏木、瓜蒌皮、薤白头各 12g，姜半夏、炒赤芍、生白芍、王不留行子、桃仁、石见穿各 12g，降香（后下）、漏芦各 9g，沉香（后下）3g。14 剂，水煎两汁，分服。

10 月 13 日三诊：按前方服近 1 月，症状明显好转，咳嗽已解，咽痒不显，胸闷偶存，气迫 1 月来只出现 2 次，夜寐好转，纳可，便调，舌红、边紫，苔白，脉细滑。

处方：太子参、苏梗、苏木、瓜蒌皮、薤白头、姜半夏、炒赤芍、炒白芍、王不留行子、桃仁、石见穿各 12g，漏芦 9g，沉香（后下）3g，藤梨根、生薏苡仁、肺形草、仙灵脾、桑椹子各 30g。30 剂。水煎两汁，分服。

11 月 16 日四诊：病情明显改善，胸闷偶尔出现，夜寐气迫 1 月来基本未现。纳、便正常，舌红淡紫，苔白，脉细滑。

处方：太子参 20g，制黄精、肺形草、藤梨根、生薏苡仁、桑椹子、仙灵脾各 30g，苏梗、苏木、瓜蒌皮、薤白头、姜半夏、炒赤芍、炒白芍、王不留行子、桃仁、石见穿各 12g，漏芦 9g。30 剂。水煎两汁，分服。

随访两年，病情稳定。之后一直在浙江省人民医院内科戚医师处抄方续服。病情一直稳定，生活质量明显提高。

【按】此案因术后气血大伤，加之放疗，肺络受损，痰瘀互阻，气道不通，肺气上逆，脾气不运，肾不纳气导致本病发生。治以益气宽胸，清肺祛痰，健脾理气，活血化瘀，降气纳气，症状得以缓解。

51. 肺癌术后伴放射性肺炎

王某，女，69 岁，干部，门诊号：8620487。初诊时间：2007 年 10 月 10 日。

主诉：失音 4 个月。

现病史：右肺癌术中叶切除 7 年，纵隔转移 4 个月，伴失音。已放疗 160 光（35 天），咳嗽不解，胸闷加剧伴气急，曾发热 10 天，痰黄白相间，纳欠香，便烂不畅，舌红紫暗，苔白厚，脉细滑小弦。

西医诊断：肺癌术后，放射性间质性肺炎。

中医诊断：咳嗽、喘证（痰瘀闭阻型）。

脉证合参：痰浊蕴结，伤及肺络，气滞血瘀，壅阻肺络，热化成毒，痰血胶结，致成结块。虽手术 7 年，但热毒窜走，损及肺络，继之放疗，火灼更伤肺液，致肺气同虚，胸阳不能伸展。

处方：肺形草、野荞麦根、藤梨根、生薏苡仁、猫人参、浙贝母、干芦根各 30g，皂角刺、白芥子、木蝴蝶、草果仁各 9g，蛇六谷、莪术、桑白皮各 12g，人中白 15g。7 剂，水煎两汁，分服。

10 月 17 日二诊：药后咳嗽减轻、痰转松、色淡黄，声音嘶哑，胸闷甚则胸痛，气急尚可，喉间痰鸣消失，纳增，口苦消失，大便欠畅、1 天 4 次，舌红紫，苔白稍厚，脉细滑小弦。

处方：肺形草、野荞麦根、藤梨根、生薏苡仁、猫人参、干芦根各 30g，皂角刺、白芥子、草果仁、木蝴蝶各 9g，浙贝母 20g，蛇六谷、石见穿、莪术、桑白皮、化橘红各 12g。7 剂，水煎两汁，分服。

10 月 24 日三诊：咳嗽减少，胸闷好转，痰黄黏稠，咽喉明显干燥，喉镜检查：声带水肿，声音嘶哑，胸闷气短，纳可，便解欠畅、1 天 3 ~ 4 次，舌淡紫红，苔白，脉弦滑。

处方：蛇六谷、石见穿、莪术各 12g，肺形草、野荞麦根、藤梨根、生薏苡仁、猫人参、干芦根、仙灵脾各 30g，皂角刺、白芥子、草果仁各 9g，浙贝母 20g，人中白 15g。7 剂，水煎两汁，分服。

10 月 31 日四诊：咳嗽减少，痰量开始减少、色仍淡黄、黏稠，咽干燥如哽，纳可，大便 3 ~ 4 次/天，舌淡红紫，苔白，脉细滑。

处方：肺形草、野荞麦根、藤梨根、生薏苡仁、猫人参、荠菜花各 30g，皂角刺、白芥子、淡附子、降香（后下）各 9g，蛇六谷、石见穿各 12g，橘核、王不留行子、苏梗、苏木各12g，浙贝母20g。7剂，水煎两汁，分服。

11月7日五诊： 近周来胸闷明显、如憋，咳嗽减少，仍失音、入暮明显，咽干缓解，大便1天3~4次、已成形，舌淡红紫，苔白，脉细滑。

处方：蛇六谷、苏梗、苏木、石见穿、薤白头各12g，藤梨根、肺形草、猫人参、生薏苡仁各30g，皂角刺、白芥子、木蝴蝶、草果仁、淡附子各9g，人中白、海蛤壳各15g。7剂，水煎两汁，分服。

11月14日六诊： 住院化疗，咳嗽仍作，痰色转白，胸闷胁痛，气急尚可，咽干，纳、便正常，舌淡紫红，苔白。

处方：肺形草、藤梨根、猫人参、生薏苡仁各30g，蛇六谷、石见穿、莪术、苏梗、苏木、橘络各12g，白芥子、皂角刺、淡附子、草果仁各9g，红藤20g。7剂，水煎两汁，分服。

11月21日七诊： 咳嗽减少，痰色转白，4天前鼻塞流涕，胸闷近日明显，腹胀，纳、便正常，舌淡紫红，苔白，脉细滑。

处方：肺形草、藤梨根、猫人参、生薏苡仁、红藤各30g，蛇六谷、石见穿、莪术、苏梗、苏木、山慈菇、瓜蒌皮各12g，白芥子、皂角刺、草果仁、淡附子各9g，红藤20g。7剂，水煎两汁，分服。

11月28日八诊： 咳嗽减，痰黏于咽部、淡黄，胸闷如塞，音嘶，咽干好转，纳可，便调，舌紫苔厚，脉细滑。

处方：炒苍术、山慈菇、蛇六谷、石见穿、莪术、苏梗、苏木、瓜蒌皮各12g，藤梨根、猫人参、红藤、生薏苡仁各30g，皂角刺、白芥子、草果仁、防风各9g，淡附子15g。7剂，水煎两汁，分服。

12月12日九诊： 放疗后咳嗽加剧，咽痒明显，痰量不多、色黄浓稠，容易出汗，胸闷气急，舌淡紫红，苔白厚，脉细缓。

阶段性脉证合参：中医学认为，化疗属火，火克金，即类似于肝木之火刑肝金，可加重肺部症状，上述之症就证明了该理论。

治则：清肺祛痰，活血通络，软坚宽胸。

处方：肺形草、藤梨根、猫人参、生薏苡仁、红藤各30g，浙贝母20g，神曲15g，蛇六谷、石见穿、桑白皮、山慈菇、莪术、生枳壳、草果仁、苏梗、苏木各12g。7剂，水煎两汁，分服。

12月19日十诊： 复感后发热2天，咽痒明显，咳嗽加剧，失音，痰量增多，纳、便正常，舌淡红紫，苔白，脉细缓。

处方：炒黄芩、黛蛤散（包）、人中白各15g，肺形草、藤梨根、野荞麦根、生薏苡仁各 30g，射干、木蝴蝶、皂角刺、白桔梗各 9g，浙贝母 20g，桑白皮、苏梗、苏木、蛇六谷、天竺黄、浮海石、地肤子、白鲜皮各 12g。7剂，水煎两汁，分服。

2008 年 1 月 23 日十一诊：咽痒而咳，痰色白黏，化疗后失音又起，胸闷气短，心慌，纳一般，尿频急痛。

处方：炒黄芩、制玉竹、人中白、车前草各 15g，蛇六谷、白桔梗、桑白皮、苏梗、苏木各 12g，浙贝母 20g，皂角刺、苦参、淡竹叶各 9g，肺形草、藤梨根、生薏苡仁、凤尾草各 30g。7 剂，水煎两汁，分服。

1 月 30 日十二诊：咳嗽仍存、次不多，痰白黄相间、黏稠不畅，咽痒，胸闷气短，心悸阵作，易汗出，尿频急已缓解，舌淡红紫，苔白厚，脉细偶结代。

处方：炒黄芩 15g，肺形草、藤梨根、生薏苡仁、猫人参、白茯苓各 30g，蛇六谷、白桔梗、桑白皮、苏梗、苏木、莪术、草果仁各 12g，浙贝母 20g，苦参 9g。7 剂，水煎两汁，分服。

2 月 13 日十三诊：咽痒而咳，痰少色白，胸闷心悸，出汗减少，尿频反复发作，舌淡紫红，苔白，脉细缓。

处方：肺形草、藤梨根、生薏苡仁、凤尾草、猫人参各 30g，浙贝母 20g，人中白 15g，蛇六谷、白桔梗、桑白皮、苏梗、苏木、王不留行子、山慈菇、石见穿各 12g，苦参、草果仁各 9g。7 剂，水煎两汁，分服。

2 月 20 日十四诊：咳嗽以刺激性为主，痰白少稠，尿频急痛，便干不畅，舌紫，苔白稍厚，脉细滑，伴结代。

处方：肺形草、藤梨根、生薏苡仁、猫人参、土茯苓、凤尾草各 30g，蛇六谷、白桔梗、桑白皮、草果仁、王不留行子、苏梗、苏木各 12g，浙贝母 20g，苦参 9g，人中白 15g。7 剂，水煎两汁，分服。

2 月 27 日十五诊：仍以刺激性咳嗽为主，咽痒，痰白不多，尿频缓解，纳可，便调，舌淡红、紫苔白，脉细滑或结代。

处方：肺形草、藤梨根、生薏苡仁、猫人参、凤尾草各 30g，浙贝母 20g，蛇六谷、白桔梗、桑白皮、草果仁、王不留行子、苏梗、苏木、山慈菇、石见穿、椿白皮各 12g。7 剂，水煎两汁，分服。

3 月 12 日十六诊：肺癌术后放射性肺炎，复查 CT，与 2007 年 12 月 11 日相比左肺好转。咳嗽明显减少，痰黏咽部、色黄黏稠，仍失音，纳可，便调，舌紫淡红，苔白，脉结代。

处方：蛇六谷、苏梗、苏木、白桔梗、桑白皮、王不留行子、山慈菇、石见穿各12g，肺形草、藤梨根、生薏苡仁、猫人参、红藤、凤尾草各30g，浙贝母20g，苦参9g。7剂，水煎两汁，分服。

3月19日十七诊：咳嗽白天减少、夜间仍明显，痰量不多、色白，声音嘶哑，潮热汗出，胸闷气短，纳可，便调，舌紫淡红，苔中白，脉结代。

处方：太子参、蛇六谷、白桔梗、桑白皮、王不留行子、山慈菇、石见穿、苏梗、苏木各12g，藤梨根、肺形草、生薏苡仁、猫人参、凤尾草各30g，浙贝母20g，苦参9g。7剂，水煎两汁，分服。

3月26日十八诊：咳嗽不多，咽干痰稠、黏于咽部，声音嘶哑，胸闷气短，汗出减少，纳、便正常，舌淡红紫，苔白，脉细结代。

处方：太子参、炒苍术、蛇六谷、白桔梗、桑白皮、王不留行子、石见穿、苏木、苏梗各12g，肺形草、藤梨根、生薏苡仁、猫人参、红藤、仙灵脾各30g，苦参9g。7剂，水煎两汁，分服。

4月9日十九诊：咳嗽晨起为主，痰白量不多、仍黏稠不畅，声音嘶哑，胸闷改善，纳、便正常，舌淡红紫，苔白，脉弦缓。

处方：太子参、肺形草、藤梨根、生薏苡仁、猫人参、仙灵脾各30g，蛇六谷、白桔梗、桑白皮、王不留行子、石见穿、佛手片、山慈菇各12g，苦参、绿梅花各9g。7剂，水煎两汁，分服。

4月16日二十诊：咳嗽基本消失，痰白量少，近日来小腹发胀，便次增多，咽仍干，纳食正常，舌淡红紫，苔白，脉细缓。

处方：太子参、生枳壳、浙贝母各20g，肺形草、藤梨根、生薏苡仁、猫人参、仙灵脾各30g，蛇六谷、王不留行子、石见穿、台乌药、防风、椿白皮、山慈菇各12g，炒白芍15g。7剂，水煎两汁，分服。

4月30日二十一诊：近日鼻涕增多、自行缓解，咽干痛，头胀，纳、便正常，舌淡红紫，苔白，脉缓细。

处方：太子参、肺形草、藤梨根、生薏苡仁、野荞麦根、猫人参、仙灵脾各30g，蛇六谷、石见穿、王不留行子、桃仁、山慈菇各12g，炒赤芍、炒白芍、川芎、人中白各15g，浙贝母20g，射干9g。7剂，水煎两汁，分服。

5月14日二十二诊：咳嗽未起，痰白量少，咽干。复查CT与12月片对比无变化。纳可，便烂，舌淡红紫，苔白，脉细缓。

处方：太子参、肺形草、藤梨根、生薏苡仁、猫人参、红藤各30g，蛇六谷、石见穿、王不留行子、桃仁、山慈菇、苏梗、苏木、橘络各12g，制玉竹、冬凌草各 15g，淡竹叶 9g。7 剂，水煎两汁，分服。

5 月 28 日二十三诊：咳嗽未起，胸闷气急好转，近周来声音嘶哑明显，痰少色黄，纳、便正常，舌淡紫红，苔白，脉弦滑。

处方：太子参、肺形草、藤梨根、生薏苡仁、猫人参各 30g，蛇六谷、石见穿、王不留行子、桃仁、山慈菇、苏梗、苏木、川石斛、橘核各 12g，冬凌草、人中白各 15g，蝉衣 9g，浙贝母 20g，罗汉果 1 个（半个煎药，半个泡茶）。7 剂，水煎两汁，分服。

6 月 11 日二十四诊：喉镜检查：喉麻痹。声音嘶哑存，痰白量少，时有心悸，纳可，便调，舌淡紫红，苔白，脉细缓。

处方：肺形草、藤梨根、生薏苡仁、猫人参、红藤各 30g，冬凌草、人中白各 15g，土牛膝、蝉衣各 9g，蛇六谷、石见穿、山慈菇、草果仁、白薇、王不留行子各 12g，浙贝母 20g。7 剂，水煎两汁，分服。

6 月 25 日二十五诊：喉麻痹，声音嘶哑难以恢复，痰白量少，时心悸，纳、便正常，舌淡紫红，苔白，脉细缓。

处方：肺形草、藤梨根、生薏苡仁、猫人参各 30g，冬凌草、人中白各 15g，土牛膝、蝉衣各 9g，浙贝母 20g，蛇六谷、石见穿、山慈菇、草果仁、白薇、王不留行子各 12g。7 剂，水煎两汁，分服。

7 月 9 日二十六诊：声音嘶哑存，咽痛干改善，痰白量减，近五六天右头痛且胀麻，纳、便正常，舌淡紫红，苔厚，脉细缓。

处方：肺形草、藤梨根、生薏苡仁、猫人参、煨葛根各 30g，冬凌草、人中白各 15g，土牛膝 9g，女贞子 20g，蛇六谷、石见穿、藁本、王不留行子、草果仁、蔓荆子、山慈菇各 12g。7 剂，水煎两汁，分服。

7 月 16 日二十七诊：外感 1 周，鼻塞清涕，咳嗽增多，痰淡黄稠不畅，咽干痒，纳、便正常，舌淡红紫，苔白，脉细缓。

处方：人参叶、神曲、人中白各 15g，苏叶、前胡、淡竹叶各 9g，肺形草、炒黄芩、野荞麦根、干芦根各 30g，白桔梗、桑白皮、冬凌草、大豆卷、天竺黄、浮海石各 12g。7 剂，水煎两汁，分服。

7 月 23 日二十八诊：外感已解，痰见绿兼黑色，咽干痒，胸闷尚可，头胀痛，腹胀矢气明显，大便干，舌红紫，苔黄厚，脉弦滑。

处方：野荞麦根、肺形草、藤梨根、冬瓜仁、生薏苡仁、红藤各 30g，炒黄芩、浙贝母各 20g，炒莱菔子、草果仁、白桔梗、桑白皮、山慈菇、苏梗、苏木、橘核各 12g，冬凌草 15g，皂角刺 9g。7 剂，水煎两汁，分服。

7月30日二十九诊：咳嗽减少，咽仍痒，痰稠量少，纳食正常，大便稀烂，无腹痛，舌红淡紫，苔白，脉细弦。

处方：野荞麦根、藤梨根、生薏苡仁、肺形草、红藤各30g，炒黄芩、浙贝母各20g，白桔梗、桑白皮、草果仁、山慈菇、苏梗、苏木、川厚朴花各12g，冬凌草15g，皂角刺、绿梅花各9g。7剂，水煎两汁，分服。

8月6日三十诊：咳嗽改善，痰白黏、以咽部为主，近日头胀，颈板，纳可，便不畅，腹胀，舌淡红紫，苔白，脉细缓。

处方：炒黄芩、白茯苓各20g，冬凌草15g，野荞麦根、煨葛根、肺形草、藤梨根、冬瓜仁、生薏苡仁、猫人参、红藤各30g，草果仁、山慈菇、藁本、橘核各12g。7剂，水煎两汁，分服。

8月20日三十一诊：咳嗽消失，痰白阻于咽部，大便不畅，汗多，头胀，舌淡红紫，苔白，脉弦细。

处方：藤梨根、肺形草、冬瓜仁、猫人参、野荞麦根、红藤、生薏苡仁、稽豆衣各30g，炒黄芩20g，冬凌草15g，草果仁、山慈菇、橘核、蔓荆子、蛇六谷各12g，淡附子9g。7剂，水煎两汁，分服。

9月3日三十二诊：咳嗽以刺激性为主，咽干，头胀存，指端胀，汗多乏力，纳、便正常，舌淡红紫，苔白，脉细滑。

处方：肺形草、藤梨根、猫人参、生薏苡仁、冬瓜仁、冬凌草、红藤各30g，炒黄芩20g，淡附子9g，蛇六谷、山慈菇、草果仁、橘核、蔓荆子、王不留行子、碧桃干各12g。7剂，水煎两汁，分服。

9月17日三十三诊：咽痒而干咳，咽部有白痰，胸闷气短，声音嘶哑，夜尿3~4次，舌淡紫红，苔厚糙，脉细缓。

处方：炒苍术、桑白皮、蛇六谷、寒水石、草果仁、淡附子、橘核、碧桃干各12g，防风、淡竹叶各9g，肺形草、藤梨根、生薏苡仁、红藤、桑椹子各30g，冬凌草、桑螵蛸各15g。7剂，水煎两汁，分服。

10月8日三十四诊：咳嗽基本改善，晨起有痰，时头痛，胸闷、气急动则加剧，口黏，舌紫，苔少，脉细弦。

处方：炒苍术、生白术、蛇六谷、桃仁、草果仁、淡附子、寒水石、苏梗、苏木、橘核、碧桃干各12g，防风9g，肺形草、藤梨根、生薏苡仁、冬瓜仁、红藤、干芦根各30g。7剂，水煎两汁，分服。

10月22日三十五诊：咳嗽基本消失，晨起有痰、色白黏稠，近来天气变化，胸闷气急，纳可，便烂不畅，舌淡红紫，苔厚，脉细缓。CT示：肺炎较前吸收。

处方：炒苍术、蛇六谷、桃仁、草果仁、淡附子、苏梗、苏木、橘核、橘络各12g，防风9g，肺形草、藤梨根、生薏苡仁、冬瓜仁、红藤、干芦根各30g。7剂，水煎两汁，分服。

11月5日三十六诊：咳嗽未起，咽仍干燥，痰黏不畅，胸闷气急，易汗出，大便不畅，舌淡紫红，苔白稍厚，脉细滑。

处方：炒苍术、生白术、炒莱菔子、蛇六谷、桃仁、草果仁各12g，防风9g，炒黄芩20g，肺形草、藤梨根、生薏苡仁、冬瓜仁、红藤、干芦根各30g，冬凌草、淡附子、寒水石、人中白各15g。7剂，水煎两汁，分服。

12月3日三十七诊：咳嗽未见，痰白量少，近日来心慌，胸闷心悸，尿感又起，尿常规：WBC（+++），脓细胞（+），腰酸，小腹作胀，舌淡红紫，苔厚，脉细缓。

处方：肥知母、炒黄柏、炒苍术、草果仁、椿白皮各12g，土茯苓、肺形草、藤梨根、生薏苡仁、凤尾草、白茅根各30g，苦参、淡竹叶各9g，车前草15g。7剂，水煎两汁，分服。

2009年1月7日三十八诊：腹泻除，大便正常，尿仍频少，咳嗽痰黏，咽干胸闷，舌紫红，苔薄白，脉滑数。

处方：炒苍术、黄荆子、桃仁、蛇六谷、佛手片、石见穿、川厚朴花、草果仁、苏梗、苏木、绿梅花、藏青果各12g，防风、桂枝各9g，肺形草、藤梨根、生薏苡仁、冬瓜仁各30g，炙枳壳20g。7剂，水煎两汁，分服。

1月14日三十九诊：又感冒发热，经输液后热退，咳嗽加剧，痰黄带血丝、黏稠不畅，胸闷、气急加重，纳欠香，便干，舌红淡紫，苔白，脉细滑。

处方：野荞麦根、炒黄芩、肺形草、生薏苡仁、干芦根各30g，蚤休、桑白皮、地骨皮、天竺黄、寒水石、黄荆子各12g，人参叶、浙贝母各20g，白桔梗9g，苏叶6g，神曲、黛蛤散（包）各15g。7剂，水煎两汁，分服。

1月21日四十诊：发热、咳嗽明显，痰量减少、色黄白相间、血已除，胸闷气急，纳可，便干，舌淡红紫，苔白薄黄，脉细滑。两肺呼吸音粗。

处方：肺形草、炒黄芩、野荞麦根、生薏苡仁、冬瓜仁、干芦根各30g，白桔梗9g，蚤休、桑白皮、地骨皮、天竺黄、寒水石、苏梗、苏木各12g，浙贝母20g，人中白、海蛤壳各15g。7剂，水煎两汁，分服。

2月4日四十一诊：发热退，咳嗽不多，痰色淡黄，咽干痒，胸闷心悸，夜间出汗，时怕冷，纳可，便烂，舌淡紫，苔薄黄，脉细缓。

处方：炒苍术、炒莱菔子、白桔梗、桑白皮、桃仁、天竺黄、苏梗、苏木各12g，炒黄芩、浙贝母各20g，人中白、神曲、炒白芍、川芎、黛蛤散（包）各15g，野荞麦根、冬瓜仁、生薏苡仁、肺形草、稆豆衣各30g。7剂，水煎两汁，分服。

2月11日四十二诊：咳嗽减少，咽仍痛，痰黄不畅，胸闷心悸，气急改善，夜间汗出，纳可，便烂，舌淡紫红，苔白，脉细缓。

处方：野荞麦根、肺形草、炒黄芩、稆豆衣各30g，射干9g，浙贝母20g，桑白皮、白桔梗、天竺黄、寒水石、苏梗、苏木、黄荆子、生薏苡仁、炒薏苡仁、白芥子各12g，炒白芍、黛蛤散（包）、川芎各15g。7剂，水煎两汁，分服。

2月25日四十三诊：咳嗽减少，痰白黏而不畅，声音嘶哑，咽痒，胸闷心悸，气急，汗出仍多，纳、便正常，舌淡红紫，苔白厚，脉细滑。

处方：肺形草、野荞麦根、炒黄芩、生薏苡仁、藤梨根、冬瓜仁、稆豆衣各30g，射干9g，浙贝母20g，白桔梗、桑白皮、蛇六谷、天竺黄、寒水石、草果仁、白芥子各12g。7剂，水煎两汁，分服。

3月11日四十四诊：咳嗽尚可，痰淡黄量少，咽痒而咳，又出现尿感，尿检：脓细胞（＋），镜检白细胞（＋＋＋），红细胞（＋），尿隐血25（＋）/μL，尿白细胞500（＋＋＋）/uL，伴眩晕物转，纳、便正常，舌淡紫黑，苔白，脉细滑。

阶段性脉证合参：经治疗，放射性肺炎较稳定，CT示炎症明显吸收，但毕竟为湿浊之体，湿随气流，窜走上扰于首，影响髓海失养而眩，阻于中焦则脘胀纳少，走于关节而指节酸痛，今又下注膀胱，气化不利，而见尿频尿急等。治以上清肺中之热，下清膀胱湿热。

方药：原方加知柏地黄汤加减。

处方：炒天虫、明天麻、桑叶、肥知母、炒黄柏、蛇六谷、蔓荆子、桑白皮各12g，煨葛根、土茯苓、生薏苡仁、藤梨根各30g，粉丹皮、瞿麦各15g，通草6g，浙贝母20g。7剂，水煎两汁，分服。

3月25日四十五诊：咽痒时仍有咳嗽，痰仍黄色，咳而胸闷，伴头晕，耳鸣加剧，汗多，纳可，便调，小便改善，舌紫，苔白，脉细缓。

处方：煨葛根、藤梨根、生薏苡仁、红藤、土茯苓、桑椹子各30g，炒天虫、明天麻、蛇六谷、桑白皮、桑叶、萹蓄、蔓荆子各12g，粉丹皮15g，浙贝母20g，通草9g。7剂，水煎两汁，分服。

4月8日四十六诊：咳嗽除，痰淡黄黏稠、阻于咽部，头晕，纳可，大便1日2次、不畅，腹痛，尿仍频，舌紫淡红，苔白中厚，脉细缓。

处方：蛇六谷、炒天虫、明天麻、蔓荆子、桑白皮、山慈菇、草果仁、潼蒺藜、白蒺藜各12g，肺形草、煨葛根、藤梨根、生薏苡仁、瞿麦各30g，女贞子、浙贝母各20g，通草9g，粉丹皮、灵芝各15g。7剂，水煎两汁，分服。

4月29日四十七诊：咽部有痰、黏稠、色白，咳嗽音嘶，头晕好转，纳可，便调，尿频除，舌淡红紫，苔中厚，脉弦缓。

处方：炒苍术、蛇六谷、明天麻、炒天虫、山慈菇、桑白皮、草果仁、灵芝、寒水石各12g，肺形草、藤梨根、煨葛根、生薏苡仁、冬瓜仁、生侧柏叶各30g，粉丹皮15g，通草9g，淡附子6g。7剂，水煎两汁，分服。

5月20日四十八诊：肺癌复查，纵隔淋巴结大，近日因饮食而咳嗽加剧，痰多色白，咳嗽以咽痒引起为主，舌紫，苔厚，脉细缓。

处方：肺形草、藤梨根、生薏苡仁、冬瓜仁、红藤各30g，炒黄芩20g，桑白皮、冬凌草、石见穿、寒水石各15g，炒苍术、草果仁、蛇六谷、白桔梗、地肤子、车前子各12g，防风、淡附子、蛇床子各9g。7剂，水煎两汁，分服。

6月3日四十九诊：咳嗽时有、刺激性加剧，痰少、色淡黄，咽部干痰黏，头晕乏力，纳、便正常，舌淡红、紫泛，苔厚腻（染苔灰紫），脉细缓。BP 100/60mmHg。

处方：藿香、佩兰、炒苍术、白茯苓、姜半夏、制胆星、桑白皮、蛇六谷、寒水石各12g，生薏苡仁、猫人参、藤梨根、生枳壳、生侧柏叶各30g，淡附子、皂角刺各9g。7剂，水煎两汁，分服。

另配：天然牛黄1支，猴枣牛黄散4支，西瓜霜1支。匀和早、晚各喷咽喉1次。

6月17日五十诊：湿浊未尽，运化失司，咳嗽不多、因刺激性加剧，咽痒，痰稠，头晕乏力，舌淡红紫，苔厚腻，脉细弦。

处方：藿香、佩兰、炒苍术、白茯苓、姜半夏、制胆星、桑白皮、蛇六谷、寒水石、明天麻、草果仁各12g，生薏苡仁、藤梨根、生枳壳各30g，淡附子、皂角刺各9g，车前草15g。7剂，水煎两汁，分服。

7月8日五十一诊：咳嗽，痰少、稠浓色淡黄，胸闷气短，头晕乏力，纳、便正常，舌淡紫红，苔白，脉细缓。

　　处方：藿香、佩兰、车前草各15g，生枳壳、藤梨根、煨葛根、生侧柏叶、猫人参、生薏苡仁各30g，白茯苓20g，炒苍术、蛇六谷、明天麻、炒天虫、寒水石各12g，升麻3g，皂角刺、淡附子各9g。7剂，水煎两汁，分服。

　　7月15日五十二诊：咳嗽不多、以刺激性阵咳为主，痰淡黄不畅，近周胃痛、以心窝部为主，反腐，纳一般，舌淡紫红，苔厚腻，脉细缓。

　　处方：藿香、佩兰、炒苍术、白茯苓、制胆星、玄胡索、草果仁、佛手片、蛇六谷、绿梅花各12g，蒲公英、藤梨根、生薏苡仁、生枳壳、肺形草、冬瓜仁、红藤各30g，姜竹茹9g，车前草15g。7剂，水煎两汁，分服。

　　8月5日五十三诊：湿浊仍较盛，咳嗽减少，痰仍稠浓，头晕改善，胃痛减轻，胸闷，纳可，舌淡紫红，苔薄黄糙，脉细弦缓。

　　处方：藿香、苏梗、苏木、炒苍术、白茯苓、佛手片、草果仁、蛇六谷、桃仁、佛手片、川厚朴花、八月札各12g，生薏苡仁、藤梨根、肺形草、冬瓜仁、干芦根、钩藤各30g，生枳壳20g。7剂，水煎两汁，分服。

　　9月2日五十四诊：咳嗽近日增加，有稠痰，纳可，便调，舌淡紫红，苔厚黑，脉细缓。

　　处方：炒黄芩、浙贝母各20g，肺形草、藤梨根、生薏苡仁、大青叶、冬瓜仁、干芦根、猫人参各30g，藿香、佩兰、草果仁、炒苍术、白桔梗、桑白皮、苏梗、苏木、寒水石各12g，青葙子15g，木贼草、皂角刺各9g。7剂，水煎两汁，分服。

　　9月30日五十五诊：邵逸夫医院复查CT示：①右肺癌术后改变，纵隔放疗后改变，左舌叶结节，与5月片对照炎症明显吸收；②肝肾囊肿，脾内小结节。

　　生化复查：铁蛋白↑219.6μg/L，中性粒细胞绝对数↓2.6×103/μL，谷草转氨酶↑37IU/L，低密度脂蛋白胆固醇↑31mg/dL。

　　近日咳嗽稍增，痰又黄白相间，口苦，纳、便正常，舌紫淡红，苔厚黄，脉细滑。

　　处方：藿香、佩兰、炒苍术、草果仁、桑白皮各12g，肺形草、炒黄芩、藤梨根、生薏苡仁、冬瓜仁、干芦根、猫人参各30g，浙贝母20g，皂角刺、苏叶、木贼草各9g，桃仁、红景天、槐角各15g。7剂，水煎两汁，分服。

　　另配：天然牛黄1支，猴枣牛黄散4支，西瓜霜1支。和匀，早、晚喷咽喉1次。

　　10月14日五十六诊：又感冒，咳嗽增加已7天，鼻塞流涕，咽干痛痒，痰白黏稠，纳一般，胸闷气短，舌淡红紫，苔厚，脉细滑。

处方：人参叶、神曲、枇杷叶、车前草各15g，苏叶9g，野荞麦根、肺形草、生薏苡仁、冬瓜仁、干芦根各30g，炒黄芩、浙贝母各20g，鹅不食草4g，香白芷、白桔梗、桑白皮、草果仁、桃仁、苏梗、苏木、辛夷各12g。7剂，水煎两汁，分服。

10月28日五十七诊：咳嗽明显减少，痰白黏少、不畅，胸闷且痛，心慌心悸，纳、便正常，舌淡红紫，苔薄白，脉细缓。

处方：肺形草、藤梨根、生薏苡仁、冬瓜仁、干芦根、生侧柏叶各30g，浙贝母20g，白桔梗、桑白皮、草果仁、桃仁、苏梗、苏木、天竺黄各12g，木蝴蝶9g，云雾草、制玉竹、红景天各15g。7剂，水煎两汁，分服。

12月9日五十八诊：近5天又感冒，伴突发性眩晕，咳嗽加剧，痰黄白相间，鼻涕黄多，胸闷气短，纳、便正常，舌淡红紫，苔白厚，脉细滑。

处方：肺形草、野荞麦根、藤梨根、生薏苡仁、冬瓜仁各30g，炒黄芩、浙贝母各20g，白桔梗、桑白皮、苦参、蛇六谷、广郁金、桃仁、苏梗、苏木、香白芷、明天麻、蔓荆子各12g，鹅不食草4g，蝉衣9g，黛蛤散（包）15g。7剂，水煎两汁，分服。

12月16日五十九诊：咳嗽改善，痰转淡黄稀，鼻涕多，胸闷入暮加剧，纳、便正常，舌淡紫红，苔厚腻，脉细滑结代。

处方：炒黄芩、浙贝母各20g，肺形草、野荞麦根、生薏苡仁、冬瓜仁、藤梨根各30g，白桔梗、桑白皮、苦参、桃仁、辛夷、香白芷、草果仁各12g，鹅不食草4g，云雾草、冬凌草、人中白各15g。7剂，水煎两汁，分服。

2010年1月13日六十诊：咳嗽不多，痰白稠少，胸闷气短，头晕目花，纳可，便调，舌红淡紫、苔白厚，脉细缓。

处方：肺形草、藤梨根、冬瓜仁、仙灵脾、生薏苡仁、红藤各30g，炒黄芩、云雾草、冬凌草各15g，浙贝母各20g，白桔梗、桑白皮、蛇六谷、苦参、草果仁、桃仁、香白芷、炒苍术、生白术各12g。7剂，水煎两汁，分服。

2月3日六十一诊：咳嗽渐除，痰白量少，胸闷气短，头晕目糊，纳可，肠鸣，便调，舌紫淡红，苔白厚，脉细缓。

处方：炒苍术、生白术、防己、白桔梗、桑白皮、苦参、草果仁、明天麻、炒天虫、王不留行子、蔓荆子各12g，肺形草、藤梨根、生薏苡仁、冬瓜仁、仙灵脾各30g，云雾草、桃仁各15g，浙贝母、炒黄芩各20g。7剂，水煎两汁，分服。

3月17日六十二诊：咳嗽基本除，痰黏于咽喉，胸闷加剧，纳、便正常，舌淡红紫，苔厚，脉细缓。

处方：生黄芪、云雾草、桃仁各15g，炒黄芩、浙贝母各20g，肺形草、藤梨根、冬瓜仁、生薏苡仁、红藤各30g，防己、蛇六谷、白桔梗、桑白皮、草果仁、明天麻、苏梗、苏木、川续断、金毛狗脊、薤白头各12g。7剂，水煎两汁，分服。

4月21日六十三诊：邵逸夫医院CT：右肺癌术后，右胸廓略收缩塌陷，右肺少许纤维条片灶，右前下部胸膜下条索影，细微斑点灶，左肺上叶可见小片无肺纹理透亮带，左舌叶一个小结节，短径约8mm。纵隔放疗后，主肺动脉后方条片低密度。左房增大。肝脏不大，肝方叶类圆形低密度影，界清，无强化，肝表面光滑，肝叶比例协调。诊断：①右肺癌术后改变，纵隔放疗后改变，左上肺肺大泡，左舌叶小结节，对比前片（2009年9月18日）基本相仿。②肝肾囊肿，脾内小结节，与前片相仿。

咳嗽除，痰白稠浓不畅，全身关节酸痛，声音嘶哑，纳、便正常，舌红淡紫，苔白，脉细缓。

处方：生黄芪、肺形草、藤梨根、生薏苡仁、冬瓜仁、猫人参、红藤各30g，蛇六谷、白桔梗、桑白皮、草果仁、青葙子、王不留行子、佛手片各12g，炒黄芩、浙贝母各20g，皂角刺9g。防己、桃仁、红景天各15g。7剂，水煎两汁，分服。另配：三叶青粉1日1袋。

5月26日六十四诊：咳嗽未见，痰仍浓黏，咽痒时稍咳，腰酸背痛，纳、便正常，舌紫淡红，苔白，脉细缓。

处方：防己、桃仁、红景天各15g，生黄芪、肺形草、藤梨根、生薏苡仁、冬瓜仁、猫人参、鹿角霜各30g，蛇六谷、白桔梗、桑白皮、草果仁、王不留行子、灵芝各12g，炒黄芩、浙贝母各20g，皂角刺9g。7剂，水煎两汁，分服。另配：三叶青粉1日1袋。

7月28日六十五诊：咳嗽稳定，痰多不畅，咽干痒，近日来腹胀痛而欲便、解后痛除、无黏液，舌淡红，苔厚腻，脉细弦。

阶段性脉证合参：这一段时间湿浊蕴郁，常受外邪引动，虽症状时轻时重，但对肺络影响不大，1~2周即能缓解。CT片证实，放射性肺炎明显吸收，但湿浊仍停聚于内，此为病根，实属难化，此周饮食不顺致腹痛欲便。改治则，芳香燥湿，理气和胃，佐以清热。

处方：藿香、佩兰、炒苍术、川厚朴、炒莱菔子、白茯苓、炒白芍、草果仁、佛手片各12g，生枳壳、车前草各15g，叶下珠、野荞麦根、生薏苡仁、地锦草各30g，防风9g，炒黄芩20g。7剂，水煎两汁，分服。

8月4日六十六诊：便泻已解，8月1日又外感，鼻塞流涕，咽干而痛，咳嗽增加，痰白量少，舌淡红紫，苔薄白，脉细缓。

处方：人参叶、神曲各15g，苏叶、软柴胡、前胡、白桔梗、淡竹叶各9g，炒黄芩、浙贝母各20g，野荞麦根、生薏苡仁各30g，淡豆豉、桑白皮、天竺黄、浮海石、草果、海蛤壳各12g。7剂，水煎两汁，分服。

另配：天然牛黄1支，猴枣牛黄散4支，西瓜霜1支。匀和喷咽喉，早、晚各1次。

8月18日六十七诊：外感伴发热后咳嗽加剧，痰白不畅，胸闷气短，纳食欠香，舌红淡紫，苔厚，脉细滑。

处方：肺形草、野荞麦根、藤梨根、生薏苡仁、鱼腥草、冬瓜仁、生薏苡仁各30g，炒莱菔子、白桔梗、桑白皮、桃仁、草果仁、天竺黄、苏梗、苏木、浮海石各12g，炒黄芩、浙贝母各20g，黛蛤散（包）15g。7剂，水煎两汁，分服。

8月25日六十八诊：咳嗽除，痰松脓稠，胸闷气短，头晕耳鸣，纳食欠香，舌淡紫红，苔厚腻，脉细缓。

处方：藿香、苏梗、姜半夏、炒苍术、桑白皮、草果仁、炒莱菔子、广郁金、天竺黄、浮海石各12g，肺形草、野荞麦根、藤梨根、生薏苡仁各30g，炒黄芩、浙贝母各20g，砂仁、蔻仁各9g，海蛤壳、川芎、炒白芍、枇杷叶各15g。7剂，水煎两汁，分服。

9月1日六十九诊：咳嗽未见，痰白稠不畅，咽干痒，胸闷气短，头晕耳鸣，纳、便正常，舌红淡紫，苔白，脉细滑。

处方：肺形草、野荞麦根、藤梨根、生薏苡仁、冬瓜仁、红藤各30g，炒黄芩、浙贝母各20g，炒苍术、桑白皮、草果仁、炒莱菔子、广玉金、苏梗、苏木、紫草、辛夷、黄荆子、白鲜皮各12g，海蛤壳、炒白芍、川芎、桃仁各15g。7剂，水煎两汁，分服。

9月8日七十诊：咳嗽又作，鼻塞流涕，痰白量少，胸闷气短，头胀，纳、便正常，舌淡紫红，苔白，脉细滑，伴结代。

处方：肺形草、藤梨根、生薏苡仁、冬瓜仁、红藤各30g，炒黄芩、浙贝母20g，炒苍术、桑白皮、草果仁、苏梗、苏木、王不留行子、天竺黄、薤白头、姜半夏、白鲜皮、辛夷各12g，桃仁、海蛤壳各15g。7剂，水煎两汁，分服。

9月29日**七十一诊**：咳嗽仍作，鼻涕存，胸闷改善，咽干痒，痰黄不畅，纳、便一般，舌红紫，苔中白，脉细缓。

处方：肺形草、鱼腥草、藤梨根、生薏苡仁、冬瓜仁、干芦根、红藤各30g，炒苍术、白桔梗、桑白皮、蛇六谷、草果仁、苏梗、苏木、天竺黄、王不留行子、白鲜皮、寒水石各12g，炒黄芩、浙贝母各20g，桃仁、黛蛤散（包）、炙紫菀各15g。7剂，水煎两汁，分服。

10月6日**七十二诊**：咳嗽仍作，痰白，鼻涕黄，纳、便正常，舌淡红紫，苔薄，脉细滑。

处方：肺形草、藤梨根、生薏苡仁、鱼腥草、冬瓜仁、干芦根、红藤各30g，白桔梗、桑白皮、苏梗、苏木、王不留行子、寒水石、莪术、草果仁、川石斛各12g，桃仁、黛蛤散（包）各15g，浙贝母20g。7剂，水煎两汁，分服。

10月20日**七十三诊**：咳嗽以刺激性加剧、夜间为主，鼻涕转清，咽干痒，胸闷气短，耳鸣，纳、便正常，舌淡紫红，苔白，脉弦滑。

处方：人参叶、桃仁、红景天、黛蛤散（包）各15g，浙贝母20g，肺形草、藤梨根、冬瓜仁、生薏苡仁、鱼腥草、猫人参、红藤各30g，白桔梗、桑白皮、苏梗、苏木、王不留行子、莪术、草果仁、川石斛、橘核、橘络各12g。7剂，水煎两汁，分服。

11月3日**七十四诊**：咳嗽改善，痰白量少，咽痒干，胸闷心悸，纳、便正常，舌淡红紫，苔白稍厚，脉细缓。

处方：炒苍术、白桔梗、桑白皮、王不留行子、草果仁、寒水石各12g，防风9g，肺形草、藤梨根、生薏苡仁、冬瓜仁、鱼腥草、猫人参、干芦根各30g，浙贝母20g，桃仁、黛蛤散（包）、红景天、炙紫菀、柏子仁各15g。7剂，水煎两汁，分服。

11月17日**七十五诊**：咳嗽除，痰白转松、量减少，咽干痒，胸闷心悸，纳、便正常，舌淡紫红，苔白，脉细滑。

处方：炒苍术、白桔梗、桑白皮、王不留行子、草果仁、寒水石、白鲜皮各12g，肺形草、藤梨根、生薏苡仁、鱼腥草、冬瓜仁、猫人参、干芦根、红藤各30g，桃仁、柏子仁、黛蛤散（包）、红景天、炙紫菀各15g，淡附子6g，防风、蛇床子各9g。7剂，水煎两汁，分服。

【**按**】该患者因肺癌术后转移纵隔，经放疗，导致放射性肺炎，故出现一系列肺部症状。从患者体质讲，始终存在湿浊，不但肺、脾、肾三脏俱虚，也影响到心阳，故常出现脉结代，有时有湿浊下注膀胱之症。此乃长期湿、瘀、热、虚胶结的结果。经两年治疗，CT 显示放射性肺炎之炎症较前明显吸收，患者自觉症状明显改善，生活质量明显提高，但今后变化如何尚不可知，只有长期服药，以期带病延年。

先天性肺疾伴感染

52. 先天性多发性肺囊肿伴绿脓杆菌感染

应某，男，48 岁，干部。门诊号：01776937。初诊时间：2006 年 1 月 9 日。

患者反复咳嗽 12 年（1993 年），2005 年 12 月 16 日因胸闷气急动则加剧，咳痰不畅，住浙江大学附属第二医院呼吸科治疗，确诊为间质性肺炎伴纤维化，给予激素、抗菌等治疗，因绿脓杆菌感染来我院呼吸科门诊。症见咳嗽一直未解，胸闷气急，不能平卧，痰咳不畅，痰色黄绿，黏稠咽痒。体检：面色黧黑，面浮跗肿，唇绀指黑，舌紫绛，苔白厚，脉滑数。两肺下满布干湿性啰音；心界缩小，心率 115 次/分钟，律齐；腹稍膨隆，肝脾触及不满意，下肢足背浮肿。CT：两肺间质性改变，部分纤维化，两下肺感染。

脉证合参：宿有痰饮，反复受邪，久则引起肺、脾、肾三脏阳虚，无力抗邪，痰贮于肺，饮生于脾，伏于膈下，痰瘀互结，以致肺痿弱不用。

治则：清肺豁痰，宽胸理气，活血化瘀。

处方：肺形草、鱼腥草、野荞麦根、炒黄芩各 30g，浙贝母 20g，白桔梗、桑白皮、苏梗、苏木、天竺黄、寒水石各 12g，粉丹皮、生薏苡仁、炒薏苡仁、炒白芍、川芎、黛蛤散（包）各 15g，皂角刺 9g。7 剂，水煎两汁，分服。

1 月 16 日二诊：上方服 1 个月，咳嗽未明显增加，痰量先多后减少，晨起咳痰仍见黄绿，后转为白色，稍胸闷，动则气急，纳可，大便 1 日 2 次，面色黧黑，唇绀指青，舌紫绛，苔白，脉弦滑数。两肺下可闻及干湿性啰音。加重活血燥湿之药。

处方：肺形草、野荞麦根、炒黄芩、鱼腥草各 30g，浙贝母 20g，生薏苡仁、炒薏苡仁各 15g，白桔梗、桑白皮、草果仁、苏梗、苏木、天竺黄、寒水石、海蛤壳、莪术、山慈菇各 12g，皂角刺 9g。7 剂，水煎两汁，分服。嘱症状稳定可再服半月。

1月23日三诊：咳嗽仍存，痰开始转白，晨起痰减，胸闷存在，气急好转，昨日低热，两肺可闻及干湿性啰音，舌紫红，苔白厚，脉弦滑数。

处方：野荞麦根、肺形草、炒黄芩各30g，鱼腥草40g，生薏苡仁、炒薏苡仁各15g，白桔梗、桑白皮、草果仁、炒莱菔子、苏梗、苏木、海蛤壳、山慈菇、制胆星、莪术各12g，皂角刺9g，浙贝母20g。14剂，水煎两汁，分服。

2月4日四诊：咳嗽减少，痰色转白、黏稠欠畅，胸闷好转，低热除，面色黧黑，纳、便正常，舌紫红，苔白，脉弦滑。两肺底可闻及细小干湿性啰音。

处方：野荞麦根、肺形草、炒黄芩各30g，鱼腥草40g，生薏苡仁、炒薏苡仁各15g，白桔梗、桑白皮、草果仁、桃仁、苏梗、苏木、海蛤壳、山慈菇、浮海石、莪术各12g，皂角刺9g，浙贝母20g。14剂，水煎两汁，分服。

2月24日五诊：咳嗽基本消失，因痰而咳，痰白黏稠，胸闷夜间明显，面色仍黧黑，纳增，便调；舌紫红，苔中厚边薄，脉弦缓。两肺底可闻及细小湿啰音。湿浊始化，胃气复，原法加减。

处方：鱼腥草40g，肺形草、炒黄芩、野荞麦根各30g，浙贝母20g，草果仁9g，生薏苡仁、炒薏苡仁各15g，白桔梗、桑白皮、炒莱菔子、苏梗、苏木、天竺黄、浮海石、白薇、山慈菇12g。14剂，水煎两汁，分服。

3月6日六诊：咳嗽基本消失，痰在咽部，因痰而咳，纳、便正常，胸闷咳剧时现，坐着已不气急，动剧时仍气急，舌紫红，苔白，脉细缓。两肺底可闻及细小湿啰音。加用活血软坚通络之品。

处方：鱼腥草40g，肺形草、野荞麦根、炒黄芩、炒薏苡仁、生薏苡仁、红藤各30g，浙贝母20g，白桔梗、桑白皮、橘络、天竺黄、白薇、山慈菇各12g，川芎15g。14剂，水煎两汁，分服。

3月21日七诊：进行痰引流时咳嗽诱发，痰色黄白、量少，自觉体质较前好转，咽部不舒，舌紫转红，苔薄白，脉细缓。两肺底可闻及细小湿性啰音。痰培养未找到绿脓杆菌。治则不变。

处方：肺形草、野荞麦根、炒黄芩各30g，浙贝母20g，生薏苡仁、炒薏苡仁各15g，白桔梗、桑白皮、苏梗、苏木、莪术、橘络、白薇、山慈菇、浮海石、白芥子各12g。14剂，水煎两汁，分服。胸片复查如前。建议去北京进一步检查。

4月3日八诊：体位引流后咳嗽增多，痰色白、量减，胸闷未见，动则气急，纳、便正常，生活能自理，舌紫红，苔薄白，脉细缓。两肺底可闻及细小湿啰音。守原法。

处方：鱼腥草40g，肺形草、野荞麦根、炒黄芩、藤梨根各30g，白芥子9g，浙贝母20g，生薏苡仁、炒薏苡仁各15g，白桔梗、桑白皮、莪术、山慈菇、白蔹、浮海石、橘络各12g。14剂，水煎两汁，分服。

4月17日九诊：面色灰黑，偶因痰而咳，仍做体位引流，动剧气急，胸闷除，纳、便正常，两肺底可闻及细小湿啰音，以右侧为多。舌红紫，苔薄白，脉细缓。因肺、脾、肾三脏阳气俱虚，治以益气固卫，加用玉屏风。

处方：鱼腥草40g，肺形草、野荞麦根、炒黄芩、生薏苡仁、藤梨根各30g，炒苍术、白桔梗、桑白皮、白蔹、莪术、山慈菇各12g，防风、白芥子各9g，浙贝母20g。14剂，水煎两汁，分服。

5月8日十诊：肺部症状较稳定，因痰而咳，胸闷胀时作，动剧气急，舌紫红，苔薄白，脉细缓。北京医院确诊为先天性多发性肺囊肿，伴感染。此病发病率为十万分之一。

处方：炒黄芩、浙贝母各20g，野荞麦根、生薏苡仁、肺形草、鱼腥草各30g，炒苍术、白桔梗、桑白皮、莪术、山慈菇、白芥子、红花各12g，防风、丝瓜络各9g。14剂，水煎两汁，分服。

5月22日十一诊：近日感冒、症状未见加重，咳嗽稍增，痰色白，纳、便正常，体位引流，舌紫红，苔转白，脉细滑。

阶段性脉证合参：经十诊治疗，肺气失宣已有改善，痰浊稍祛，血瘀现象也有好转，因患者的舌紫绛改善，但CT片的肺囊仍有液平，表明脓液仍明显，痰培养未找到绿脓杆菌，这也是好的一面，虽有感冒，症状未增重也表明卫外功能稍有增强。所以继续按益气固表，清肺祛痰，活血软坚等法治疗。

处方：肺形草、鱼腥草、野荞麦根各30g，炒黄芩、浙贝母各20g，炒莱菔子、生薏苡仁、炒薏苡仁、大豆卷、白桔梗、桑白皮、白芥子、海蛤壳、蔻仁、砂仁各12g，皂角刺、草果仁各9g。7剂，水煎两汁，分服。

5月29日十二诊：咳嗽减少，痰转白，胸闷时有，气促引流后出现，纳、便正常，舌紫红，苔薄白，脉细缓。两肺可闻及干湿性啰音。遵原法。

处方：野荞麦根、肺形草、藤梨根各30g，炒黄芩、浙贝母各20g，老鹳草、炙紫菀各15g，白桔梗、桑白皮、生薏苡仁、炒薏苡仁、白芥子、苏梗、苏木、山慈菇、莪术、白蔹、橘络各12g。7剂，水煎两汁，分服。

6月12日十三诊：症状如前，变化不大，胸闷、气急稍加重，舌紫红，舌白厚，脉弦滑。

处方：野荞麦根、肺形草、藤梨根各30g，炒黄芩、浙贝母各20g，老鹳草15g，炒苍术、白桔梗、桑白皮、生薏苡仁、炒薏苡仁、白芥子、苏梗、苏木、山慈菇、莪术、白蔹、橘络各12g。14剂，水煎两汁，分服。

7月3日十四诊：复查胸片：与3月前胸片对比基本相同。症状有所改善，咳嗽不多，痰引流后较多，胸闷气急，舌紫红，苔白，脉细缓。

处方：肺形草、鱼腥草、生薏苡仁、藤梨根各30g，浙贝母、炒黄芩各20g，白桔梗、桑白皮、白芥子、苏梗、苏木、山慈菇、石见穿、莪术、橘络各12g，葶苈子、皂角刺各9g。14剂，水煎两汁，分服。

7月17日十五诊：咳嗽仍有，痰量减少，上楼时感气急，胸闷时痰增，痰色黄白相间、绿色未见，纳、便正常，舌紫红，苔白，脉细缓。

处方：肺形草、鱼腥草、生薏苡仁、藤梨根、仙灵脾各30g，浙贝母20g，炒苍术、白桔梗、桑白皮、白芥子、苏梗、苏木、山慈菇、石见穿、莪术、橘络各12g，皂角刺9g。14剂，水煎两汁，分服。

2007年2月25日家属来电，现住浙江大学第一附属医院，复查绿脓杆菌消失。病情变化不大。

4月4日十六诊：半年来，按原处方反复服用，2月15日因外感又住浙江大学第一附属医院呼吸科，几次复查未发现绿脓杆菌，胸片复查：对比两肺间质伴纤维化未变化。目前咳嗽不多，引流痰亦不多、色白，胸闷、气急自觉加重，面色灰暗，较前好转，唇绀指青，精神尚可，纳、便正常，舌紫红，苔白厚，脉弦滑。治以益气固表，清肺祛痰，宽胸活血，软坚涤痰。

处方：肺形草30g，炒黄芩、藤梨根、生薏苡仁各30g，云雾草、炒白芍、川芎、莪术各15g，白桔梗、桑白皮、炒苍术、草果仁、苏梗、苏木、天竺黄、石见穿、浮海石各12g，浙贝母20g，防风、皂角刺各9g。7剂，水煎两汁，分服。

4月11日十七诊：药后1周痰量较前增加、色仍黄白相间，胸闷减轻，活动后仍气急，精神尚可，纳、便正常，面色晦暗，唇绀指青，舌紫，苔白，脉弦滑。

处方：太子参、炒苍术、白桔梗、桑白皮、苏梗、苏木、莪术、石见穿、浮海石各12g，防风、皂角刺各9g，浙贝母20g，炒白芍、云雾草、川芎各15g，肺形草、生薏苡仁、藤梨根、仙灵脾各30g。14剂，水煎两汁，分服。

4月25日十八诊：病情趋于稳定，面色黧黑有所改善，咳嗽痰量不多、色转白，精神尚可，活动后气急改善，纳、便正常，舌紫红，苔薄，脉弦滑。增强健脾培本之药。

处方：西党参、生白术、白桔梗、桑白皮、苏梗、苏木、莪术、石见穿、海浮石、橘络、寒水石各12g，防风、皂角刺各9g，浙贝母20g，云雾草15g，肺形草、藤梨根、仙灵脾各30g。14剂，水煎两汁，分服。

4月28日十九诊：4月25日在返家路上遇冷，当天即发热，住当地医院，3天热不退，请家人来我处取方。

处方：青蒿、肺形草、大青叶、野荞麦根、炒黄芩、鲜芦根各30g，苏叶、前胡、软柴胡、淡竹叶、薄荷（后下）、皂角刺各9g，白桔梗、桑白皮、天竺黄、寒水石、海蛤壳各12g，浙贝母20g，神曲15g。7剂，水煎两汁，分服。

6月5日二十诊：服上药3天后热退，咳嗽明显减少，但出现全身浮肿，有心衰现象，治疗后心衰纠正，痰培养又见绿脓杆菌，动脉血气分析示：氧饱和度和动脉血氧有所改善，SaO$_2$ 90.2%，PaO$_2$ 7.3KPa。目前病情缓解，心衰纠正，体力恢复，故再来服中药。目前咳嗽存，痰黄白相间，略带淡绿色，咳之不畅，胸闷气急，下肢浮肿基本消失，纳、便正常，舌紫红，苔白中稍厚，脉弦滑。

阶段性脉证合参：因原已肺、脾、肾三脏阳气俱虚，今外感风寒，引动伏饮，上渍于肺，玄府闭塞，导致肺、脾、肾三脏输布失职，水液外溢四肢、腹等。此时阳气更虚，心阳无助，水液反侮于心，导致心衰。虽经当地治疗，病情缓解，但正气未复，余邪未净。治以益气固卫，清肺祛痰，活血通阳。

处方：肺形草、野荞麦根、炒黄芩、生薏苡仁、藤梨根各30g，浙贝母20g，云雾草15g，炒苍术、白桔梗、桑白皮、寒水石、浮海石、天竺黄、海蛤壳、莪术、山慈菇、草果仁各12g，皂角刺、桂枝、防风各9g。14剂，水煎两汁，分服。

6月19日二十一诊：病情趋于稳定，咳嗽不多，痰色黄白相间，较前易咳出，胸闷、气急好转较快，纳、便正常，舌红淡紫，苔白，脉弦滑。

处方：人参叶20g，云雾草15g，肺形草、野荞麦根、炒黄芩、生枳壳、藤梨根各30g，炒苍术、白桔梗、桑白皮、寒水石、莪术、山慈菇、白芥子、苏梗、苏木各12g，防风、皂角刺各9g。7剂，水煎两汁，分服。

7月11日二十二诊：咳嗽明显，痰稍黄绿色，胸闷、气急稍有改善，心悸唇绀，纳可，便调，舌紫红，苔白厚，脉细弦。

处方：肺形草、野荞麦根、炒黄芩、藤梨根、仙灵脾各30g，苏梗、苏木、山慈菇、莪术、桃仁、橘络各12g，皂角刺9g。7剂，水煎两汁，分服。

8月23日二十三诊：咳嗽，绿痰除，色黄白相间，曾外感1次，已使用抗生素控制，纳可，胸闷除，动则气急好转，面色晦暗，舌红紫暗，苔白，脉细弦。

处方：炒苍术、桑白皮、白桔梗、苏梗、苏木、莪术、山慈菇、白芥子各12g，肺形草、炒黄芩、野荞麦根、藤梨根、仙灵脾、生薏苡仁各30g，浙贝母20g，皂角刺、防风各9g。14剂，水煎两汁，分服。

9月12日二十四诊：咳嗽不多，痰黄白相间，胸闷气急好转，纳可，便调，舌红紫，苔薄，脉滑数。

处方：防风、皂角刺各9g，肺形草、炒黄芩、野荞麦根、藤梨根、仙灵脾、生薏苡仁各30g，生白术、浙贝母各20g，白桔梗、桑白皮、苏梗、苏木、莪术、白芥子、石见穿各12g。14剂，水煎两汁，分服。

9月26日二十五诊：近日又外感，咳嗽痰白，胸闷时作，气急加剧，舌红淡紫，苔白，脉弦滑。双肺均可闻及干湿性啰音，偶闻湿性啰音。

处方：防风、皂角刺各9g，肺形草、炒黄芩、藤梨根、炒薏苡仁各30g，浙贝母20g，云雾草15g，炒苍术、白桔梗、桑白皮、寒水石、苏梗、苏木、莪术、浮海石、橘络、石见穿各12g。14剂，水煎两汁，分服。

感冒时服备用方：大青叶、野荞麦根、炒黄芩、鲜芦根各30g，浙贝母20g，神曲、大豆卷各15g，苏叶、前胡、川芎、薄荷（后下）各9g，白桔梗、桑白皮、天竺黄、浮海石、寒水石各12g。3剂，水煎两汁，分服。服后即来改方。

10月17日二十六诊：遇冷发热3天，服外感药后热退，并加用抗生素，未输液而控制。咳嗽，痰黄白相间，胸闷气急动则加剧，纳可，舌边紫，苔白，脉细弦滑。

处方：防风、草果仁、白芥子、皂角刺各9g，人参叶15g，肺形草、云雾草、野荞麦根、炒黄芩、生薏苡仁、藤梨根各30g，炒苍术、白桔梗、桑白皮、莪术、苏梗、苏木、石见穿各12g，浙贝母20g。14剂，水煎两汁，分服。

11月9日二十七诊：近来痰量增多，加用抗生素，胸闷气急，痰黄白相间，舌红紫，苔厚白，脉弦滑。

处方：肺形草、炒黄芩、鱼腥草、藤梨根、生薏苡仁各 30g，云雾草 15g，浙贝母 20g，皂角刺、草果仁各 9g，白桔梗、桑白皮、浮海石、寒水石、苏梗、苏木、莪术、海蛤壳各 12g。7 剂，水煎两汁，分服。

11 月 21 日二十八诊：咳嗽，痰开始转白，胸闷、心悸时作，胃脘发胀，纳可，便调，下肢浮肿，舌紫红，苔薄黄，脉弦滑小数。

阶段性脉证合参：6 月 5 日因外感肺部感染加剧后出现心衰，本次感冒后又出现下肢浮肿，这也是心衰的表现，共发生两次。由此可知，患者之后一旦感冒一定要预防心衰。

处方：肺形草、炒黄芩、生薏苡仁、藤梨根各 30g，浙贝母 20g，云雾草 15g，白桔梗、桑白皮、草果仁、寒水石、苏梗、苏木、莪术、海蛤壳、蛇六谷各 12g，皂角刺 9g。7 剂，水煎两汁，分服。

12 月 9 日二十九诊：咳嗽痰白，量较前减少，胸闷尚可，气急心悸，下肢仍浮肿，唇绀指青，纳可，便调，舌紫红，苔薄白，脉弦滑。

外邪犯肺后，又出现玄府闭塞，水液输布失职，外溢四肢，多为宿有寒饮。治以清肺祛痰，温通利水。

处方：肺形草、野荞麦根、炒黄芩、藤梨根、猪苓、白茯苓、生薏苡仁、仙灵脾各 30g，浙贝母 20g，防风、皂角刺各 9g，生白术、草果仁、莪术、苏梗、苏木、葶苈子各 12g。7 剂，水煎两汁，分服。

12 月 26 日三十诊：咳嗽，痰白不畅，面色晦暗，唇绀指青，纳可，便调，舌紫红，苔厚，脉弦滑。

处方：肺形草、炒黄芩、野荞麦根、藤梨根、仙灵脾、生薏苡仁各 30g，浙贝母 20g，云雾草、炒白芍、炒赤芍各 15g，白桔梗、桑白皮、天竺黄、寒水石、莪术、桃仁、苏梗、苏木、草果仁、葶苈子各 12g，皂角刺 9g。7 剂，水煎两汁，分服。

2008 年 1 月 9 日三十一诊：咳嗽，痰白不畅，面色晦暗，入暮时胸闷气急，唇绀指青，纳可，便调，舌紫红，苔厚，脉弦滑。

处方：肺形草、炒黄芩、野荞麦根、藤梨根、生薏苡仁、仙灵脾各 30g，浙贝母 20g，白桔梗、桑白皮、天竺黄、莪术、桃仁、苏梗、苏木、草果仁、石见穿各 12g，炒白芍、炒赤芍各 15g。7 剂，水煎两汁，分服。

1 月 16 日三十二诊：咳嗽减少，痰白量少，胸闷好转，气急仍存，纳、便正常，舌紫红，苔白，脉弦滑。

处方：肺形草、野荞麦根、藤梨根、生薏苡仁、仙灵脾各 30g，炒黄芩、浙贝母各20g，炒白芍、炒赤芍各15g，白桔梗、桑白皮、莪术、苏梗、苏木、桃仁、石见穿、橘络各12g，皂角刺、草果仁各9g。7剂，水煎两汁，分服。

1月30日三十三诊：近周外感1次，自服备用外感药热即退，咳嗽痰又转黄，胸闷、气急加重，来人取方。

处方：肺形草、野荞麦根、炒黄芩、藤梨根、生薏苡仁、仙灵脾、鸡血藤各30g，白桔梗、桑白皮、莪术、苏梗、苏木、桃仁、石见穿、橘络各12g，浙贝母20g，皂角刺9g。14剂，水煎两汁，分服。

2月20日三十四诊：咳嗽又减，痰白不多，外感又复，纳可，面色青紫，明显好转，胸闷发胀减轻，气急存，胃脘发胀缓解，下肢浮肿消失，纳可，大便1日1～2次，唇绀指青，舌紫转淡红，苔白厚，脉弦滑。

处方：肺形草、野荞麦根、藤梨根、生薏苡仁、仙灵脾各30g，炒黄芩、浙贝母各20g，炒苍术、白桔梗、桑白皮、草果仁、莪术、苏梗、苏木、桃仁、石见穿、橘络各12g。14剂，水煎两汁，分服。

3月12日三十五诊：病情开始稳定，咳嗽基本消失，痰量明显减少，胃胀嗳气，时胸闷，纳、便正常，舌淡紫红，苔白，脉弦滑。自己常以感冒备用方和缓解方交替服用。

处方：防风9g，肺形草、野荞麦根、藤梨根、生薏苡仁、仙灵脾各30g，炒苍术、白桔梗、桑白皮、莪术、桃仁、石见穿、橘络各12g，炒黄芩、浙贝母各20g。14剂，水煎两汁，分服。同时开出膏方。

宿有痰饮，肺、脾、肾三脏阳气早虚，痰浊蕴结气道长年不解，并痰瘀互结以成因果，肺气虚卫不固，脾气虚运化弱，肾阳虚难温煦，聚津炼湿成痰成脂，贮于肺窜走脉中，影响气血畅行，气滞血瘀。经两年治疗，病情稍有缓解。目前症见面色晦暗，唇绀指青，易感冒，咳嗽、痰白黄相间开始减少，胸闷好转，气急尚存，纳、便正常，时脘胀，舌紫红，苔白，脉弦滑。为巩固疗效，给予益气固表，清肺祛痰，健脾助运，温肾纳气，活血散瘀之法，制成膏滋缓调治。

处方：制黄精300g，炒白术120g，苍白术120g，白茯苓150g，防风90g，肺形草300g，炒黄芩300g，野荞麦根300g，云雾草200g，白桔梗120g，浙贝母200g，生薏苡仁150g，炒薏苡仁150g，天竺黄120g，寒水石120g，皂角刺100g，草果仁120g，浮海石120g，人中白150g，炒当归150g，川芎200g，莪术120g，参三七120g，南沙参200g，天冬120g，麦冬120g，淡竹叶90g，佛手片120g，砂仁90g，蔻仁90g，海蛤壳150g，生枳壳300g，炒杜仲120g，川续断120g，菟丝子120g，仙灵脾300g，桑椹子300g，紫石英150g，降香90g，潼蒺藜120g，白蒺藜120g，化橘红120g，女贞子200g，钩藤300g，决明子300g，嫩荷叶150g，苦丁茶150g，粉丹皮150g，淮山药300g，垂盆草300g。1剂。水煎浓缩，加入龟甲胶500g，百令孢子粉100g，冰糖500g，收膏备用，与中药饮剂早、晚各1次。交替服用。

外感或腹泻时停服，来医师处另开方药，待调整后再服。

3月26日三十六诊：面色青紫，唇绀指青，近日痰增多、黄白相间，胸闷尚可，动则气急，面浮跗肿，用1片双克浮肿消退，纳佳，便烂，血脂高，脂肪肝，舌紫暗，苔白稍厚，脉弦滑。

处方：肺形草、炒黄芩、野荞麦根、藤梨根、仙灵脾各30g，浙贝母20g，云雾草、生薏苡仁、炒薏苡仁各15g，白桔梗、桑白皮、寒水石、莪术、苏梗、苏木、桃仁、石见穿、橘络各12g。14剂，水煎两汁，分服。

4月9日三十七诊：自服抗生素2天后病情稍缓解，近两天痰又增加，胸闷痛，气急动则加剧，下肢浮肿又起，面青紫暗，唇绀指青，口干，舌紫暗红，苔白，脉弦滑数。

处方：肺形草、鱼腥草、炒黄芩、野荞麦根、藤梨根各30g，浙贝母20g，云雾草、生薏苡仁、炒薏苡仁各15g，白桔梗、桑白皮、寒水石、莪术、苏梗、苏木、桃仁、石见穿、葶苈子、泽泻各12g。14剂，水煎两汁，分服。

6月11日三十八诊：面青唇绀，痰量减少，浮肿消失，胸闷气急，纳可，舌紫暗红，苔薄白，脉弦滑。

处方：炒苍术、猪苓、白茯苓、白桔梗、桑白皮、苏梗、苏木、橘络各12g，肺形草、野荞麦根、生薏苡仁各30g，浙贝母20g，云雾草、莪术各15g，炙麻黄、桂枝各9g，细辛3g。7剂，水煎两汁，分服。

7月16日三十九诊：近日又复感发热，咳嗽痰白不多，胸闷心悸气急，下肢又浮肿加剧，面青晦暗，唇绀指青，纳可便烂，舌紫暗红，苔厚腻，脉弦滑数。

阶段性脉证合参：又得感外邪，下肢开始出现浮肿，表明心阳又被水饮上凌，玄府闭塞，治在清肺宣降的同时通阳利水，以防心衰。天气进入夏季，故使用香薷（为夏天的麻黄）发汗透表，使热退水液能行，减轻心脏负担。

处方：香薷9g，藿香、苏梗、炒苍术、姜半夏、制胆星、草果仁、广郁金、炒莱菔子、冬凌草、苏木、桃仁、葶苈子各12g，炒黄芩20g，肺形草、白茯苓、生枳壳各30g，制玉竹15。7剂，水煎两汁，分服。回当地用抗生素。

7月23日四十诊：药后第2天开始退热，咳嗽增多，痰难咳出，胸闷气急，心悸，下肢浮肿，纳可，便烂，舌紫暗红，苔白，脉弦滑。

处方：肺形草、野荞麦根、生薏苡仁各30g，炒黄芩、浙贝母各20g，云雾草、莪术各15g，白桔梗、桑白皮、草果仁、苏梗、苏木、桃仁、白芥子、葶苈子各12g，皂角刺、苏子各9g。7剂，水煎两汁，分服。

7月30日四十一诊：咳嗽减，痰量多而减少，咽喉仍有不适，下肢浮肿（又用双克利尿），纳可，便烂，舌紫暗红，苔白稍厚，脉细弦滑。

处方：肺形草、野荞麦根、生薏苡仁各30g，炒黄芩、浙贝母各20g，云雾草、莪术各15g，白桔梗、桑白皮、草果仁、苏梗、苏木、桃仁、白芥子、葶苈子、黄荆子各12g，皂角刺、降香各9g。7剂，水煎两汁，分服。

8月6日四十二诊：痰黄白相间，量增多欠畅，胸闷未见，咽喉痒除，下肢仍浮肿，纳可，便调，舌紫暗红，苔厚腻白，脉弦滑。

处方：藿香、苏梗、白桔梗、桑白皮、苏木、白芥子、草果仁、葶苈子各12g，肺形草、野荞麦根、生薏苡仁、徐长卿各30g，炒黄芩、浙贝母各20g，莪术15g，降香9g。7剂，水煎两汁，分服。

8月13日四十三诊：痰黄白相间，量减少欠畅，胸闷无，气急动则加剧，咽部发痒，汗多，下肢仍浮肿，隔天服双克1片，舌紫暗红，苔厚腻，脉细滑数。

处方：肺形草、野荞麦根、生薏苡仁、仙灵脾、徐长卿各30g，云雾草、莪术各15g，炒黄芩、浙贝母各20g，藿香、苏梗、白桔梗、桑白皮、桃仁、苏木、白芥子、葶苈子、黄荆子各12g，降香9g。7剂，水煎两汁，分服。

8月20日四十四诊：痰黄白相间、量增多，面青紫暗，唇绀指青，胸闷气急尚可，下肢浮肿时起时伏，纳可，便烂，舌紫暗红，苔白胖，脉细滑。

处方：肺形草、鱼腥草、藤梨根、生薏苡仁、冬瓜仁、徐长卿、仙灵脾各30g，干芦根40g，云雾草15g，炒黄芩、浙贝母各20g，白桔梗、桑白皮、寒水石、桃仁、苏梗、苏木、山慈菇、黄荆子各12g。7剂，水煎两汁，分服。

8月27日四十五诊：咳嗽出现在夜间，痰量不多、稠厚黏腻不畅，胸闷未见，动则或咳剧时气急，面青暗紫，指青唇绀，下肢浮肿，舌紫暗红，苔白，脉弦滑。

处方：云雾草15g，防风9g，炒苍术、桃仁、苏梗、苏木、山慈菇、黄荆子各 12g，肺形草、炒黄芩、藤梨根、生薏苡仁、冬瓜仁、干芦根、徐长卿、仙灵脾各 30g。7 剂，水煎两汁，分服。

9 月 3 日四十六诊：咳嗽减少，痰白较难出，咳出胸闷、气急改善，下肢仍浮肿（速尿控制），纳可，血脂仍高，体重超出 15kg，舌紫暗红，苔白，脉弦滑。

处方：云雾草、仙茅各 15g，防风 9g，肺形草、炒黄芩、藤梨根、生薏苡仁、干芦根、仙灵脾、冬瓜仁各 30g，炒苍术、桃仁、苏梗、苏木、山慈菇、黄荆子各 12g。7 剂，水煎两汁，分服。

9 月 10 日四十七诊：咳嗽因痰出而咳，胸闷时存，动则气急，下肢有时浮肿，纳可，便调，舌紫暗红，苔白，脉弦滑。

处方：人参叶 20g，防风、皂角刺各 9g，肺形草、炒黄芩、冬瓜仁、藤梨根、生薏苡仁、干芦根、仙灵脾各 30g，炒苍术、桃仁、苏梗、苏木、山慈菇、黄荆子各 12g，云雾草、仙茅各 15g。7 剂，水煎两汁，分服。

9 月 17 日四十八诊：痰转稀白，黄色减少，胸闷存在，动则气急，面色紫暗，唇绀指青，胃胀，舌紫暗红，苔白，脉弦滑。

处方：南沙参、云雾草、红景天各 15g，肺形草、炒黄芩、冬瓜仁、藤梨根、仙灵脾各 30g，干芦根 40g，炒苍术、桃仁、黄荆子、山慈菇各 12g，防风、皂角刺各 9g。7 剂，水煎两汁，分服。

9 月 24 日四十九诊：近周来痰量增多、稀薄转白，胸闷尚可，动则气急，面色紫暗，唇绀指青，舌紫暗红，苔白，脉弦滑。

处方：南沙参、人参叶、云雾草、红景天各 15g，肺形草、炒黄芩、冬瓜仁、藤梨根、仙灵脾、藤梨根各 30g，干芦根 40g，炒苍术、桃仁、黄荆子、山慈菇各 12g，防风、白芥子各 9g。7 剂，水煎两汁，分服。

10 月 4 日五十诊：痰转黏厚、咳之不出，胃脘稍胀，腹围减小，气急较前改善，或下肢浮肿（服异搏停后浮肿明显），嘱可减量观察，舌紫暗红，苔白，脉弦滑。

处方：肺形草、炒黄芩、冬瓜仁、仙灵脾各 30g，干芦根 40g，浙贝母 20g，炒苍术、白桔梗、桑白皮、天竺黄、寒水石、桃仁、苏梗、苏木、山慈菇各 12g，防风、白芥子各 9g。7 剂，水煎两汁，分服。

10 月 8 日五十一诊：痰转黄白相间、量多，脘胀消除，胸闷未见，气急咳后明显，舌紫淡红，苔白，脉弦滑。

处方：炒苍术、白桔梗、桑白皮、天竺黄、寒水石、苏梗、苏木、桃仁、白芥子、炙紫菀各 12g，肺形草、炒黄芩、藤梨根、生薏苡仁、冬瓜仁、干芦根、仙灵脾各 30g，防风、皂角刺、淡附子各 9g。7 剂，水煎两汁，分服。

10 月 15 日五十二诊：痰黄白增多，咳痰欠畅，胸闷如塞，心慌，气急尚可，下肢浮肿又见，舌紫暗，苔白，脉弦滑。

处方：肺形草、野荞麦根、炒黄芩、冬瓜仁、生薏苡仁、仙灵脾各 30g，干芦根 40g，浙贝母 20g，炒赤芍、炒白芍、川芎各 15g，皂角刺 9g，白芥子、黄荆子、桃仁、白桔梗、桑白皮、白芥子、柏子仁各 12g。7 剂，水煎两汁，分服。

10 月 22 日五十三诊：面青暗紫，唇绀指青，咳嗽不多，痰白量少，胸闷气急，下肢浮肿，心悸，纳、便尚可，舌紫红，苔白厚，脉弦滑。

处方：防风、皂角刺各 9g，肺形草、野荞麦根、炒黄芩、冬瓜仁、生薏苡仁、藤梨根、干芦根各 30g，炒苍术、桃仁、苏梗、苏木、白芥子、黄荆子、莪术各 12g，炒赤芍、炒白芍、川芎、制玉竹各 15g。7 剂，水煎两汁，分服。

10 月 29 日五十四诊：原服用的地高辛、异搏停、潘生丁均停用（因腹泻 1 天 10 次），胸闷气急，下肢浮肿均消失，面色仍青紫，唇绀指青，纳、便正常，舌开始转淡紫，苔白，中裂，脉弦滑。

处方：人参叶、浙贝母各 20g，肺形草、炒黄芩、冬瓜仁、生薏苡仁、藤梨根、野荞麦根各 30g，炒苍术、白桔梗、桑白皮、桃仁、苏梗、苏木、白芥子、黄荆子各 12g，炒赤芍、炒白芍、川芎各 15g，防风、桂枝各 9g。7 剂，水煎两汁，分服。

11 月 5 日五十五诊：近周来气急动则加剧，痰黄白相间、咳之不畅，胸闷存在，大便转为 1 天 6 次，腹胀不痛，纳可，舌紫红，苔白，脉弦滑。

处方：人参叶、肺形草、野荞麦根、冬瓜仁、藤梨根、生薏苡仁、仙灵脾各 30g，炒黄芩、浙贝母各 20g，炒苍术、炒白术、白桔梗、桑白皮、桃仁、白芥子、黄荆子、川厚朴、苏梗、苏木各 12g，防风、桂枝各 9g。7 剂，水煎两汁，分服。

11 月 12 日五十六诊：面紫青晦暗，唇绀指青，晨起痰黄稠、后转白，胸闷存，气急改善，纳可，大便次数减少、1 天 2~3 次，舌淡紫，苔薄白，脉弦滑。

处方：人参叶、肺形草、野荞麦根、冬瓜仁、藤梨根、生薏苡仁、仙灵脾各 30g，炒黄芩、浙贝母各 20g，防风、桂枝各 9g，炒苍术、生白术、白桔梗、桑白皮、桃仁、白芥子、黄荆子、苏梗、苏木各 12g。7 剂，水煎两汁，分服。

11 月 19 日五十七诊：近日来面青紫加重，指青唇绀，咳嗽，痰黄稠加重，胸闷、气急加重，大便 1 日 2~3 次，舌淡紫，苔白，脉滑数。

阶段性脉证合参：自 7 月以来，邪犯不解，肺、脾、肾三脏阳气更弱，寒饮内伏，使玄府闭阻，水气凌心，心阳不能振奋，肾阳虚而气化不利，故出现水肿不解，大便稀烂，造成寒、饮、水、瘀、阳虚错综复杂的局面。

处方：肺形草、藤梨根、冬瓜仁、干芦根各 30g，炒黄芩、浙贝母各 20g，云雾草、佛耳草、生薏苡仁、炒薏苡仁、炒赤芍、炒白芍各 15g，白桔梗、桑白皮、桃仁、白芥子、天竺黄、苏梗、苏木、莪术、黄荆子各 12g。7 剂，水煎两汁，分服。

12 月 11 日五十八诊：咳嗽减轻，痰量减少，面青暗紫，唇绀指青，胸闷、气急存在，潮热汗出，纳可，大便正常，舌紫，苔厚腻，脉弦滑。

处方：炒苍术、生白术、白桔梗、桑白皮、桃仁、黄荆子各 12g，肺形草、炒黄芩、野荞麦根、冬瓜仁、红藤、干芦根、仙灵脾各 30g，浙贝母 20g，云雾草、炒赤芍、炒白芍、川芎各 15g，降香、防风各 9g。7 剂，水煎两汁，分服。

12 月 15 日五十九诊：咳嗽不多，痰仍黄白相间，咽部如鲠消失，面色晦暗，唇绀指青，胸闷气急，潮热汗出除，纳、便正常，舌淡紫，苔白前薄，脉弦滑。

处方：肺形草、炒黄芩、野荞麦根、生薏苡仁、冬瓜仁、干芦根、红藤、仙灵脾各 30g，炒苍术、白桔梗、桑白皮、黄荆子各 12g，浙贝母 20g，云雾草、桃仁、炒赤芍、炒白芍、川芎各 15g，防风、降香各 9g。7 剂，水煎两汁，分服。

12 月 25 日六十诊：咳嗽减少，痰转白，咽部如鲠，面色晦暗，唇绀指青，胸闷、气急改善，纳、便正常，舌淡紫，苔白，脉弦滑。

处方：炒苍术、白桔梗、桑白皮、黄荆子各 12g，肺形草、炒黄芩、野荞麦根、生薏苡仁、冬瓜仁、红藤、仙灵脾各 30g，浙贝母 20g，云雾草、桃仁、炒赤芍、炒白芍、川芎各 15g，降香、防风各 9g。7 剂，水煎两汁，分服。

12 月 31 日六十一诊：咳嗽不多，痰转白色泡沫状，面色晦暗，唇绀指青，胸闷、气急改善，纳、便正常，舌淡紫，苔白，脉弦滑。

处方：炒苍术、白桔梗、桑白皮、黄荆子各 12g，防风 9g，浙贝母 20g，云雾草、桃仁、炒赤芍、炒白芍、川芎各15g，肺形草、炒黄芩、野荞麦根、生薏苡仁、冬瓜仁、红藤、仙灵脾各30g。7剂，水煎两汁，分服。

2009年1月8日六十二诊：痰色转白，量也减少，胸闷、气急改善，面色晦暗转淡，唇绀指青，纳、便正常，舌淡紫，苔薄白，脉细滑。

处方：肺形草、炒黄芩、生薏苡仁、冬瓜仁、红藤、仙灵脾各30g，云雾草、炙紫菀、桃仁、炒白芍、炒赤芍、川芎各15g，炒苍术、白桔梗、桑白皮、黄荆子、寒水石各12g，防风、淡附子各9g。7剂，水煎两汁，分服。

1月14日六十三诊：咳嗽不多，痰色白易咳出，胸闷、气急改善，纳、便正常，舌淡紫红，苔白小裂，脉滑小数。

处方：炒苍术、白桔梗、桑白皮、黄荆子、淡附子各12g，防风9g，肺形草、炒黄芩、生薏苡仁、冬瓜仁、红藤、仙灵脾各30g，云雾草、炙紫菀、桃仁、炒赤芍、炒白芍、川芎、寒水石各15g。7剂，水煎两汁，分服。

1月21日六十四诊：咳嗽不多，痰白量少易出，胸闷、气急仍动时加剧，面色明显转淡晦暗，唇绀指青存在，纳、便正常，舌边紫、中始转红，苔白，脉弦滑。

处方：炒苍术、白桔梗、桑白皮、浮海石、黄荆子各12g，防风9g，肺形草、炒黄芩、生薏苡仁、冬瓜仁、红藤、仙灵脾各30g，云雾草、桃仁、炒赤芍、炒白芍、川芎、寒水石、淡附子各15g。7剂，水煎两汁，分服。

2月4日六十五诊：病情趋于稳定，咳嗽不多，痰白量少，动则气急，胸闷无，昨日大便变稀，舌边紫、中开始转红，苔白，脉弦滑。

处方：防风9g，肺形草、炒黄芩、红藤、生薏苡仁、冬瓜仁、仙灵脾各30g，炒苍术、白桔梗、桑白皮、川厚朴、黄荆子各12g，海蛤壳、桃仁、炒赤芍、炒白芍、川芎、云雾草、寒水石、淡附子各15g。7剂，水煎两汁，分服。

2月18日六十六诊：病情趋于稳定，咳嗽不多，痰白量少，动则气急，胸闷无，大便正常，舌边紫、中红，苔白，脉弦滑。

处方：生白术、白桔梗、桑白皮、黄荆子各12g，防风9g，肺形草、炒黄芩、生薏苡仁、冬瓜仁、红藤、仙灵脾各30g，云雾草、桃仁、炒赤芍、炒白芍、川芎、寒水石、海蛤壳、淡附子各15g。14剂，水煎两汁，分服。

3月4日六十七诊：近日来胸闷，胃脘部不适，无反酸，气急明显改善，纳、便正常，舌淡红紫，苔白，脉弦滑。

处方：防风9g，生白术、白桔梗、桑白皮各12g，肺形草、炒黄芩、生薏苡仁、冬瓜仁、干芦根、红藤、仙灵脾各30g，云雾草、炙紫菀、桃仁、寒水石、淡附子15g。14剂，水煎两汁，分服。

3月19日六十八诊： CT复查；原支扩伴感染及纤维化空腔内的液平均消失，周围炎性灶明显吸收。分析证实，属多发性囊性肺。面色较前转晦黄，唇绀指青仍存，咳嗽不多，痰明显减少，胸闷不显，气急改善，腰背发胀好转，体重下降为70kg。纳、便正常，舌淡紫红，苔薄白，脉弦滑。

处方：人参叶20g，生白术、白桔梗、桑白皮、桃仁、寒水石、白蔹、淡附子各12g，防风9g，炒黄芩、云雾草、炙紫菀各15g，肺形草、冬瓜仁、生薏苡仁、干芦根、红藤、仙灵脾各30g。7剂，水煎两汁，分服。

4月2日六十九诊： 近日来痰呈粉状白色，能咳出，胸闷尚可，咽部不适，下午稍气急，舌红，苔白，脉细滑。

处方：人参叶、肺形草、炒黄芩、冬瓜仁、桃仁、生薏苡仁、红藤各30g，苦参、生白术、白桔梗、桑白皮、淡附子、白芥子各12g，玄参9g，海蛤壳、寒水石、云雾草各15g。14剂，水煎两汁，分服。

2009年4月8日第2次膏方。

先天禀赋不足，宿有痰饮，肺、脾、肾三脏阳气早虚，痰浊蕴结气道长年不解，痰瘀互结以成因果。肺气虚卫不固，脾气虚运化弱，肾阳虚难温煦，聚津炼湿成痰成脂，贮于肺，窜走脉中，影响气血畅行，气滞血瘀。经两年半治疗，病情稍有缓解。目前面色晦暗改善，唇绀指青，咳嗽不多，痰白黄相间量已减少，胸闷消失，气急尚存，纳、便正常，时脘胀，舌淡紫红，苔薄白，脉弦滑。为巩固疗效，治以益气固表，清肺祛痰，健脾助运，温肾纳气，活血散瘀，制成膏滋缓调治。

处方：制黄精300g，炒苍白术各120g，白茯苓150g，防风90g，肺形草300g，炒黄芩300g，野荞麦根300g，云雾草200g，白桔梗120g，浙贝母200g，生薏苡仁300g，天竺黄120g，寒水石200g，皂角刺100g，草果仁120g，浮海石120g，冬瓜仁300g，炒当归150g，川芎200g，莪术120g，参三七120g，太子参200g，天冬120g，寸麦冬120g，淡竹叶90g，佛手片120g，砂仁90g，蔻仁90g，海蛤壳150g，生枳壳300g，炒杜仲120g，川续断120g，菟丝子120g，仙灵脾300g，桑椹子300g，紫石英150g，淡附子120g，潼蒺藜120g，白蒺藜120g，桃仁120g，女贞子200g，钩藤300g，决明子300g，嫩荷叶150g，苦丁茶150g，粉丹皮150g，淮山药300g，垂盆草300g，干芦根300g。1料。水煎浓缩，加入龟甲胶500g，百令孢子粉100g，冰糖500g，收膏备用。早、晚各1匙开水冲服。外感或腹泻时停服，来医师处另开方药，待调整后再服。

4月16日七十诊：患者每日服1次膏滋、1次中药交替。面色晦暗较前改善，唇绀指青，咳嗽减少，痰量不多，胸闷、气急存在，纳、便正常，舌转红痰紫，苔白，脉细滑。

处方：人参叶、肺形草、冬瓜仁、桃仁、干芦根、生薏苡仁、红藤、仙灵脾各30g，玄参、防风各9g，南沙参、云雾草、炙紫菀各15g，苦参、生白术、白桔梗、桑白皮、寒水石、淡附子各12g。14剂，水煎两汁，分服。

4月30日七十一诊：咳嗽基本消失，痰色转淡黄、量明显减少，胸闷亦改善，动剧仍然气急。纳、便正常，面色仍暗，唇绀指青，舌淡紫，苔白中裂，脉弦滑小数。

处方：南沙参、人参叶各20g，防风、苦参、淡附子各9g，生白术、白桔梗、桑白皮、寒水石各12g，桃仁、海蛤壳、红景天各15g，肺形草、生薏苡仁、干芦根、冬瓜仁、紫丹参、红藤各30g。14剂，水煎两汁，分服。

5月14日七十二诊：仍每天1次中药、1次膏滋交替服用，咳嗽基本消失，痰白转稀少，胸闷除，气急仍动后加剧，面色晦暗稍好转，唇绀指青，生活能自理，纳、便正常，舌淡紫较前以黑好转，苔薄白，脉细滑数。

处方：南沙参、人参叶各20g，紫丹参、肺形草、冬瓜仁、生薏苡仁、干芦根、红藤、仙灵脾各30g，太子参、苦参、生白术、白桔梗、桑白皮、淡附子各12g，炙紫菀、桃仁、寒水石各15g，防风、防己各9g。14剂，水煎两汁，分服。

6月11日七十三诊：面色青暗，唇绀指青，咳嗽不多，痰时黄白相间，心窝部入暮后胀满，气急改善，纳、便正常，肝剑下5指，质中无压痛，舌红边紫，苔薄白，脉弦滑。

处方：生白术、白桔梗、桑白皮、浮海石各12g，防风9g，炒黄芩、寒水石各20g，肺形草、冬瓜仁、生薏苡仁、干芦根、红藤、金钱草各30g，桃仁、云雾草、炙紫菀、淡附子各15g。14剂，水煎两汁，分服。

6月25日七十四诊：天气突变，又外感发热，怕冷，咳嗽未增，痰稠不畅，面色暗加重，咽不痛，思睡，纳、便正常，舌红紫，苔白，脉滑数。

改处方：人参叶、神曲各15g，大青叶、肺形草、炒黄芩、冬瓜仁、干芦根、生薏苡仁、野荞麦根各30g，白桔梗、桑白皮、天竺黄各12g，浙贝母20g，荆芥、前胡、软柴胡、薄荷（后下）、苏叶各9g。7剂，水煎两汁，分服。

7月9日七十五诊：药后第二天热退，外感已解，咳嗽未起，痰黄量少，胸闷胀，自服用（16/12）药后出现胃胀，大便稀，舌红紫，苔白厚，脉弦滑。

处方：藿香、佩兰、炒苍术、苏梗、苏木、白桔梗、桑白皮、姜半夏、草果仁、川厚朴、莪术各12g，肺形草、野荞麦根、生薏苡仁、冬瓜仁、干芦根各30g，炒黄芩、浙贝母各20g，桃仁15g，皂角刺9g。7剂，水煎两汁，分服。

7月15日七十六诊：咳嗽不多，痰白量少，胸闷已解，气急改善，胃反酸胀，舌边紫苔白厚，脉细滑。

处方：野荞麦根、肺形草、生薏苡仁、冬瓜仁、干芦根各30g，炒黄芩、浙贝母、乌贼骨各20g，桃仁15g，炒莱菔子、炒苍术、白桔梗、桑白皮、草果仁、莪术、浮海石各12g，皂角刺9g。7剂，水煎两汁，分服。

7月23日七十七诊：咳嗽不多，痰转黄白相间，胸闷气急加重，心悸，下肢浮肿又起，舌紫加深，苔白，脉细滑数。

处方：野荞麦根、肺形草、生薏苡仁、冬瓜仁、干芦根各30g，炒黄芩、浙贝母各20g，炒莱菔子、炒苍术、白桔梗、桑白皮、草果仁、莪术、浮海石各12g，桃仁、制玉竹各15g，皂角刺9g。7剂，水煎两汁，分服。

8月12日七十八诊：痰仍然黄白相间，已用抗生素，胸闷气急存在，下肢浮肿已消失，纳、便正常，舌紫红，苔白厚，脉弦滑。

处方：野荞麦根、肺形草、生薏苡仁、冬瓜仁、干芦根各30g，炒黄芩、浙贝母各20g，炒莱菔子、白桔梗、桑白皮、草果仁、莪术、浮海石、川厚朴各12g，皂角刺9g，桃仁15g。7剂，水煎两汁，分服。

8月20日七十九诊：痰色开始转淡黄，咽痒又起，胸闷心悸，血压升高，浮肿未起，面色青紫，唇绀指青，舌红紫，苔白，脉弦滑。

阶段性脉证合参：饮病外邪引动，寒痰因蕴而开始化热，肺气失于宣畅，难以通调水道，上溢凌心，肾水又不能涵木，故见血压升高，可能病有突变，很可能出现肺动脉高压。此为中医所指"喘脱"。治在清肺宣通、祛痰化饮基础上加平肝息风之品。

处方：野荞麦根、肺形草、冬瓜仁、生薏苡仁、干芦根、钩藤各30g，炒黄芩、浙贝母各20g，桃仁、制玉竹各15g，皂角刺9g，川桂枝6g，炒苍术、炒莱菔子、白桔梗、桑白皮、生龙骨、生牡蛎、寒水石、川厚朴各12g。7

剂，水煎两汁，分服。

8月26日八十诊：痰转淡黄，量已不多，咽痒痰出，胸闷改善，心悸时存，下肢未见浮肿，面暗唇绀，指青，纳、便正常，舌紫红转淡，苔白，脉弦滑。

处方：野荞麦根、肺形草、生薏苡仁、冬瓜仁、干芦根各30g，炒黄芩、钩藤、浙贝母各20g，桃仁15g，白桔梗、桑白皮、柏子仁、生龙骨、生牡蛎、寒水石各12g，桂枝、皂角刺、防己各9g。7剂，水煎两汁，分服。

9月2日八十一诊：近几天低热，痰黄白相间，量增多，汗出多，胸闷、气急加重，下肢稍浮肿，纳可，便调，舌紫加深，苔转厚腻，脉弦滑小数。

处方：人参叶、浙贝母各20g，苏叶、荆芥、软柴胡、薄荷（后下）各9g，肺形草、青蒿、炒黄芩、鱼腥草、干芦根、冬瓜仁各30g，白桔梗、桑白皮、浮海石、黄荆子各12g，桃仁15g。7剂，水煎两汁，分服。

9月16日八十二诊：低热解，痰色转白，胸闷气急改善，下肢浮肿消失，纳、便正常，潮热汗出，舌紫红，苔厚白，脉弦滑。

处方：肺形草、山海螺、炒黄芩、鱼腥草、生薏苡仁、冬瓜仁、干芦根各30g，白桔梗、桑白皮、寒水石、炒苍术、炒莱菔子、浮海石各12g，浙贝母20g，桃仁15g，防己9g。7剂，水煎两汁，分服。

9月23日八十三诊：咳嗽时存，痰白黄相间、量减少，胸闷、气急改善，下肢浮肿未起，潮热汗出减少，纳、便正常，舌红，苔白中裂，脉弦滑。

处方：肺形草、山海螺、鱼腥草、炒黄芩、干芦根各30g，人参叶、桃仁各15g，白桔梗、桑白皮、寒水石、炒苍术、浮海石、防己各12g，浙贝母20g。7剂，水煎两汁，分服。

10月1日八十四诊：痰色转白，胸闷、气急均不明显，胃胀已消，潮热汗不出，舌淡紫，苔白，脉弦滑。

处方：肺形草、炒黄芩、鱼腥草、生薏苡仁、冬瓜仁、干芦根、山海螺、仙灵脾各30g，炒莱菔子、白桔梗、桑白皮、寒水石、炒苍术、浮海石、莪术各12g，浙贝母20g，桃仁15g，防己9g。7剂，水煎两汁，分服。

10月18日八十五诊：痰白量减，胸闷入暮加剧，气急尚可，潮热汗出，面暗唇绀，指青，舌紫红，苔薄白，脉弦滑。

处方：肺形草、炒黄芩、野荞麦根、鱼腥草、生薏苡仁、冬瓜仁、干芦根、仙灵脾各30g，白桔梗、桑白皮、绿梅花、莪术各12g，桃仁15g，浙贝母、乌贼骨各20g，防己9g。7剂，水煎两汁，分服。

11月11日八十六诊：近日痰量增，黏厚色痰黄，动则气急，服10月1日方后痰色转白，胸闷不明显，气急改善，头痛，纳可，便调，舌红稍紫，苔白，脉弦滑。

处方：肺形草、炒黄芩、野荞麦根、生薏苡仁、冬瓜仁、干芦根、百合各30g，云雾草、桃仁各15g，浙贝母20g，白桔梗、桑白皮、寒水石、海蛤壳、莪术各12g，防己9g。7剂，水煎两汁，分服。

12月9日八十七诊：因天气突变而发热，自服退热药后热已退。痰量增多、色白，胸闷尚可，气急行走时明显，纳、便正常，舌紫红，苔厚，脉弦滑。

处方：肺形草、炒黄芩、野荞麦根、生薏苡仁、冬瓜仁、干芦根各30g，浙贝母20g，云雾草、桃仁各15g，白桔梗、桑白皮、炒莱菔子、海蛤壳、草果仁、浮萍各12g，防己、皂角刺各9g。7剂，水煎两汁，分服。

12月16日八十八诊：咳嗽已解，痰白量少，胸闷已除，动则气急，胃脘发胀，反酸汗多，纳、便正常，舌紫红，苔白厚，脉弦滑。

处方：炒苍术、白桔梗、桑白皮、炒莱菔子、海蛤壳、草果仁、浮萍各12g，肺形草、炒黄芩、野荞麦根、生薏苡仁、冬瓜仁、干芦根、稽豆衣各30g，云雾草、桃仁各15g，浙贝母20g，白芥子、防风、皂角刺各9g。7剂，水煎两汁，分服。

2010年1月21日八十九诊：近来咳嗽除，痰白多黄少、量也减少，胸闷无，气急尚可，胃胀反酸，纳可，便调，舌淡紫红，苔白，脉细滑数。

处方：防风、皂角刺各9g，肺形草、炒黄芩、野荞麦根、生薏苡仁、冬瓜仁、干芦根各30g，云雾草、桃仁各15g，炒苍术、白桔梗、桑白皮、莪术、海蛤壳、草果仁、浮萍各12g，浙贝母20g。7剂，水煎两汁，分服。

2月4日九十诊：近段时间每日1次中药、1次膏滋出现胃胀，其无明显不适。痰色白稀薄，胸闷、气急不明显，目赤，纳、便正常，舌红淡紫，苔白，脉细弦滑。

处方：炒苍术、白桔梗、桑白皮、莪术、海蛤壳、草果仁各12g，防风、皂角刺各9g，云雾草、桃仁各15g，浙贝母20g，肺形草、炒黄芩、野荞麦根、生薏苡仁、冬瓜仁、干芦根、红藤、仙灵脾各30g。7剂，水煎两汁，分服。

3月4日九十一诊：咳嗽未增，气急又加重，面色晦暗，唇绀指青，胸闷，走路时气短，纳可，便调，舌紫红，苔白，脉细弦滑。

处方：肺形草、炒黄芩、野荞麦根、生薏苡仁、冬瓜仁、干芦根、红藤、百合各30g，云雾草、桃仁各15g，浙贝母20g，白桔梗、桑白皮、莪术、寒水石、海蛤壳、草果仁、苏梗、苏木、黄荆子、山慈菇各12g，皂角刺9g。7剂，水煎两汁，分服。

3月18日九十二诊：痰量未增、色白淡黄，仍气急，舌紫红，苔白，脉弦滑。

处方：炒苍术、炒白术、白桔梗、桑白皮、草果仁、苏梗、苏木、寒水石、海蛤壳各12g，防己9g，浙贝母20g，肺形草、炒黄芩、野荞麦根、生薏苡仁、冬瓜仁、干芦根各30g，云雾草、桃仁、炒白芍、川芎各15g。7剂，水煎两汁，分服。

4月3日九十三诊：每外感后出现胸闷气急，痰色转黄，心悸，下肢浮肿，舌红紫，苔白，脉弦滑。

处方：炒苍术、炒白术、白桔梗、桑白皮、苏梗、苏木、寒水石、海蛤壳各12g，防己、皂角刺各9g，浙贝母20g，肺形草、炒黄芩、野荞麦根、生薏苡仁、冬瓜仁、干芦根各30g，云雾草、桃仁、炒白芍、川芎、槐角各15g。7剂，水煎两汁，分服。

4月17日九十四诊：咳嗽不多，痰黄白相间、咳之不畅，左背酸痛，胸闷，无气急，纳可，便调，面色晦暗，唇绀指青，舌淡紫，苔白，脉弦滑。

处方：肺形草、炒黄芩、野荞麦根、生薏苡仁、冬瓜仁、干芦根、红藤各30g，浙贝母20g，炒苍术、炒白术、白桔梗、桑白皮、苏梗、苏木、寒水石、黄荆子、草果仁、莪术各12g，云雾草、炒白芍、川芎、桃仁、槐角各15g。7剂，水煎两汁，分服。

5月15日九十五诊：咳嗽不多，痰仍黄白相间，量减少，稍有胸闷，面色晦暗，唇绀指青，心悸，下肢浮肿，纳可，便调，舌紫转红，苔白，脉弦滑。

处方：肺形草、炒黄芩、野荞麦根、生薏苡仁、冬瓜仁、猪苓、白茯苓各30g，浙贝母20g，炒苍术、炒白术、白桔梗、桑白皮、苦参、白芥子各12g，桂枝9g，云雾草、炒白芍、桃仁、川芎、泽泻、柏子仁、莪术各15g。7剂，水煎两汁，分服。

5月26日九十六诊：咳嗽基本缓解，痰黄白相间，量少，面色晦暗，唇绀指青，胸闷心悸，下肢浮肿消除，纳可，便调，舌红，苔白厚，脉弦滑。

处方：炒苍术、炒白术、白桔梗、桑白皮、苦参、白芥子、莪术各12g，肺形草、炒黄芩、野荞麦根、白茯苓、生薏苡仁、冬瓜仁、仙灵脾各30g，浙贝母20g，诃子肉、川桂枝各9g，云雾草、炒赤芍、炒白芍、桃仁、川芎、柏子仁各15g。7剂，水煎两汁，分服。

6月12日九十七诊：近来胸闷如迫，面色灰暗明显，唇绀指青加重，下肢浮肿又起，咳嗽不多，痰稠难出，纳可，舌红紫加深，苔白厚，脉弦滑。

处方：肺形草、炒黄芩、野荞麦根、生薏苡仁、冬瓜仁各30g，浙贝母20g，白桔梗、桑白皮、苦参、白芥子、葶苈子、莪术各12g，云雾草、炒赤芍、炒白芍、桃仁、川芎、柏子仁、槐角各15g，桂枝、川椒目各9g。7剂，水煎两汁，分服。

6月26日九十八诊：面色灰暗，唇绀指青转淡，咳嗽时仍有胸闷，胸痛除，气急稍存，浮肿改善，纳可，便调，舌红瘀泛，苔白，脉弦滑。

处方：肺形草、野荞麦根、生薏苡仁、仙灵脾各30g，白桔梗、桑白皮、炒黄芩、苦参、白芥子、葶苈子、莪术、王不留行子、苏梗、苏木各12g，浙贝母、桃仁各20g，炒赤芍、炒白芍、槐角、红景天各15g，桂枝9g。7剂，水煎两汁，分服。

7月8日九十九诊：面色灰暗，唇绀指青，近日咳嗽加剧，胸闷心悸，心窝部胀，下肢浮肿又起，舌紫红，苔薄，脉弦滑。

处方：肺形草、野荞麦根、生薏苡仁、仙灵脾各30g，白桔梗、桑白皮、炒黄芩、苦参、白芥子、葶苈子、莪术、王不留行子、苏梗、苏木各12g，炒赤芍、炒白芍、槐角各15g，桃仁、浙贝母各20g，桂枝、川椒目各9g。7剂，水煎两汁，分服。

7月24日一百诊：面色灰暗，唇绀指青，夜间胸闷加重，咳嗽不多，痰量也少，或有下肢浮肿，舌淡紫红，苔白，脉弦滑。

处方：炒黄芩、桃仁各20g，肺形草、野荞麦根、茯苓皮、生薏苡仁、冬瓜仁各30g，苦参、白芥子、白桔梗、桑白皮、苦参、莪术、苏梗、苏木、葶苈子各12g，炒赤芍、炒白芍、槐角、红景天各15g，桂枝、川椒目各9g。7剂，水煎两汁，分服。

8月21日一百〇一诊：面色灰暗，唇绀指青，胸闷胃胀改善，心悸，凌晨咳嗽痰少，下肢浮肿除，舌红，苔白，脉弦滑。

处方：肺形草、野荞麦根、冬瓜仁、白茯苓、仙灵脾各30g，炒黄芩20g，苏梗、苏木、葶苈子、生白术、苦参各12g，桃仁、莪术、川芎、炒赤芍、炒白芍、红景天各15g，桂枝、川椒目各9g。7剂，水煎两汁，分服。

9 月 4 日一百〇二诊：面色灰暗，唇绀指青，胸闷痰不畅，下肢浮肿已消失，纳可，便调，舌红，苔薄、中瘀，脉弦滑。

处方：肺形草、野荞麦根、鱼腥草、仙灵脾各 30g，白桔梗、桑白皮、白芥子、王不留行子、黄荆子、苦参、浮海石、苏梗、苏木各 12g，炒黄芩、浙贝母各 20g，川桂枝、皂角刺各 9g，炒赤芍、炒白芍、莪术、红景天各 15g。14 剂，水煎两汁，分服。

9 月 18 日一百〇三诊：面色灰暗，唇绀指青，目赤，近日来痰多如塞，腹胀，自服（6 月 12 日方）药后胸闷、气急改善，纳、便正常，舌红，苔薄少，脉细滑。

处方：山海螺、肺形草、野荞麦根、鱼腥草、仙灵脾各 30g，炒黄芩、浙贝母各 20g，苦参、白桔梗、桑白皮、白芥子、葶苈子、王不留行子、苏梗、苏木各 12g，桃仁、槐角各 15g，川椒目 6g。14 剂，水煎两汁，分服。

10 月 2 日一百〇四诊：面色灰暗，唇绀指青，目赤，咳嗽时轻时重，痰色黄稠浓，背痛胸闷，午后潮热汗出，舌红紫泛苔薄白，脉滑数。

处方：肺形草、鱼腥草、冬瓜仁、生薏苡仁各 30g，云雾草、桃仁各 15g，炒黄芩、浙贝母各 20g，白桔梗、桑白皮、白芥子、苏梗、苏木、天竺黄、寒水石、浮海石、苦参、王不留行子、海蛤壳各 12g。14 剂，水煎两汁，分服。

10 月 30 日一百〇五诊：因外感后，咳嗽加重，痰量增加白稠浓，面色灰暗，唇绀指青，目赤，纳、便正常，舌红，苔白，脉弦滑。

处方：肺形草、鱼腥草、冬瓜仁、生薏苡仁、干芦根、茶树根各 30g，桃仁、云雾草各 15g，炒黄芩、浙贝母各 20g，白桔梗、桑白皮、草果仁、白芥子、苦参、苏梗、苏木、寒水石、王不留行子、海蛤壳各 12g，皂角刺、防风各 9g。14 剂，水煎两汁，分服。

11 月 11 日一百〇六诊：咳嗽加重，伴低热，痰黄不畅，胸闷气急，背痛。来人取方。

处方：肺形草、鱼腥草、青蒿、冬瓜仁、干芦根、生薏苡仁各 30g，炒黄芩、浙贝母各 20g，人参叶、桃仁、黛蛤散（包）、莪术各 15g，白桔梗、桑白皮、天竺黄、苏梗、苏木、黄荆子、浮海石各 12g，苏叶、薄荷（后下）各 9g。7 剂，水煎两汁，分服。

12 月 11 日一百〇七诊：面色灰暗，唇绀指青，目赤好转，咳嗽时起时伏，痰量明显减少，胸闷气急，纳、便正常，舌红，苔白、中紫泛，脉弦滑。

处方：肺形草、鱼腥草、冬瓜仁、生薏苡仁、干芦根、茶树根各 30g，桃仁15g、炒黄芩、浙贝母各20g，皂角刺9g，白桔梗、桑白皮、白芥子、苏梗、苏木、寒水石、天竺黄、王不留行子、海蛤壳、莪术各12g。7剂，水煎两汁，分服。

12月17日一百〇八诊：咳嗽痰开始转松，胸闷气急，舌红紫，苔白，脉弦滑。

处方：肺形草、鱼腥草、生薏苡仁、冬瓜仁、茶树根各30g，炒黄芩、浙贝母各20g，云雾草、桃仁各15g，白桔梗、桑白皮、王不留行子、浮海石、海蛤壳、莪术、寒水石、化橘红各12g，皂角刺9g。7剂，水煎两汁，分服。

2011年1月3日一百〇九诊：病情较稳定，咳嗽不多，痰黄白较松，胸闷气急，舌紫苔白，脉弦滑。

处方：肺形草、鱼腥草、生薏苡仁、冬瓜仁、茶树根、仙灵脾各30g，炒黄芩、浙贝母各20g，云雾草、桃仁各15g，白桔梗、桑白皮、王不留行子、浮海石、海蛤壳、莪术、寒水石、生白术各12g，皂角刺、防风各9g。7剂，水煎两汁，分服。

2011年1月17日一百一十诊：咳嗽不多，痰白能咳出，咽部如梗。肝区发胀，胸闷气急改善，面色暗稍转淡，唇绀指青，舌紫红，苔白厚，脉弦滑。

处方：肺形草、鱼腥草、冬瓜仁、干芦根、生薏苡仁、藤梨根、茶树根、金钱草各30g，炒黄芩、浙贝母各20g，白桔梗、桑白皮、寒水石、浮海石、地肤子各12g，黛蛤散（包）、桃仁、莪术各15g。7剂，水煎两汁，分服。

【按】绿脓杆菌治愈很难，中医学认为，此乃正气虚弱，不能驱邪外出。该患者又患先天性多发性肺囊肿（此发病为十万分之一），伴间质性肺炎，肺泡坏死，形成死腔，间质水肿，瘀血、通气和弥散功能严重下降。中医学认为，禀赋不足，邪气常犯，导致肺、脾、肾三脏阳气俱虚，影响肝、心二脏，表现出本虚标实、气滞血瘀之错综复杂症状，故反复难愈，治疗中采用清肺祛痰、活血散瘀、软坚健脾、益气温肾等法。瘀贵在疏通，痰重在祛翳，虚当在调理，服中药时痰培养未再出现绿脓杆菌，曾有1次停药后两月又见绿脓杆菌，后用中药一直未出现。此类病例只要病情稳定，症状减轻，坚持治疗，定能带病延年。此例治疗中参照金匮之千金苇茎汤和饮病当"温药和之"理论，目前患者转女儿凌红羽（艺勺）处继续治疗。

53. 黏多糖贮结症

陈某，男，7岁，儿童，门诊号：3549821。初诊时间：2009年5月

22 日。

患儿因咳嗽半年余不能缓解，喉间痰鸣，夜间汗多，纳差，大便不能控制而就诊。望诊：患儿面色㿠白，脸形上小下大如葫芦，颈粗短似水肿，手肢肿短稍白，下肢短矮，烦躁不安，不能与人交谈。两肺可闻及大量痰鸣音，以及少量湿性啰音和哮鸣音。舌红，苔白，脉细缓。患儿于 2002 年发现脊柱后突，2 岁时更为明显，在儿童医院行脊椎摄片，考虑为黏多糖病，故去北京协和医院确认本病。平时易感冒、咳嗽，甚至发生肺炎。

脉证合参：小儿禀赋不足，肾气亏乏，阳虚则肿，难以温煦脾阳。脾运失司，水液聚于组织、腠理、皮下，故成肿胀，在外邪引动下水气犯肺，失于清肃，导致咳喘。

治则：清肺利咽，温运水湿。

处方：白茯苓 30g，生枳壳、野荞麦根、生薏苡仁各 15g，射干 4g，桂枝、防己、白桔梗、寒水石、生甘草各 6g，桑白皮、浙贝母各 12g，生白术、香白芷、黄荆子、天竺黄各 9g。7 剂，水煎两汁，分服。嘱药后可能咳嗽增加、多涎等不要紧张。

5 月 25 日二诊：咳嗽改善，痰白如泡沫，纳、便一般，智力下降，语言反应差，舌淡红，苔白，脉细缓。

处方：白茯苓 30g，野荞麦根、生枳壳、生薏苡仁各 15g，桂枝、射干、防己、白桔梗、寒水石、天竺黄、生甘草各 6g，生白术、桑白皮、浙贝母各 12g，香白芷、黄荆子各 9g。7 剂，水煎两汁，分服。

6 月 1 日三诊：面部肿胀，夜间咳嗽明显，喉间痰鸣存在，汗多，纳增，舌淡红，苔白，脉细缓。

处方：桂枝、生白术、寒水石、香白芷、炙甘草各 9g，白茯苓 30g，生枳壳、生薏苡仁各 20g，生黄芪、防己各 6g，桑白皮、浙贝母、枇杷叶、仙灵脾各 12g，淡附子 4g。7 剂，水煎两汁，分服。

6 月 15 日四诊：喉间痰鸣改善，面上部肿胀减轻，咳嗽不多，汗减少，纳可，便调，舌淡红，苔白，脉细缓。

处方：桂枝、生白术、炙甘草、寒水石、香白芷各 9g，白茯苓 30g，生枳壳、生薏苡仁各 20g，生黄芪、防己、淡附子各 6g，桑白皮、浙贝母、仙灵脾、枇杷叶各 12g，胡芦巴 15g。7 剂，水煎两汁，分服。

6 月 22 日五诊：喉间痰存，夜间已不鸣，咳嗽时增，汗出减少，纳可，便调，舌淡红，苔白，脉细缓。

处方：生黄芪、桂枝、木蝴蝶各 9g，野荞麦根 20g，白茯苓、生枳壳各 30g，生白术、防己、香白芷、桑白皮各 12g，胡芦巴、枇杷叶各 15g，淡附子 4g。7 剂，水煎两汁，分服。

6 月 29 日六诊：咳嗽偶见，喉间痰鸣改善，痰黏稠，近日大便 1 日 3 次，夜寐欠安。舌淡紫，苔薄白，脉细缓。

处方：生黄芪、防己、生白术、桑白皮、冬凌草各 12g，白茯苓、生枳壳、生薏苡仁各 30g，淡附子 6g，桂枝、防风各 9g，浙贝母、胡芦巴各 15g，五倍子 3g。7 剂，水煎两汁，分服。

7 月 5 日七诊：咳嗽不多，喉间仍时痰鸣，纳食欠香，大便 1 日 2~3 次，舌淡红，苔薄白，脉细缓。

处方：生黄芪 15g，生白术、防己、寒水石、川厚朴各 12g，桂枝 10g，白茯苓、生枳壳、生薏苡仁、藤梨根各 30g，淡附子、王不留行子各 9g，胡芦巴 20g，甘草 6g，五倍子 3g。14 剂，水煎两汁，分服。

7 月 20 日八诊：精神较前好转，能在家自行活动，烦躁现象改善，喉间仍有时痰鸣，鸣时咳嗽，纳可，便调，舌淡红，苔薄白，脉细缓。

处方：生黄芪 20g，防己、嫩桂枝、生白术、川厚朴各 12g，白茯苓、生枳壳、生薏苡仁、藤梨根各 30g，淡附子、王不留行子、槐角各 9g，生甘草 6g，五倍子 3g。14 剂，水煎两汁，分服。

8 月 10 日九诊：近日来咳嗽增多，痰鸣较多，纳食欠香（可能所致感冒），舌淡红，苔白，脉细缓。

处方：人参叶、白茯苓、鲜芦根各 15g，苏叶、白桔梗各 6g，野荞麦根 20g，桑白皮、天竺黄、寒水石各 9g，炒黄芩、浙贝母、神曲、枇杷叶各 12g，木蝴蝶、桂枝、浮海石各 6g。7 剂，水煎两汁，分服。

8 月 18 日十诊：咳嗽解，喉间痰鸣好转，纳增，便调，舌淡红，苔薄白，脉细缓。

处方：生黄芪、桂枝、淡附子、槐角、菟丝子各 9g，白茯苓、藤梨根、桑椹子、生薏苡仁各 30g，生白术、王不留行子、防己各 12g，生枳壳 20g，炙甘草 6g，五倍子 3g。14 剂，水煎两汁，分服。

8 月 31 日十一诊：咳嗽未见，喉间痰鸣偶存，在家活动尚可，烦躁较前明显好转，纳、便正常，问答时想说不能语，舌淡红，苔薄，脉细缓。

处方：生黄芪、嫩桂枝、淡附子、槐角、菟丝子各 9g，白茯苓、生薏苡仁、藤梨根、桑椹子各 30g，生枳壳 20g，生白术、王不留行子、防己各 12g，炙甘草6g，五倍子3g。14剂，水煎两汁，分服。

2009年9月28日十二诊： 感冒后又咳嗽，夜间加剧，喉间痰鸣，纳、便正常，舌红，苔薄白，脉细缓。

阶段性脉证合参： 外邪引动内伏寒饮，肺失宣降，痰气互搏而痰鸣，夜间阳气内收，难以抗邪，故夜间加重。

处方： 野荞麦根20g，炒黄芩、浙贝母各15g，炙麻黄、白桔梗各6g，桑白皮、浮海石、炒白芍、川芎各12g，黄荆子、地骨皮、防己、皂角刺各9g，白茯苓30g，五倍子4g。7剂，水煎两汁，分服。

10月19日十三诊： 喉间痰鸣消失，咳嗽仍存，痰难咳出，夜间汗多，纳、便正常，舌红偏胖，苔薄白，脉细缓。

处方： 太子参、防风、桂枝、川芎、桑白皮、苏梗、苏木各9g，生白术、猪苓、浙贝母、寒水石、炙紫菀、仙灵脾各12g，白茯苓30g，五倍子3g，炒白芍15g，白桔梗、牛蒡子、皂角刺各6g。7剂，水煎两汁，分服。

11月9日十四诊： 又感冒，喉中痰鸣，纳食一般，大便正常，舌淡红，苔薄白，脉细缓。

处方： 白茯苓30g，五倍子3g，大青叶、生枳壳、生薏苡仁、野荞麦根各15g，炒黄芩、浙贝母、炒白芍、川芎各12g，苏梗、苏木、桂枝、生白术、寒水石各9g，白桔梗、白芥子、淡附子、炙麻黄各6g。7剂，水煎两汁，分服。

11月23日十五诊： 感冒已解，痰鸣基本消失，纳、便正常，稍能与人对话，舌红，苔白胖，脉细缓。

处方： 白茯苓30g，炒黄芩、炒苍术、炒白术、浙贝母各12g，五倍子3g，桂枝、白芥子、炙麻黄、白桔梗、淡附子各6g，肺形草、野荞麦根、炒白芍、生薏苡仁各15g，黄荆子、寒水石、川芎各9g。7剂，水煎两汁，分服。

11月30日十六诊： 肺部症状基本控制，咳嗽除，问诊时能答单一的话，纳、便正常，舌红胖，苔薄白，脉细缓。

处方： 桂枝、白芥子、白桔梗、淡附子各6g，白茯苓30g，炒黄芩、炒苍术、炒白术各12g，五倍子、白蔹各3g，川芎、寒水石、黄荆子各9g，肺形草、野荞麦根、炒白芍、生薏苡仁、仙灵脾各15g。7剂，水煎两汁，分服。

12月7日十七诊： 近日因感冒，喉间又痰鸣，咳嗽不多，纳、便正常，两肺可闻及痰鸣音，脉细缓。

处方： 桂枝、白芥子、寒水石各9g，白茯苓30g，五倍子3g，神曲、生白术、生黄芪各12g，野荞麦根15g，射干、防己、生甘草、葶苈子、淡附子各6g。7剂，水煎两汁，分服。

12月14日十八诊：感冒未重，咳嗽未见，纳、便正常，舌红胖，苔薄白，脉细缓。

处方：生黄芪、桂枝、生白术、野荞麦根、寒水石、冬凌草各12g，白茯苓30g，五倍子3g，生甘草、防己、射干、葶苈子各6g，白芥子、淡附子、黄荆子各9g。另川贝母粉6g，蒸梨服。14剂，水煎两汁，分服。感冒停服。

12月21日十九诊：智力如前，咳嗽基本缓解，无肺部症状，纳、便正常，舌红，苔薄白，脉细缓。

处方：生黄芪20g，白茯苓30g，五倍子、川椒目各3g，生枳壳15g，桂枝、生白术、姜半夏、寒水石各12g，防己、淡附子、黄荆子各9g，白芥子、生甘草、葶苈子各6g。14剂，水煎两汁，分服。

2010年1月4日二十诊：病情基本稳定，无咳嗽，无痰，纳、便正常，舌红，苔薄白，脉细缓。

处方：生黄芪20g，桂枝、寒水石、生侧柏叶各12g，白茯苓30g，五倍子3g，生枳壳15g，生白术、防己、白芥子、川椒目、淡附子、葶苈子各9g，生甘草6g。14剂，水煎两汁，分服。

1月17日二十一诊：肺部感染基本控制，未出现其他病情，纳、便正常，舌红，苔薄白，脉细缓。

处方：生黄芪、白茯苓各30g，防己、桂枝、寒水石各12g，五倍子3g，生枳壳15g，生白术、白芥子、川椒目、淡附子各9g，生侧柏叶、徐长卿各15g，蛇床子6g。14剂，水煎两汁，分服。

2月1日二十二诊：又感冒，昨日发热，咳嗽增多，鼻塞气顺，两肺可闻及痰鸣和哮鸣音，舌红，苔薄白，脉细缓。

处方：人参叶、神曲、浙贝母、炒白芍、川芎、浮海石、浮萍各12g，炒黄芩、金银花、鱼腥草各15g，白桔梗、桑白皮、苏梗、苏木、黄荆子、辛夷、人中白各9g，炙麻黄、降香、薄荷（后下）各6g。7剂，水煎两汁，分服。

2月5日二十三诊：感冒已除，目前无咳嗽和喉间痰鸣，智力仍较同龄差，但已能回答医生的简单问题，纳、便正常，舌淡红，苔薄白，脉细滑。

处方：人参叶、生白术、白茯苓、浮萍各12g，炒白芍15g，防风、白桔梗、桑白皮、川芎、黄荆子、白芥子各9g，五倍子3g，炙麻黄4g，皂角刺6g。7剂，水煎两汁，分服。

2月12日二十四诊：肺部感染及感冒均未发生，平时易皮肤瘙痒，纳、便正常，舌淡红稍胖，苔薄白，脉弦缓。

处方：太子参、鸡内金各15g，生白术、白茯苓、浙贝母、炒白芍各12g，五倍子3g，白桔梗、防风、防己、桑白皮、川芎、黄荆子、紫草各9g，皂角刺6g，桑椹子20g。7剂，水煎两汁，分服。

3月8日二十五诊：病情稳定，夜间偶有痰鸣，纳、便正常，智力仍然未增，舌淡胖红，苔薄白，脉细缓。

处方：生白术、炒白芍、川芎各12g，防风6g，野荞麦根、白茯苓各30g，炒黄芩、浙贝母、生薏苡仁各15g，冬瓜仁20g，防己、白桔梗、桑白皮、黄荆子各9g，五倍子3g。7剂，水煎两汁，分服。

3月22日二十六诊：病情稳定，无咳嗽咳痰现象，偶尔睡中痰鸣，纳、便正常，舌淡胖红，苔薄白，脉细缓。

处方：野荞麦根、白茯苓各30g，炒黄芩、浙贝母、鱼腥草、生薏苡仁各15g，五倍子3g，桂枝6g，冬瓜仁20g，黛蛤散（包）、防己、地肤子各9g，徐长卿、桑白皮、茜草、浮萍各12g。7剂，水煎两汁，分服。

3月29日二十七诊：感冒未发生，肺部未出现感染，睡中有时痰鸣，纳、便正常，舌淡红胖，苔薄白，脉细缓。

处方：野荞麦根、徐长卿各15g，炒黄芩、炒白芍、川芎、桑白皮、浙贝母、浮萍各12g，白桔梗6g，五倍子3g，防己、白芥子、黄荆子各9g，白茯苓、仙灵脾各30g。7剂，水煎两汁，分服。

4月12日二十八诊：病情一直无明显变化，肺感染一直未见，纳、便正常，舌淡红胖，苔薄白，脉弦缓。

处方：野荞麦根、生山楂各20g，生黄芪、辛夷、桂枝、防己、黄荆子各9g，白茯苓30g，诃子肉6g，炒白芍、桑白皮、浮萍各12g，鸡内金、炒黄芩、浙贝母、仙灵脾各15g。7剂，水煎两汁，分服。

4月26日二十九诊：病情稳定，纳、便正常，舌淡红胖，苔薄白，脉细缓。

处方：野荞麦根、炒黄芩、生黄芪、浙贝母、生薏苡仁、鸡内金、仙灵脾各15g，白茯苓30g，生白术、防己、桂枝、诃子肉、生甘草各9g，木蝴蝶6g，桑白皮、槐角各12g。7剂，水煎两汁，分服。

5月10日三十诊：病情一直较稳定，体质较前增强，未见感冒及肺部感染现象，纳、便正常，舌淡红，苔薄白，脉细缓。

处方：生黄芪 20g，白茯苓、生薏苡仁各 30g，防己、桂枝、诃子肉、桑白皮、苦参、寒水石各 9g，浙贝母、仙灵脾各 15g，淡附子 3g，炙甘草、生甘草、菟丝子各 6g，槐角 12g。14 剂，水煎两汁，分服。

【按】黏多糖贮结症临床少见。西医认为是先天性、隐性遗传性疾病。该患儿因咳嗽、肺部经常感染而就诊。中医无此病名，小儿科可属"五迟"症。根据临床表现，为先天禀赋不足，寒饮内伏，脾肾阳气不足，无法气化，水液停积于肺，导致肺卫不固，肺失清肃，故易受外邪侵袭。治疗上开始以清肺祛痰、健脾化饮、温肾助阳为法，虽对本病没有更好的治则，但加深了对"温药和之"的理解。

以上两个病例均为先天性少见疾病。也可以说是在我行医当中第 1 次见到，也有可能是我这一生行医中所见到的两个病例。患者的渴求、医生的无奈，才知道自己知识的缺乏，更体会到了审证求因的重要性和治病求本的连贯性。先天性多发性肺囊肿，在我处治疗 6 年后，转入凌红羽医师处继续治疗，现已达 10 年之久。只要患者坚持治疗，一定能够带病延年。

牛皮癣并发间质性肺炎

54. 牛皮癣伴间质性肺炎及并发症

秦某，男，65 岁，职员。门诊号：0685713。初诊时间：2010 年 1 月 20 日。

患者反复感冒 5 年余，每于入冬加剧，今年难以缓解，到医院检查，诊为间质性肺炎。咳嗽痰白，双耳失聪，喉间痰鸣，声音嘶哑，高血压史 10 余年，未用药物控制，脂肪肝等。

症见面色潮红，伴皮疹，右手五个指甲均为灰指甲，手背及手掌均见红色皮疹、瘙痒。入夜下肢浮肿，寐安，纳、便正常，舌红紫，苔白薄厚腻，脉弦滑。病史：肺结核史 30 余年，牛皮癣自幼开始，吸烟史 40 年，1 天 70 支，戒烟 15 年，酒 1 天 3~4 斤。CT：双肺间质性肺炎。

脉证合参：烟酒伤及脾阳，湿热互郁之体，又常受风邪浸淫肌腠，故外风内热夹杂不解，日久正气虚，邪更易入，入而首先犯肺。加之烟酒阻于气道，而发本病。

治则：清肺祛痰，化浊散风，佐以疏肝。

处方：野荞麦根、生薏苡仁、土茯苓、钩藤各 30g，炒黄芩、浙贝母各

20g，炒莱菔子、姜半夏、蚤休、白桔梗、桑白皮、苦参、浮萍、草果、茜草、夏枯草各12g，人中白、紫草各15g，木蝴蝶9g。7剂，水煎两汁，分服。

外洗方：土荆皮、苦参、川芎、川萆薢、滑石、紫草各30g。7剂，水煎，1汁。先浸泡30分钟。

1月27日二诊：药后咳嗽减少，痰白量减，咳之欠畅，喉间痰鸣好转，双手洗药后开始脱皮，纳可，便烂1天2次，舌紫红，苔白厚，脉弦滑。

处方：野荞麦根、生薏苡仁、土茯苓、钩藤、徐长卿各30g，炒黄芩、浙贝母20g，姜半夏、蚤休、白桔梗、桑白皮、苦参、浮萍、草果仁、茜草、夏枯草各12g，紫草15g，木蝴蝶、皂角刺各9g。7剂，水煎两汁，分服。

2月3日三诊：咳嗽不多，痰白量少，声音已畅，喉间痰鸣除，手掌与手背湿疹好转，纳可，大便1天2次，舌红紫，苔白，脉细缓。

处方：生白术、蚤休、桑白皮、白桔梗、苦参、茜草、夏枯草各12g，防风9g，肺形草、野荞麦根、徐长卿、生薏苡仁、土茯苓各30g，炒黄芩、紫草各15g，浙贝母、钩藤各20g。7剂，水煎两汁，分服。

3月4日四诊：咳嗽基本消失，痰无，喉间痰鸣除，手掌湿疹时有发作，血压时高时低，纳、便正常，舌紫红，苔白稍厚，脉细缓。现血压140/90mmHg。

处方：生黄芪、肺形草、野荞麦根、生薏苡仁、钩藤、仙灵脾、百合各30g，防己15g，炒黄芩、紫草、茜草、红景天各15g，浙贝母20g，桑白皮、苦参、白桔梗、夏枯草、白鲜皮各12g。7剂，水煎两汁，分服。

3月18日五诊：咳嗽稳定，手掌湿疹好转，BP时有上升，纳可，便调，舌红，苔白，脉细缓。

处方：生黄芪、百合、肺形草、野荞麦根、钩藤、仙灵脾各30g，射干9g，决明子20g，紫草、防己、红景天、茜草、槐角各15g，苦参、夏枯草、白鲜皮各12g。14剂，水煎两汁，分服。

4月1日六诊：咳嗽基本消除，痰无，面色转润，面部皮炎消失。近日牛皮癣发作、瘙痒明显，右手五指灰指甲明显（曾服用河南胶丸即消），纳可，便调，舌淡紫红，苔白，脉细滑。

阶段性脉证合参：该患者因间质性肺炎而求中医治疗，有30年余的牛皮癣病史。因肺与皮毛相表里，故热可内攻肺之脉络，脉络受损，肺失宣降，而致咳嗽、气喘、胸闷心悸等。虽咳嗽缓解，反出现牛皮癣加重，可能是肺中之邪影响皮毛所致。治以清肺祛风，凉血逐饮。

处方：生黄芪、百合、肺形草、钩藤、土茯苓、仙灵脾各30g，决明子20g，射干、蛇床子各9g，紫草、防己、茜草、夏枯草、红景天、槐角各15g，苦参、白鲜皮、川草薢各12g。7剂，水煎两汁，分服。

另：氯霉素眼药水3支；达克宁软膏1支。先用热水泡浸，再用指甲锉锉；锉平后，滴氯霉素眼药水，干后，涂达克宁霜，用创可贴包1晚。

4月5日七诊：近日来牛皮癣加重，瘙痒明显，表皮红鲜，皮厚脱悄，边环状明显，以上下肢为主，背部胸部少量，下肢肿胀，咳嗽无增，纳、便正常，舌红淡紫，苔薄白，脉细滑。

处方：生黄芪、土茯苓各30g，防己、荆芥、炒苍术、川草薢、炒黄柏、苦参、飞滑石（包）、淮牛膝各12g，水牛角、茜草、紫草、粉丹皮、白鲜皮各15g，浮萍20g，蕲蛇、防风各9g。7剂，水煎两汁，分服。

外洗方：土荆皮、苦参、川芎、蛇床子、川草薢各30g。14剂。

4月21日八诊：咳嗽未起，牛皮癣仍红肿，瘙痒，纳可，便调，舌红，苔白，脉细缓。

处方：生黄芪、土茯苓各30g，水牛角、浮萍各20g，荆芥、炒苍术、炒白术、川草薢、苦参各12g，蕲蛇、防风各9g，白鲜皮、粉丹皮、茜草、紫草、防己、槐角各15g。14剂，水煎两汁，分服。

5月5日九诊：上下肢皮肤斑片状环状红疹，瘙痒红肿，纳可，便调，咳嗽除，舌红，苔白薄，脉弦滑。湿热风互结郁于肌腠一时无法缓解。

处方：生黄芪、水牛角、土茯苓、晚蚕沙、徐长卿各30g，荆芥、炒苍术、炒白术、川草薢、苦参各12g，茜草、紫草、粉丹皮、白鲜皮、槐角、防己各15g，蕲蛇、防风各9g，浮萍20g。14剂，水煎两汁，分服。继续外洗。

5月19日十诊：上肢皮肤开始转紫平，下肢牛皮癣仍红肿瘙痒，纳可，便调，舌红，苔白，脉细缓。BP 140/90mmHg。

处方：生黄芪、水牛角、土茯苓、徐长卿各30g，荆芥、茜草、白鲜皮、川草薢、苦参、生地黄各12g，蕲蛇9g，川芎、防己、粉丹皮、紫草、槐角、红景天各15g。14剂，水煎两汁，分服。继续外洗。

6月2日十一诊：上肢牛皮癣基本平整，仅留有色素，下肢牛皮癣未增多，仍瘙痒、色转紫干，半夜瘙痒，舌红紫，苔白，脉细缓。

处方：生黄芪、水牛角、土茯苓、徐长卿各30g，防己、粉丹皮、紫草、红景天、川芎、槐角各15g，荆芥、茜草、白鲜皮、川草薢、苦参、生地黄、夏枯草各12g，蕲蛇9g。14剂，水煎两汁，分服。继续外洗。

6月19日十二诊：面部红痒已解，下肢仍紫干、瘙痒，舌红淡紫，苔薄，脉细缓。

处方：生黄芪、水牛角、土茯苓、徐长卿各30g，防己、粉丹皮、紫草、茜草、川芎、红景天、白鲜皮、槐角各15g，苦参、川草薢各12g，蕲蛇、蛇床子各9g。7剂，水煎两汁，分服。继续外洗。

6月24日十三诊：面红改善红疹消失，牛皮癣未发，瘙痒存在，出血已解，纳可，便调，舌红紫泛，苔白，脉细弦。

处方：生黄芪、水牛角、土茯苓、徐长卿各30g，苦参、川草薢、炒当归各12g，粉丹皮、防己、紫草、白鲜皮、川芎、红景天、槐角各15g，防风、蕲蛇、淡竹叶各9g。14剂，水煎两汁，分服。继续外洗。

7月8日十四诊：面部红已解，牛皮癣未增，下肢牛皮癣炎改善，仍瘙痒，未见出血，舌红紫泛，苔白厚，脉细缓。曾先后用河南郑州和重庆联邦药业阿维A胶囊，服药时病情能控制，停药仍然发作。

处方：生黄芪、水牛角、土茯苓、徐长卿各30g，防己、粉丹皮、白鲜皮、川芎、红景天、槐角、茜草各15g，紫草、苦参、川草薢、炒当归各12g，防风、蕲蛇各9g。14剂，水煎两汁，分服。继续外洗。

7月22日十五诊：皮肤色已转暗、转软，脱屑，稍瘙痒（午后明显），纳、便正常，舌红，苔白，脉细缓。

处方：生黄芪、水牛角、土茯苓各30g，防己、粉丹皮、川芎、茜草、红景天、槐角、紫草各15g，防风、蕲蛇各9g，苦参、白鲜皮、川草薢、炒当归、王不留行子、白蔹各12g。14剂，水煎两汁，分服。玫瑰花30g（另包，入外洗药）。

8月5日十六诊：牛皮癣未发作，瘙痒存，下肢皮色转暗，纳、便正常，舌淡紫红，苔白，脉细缓。

处方：防己、粉丹皮、茜草、红景天、槐角、王不留行子、川芎各15g，蕲蛇9g，紫草、苦参、白鲜皮、炒当归、白蔹各12g，生黄芪、土茯苓、水牛角、徐长卿各30g。14剂，水煎两汁，分服。

外洗方：土荆皮，苦参，川芎，蛇床子，川草薢、玫瑰花各30g，白矾3g。15剂。

8月19日十七诊：双下肢皮肤色暗紫，皮肤硬中有软，瘙痒改善，未见新生，纳可，便调，舌红紫边瘀，苔白，脉细缓。

处方：防己、粉丹皮、紫草、茜草、王不留行子、川芎、槐角、红景天各15g,苦参、白鲜皮各12g,蕲蛇9g,生黄芪、水牛角、土茯苓、徐长卿、仙灵脾各30g。14剂,水煎两汁,分服。另氯霉素眼药水2支,达克宁霜1支。

9月2日十八诊:皮肤瘙痒改善,色素沉着,未见新的红色皮疹出现,皮质开始转薄,纳可,便调,舌红淡紫,苔白,脉细缓。

处方:生黄芪、土茯苓、徐长卿、生薏苡仁、仙灵脾各30g,蕲蛇9g,防己、水牛角、粉丹皮、茜草、紫草、红景天、川芎、槐角各15g,王不留行子、白鲜皮、苦参、草果各12g。14剂,水煎两汁,分服。继续外洗。

9月16日十九诊:皮肤瘙痒时作,色素沉着,纳、便正常,舌红淡紫,苔白,脉细缓。

处方:防己、水牛角、粉丹皮、茜草、红景天、槐角、紫草各15g,苦参、白鲜皮、王不留行子各12g,蕲蛇9g,生黄芪、土茯苓、徐长卿、生薏苡仁、仙灵脾各30g。14剂,水煎两汁,分服。继续外洗。

9月30日二十诊:肺部症状基本消失,牛皮癣未见新发,皮肤变软,色素沉着,搔破处皮肤开始结痂,纳可,便调,舌红,苔白,脉细滑。

处方:防己、水牛角、粉丹皮、紫草、茜草、红景天、川芎、槐角各15g,生黄芪、土茯苓、生薏苡仁、仙灵脾各30g,蕲蛇、皂角刺各9g,白鲜皮、王不留行子、苦参、白芥子各12g。14剂,水煎两汁,分服。

10月14日二十一诊:肺部病情一直较稳定,原黑滞暗面色转淡润,牛皮癣的皮肤红色转暗,皮肤转软,灰指甲好转,纳、便正常,舌淡紫红,苔白,脉细缓。

处方:防己、水牛角、粉丹皮、紫草、茜草、红景天、槐角、川芎各15g,生黄芪、土茯苓、仙灵脾、生薏苡仁各30g,王不留行子、白鲜皮、苦参、广郁金各12g,蕲蛇、蛇床子各9g。14剂,水煎两汁,分服。继续外洗。

10月28日二十二诊:牛皮癣新疹未见,脱屑,皮肤转软,有新皮肤出现,色转白,纳、便正常,面色红润,舌红淡紫,苔白,脉细缓。

处方:生黄芪、土茯苓各30g,防己、水牛角、粉丹皮、紫草、白鲜皮、茜草、红景天、川芎、槐角、炒当归、川芎各15,蕲蛇、蛇床子各9g,苦参、王不留行子、玫瑰花各12g。14剂,水煎两汁,分服。继续外洗。

11月11日二十三诊:间质性肺炎病情基本稳定,牛皮癣有所控制,面色红润,灰指甲经治正常指甲开始外长,纳可,便调,舌红淡紫,苔薄白,脉细缓。

处方：防己、水牛角、粉丹皮、紫草、白鲜皮、茜草、红景天、川芎、槐角、桃仁、川芎、炒当归各15g，蕲蛇9g，苦参、王不留行子、玫瑰花各12g，生黄芪、土茯苓、鸡血藤各30g。14剂，水煎两汁，分服。继续外洗。

11月25日二十四诊： 间质性肺炎和牛皮癣均较稳定，外感明显减少，肺部症状基本未见，近日腰酸，纳、便正常，舌淡紫红，苔胖白，脉细缓。

处方：防己、水牛角、粉丹皮、紫草、白鲜皮、茜草、红景天、川芎、槐角、桃仁、炒当归各15g，蕲蛇9g，苦参、王不留行子、骨碎补、炒杜仲各12g，生黄芪、土茯苓、鸡血藤各30g。14剂，水煎两汁，分服。继续外洗。

12月9日二十五诊： 病情较稳定，腰酸如脱，纳、便正常，舌红边紫，苔白，脉细缓。

处方：防己、水牛角、粉丹皮、紫草、白鲜皮、茜草、红景天、川芎、槐角、桃仁、炒当归各15g，蕲蛇9g，王不留行子、苦参、炒杜仲、骨碎补各12g，鸡血藤、生黄芪、土茯苓、仙灵脾各30g。14剂，水煎两汁，分服。继续外洗。

12月23日二十六诊： 牛皮癣比较稳定，近日有外感，无咳嗽，晨起咽部有痰，纳、便正常，舌红边紫，苔薄白，脉细缓。

处方：生黄芪、土茯苓各30g，防风、防己、水牛角、茜草、粉丹皮、桃仁、红景天、川芎、白鲜皮各15g，苦参、王不留行子、炒杜仲、骨碎补各12g，蕲蛇、蛇床子各9g。7剂，水煎两汁，分服。继续外洗。

2011年1月6日二十七诊： 感冒除，未增咳嗽，牛皮癣一直稳定，纳可，便调，舌红边紫，苔白，脉细缓。

处方：生黄芪、土茯苓各30g，苦参、王不留行子、炒杜仲、骨碎补各12g，淡竹叶、蕲蛇各9g，茜草、红景天、桃仁、粉丹皮、防己、水牛角、制玉竹、槐角各15g。14剂，水煎两汁，分服。

外洗方：土荆皮、苦参、川芎、蛇床子、川萆薢、玫瑰花各30g，白矾3g。15剂。

1月21日二十八诊： 肺疾和牛皮癣一直较稳定，纳可，便调，舌红边紫，苔白，脉细缓。

处方：防己、水牛角、粉丹皮、桃仁、茜草、红景天、槐角各15g，蕲蛇9g，苦参、王不留行子、炒杜仲、白鲜皮、骨碎补、川续断各12g，生黄芪、土茯苓、仙灵脾各30g。15剂。水煎两汁，分服。继续外洗。

2月10日二十九诊： 肺疾和牛皮癣一直稳定，近1周口苦而干，纳可，便调，舌红淡紫，苔白，脉细缓。

阶段性脉证合参：患者因湿热夹风，缠于肌腠，内迫于肺，虽经治得以缓解，但湿浊郁而化热，熏蒸胆汁，灼炼成脂，沉积于肝，肝胆失司，故成脂肪肝和胆囊结石等病，治以原方加利胆疏肝之药。

处方：防己、水牛角、粉丹皮、桃仁、红景天、茜草、槐角各15g，蕲蛇9g，苦参、王不留行子、炒杜仲、白鲜皮、骨碎补、川续断各12g，生黄芪、土茯苓、仙灵脾、金钱草各30g。14剂，水煎两汁，分服。继续外洗。嘱进行体检复查。

2月24日三十诊：浙江省中医院（2011年2月18日）CT：左上肺及右下肺见纤维条索状密度增高影，边缘较清，余肺野未见明显异常。右侧少许胸膜增厚。诊断：左上肺及右下肺陈旧性病灶伴右侧少许胸膜增厚（从CT片对比，间质性肺炎处炎症吸收）。B超：肝脏内回声密集增强，后方回声衰减，分布均匀，血管纹理显示欠清晰。提示：脂肪肝。B超：左侧肾脏上极内见1个囊性暗区，大小4.17cm×4.37cm，形态规则，壁薄，光滑，后方回声增强，内透声可。前列腺大小约4.35cm×3.44cm×3.18cm。诊断：①左侧肾脏囊肿。②前列腺肥大。尿液：酮体（±），细菌12.3/μL。目前无特殊症状，纳、便正常，舌红淡紫，苔薄白，脉细缓。治以健脾温肾。

处方：生黄芪、土茯苓、仙灵脾各30g，防己、水牛角、粉丹皮、红景天、茜草、桃仁、嫩荷叶各15g，防风、蕲蛇各9g，王不留行子、炒杜仲、川断、骨碎补、生白术各12g。14剂，水煎两汁，分服。继续外洗。复查肿瘤全套。

3月10日三十一诊：鳞状细胞癌抗原4.7，全血黏度高，血脂高，胆固醇高，α-L岩藻糖苷酶44U/L，余无明显症状，纳、便正常，舌红边紫，苔白稍厚，脉细缓（此病本人考虑是牛皮癣引起的鳞状细胞癌抗原上升，其他为脂肪肝）。

处方：生黄芪、土茯苓、决明子、仙灵脾各30g，蕲蛇、参三七各9g，王不留行子、炒杜仲、川断、骨碎补各12g，防己、水牛角、粉丹皮、桃仁、红景天、茜草、嫩荷叶、苦丁茶各15g。15剂。水煎两汁，分服。继续外洗。

3月24日三十二诊：近日来咳嗽，咽痒口干，或有痰鸣，纳、便正常。舌红紫泛，苔白，脉细缓。

处方：生黄芪、决明子、徐长卿各30g，蕲蛇、参三七各9g，浙贝母20g，防己、桑白皮、黄荆子、王不留行子各12g，水牛角、粉丹皮、桃仁、红景天、茜草、炒白芍、嫩荷叶各15g。14剂，水煎两汁，分服。另开本院自制复方大青叶冲剂，2袋，冲服，1日3次。继续外洗。

4月7日三十三诊：咳嗽解，晨起痰黄量少，牛皮癣未增，瘙痒尚可，左肩颈痛，纳、便正常，舌淡紫红，苔薄白，脉细缓。

处方：苦参、防己、羌活、独活、桑寄生各12g，水牛角、粉丹皮、桃仁、红景天、茜草、嫩荷叶、炒白芍各15g，参三七、蕲蛇各9g，生黄芪、决明子、鸡血藤、徐长卿各30g。14剂，水煎两汁，分服。继续外洗。

4月21日三十四诊：晨起咽部有痰，纳、便正常，舌红淡紫，苔白，脉细缓。

处方：蕲蛇、参三七各9g，防己、王不留行子各12g，水牛角、粉丹皮、桃仁、红景天、茜草、炒白芍、川芎、嫩荷叶、紫草、桑叶各15g，生黄芪、决明子、徐长卿、桑椹子各30g。14剂，水煎两汁，分服。继续外洗。

5月5日三十五诊：咽部痰量减少，右手掌湿疹又起，灰指甲经治已外长正常，可见指甲上小月亮3个，纳可，便调，舌红边紫，苔薄，脉细缓。

处方：生黄芪、决明子、徐长卿各30g，苦参、防己、白鲜皮、桑白皮、川萆薢各12g，水牛角、粉丹皮、桃仁、红景天、茜草、紫草、嫩荷叶各15g，蕲蛇、参三七、皂角刺各9g。14剂，水煎两汁，分服。

外洗方：土荆皮、苦参、川芎、蛇床子、川萆薢、玫瑰花各30g，白矾3g。15剂。15剂。

5月19日三十六诊：手脚牛皮癣开始转软、脱皮，呈暗红色，纳、便正常，舌红边紫，苔薄白，脉细缓。

处方：水牛角、粉丹皮、桃仁、红景天、茜草、紫草各15g，白鲜皮、防己、川萆薢、苦参各12g，蕲蛇、淡竹叶、参三七、皂角刺各9g，生黄芪、徐长卿、桑椹子各30g。14剂，水煎两汁，分服。继续外洗。

6月3日三十七诊：牛皮癣未发，肺部症状未发，纳、便正常，舌红淡紫，苔白，脉细滑。

处方：水牛角、粉丹皮、桃仁、红景天、茜草、紫草、嫩荷叶各15g，生黄芪、决明子、徐长卿各30g，蕲蛇、参三七、皂角刺各9g，桑白皮、白鲜皮、川萆薢、苦参、防己、白芥子各12g。14剂，水煎两汁，分服。继续外洗。

6月16日三十八诊：近日牛皮癣处皮肤边缘稍红肿、呈环形状，瘙痒未增，稍有皮屑，晨起有痰，纳可，便调，舌红边紫，苔薄，脉细缓。

处方：生黄芪、土茯苓、生侧柏叶、苦参各30g，防己、浮萍、紫草、白鲜皮、白芥子各12g，水牛角、茜草、川芎、粉丹皮、红景天各15g，参三七、蕲蛇、皂角刺各9g。14剂，水煎两汁，分服。继续外洗。

6月30日三十九诊：牛皮癣未增，近日疑似感冒，全身不适，夜寐欠安，纳、便正常，舌红边紫，苔白，脉细缓。

处方：水牛角、紫草、茜草、神曲、川芎、粉丹皮、红景天、卷柏各15g，土茯苓30g，蕲蛇、参三七各9g，苦参、防己、浮萍、白鲜皮、人中白、白芥子、桑白皮各12g，浙贝母20g。14剂，水煎两汁，分服。继续外洗。

7月14日四十诊：近日咽部有痰，纳可，便调，舌红边紫，苔白，脉细缓。

处方：生黄芪、土茯苓各30g，防己、苦参、白芥子、浮萍各12g，蕲蛇、参三七9g，水牛角、紫草、川芎、粉丹皮、红景天、卷柏、槐角各15g。14剂，水煎两汁，分服。继续外洗。另芙朴感冒颗粒2袋，冲服。

7月28日四十一诊：外感后牛皮癣稍发，咽部有痰，舌红边紫，苔白，脉细缓。

处方：防己、浮萍、紫草、苦参、白芥子、白鲜皮、夏枯草各12g，生黄芪、土茯苓各30g，蕲蛇、川芎、参三七各9g，水牛角、粉丹皮、红景天、槐角各15g。14剂，水煎两汁，分服。继续外洗。

8月11日四十二诊：牛皮癣近周较稳定，咽部有痰，纳、便正常，舌红淡紫，苔白，脉细缓。

处方：生黄芪、土茯苓、生薏苡仁、藤梨根各30g，防己、浮萍、紫草、苦参、白鲜皮、桑白皮、白芥子各12g，蕲蛇、参三七各9g，水牛角、川芎、粉丹皮、红景天、槐角各15g，浙贝母20g。14剂，水煎两汁，分服。

外洗方：土荆皮、土茯苓、川芎、蛇床子、川萆薢、白鲜皮各30g。15剂。

8月25日四十三诊：牛皮癣稳定，咽部有痰，纳可，便调，舌红淡紫，苔白，脉细缓。

处方：生黄芪、土茯苓、藤梨根、生薏苡仁各30g，水牛角、紫草、粉丹皮、红景天各15g，蕲蛇、参三七各9g，苦参、防己、浮萍、茜草、白芥子、川萆薢、王不留行子各12g。14剂，水煎两汁，分服。继续外洗。

9月8日四十四诊：近日咽部痰增多，纳、便正常，舌淡紫红，苔白，脉细缓。

处方：生黄芪、土茯苓、藤梨根、生薏苡仁各30g，水牛角、紫草、红景天、海蛤壳、粉丹皮各15g，参三七、蕲蛇各9g，防己、浮萍、茜草、苦参、桑叶、白鲜皮、王不留行子各12g。14剂，水煎两汁，分服。继续外洗。

9月22日四十五诊：咽痒有痰，时痰鸣，牛皮癣未起、色素沉着，纳可，便调，舌淡红边紫，苔白，脉细滑。

处方：水牛角、粉丹皮、紫草、红景天各15g，蕲蛇、参三七各9g，生黄芪、藤梨根、土茯苓、生薏苡仁各30g，防己、浮萍、茜草、苦参、桑叶、白鲜皮、王不留行子、肉果各12g。14剂，水煎两汁，分服。继续外洗。

10月6日四十六诊：咽部仍有痰，牛皮癣未增、色淡紫，纳、便正常，舌淡红，苔白，脉细缓。

处方：防己、浮萍、茜草、桑叶、王不留行子、白鲜皮各12g，水牛角、红景天、粉丹皮、紫草各15g，蕲蛇、参三七各9g，生黄芪、土茯苓、藤梨根、生薏苡仁各30g。14剂，水煎两汁，分服。继续外洗。

11月15日四十七诊：咳嗽未见，咽部仍有痰、色白，牛皮癣未增、色仍暗，纳、便正常，舌红边紫，苔薄，脉细缓。

处方：生黄芪、藤梨根、土茯苓、生薏苡仁各30g，水牛角、紫草、粉丹皮、红景天、女贞子、人中白各15g，蕲蛇、参三七各9g，防己、桑叶、王不留行子、浮萍、茜草、白鲜皮、旱莲草、藏青果各12g。14剂，水煎两汁，分服。继续外洗。

11月29日四十八诊：又患感冒，咽红干，痰黄黏，偶尔咳嗽，牛皮癣未增、色淡紫，纳、便正常，舌红边紫，苔薄，脉细缓。

处方：肺形草、野荞麦根、土茯苓、藤梨根、生薏苡仁各30g，射干、蕲蛇、参三七各9g，炒黄芩20g，水牛角、紫草、粉丹皮、红景天、女贞子各15g，寒水石、浮萍、茜草、桑叶、王不留行子、白鲜皮、旱莲草各12g。7剂，水煎两汁，分服。继续外洗。

12月6日四十九诊：咽红干好转，仍有痰、色白，偶尔咳嗽，时有口臭，牛皮癣未增，纳、便正常，舌红淡紫，苔薄，脉细缓。

处方：肺形草、野荞麦根、藤梨根、生薏苡仁、土茯苓各30g，射干、蕲蛇、参三七、木蝴蝶各9g，炒黄芩20g，水牛角、紫草、粉丹皮、红景天、女贞子各15g，寒水石、浮萍、茜草、王不留行子、白鲜皮、旱莲草、佛手片各12g。7剂，水煎两汁，分服。继续外洗。

外感好后改服处方：南沙参、藤梨根、生薏苡仁、土茯苓各30g，水牛角、紫草、粉丹皮、红景天各15g，蕲蛇、参三七各9g，桑叶、防己、浮萍、茜草、苦参、白鲜皮、王不留行子各12g。14剂，水煎两汁，分服。

12月27日五十诊：近日来血压升高达170/100mmHg，咽红干好转，晨起有痰，偶有咳嗽，口臭除，牛皮癣未增、色暗淡，纳、便正常，舌红淡紫，苔薄黄，脉沉缓。

处方：炒黄芩、粉丹皮、女贞子、红景天、水牛角、紫草各15g，鹅不食草4g，射干、蕲蛇、参三七各9g，肺形草、野荞麦根、土茯苓、藤梨根、生薏苡仁、钩藤各30g，浮萍、白鲜皮、王不留行子、夏枯草、茜草、草果仁各12g。14剂，水煎两汁，分服。

2012年1月3日五十一诊：血压168/80mmHg，晨起咽有痰，呈刺激性咳嗽，牛皮癣未增、色淡紫，纳、便正常，舌红边紫，苔薄白，脉沉缓。

处方：射干、蕲蛇、参三七各9g，炒黄芩、水牛角、紫草、粉丹皮、红景天、女贞子各15g，生薏苡仁、肺形草、藤梨根、野荞麦根、土茯苓、钩藤各30g，茜草、白鲜皮、浮萍、王不留行子、夏枯草、生磁石各12g。7剂，水煎两汁，分服。

1月10日五十二诊：咽干痛稍红，晨起喉间痰鸣，咳嗽稍起，痰少、黄白相间，胸闷，牛皮癣未发、色淡暗，皮屑增多，纳、便正常，舌红边紫，苔薄白，脉沉缓。血压140/80mmHg。

处方：肺形草、野荞麦根、土茯苓、藤梨根、生薏苡仁、钩藤各30g，射干、蕲蛇、参三七各9g，炒黄芩、水牛角、紫草、女贞子、粉丹皮、红景天各15g，浮萍、茜草、王不留行子、白鲜皮各12g。7剂，水煎两汁，分服。

1月17日五十三诊：咽红解，喉间痰鸣除，痰白量少，咳嗽改善，胸闷除，牛皮癣未发、色淡暗，纳、便正常，舌红边紫，苔薄白，脉沉缓。血压140/80mmHg。

处方：肺形草、野荞麦根、土茯苓、藤梨根、生薏苡仁、钩藤各30g，射干、蕲蛇、参三七各9g，神曲、炒黄芩、水牛角、紫草、粉丹皮、红景天各15g，白鲜皮、玄参、浮萍、王不留行子、茜草、夏枯草、女贞子各12g。14剂，水煎两汁，分服。

1月31日五十四诊：因血压升高，服硝苯地平1日2次，1次1片，咽红除，痰不多，咳嗽减，牛皮癣未作、色淡紫，纳、便正常，舌红边紫，苔薄白，脉沉缓。血压146/82mmHg。

处方：炒白术、浮萍、茜草、王不留行子、白鲜皮、夏枯草、生磁石各

12g，防风、射干、蕲蛇、参三七各9g，炒黄芩、水牛角、紫草、粉丹皮、红景天各15g，肺形草、野荞麦根、土茯苓、藤梨根、生薏苡仁、钩藤各30g。14剂，水煎两汁，分服。

2月13日五十五诊：血压左右手脉压不同，服硝苯地平1日2次，1次0.5片，咽部时有痰鸣，痰不多，牛皮癣未发、色淡暗，纳、便正常，舌红淡紫，苔薄白，脉右手细缓、左手沉缓。血压左手90/76mmHg，右手137/80mmHg。

处方：人参叶、炒黄芩、水牛角、紫草、粉丹皮、红景天各15g，防风、射干、蕲蛇、参三七各9g，肺形草、野荞麦根、土茯苓、藤梨根、生薏苡仁、钩藤各30g，炒白术、浮萍、茜草、王不留行子、白鲜皮、夏枯草、生磁石各12g。14剂，水煎两汁，分服。

2月29日五十六诊：血压时高时低，改洛丁新1日0.5片，咽红且痒，痰白不畅，咳嗽增加，易感乏力，牛皮癣未发、色淡暗，纳、便正常，舌红淡紫，苔白，脉右手细缓、左手沉缓。血压130/70mmHg。

处方：苏叶、射干、蕲蛇、参三七各9g，薄荷（后下）6g，肺形草、野荞麦根、土茯苓、藤梨根、生薏苡仁、钩藤各30g，炒黄芩20g，神曲、水牛角、紫草、粉丹皮、红景天各15g，浮萍、茜草、王不留行子、白鲜皮、夏枯草、生磁石各12g。7剂，水煎两汁，分服。

感冒缓解后服处方：肺形草、野荞麦根、土茯苓、生薏苡仁、钩藤各30g，射干、蕲蛇、参三七、木蝴蝶各9g，炒黄芩20g，神曲、水牛角、紫草、粉丹皮、红景天、人中白各15g，浮萍、茜草、王不留行子、白鲜皮、夏枯草、生磁石、玄参各12g。7剂，水煎两汁，分服。

3月27日五十七诊：在浙江省中医院（2011年2月18日）复查CT：左上肺及右下肺见纤维条索状密度增高影，边缘较清，其余肺野未见明显异常。右侧少许胸膜增厚。诊断：左上肺及右下肺陈旧性病灶，伴右侧少许胸膜增厚（肺部炎症已吸收）。尿液：酮体正常，细菌11.3/μL，白细胞（±）。血常规 RBC 5.87×10⁹/L，Hb 183g/L，血小板分布宽度17.2%。铁蛋白297.6ng/mL，鳞状上皮细胞癌抗原4.1ng/mL（较前下降）。全血黏度低切12.74mPa.s，全血黏度中切7.71mPa.s，全血黏度高切5.97mPa.s（均较1年前好转）。

处方：生白术、浮萍、茜草、王不留行子、白鲜皮、夏枯草各12g，肺形草、野荞麦根、藤梨根、生薏苡仁、决明子、土茯苓、钩藤各30g，蕲蛇、防风、参三七各9g，炒黄芩、水牛角、紫草、粉丹皮、红景天、女贞子、嫩荷叶各15g。14剂，水煎两汁，分服。

4月10日五十八诊：胃镜：胃结石症，浅表性胃炎。血压正常，但左右脉压差较大（建议血管造影）。痰白咽痒，时咳嗽，易乏力，牛皮癣稍红、色仍暗，皮屑未增，纳、便正常，舌红淡紫，苔白淡黄，脉右手细缓、左手沉缓。血管造影：左侧颈至臂血管狭窄（可能先天性）。

处方：生白术、地肤子、茜草、浮萍、玄参、王不留行子、地肤子、茜草各12g，防风、蕲蛇、参三七各9g，肺形草、野荞麦根、土茯苓、生薏苡仁、藤梨根各30g，炒黄芩20g，人参叶、水牛角、紫草、粉丹皮、人中白、红景天各15g。14剂，水煎两汁，分服。

【按】该患者因间质性肺炎伴纤维化而求诊。患者自幼患牛皮癣，根据牛皮癣的表现特点应属血分有热、外蕴肌肤而发。肺主皮毛，皮毛郁热，可循肺经内攻，影响肺络。卫气不固时，外邪即可引发间质性肺炎。从危害性讲，肺病更伤气血和阴阳。此为生命之本。本病治疗符合《黄帝内经》所说的"善治者治皮毛，其次治肌肤，其次治筋脉，其次治六腑，其次治五脏，治五脏者半死半生也"。故"急则治标"，先治肺疾。肺疾缓解后再治牛皮癣。由于牛皮癣发病机制不明，属难治之病，且两病合一实属少见。经过治疗，目前病情已达临床缓解，患者转凌红羽（艺匀）医生继续治疗。

骨髓移植后并发间质性肺炎

白血病是骨髓及造血组织弥漫性异常增生，属原发性恶性疾病。其在骨髓和血液中可见白血病细胞，临床表现为贫血、出血、感染等。中医属"温邪""虚劳""血证"范畴。病位在血，与肝、脾、肾三脏密切相关。干细胞移植是近代治疗白血病的一种新手段，但并发间质性肺炎和哮喘的病例不少。

55. 白血病干细胞移植后并发间质性肺炎

陈某，女，22岁，无业，门诊号：03341786。初诊时间：2010年1月25日。

患者于2007年发现患有白血病，2008年7月7日行干细胞移植，经治疗病情尚稳定。2009年5月开始出现胸闷气急，喉间常有痰鸣，但无咳嗽出现，自12月份至今发生两次外感后咳嗽不解，痰黄白相间、稠而不畅，胸闷、气急明显，服用西药和平喘药仍不能缓解，加用强的松1日3片，纳、便正常，舌红淡紫，苔中厚糙少津，脉细数。两肺听诊：可闻及哮鸣音，无干湿性啰音。肺功能提示：重度通气功能障碍，弥散功能重度下降。CT：两肺间质性改变，伴感染。

脉证合参：禀赋本已不足，气血失和，阴阳失衡，虽经治疗后一时缓解，但阳气仍不足。肺先受损，卫外不固，故邪犯肺气，缠绵不解，肺失清肃，痰郁化热，又伤津液，使胸阳不能振展所致。

治则：扶正祛邪，滋阴祛痰，平喘活血。

方药：参苏饮合千金苇茎汤加减。

处方：人参叶、炒黄芩、浙贝母各20g，苏叶、皂角刺、降香、白桔梗各9g，肺形草、山海螺、生薏苡仁、冬瓜仁、鲜芦根各30g，云雾草15g，桑白皮、桃仁、苏梗、苏木、浮海石、炒白芍、川芎、黄荆子各12g。7剂，水煎两汁，分服。

2月1日二诊： 咳嗽增多，痰色淡绿白相间，胸闷尚可，上楼气急，纳可，便调，舌红淡紫，苔白厚，脉细滑。药后肺气宣畅，痰量增多，痰色带绿，有绿脓杆菌感染，主要为正气虚弱所致。治以宣肺清热，扶正祛痰，活血软坚。

处方：人参叶、炒苍术、白桔梗、桑白皮、黄荆子、草果仁各12g，野荞麦根、肺形草、生薏苡仁、冬瓜仁、干芦根各30g，炒黄芩、浙贝母各20g，云雾草、桃仁、白茯苓各15g。7剂，水煎两汁，分服。

2月8日三诊： 咳嗽解，胸闷除，气急改善，体感乏力，纳、便正常，舌红，苔厚薄腻，脉细滑无力。

处方：制黄精、人参叶、生枳壳、白茯苓各15g，炒苍术、姜半夏、草果仁、藿香、苏梗各12g，野荞麦根、肺形草、生薏苡仁各30g，炒黄芩20g，制胆星、防风、防己各9g。14剂，水煎两汁，分服。

2月21日四诊： 咳嗽除，胸闷未见，气急减轻，易感乏力，纳、便正常，强的松自行改为1日2片，舌红淡紫、胖、边锯，脉细缓。此时肺热初清，肺气未复，脾肾两虚。治以清肺祛痰，益气固卫，活血软坚。方用玉屏风之意合千金苇茎汤。

处方：人参叶、炒黄芩、生枳壳各20g，炒苍术、炒白术、苏梗、苏木、草果仁、佛手片、苦参各12g，防风、防己各9g，肺形草、野荞麦根、生薏苡仁、制黄精、白茯苓、百合各30g。7剂，水煎两汁，分服。

3月1日五诊： 病情开始稳定，咳嗽未起，胸闷除，气急改善，纳、便正常。舌红，苔白（腻已除）、边锯，胖，脉细缓。

处方：人参叶、炒黄芩、生枳壳各 20g，炒苍术、炒白术、苏梗、苏木、草果仁、佛手片、苦参各 12g，防风、防己各 9g，肺形草、野荞麦根、生薏苡仁、制黄精、白茯苓、百合各 30g。7 剂，水煎两汁，分服。

3 月 8 日六诊：咳嗽未起，胸闷气急除，咽部分泌物减少，强的松仍 1 日 2 片，纳、便正常，舌红淡紫边锯，苔白厚，脉细缓。建议强的松减半片。

处方：制黄精、生薏苡仁、百合、桑椹子各 30g，人参叶 20g，炒苍术、炒白术、白茯苓、姜半夏、生枳壳、制胆星、草果仁、苦参、防己、寒水石各 12g，淡附子 6g。14 剂，水煎两汁，分服。

3 月 22 日七诊：在回家车上，因空调而感冒，咳嗽增多，痰白量多，咽痒而痛，纳、便正常，舌红淡紫，苔白厚，脉细滑。加健脾温肾之药，因复感外邪，肺气失清肃，虽症不重，但恐邪入肺府，再伤肺络，故急改治法为扶正祛邪，清肺祛痰。方用参苏饮合止嗽散加减。

处方：人参叶、神曲、人中白各 15g，苏叶、木蝴蝶、白桔梗、薄荷（后下）各 9g，炒黄芩、浙贝母各 20g，青蒿、野荞麦根、肺形草、生薏苡仁、干芦根各 30g，草果仁、桑白皮、淡豆豉、天竺黄、浮海石、地肤子各 12g。7 剂，水煎两汁，分服。

3 月 29 日八诊：外感解，未发热，稍有咳嗽，咽痒咳显，痰出而缓解，纳、便正常，舌红，苔稍厚，脉细缓。虽外邪已解，肺气较前增强，但还需防肺络不清，引邪而发。继续清肺祛痰，散风活血。

处方：野荞麦根、肺形草、生薏苡仁、冬瓜仁、红藤各 30g，炒黄芩、浙贝母各 20g，防风、白桔梗、皂角刺各 9g，生白术、桑白皮、草果仁、天竺黄、寒水石、地肤子、桃仁各 12g。7 剂，水煎两汁，分服。

4 月 5 日九诊：感冒后咳嗽又作，痰出而止，鼻涕色黄倒流，纳、便正常，舌红，苔白，脉细缓。伏饮引动，咳嗽增加，稍有化热（鼻涕黄色）。继续宣肺祛痰，通窍活血。

处方：肺形草、野荞麦根、生薏苡仁、冬瓜仁、红藤、干芦根各 30g，鹅不食草 4g，白桔梗、桑白皮、香白芷、浮海石、苏梗、苏木、地肤子、辛夷各 12g，桃仁、天竺黄、寒水石、人中白各 15g。7 剂，水煎两汁，分服。

4 月 19 日十诊：咳嗽痰出解，鼻涕除，纳、便正常，自干细胞移植后月经已 1 年余未行，强的松 1 日 2 片，舌淡红，苔糙，脉细滑。经治肺部炎症得以控制，故进入培本治疗。因禀赋气血不足，湿蕴液停，故在清肺祛痰基础上，加重温肾活血之品。

处方：炒苍术、炒白术、桑白皮、白桔梗、天竺黄、草果仁、炒当归、川芎各12g，炒黄芩、浙贝母各20g，野荞麦根、肺形草、桃仁、红藤、鲜芦根、仙灵脾各30g，防风、皂角刺各9g。14剂，水煎两汁，分服。

5月3日十一诊：咳嗽解，无痰，纳、便正常，自觉体质增强，但易疲劳，舌红，苔白，脉细缓。

处方：人参叶、川芎各15g，炒苍术、炒白术、白桔梗、桑白皮、天竺黄、草果仁、炒当归各12g，皂角刺、防风各9g，炒黄芩、浙贝母各20g，肺形草、野荞麦根、桃仁、红藤、鲜芦根、仙灵脾各30g。14剂，水煎两汁，分服。

5月17日十二诊：病情趋于稳定，咳嗽、痰均除，时咽干，夜寐安，月经仍然未行。纳、便正常，舌红边锯，苔白，脉细缓。

处方：生黄芪15g，防己9g，炒黄芩、浙贝母各20g，桑白皮、浮海石、桃仁、炒当归各12g，野荞麦根、肺形草、生薏苡仁、冬瓜仁、白茯苓、红藤、干芦根、仙灵脾各30g。14剂，水煎两汁，分服。

6月26日十三诊：回家车上因空调又患感冒，咳嗽未增，鼻涕白多，痰增、黄白相间，纳食一般，大便正常，舌红，苔白，脉细小数。治改清热宣肺，祛风解表。

处方：人参叶、神曲、桃仁各15g，苏叶9g，炒黄芩、浙贝母各20g，肺形草、野荞麦根、冬瓜仁、生薏苡仁各30g，白桔梗、桑白皮、香白芷、天竺黄、寒水石、草果仁、海蛤壳各12g。7剂，水煎两汁，分服。

7月5日十四诊：外感已解，鼻涕无，咳嗽未增，痰晨起为主、先黄后白、已能咳出，纳、便正常，舌红，苔白，脉细滑。

处方：人参叶、炒黄芩各20g，肺形草、野荞麦根、生薏苡仁、冬瓜仁、干芦根各30g，白桔梗、桑白皮、草果仁、浮海石各12g，桃仁、海蛤壳各15g，皂角刺9g。7剂，水煎两汁，分服。

备感冒方：人参叶、白桔梗、桑白皮、香白芷、天竺黄、寒水石、海蛤壳各12g，苏叶、薄荷（后下）、前胡各9g，肺形草、野荞麦根、生薏苡仁、冬瓜仁各30g，炒黄芩、浙贝母各20g，神曲、桃仁各15g。7剂，水煎两汁，分服。

若遇感冒可以交替服用，或先服感冒药，再服中药汤剂。

7月12日十五诊：由于暑热，外热内凉，空调环境进出，造成外感风热之邪侵袭，反复感冒，咳嗽好而又起，痰量未增，纳、便正常，但今年只用中药，未加用西药，能控制咳嗽。

处方：人参叶、炒黄芩各20g，生白术、白桔梗、桑白皮、草果仁、海蛤壳、浮海石各12g，肺形草、野荞麦根、生薏苡仁、冬瓜仁、干芦根各30g，皂角刺、防风各9g，桃仁、人中白各15g。7剂，水煎两汁，分服。

备感冒方：人参叶、白桔梗、桑白皮、香白芷、天竺黄、寒水石、海蛤壳各12g，苏叶、前胡、薄荷（后下）、软柴胡各9g，肺形草、野荞麦根、冬瓜仁、生薏苡仁各30g，炒黄芩、浙贝母各20g，神曲、桃仁各15g。7剂，水煎两汁，分服。

若遇感冒可以交替服用，或先服感冒药，再服中药汤剂。

7月30日十六诊：半月来两方交替服用，感冒未起，咳嗽不多，痰白量少，鼻涕已无，精神恢复，纳、便正常，舌红边锯，苔白糙，脉细滑。

处方：南沙参、生白术、白桔梗、桑白皮、天竺黄、草果仁、寒水石、海蛤壳、藏青果各12g，防风、木蝴蝶各9g，桃仁15g，炒黄芩、浙贝母各20g，肺形草、野荞麦根、生薏苡仁、冬瓜仁、红藤、干芦根各30g。14剂，水煎两汁，分服。

8月20日十七诊：咳嗽基本消失，咽部仍有白痰，纳、便正常，夜寐安，月经两年未行，舌淡红，苔白糙，脉细缓。

处方：太子参、桃仁、寒水石各15g，生白术、桑白皮、草果仁、炒当归、炒白芍、王不留行子、菟丝子各12g，防风、射干各9g，淡附子6g，肺形草、野荞麦根、生薏苡仁、冬瓜仁、红藤、生枳壳各30g。14剂，水煎两汁，分服。

9月10日十八诊：咳嗽未起，痰偶黄易出，纳、便正常，舌淡红，苔白，脉细缓。

处方：制黄精、桃仁、寒水石、炒白芍各15g，生白术、桑白皮、炒当归、王不留行子、菟丝子各12g，防风、射干、淡附子各9g，肺形草、野荞麦根、生薏苡仁、冬瓜仁、红藤、仙灵脾各30g。14剂，水煎两汁，分服。

9月24日十九诊：咳嗽基本未现，咽喉部仍有痰、色白，纳、便正常，舌淡红，苔白，脉细缓。

处方：制黄精、野荞麦根、肺形草、红藤、冬瓜仁、生薏苡仁、仙灵脾各30g，防风、射干各9g，桃仁、寒水石、红景天各15g，生白术、淡附子、王不留行子、菟丝子、明天麻各12g。14剂，水煎两汁，分服。

11 月 5 日二十诊：突然遇冷而感冒，咳嗽增加，痰稠后又转稀、色白量少，鼻涕增多，纳、便正常，舌淡红，苔白，脉弦滑。改治则为宣肺疏表，扶正祛痰，通窍活血。

处方：人参叶、神曲各 15g，肺形草、野荞麦根、生薏苡仁、冬瓜仁各30g，炒黄芩、浙贝母各 20g，木蝴蝶、皂角刺各 9g，白桔梗、桑白皮、苏梗、苏木、天竺黄、浮海石、草果仁、辛夷各 12g，细辛 3g。7 剂，水煎两汁，分服。

11 月 12 日二十一诊：上周因饮食不顺，呛入咽部和气管内，喉间出现痰鸣，鼻涕已除，纳、便正常，舌淡红，苔白，脉细缓。

处方：人参叶、桃仁、紫草各 15g，肺形草、野荞麦根、生薏苡仁、冬瓜仁、红藤各 30g，炒黄芩、浙贝母各 20g，白桔梗、桑白皮、苏梗、苏木、天竺黄、寒水石、浮海石、草果仁各 12g，皂角刺 9g。14 剂，水煎两汁，分服。

12 月 3 日二十二诊：外感解，咳嗽也消失，痰少黏咽，上腭痛解，纳、便正常，舌淡红，苔白糙，脉细缓。

处方：人参叶、桃仁各 15g，炒苍术、炒白术、白桔梗、桑白皮、苏梗、苏木、天竺黄、寒水石、草果仁各 12g，防风、皂角刺各 9g，炒黄芩、浙贝母各 20g，生薏苡仁、肺形草、野荞麦根、冬瓜仁、仙灵脾、红藤各 30g。14 剂，水煎两汁，分服。

12 月 24 日二十三诊：咳嗽基本消失，痰白、量极少，纳、便正常，舌淡红，苔白，脉细缓。

处方：南沙参、桃仁各 15g，炒苍术、炒白术、白桔梗、桑白皮、苏梗、苏木、天竺黄、寒水石、紫草各 12g，防风、皂角刺各 9g，浙贝母 20g，肺形草、野荞麦根、生薏苡仁、冬瓜仁、仙灵脾、红藤各 30g。14 剂，水煎两汁，分服。

2011 年 1 月 9 日二十四诊：咳嗽除，咽时稍痛，胸闷气急均无，纳、便正常，舌淡红，苔白，脉细缓。

处方：防风、射干各 9g，肺形草、野荞麦根、生薏苡仁、藤梨根、冬瓜仁、红藤、仙灵脾、桑椹子各 30g，炒黄芩、浙贝母各 20g，炒苍术、炒白术、白桔梗、桑白皮、寒水石各 12g，桃仁、神曲各 15g。14 剂，水煎两汁，分服。另配复方大青叶冲剂 2 袋备用。感冒时服。

2 月 11 日二十五诊：在回家车上空调冷风吹后又感冒发热，住院治疗数天，CT：两肺间质纤维病灶。现咳嗽又存，痰白不畅，咽喉痰黏，胸闷尚可，气急较前加重，纳欠佳，便调，舌红紫，苔白厚，脉弦滑。

处方：炒黄芩、浙贝母各20g，肺形草、野荞麦根、鱼腥草、生薏苡仁、藤梨根各30g，白桔梗、桑白皮、天竺黄、寒水石、苏梗、苏木、草果仁、地肤子、浮萍各12g，海蛤壳、人中白各15g。7剂，水煎两汁，分服。

2月18日二十六诊：咳嗽因痰黏而不畅，痰出时反咽痒，痰黄白相间，胸闷又起，气急改善，纳、便正常，舌红淡紫，苔白，脉细缓。

处方：肺形草、野荞麦根、藤梨根、生薏苡仁、冬瓜仁、红藤各30g，炒黄芩、浙贝母各20g，白桔梗、桑白皮、天竺黄、寒水石、苏梗、苏木、浮海石各12g，海蛤壳、人中白、桃仁各15g。7剂，水煎两汁，分服。

3月4日二十七诊：每次坐长途车回家后总是感冒加重，服药后又好转，痰色白，喉间痰鸣，纳、便正常，舌红淡紫，苔白糙，脉细滑。

处方：肺形草、野荞麦根、鱼腥草、生薏苡仁、藤梨根、红藤、冬瓜仁各30g，炒黄芩、浙贝母各20g，白桔梗、桑白皮、天竺黄、黄荆子、寒水石、苏梗、苏木各12g，黛蛤散（包）、桃仁各15g，皂角刺9g。7剂，水煎两汁，分服。嘱回家车上空调不要对着头吹。

3月14日二十八诊：本周感冒症状未加重，咳嗽减少，痰色白、量少，手足心发热，胸闷、气急均有所改善，纳、便正常，舌红淡紫，苔薄白，脉细滑。

处方：肺形草、野荞麦根、生薏苡仁、冬瓜仁、藤梨根、红藤、干芦根各30g，防风、木蝴蝶、皂角刺各9g，桃仁15g，生白术、白桔梗、桑白皮、天竺黄、苏梗、苏木、菟丝子各12g，炒黄芩、浙贝母各20g。7剂，水煎两汁，分服。

备感冒处方：人参叶、神曲、桃仁各15g，苏叶、前胡、软柴胡各9g，炒黄芩、浙贝母各20g，肺形草、野荞麦根、生薏苡仁、冬瓜仁各30g，白桔梗、桑白皮、香白芷、天竺黄、寒水石、草果仁、海蛤壳各12g。5剂。水煎两汁，分服。

3月21日二十九诊：半月来未见感冒，咳嗽减少，痰白量少，咳嗽时咽痒，胸闷气急改善，纳、便正常，舌红淡紫，苔白，脉细缓。

处方：太子参、炒苍术、生白术、白桔梗、桑白皮、白芥子、草果仁各12g，防风、木蝴蝶各9g，桃仁15g，炒黄芩、浙贝母各20g，肺形草、野荞麦根、冬瓜仁、藤梨根、红藤、生薏苡仁、干芦根各30g。14剂，水煎两汁，分服。

4月15日三十诊：近来未见感冒，咳嗽解，痰量色白极少，无胸闷气急，纳、便正常，舌红淡紫，苔白，脉细缓。

处方：太子参、桃仁各15g，炒黄芩20g，炒苍术、生白术、白桔梗、桑白皮、白芥子、寒水石各12g，防风、皂角刺各9g，肺形草、野荞麦根、冬瓜仁、藤梨根、红藤、生薏苡仁、干芦根各30g，淡附子6g。14剂，水煎两汁，分服。

5月6日三十一诊：咳嗽未起，痰量增多色白，无胸闷气急，纳、便正常，舌红，苔白，脉细缓。

处方：炒黄芩20g，肺形草、野荞麦根、冬瓜仁、藤梨根、红藤、生薏苡仁、干芦根各30g，人参叶、桃仁各15g，炒苍术、生白术、白桔梗、桑白皮、佛手片、草果仁、寒水石各12g，防风9g，淡附子6g。14剂，水煎两汁，分服。

5月20日三十二诊：咳嗽基本消失，咽部偶有痰存，咽痒时咳出，纳、便正常，舌淡红，苔白，脉细缓。

处方：太子参、桃仁、寒水石各15g，炒黄芩20g，炒苍术、生白术、白桔梗、桑白皮、蛇六谷、佛手片各12g，肺形草、野荞麦根、冬瓜仁、藤梨根、生薏苡仁、红藤各30g，防风、淡附子各9g，参三七6g。14剂，水煎两汁，分服。

6月9日三十三诊：咳嗽除，痰也无，无胸闷气急，纳、便正常，舌淡红，苔白糙，脉细缓。

处方：制黄精、肺形草、野荞麦根、藤梨根、生薏苡仁、红藤各30g，炒苍术、生白术、白桔梗、桑白皮、寒水石、蛇六谷、佛手片、白芥子各12g，炒黄芩20g，桃仁15g，淡附子、防风各9g，参三七6g。14剂，水煎两汁，分服。

6月27日三十四诊：病情趋于稳定，无咳嗽、无痰，精神状态明显好转，纳、便正常，近月因参加考试，比较辛苦，也能度过，体质较前好转，舌淡红，苔白，脉细缓。

处方：制黄精、肺形草、野荞麦根、藤梨根、生薏苡仁、红藤、桑椹子各30g，炒苍术、生白术、白桔梗、桑白皮、寒水石、蛇六谷、佛手片、白芥子各12g，炒黄芩20g，桃仁15g，淡附子、防风各9g，参三七6g。14剂，水煎两汁，分服。

7月29日三十五诊：昨日突然发热，咳嗽加剧，在当地治疗，热退，咳嗽存在，痰色白量少，未出现胸闷、气急，纳、便正常，舌红，苔白糙，脉细滑。

处方：炒黄芩、浙贝母各20g，肺形草、野荞麦根、冬瓜仁、藤梨根、生薏苡仁、红藤各30g，白桔梗、桑白皮、白芥子、浮萍、地肤子各12g，桃仁、天竺黄、海蛤壳、紫草各15g。7剂，水煎两汁，分服。

8月12日三十六诊：发热未起，咳嗽增多，咽痒且痛，痰无，胸闷又起，气急无，纳可，舌红，苔白厚，脉细缓。

处方：炒苍术、生白术、白桔梗、桑白皮、天竺黄、草果仁、海蛤壳、浮萍、紫草各12g，防风9g，炒黄芩、浙贝母各20g，肺形草、野荞麦根、冬瓜仁、干芦根、生薏苡仁各30g，桃仁、冬凌草15g。7剂，水煎两汁，分服。

9月2日三十七诊：咳嗽除，痰无，咽痛痒消失，无胸闷气急，纳、便正常，舌红，苔白，脉细缓。

处方：人参叶、桃仁、冬凌草各15g，防风9g，炒黄芩、浙贝母各20g，肺形草、野荞麦根、冬瓜仁、干芦根、藤梨根、生薏苡仁各30g，炒苍术、生白术、白桔梗、桑白皮、天竺黄、蛇六谷、草果仁、海蛤壳、浮萍各12g。7剂，水煎两汁，分服。

9月23日三十八诊：咳嗽稳定，痰也无，本次外感后恢复较快，表明抗病能力较前增强，纳、便正常，舌红，苔白，脉细缓。

处方：南沙参、桃仁、粉丹皮各15g，生白术、白桔梗、王不留行子、蛇六谷、草果仁各12g，防风9g，肺形草、野荞麦根、冬瓜仁、干芦根、生薏苡仁、红藤、桑椹子各30g，参三七6g。14剂，水煎两汁，分服。

10月10日三十九诊：咳嗽基本消失，痰也无，其无他殊，纳、便正常，舌红，苔白，脉细缓。

处方：西党参、桃仁、粉丹皮各15g，生白术、白桔梗、王不留行子、蛇六谷、草果仁各12g，肺形草、野荞麦根、冬瓜仁、干芦根、生薏苡仁、红藤、藤梨根、桑椹子各30g，防风9g，参三七6g。14剂，水煎两汁，分服。

11月10日四十诊：病情已比较稳定，无咳嗽，无痰，纳、便正常，舌红，苔白，脉细缓。

处方：制黄精、肺形草、野荞麦根、冬瓜仁、干芦根、生薏苡仁、红藤、藤梨根、桑椹子各30g，生白术、白桔梗、菟丝子、王不留行子、蛇六谷、肉果各12g，防风9g，参三七6g，桃仁15g。14剂，水煎两汁，分服。

2012年1月12日四十一诊：病情今冬来一直比较稳定，无咳嗽，无痰，纳、便正常，舌红，苔白，脉细缓。

处方：制黄精、肺形草、野荞麦根、冬瓜仁、干芦根、生薏苡仁、红藤、桑椹子、藤梨根各30g，生白术、菟丝子、白桔梗、王不留行子、蛇六谷、肉果、寒水石各12g，桃仁15g，防风、淡附子各9g，参三七6g。14剂，水煎两汁，分服。

7月27日四十二诊：半年来续服原方，病情基本稳定，4月、6月两次外感，在当地治疗即愈，咳嗽一直较稳定，痰无，无胸闷、气急等现象，纳、便正常，CT示：两肺间质性肺感染明显吸收，舌红，苔白少，脉细缓。

处方：制黄精、肺形草、冬瓜仁、生薏苡仁、藤梨根、仙灵脾各30g，生白术、白桔梗、桑白皮、蛇六谷、肉果、寒水石、槐角各12g，桃仁15g，防风、参三七、淡附子各9g。14剂，水煎两汁，分服。

8月3日四十三诊：咳嗽基本消失，偶咽痒而咳，痰晨起少量色白，咽干，纳可，便调，舌淡红，苔薄白，脉细缓。

处方：制黄精、肺形草、冬瓜仁、生薏苡仁、藤梨根各30g，生白术、桑白皮、桃仁、肉果、寒水石、槐角各12g，白桔梗、皂角刺、防风、淡附子各9g。7剂，水煎两汁，分服。

8月10日四十四诊：咳嗽未起，痰无，纳可，便调，舌红，苔白，脉细缓。

处方：制黄精、肺形草、冬瓜仁、生薏苡仁、藤梨根各30g，生白术、桑白皮、桃仁、寒水石、肉果、槐角、红景天各12g，白桔梗、皂角刺、淡附子、防风各9g。14剂，水煎两汁，分服。如膏滋药从半匙开始，慢慢增加到1匙。

开出第1次膏方。

气虚肾亏之体，干细胞移植后，风寒之邪常犯肺，痰瘀互结，以致肺络受损，邪常客咽鼻，久而及脾，形成气虚阳弱之体，经两年半治疗，咳嗽除，痰也消失，纳可，舌红，苔白，脉细缓。为巩固治疗，夏季治以益气固卫，清肺通窍，健脾助运，调经养血，平补肝肾，制成膏滋缓调治。

处方：生黄芪300g，生白术120g，防风90g，防己120g，肺形草300g，炒黄芩200g，野荞麦根300g，白桔梗120g，桑白皮120g，冬瓜仁300g，桃仁150g，干芦根300g，皂角刺90g，红藤300g，槐角150g，石见穿120g，山慈菇120g，王不留行子120g，参三七120g，寒水石120g，淡附子90g，香白芷120g，浮萍120g，生地黄120g，熟地黄120g，淮山药300g，粉丹皮150g，白茯苓 120g，煨葛根 300g，泽泻 120g，佛手片 120g，绿梅花 120g，砂仁 60g，蔻仁 60g，紫丹参 300g，制香附 120g，炒杜仲 120g，川续断 120g，枸杞子 300g，桑椹子 300g，制首乌藤 300g，仙灵脾 300g，红景天 150g，川石斛 120g，藤梨根 300g，生薏苡仁 300g，巴戟天 120g，女贞子 120g，潼蒺藜 120g，白蒺藜 120g，陈皮 90g。1 料。水煎浓缩，加入龟甲胶 400g，蛤蚧 2 对碾粉，百令孢子粉 100g，收膏时拌入，冰糖 500g，黄酒半斤，收膏入。储藏备用，早、晚各 1 匙，开水冲服。外感、腹泻或其他疾病时停服，来医师处另开药方，待调整后再服。

11 月 20 日四十五诊：1 料膏滋快服完，近来晨起有痰，咽喉不痛，也无咳嗽，纳、便正常，舌淡紫红，苔根白厚，脉细缓。

经治卫外能力增强，感冒减少，即使感冒也能较快缓解，脾肾仍虚，继续调治。

处方：炒苍术、防己、藿香、苏梗、姜半夏、白茯苓、生薏苡仁、炒薏苡仁、桃仁、山慈菇、肉果、蛇六谷、寒水石、槐角、红景天、车前草各 12g，冬瓜仁、藤梨根各 30g，砂仁、蔻仁、淡附子各 9g。14 剂，水煎两汁，分服。

2013 年 2 月 28 日开出第 2 次膏方。

气虚肾亏之体，干细胞移植后并发肺络受损，成间质性肺炎，经两年半治疗及膏方调治，病情较稳定，两年中外感 1 次，咳嗽、痰均未发生，CT 复查：间质性肺炎症状明显吸收。纳、便正常，舌红，苔白，脉细缓。肺功能复查：重度阻塞性通气功能障碍，弥散功能重度下降，CO 弥散中度下降。与前相比，稍有改善，为巩固治疗，给予益气固卫，清肺通窍，健脾助运，调经养血，平补肝肾，制成膏滋缓调治。

处方：生黄芪 300g，炒苍术 120g，炒白术 120g，防风 90g，防己 120g，西党参 200g，肺形草 300g，炒黄芩 200g，野荞麦根 300g，白桔梗 120g，桑白皮 120g，生薏苡仁 300g，冬瓜仁 300g，桃仁 150g，干芦根 300g，白芥子 120g，红藤 300g，槐角 150g，石见穿 120g，山慈菇 120g，王不留行子 120g，参三七 120g，寒水石 120g，淡附子 90g，香白芷 120g，浮萍 120g，生地黄 120g，熟地黄 120g，淮山药 300g，粉丹皮 150g，白茯苓 120g，煨葛根 300g，泽泻 120g，佛手片 120g，绿梅花 120g，砂仁 90g，蔻仁 90g，紫丹参 300g，制香附 120g，炒杜仲 120g，川续断 120g，枸杞子 300g，桑椹子 300g，仙灵脾 300g，制首乌藤 300g，红景天 150g，川石斛 120g，藤梨根 300g，蛇六谷

120g，巴戟天120g，女贞子120g，肉果120g，猫人参300g，陈皮90g，潼蒺藜120g，白蒺藜120g。1料。水煎浓缩，加入龟甲胶400g，蛤蚧2对（碾粉），百令孢子粉100g，收膏时拌入，冰糖500g，黄酒半斤，收膏入。储藏备用，早、晚各1匙，开水冲服。外感、腹泻或其他疾病时停服，来医师处另开药，待调整后再服。

【按】此为女性白血病干细胞移植两年患者，并发间质性肺炎，本人认为，本病为先天禀赋不足，渐致脾、肾二脏阳气亏虚，脾生化之源不足，肾因阳虚不能上荫于脾，无法气化，影响肝肺，肝疏泄条达失职，肺通调水道乏力，五脏有四脏不协调，必然导致心阳和心阴的不足。虽然白血病经干细胞移植后抑制了病情的发展，但五脏仍欠协调，当正气不能抗邪时，必首犯于肺。久而不解，伤及肺络，水液因阳气虚弱而停聚，致成饮病。大多数病例以寒化为主，也有郁而化热者。与痰热蕴肺一样，急性期时与其他肺系疾病治疗相同。我认为，应以缓解病情为要，采用健脾温肾之法。该患者近3个月每乘坐空调车即感冒，甚至发热，也是导致风寒侵袭肺的病因之一。所以治疗过程中备以感冒方，使邪不得内陷，让肺络有充分的时间修复。经过治疗，该患者已达到临床痊愈；经巩固治疗，现已参加工作。

56. 淋巴细胞白血病、干细胞移植后并发肺炎、间质性伴纤维化

谢某，男，24岁，干部。门诊号：05764921。初诊时间：2010年6月28日。

因患淋巴细胞白血病，于2005年行干细胞移植。遇外邪感冒，即发肺炎。从2007年开始，以右下肺为主，诊为间质性肺炎伴纤维化。一直应用抗生素和免疫制剂治疗仍不能缓解。今年10月3日外感后导致肺炎，至今咳嗽不解，痰白不多，咽部时不舒，胸闷气短，纳可，便干，舌红，苔薄白糙，脉弦滑。CT：右下肺炎症，伴间质纤维改变。

脉证合参：禀赋不足，气血失和，阴阳失衡，虽经治一时缓解，然阳气仍不能振奋。肺气受损，卫外不固，故邪犯肺气，缠绵不解，以致肺失清肃，痰郁气道，邪缠咽喉，致胸阳不能振展。

治则：清肺祛痰，宽胸活血，软坚通络。

处方：云雾草、老鹳草、桃仁各15g，炒黄芩、浙贝母各20g，野荞麦根、生薏苡仁、冬瓜仁、红藤各30g，白桔梗、桑白皮、草果仁、苏梗、苏木、浮海石、海蛤壳、王不留行子、橘核、橘络各12g，皂角刺9g。7剂，水煎两

汁，分服。属药后可能痰量增多。

7月5日二诊：药后咳嗽增加，咽痛，喷嚏（可能又复感），痰量不多，纳、便正常，舌淡紫，苔白，脉细缓。

处方：野荞麦根、生薏苡仁各30g，炒黄芩、浙贝母各20g，鹅不食草4g，木蝴蝶、蝉衣各9g，马勃6g，蚤休、白桔梗、桑白皮、香白芷、天竺黄、地肤子、草果仁各12g，黛蛤散包、人中白、枇杷叶各15g。7剂，水煎两汁，分服。

7月12日三诊：咳嗽减少，痰转松、色白黄相间，喷嚏偶作，咽痒，纳、便正常，舌红淡紫苔白，脉细缓，

处方：野荞麦根、生薏苡仁、冬瓜仁各30g，炒黄芩、浙贝母各20g，鹅不食草4g，木蝴蝶9g，黛蛤散（包）、人中白各15g，蚤休、香白芷、白桔梗、浮海石、桑白皮、天竺黄、地肤子、草果仁、桃仁各12g。14剂，

8月2日四诊：咳嗽除，易喷嚏，纳、便正常，舌淡红，苔白，脉细缓。

处方：西党参、生白术、白桔梗、桑白皮、苏梗、苏木、草果仁各12g，防风9g，肺形草、野荞麦根、生薏苡仁、红藤、桑椹子各30g，炒黄芩、石见穿、桃仁各15g，浙贝母、仙灵脾各20g。14剂，水煎两汁，分服。

8月16日五诊：咳嗽除，稍胸闷，偶喷嚏，纳食欠香，易乏力，舌红淡紫，苔白，脉细缓。

处方：生黄芪、肺形草、野荞麦根、生薏苡仁、红藤、仙灵脾、百合各30g，防己15g，浙贝母20g，防风9g，生白术、白桔梗、桑白皮、苏梗、苏木、桃仁、石见穿各12g。14剂，水煎两汁，分服。

8月30日六诊：复查胸片：肺气肿，右上肺结核灶，右下肺炎吸收。近日来咽部有异物感，偶喷嚏，纳可，便调，舌淡红紫泛，苔白，脉细缓。

处方：生黄芪、肺形草、野荞麦根、生薏苡仁、红藤、桑椹子、百合、仙灵脾各30g，防己、桃仁、冬凌草各15g，防风9g，生白术、石见穿、王不留行子、灵芝各12g。水煎两汁，分服。另备感冒时服：复方大青叶冲剂2袋。

9月13日七诊：咽部时如鲠，或喷嚏，夜寐欠安，舌淡红，苔薄白，脉细缓。

处方：生黄芪、野荞麦根、肺形草、生薏苡仁、藤梨根、红藤、百合、桑椹子、仙灵脾各30g，防己15g，射干、防风各9g，生白术、桃仁、石见穿、王不留行子、灵芝、浮萍各12g。30剂。水煎两汁，分服。

9月27日八诊：咳嗽除，喷嚏时作，遇冷头痛，纳、便正常，舌淡红，苔薄，脉细缓。

处方：生黄芪、百合、野荞麦根、肺形草、藤梨根、生薏苡仁、红藤、桑椹子、仙灵脾各30g，桃仁、王不留行子、灵芝各12g，射干9g，卷柏、石见穿、红景天、槐角、防己各15g。14剂，水煎两汁，分服。

病情较稳定，为巩固治疗，增强抗病能力，建议服用膏滋。又正值冬令，开出膏方。

10月5日九诊：开出第1次膏方。

气虚肾亏之体，易受风邪犯肺，以致肺络受损，邪常客咽鼻，久而及脾，形成气虚阳弱之体，经3个月调治，咳嗽已解，常喷嚏咽鲠，遇冷头痛，夜寐欠安，舌红，苔薄白，脉细缓。为巩固治疗，在秋冬之季益气固卫，健脾化湿，祛风养血，平补肝肾，制成膏滋缓调治。

处方：生晒参120g，天冬120g，寸麦冬120g，生黄芪300g，防己150g，百合300g，野荞麦根300g，肺形草300g，炒黄芩200g，藤梨根300g，生薏苡仁300g，红藤300g，冬瓜仁300g，桃仁150g，干芦根300g，皂角刺90g，生地黄120g，熟地黄120g，淮山药300g，粉丹皮150g，冬凌草120g，煨葛根300g，香白芷120g，卷柏150g，浮萍120g，紫草120g，石见穿120g，山慈菇120g，王不留行子120g，参三七120g，炒杜仲120g，川续断120g，枸杞子300g，制首乌300g，夜交藤300g，桑椹子300g，仙灵脾300g，红景天150g，槐角150g，生白术120g，防风90g，佛手片120g，潼蒺藜120g，白蒺藜120g，女贞子120g，化橘红120g。1料。水煎浓缩，加入龟甲胶300g，鳖甲胶200g，百令孢子粉100g，冰糖500g，黄酒半斤收膏备用。早、晚各1匙，开水冲服。外感或腹泻时停服，来医师处另开方药，待调整后再服。

10月18日十诊：又外感，外感后出现咽痒，鼻塞有涕，喷嚏减，舌淡红，苔白，脉细缓。

处方：人参叶、神曲、人中白各15g，苏叶、木蝴蝶、苍耳子各9g，野荞麦根30g，炒黄芩、浙贝母各20g，鹅不食草4g，白桔梗、桑白皮、淡豆豉、香白芷、天竺黄、地肤子、白鲜皮、浮萍各12g。7剂，水煎两汁，分服。

10月25日十一诊：咽部仍痒，鼻塞有涕除，咳嗽未起，纳、便正常，舌淡红，苔白，脉细缓。

处方：太子参、生白术、白桔梗、桑白皮、苏梗、苏木、人中白、浮海石、地肤子、浮萍各12g，野荞麦根、红藤各30g，炒黄芩、浙贝母各20g，防风、木蝴蝶、蝉衣各9g，桃仁、冬凌草各15g。14剂，水煎两汁，分服。如病情缓解可以开始服膏滋药。

12月17日十二诊： 1料膏滋药服完，体质自感较前明显好转，未感冒，继续服用膏滋。开出第2次膏方。

气血亏虚，肾气不足之体，以致卫气不固。常受风寒邪犯肺，日久肺络受损，平时风邪常客咽鼻，涉脾及肾，导致气虚阳弱，经3个月治疗和两次调治，咳嗽除，肺疾较稳定，夜寐安，纳、便正常，舌红，苔薄，脉细缓。为巩固治疗，冬季治以益气固卫，健脾化湿，祛风养血，平补肝肾，制成膏滋缓调治。

处方： 生晒参120g，天冬120g，寸麦冬120g，生黄芪300g，防己150g，百合300g，野荞麦根300g，肺形草300g，炒黄芩200g，藤梨根300g，生薏苡仁300g，红藤300g，冬瓜仁300g，桃仁150g，干芦根300g，皂角刺90g，生地黄120g，熟地黄120g，淮山药300g，粉丹皮150g，冬凌草120g，煨葛根300g，香白芷120g，菟丝子120g，浮萍120g，紫草120g，石见穿120g，山慈菇120g，王不留行子120g，参三七120g，炒杜仲120g，川续断120g，枸杞子300g，制首乌300g，夜交藤300g，桑椹子300g，仙灵脾300g，红景天150g，槐角150g，生白术120g，防风90g，佛手片120g，潼蒺藜120g，白蒺藜120g，女贞子120g，化橘红120g。1料。水煎浓缩，加入龟甲胶300g，鳖甲胶200g，百令孢子粉100g，冰糖500g，黄酒半斤，收膏备用。早、晚各1匙，开水冲服。外感或腹泻时停服，来医师处另开方药，待调整后再服。

2011年2月16日十三诊： 外感后突然发热，咳嗽初起，痰白少，咽喉作鲠，纳可，便调，舌淡红，苔白，脉细滑。

处方： 野荞麦根、生薏苡仁、冬瓜仁、干芦根各30g，炒黄芩、浙贝母各20g，云雾草、桃仁、冬凌草、人中白各15g，白桔梗、木蝴蝶各9g，桑白皮、天竺黄、浮海石、海蛤壳、浮萍、地肤子各12g。7剂，水煎两汁，分服。

2月23日十四诊： 咽喉仍痛，咳嗽已不多，痰色白稠，舌淡红，苔薄，脉细缓。

处方： 野荞麦根、生薏苡仁、冬瓜仁、干芦根各30g，防风、射干、木蝴蝶、白桔梗各9g，炒黄芩、浙贝母各20g，桑白皮、天竺黄、浮海石、人中白、生白术各12g，桃仁15g。7剂，水煎两汁，分服。

3月2日十五诊： 夜间出现胸中灼热，晨起咳嗽，舌淡红，苔白，脉细缓。

处方：野荞麦根、生薏苡仁、冬瓜仁、红藤各30g，青蒿、炒黄芩、浙贝母各20g，防风、射干、白桔梗、皂角刺各9g，生白术、桑白皮、白鲜皮、浮萍各12g，桃仁、制玉竹、紫草各15g。7剂，水煎两汁，分服。

3月9日十六诊：咳嗽基本消失，痰无，纳可，便调，舌淡红，苔少，脉细缓。

处方：南沙参、桃仁各15g，生白术、寸麦冬、玄参、白桔梗、桑白皮、川石斛、橘核、橘络各12g，浙贝母20g，皂角刺、防风各9g，野荞麦根、冬瓜仁、生薏苡仁、红藤、干芦根各30g。7剂，水煎两汁，分服。

3月16日十七诊：突然腹泻、发热，经治热退，咳嗽又起，咽痒阵作，痰多、色白黄相间，胸闷气短，舌淡红，苔白厚，脉细缓。饮食不顺，伤及胃府，传于大肠，影响肠道传化，水液一时难化，肺与大肠为表里关系，风湿可引动内饮而诱发咳嗽。在清宣肺气的同时，治以清胃消痞，理气利水。

处方：炒苍术、姜半夏、制胆星、白茯苓、白桔梗、桑白皮、浮海石、苏梗、苏木、炒莱菔子各12g，肺形草、生薏苡仁各30g，炒黄芩、浙贝母各20g，砂仁、蔻仁各6g，神曲、海蛤壳、车前草、生枳壳各15g，川厚朴花9g。7剂，水煎两汁，分服。

3月23日十八诊：腹泻除，咳嗽未增，晨起时咽部有痰、痰色稍黄，纳、便一般，舌淡红，苔薄黄厚，脉细缓。

处方：炒苍术、姜半夏、白茯苓、佛手片、白桔梗、桑白皮、浮海石、草果仁各12g，炒黄芩、浙贝母各20g，肺形草、生薏苡仁各30g，砂仁、蔻仁、皂角刺各9g，海蛤壳、车前草各15g。7剂，水煎两汁，分服。

3月30日十九诊：咳嗽除，痰无，胃中嘈杂，指甲稍青，舌淡红紫泛，苔根白，脉细缓。

处方：炒苍术、姜半夏、佛手片、草果仁、川芎各12g，川黄连6g吴茱萸2g，肺形草、生薏苡仁、百合各30g，红景天、炒白芍、乌贼骨各15g，砂仁、防风、蔻仁、皂角刺各9g。7剂，水煎两汁，分服。

4月7日二十诊：咳嗽未起，腹泻除，胃中嘈杂消失，纳、便正常，舌淡红，苔薄白，脉细缓。

处方：太子参、生白术、白桔梗、桑白皮、苏梗、苏木、浮海石、地肤子、浮萍各12g，野荞麦根、红藤各30g，炒黄芩、浙贝母各20g，佛手片、防风、川厚朴花各9g，桃仁、乌贼骨、冬凌草各15g。14剂，水煎两汁，分服。

5月11日二十一诊：咳嗽除，胃胀消失，纳、便已正常，舌淡红，苔薄白，脉细缓。

处方：西党参、生白术、白桔梗、桑白皮、苏梗、苏木、浮海石、浮萍各12g，防风、佛手片、绿梅花、川厚朴花各9g，野荞麦根、红藤、仙灵脾各30g，炒黄芩、浙贝母各20g，桃仁、冬凌草各15g。14剂，水煎两汁，分服。

病情缓解，开出第3次膏方。

脾肾亏虚之体，导致阴阳失衡，气血失和，出现血证。经治后病情缓解，但常因风寒邪犯肺，以致肺络受损，平时风邪常客咽鼻，更造成脾肾两虚，阳气虚弱，经近两年调治，咳嗽除，肺疾病情较稳定，夜寐安，纳、便正常，舌红，苔薄，脉细缓。为巩固治疗，在夏季给予益气固卫，健脾化湿，祛风养血，平补肝肾，制成膏滋缓调治。

处方：生晒参120g，天冬120g，寸麦冬120g，生黄芪300g，防己150g，百合300g，野荞麦根300g，肺形草300g，炒黄芩200g，藤梨根300g，生薏苡仁300g，红藤300g，冬瓜仁300g，桃仁150g，干芦根300g，皂角刺90g，生地黄120g，熟地黄120g，淮山药300g，粉丹皮150g，佛手片120g，煨葛根300g，香白芷120g，菟丝子120g，浮萍120g，紫草120g，石见穿120g，山慈菇120g，王不留行子120g，参三七120g，炒杜仲120g，川续断120g，枸杞子300g，制首乌300g，夜交藤300g，桑椹子300g，仙灵脾300g，红景天150g，槐角150g，生白术120g，防风90g，绿梅花120g，潼蒺藜120g，白蒺藜120g，女贞子120g，灵芝120g。1料。水煎浓缩，加入龟甲胶200g，鳖甲胶200g，百令孢子粉100g，冰糖500g，黄酒半斤，收膏备用。早、晚各1匙，开水冲服。外感或腹泻时停服，来医师处另开方药，待调整后再服。

2011年10月15日二十二诊：第3料膏滋将服完，体质、精神均好，未出现外感等现象。再开第4次膏方。

脾肾亏虚之体，导致阴阳失衡，气血失和，出现血证。经治后病情缓解，体质增强，能有抗邪能力，第3料膏滋后未见感冒，肺疾达临床痊愈。夜寐安，口干思睡，纳、便正常，舌红，苔薄，脉细缓。为巩固治疗，治以益气固卫，健脾化湿，祛风养血，平补肝肾，制成膏滋缓调治。

处方：生晒参120g，天冬120g，寸麦冬120g，生黄芪300g，防己150g，百合300g，野荞麦根300g，肺形草300g，炒黄芩200g，藤梨根300g，生薏苡仁300g，红藤300g，冬瓜仁300g，桃仁150g，干芦根300g，皂角刺90g，生地黄120g，熟地黄120g，淮山药300g，粉丹皮150g，佛手片120g，煨葛根

300g，香白芷120g，菟丝子120g，浮萍120g，紫草120g，石见穿120g，山慈菇120g，王不留行子120g，参三七120g，炒杜仲120g，川续断120g，枸杞子300g，制首乌300g，夜交藤300g，桑椹子300g，仙灵脾300g，红景天150g，槐角150g，生白术120g，防风90g，绿梅花120g，潼蒺藜120g，白蒺藜120g，女贞子120g，灵芝120g，桑叶120g。1料。水煎浓缩，加入龟甲胶200g，鳖甲胶200g，百令孢子粉100g，冰糖500g，黄酒半斤，收膏备用。早、晚各1匙，开水冲服。外感或腹泻时停服，来医师处另开方药，待调整后再服。

2012年3月10日二十三诊：开第5次膏方。

经两年治疗和膏滋调理，肺气渐强，卫外能力增强，脾肾阳气健全，气血较和顺，阴阳趋于平衡。然肺络受损尚需继续调整。1年来肺疾稳定，目前脐周时刺痛，夜寐多梦，纳、便正常，舌红，苔白，脉细缓。为巩固治疗，继续给予益气固卫、健脾化湿、祛风养血、平补肝肾之法，制成膏滋缓调治。

处方：生晒参120g，天冬120g，寸麦冬120g，生黄芪300g，防己150g，百合300g，野荞麦根300g，肺形草300g，炒黄芩200g，藤梨根300g，生薏苡仁300g，红藤300g，冬瓜仁300g，桃仁150g，干芦根300g，皂角刺90g，生地黄120g，熟地黄120g，淮山药300g，粉丹皮150g，佛手片120g，煨葛根300g，香白芷120g，菟丝子120g，浮萍120g，紫草120g，石见穿120g，山慈菇120g，王不留行子120g，参三七120g，炒杜仲120g，川续断120g，枸杞子300g，制首乌300g，夜交藤300g，桑椹子300g，仙灵脾300g，红景天150g，槐角150g，生白术120g，防风90g，绿梅花120g，潼蒺藜120g，白蒺藜120g，女贞子120g，灵芝120g，川石斛120g，荠菜花300g，陈皮90g。1料。水煎浓缩，加入龟甲胶200g，鳖甲胶200g，百令孢子粉100g，冰糖500g，黄酒半斤，收膏备用。早、晚各1匙，开水冲服。外感或腹泻时停服，来医师处另开方药，待调整后再服。

【按】本例为干细胞移植后引起间质性肺炎，与上例一样因五脏失于协调，气血、阴阳失于权衡，宗气虚弱，无力抗邪，肺首先受邪，致成肺炎，渐渐转化成间质性肺炎。在急性期与其他肺感染治疗一样，清肺祛痰，软坚活血，后转入健脾益肾，温化水饮，益气固表，温药和之等。

其他病并发肺部感染

57. 中风伴假性延髓麻痹、肺部感染、2型糖尿病

顾某，女，73岁。住院号：05271391。初诊时间：2009年11月16日。

患者入院治疗近半年，长期用抗生素控制肺部感染，血常规均正常，仍咳嗽不解，反射差，无力咳痰，喉间痰鸣不断，夜间更甚。痰色白稠如丝，面浮跗肿，反应迟钝，语言无力，音低难听，饮食长期依靠胃管输入已达3月余，长期卧床不起，大便干结，小便留置或导尿。听诊：两肺可闻大量痰鸣和散在湿啰音。舌红紫泛，苔光少津，脉细弱小数。

脉证合参：年达耄耋之年，长期痰气互结，化热伤阴，津液亏乏，阳气无法依附，气机不利，津液停滞，阳气无法推动，以致五脏六腑失衡，气血失衡，瘀滞脉络之中，当属虚劳范畴。

治则：益气敛阴，通阳涤饮。

处方：野荞麦根、白茯苓、淮山药各30g，炒黄芩、南沙参各20g，生地黄、粉丹皮、寸麦冬、鲜石斛、桑白皮、地骨皮、浮海石、天竺黄、制玉竹、人中白各15g，淡竹叶、皂角刺、五味子、乌梅各9g，桂枝6g，五倍子3g。7剂，水煎两汁，分服。

11月23日二诊：气阴仍亏，喉间痰鸣减少，眼神较前改善，大便已下，舌红淡紫，苔光少津，脉沉细弱。

处方：白茯苓、淮山药、野荞麦根各30g，制玉竹15g，炒黄芩20g，生地黄、粉丹皮、寸麦冬、太子参、鲜石斛、桑白皮、地骨皮、浮海石、天竺黄各12g，防己、淡竹叶、五味子、皂角刺各9g，桂枝6g，五倍子3g。7剂，水煎两汁，分服。

1月26日三诊：昨日突然发热，39.0℃，痰量增多色黄，喉间痰鸣又起，右手臂发出多个大水泡，最大约2cm×3cm（糖尿病性水泡），右手指背皮肤红肿，舌红紫泛，苔光，脉细弱无力。

阶段性脉证合参：阴营极亏，阳气无所依附，形成相对阴阳分离之象，又中风后气血瘀滞不解，出现假性延髓麻痹，出现咳呛。此时正气虚弱，风寒之邪容易犯表，但又无力抗邪，邪正相争而发热。因此时为气虚阴亏之体，辛温、辛凉都不能用。治以益气解表，清肺滋阴，温通阳气。方用参苏饮合加减葳蕤汤加减。

处方：人参叶、制玉竹各15g，苏叶、蝉衣、淡附子各6g，炙白薇、桑白皮、寒水石各12g，鲜芦根、野荞麦根、生薏苡仁各30g，炒黄芩、浙贝母各20g，淡竹叶、前胡、软柴胡、薄荷（后下）、皂角刺各9g。3剂。水煎两汁，分服。

11月29日四诊：发热2天，现热退，痰色黄、量多欠畅，喉间痰鸣，反应仍迟钝，眼神尚可，听诊两肺可闻及痰鸣，未闻及干湿性啰音。二便正常，舌红紫，苔光，脉细滑。

处方：野荞麦根、冬瓜仁、生薏苡仁、鲜芦根、金钱草各30g，南沙参、炒黄芩、浙贝母各20g，桑白皮、桃仁、寒水石、天花粉、生地黄、寸麦冬、玄参各12g，皂角刺、淡附子各9g，制玉竹、人中白、车前草各15g。7剂，水煎两汁，分服。

12月1日五诊： 痰鸣及痰均减少，皮肤水泡均吸收，纳食仍使用胃管，二便正常，口中分泌物黏稠，面色较前好转，浮肿消，精神可，眼神明显好转，但不能语，舌红嫩淡紫，苔光，脉细小数（较前强）。

阶段性脉证合参：气阴仍未恢复，血瘀脉络不通，阴津不足，源泉水涸，无法上充髓海，下不濡养咽喉，外不达四肢，内不营养五脏。治以益气养阴，敛津化饮，调和五脏。方用生脉饮合甘麦大枣汤、茯倍汤加减。

处方：生晒参4g，生地黄、寸麦冬、玄参、桑白皮、地骨皮、鲜石斛、天花粉、绿梅花、佛手片、广郁金、槐角各12g，白茯苓、淮小麦、红枣各30g，五倍子3g，生甘草、炙甘草各6g，制玉竹、车前草各15g。7剂，水煎两汁，分服。

12月7日六诊： 能用眼神表示事物，语言能以单个音回答和点头，二便正常，双肢浮肿改善，膝关节酸痛，舌红，苔光干，脉细滑。增加滋阴益气之品。

处方：生晒参4g，五倍子3g，制黄精、白茯苓、淮小麦、大红枣各30g，生地黄、寸麦冬、玄参、桑白皮、地骨皮、鲜石斛、天花粉、绿梅花、佛手片、广郁金、槐角各12g，防己、生甘草、炙甘草各6g，制玉竹、车前草各15g。7剂，水煎两汁，分服。

12月15日七诊： 病情趋于稳定，咳嗽消失，痰量减少，喉间痰鸣除，肩膝酸痛，舌红紫泛，苔光少津，脉细滑。

处方：生晒参4g，五倍子3g，制黄精、白茯苓、鸡血藤、淮小麦、大红枣各30g，生地黄、寸麦冬、玄参、鲜石斛、天花粉、绿梅花、槐角、佛手片各12g，防己、生甘草、炙甘草各6g，制玉竹、车前草各15g。7剂，水煎两汁，分服。

12月22日八诊： 能用点头和单声回答提问，开始上下肢帮助活动，能表达解大、小便，舌红紫泛，苔光，脉细缓。

处方：生晒参4g，五倍子3g，生地黄、寸麦冬、玄参、鲜石斛、天花粉、绿梅花、佛手片各 12g，生甘草、炙甘草各 6g，制玉竹、槐角、车前草各 15g，防己 9g，制黄精、白茯苓、淮小麦、大红枣、鸡血藤、仙灵脾各 30g。7 剂，水煎两汁，分服。

12 月 29 日九诊：病情趋于稳定，能在床上和下床坐在轮椅上到室外活动，并能用简单语言回答，仍鼻饲和留置导尿（要求定时开放），大便正常，舌红，苔少，脉细缓。

处方：生晒参 4g，生地黄、寸麦冬、玄参、鲜石斛、天花粉、绿梅花、佛手片各 12g，生甘草、炙甘草各 6g，生黄芪、制玉竹、槐角、红景天、车前草各 15g，防己 9g，白茯苓、淮小麦、大红枣、鸡血藤、仙灵脾各 30g。7 剂，水煎两汁，分服。

2010 年 1 月 5 日十诊：病情一直稳定，声音较前增强，精神也可，面色红润，开始有表情，仍要求家庭多交流语言，尿定时开放，加强四肢锻炼，开始用少量水做吞咽练习。舌红淡紫，苔中稍厚，脉细缓。

处方：生晒参 4g，人参叶、生黄芪、红景天、制玉竹、槐角、车前草各 15g，生枳壳、紫丹参各 20g，苦参、炒当归、炒苍术、生白术、玄参、防己、菟丝子、广郁金、石菖蒲各 12g，软柴胡 9g，生薏苡仁、仙灵脾各 30g。7 剂，水煎两汁，分服。

1 月 11 日十一诊：病情稳定，肺部感染和喉间痰鸣均除，胃鼻饲量正常，能少量水饮吞下，继续锻炼，留置导尿定时开放，但有时外流，舌红，苔薄白，脉细缓。

处方：生晒参 4g，紫丹参、生枳壳各 20g，人参叶、生黄芪、槐角、红景天、益智仁各 15g，炒当归、炒苍术、生白术、玄参、苦参、防己、菟丝子、广郁金、石菖蒲、台乌药各 12g，软柴胡 9g，生薏苡仁、仙灵脾、金樱子、桑椹子各 30g。14 剂，水煎两汁，分服。

1 月 19 日十二诊：病情稳定，肺部感染控制，咳嗽除，痰鸣消失，夜寐得安，舌红，苔薄白，脉细缓。继续巩固治疗，嘱咐加强锻炼，准备出院

处方：生晒参 4g，玄参、苦参、炒当归、生白术、菟丝子、广郁金、石菖蒲、台乌药、王不留行子、骨碎补、防己各 12g，人参叶、生黄芪、槐角、红景天、益智仁各 15g，软柴胡 9g，生枳壳 20g，生薏苡仁、仙灵脾、金樱子、桑椹子各 30g。14 剂，水煎两汁，分服。

1 月 25 日十三诊：近来手抖动，其无殊，舌红，苔薄白，脉细缓。

此阶段气阴虽然已有恢复，但筋脉仍然空虚，失于濡养，虚风内动之象，

加息风之药。

处方：生晒参、全蝎各4g，生黄芪、生枳壳各20g，软柴胡9g，人参叶、槐角、红景天、益智仁各15g，生薏苡仁、仙灵脾、金樱子、桑椹子各30g，菟丝子、广郁金、石菖蒲、台乌药、防己、玄参、苦参、炒当归、生白术、王不留行子、骨碎补各12g。14剂，水煎两汁，分服。

2月23日十四诊：说话较前增多，面部表情愉快，手抖好转，舌红，苔薄白，脉细缓。先后拔除鼻饲管和导尿管，余无殊症。舌红，苔薄白，脉细缓。

处方：生晒参、全蝎各4g，生黄芪、生枳壳各20g，人参叶、槐角、红景天、益智仁各15g，软柴胡9g，生薏苡仁、仙灵脾、金樱子、桑椹子各30g，乌玄参、苦参、炒当归、生白术、防己、菟丝子、广郁金、石菖蒲、台乌药、王不留行子、骨碎补各12g。14剂，水煎两汁，分服。出院。

【按】该患者因中风而出现肺部感染，这也是重危患者中最常见的并发症。临床医师大多根据肺部听诊有干湿性啰音、咳嗽有痰等，把其进行肺部感染处理。我个人分析，像此类老年、长期卧床患者，阳气必虚，体内水液输送受阻。水乃下行之物，易向下积聚，有少数患者可听到细小的干湿啰音。该患者患有糖尿病，易并发中风和肺部感染（中医学认为糖尿病的6种并发症）。中风必会引起全身的变化、气阴的亏虚、阴阳的分离、血液的凝滞，造成精津聚而不行，产生内饮，影响肺的通调失职。水液停于肺泡之间，而致一系列呼吸症状，且遇外感诱发而加重。

本例因长期肺部感染，中期又发热，故突出表现为阴亏津涸，故治疗上除扶正祛邪外，主要治以救阴生津，益气养阴同治。阴复气动，水液自行，不会停滞于肺府，痰则自然消失。最后根据中医整体观，调节阴阳平衡，使气血通畅，终于达到临床痊愈。

58. 肺癌术后并发左下肺炎

陈某，女，53岁，医生。门诊号：02873621。初诊时间：2008年11月14日。

主诉：2008年8月30日发热、咳嗽1月不解。胸片示：右上结节及肺炎。经治疗，再复查时CT示右上肺癌。9月24日行右上肺切除术。病理报告：原发性细胞癌。现术后50天。近半月咳嗽加剧，痰色白黏量多，咽喉作痒，胸闷气急，能平卧，异味后喉鲠不舒，纳可便干，寐欠安。CT复查：左下肺有团状阴影（肺炎、肺癌转移?），故寻求中医治疗。舌红，苔薄少津，脉细滑。子宫切除术 3 年。

脉证合参：肺癌术后两个月，肺气必伤，卫外能力减弱，感受六淫之邪，直中肺脏，热毒蕴郁，腐攻肺络，致成风湿，又伤肺阴。

治则：清热养阴，祛痰软坚，宽胸理气。

方药：千金苇茎汤合自拟方。

处方：山海螺、鸭跖草、肺形草、炒黄芩、藤梨根、生薏苡仁、冬瓜仁、红藤各 30g，白桔梗、桑白皮、苏梗、苏木、石见穿、降香、浮海石、白鲜皮 12g，浙贝母 20g，木蝴蝶 9g，冬凌草 15g，鲜芦根 40g。7 剂，水煎两汁，分服。

11 月 21 日二诊：咳嗽减少，咽痒，夜间明显，坐起改善，胸闷存，气急，纳可，便调，寐改善，舌红紫，苔少，脉细滑。

处方：山海螺、肺形草、野荞麦根、藤梨根、生薏苡仁、鲜芦根、冬瓜仁、红藤各 30g，浙贝母 20g，白桔梗、桑白皮、苏梗、苏木、桃仁、石见穿、白鲜皮、蛇六谷各 12g。7 剂，水煎两汁，分服。

11 月 29 日三诊：咳嗽已减，痰量减少，夜能平卧，胸闷改善，便调欠畅，寐已改善，舌红，苔少，脉细弦。

处方：南沙参 20g，肺形草、野荞麦根、藤梨根、生薏苡仁、红藤、冬瓜仁各 30g，白桔梗、桑白皮、蛇六谷、石见穿、鲜石斛各 12g，桃仁 15g，干芦根 40g。7 剂，水煎两汁，分服。

12 月 5 日四诊：近日因稍气急，自服舒利迭 1 吸/日，仍气急，咳嗽仍存，咽痒改善，痰已无，稍有头痛，便调偏干，寐尚可，舌红，苔中少边红，脉细缓。

处方：南沙参、肺形草、野荞麦根、藤梨根、生薏苡仁、冬瓜仁、红藤各 30g，蛇六谷、白桔梗、桑白皮、藁本、石见穿、鲜石斛、苏梗、苏木各 12g，桃仁 15g，浙贝母 20g。7 剂，水煎两汁，分服。

12 月 13 日五诊：咳嗽不多，痰无，咽痒减轻，胸闷气急，动则后加剧，阿斯美 1 日 1 片，舒利迭 1 日 2 次，纳欠香，夜寐难入，纳可，便调，舌淡红，苔薄，脉细缓。

处方：肺形草、藤梨根、生薏苡仁、冬瓜仁、夜交藤、红藤各 30g，桃仁 15g，浙贝母 20g，降香、淡竹叶各 9g，山慈菇、广郁金、王不留行子、石见穿、桑白皮、白桔梗、蛇六谷、苏梗、苏木、鲜石斛各 12g。14 剂，水煎两汁，分服。

12 月 27 日六诊：复感后咳嗽加剧，痰色黄白相间，胸闷加重，气急改善、动则加剧，舒利迭 1 日 2 次，自服阿斯美早、中 1 片，晚 2 片，纳一般，便调，夜寐难入，舌红，苔薄少，脉细滑。本已肺卫不固，容易受邪，原有症状加重不可避免。继续清热宣肺，祛痰利咽，软坚活血。

处方：肺形草、藤梨根、生薏苡仁、冬瓜仁、桃仁、红藤、干芦根各 30g，蛇六谷、桑白皮、白桔梗、苏梗、苏木、天竺黄、寒水石、鲜石斛、王不留行子、黄荆子各 12g，黛蛤散（包）15g，浙贝母 20g。7 剂，水煎两汁，分服。

2009 年 1 月 2 日七诊：咳嗽，夜间阵咳，痰色黄少白多，胸闷改善，活动后气急，阿斯美 1 晚 1 片，纳可，便调，有时用安眠药，舌淡红，苔薄中碎裂，脉细缓。

处方：海蛤壳 15g，防风 9g，肺形草、藤梨根、生薏苡仁、冬瓜仁、红藤、干芦根各 30g，苏梗、苏木、桃仁、浮海石、寒水石、鲜石斛、王不留行子各 12g。7 剂，水煎两汁，分服。

1 月 10 日八诊：近日咳嗽阵发性出现，痰色白黄相间，或带血丝，胸闷，活动后气急，咽喉疼痛，纳可，便调，舌质红，苔薄少，脉细滑。

处方：防风、木蝴蝶各 9g，生白术、蛇六谷、桃仁、苏梗、苏木、寒水石、桑白皮、鲜石斛各 12g，神曲、冬凌草各 15g，浙贝母 20g，肺形草、藤梨根、生薏苡仁、冬瓜仁、红藤、干芦根、白茅根各 30g。14 剂，水煎两汁，分服。

1 月 24 日九诊：痰中血丝除，咽痛改善，痰色转白偶黄，胸闷仍存，气急动剧时明显，左小腹痛，便干，带白量少，纳可，舌红，苔根白前少，脉细缓。已停用阿斯美，舒利迭早、晚各 1 次。

处方：南沙参、生白术、蛇六谷、桃仁、鲜石斛、桑白皮、苏梗、苏木、台乌药各 12g，防风、木蝴蝶各 9g，肺形草、冬瓜仁、红藤、白茅根、干芦根各 30g，冬凌草 15g，浙贝母 20g。14 剂，水煎两汁，分服。

2 月 7 日十诊：血已除，咽痛减少，痰基本消失，胸闷气促存、情绪不好时出现，左小腹痛，便偏干，舌红，苔薄白，脉细滑。

处方：南沙参、浙贝母各 20g，生白术、蛇六谷、苏梗、苏木、鲜石斛、桑白皮、广郁金各 12g，防风 9g，冬凌草 15g，肺形草、冬瓜仁、桃仁、红藤、干芦根、生薏苡仁、淮小麦各 30g。14 剂，水煎两汁，分服。

3月7日十一诊：已停用舒利迭，因爬山，汗出当风后，咳嗽增多，痰白量少，咽痛，纳可，便干，舌红，苔白，脉细缓。

处方：肺形草、藤梨根、生薏苡仁、冬瓜仁、干芦根、夜交藤各30g，人参叶、浙贝母各20g，防风9g，蛇六谷、桑白皮、生白术、桃仁、广郁金、橘核、山慈菇、鲜石斛各12g。14剂，水煎两汁，分服。

4月4日十二诊：CT复查：原左下肺炎性灶基本吸收，近日咳嗽加剧，痰不多，便调，舌红，苔白，脉细缓。

处方：人参叶、白桔梗、桑白皮、天竺黄、地肤子各12g，苏叶6g，大青叶、野荞麦根、生薏苡仁、鲜芦根各30g，神曲、黛蛤散（包）、制玉竹各15g，炒黄芩、浙贝母各20g，射干9g。水煎两汁，分服。

感冒解后服用。

处方：人参叶20g，防风9g，桃仁、生白术、蛇六谷、鲜石斛、广郁金、山慈菇、橘核各12g，肺形草、藤梨根、生薏苡仁、冬瓜仁、干芦根、仙灵脾30g。水煎两汁，分服。

4月18日十三诊：外感已解，痰黄转白，如泡沫状，胸闷气短，咽痒时咳嗽加剧，便调，来人取方：肺形草、山海螺、野荞麦根、藤梨根、生薏苡仁、淮小麦、红藤各30g，浙贝母20g，蛇六谷、白桔梗、山慈菇、桑白皮、白鲜皮、广郁金、橘核、鲜石斛、橘络各12g，马勃、淡竹叶、射干各9g。水煎两汁，分服。

5月16日十四诊：咳嗽仍作，痰淡黄白量不多，胸闷气急存，乏力，便秘，纳可，舌红，苔白，脉细滑。

处方：藿香、苏梗、蛇六谷、白桔梗、桑白皮、山慈菇、鲜石斛、橘核、橘络、卷柏各12g，太子参15g，肺形草、藤梨根、生薏苡仁、红藤各30g，浙贝母20g，瓜蒌仁（打）25g，淡竹叶9g。水煎两汁，分服。

6月13日十五诊：仍咽痒而咳、晨起明显，痰已除，有时胸闷，纳可，大便偏干，舌红，苔白，脉细滑。

处方：太子参、桃仁、白鲜皮、冬凌草、卷柏各15g，肺形草、生薏苡仁、红藤、冬瓜仁、瓜蒌仁（打）、蚕砂各30g，生白术、防己、白桔梗、草果仁、藿梗、苏梗、鲜石斛各12g，浙贝母、炙枳壳各20g，木蝴蝶、皂角刺各9g。14剂，水煎两汁，分服。

7月25日十六诊：近日发带状疱疹，遇冷后咽痛咳嗽，痰少，头痛身痛，关节痛，乏力，舌红，苔薄白，脉细缓。

带状疱疹在人体抵抗力薄弱时易出现，是一种病毒侵犯，治疗后即使好转，也应先给予清热解毒、散风凉血之法，然后再治疗原病。特别是肺炎患者，患带状疱疹后又会循经损害肺络（肺主皮毛）。

处方：炒苍术、藿香、草果仁、桑白皮、防己、卷柏、苦参各12g，肺形草、生薏苡仁、藤梨根、冬瓜仁各30g，皂角刺9g，浙贝母20g，桃仁、紫草、粉丹皮、水牛角各15g。14剂，水煎两汁，分服。

8月8日十七诊：带状疱疹已解，耳痛仍明显，咳嗽解，遇冷活动后气急，头痛，或背痛，来人取方。

处方：防风、草果仁、红花、丝瓜络、皂角刺各9g，炒黄芩20g，藤梨根、肺形草、红藤、冬瓜仁、生薏苡仁各30g，桃仁、卷柏、槐角、粉丹皮各15g，生白术、山慈菇、金毛狗脊各12g。14剂，水煎两汁，分服。

8月22日十八诊：左鼻带状疱疹已解，继又尿频急痛，目前左耳痛，咽部有痰，舌红，苔白，脉细滑。

阶段性脉证合参：此时带状疱疹虽解，但湿热仍未清，湿热下注膀胱，气化不利而致尿频急痛，西医学称细菌血行感染。治疗加用清利下焦湿热之品。

处方：肺形草、藤梨根、生薏苡仁、野荞麦根、冬瓜仁、红藤、炒黄芩各30g，桃仁、粉丹皮、瞿麦各15g，生黄芪、草果仁、卷柏各12g，红花、丝瓜络、皂角刺、防己各9g。14剂，水煎两汁，分服。

9月5日十九诊：偶有咳嗽，咽痛除，左耳痛减，头痛未作，口干不欲饮，便调，尿频急痛除。来人取方。

处方：肺形草、藤梨根、生薏苡仁、野荞麦根、冬瓜仁、红藤、炒黄芩、淮小麦各30g，生黄芪、桃仁、粉丹皮各15g，红花、丝瓜络、皂角刺各9g，卷柏、防己、草果仁、石见穿各12g。14剂，水煎两汁，分服。

9月19日二十诊：时而头痛，耳后胀痛，咽痒而咳，心烦时咳嗽加剧，纳、便正常，舌红，苔白，脉细滑。

处方：肺形草、藤梨根、生薏苡仁、野荞麦根、冬瓜仁、红藤、炒黄芩、淮小麦各30g，桃仁、粉丹皮各15g，淡竹叶、红花、丝瓜络、皂角刺、射干各9g，卷柏、草果仁、石见穿各12g。14剂，水煎两汁，分服。

10月17日二十一诊：浙江舟山医院CT复查：右上肺MT术后改变，与2009年6月19日片对比大致相仿，右侧局部胸膜增厚、粘连。左下肺少许炎症吸收。

外感已解，尿频急除，稍咳嗽，偶吐浓痰，乏力，咽痒偶痛，耳时痛，纳、便正常，舌淡红，苔白，脉细缓。

处方：生黄芪、藤梨根、生薏苡仁、肺形草、野荞麦根、红藤各30g，炒黄芩、浙贝母、生枳壳各20g，皂角刺9g，槐角、防己各15g，炒苍术、卷柏、草果仁、石见穿、蛇六谷、绿梅花、佛手片各12g。14剂，水煎两汁，分服。

11月14日二十二诊：肺癌术后两月，又左下肺炎感染，经二十一诊炎症全部吸收。因体质原因，故反复感冒、带状疱疹、尿路感染等，均使肺部炎症加重。近来痰中带黄，呈米粒状，胸闷、气急好转，纳欠香，口臭，头痛时作，月经已绝，舌红，苔厚，脉细缓。

处方：藿香、苏梗、炒苍术、蛇六谷、桃仁、石见穿、川厚朴花、草果仁、制胆星各12g，白茯苓、卷柏、车前草各15g，藤梨根、生薏苡仁、冬瓜仁、肺形草各30g，生枳壳20g。14剂，水煎两汁，分服。

12月26日二十三诊：痰仍呈黄色米粒状，胸闷存，头痛减，口臭存，舌红，苔薄白，脉细缓。

处方：炒苍术、生白术、蛇六谷、桃仁、石见穿、蔓荆子、王不留行子、苏梗、苏木、草果仁、山慈菇、薤白头各12g，防风、皂角刺各9g，肺形草、藤梨根、生薏苡仁、冬瓜仁各30g，卷柏15g，川贝母6g。14剂，水煎两汁，分服。

2010年2月3日二十四诊：痰量明显减少，胸闷改善，时心烦，纳、便正常，舌淡红，苔白，脉细缓。

处方：制黄精20g，防风9g，肺形草、藤梨根、生薏苡仁、冬瓜仁各30g。石见穿、槐角各15g，炒苍术、生白术、蛇六谷、桃仁、蔓荆子、王不留行子、草果仁、薤白头、山慈菇各12g，川贝母6g。14剂，水煎两汁，分服。

4月17日二十五诊：春节前后因外感，出现反复胸闷，痰白不多，纳欠香，牙痛反复，乏力，舌红，苔白，脉细滑。CT复查：右肺恶性肿瘤术后改善，右侧局部胸膜增厚粘连，对照2009年9月28日片，原左下肺炎症基本吸收，肺泡充气不良好转。

处方：炒苍术、生白术、防己、桑白皮、苦参、苏梗、苏木、薤白头、瓜蒌皮、蛇六谷、王不留行子、山慈菇各12g，防风9g，肺形草、藤梨根、生薏苡仁、红藤各30g，浙贝母20g，槐角15g。14剂，水煎两汁，分服。

5月15日二十六诊：近日头痛又起，头胀，乏力，思睡，胃胀不显，咳嗽除，痰无，舌红，苔厚，脉细滑。

处方：藿香、佩兰、姜半夏、制胆星、广郁金、蛇六谷、香白芷、川厚朴花、佛手片各12g，白茯苓、肺形草、藤梨根、生薏苡仁各30g，川黄连5g，吴茱萸2g，生枳壳、卷柏、车前草各15g，砂仁、蔻仁各9g。14剂，水煎两汁，分服。

6月12日二十七诊：头痛改善，湿浊初化，胃胀除，有灼热感，容易汗出，咳嗽不多，舌红，苔白，脉细滑。

处方：炒苍术、生白术、姜半夏、蛇六谷、蔓荆子、佛手片、王不留行子、草果仁、橘核、橘络各12g，白茯苓、生枳壳、卷柏、车前草各15g，川黄连5g，吴茱萸2g，生薏苡仁、藤梨根、肺形草各30g，砂仁、蔻仁各9g。14剂，水煎两汁，分服。

7月10日二十八诊：头痛已解，头皮又发炎，胃胀伴灼热感、酸水无，咳嗽未作，舌红，苔薄白，脉细小弦。

处方：蒲公英、生薏苡仁、藤梨根、肺形草各30g，川黄连5g，吴茱萸2g，砂仁、蔻仁各9g，制香附、炒苍术、生白术、蛇六谷、佛手片、八月札、无花果、草果仁、紫草、茜草各12g，红景天、卷柏各15g。14剂，水煎两汁，分服。

9月18日二十九诊：近阶段咽痛牙痛，焦虑，遇风咳嗽，痰白量少，纳、便正常，舌红，苔白，脉弦滑。请口腔科会诊。

处方：野荞麦根、肺形草、藤梨根、淮小麦、大红枣各30g，射干、木蝴蝶、炙甘草各9g，炒黄芩20g，人中白15g，白桔梗、蛇六谷、玄参、冬凌草、麦冬、茜草、藏青果各12。珠儿参4g（代茶）。14剂，水煎两汁，分服。

另配天然牛黄1支，猴枣牛黄散4支，西瓜霜1支。和匀早、晚各喷咽喉1次，喷后半小时不能饮食和水。

10月16日三十诊：病情尚稳定，咽喉痛减，咳嗽基本消除，痰白量少，纳、便正常，舌红，苔中白，脉细缓。

处方：藤梨根、野荞麦根、肺形草、生薏苡仁、淮小麦、大红枣、仙灵脾各30g，人中白、冬凌草、茜草各15g，防己、射干、木蝴蝶各9g，桑白皮、蛇六谷、白桔梗、炙甘草、石见穿各12g。水煎两汁，分服。

11月13日三十一诊：咳嗽未起，咽痒偶咳，神倦乏力，行走脚软，夜寐安，时有心烦，纳、便正常，舌红，苔白，脉细缓。

处方：制黄精、肺形草、藤梨根、生薏苡仁、淮小麦、大红枣、冬瓜仁、红藤各30g，蛇六谷、白桔梗、白鲜皮、石见穿、桑白皮、炙甘草各12g，淡竹叶、皂角刺各9g，桃仁、防己各15g。14剂，水煎两汁，分服。

11月16日三十二诊：病情稳定，冬季开出第1次膏方。

2005年行子宫肌瘤切除术，2008年因肺络痰瘀互结致右肺积行切除术。气血大伤，又发现左下肺结节状阴影，咳嗽不能缓解，咽痒、胸闷气急，甚则咳剧难以平卧，痰黄白相间，时而痰中带血，或头痛。经1年治疗，CT复查：左下肺结节明显吸收。现病情稳定，无明显症状，纳、便正常，舌红，苔白，脉细缓。正值冬季，治以清肺通络，涤痰软坚，疏肝养血，健脾益肾，制成膏滋缓调治。

处方：肺形草300g，蛇六谷120g，藤梨根300g，生薏苡仁300g，制黄精300g，防己150g，白桔梗120g，桑白皮120g，生枳壳200g，冬凌草120g，山慈菇120g，石见穿120g，皂角刺90g，冬瓜仁300g，桃仁150g，干芦根300g，红藤300g，粉丹皮150g，淮山药300g，生地黄120g，熟地黄120g，泽泻100g，生晒参100g，寸麦冬120g，淮小麦300g，炙甘草90g，大红枣300g，茜草120g，炒杜仲120g，川续断120g，炙鳖甲120g，川石斛120g，猫人参300g，寒水石150g，淡附子100g，鸡血藤300g，橘核120g，橘络120g，卷柏150g，红景天150g，槐角150g，潼蒺藜120g，白蒺藜120g，女贞子100g，桑椹子300g。1料。水煎浓缩，加入龟甲胶200g，鳖甲胶200，百令孢子粉100g，冰糖500g，黄酒半斤，收膏备用。早、晚各1匙，开水冲服。外感或腹泻时停服，来医师处另开方药，待调整后再服。

12月25日三十三诊：膏滋未服，近日来头痛，腰酸，咳嗽，咽痛，舌红，苔薄，脉弦滑。

处方：生黄芪、肺形草、藤梨根、红藤、生薏苡仁、鹿角霜各30g，淡竹叶9g，生白术、白桔梗、桑白皮、蛇六谷、石见穿、蔓荆子、香白芷、炒杜仲、川续断各12g，煨葛根20g，防己、金毛狗脊各15g。14剂，水煎两汁，分服。

2011年3月24日三十四诊：近日咳嗽又起，咽痛，痰白不多，胸闷气短，纳、便正常，舌红，苔白，脉细缓。

处方：肺形草、藤梨根、红藤、生薏苡仁、冬瓜仁各30g，蛇六谷、白桔梗、桑白皮、石见穿、天竺黄、海蛤壳、地肤子、浮萍各12g，神曲、桃仁、人中白各15g，浙贝母20g。14剂，水煎两汁，分服。

4月7日三十五诊：咳嗽好转，咽仍痛，痰时黄白，胸闷，鼻塞，纳、便正常，舌红，苔中白稍厚，脉弦缓。

处方：肺形草、藤梨根、生薏苡仁、红藤、冬瓜仁各30g，神曲、石见穿、桃仁、人中白各15g，蛇六谷、白桔梗、香白芷、桑白皮、地肤子、草果仁各12g，木蝴蝶9g，浙贝母20g。14剂，水煎两汁，分服。

4月16日三十六诊：咳嗽已解，鼻塞减轻，咽痛反复出现，纳可，便调，舌红，苔白，脉细缓。

阶段性脉证合参：虽CT片证实左下肺炎吸收，但患者仍肺气虚弱，表卫不固，六淫之邪常缠于咽喉，致咳嗽咽痛等，治疗上注意祛风利咽，兼顾本病。

处方：炒苍术、蛇六谷、桑白皮、地肤子、浮萍各12g，防风、淡竹叶各9g，肺形草、藤梨根、生薏苡仁、冬瓜仁、红藤各30g，浙贝母20g，粉丹皮、石见穿、桃仁、冬凌草、人中白各15g。14剂，水煎两汁，分服。

5月28日三十七诊：咽痛时轻时重，咳嗽遇刺激后加重，纳、便正常，舌红，苔白，脉细缓。

处方：生黄芪、肺形草、藤梨根、生薏苡仁、红藤、冬瓜仁各30g，淡竹叶、防风、射干、土牛膝各9g 生白术、蛇六谷、地肤子各12g，石见穿、粉丹皮、桃仁、冬凌草、人中白各15g。14剂，水煎两汁，分服。

5月31日三十八诊：开出第2次膏方。

2005年行子宫肌瘤切除，2008年因肺络痰瘀互结致右肺积而行切除术。气血大伤，又发现左下肺结节状阴影，咳嗽不能缓解，胸闷气急，甚则咳剧难以平卧，痰黄白相间，时而痰中带血，经两年治疗和1次膏滋调理，CT复查：原左下肺阴影、结节已吸收。目前正常工作，时而阵咳，咽痛，纳、便正常，舌红，苔白，脉细缓。在夏季给予清肺祛风，涤痰软坚，疏肝养血，健脾益肾，制成膏滋缓调治。

处方：肺形草300g，蛇六谷120g，藤梨根300g，生薏苡仁300g，制黄精300g，防己150g，白桔梗120g，桑白皮120g，生枳壳200g，冬凌草120g，山慈菇120g，石见穿120g，皂角刺90g，冬瓜仁300g，桃仁150g，干芦根300g，红藤300g，粉丹皮150g，淮山药300g，生地黄120g，熟地黄120g，泽泻100g，生晒参100g，寸麦冬120g，淮小麦300g，炙甘草90g，红枣300g，茜草120g，炒杜仲120g，川续断120g，炙鳖甲120g，川石斛120g，猫人参300g，寒水石150g，淡附子100g，白芥子120g，橘核120g，橘络120g，卷柏

150g，红景天150g，槐角150g，潼蒺藜120g，白蒺藜120g，女贞子100g，桑椹子300g。1料。水煎浓缩，加入龟甲胶200g，鳖甲胶200g，百令孢子粉100g，冰糖500g，黄酒半斤，收膏备用。早、晚各1匙，开水冲服。外感或腹泻时停服，来医师处另开方药，待调整后再服。

9月17日三十九诊：膏滋服完，复查CT：左肺下全部吸收，左肺术后变化，其他未见异常。咳嗽无，咽痒偶作，偶尔反酸，纳、便正常，舌红，苔薄，脉细缓。

处方：生黄芪、肺形草、藤梨根、生薏苡仁、红藤、冬瓜仁各30g，防风、淡竹叶各9g，石见穿、粉丹皮、桃仁、冬凌草、人中白各15g，生白术、蛇六谷、乌贼骨、地肤子各12g。14剂，水煎两汁，分服。

9月19日四十诊：开出第3次膏方。

子宫肌瘤切除史，2008年因肺络痰瘀互结导致右肺积而行切除术。气血大伤，再发左下肺结节状阴影，咳嗽胸闷气急，难以平卧，痰黄白相间，痰中带血，经两年治疗和2次调理，CT两次复查左下肺结节已吸收。目前正常工作，纳、便正常，舌红，苔白，脉细缓。继续清肺固卫，涤痰软坚，疏肝养血，健脾益肾，制成膏滋缓调治。

处方：肺形草300g，蛇六谷120g，藤梨根300g，生薏苡仁300g，制黄精300g，防己150g，白桔梗100g，桑白皮120g，生枳壳200g，冬凌草120g，山慈菇120g，石见穿120g，皂角刺90g，冬瓜仁300g，桃仁150g，干芦根300g，红藤300g，粉丹皮150g，淮山药300g，生地黄120g，熟地黄120g，泽泻100g，生晒参120g，寸麦冬120g，淮小麦300g，炙甘草90g，大红枣300g，茜草120g，炒杜仲120g，川续断120g，炙鳖甲120g，川石斛120g，猫人参300g，寒水石150g，淡附子120g，白芥子120g，橘核120g，橘络120g，卷柏150g，红景天150g，槐角150g，潼蒺藜120g，白蒺藜120g，女贞子100g，乌贼骨200g，桑椹子300g。1料。水煎浓缩，加入龟甲胶200g，鳖甲胶200g，百令孢子粉100g，冰糖500g，黄酒半斤，收膏备用。早、晚各1匙，开水冲服。外感或腹泻时停服，来医师处另开方药，待调整后再服。

10月11日四十一诊：膏滋服了一半，又出现咽痛、痒而咳嗽，痰无，胸闷气短，舌红，苔白，脉细缓。

阶段性脉证合参：虽体质较前明显好转，但近日复受外邪，而出现感冒症状，乃肺气失宣、邪缠咽喉、胸阳不展而致。治以清热利咽，宣肺理气，祛风解表。

处方：野荞麦根、生薏苡仁、藤梨根各 30g，炒黄芩、浙贝母、黛蛤散（包）、人中白各 15g，射干、木蝴蝶、白桔梗各 9g，桑白皮、天竺黄、苏梗、苏木、浮萍、地肤子、白鲜皮各 12g。14 剂，水煎两汁，分服。

2012 年 2 月 21 日四十二诊：外感加重 1 周，咳嗽又起，鼻塞清涕，头痛怕冷，咽痛红肿，咽痒而咳，夜间加剧，痰无，胸闷气短，纳、便正常，舌红，苔白，脉细缓。

处方：苏叶、荆芥、前胡、柴胡、白桔梗、木蝴蝶、射干各 9g，卷柏、香白芷、桑白皮、天竺黄、苏梗、苏木、浮萍、地肤子、白鲜皮各 12g，薄荷（后下）6g，野荞麦根、生薏苡仁、藤梨根各 30g，神曲、炒黄芩、浙贝母、人中白、黛蛤散（包）各 15g，鹅不食草 4g。14 剂，水煎两汁，分服。

2 月 26 日四十三诊：开出第 4 次膏方。

子宫肌瘤切除术和肺络痰瘀互结致右肺积而行切除术后，并发左下肺结节及团状阴影，经两年治疗、两次调理和 CT 3 次复查，原左下肺结节已全部吸收。目前正常工作，病情稳定，时而心慌，纳可，便时干，舌红，苔白，脉细缓。再给予第 4 次膏滋调治，治以清肺固卫，涤痰软坚，疏肝养血，健脾益肾，巩固疗效。

处方：生晒参 120g，炒苍术 120g，防风 90g，防己 150g，制黄精 300g，肺形草 300g，蛇六谷 120g，藤梨根 300g，生薏苡仁 300g，冬瓜仁 300g，桃仁 150g，干芦根 300g，白桔梗 100g，桑白皮 120g，山慈菇 120g，石见穿 120g，皂角刺 90g，红藤 300g，参三七 150g，生地黄 120g，熟地黄 120g，粉丹皮 150g，淮山药 300g，泽泻 100g，白茯苓 120g，麦冬 120g，淮小麦 300g，炙甘草 90g，大红枣 300g，乌贼骨 200g，生枳壳 200g，软柴胡 90g，炒白芍 150g，炒当归 120g，茜草 120g，制玉竹 150g，柏子仁 120g，女贞子 100g，猫人参 300g，合欢花 300g，制首乌 300g，夜交藤 300g，炒杜仲 120g，川续断 120g，炙鳖甲 120g，川石斛 120g，寒水石 150g，淡附子 120g，卷柏 150g，橘核 120g，橘络 120g，红景天 150g，槐角 150g，桑椹子 300g，潼蒺藜 120g，白蒺藜 120g。1 料。水煎浓缩，加入龟甲胶 200g，鳖甲胶 200g，百令孢子粉 200g，冰糖 500g，黄酒半斤，收膏备用。早、晚各 1 匙，开水冲服。外感、腹泻或其他疾病时停服，来医师处另开药，待调整后再服。

【按】因右肺癌术后两月，发生左下肺呈团状阴影，此时患者气血大伤，阴阳失衡，再行手术已不可能。当时尚无法确定是肺癌转移，只能先按影像学提示的结节或肺炎保守治疗。我个人认为，肺癌或肺炎都是邪犯肺脏、腐攻肺络而致。在发展过程中，或从寒化或从热化，故根据症状表现，如痰黄、胸闷气急甚至不能平卧、舌红紫、苔白等辨为痰热蕴结，先清肺豁痰，祛风软坚，活血散瘀，继而健脾化湿，活血软坚，温肾化饮，但始终不忘清肺，补中必活血，以达到气血和顺，阴阳平衡，增强抗邪能力，帮助机体提高免疫功能，修复损伤的组织和脏腑。患者经 40 余诊和 4 次膏滋，采用主方千金苇茎汤、红藤汤、玉屏风、自拟寒附汤、苓桂术甘汤等，并加入软坚化痰之品，如白芥子、皂角刺、山慈菇、石见穿；以及活血之药，如王不留行子、莪术、水蛭、桃仁、红藤；通络之药，如红花配丝瓜络、橘核橘络等，经两年多治疗，CT 对比，炎症全部吸收，获得痊愈。

支气管扩张伴感染、咯血不解

支气管扩张是指支气管及其周围肺组织的慢性炎症损坏管壁，以致支气管扩张和变形。发病的病因机理为支气管、肺脏感染和支气管阻塞，两者相互影响，渐渐导致支气管扩张。多数患者往往可以追查到以往的肺部疾病，如麻疹、百日咳、肺炎等。目前通过 CT 可明确诊断，肺功能也有下降，最后可导致肺纤维化和阻塞性肺气肿和肺源性心脏病，甚至心衰。

中医可参考"咳嗽""肺胀""肺痿""肺痈""血证之咳（咯）血"等进行辨证。《景岳全书·血证》说："凡治血证，须知其要，而动血之由，惟火惟气耳。故察火者但察有火无火，察气者但察其气虚气实，知此四者而得其所以，则治血之法无余义矣。"咯血者的病因乃禀赋不足，素有肺疾。病机为肺为娇脏，喜润恶浊，不耐寒热，易受六淫之邪侵犯，肺失清肃，痰浊内蕴，化热腐肺，肺络受损而致。故支气管扩张患者多因咯血而确诊。对于出血，无论多少，必须知道三步，一堵、二散、三补。出血时止血为先，但血止后因有瘀滞，所以要将瘀滞的血散去，同时在血止的缓解期清肺豁痰，凉血散血。若此时不解决肺中之热痰，则仍会再次出血，血止痰清，才能按肺、脾、肾三脏虚的不同来治。

案例

59. 哮喘合并支气管扩张伴感染、咯血不解

杨某，女，36 岁，干部。门诊号：02762221。初诊时间：2008 年 8 月 8 日。

患者自幼哮喘，继而慢性咳嗽20余年，伴咯血。2004～2006年未出现咯血，2007年10月份又咯血，因量多，住院治疗后缓解。今年6～7月又开始咯血，并持续1周以上，量少。平时痰黄白相间，胸闷疼痛，咯血时气急明显，纳可，便调，寐安。舌淡紫，苔白，脉细小弦。CT：两肺支气管炎伴感染，两下支气管扩张。

脉证合参：自幼肺气不足，固卫能减弱，容易受风寒之邪犯肺，肺络受损，痰长期贮于气道，郁蕴化热，灼伤络脉，上溢咯血。本例属哮证合血证同病。目前以血证为先，

治则：清肺泄热，凉血止血为先。

处方：肺形草、野荞麦根、炒黄芩、紫珠草、仙鹤草各30g，浙贝母、白及各20g，桑白皮、苏梗、苏木、寒水石、天竺黄、阿胶珠（烊化）各12g，黛蛤散（包）15g。7剂，水煎两汁，分服。

8月15日二诊：咯血未见，痰黄白相间，或咳出米粒样痰，半夜干咳明显，胸闷除，寐安，纳、便正常，舌淡紫，苔薄白，脉右手反关，脉弦滑，左细滑。

处方：肺形草、野荞麦根、炒黄芩、藤梨根、紫珠草、生薏苡仁、冬瓜仁各30g，浙贝母20g，粉丹皮、百合、白及各15g，桑白皮、苏梗、苏木、天竺黄、寒水石各12g，皂角刺9g。7剂，水煎两汁，分服。

8月22日三诊：咳嗽减少，痰黄开始转白，夜间咽痒而干咳，次数明显减少，纳、便正常，月经正值，舌淡紫苔厚薄黄，脉弦滑。

处方：防风、皂角刺各9g，肺形草、野荞麦根、炒黄芩、生薏苡仁、藤梨根、冬瓜仁各30g，浙贝母20g，粉丹皮、百合、白及各15g，炒苍术、桑白皮、苏梗、苏木、天竺黄、寒水石各12g。7剂，水煎两汁，分服。

另月经期服用处方：炒当归、川芎、紫丹参、独活、制香附、玄胡索、桑白皮、桑寄生各12g，软柴胡、青皮、陈皮、生蒲黄、炒蒲黄、五灵脂、小茴香、车前子（包）各9g，浙贝母20g。6剂。水煎两汁，分服。

9月5日四诊：经前时咯血两口，色暗黑，痰转白，晨起有黄少，咽痒明显减少，夜间缓解，纳、便正常，月经已净。舌淡紫红，苔薄白，脉细滑。

处方：肺形草、野荞麦根、炒黄芩、生薏苡仁、藤梨根、冬瓜仁、紫珠草各30g，浙贝母20g，粉丹皮、百合、白及各15g，桑白皮、浮海石、苏梗、苏木、阿胶珠（烊化）、寒水石各12g。7剂，水煎两汁，分服。

9月12日五诊：咯血已止两周，痰白量少，咽稍痒，偶有胸闷，气急除，

舌淡紫红，苔白，脉细滑。

处方：防风9g，浙贝母20g，肺形草、野荞麦根、炒黄芩、生薏苡仁、藤梨根、冬瓜仁各30g，百合、粉丹皮、白及各15g，生白术、桑白皮、浮海石、苏梗、苏木、阿胶珠（烊化）、寒水石各12g。14剂，水煎两汁，分服。

9月26日**六诊**：血未出，近日痰又黄白相间，量少，胸闷痛除，咽痒时存，纳、便正常，舌淡红紫，苔薄，脉细缓。

处方：太子参15g，防风9g，生白术、桑白皮、地骨皮、桃仁、百合、阿胶珠（烊化）、苏梗、苏木、寒水石各12g，浙贝母、白及各20g，肺形草、炒黄芩、藤梨根、生薏苡仁、冬瓜仁、干芦根、紫珠草各30g。14剂，水煎两汁，分服。复查CT和肺功能＋弥散。

10月10日**七诊**：复查CT：左下肺支气管扩张，左下少许胸膜增厚粘连，较原片已明显吸收。肺功能：中度阻塞性为主，混合性通气功能障碍，弥散轻度减少。目前咳嗽除，痰转淡黄色，量已减少，胸闷气急消失，咽痒存在，纳、便正常，舌淡紫、边锯，苔薄白，脉细缓。

处方：太子参15g，生白术、桑白皮、地骨皮、桃仁、寒水石各12g，防风9g，浙贝母、白及各20g，肺形草、炒黄芩、藤梨根、生薏苡仁、冬瓜仁、干芦根、紫珠草、鸡血藤各30g。14剂，水煎两汁，分服。

10月24日**八诊**：血已两个月未见，痰色转淡黄色，量明显减少，咽痒而咳，舌淡紫红，苔白，脉细滑。

处方：制黄精、冬凌草、人中白各15g，炒苍术、桑白皮、地骨皮、桃仁、寒水石各12g，防风9g，浙贝母20g，肺形草、炒黄芩、冬瓜仁、干芦根、生薏苡仁、藤梨根、鸡血藤、红藤各30g。14剂，水煎两汁，分服。

11月8日**九诊**：血一直未再出现，近日来咽痛明显，哮喘稍有发作，喉间痰鸣，舌淡紫、边锯，苔薄白，脉细缓。可能复受感冒。

处方：生白术、桑白皮、地骨皮、桃仁、川芎、苏梗、苏木各12g，防风9g，浙贝母20g，肺形草、炒黄芩、冬瓜仁、干芦根、生薏苡仁各30g，炒白芍、人中白、冬凌草各15g，马勃6g。7剂，水煎两汁，分服。月经将近先备处方：调经方加桑白皮12g，浙贝母20g。5剂。经期服。水煎两汁，分服。

11月21日**十诊**：哮喘缓解，痰白量少，血未再出，胸闷气急无，月经提前1天正常。舌淡紫红，苔白，脉细缓小弦。

处方：南沙参15g，防风9g，炒黄芩20g，浙贝母各20g，肺形草、生薏苡仁、冬瓜仁30、干芦根、桑椹子各30g，生白术、桑白皮、桃仁、莪术、苏梗、苏木、菟丝子、白茯苓各12g。7剂，水煎两汁，分服。

11月28日十一诊：哮喘已缓解，咯血3月来均未见，近日来声音嘶哑，晨起咽部有浓痰，胸闷又起，气急无，可能遇寒，舌淡紫红，苔中白，脉细缓。

处方：肺形草、生薏苡仁、冬瓜仁、干芦根、红藤各30g，炒黄芩、浙贝母各20g，桑白皮、桃仁、苏梗、苏木、莪术、寒水石、天竺黄、黄荆子、浮萍各12g，黛蛤散（包）9g。7剂，水煎两汁，分服。

12月5日十二诊：声音已扬，咳嗽未增，痰淡黄色，胸闷除，纳、便正常，舌淡紫红，苔白，脉细滑，

处方：生白术、桑白皮、桃仁、苏梗、苏木、莪术、寒水石、天竺黄、黄荆子、浮萍各12g，防风9g，炒黄芩、浙贝母各20g，肺形草、生薏苡仁、冬瓜仁、红藤、干芦根各30g，黛蛤散（包）15g。7剂，月经将近另加调经方5剂。水煎两汁，分服。

12月19日十三诊：咯血一直未见，痰量减少，痰色白，胸闷气急均改善，纳、便正常，面色萎黄，月经提前3天，量中无块，舌淡红紫泛，苔薄白，脉细缓小弦。

处方：生白术、桑白皮、桃仁、苏梗、苏木、莪术、寒水石、天竺黄、黄荆子各12g，防风9g，炒黄芩、浙贝母各20g，肺形草、生薏苡仁、冬瓜仁、干芦根、红藤、仙灵脾各30g。7剂，水煎两汁，分服。因病情稳定，正值冬令故开出第1次膏方备服。

2008年12月22日膏方。

自幼哮证，又患久咳不解伴咯血证，肺、脾、肾三脏阳气早虚，肺无力卫外，蕴痰化热，肺络受损，常迫血妄行，痰血互结阻于肺络，肺失肃降，反侮肝木，肝气又难养心，以致五脏失调，气血亏虚，痰瘀互结，错综夹杂病证。宿饮20余年，去年10月后反复咯血不解，面色萎黄，痰黄白相间，胸闷膺痛，发作时气急，纳、便正常，夜寐安，月经提前3天，量中。舌红淡紫苔薄白，脉细缓小弦。经治疗3月目前咯血已止，症状缓解，故在冬令，给予清肺祛痰，滋阴凉血，健脾化湿，疏肝养血，调节心肾，制成膏滋缓调治。

处方：制黄精300g，生白术120g，防风90g，肺形草300g，野荞麦根300g，炒黄芩150g，桑白皮120g，浙贝母200g，冬瓜仁300g，桃仁150g，生薏苡仁300g，干芦根300g，粉丹皮150g，地骨皮120g，天竺黄120g，苏木

120g，苏梗 120g，寒水石 120g，炒白芍 150g，川芎 150g，生地黄 200g，淮山药 300g，白茯苓 120g，泽泻 120g，百合 150g，白及 150g，白蔹 120g，炒当归 120g，银柴胡 90g，藤梨根 300g，炙枳壳 150g，紫珠草 300g，西党参 200g，寸麦冬 120g，五味子 90g，炒杜仲 120g，川续断 120g，桑椹子 300g，白茅根 300g，佛手片 120g，砂仁 60g，蔻仁 60g，女贞子 200g，潼蒺藜 120g，白蒺藜 120g，化橘红 120g。1 料。水煎浓缩，加入龟甲胶 200g，鳖甲胶 200g，阿胶 100g，冰糖 500g，黄酒半斤，收膏备用。早、晚各 1 匙，开水冲服。遇感冒、腹泻停服，来另开方药，待调整后再服。

2009 年 3 月 6 日十四诊：膏滋服完，病情稳定，咳嗽不多，痰仍黄白相间、量不多，胸闷、气急除，纳、便正常，舌红，苔白，脉细滑。

处方：制黄精、野荞麦根、鱼腥草、生薏苡仁、冬瓜仁、干芦根、仙灵脾各 30g，防风 9g，炒黄芩、浙贝母各 20g，生白术、桑白皮、桃仁、天竺黄、寒水石、浮海石、苏梗、苏木各 12g。14 剂，继续膏滋，巩固治疗。

2009 年 3 月 10 日开出第 2 次膏方。

自幼哮证，又患肺胀伴咯血证，肺、脾、肾三脏阳气早虚，肺无力卫外，蕴痰化热，肺络受损，常迫血妄行，痰血互结阻于脉络，肺失肃降，反侮肝木，肝气又难养心，以致五脏失调，气血亏虚，痰瘀互结，错综夹杂病证。宿饮 20 余年，去年 10 月后咯血不止，经 1 年中药治疗和膏滋调治后，面色改善，痰仍黄白相间，纳、便正常，舌红，苔白，脉细滑。为巩固治疗，再予清肺祛痰，滋阴凉血，健脾化湿，疏肝养血，调节心肾，制成膏滋缓调治。

处方：制黄精 300g，生白术 120g，防风 90g，肺形草 300g，野荞麦根 300g，炒黄芩 200g，桑白皮 120g，浙贝母 200g，冬瓜仁 300g，桃仁 150g，生薏苡仁 300g，干芦根 300g，粉丹皮 150g，地骨皮 120g，天竺黄 120g，苏木 120g，苏梗 120g，寒水石 120g，炒白芍 150g，川芎 150g，生地黄 200g，淮山药 300g，白茯苓 120g，泽泻 120g，百合 150g，白及 150g，白蔹 120g，炒当归 120g，银柴胡 90g，藤梨根 300g，炙枳壳 150g，紫珠草 300g，西党参 200g，麦冬 120g，五味子 90g，炒杜仲 120g，川续断 120g，桑椹子 300g，白茅根 300g，佛手片 120g，砂仁 60g，蔻仁 60g，女贞子 200g，潼蒺藜 120g，白蒺藜 120g，化橘红 120g。1 料。水煎浓缩，加入龟甲胶 300g，鳖甲胶 200g，百令孢子粉 100g，冰糖 500g，黄酒半斤，收膏，储藏备用。早、晚各 1 匙，开水冲服。遇感冒、腹泻停服，来另开方药，待调整后再服。

7 月 5 日十五诊：病情一直稳定，咳嗽已解，痰也消失，体质增强，仅 1

次感冒服用备方后即解，因膏滋快服完，又入夏季，予冬病夏治。舌红，苔薄白，脉细缓。

处方：生黄芪、炒黄芩、浙贝母各20g，防己、桑白皮、桃仁、白芥子各12g，肺形草、生薏苡仁、生侧柏叶、冬瓜仁、干芦根、百合、仙灵脾各30g，皂角刺9g。14剂，水煎两汁，分服。

2009年7月14日，开出第3次膏方。

自幼哮证并肺胀伴血证，经两年两次膏滋调治后，肺、脾、肾三脏阳气渐盛，肺能卫外，感冒明显减少，肺热渐清，但肺络仍受损，痰血互结，阻于脉络，经治疗和调治后，面色红润，咳嗽除，痰无，纳、便正常，舌淡红，苔白，脉细滑。为巩固治疗，再予清肺祛痰，滋阴凉血，健脾化湿，疏肝养血，益气补肾之，制成膏滋进入"冬病夏治"缓调治。

处方：生黄芪300g，生白术120g，防风90g，肺形草300g，野荞麦根300g，炒黄芩200g，桑白皮120g，浙贝母200g，冬瓜仁300g，桃仁150g，生薏苡仁300g，干芦根300g，粉丹皮150g，地骨皮120g，天竺黄120g，苏木120g，苏梗120g，寒水石120g，炒白芍150g，川芎150g，生地黄200g，淮山药300g，白茯苓120g，泽泻120g，百合150g，白及150g，白蔹120g，炒当归120g，银柴胡90g，藤梨根300g，炙枳壳150g，紫珠草300g，西党参200g，麦冬120g，五味子90g，炒杜仲120g，川续断120g，桑椹子300g，白茅根300g，佛手片120g，砂仁60g，蔻仁60g，女贞子200g，潼蒺藜120g，白蒺藜120g，化橘红120g，防己120g。1料。水煎浓缩，加入龟甲胶200g，鳖甲胶300g，百令孢子粉100g，冰糖500g，黄酒半斤，收膏，储藏备用。早、晚各1匙，开水冲服。遇感冒、腹泻停服，来另开方药，待调整后再服。

10月21日十六诊： 调治后未出现外感和咯血等现象，今年7月行子宫肌瘤手术，舌红，苔白，脉细缓。

处方：生黄芪、炒黄芩、浙贝母各20g，防己、桃仁各15g，桑白皮、白芥子各12g，肺形草、生薏苡仁、生侧柏叶、冬瓜仁、百合、藤梨根、红藤、仙灵脾各30g，皂角刺9g。14剂，水煎两汁，分服。

2009年10月27日开出第4次膏方。

自幼哮证并肺胀伴血证，经两年3次膏滋调治后，卫外能力增强，肺络受损后迫血妄行现象消失，五脏失调开始协调，气血亏虚，痰瘀互结，症状改善。现面色红润，咳嗽除，无痰，纳、便正常，生活质量明显提高，舌红，苔白，脉细滑。为巩固治疗，予清肺固表，健脾化湿，疏肝养血，益气补肾，制成膏滋进入冬令缓调治。

处方：生黄芪 300g，生白术 120g，防风 90g，肺形草 300g，野荞麦根 300g，炒黄芩 200g，桑白皮 120g，浙贝母 200g，冬瓜仁 300g，桃仁 150g，生薏苡仁 300g，干芦根 300g，粉丹皮 150g，红藤 300g，天竺黄 120g，苏木 120g，苏梗 120g，寒水石 120g，炒白芍 150g，川芎 150g，生地黄 200g，淮山药 300g，白茯苓 120g，泽泻 120g，百合 150g，白及 150g，白蔹 120g，炒当归 120g，银柴胡 90g，藤梨根 300g，炙枳壳 150g，生侧柏叶 300g，西党参 200g，寸麦冬 120g，五味子 90g，炒杜仲 120g，川续断 120g，桑椹子 300g，仙灵脾 300g，佛手片 120g，砂仁 60g，蔻仁 60g，女贞子 200g，潼蒺藜 120g，白蒺藜 120g，化橘红 120g，防己 120g。1 料。水煎浓缩，加入龟甲胶 200g，鳖甲胶 300g，百令孢子粉 100g，冰糖 500g，黄酒半斤，收膏，储藏备用。早、晚各 1 匙，开水冲服。遇感冒、腹泻停服，来另开方药，待调整后再服。

2010 年 1 月 2 日十七诊：病情稳定，直接开出第 5 次膏方。

自幼哮证并肺胀伴血证，经 3 年 4 次膏滋调治后，卫外能力明显增强，肺络受损后迫血妄行现象消失，五脏失调开始协调，气血亏虚，痰瘀互结，症状改善。现面色红润，咳嗽除，无痰，纳、便正常，生活质量明显提高，舌红，苔白，脉细滑。为巩固治疗，予清肺固表，健脾化湿，疏肝养血，益气补肾，制成膏滋进入冬令缓调治。

处方：生黄芪 300g，生白术 120g，防风 90g，肺形草 300g，野荞麦根 300g，炒黄芩 200g，桑白皮 120g，浙贝母 200g，冬瓜仁 300g，桃仁 150g，生薏苡仁 300g，干芦根 300g，粉丹皮 150g，红藤 300g，天竺黄 120g，苏木 120g，苏梗 120g，寒水石 120g，炒白芍 150g，川芎 150g，生地黄 200g，淮山药 300g，白茯苓 120g，泽泻 120g，百合 150g，白及 150g，白蔹 120g，炒当归 120g，银柴胡 90g，藤梨根 300g，炙枳壳 150g，生侧柏叶 300g，西党参 200g，寸麦冬 120g，五味子 90g，炒杜仲 120g，川续断 120g，桑椹子 300g，仙灵脾 300g，佛手片 120g，砂仁 60g，蔻仁 60g，女贞子 200g，红景天 150g，潼蒺藜 120g，白蒺藜 120g，化橘红 120g，防己 120g。1 料。水煎浓缩，加入龟甲胶 200g，鳖甲胶 300g，百令孢子粉 100g，冰糖 500g，黄酒半斤，收膏，储藏备用。早、晚各 1 匙，开水冲服。遇感冒、腹泻停服，来另开方药，待调整后再服。

3 月 24 日十八诊：病情较稳定，近日因天气冷热变化太大，稍咳嗽，未见出血，纳、便正常，舌淡红、边锯，苔白，脉细缓。

处方：炒黄芩、浙贝母各20g，生白术、防己、白芥子、桑白皮各12g，桃仁15g，生黄芪、肺形草、野荞麦根、生薏苡仁、冬瓜仁、干芦根、生侧柏叶、百合、藤梨根、红藤、桑椹子、仙灵脾各30g。14剂，水煎两汁，分服。

2010年3月27日开出第6次膏方。

自幼哮证伴咯血证，肺、脾、肾三脏阳气早虚，肺无力卫外，蕴痰化热，肺络受损，常迫血妄行，痰血互结阻于肺络，肺失肃降，反侮肝木，肝气又难养心，以致五脏失调，气血亏虚，痰瘀互结，错综夹杂病证。经3年治疗和调治后，面色红润，咳嗽除，无痰，纳、便正常，舌红，苔白，脉细滑。为巩固治疗，予清肺固表，健脾化湿，疏肝养血，益气补肾，制成膏滋缓调治。

处方：生黄芪300g，生白术120g，防风90g，肺形草300g，野荞麦根300g，炒黄芩200g，桑白皮120g，浙贝母200g，冬瓜仁300g，桃仁150g，生薏苡仁300g，干芦根300g，粉丹皮150g，红藤300g，天竺黄120g，苏木120g，苏梗120g，寒水石120g，炒白芍150g，川芎150g，生地黄200g，淮山药300g，白茯苓120g，泽泻120g，百合150g，白及150g，白蔹120g，炒当归120g，银柴胡90g，藤梨根300g，炙枳壳150g，生侧柏叶300g，西党参200g，麦冬120g，五味子90g，炒杜仲120g，川续断120g，桑椹子300g，仙灵脾300g，佛手片120g，砂仁60g，蔻仁60g，女贞子200g，红景天150g，潼蒺藜120g，白蒺藜120g，化橘红120g，防己120g。1料。水煎浓缩，加入龟甲胶200g，鳖甲胶300g，百令孢子粉100g，冰糖500g，黄酒半斤，收膏，储藏备用。早、晚各1匙，开水冲服。遇感冒、腹泻停服，来另开方药，待调整后再服。

6月2日十九诊：第6次膏滋服完，病情一直稳定，咳嗽基本消失，遇冷（空调）稍咳，痰色淡黄，纳、便正常，舌淡红，苔白，脉细缓。

2010年9月7日开出第7次膏方。

自幼哮证伴咯血证，肺、脾、肾三脏阳气早虚。蕴痰化热，肺络受损，痰血互结阻于肺络，影响气血、阴阳平衡的错综夹杂病证。经3年治疗和调治后，面色红润，咳嗽除，无痰，体质恢复正常，能参加正常工作，舌红，苔白，脉细滑。为巩固治疗，再予益气固表，健脾化湿，养血柔肝，润肺活血，补肾通络，制成膏滋缓调治。

处方：生黄芪300g，生白术120g，防风90g，肺形草300g，野荞麦根300g，炒黄芩200g，桑白皮120g，浙贝母200g，冬瓜仁300g，桃仁150g，生薏苡仁 300g，干芦根 300g，粉丹皮 150g，红藤 300g，天竺黄 120g，苏木 120g，苏梗 120g，寒水石 120g，炒白芍 150g，川芎 150g，生地黄 200g，淮山药 300g，白茯苓 120g，泽泻 120g，百合 300g，王不留行子 120g，灵芝 120g，炒当归 120g，银柴胡 90g，藤梨根 300g，炙枳壳 120g，生侧柏叶 300g，生晒参 120g，寸麦冬 120g，五味子 90g，炒杜仲 120g，川续断 120g，桑椹子 300g，仙灵脾 300g，佛手片 120g，砂仁 60g，蔻仁 60g，女贞子 200g，红景天 150g，潼蒺藜 120g，白蒺藜 120g，化橘红 120g，防己 120g，川石斛 120g。1 料。水煎浓缩，加入龟甲胶 200g，鳖甲胶 300g，百令孢子粉 100g，冰糖 500g，黄酒半斤，收膏，储藏备用。早、晚各 1 匙，开水冲服。遇感冒、腹泻停服，来另开方药，待调整后再服。

2011 年 2 月 23 日二十诊：近日外感后稍咳嗽，哮证稍发作，自行缓解，痰白黄相间，胸闷咳时加重，血未见，纳、便正常，舌淡紫红，苔白边锯，脉弦滑。

处方：炒黄芩、浙贝母各 20g，肺形草、生薏苡仁、冬瓜仁、生侧柏叶各 30g，桑白皮、炒莱菔子、桃仁、苏梗、苏木、黄荆子、浮海石、寒水石、化橘红各 12g，枇杷叶 15g。7 剂，水煎两汁，分服。嘱缓解后可继续服膏滋药。

12 月 17 日二十一诊：开出第 8 次膏方。

自幼哮证伴咯血证，肺、脾、肾三脏阳气均虚。蕴痰化热，肺络受损，痰血互结阻于肺络，影响气血、阴阳平衡的错综夹杂病证。经 3 年中药治疗和膏方调治，面色红润，咳嗽除，无痰，体质恢复正常，能参加正常工作，今年除外感服用汤剂，基本服膏滋巩固，舌淡红，苔薄白，脉细滑。守方给予益气固表，健脾化湿，养血柔肝，润肺活血，补肾通络，制成膏滋缓调治。

处方：生黄芪 300g，生晒参 120g，生白术 120g，防风 90g，肺形草 300g，野荞麦根 300g，炒黄芩 200g，桑白皮 120g，浙贝母 200g，冬瓜仁 300g，桃仁 150g，生薏苡仁 300g，干芦根 300g，粉丹皮 150g，红藤 300g，天竺黄 120g，苏木 120g，苏梗 120g，寒水石 120g，炒白芍 150g，川芎 150g，生地黄 200g，淮山药 300g，白茯苓 120g，泽泻 120g，百合 300g，王不留行子 120g，灵芝 120g，炒当归 120g，银柴胡 90g，藤梨根 300g，炙枳壳 120g，生侧柏叶 300g，寸麦冬 120g，五味子 90g，炒杜仲 120g，川续断 120g，桑椹子 300g，仙灵脾 300g，佛手片 120g，砂仁 60g，蔻仁 60g，女贞子 200g，红景天 150g，潼蒺藜 120g，白蒺藜 120g，化橘红 120g，防己 120g，川石斛 120g。1 料。水煎浓缩，加入龟甲胶 200g，鳖甲胶 300g，蛤蚧 2 对（研粉），百令孢子粉 100g，冰糖

500g，黄酒半斤，收膏，储藏备用。早、晚各 1 匙，开水冲服。遇感冒、腹泻停服，来另开方药，待调整后再服。

2012 年 3 月 22 日二十二诊： 开出第 9 次膏方。

自幼哮证伴咯血证，肺、脾、肾三脏阳气均虚。痰血互结阻于肺络，成错综夹杂病证。经 4 年 8 次膏滋调治，面色红润，咳嗽除，无痰，体质恢复，能够正常工作，外感明显减少，痰仍时白黄相间，纳、便正常，舌淡红，苔薄白，脉细滑。再予益气固表，健脾化湿，养血柔肝，润肺活血，补肾通络，膏滋缓调治。

处方：生黄芪 300g，生白术 120g，防风 90g，肺形草 300g，野荞麦根 300g，炒黄芩 200g，桑白皮 120g，浙贝母 200g，冬瓜仁 300g，桃仁 150g，生薏苡仁 300g，干芦根 300g，粉丹皮 150g，红藤 300g，天竺黄 120g，苏木 120g，苏梗 120g，寒水石 120g，炒白芍 150g，川芎 150g，生地黄 200g，淮山药 300g，白茯苓 120g，泽泻 120g，百合 300g，王不留行子 120g，灵芝 120g，炒当归 120g，银柴胡 90g，藤梨根 300g，炙枳壳 120g，生侧柏叶 300g，寸麦冬 120g，五味子 90g，炒杜仲 120g，川续断 120g，桑椹子 300g，仙灵脾 300g，佛手片 120g，砂仁 60g，蔻仁 60g，女贞子 200g，红景天 150g，潼蒺藜 120g，白蒺藜 120g，化橘红 120g，防己 120g，川石斛 120g。1 料。水煎浓缩，加入龟甲胶 200g，鳖甲胶 200g，百令孢子粉 100g，生晒参 120g 和蛤蚧 2 对（研粉），冰糖 500g，黄酒半斤，收膏，储藏备用。早、晚各 1 匙，开水冲服。遇感冒、腹泻停服，来另开方药，待调整后再服。

【按】 哮喘合并支气管扩张虽为两种病，均为失治和误治造成。由于病程长，肺、脾、肾三脏阳气必定受损。此阶段的病情往往痰浊互蕴，热迫肺络，痰血互结为实；三脏阳气不足，无力完成各自功能为虚。聚液成湿，灼炼成痰，长期伏于膈下，贮于肺络，痰热始终不解，此为实。每当外邪引动，而诱发咯血。经 5 年反复治疗，本例达到临床痊愈。随访两年，至今未复发。患者能够全天工作。

60. 支气管扩张伴感染、咯血不解

朱某，女，68 岁，干部。门诊号：02899212，初诊时间：2008 年 6 月 16 日。

患者自幼曾有咯血史，不治而愈未作重视。2003 年突然咯血而住浙一医院。诊断为支气管扩张伴感染，继后每年咯血，2006、2007 年每年 6～7 月咯

血，经治缓解，平时痰黄、绿、白相间不解，胸闷气急，背冷心悸，耳鸣疲惫，夜间汗出较多，纳食欠香，大便干燥，总感入暮欲死。舌紫暗红，苔白腻，脉弦滑。两肺听诊：左中背可闻及干湿性啰音，两肺呼吸音明显下降。

脉证合参：自幼咯血，肺络受损，痰浊贮于气道，长期不能清肃，每遇六淫之邪诱发，肺脾阳气亏乏，致胸阳不能伸展，阳气难以达背，卫外不强；脾运失职，津精聚蕴，热迫血妄，上溢发为本病。日久必伤肺阴，肝火乘而犯肺，故出现入暮欲死。

治则：清肺祛痰，凉血止血，宽胸理气，佐以通阳。

处方：炒苍术、桑白皮、寒水石、草果仁、苏梗、苏木、浮海石各12g，野荞麦根、炒黄芩、煨葛根、紫珠草各30g，浙贝母、白及、仙灵脾各20，粉丹皮15g，皂角刺9g。7剂，水煎两汁，分服。另吞川贝粉3g，白及粉9g。1日2次。CT检查。嘱药后可能出现痰多、便烂、饭后服药。

6月23日二诊：药后大便变稀，1日3~4次。无腹痛，血未见，痰黄未增多，咳嗽不多，夜间胸闷心悸，背脊发冷，潮热汗出，纳增，舌紫红，苔根厚腻消失，脉弦滑。

处方：防风、皂角刺、白芥子各9g，野荞麦根、炒黄芩、紫珠草、煨葛根各30g，浙贝母、白及各20g，粉丹皮15g，炒苍术、桑白皮、寒水石、苏梗、苏木、浮海石、金毛狗脊、王不留行子、川厚朴各12g。7剂，水煎两汁，分服。另吞川贝粉3g，白及粉9g。2次/日。CT：左下舌段及左肺下叶支扩伴感染，两肺纤维化。

6月30日三诊：咳嗽不多，痰少无血，出现低热37.5℃，胸闷心悸，背冷手寒，潮热汗出，纳可，大便1日2~3次。舌淡紫红，苔糙，脉细滑。

处方：野荞麦根、青蒿、炒黄芩各30g，生薏苡仁、炒薏苡仁、制玉竹各15g，浙贝母、白及各20g，炒苍术、桑白皮、莪术、草果仁、苏梗、苏木、炙白薇各12g，防风、白芥子各9g。7剂，水煎两汁，分服。另吞川贝粉3g，白及粉9g，1日2次。加用密盖息鼻喷剂，阿尔法D_3，1次1粒，1日2次。维生素B_6和维生素B_1 1日3次，1次2片。骨密度明显下降。

7月7日四诊：咳嗽以阵咳为主，痰色淡黄少，血未见，午后体温仍37.4℃，背冷潮热，汗减，胸闷心悸改善，纳可，大便1~2次，舌紫红，苔白，脉细小弦。

处方：青蒿、野荞麦根、炒黄芩、生薏苡仁各30g，浙贝母20g，炒苍术、桑白皮、草果仁、天竺黄、百部各12g，防风、软柴胡、白芥子各9g，川桂枝

6g。7剂，水煎两汁，分服。另吞川贝粉3g，白及粉9g，1日1次。

7月14日五诊：咯血除，咳嗽不多，痰少色偶黄，自觉午后仍有低热，胸闷心悸时作，头胀欲仆，背冷，纳可，便调，舌紫转淡红，苔白，脉细滑。

处方：防风、白芥子各9g，野荞麦根、炒黄芩、生薏苡仁、仙灵脾各30g，浙贝母、生枳壳各20g，炒苍术、桑白皮、苏梗、苏木、莪术、炙白薇各12g，冬凌草、制玉竹各15g。7剂，水煎两汁，分服。

7月21日六诊：低热已解，咳嗽也不多，痰淡黄色，血未再出现，总感入暮后全身不舒，骨节肌肉疼痛，乏力无神，头胀背痛，胸时闷，夜寐欠安，舌淡紫红，苔薄白，脉细滑，

处方：人参叶、制玉竹、冬凌草各15g，防风、白芥子各9g，野荞麦根、炒黄芩、生薏苡仁、仙灵脾各30g，炒苍术、桑白皮、苏梗、苏木、莪术各12g，浙贝母、生枳壳各20g。7剂，水煎两汁，分服。继服密盖息鼻喷剂。阿尔法 D_3、弥可保、维生素 B_1、维生素 B_6。

7月28日七诊：骨节酸痛减轻，时感乏力，潮热汗出，夜寐欠安，胸闷如憋，纳可，便调，舌淡紫红，苔厚根腻，脉细弦。

阶段性脉证合参：此时处于长夏，外湿诱内湿，湿浊又起，阻于络脉与腠理之间，阳气不能伸展。治以芳香燥湿，健脾化湿，佐以升清。

处方：香薷6g，藿香、苏梗、姜半夏、制胆星、炒苍术、广郁金、炙白薇、草果仁、明天麻各12g，生枳壳20g，北秫米30g，升麻3g，白茯苓、制玉竹、车前草各15g。7剂，水煎两汁，分服。

8月4日八诊：8月1日咯血1次，量少，色鲜或痰中带血丝，痰黄白相间，怕冷又出汗，胸闷肢麻，纳食减少，舌淡紫，苔白，脉细弦弱。

处方：野荞麦根、炒黄芩、北秫米、紫珠草各30g，白及20g，粉丹皮、黛蛤散（包）各15g，淡竹叶9g，炒莱菔子、桑白皮、地骨皮、草果仁、广郁金、寒水石、苏梗、苏木、姜半夏各12g。水煎两汁，分服。另吞川贝粉3g，白及粉9g，1日2次。

8月11日九诊：咯血止，痰仍黄白相间，汗出怕冷，胸闷气短，纳食欠香，手麻，舌紫红，苔白，脉细弱。

处方：野荞麦根、北秫米各30g，炒黄芩、浙贝母各20g，粉丹皮15g，炒苍术、炒莱菔子、桑白皮、地骨皮、草果仁、广郁金、寒水石、苏梗、苏木、姜半夏各12g，升麻炭3g。7剂，水煎两汁，分服。

8月18日十诊：血未再出，痰仍黄白相间，变稀易出，午后胸闷胀，怕

冷减，汗出多，脚底冷感，纳增，便调，舌淡紫红，苔白，脉细滑。

处方：防风、蔻仁、川厚朴花各9g，野荞麦根30g，炒黄芩、浙贝母各20g，生薏苡仁、炒薏苡仁、粉丹皮、海蛤壳各15g，炒苍术、桑白皮、炒莱菔子、地骨皮、苏梗、苏木、草果仁、炙白薇、浮海石各12g。7剂，水煎两汁，分服。

8月25日十一诊：近几天痰中带血，痰黄白相间，咳之不畅，胸闷胃胀，夜寐欠安，低热又起（未测体温），汗出，纳可，舌淡紫红，苔厚，脉细滑。

阶段性脉证合参：此值盛夏，暑邪易灼伤肺阴，湿浊内郁，肝火易刑肺金。

处方：炒黄芩、肺形草、生薏苡仁、冬瓜仁各30g，云雾草15g，浙贝母20g，草果仁、炒苍术、桑白皮、姜半夏、白茯苓、苏梗、苏木、炙白薇、炒莱菔子、制胆星、寒水石各12g。7剂，水煎两汁，分服。

9月1日十二诊：痰血未见，痰色转淡黄，入暮胸闷气短，胃胀纳可，夜寐欠安，舌转发红，苔薄白，脉弦滑。

处方：人参叶、浙贝母各20g，防风9g，生白术、桑白皮、苏梗、苏木、炙白薇、寒水石各12g，肺形草、炒黄芩、野荞麦根、生薏苡仁、冬瓜仁、夜交藤、合欢花各30g。7剂，水煎两汁，分服。

9月8日十三诊：咯血消失，痰转淡黄量少，胃胀嗳气，胃镜检查：浅表性胃炎。纳可便烂，舌红，苔厚糙，脉细滑。

处方：炒苍术、姜半夏、苏梗、苏木、生枳壳、制胆星、炒莱菔子、川厚朴花、炙白薇各12g，砂仁、蔻仁、防风各9g，炒黄芩、生薏苡仁、蒲公英各30g，车前草15g，升麻3g。7剂，水煎两汁，分服。

9月15日十四诊：病情如前，来人取方：炒苍术、姜半夏、苏梗、苏木、生枳壳、制胆星、炒莱菔子、川厚朴花、炙白薇、沉香曲各12g，砂仁、蔻仁、防风各9g，炒黄芩、生薏苡仁、蒲公英各30g，车前草15g。7剂，水煎两汁，分服。

9月22日十五诊：湿浊一时难化，痰色黄时多时少，胃胀嗳气仍在，纳可，便调，舌红，苔厚白，脉细滑。

处方：炒苍术、姜半夏、白茯苓、制胆星、炒黄芩、炒莱菔子、川厚朴花、草果仁、广木香各12g，生枳壳、炒黄芩、浙贝母各20g，砂仁、蔻仁、红花、丝瓜络、淡附子各9g，车前草15g。7剂，水煎两汁，分服。

9月29日十六诊：上焦之湿初化，中、下二焦湿仍存，痰色黄转淡黄，量减少，咽和胃仍然不舒，夜间胸闷心悸近日又起，纳可，便调，舌红淡紫，苔白，脉细滑。

处方：炒苍术、姜半夏、白茯苓、制胆星、广郁金、炒莱菔子、草果仁、佛手片、苏梗木各12g，生枳壳20g，砂仁、蔻仁、淡附子各9g，桃仁、炒黄芩、制玉竹各15g。7剂，水煎两汁，分服。

10月6日十七诊：近日痰中带血丝，痰黄白相间，胸闷痛心悸，舌淡紫，苔白厚，脉细滑。

处方：野荞麦根、肺形草、冬瓜仁、仙鹤草、干芦根各30g，炒黄芩、白及、浙贝母各20g，粉丹皮、生薏苡仁、炒薏苡仁各15g，炒莱菔子、地骨皮、桑白皮、苏梗、苏木、桃仁各12g，草果仁9g。7剂，水煎两汁，分服。另吞川贝粉3g，白及粉9g，1日2次。

10月13日十八诊：咯血量减少，胸闷痛改善，痰色先黄后转白，纳、便正常，舌红，苔中厚白，脉细滑。

处方：肺形草、野荞麦根、冬瓜仁、生薏苡仁、干芦根、紫珠草各30g，炒黄芩、浙贝母各2g，炒莱菔子、地骨皮、桑白皮、草果仁、桃仁各12g，粉丹皮、白及各15g，蔻仁、砂仁各9g。7剂，水煎两汁，分服。另吞川贝粉3g，白及粉9g，1日2次。

10月20日十九诊：咯血消失，痰色黄减少，白多稠，胃胀好转，嗳气减少，舌红，苔白糙，脉细滑。

处方：肺形草、野荞麦根、生薏苡仁、冬瓜仁、干芦根各30g，浙贝母20g，防风、绿梅花各9g，粉丹皮15g，炒苍术、桑白皮、桃仁、苏梗、苏木、草果仁、炙白薇、藏青果各12g。14剂，水煎两汁，分服。

10月30日二十诊：痰色白多黄少，近日牙痛，胃胀嗳气少，舌红，苔薄黄，脉细滑。

处方：肺形草、野荞麦根、生薏苡仁、冬瓜仁、干芦根各30g，浙贝母20g，炒苍术、桑白皮、桃仁、苏梗、苏木、草果仁、炙白薇、藏青果各12g，粉丹皮15g，防风、绿梅花各9g。14剂，水煎两汁，分服。另加珠儿参4g，代茶饮。

11月14日二十一诊：咯血少量，痰多、黄白相间，胃中出现嘈杂，胸闷气短，舌淡红，苔中白，脉细滑。

处方：炒苍术、生白术、桑白皮、辛夷、苏梗、苏木、桃仁、藏青果、佛手片、川厚朴花各12g，防风9g，炒黄芩、浙贝母各20g，云雾草、粉丹皮各 15g，肺形草、生薏苡仁、冬瓜仁、干芦根各 30g。7 剂，水煎两汁，分服。

11 月 28 日二十二诊：咯血未见，痰色黄转淡黄，量少，胃胀嘈杂除，纳可，便调，舌红，苔中薄腻，脉细滑。

处方：云雾草、冬凌草、粉丹皮各 15g，防风 9g，炒黄芩、白及各 20g，炒苍术、生白术、桑白皮、桃仁、苏梗、苏木、藏青果各 12g，肺形草、冬瓜仁、干芦根、生薏苡仁、紫珠草各 30g。14 剂，水煎两汁，分服。

12 月 15 日二十三诊：咯血未见，湿浊仍然难解，痰黄白增多，能咳出，胃胀嘈杂又起，纳可，便调，舌红，苔中白，脉细滑。

处方：防风 9g，肺形草、冬瓜仁、生薏苡仁、干芦根、仙灵脾、紫珠草各 30g，云雾草、粉丹皮各 15g，炒黄芩、白及各 20g，炒苍术、生白术、桑白皮、桃仁、苏梗、苏木、佛手片各 12g。14 剂，水煎两汁，分服。

12 月 29 日二十四诊：咯血除，痰色淡黄白，量少，时有胸闷心悸，纳、便正常，舌红，苔中白，脉细滑。

处方：防风 9g，野荞麦根、炒黄芩、银花炭、生薏苡仁、冬瓜仁、鲜芦根、仙鹤草、紫珠草各 30g，浙贝母 20g，生白术、桑白皮、桃仁、寒水石、天竺黄、佛手片各 12g，制玉竹 15g。14 剂，水煎两汁，分服。同时开出膏方。

2009 年 1 月 2 日第 1 次膏方。

自幼肺气虚弱，久而及脾涉肾，蕴湿成痰，灼伤肺络，迫血妄行，肺阴亏虚，郁热更盛，脾运约制，湿阻阳气，难以伸展，日久气滞血瘀，心阳被遏，痰、湿、瘀、虚互为因果。诸症见反复咯血，痰绿、黄、白相间，胸闷气急，背冷心悸，头胀耳鸣，夜间汗多，纳差便烂，时而低热，舌淡紫，苔厚白糙，脉弦滑。经半年治疗，病情得到控制，利用冬季，阳气收藏之时给予益气固本，清肺祛痰，健脾化湿，凉血活血，疏肝宁心，补肾助阳。制成膏滋缓调治。

处方：制黄精 200g，生白术 120g，防风 90g，肺形草 300g，炒黄芩 200g，云雾草 150g，桑白皮 120g，浙贝母 200g，生薏苡仁 300g，冬瓜仁 300g，干芦根 300g，桃仁 120g，苏木 120g，苏梗 120g，天竺黄 120g，寒水石 120g，黛蛤散（包）150g，粉丹皮 150g，草果仁 120g，皂角刺 90g，白芥子 100g，炙枳壳 200g，白及 200g，紫珠草 300g，佛手片 120g，绿梅花 100g，藏青果 120g，冬凌草 150g，西党参 200g，寸麦冬 120g，淡竹叶 90g，银花炭 300g，生地炭 300g，淮山药 300g，白茯苓 120g，泽泻 120g，炒杜仲 120g，川续断 120g，桑

楮子 300g，仙灵脾 200g，淡附子 60g，参三七 100g，制玉竹 120g，女贞子 200g，潼蒺藜 120g，白蒺藜 120g，化橘红 120g。1 料。水煎浓缩，加入龟甲胶 500g，蛤蚧 2 对研粉，冰糖 500g，黄酒半斤，收膏，储藏备用。早、晚各 1 匙，开水冲服。遇感冒、腹泻停服，来另开方药，待调整后再服。

2009 年 3 月 2 日二十五诊：膏滋后一般症状稳定，咯血未见，咳嗽偶作无痰，近日来夜间怕冷，心悸，胸稍闷，背胀，夜寐欠安，舌紫苔白，脉弦滑。

处方：炒苍术、姜半夏、白茯苓、炒白芍、佛手片、绿梅花、生枳壳、广木香、柏子仁、苏梗、苏木各 12g，川桂枝、草果仁各 9g，生薏苡仁、仙灵脾各 30。7 剂，水煎两汁，分服。

3 月 16 日二十六诊：血半年来未见，痰晨起存，色黄黏稠，怕冷，行走时胸痛及背，纳可便烂，舌红紫苔白厚，脉细滑。

处方：炒苍术、生白术、姜半夏、白茯苓、杏仁、草果仁、藿香、苏梗、佛手片、广郁金、薤白头、桂枝、寒水石、生枳壳各 12g，防己 9g，生薏苡仁、仙灵脾各 30g。7 剂，水煎两汁，分服。

4 月 30 日二十七诊：病情较稳定，咳嗽、血痰均未再现，不时咽痒时咳痰，色淡黄量少，腰背胀痛改善，纳、便正常，舌淡红紫，苔白薄腻，脉细滑。

处方：炒苍术、生白术、姜半夏、白茯苓、制胆星、广郁金、藿香、苏梗、桃仁、草果仁、寒水石各 12g，生枳壳、冬瓜仁、生薏苡仁、干芦根、仙灵脾各 30g，升麻 3g，皂角刺 9g。14 剂，水煎两汁，分服。

4 月 13 日二十八诊：内湿痰浊仍难化净，痰白量少，背胀痛冷感，舌淡紫红，苔白腻，脉细滑。

处方：炒苍术、生白术、姜半夏、白茯苓、制胆星、广郁金、草果仁、佛手片、川厚朴花、八月札、石菖蒲、寒水石各 12g，生薏苡仁、生枳壳各 30g，皂角刺、淡附子各 9g，车前草 15g。7 剂，水煎两汁，分服。

4 月 27 日二十九诊：近日可能感冒，又咳嗽增多，痰色转黄，背痛，入暮怕冷，舌红淡紫苔厚腻，脉弦滑。

阶段性脉证合参：肺中痰热暂时缓解，血未见上溢，但脾湿仍重，痰饮伏于膈下，日后在外感之时容易引动，目前肺脾同治。治以芳香祛湿，理气和胃，佐以助阳。

处方：炒苍术、藿香、佩兰、姜半夏、白茯苓、制胆星、草果仁、川厚朴花、八月札、寒水石各12g，皂角刺、砂仁、蔻仁、淡附子各9g，冬瓜仁、生薏苡仁各30g，生枳壳、车前草各15g。14剂，水煎两汁，分服。

5月9日三十诊：痰色黄多，胸闷背痛，纳、便正常，舌淡紫，苔中厚，脉细滑。

处方：炒苍术、藿香、佩兰、姜半夏、白茯苓、制胆星、广郁金、草果仁、川厚朴花各12g，寒水石、生枳壳、车前草各15g，砂仁、蔻仁、皂角刺、淡附子各9g，冬瓜仁、生薏苡仁各30g。14剂，水煎两汁，分服。

5月30日三十一诊：近日又痰中带血，即自止。痰色黄白相间，纳、便正常，舌淡紫红，苔白中少，脉细缓。

阶段性脉证合参：痰湿内伏膈下，虽未见外邪引动，因气候正值春夏之交，肝木旺盛，易刑伐肺金，舌苔现中光，表明肺阴已亏，肺火上炎，血随而溢。治以清热祛痰，养阴润肺，凉血止血。

处方：山海螺、肺形草、炒黄芩、野荞麦根、冬瓜仁、银花炭、鲜芦根、生侧柏叶各30g，浙贝母、白及各20g，百合、粉丹皮、卷柏各15g，苏梗、桑白皮、苏木、川石斛、寒水石各12g。14剂，水煎两汁，分服。另加白及粉6g，川贝粉3g，分吞。

6月13日三十二诊：咯血止，背痛胸闷，精神好转，纳、便正常，舌淡紫红，苔薄，脉细滑。肺阴已复，痰湿仍重，继续兼治。

处方：南沙参、百合、桃仁、粉丹皮各15g，防风9g，肺形草、炒黄芩、野荞麦根、冬瓜仁、生薏苡仁、鲜芦根、仙灵脾、生侧柏叶各30g，浙贝母、白及各20g，生白术、桑白皮、苏梗、苏木、橘核、橘络各12g。14剂，水煎两汁，分服。

6月27日三十三诊：血止，痰仍黄白相间，咳嗽不多，胸闷改善，腰背酸痛，尿淋漓，舌淡紫红，苔薄白，脉细缓，偶结代。

处方：生黄芪、炒苍术、白茯苓、防己、佛手片、苏梗、苏木、骨碎补、草果仁、炒杜仲、川续断各12g，生枳壳20g，鱼腥草、生薏苡仁、生侧柏叶、桑椹子、仙灵脾各30g。水煎两汁，分服。

7月4日三十四诊：病情趋于稳定，痰色转白，腰背仍酸痛，舌淡红，苔白，脉细滑。

处方：藿香、佩兰、炒苍术、桑白皮、桃仁、炒杜仲、川续断、草果仁、防己各12g，防风9g，炒黄芩、浙贝母各20g，肺形草、生薏苡仁、鸡血藤、冬瓜仁、干芦根、生侧柏叶、桑椹子各30g。14剂，水煎两汁，分服。

7月18日三十五诊：咳嗽、咯血均未见，近月来腰背酸胀且痛，纳、便正常，舌淡紫红，苔薄白，脉细滑。

处方：藿香、佩兰、炒苍术、桑白皮、桃仁、炒杜仲、川续断、草果仁、防己各12g，炒黄芩、浙贝母各20g，肺形草、生薏苡仁、鸡血藤、冬瓜仁、干芦根、生侧柏叶、桑椹子各30g，防风9g。14剂，水煎两汁，分服。

8月7日三十六诊：咳嗽不多，痰量也少，血未见，纳、便正常，舌淡紫红，苔白，脉弦滑。

处方：制黄精、肺形草、野荞麦根、生薏苡仁、冬瓜仁、鲜芦根、仙灵脾、桑椹子、生侧柏叶各30g，生白术、桑白皮、草果仁各12g，防风9g，炒黄芩、浙贝母、白茯苓各20g，桃仁15g。14剂，水煎两汁，分服。

8月29日三十七诊：半月来咯血少量1次，痰淡黄不多，腰背胀酸，舌红紫，苔薄白，脉细滑。

处方：制黄精、肺形草、生薏苡仁、冬瓜仁、鲜芦根、鸡血藤、仙灵脾、生侧柏叶各30g，防风9g，炒黄芩、浙贝母各20g，桃仁15g，生白术、防己、桑白皮、草果仁、苏梗、苏木、炒杜仲、川续断各12g。14剂，水煎两汁，分服。

9月25日三十八诊：8月份中少量血丝，胸闷背胀，纳、便正常，舌淡紫红，苔薄白，脉细滑。

处方：制黄精、肺形草、生薏苡仁、冬瓜仁、鲜芦根、红藤、生侧柏叶各30g，防风9g，炒黄芩、浙贝母各20g，桃仁15g，生白术、防己、地骨皮、桑白皮、苏梗、苏木、炒杜仲、川续断各12g。14剂，水煎两汁，分服。

10月24日三十九诊：咳嗽基本消失，血未见，近月来血压偏高，胸闷心悸背胀，夜寐欠安，舌淡紫红，苔白，脉细缓。

处方：制黄精、肺形草、生薏苡仁、冬瓜仁、红藤、藤梨根各30g，炒黄芩、钩藤各20g，制玉竹、柏子仁各15g，夏枯草、苏梗、苏木、瓜蒌皮、炙白薇、防己、川芎、炒赤芍、炒白芍各12g，桂枝6g。14剂，水煎两汁，分服。

2009年11月27日开出第2次膏方。

自幼肺气虚弱，久而及脾涉肾，蕴湿成痰，灼伤肺络，迫血妄行，肺阴亏虚，郁热更盛，脾运约制，湿阻阳气，难以伸展，日久气滞血瘀，心阳被遏，痰、湿、瘀、虚互为因果。经近两年治疗和1次膏滋，咯血偶见，痰色绿黄转淡黄，胸闷、气急除，背冷心悸、头胀、耳鸣消失，夜间汗多除，纳、便正常。舌红，苔薄白，脉细滑。值冬季，予益气固本，清肺祛痰，健脾化湿，凉血活血，养血安神，补肾助阳。制成膏滋缓调治。

处方：制黄精300g，生白术120g，防风90g，肺形草300g，炒黄芩200g，云雾草150g，桑白皮120g，浙贝母200g，生薏苡仁300g，冬瓜仁300g，干芦根300g，桃仁120g，苏木120g，苏梗120g，天竺黄120g，寒水石120g，生侧柏叶3000g，粉丹皮150g，草果仁120g，皂角刺90g，明天麻100g，炙枳壳200g，白及200g，紫珠草300g，佛手片120g，绿梅花100g，钩藤300g，冬凌草150g，西党参200g，寸麦冬120g，淡竹叶90g，夏枯草120g，生地炭300g，淮山药300g，白茯苓120g，泽泻120g，炒杜仲120g，川续断120g，桑椹子300g，仙灵脾200g，鹿角霜120g，参三七100g，制玉竹120g，女贞子200g，潼蒺藜120g，白蒺藜120g，化橘红120g。1料。水煎浓缩，加入龟甲胶500g，蛤蚧2对研粉，冰糖500g，百令孢子粉100g，黄酒半斤，收膏，储藏备用。早、晚各1匙，开水冲服。遇感冒、腹泻停服，来另开方药，待调整后再服。

2010年1月16日四十诊：膏滋服完，体质增强，体重增加，面色已润，咳嗽基本消失，痰由绿黄转白，偶然存在，胸闷、心悸时见，胸背时发胀，纳可，便烂，夜寐欠安，自觉冷气从身中外走，舌淡红，苔白，脉弦滑，偶结代。

处方：生黄芪、炒黄芩、浙贝母各20g，野荞麦根、生薏苡仁、藤梨根、红藤各30g，制玉竹15g，淡竹叶9g，苏梗、苏木、柏子仁、防己、桑白皮、桃仁、橘核、橘络、炒白芍各12g，桂枝、炙甘草各6g。7剂，水煎两汁，分服。同时开出膏方。

2010年1月19日开出第3次膏方。

自幼肺气虚弱，久而及脾涉肾，蕴湿成痰，灼伤肺络，迫血妄行，肺阴亏虚，郁热更盛，脾运约制，湿阻阳气，难以伸展，日久气滞血瘀，心阳被遏，形成痰、湿、瘀、虚互为因果。经3年中药治疗和膏方调治，咯血基本消失，痰绿黄色消除，白痰尚存，胸闷心悸，体重增加，精神好转，焦虑除，纳、便正常，夜寐欠安，自觉身冷从内心发出，舌淡红，苔白，脉弦滑。值冬季，给予益气润肺，健脾化湿，养血安神，补肾助阳，调和阴阳，制成膏滋缓调治。

处方：制黄精300g，生白术120g，防己120g，肺形草200g，炒黄芩200g，云雾草150g，桑白皮120g，红景天150g，生薏苡仁300g，冬瓜仁300g，干芦根300g，桃仁120g，苏木120g，苏梗120g，淡附子100g，寒水石120g，生侧柏叶300g，粉丹皮150g，草果仁120g，皂角刺90g，明天麻120g，炙枳壳200g，白及200g，紫珠草300g，佛手片120g，绿梅花100g，钩藤

300g，槐角150g，西党参200g，寸麦冬120g，淡竹叶90g，夏枯草120g，生地炭300g，淮山药300g，白茯苓120g，泽泻120g，炒杜仲120g，川续断120g，桑椹子300g，仙灵脾200g，鹿角霜120g，参三七100g，制玉竹120g，女贞子200g，潼蒺藜120g，白蒺藜120g，化橘红120g。1料。水煎浓缩，加入龟甲胶500g，蛤蚧2对研粉，冰糖500g，百令孢子粉100g，黄酒半斤，收膏，储藏备用。早、晚各1匙，开水冲服。遇感冒、腹泻停服，来另开方药，待调整后再服。

【按】该患者支气管扩张咯血自幼开始，因病程长，导致患者身心痛苦。治病时常诉生不如死。经过3年多治疗，本病达到临床痊愈。2014年来求诊他病时，说近5年未再咯血，生活正常。

61. 两下肺支气管扩张伴感染、咯血不解

周某，女，29岁。门诊号：4572163。初诊时间：2008年11月22日。

自幼体质较差，常常感冒，咳嗽长期不能除，胸片提示：支气管扩张伴感染。2008年5月开始咯血、量少，血能自止，近月反复出血，经西药治疗仍出血，CT：两下肺支气管扩张伴感染。平时痰多、色黄或脓样成块，胸闷气短，时胸痛，心悸心慌，神疲乏力，纳食一般，大便干燥，舌红，苔白薄腻，脉细弦。

脉证合参：自幼肺气不足，卫外力差，常受风寒、风热之邪侵袭，肺自然首当其冲，肺失宣肃，日久涉脾，脾气亏虚，运化失职，聚液成湿，灼炼成痰，贮于肺络，蕴结伤络，郁热迫血，上溢咯血。

治则：清肺祛痰，凉血止血。

处方：野荞麦根、肺形草、生薏苡仁、冬瓜仁、鲜芦根、仙鹤草、紫珠草各30g，炒黄芩、浙贝母、白及各20g，桑白皮、地骨皮、寒水石、天竺黄各12g，云雾草、黛蛤散（包）各15g。7剂，水煎两汁，分服。另配：白及粉18g，川贝粉6g，7剂，分2次吞服。

12月6日二诊：咯血未见，咳嗽不多，痰色黄转淡黄或成泡沫，口腔溃疡，便调，纳增，月经7天未净。舌红淡紫，苔白薄腻，脉细弦。

处方：肺形草、野荞麦根、生薏苡仁、冬瓜仁、鲜芦根、鹿衔草各30g，炒黄芩、浙贝母20g，地骨皮、白及、桃仁、寒水石各12g，人中白、黛蛤散（包）、水牛角、粉丹皮、益母草各15g。7剂，水煎两汁，分服。

12月13日三诊：咯血除，咳嗽不多，痰仍黄白相间，口溃存，且干，纳

可，便调，舌红，苔黄腻，脉弦细。

处方：肺形草、野荞麦根、炒黄芩、生薏苡仁、冬瓜仁、鲜芦根各30g，炒莱菔子、桑白皮、地骨皮、枸杞子、草果仁、寒水石各12g，白及、浙贝母各20g，淡竹叶9g，水牛角、人中白各15g。7剂，水煎两汁，分服。另配：白及粉18g，川贝粉6g，分2次吞服。7剂。

12月20日四诊：血未见，痰仍黄白相间，胸闷气急除，稍有鼻塞，口角干裂，舌红，苔白，脉细滑。

处方：桑白皮、地骨皮、桃仁、天竺黄、寒水石各12g，浙贝母20g，粉丹皮、白及、人中白、水牛角各15g，肺形草、炒黄芩、野荞麦根、冬瓜仁、生薏苡仁、干芦根各30g。7剂，水煎两汁，分服。

12月27日五诊：痰黄白相间，血已止，鼻塞有涕少，口干，唇脱皮，纳、便正常，舌红，苔白稍厚，脉细缓。

处方：肺形草、炒黄芩、野荞麦根、冬瓜仁、生薏苡仁、干芦根各30g，桑白皮、地骨皮、寒水石、浮海石各12g，浙贝母20g，白及、粉丹皮、人中白、水牛角、黛蛤散（包）各15g，草果仁、淡竹叶各9g。7剂，水煎两汁，分服。

2009年1月3日六诊：痰色开始转淡黄，或带咖啡色，晨起为主，咽干，胸闷除，口溃消失，口角痛，口干，纳、便正常，月经1月2日行，量中兼块，无腹痛，舌红，苔白，脉细缓。

处方：炒黄芩、浙贝母各20g，桑白皮、浮海石、桃仁、地骨皮、寒水石、草果仁各12g，肺形草、野荞麦根、生薏苡仁、冬瓜仁、干芦根各30g，水牛角、人中白各15g，淡竹叶、川芎各9g。7剂，水煎两汁，分服。

1月10日七诊：咳痰仍多、黄白相间，晨起有咖啡样痰，咽干仍存，口溃除，口角上裂，纳、便正常，月经已净，舌红，苔薄白，脉弦细滑。

处方：肺形草、野荞麦根、炒黄芩、生薏苡仁、冬瓜仁、芦根、红藤各30g，炒黄芩、浙贝母各20g，桃仁、桑白皮、浮海石、地骨皮各12g，水牛角、寒水石、人中白、白及各15g。7剂，水煎两汁，分服。另配：白及粉18g，川贝粉6g，7剂，2次分吞。

2月7日八诊：血未见，痰仍黄色脓状、晨起有咖啡样痰，鼻塞减轻，口溃除，纳、便正常，舌红，苔薄少，脉细滑。

处方：肺形草、炒黄芩、野荞麦根、山海螺、冬瓜仁、生薏苡仁、干芦根、红藤各30g，桑白皮、桃仁、天竺黄、寒水石、苏梗、苏木各12g，黛蛤散（包）、白及各15g，浙贝母20g。7剂，水煎两汁，分服。另配：白及粉

18g，川贝粉6g，7剂，分2次吞服。

2月21日九诊：本次外感后，咳嗽未增，鼻衄，痰黄白相间，胸闷消失，舌红，苔白厚，脉细滑。听诊：右肺可闻及细小痰鸣音。

处方：金银花、大青叶、肺形草、炒黄芩、冬瓜仁、生薏苡仁、干芦根各30g，神曲、粉丹皮各15g，浙贝母、白及各20g，桑白皮、地骨皮、天竺黄、寒水石、香白芷、辛夷各12g。7剂，水煎两汁，分服。

2月28日十诊：外感解，咳嗽未见，痰量减少、色黄白相间，无胸闷，舌红，苔白，脉细缓。

处方：肺形草、炒黄芩、野荞麦根、生薏苡仁、冬瓜仁、干芦根各30g，云雾草、粉丹皮各15g，浙贝母、白及各20g，桑白皮、桃仁、寒水石、浮海石、生白术各12g，防风9g。7剂，水煎两汁，分服。

3月7日十一诊：月经行前痰带血丝，痰色仍黄，咽痒，纳、便正常，舌红，苔白，脉细缓。

处方：野荞麦根、肺形草、生薏苡仁、冬瓜仁、马齿苋各30g，云雾草、老鹳草、粉丹皮各15g，炒黄芩、浙贝母、白及各20g，桑白皮、地骨皮、百合、天竺黄、寒水石、佛手片各12g，皂角刺9g。7剂，水煎两汁，分服。另配：白及粉18g，川贝粉6g，7剂，分2次吞服。

3月14日十二诊：咯血减少，痰仍黄白相间，咽已不痛，纳、便正常，舌尖红，苔薄白，脉细滑小弦。

处方：生白术、桑白皮、地骨皮、佛手片各12g，防风、皂角刺各9g，野荞麦根、肺形草、冬瓜仁、生薏苡仁、干芦根各30g，云雾草、粉丹皮、百合各15g，炒黄芩、浙贝母、白及各20g。7剂，水煎两汁，分服。另配：白及粉18g，川贝粉6g，7剂，分2次吞服。

3月21日十三诊：晨起的痰黄白色转为白色、量不多，胸闷消失，上楼气急，血未见，口角又溃，纳、便正常，舌尖红，苔白，脉弦细滑。

处方：野荞麦根、鱼腥草、肺形草、冬瓜仁、生薏苡仁、干芦根各30g，炒黄芩、浙贝母各20g，人中白15g，苏梗、苏木、寒水石、桑白皮、桃仁、天竺黄各12g，淡竹叶、苦参各9g。7剂，水煎两汁，分服。另配：白及粉18g，川贝粉6g，7剂，分2次吞服。

3月28日十四诊：血未见，咽干痛，痰黄白相间，舌红，苔白，脉细弦。

处方：肺形草、野荞麦根、炒黄芩、鱼腥草、冬瓜仁、生薏苡仁、干芦根各30g，桑白皮、寒水石、桃仁各12g，浙贝母20g，苦参、木蝴蝶各9g，人中白、神曲、益母草各 15g。7 剂，水煎两汁，分服。

4 月 4 日十五诊：咯血未见，夜间出现咳嗽，痰转白黄，量不多，上楼气急改善，近日咽痛，口角溃疡好转，舌红，苔白小剥，脉细滑。

处方：生白术、桑白皮、桃仁、寒水石各 12g，苦参、防风、皂角刺各 9g，肺形草、野荞麦根、炒黄芩、鱼腥草、冬瓜仁、干芦根、生薏苡仁各 30g，浙贝母 20g，冬凌草 15g。7 剂，水煎两汁，分服。另配：白及粉 18g，川贝粉 6g，7 剂。分 2 次吞服。

4 月 18 日十六诊：咳嗽减少，晨起咖啡样痰除，痰先黄白相间、后转白黄，纳、便正常，胸闷气急消除，舌红，苔薄白，脉细缓。

处方：人参叶、桃仁各 15g，生白术、桑白皮、佛手片、蚤休、椿白皮、寒水石各 12g，防风、皂角刺各 9g，炒黄芩、浙贝母、百合各 20g，肺形草、鱼腥草、生薏苡仁、冬瓜仁、干芦根各 30g。7 剂，水煎两汁，分服。

4 月 29 日十七诊：口角又开始溃烂，痰中带血、今日已止，痰量未增加，胸闷除，舌红，苔薄白前少，脉弦滑。

处方：大青叶、金银花、肺形草、鹿衔草、生薏苡仁、冬瓜仁、白茅根各 30g，浙贝母、百合各 20g，粉丹皮、人中白各 15g，桑白皮、苏梗、苏木、炒当归、蚤休、佛手片各 12g，淡竹叶 9g。7 剂，水煎两汁，分服。另配：白及粉 18g，川贝粉 6g，分 2 次吞服。7 剂。

5 月 6 日十八诊：咯血又止，痰色从黄转白，胸闷除，纳、便正常，舌尖红，苔白，脉细缓。

处方：生白术、草果仁、苏梗、苏木、椿白皮、蚤休、桃仁各 12g，苦参、防风各 9g，肺形草、野荞麦根、生薏苡仁、干芦根、冬瓜仁各 30g，炒黄芩、浙贝母各 20g，粉丹皮、百合、白及各 15g，浙贝母 20g。7 剂，水煎两汁，分服。另配：白及粉 18g，川贝粉 6g，分 2 次吞服。7 剂。

5 月 20 日十九诊：咯血未见，晨起痰黄，白天转淡黄，量不多，纳、便正常，舌红，苔白，脉细滑。

处方：人参叶、粉丹皮各 15g，生白术、桃仁、桑白皮、苦参、椿白皮各 12g，防风、淡竹叶各 9g，炒黄芩、白及各 20g，肺形草、冬瓜仁、生薏苡仁、干芦根、生侧柏叶、藤梨根各 30g。7 剂，水煎两汁，分服。

6 月 3 日二十诊：咯血未见，痰色转白、晨起稍浓、痰量减少，纳、便正常，舌尖红，苔白，脉细缓。

处方：南沙参、百合、粉丹皮各15g，生白术、桃仁、桑白皮、苦参各12g，防风、淡竹叶各9g，炒黄芩、白及各20g，肺形草、冬瓜仁、生薏苡仁、干芦根、生侧柏叶、藤梨根各30g。7剂，水煎两汁，分服。

6月24日二十一诊：痰仍黄白相间，又出现口溃疡，纳、便正常，精神好转，舌红，苔白，脉细缓。

处方：制黄精、炒黄芩、浙贝母各20g，生白术、桑白皮、桃仁、橘核、橘络各12g，防风、淡竹叶各9g，肺形草、鱼腥草、冬瓜仁、生薏苡仁、干芦根、红藤、生侧柏叶各30g，粉丹皮15g。7剂，水煎两汁，分服。

7月15日二十二诊：咳嗽除，晨起痰仍黄白相间，精神好转，面色转润，舌红，苔白，脉细缓。

处方：制黄精、炒黄芩、浙贝母各20g，防己、防风、苦参各9g，肺形草、鱼腥草、冬瓜仁、生薏苡仁、干芦根、红藤、生侧柏叶各30g，粉丹皮、桃仁各15g，生白术、桑白皮、橘核、橘络各12g。7剂，水煎两汁，分服。

7月29日二十三诊：痰仍黄白相间，上周出现口腔溃疡，舌红，苔白，脉细缓。

处方：制黄精、炒黄芩、浙贝母各20g，生白术、桑白皮、桃仁、橘核、橘络各12g，防风、淡竹叶各9g，肺形草、鱼腥草、冬瓜仁、生薏苡仁、干芦根、红藤、生侧柏叶各30g，粉丹皮15g。7剂，水煎两汁，分服。

8月19日二十四诊：痰色开始转白，口溃疡已解，精神较前提高，纳、便正常，舌红，苔白，脉细滑。

处方：制黄精、肺形草、冬瓜仁、生薏苡仁、干芦根、红藤、生侧柏叶、桑椹子各30g，生白术、桑白皮、桃仁、橘核、橘络各12g，防风、淡竹叶各9g，炒黄芩、浙贝母各20g，粉丹皮15g。7剂，水煎两汁，分服。

9月9日二十五诊：痰色白多黄少，口腔常溃疡，纳、便正常，舌红，苔薄白，脉细缓。

处方：生白术、橘核、橘络、桑白皮、桃仁各12g，防风9g，炒黄芩、浙贝母各20g，制黄精、肺形草、鱼腥草、冬瓜仁、生薏苡仁、干芦根、红藤、生侧柏叶、仙灵脾各30g，水牛角、粉丹皮、人中白各15g。7剂，水煎两汁，分服。

10月3日二十六诊：近日又出现感冒，血未出，痰色加黄，黏稠不畅，纳、便正常，舌红，苔白，脉细滑。

处方：肺形草、鱼腥草、生薏苡仁、冬瓜仁、干芦根、生侧柏叶、百合各 30g，桑白皮、桃仁、天竺黄、浮海石、寒水石各 12g，炒黄芩、浙贝母各 20g，粉丹皮、云雾草各 15g。7 剂，水煎两汁，分服。

10 月 10 日二十七诊：痰色开始转白，咽部痰黏不畅，昨日下午突然发热，无明显感冒症状，纳、便正常，舌红，苔白，脉细滑小数。

处方：人参叶、神曲、桃仁、粉丹皮 15g，苏叶 9g，鱼腥草、肺形草、冬瓜仁、生薏苡仁、藤梨根、生侧柏叶、百合各 30g，炒黄芩、浙贝母各 20g，桑白皮、天竺黄、浮海石各 12g。7 剂，水煎两汁，分服。

10 月 24 日二十八诊：昨日痰中带血，痰色黄转淡不畅，纳、便正常，舌红，苔薄白，脉细滑。

阶段性脉证合参：肺为贮痰之器，所以肺中始终聚痰，痰浊不祛，必在外邪侵袭之时而引动，再度出现咯血，继续清肺祛痰，凉血止血。

处方：肺形草、炒黄芩、野荞麦根、鱼腥草、生薏苡仁、冬瓜仁、干芦根、百合、生侧柏叶、藤梨根各 30g，桑白皮、桃仁、寒水石、苏梗、苏木各 12g，浙贝母 20g，粉丹皮、海蛤壳各 15g。7 剂，水煎两汁，分服。另配：白及粉 18g，川贝粉 6g，7 剂，分 2 次吞服。

10 月 31 日二十九诊：仍痰中带小血丝，痰白黄少，胸闷未起，纳、便正常，舌红淡紫，苔白，脉细缓。

处方：人参叶、粉丹皮各 15g，生白术、防风、桑白皮、桃仁、寒水石、苏梗、苏木各 12g，肺形草、炒黄芩、野荞麦根、鱼腥草、冬瓜仁、干芦根、百合、生侧柏叶、藤梨根各 30g，浙贝母、生地各 20g。7 剂，水煎两汁，分服。

11 月 28 日三十诊：痰色又黄脓状，胸闷，上楼气急，纳、便正常，舌红，苔白，脉细缓。

处方：肺形草、炒黄芩、野荞麦根、鱼腥草、干芦根、藤梨根、生侧柏叶、生薏苡仁、冬瓜仁各 30g，桑白皮、桃仁、寒水石、苏梗、苏木、浮海石各 12g，浙贝母 20g，粉丹皮、黛蛤散（包）各 15g。7 剂，水煎两汁，分服。

12 月 6 日三十一诊：药后痰色转白，胸闷已除，上楼气急存，纳、便正常，舌偏红，苔薄白，脉细滑。

处方：太子参、制黄精、炒黄芩各 20g，生白术、防己、桑白皮、桃仁各 12g，防风 9g，肺形草、鱼腥草、生薏苡仁、冬瓜仁、干芦根、百合、藤梨根、生侧柏叶、桑椹子各 30g。7 剂，水煎两汁，分服。

12 月 19 日三十二诊：痰色已白，胸闷除，纳、便正常，舌红，苔白，脉细滑。

处方：生白术、防己、桃仁、化橘红、桑白皮各12g，防风9g，制黄精、肺形草、鱼腥草、生薏苡仁、冬瓜仁、干芦根、百合、生薏苡仁、藤梨根、生侧柏叶、桑椹子各30g，炒黄芩20g。7剂，水煎两汁，分服。另配：白及粉18g，川贝粉6g，7剂，分2次吞服。

2010年1月2日三十三诊：血除，痰白不多，晨起痰仍黄，胸闷气急除，纳、便正常，舌红，苔薄白，脉细缓。

处方：生黄芪、炒黄芩各20g，生白术、防己、桑白皮、桃仁、寒水石各12g，防风9g、肺形草、鱼腥草、生薏苡仁、冬瓜仁、干芦根、百合、藤梨根、生侧柏叶、桑椹子、红藤各30g，淡附子6g。7剂，水煎两汁，分服。另配：白及粉18g，川贝粉6g，7剂，分2次吞服。

1月9日三十四诊：昨日突然晨起一点鲜血，痰白不多、纳、便正常，唇红，口腔溃疡，舌红，苔白，脉细缓。

处方：生黄芪、炒黄芩各20g，生白术、防己、桑白皮、桃仁、寒水石各12g，防风9g，肺形草、鱼腥草、生薏苡仁、冬瓜仁、干芦根、百合、藤梨根、生侧柏叶、桑椹子、红藤各30g，淡附子6g，人中白、水牛角各15。7剂，水煎两汁，分服。另配：白及粉18g，川贝粉6g，7剂，分2次吞服。

2010年1月12日开出第1次膏方。

自幼肺气不足，又患久咳不解伴咯血证，肺、脾、肾三脏阳气早虚，肺无力卫外，蕴痰化热，肺络受损，常迫血妄行，痰血互结阻于脉络，肺失肃降，反侮肝木，肝气又难养心，以致五脏失调，气血亏虚，痰瘀互结，错综夹杂病证。宿饮3余年，2008年11月诊后，咯血解，面色萎黄改善，痰黄白相间转白，胸闷膺痛除，口角易溃，纳、便正常，寐安，月经正常。舌红淡紫，苔薄白，脉细缓小弦。现症状缓解，故在冬令给予清肺祛痰，滋阴凉血，健脾化湿，疏肝养血，调节心肾，制成膏滋缓调治。

处方：生薏苡仁300g，干芦根300g，粉丹皮150g，地骨皮120g，天竺黄120g，苏木120g，苏梗120g，寒水石120g，炒白芍150g，川芎150g，生地黄200g，淮山药300g，白茯苓120g，泽泻120g，百合150g，白及200g，白蔹120g，炒当归120g，银柴胡90g，藤梨根300g，炙枳壳150g，紫珠草300g，西党参200g，寸麦冬120g，五味子90g，炒杜仲120g，川续断120g，桑椹子300g，白茅根300g，佛手片120g，砂仁60g，蔻仁60g，女贞子200g，生侧柏叶300g，潼蒺藜120g，白蒺藜120g，化橘红120g。1料。水煎浓缩，加入龟甲胶400g，百令孢子粉100g，蛤蚧2对（研粉），冰糖500g，黄酒半斤，收

膏备用。早、晚各 1 匙，开水冲服。外感或腹泻时停服，来医师处另开方药，待调整后再服，

1 月 16 日三十五诊：咳嗽基本消失，咯血除，痰色白晨起多，口溃又起，纳、便正常，舌红，苔白少，脉细缓。

处方：生黄芪、粉丹皮各 15g，生白术、南沙参、寸麦冬、桑白皮、玄参、桃仁、寒水石各 12g，炒黄芩、浙贝母各 20g，鱼腥草、百合、冬瓜仁、干芦根、生薏苡仁、藤梨根、生侧柏叶、鹿衔草、红藤各 30g，防风、淡附子各 9g。7 剂，水煎两汁，分服。

2 月 27 日三十六诊：复感后又咯血，服止血药后即止，目前咳嗽已解，痰除，纳、便正常，舌红，苔薄白，脉细缓。

处方：肺形草、野荞麦根、鱼腥草、百合、冬瓜仁、干芦根、生薏苡仁、生侧柏叶、紫珠草各 30g，桑白皮、地骨皮、桃仁、寒水石、浮海石各 12g，炒黄芩、浙贝母各 20g。7 剂，水煎两汁，分服。

3 月 13 日三十七诊：病情开始稳定，咯血未见，咳嗽与痰均除，唇红，纳、便正常，自觉体质好转，舌红，苔薄白，脉细缓。

处方：南沙参、生白术、桑白皮、地骨皮、桃仁、玄参、寸麦冬各 12g，防风 9g，肺形草、鱼腥草、百合、冬瓜仁、生薏苡仁、干芦根、生侧柏叶各 30g，炒黄芩、浙贝母各 20g，粉丹皮 15g。7 剂，水煎两汁，分服。

7 月 31 日三十八诊：面色转红润，精神好转，昨日又外感，咯血未见，咳嗽未增，纳、便正常，舌红，苔薄，脉细缓。

处方：南沙参、白及、桃仁、槐角各 15g，防风 9g，肺形草、鱼腥草、生薏苡仁、冬瓜仁、干芦根、生侧柏叶各 30g，炒黄芩、浙贝母各 20g，生白术、桑白皮、粉丹皮、寸麦冬、菟丝子各 12g。7 剂，水煎两汁，分服。

2010 年 8 月 3 日三十九诊：开出第 2 次膏方。

自幼肺气不足，致成咯血证，肺、脾、肾三脏阳气早虚，蕴痰化热，肺络受损，常迫血妄行，痰血互结，肺失肃降，反侮肝木，难养心血，以致五脏失调，气血亏虚，痰瘀互结，错综夹杂病证。经 1 年余治调，咯血已解，面色转正常，痰转白量少，纳、便正常，寐安，月经正常。舌红淡，苔薄白，脉细缓小弦。在夏季给予清肺祛痰，滋阴凉血，健脾化湿，疏肝养血，制成膏滋缓缓调治。

处方：制黄精 300g，生白术 120g，防风 90g，肺形草 300g，野荞麦根 300g，炒黄芩 150g，桑白皮 120g，浙贝母 200g，冬瓜仁 300g，桃仁 150g，生薏苡仁

300g，干芦根300g，粉丹皮150g，地骨皮120g，天竺黄120g，苏木120g，苏梗120g，寒水石120g，炒白芍150g，川芎150g，生地黄200g，淮山药300g，白茯苓120g，泽泻120g，百合150g，白及200g，防己150g，炒当归120g，银柴胡90g，藤梨根300g，炙枳壳150g，槐角150g，西党参200g，寸麦冬120g，五味子90g，炒杜仲120g，川续断120g，桑椹子300g，灵芝草120g，佛手片120g，砂仁60g，蔻仁60g，女贞子200g，生侧柏叶300g，潼蒺藜120g，白蒺藜120g，化橘红120g。1料。水煎浓缩，加入龟甲胶500g，百令孢子粉100g，蛤蚧2对（研粉），冰糖500g，黄酒半斤，收膏备用。早、晚各1匙，开水冲服。外感或腹泻时停服，来医师处另开方药，待调整后再服。

2011年5月14日四十诊：遇冷又外感，咯血2次、量少已止，痰黄白相间，纳、便正常，舌红，苔白，脉细缓。

处方：野荞麦根、鱼腥草、肺形草、生薏苡仁、冬瓜仁、干芦根、生侧柏叶、生地炭、紫珠草、百合各30g，炒黄芩、浙贝母各20g，桃仁、粉丹皮、黛蛤散（包）、寒水石各15g，桑白皮12g。7剂，水煎两汁，分服。另配：白及粉18g，川贝粉6g，2次分吞。7剂。

5月25日四十一诊：血止，痰色黄有改善，纳、便正常，舌红，苔薄少，脉细滑。

处方：野荞麦根、鱼腥草、肺形草、生薏苡仁、冬瓜仁、干芦根、生侧柏叶、紫珠草、百合各30g，桑白皮、白芥子各12g，炒黄芩、浙贝母各20g，桃仁、粉丹皮、黛蛤散（包）各15g。7剂，水煎两汁，分服。另配：白及粉18g，川贝粉6g。2次分吞。7剂。

6月11日四十二诊：突然发热，今已退。咳嗽不多，痰黄白相间转松，无胸闷，纳、便正常，舌红，苔白，脉细滑。

处方：炒黄芩、浙贝母各20g，桃仁、粉丹皮各15g，白芥子、桑白皮、海蛤壳、苏梗、苏木各12g，皂角刺9g，肺形草、鱼腥草、生薏苡仁、冬瓜仁、干芦根、百合、生侧柏叶、野荞麦根各30g。7剂，水煎两汁，分服。另配：白及粉18g，川贝粉6g，2次分吞。7剂。

6月25日四十三诊：咯血未见，痰晨起黄色、平时白色，胸闷气急消失，寐安，纳、便正常，舌红，苔薄白，脉细缓。

处方：南沙参、粉丹皮各15g，炒黄芩、浙贝母各20g，野荞麦根、鱼腥草、生薏苡仁、冬瓜仁、干芦根、百合、生侧柏叶、白茅根各30g，皂角刺9g，天花粉、桃仁、白芥子、川石斛、桑白皮各12g。7剂，水煎两汁，分服。

7月9日四十四诊：血未见，痰中咖啡样，痰黄，胸闷除，纳可，舌红，苔薄白，脉弦细。

处方：生白术、桑白皮、桃仁、粉丹皮、白芥子各12g，防风9g，炒黄芩、浙贝母各20g，野荞麦根、鱼腥草、冬瓜仁、干芦根、百合、生侧柏叶、藤梨根、生薏苡仁、红藤各30g。7剂，水煎两汁，分服。

7月23日四十五诊：血未见，痰量减少，今痰又带黄绿色，纳、便正常，舌红，苔薄白，脉细缓。

处方：南沙参、炒黄芩各15g，生白术、桑白皮、桃仁、粉丹皮、佛手片各12g，防风、淡竹叶各9g，野荞麦根、鱼腥草、冬瓜仁、干芦根、藤梨根、生薏苡仁、生侧柏叶各30g，浙贝母20g。7剂，水煎两汁，分服。

8月20日四十六诊：晨起有痰、色白量少，纳、便正常，舌红，苔薄白，脉细滑。

处方：生白术、桑白皮、桃仁各12g，防风9g，炒黄芩20g，粉丹皮、浙贝母各15g，制黄精、野荞麦根、鱼腥草、干芦根、百合、生侧柏叶、藤梨根、生薏苡仁、红藤、桑椹子各30g。7剂，水煎两汁，分服。

9月14日四十七诊：咳嗽不多，痰白量少，近日胃中不舒，嘈杂，纳、便正常，舌红，苔薄白，脉细缓。

处方：南沙参、炒黄芩、粉丹皮各15g，生白术、桑白皮、桃仁、佛手片各12g，防风、淡竹叶各9g，浙贝母20g，野荞麦根、鱼腥草、冬瓜仁、干芦根、藤梨根、生薏苡仁、生侧柏叶各30g。7剂，水煎两汁，分服。

2011年9月19日四十八诊：开出第3次膏方。

自幼肺气不足，致成咯血证，肺、脾、肾三脏阳气早虚，痰热互交，肺络受损，常迫血妄行，肺失肃降，克肝侮心，以致五脏失调，气血亏虚，痰瘀互结，错综夹杂病证。经两年余治调，咯血已解，面色转正常，痰白量少，时有胃中嘈杂，二便正常，寐安，月经正常。舌红淡，苔薄白，脉细缓小弦。经春夏治疗后，病情稳定，在秋冬再给予清肺祛痰，健脾化湿，疏肝养血，益气补肾，制成膏滋缓调治。

处方：制黄精300g，生白术120g，防风90g，肺形草300g，野荞麦根300g，炒黄芩150g，桑白皮120g，浙贝母200g，冬瓜仁300g，桃仁150g，生薏苡仁300g，干芦根300g，粉丹皮150g，地骨皮120g，天竺黄120g，苏木120g，苏梗120g，寒水石120g，炒白芍150g，川芎150g，生地黄200g，淮山药300g，白茯苓120g，乌贼骨200g，百合150g，白及200g，防己150g，炒当归120g，银柴胡90g，藤梨根300g，炙枳壳150g，槐角150g，生晒参120g，麦冬120g，五味子90g，炒杜仲120g，川续断120g，桑椹子300g，灵芝120g，佛手片120g，砂仁60g，蔻仁60g，女贞子200g，生侧柏叶300g，潼蒺藜120g，白蒺藜120g，化橘红120g。1料。水煎浓缩，加入龟甲胶400g，百令孢子粉100g，蛤蚧2对（研粉），冰糖500g，黄酒半斤，收膏备用。早、晚各1匙，开水冲服。外感或腹泻时停服，来医师处另开方药，待调整后再服。

【按】该患者因支气管扩张咯血，大学毕业后不能参加工作。本病也是自幼开始逐年加重，由于病程长，所以治疗也长达3年。同样达到临床痊愈。1年后在路上相遇，随访她的病情，未再咯血，并正常参加工作。

以上三案西医诊断均诊断为支气管扩张伴感染、咯血，病程长。中医属咳嗽、血证或伴有喘证、虚痨。本人认为，该病的治疗并不是清热止血就能解决的。因为此阶段患者的肺、脾、肾三脏阳气俱虚，痰浊阻在肺络，与血互结，虚实交杂。所以按肺的功能主气，司呼吸，朝百脉，助心主治节，通调水道，所以肺气宜降、宜宣。若肺气壅塞，宣降不利，必定发病。

此类患者，均长期受六淫之邪侵犯，日久不解，转为内伤。正气日衰，或肺气亏虚，或肺阴耗伤。影响他脏，首先及脾，脾运失职，运化无权，水液内停，再涉肾阳，不能上荫温脾，气化无力，加重水不化精（津）。所以说，痰的壅阻是支气管扩张伴咯血的根本。正如支气管镜所示：痰阻塞在支气管内，有痰栓形成、气管壁的血管扩张等。病理上肺泡坏死，死腔形成，肺泡壁呈玻璃样改变，肺泡间毛细血管瘀阻。虽然中医不能进行如此描述，但理论上是一致的。故现代病理的改变，使我在治疗上打开了思路，采用治肺痈之法，清热泄肺，祛痰或豁痰，软坚活血，并采用益气固卫、健脾化湿、温肾清肝、活血散瘀、滋阴润肺、脾肾同补等法。

此类疾病本身就有矛盾，因热易动血，热又可伤阴，由热肺败腐深入肺络，故治疗中也会出血，与外痈一样。经治疗，脓清后，表皮结痂后不断剥落也会出血，肺之治疗同样可以出血。这也是医者要与患者说明的治疗要点。特别要注意大出血，嘱患者不要紧张，如出现这种情况，要立即去医院。在去医院的途中千万不能憋气，以防堵塞气管造成死亡。

此病例治疗有三个步骤，一是清热凉血，以堵为主；二是清肺凉血，以散为主；三是清肺祛痰，健脾温肾，以补为主。同时要鼓励患者树立长期治疗的信心。此三案的治疗多长达5年之久。

八、急性休克、出血

休克是一种循环功能不全的综合征，是临床各科疾病中在严重时常见的并发症。其发生的基本原因是有效血容量不足，引起全身组织和脏器的血流量灌注不良，导致组织缺血、缺氧、微循环瘀滞、代谢紊乱和脏器功能障碍等一系列病理生理改变。突出的表现是 BP 下降（收缩压降至 80mmHg 以下，脉压差小于 20mmHg）、心率增快、脉搏细弱、全身软弱，皮肤湿冷、面色苍白或发绀、烦躁不安，反应迟钝，神志模糊、尿量减少，静脉萎陷、甚至昏迷死亡。按临床休克病因为：①低血容量性休克；②感染性休克；③心源性休克；④过敏性休克；⑤神经源性休克。

中医学可参考"厥证""脱证""闭证""亡阴""亡阳"等；若按卫气营气辨证，休克期在气分多见，出现的"热深厥深""真热假寒的四肢厥冷""热蒙清窍""热充斥三焦"等症型中出现。是由于人体的正气不足，邪毒内陷，损伤五脏六腑的气血、津液、导致气血凝滞，在阴损及阳，阳损及阴的变证中出现"脉细欲绝""阴阳离决"的危及生命的症状。

所以无不论中医还是西医对休克，都需要抢救，也都可有成功和失败。下面三例患者是经西药抢救恢复效果不明显时，中医参与治疗成功的案例。

案例

62. 慢性肺源性心脏病急性发作伴肺性脑病、休克、消化道出血

方某，男，59 岁，干部。住院号：1236024。初诊时间：1992 年 2 月 17 日。

患者慢性支气管炎史 20 余年，肺性脑病发作史两年，1992 年 2 月 16 日因咳嗽、胸闷气急不能平卧，在当地医院住院，经采用抗菌、平喘、化痰等药治疗诸症不能缓解，伴唇、甲发绀，嗜睡，黑便 1 天，急诊转入我院采用中西医结合治疗。T 35.4℃，P 28 次/分，R 110 次/分，律齐，BP 由 140/98mmHg，下

降为 90/36mmHg，面色晦暗，嗜睡，球结膜水肿，结膜充血，呼吸急而低弱，颈静脉怒张，肝颈反流阳性，桶状胸，两肺满布哮鸣音及干湿性啰音。心界缩小，心尖搏动在剑下明显，可闻及吹风样杂音Ⅲ级。肝脾触及不满意，腰以下浮肿，呈凹陷性。舌紫绛，苔黄厚干，脉细滑数。生化检查：血常规：WBC 12.0×10^9/L，DC：N 82.0%，L 8.0%，M 5.0%，E 5.0%，Hb 160g/L，PLT 98×10^9/L；血钾 3 mmol/L，血钠 137 mmol/L，血氯化物 77 mmol/L，纤维蛋白原 168 g/L，三 P 试验：弱阳性，红细胞压积42%。血气分析：pH 7.219，PaO_2 5.3KPa，$PaCO_2$ 14KPa，$SaO_2$60%。

西医诊断：慢支伴感染，肺源性心脏病，肺性脑病伴休克，上消化道出血。

中医诊断：肺胀，喘脱，厥脱症。

脉证合参：本案因久伏痰饮，寒邪引动，上渍于肺，郁而化热，日久气虚无力推邪而出，气滞血瘀，痰瘀互结，内陷营血，以致气机逆乱，上窜蒙闭心窍，下溢迫血妄行，气道被痰阻塞，肺失肃降，致痰贮气闭而喘。

急用：①益气固脱：别直参 5g，西洋参 10g，炖汤鼻饲。

②豁痰开窍：猴枣散 2 支，安宫牛黄丸 2 粒，1 日 3 次；研粉鼻饲。

③清热泄营，凉血止血，涤痰开窍，温阳利水。

处方：犀角（另煎）6g，生地黄、银花炭、野荞麦根、炒黄芩、生地榆、紫珠草、葶苈子各 30g，粉丹皮、连翘各 15g，炒莱菔子、制胆星、广郁金、石菖蒲、王不留行子、川椒目各 12g，川黄连 5g。3 剂，水煎两汁，分 2～5 鼻饲。

2 月 20 日二诊：神志不清，喉间痰鸣（吸痰帮助）痰色黄稠，大便深褐，血压 126/60 mmHg，P 26 次/分，R 98 次/分，律齐；舌紫绛苔光干，脉细滑数。

药后，痰浊随肺气下降而化，郁热尤盛，阴液、津血亏损加重，治以救阴生津，益气开窍。

处方：犀角（另煎）6g，生地黄、银花炭、野荞麦根、炒黄芩、生地榆、紫珠草、葶苈子、鲜石斛各 30g，粉丹皮、连翘各 15g，制胆星、广郁金、石菖蒲、王不留行子、川椒目各 12g，川黄连 5g。3 剂，水煎两汁，分 2～5 鼻饲。

2 月 23 日三诊：神已转清，呼吸急促，痰稠不畅、色黄白相间，面色晦暗，唇绀指青，浮肿消退，便色转黄，舌红绛，苔光有津，脉细滑。血压

150/82mmHg。生化复查：血常规：WBC 8.0×10^9/L，DC：N 78.0%，L 22.0%，HGB 140g/L，PLT 70.8×10^9/L；血气分析：pH 7.381，PaO_2 10.5KPa，$PaCO_2$ 6.65KPa，SaO_2 93.2%。大便潜血（－）。

阶段性脉证合参：此时痰热已微，气机开始逆转，由营血转出气分，但肺阴未复，瘀血气滞未解。

治法：清热豁痰，养阴生津，活血化瘀。

处方：野荞麦根、鲜石斛、鲜芦根、紫丹参各30g，炒黄芩、莪术、川芎各15g，蚤休、白桔梗、桑白皮、苏子、苏叶、苏梗、天竺黄、浮海石、款冬花各12g，木蝴蝶9g，浙贝母、天冬、寸麦冬各20g。5剂，水煎两汁，分2～5服。

2月28日四诊：神志清晰，痰色转白，并能床上活动，纳食欠香，尿量正常，舌淡紫，苔薄少，脉弦滑。痰浊下伏，气道通畅，气阴仍虚，瘀阻脉络，脾肾均亏。治以清肺祛痰，养阴生津，活血化瘀，佐以益气健脾。

处方：生白术、蚤休、白桔梗、桑白皮、天竺黄、浮海石、苏梗、苏木、菟丝子各12g，防风9g，野荞麦根、鲜石斛各30g，浙贝母20g，炒黄芩、天冬、寸麦冬、莪术各15g。5剂，水煎两汁，分服。

3月5日五诊：咳嗽减少，痰白黏稠不畅，胸闷，动则气急，纳、便正常，舌淡紫，苔薄白，脉弦滑。痰结于肺，气机开始和顺，血瘀气滞未解，肺、脾、肾三脏阳气俱虚。治以益气固表，清肺祛痰，活血化瘀，佐以健脾补肾。

处方：太子参、生白术、蚤休、白桔梗、桑白皮、苏梗、苏木、天竺黄、浮海石、菟丝子、炒杜仲各12g，防风9g，野荞麦根、仙灵脾各30g，浙贝母20g，炒黄芩、炙紫菀、莪术、紫石英、川芎各15g。14剂，水煎两汁，分服。

3月29日六诊：病情稳定，咳嗽消失，痰量减少，胸闷不显，动则气急，饮食、大便正常，舌淡紫苔薄白，脉弦缓。痰饮伏于膈下，肺气虚弱，肾气亏虚，难以纳气。治以益气固表，健脾化痰，补肾纳气，活血化瘀。

处方：生黄芪、生白术、白桔梗、桑白皮、浮海石、海蛤壳、炒杜仲、补骨脂、菟丝子各12g，防风9g，野荞麦根30g，浙贝母20g，炒黄芩、炙紫菀、莪术、川芎、紫石英各15g。30剂，水煎两汁，分服。

病情缓解出院。后每月门诊1次以益气健脾，清肺祛痰，温肾纳气，活血化瘀之法，巩固治疗。退休在家，生活自理。

处方：生白术、白桔梗、桑白皮、浮海石、海蛤壳、炒杜仲、补骨脂、菟丝子各12g，防风9g，生黄芪、野荞麦根、仙灵脾各30g，浙贝母20g，炒黄芩、炙紫菀、莪术、川芎、紫石英各15g。30剂，水煎两汁，分服。

11月20日七诊：进入冬令调治，开出膏方。

宿有痰饮，肺、脾、肾三脏阳气俱虚，肺气不足难以卫外，六淫之邪常束于肺，肺失清肃，脾气虚损，生化之源亏乏，运化失职，聚液生湿，炽炼成痰，伏于膈下，外邪引动，则上渍于肺，痰浊交织，阻于气道，致成喘脱，阴阳失衡，肾不纳气。每当风热之邪侵袭，造成气机逆乱，痰浊、瘀血互结，郁而化热，虚风内动，夹痰上蒙清窍，内陷营血，下溢伤及脉络，迫血妄行，经急则治标原则。得以缓解，现症见：稍有咳嗽，痰白量少，胸闷气急上楼加剧，纳、便正常，舌淡紫红，苔白，脉弦滑。正值冬令之季，按秋冬养阴原则，给予益气固表，健脾化痰，温肾纳气，活血化瘀，制成膏滋，缓缓调治。

处方：制黄精300g，生白术120g，防风90g，野荞麦根300g，炒黄芩200g，蚤休150g，白桔梗120g，桑白皮120g，浙贝母200g，生炒薏苡仁各120g，白茯苓100g，西党参200g，天冬120g，寸麦冬120g，五味子90g，生地黄120g，熟地黄120g，淮山药300g，泽泻120g，粉丹皮120g，山茱萸90g，炒杜仲120g，川续断120g，桑椹子300g，菟丝子120g，仙灵脾300g，紫石英150g，苏木120g，苏梗120g，莪术150g，紫丹参300g，天竺黄120g，海蛤壳120g，炙紫菀150g，潼蒺藜120g，白蒺藜120g，女贞子120g，化橘红120g。1料。水煎浓缩，加入龟甲胶400g，鹿角胶400g，蛤蚧2对（研粉），冰糖500g，黄酒半斤，收膏，储藏备用。早、晚各1匙，开水冲服。遇感冒、腹泻停服，经医师治疗后再服。后按此调理，随访3年病情一直稳定。

【按】此案属"咳嗽""肺胀""喘证"范畴。但出现变证，故要加用"血证""厥证"及"卫气营血"来辨证论治。因为此病的发展已到了气虚、痰、瘀互结阶段，在气机逆乱的情况下，可出现如下4种变证：①肺气郁滞，不能制约心火之变证。②痰浊内蕴，不能洁净气道之变证。③阳损及阴，邪实正虚交错并见之变证。④气阴两虚，痰瘀互结之变证。临床需脉证合参，分析辨证。要辨急缓、辨虚实、辨寒热、辨表里、辨阴阳、辨脏腑等。再论施治。本案故先用益气固脱、豁痰开窍、清热泄营、凉血止血、涤痰开窍、温阳利水等法。此"豁痰"是清肺中深部的有形之痰，"涤痰"是的荡涤无形之痰，使痰浊清而郁热解，同时也可使入营血之邪，转出气分，清除下陷的血分之热，除了痰瘀互结，气机逆乱的局面，使病转危为安。此时的方就不能按部就班了。也是前人说的"医必执方，医不执方"的道理。

63. 右顶叶局限性脑梗死、脑萎缩伴上消化道出血、休克

吴某，男，72 岁，教授。住院号：113604。初诊时间：1991 年 1 月 25 日。

主诉：高血压史 15 年，胆囊切除术 7 年，直肠癌术后 5 年。因语言不清，不能步履于 1991 年 1 月 24 日。诊断为中风，收入病区。次日黑便 3 次，每次约 300g，神志趋向不清，喉间痰鸣，颈部抵触，血压由 210/90mmHg，下降至 150/66 mmHg。两肺可闻及痰鸣音和细小干湿性啰音；心率 126 次/分，律齐；腹膨隆，肝脾触及不满意；左侧腹部人工肛门，肠鸣音亢进；右巴彬征阳性。生化检查：血常规：WBC 10.6×10^9/L，DC：N 80.0%，L 14.0%，M 4.0%，Hb160g/L，PLT 12.8×10^9/L；尿常规：蛋白（+++），大便：潜血（+++）。三 P 试验：（-），纤维蛋白原 0.50g/L；凝血酶原时间：13.5 秒，血沉 38mm^3/h，红细胞压积：0.34%；心电图：窦性心率，电轴中度左偏，偶发房早，ST 段轻度改变；CT：右顶叶局限性脑梗死、脑萎缩。舌紫红，苔黄厚糙，脉细无力。

西医诊断：右顶叶局限性脑梗死、脑萎缩、伴上消化道出血、休克。

中医诊断：中风，厥脱证，血证。

脉证合参：患者老年，肾精早亏，肝阴暗耗，又兼痰浊郁而化热，虚风内动，夹痰上扰清窍，内陷营血，迫血妄行，以致气机逆乱，变证丛生。

给予：①益气固脱：别直参 5g，西洋参 10g，水煎，代茶饮。

②平肝息风豁痰：羚羊角粉 1g，猴枣散 2 支/次，1 日 4 次，化水吞服。

③治法：平肝息风，凉血止血，涤痰开窍。

处方：犀角（先煎）6g，钩藤、粉丹皮各 15g，炒天虫、白桔梗、广郁金、石菖蒲、制胆星、天竺黄、泽泻、女贞子各 12g，旱莲草 9g，生地炭、紫珠草各 30g，浙贝母 20g。2 剂，水煎两汁，分 3~5 次服。

1 月 27 日二诊：神志时清时蒙，喉间痰鸣消失，血压稳定，大便转为褐色，大便潜血（+）。舌紫暗，苔光，脉细滑。此时痰浊始化，气阴亏损，津液大亏未能恢复，阴虚生内热，下迫大肠，故下褐色。

治法：①益气固脱：别直参 5g，西洋参 10g。水煎，代茶饮。

②平肝息风之法：羚羊角粉 1g，1 日 2 次，化水吞服。

③养阴生津，凉血止血，豁痰开窍。

处方：南沙参、北沙参、寸麦冬、鲜石斛、鲜芦根、紫珠草各30g，天花粉、粉丹皮各15g，女贞子、广郁金、石菖蒲、白桔梗、佛手片各12g，浙贝母20g，川黄连4g。3剂，水煎两汁，分3~5次服。

1月31日三诊：神志转清，全身肌肉、关节酸痛，胸闷脘痞，纳食无味，大便黄褐。潜血：弱阳性。舌紫暗，苔光少津，脉细小数。经两诊治疗湿浊已清，郁热势减，津液仍然亏虚，气虚血滞。治以益气育阴，生津和胃。

处方：南沙参、北沙参、寸麦冬、鲜石斛、鲜芦根各30g，制黄精、天花粉、粉丹皮、炒谷芽、炒麦芽、鸡内金各15g，广郁金、佛手片、炒当归、炒白芍、乌梅各12g，五味子9g。10剂，水煎两汁，分服。

2月11日四诊：内热祛，津液生，气虚血滞，筋脉失于濡养，故左侧肢体活动欠佳，纳、便正常，舌淡紫暗，苔薄白，脉弦滑。各项生化指标检查均在正常范围，CT复查同前。治以益气助阳，活血通络，养阴补肾。

方药：补阳还五汤加减，其中重用生黄芪20~60g。经1个月调治，病情稳定，痊愈出院。随访5年，工作生活自理。

【按】本案老年身患3种疾病，精血已亏，肝肾失调，又夹痰湿多年，郁而化火，风动内扇，夹痰上扰清窍，内陷营血，使气机逆乱，发生变证。出现出血、休克、昏迷同存，是中风厥脱的险症，所以不能按常规用药。故第一诊采用三法。急用人参合西洋参，力挽虚脱。羚羊角与猴枣散同用，以平肝息风，豁痰涤痰，痰降风息，昏厥自醒。第二诊出现大便出血，改平肝息风，豁痰开窍，凉血止血的煎药后，使脱挽、血止、血压稳定，神志苏醒、津液恢复，救回了生命。继后采用益气育阴、生津助阳、活血通络之法，促进阴阳平衡，气血和顺，筋脉通畅，使机体失代偿的功能达到恢复，告愈出院。

64. 系统性红斑狼疮、败血症休克并上消化道出血

潘某，女，52岁，干部。住院号：90360。初诊时间：1992年3月26日。

主诉：患系统性红斑狼疮病史15年，常服用地塞米松0.75mg/d，或强的松10mg/d，控制症状。有胆囊结石和高血压病史10年。1992年2月24日突然发现黑便，自服止血药后便色转黄。3月20日突然解出柏油样便约800g，感头晕乏力，汗出等。由家庭病床转入院。经中西医结合治疗5天，症状无法控制，体温上升至38.9℃，神志不清，自言自语，循衣摸床，球结膜水肿，

心率 104 次/分，律齐，心尖部可闻及吹风样收缩期杂音Ⅱ级，两肺底可闻及细小湿啰音，腹部和四肢满布针尖样鲜红色出血点，血压下降至 76/42 mmHg。下肢凹陷性水肿（＋）。舌红绛，苔根黄厚腻、前光干，脉细数弱无力。生化检查：血常规：WBC $17.6 \times 10^9/L$，DC：N 68.0%，L 26.0%，E 2.0%；Hb 100g/L，PLT $27.0 \times 10^9/L$；大便潜血（＋＋＋＋）。血钾 4.5 mmol/L，血钠 140 mmol/L，血氯化物 102mmol/L，肌酐 106μmol/L，尿素氮 7.8mmol/L；血培养：大肠杆菌；纤维蛋白原 1.5g/L，凝血酶原时间：8.7 秒。

西医诊断：系统红斑狼疮、败血症休克并上消化道出血。

中医诊断：厥脱症、热毒内陷（气、营、血三燔）。

脉证合参：本案已患免疫系统疾病 15 年，气血失顺，阴阳失衡，体内突然湿热蕴结，伤及津液，虚火内沸，热移于大肠，伤络下溢，致成便血之症，造成津液更虚，气随液脱，气机逆乱，故发生气、营、血三燔之变证。

治法：①益气固脱：西洋参 20g，别直参 5g。水煎，代茶饮。

②清营解毒，凉血止血。

处方：犀角、玄参 9g，生地黄、金银花、白茅根、生地榆各 30g，寸麦冬、连翘、紫草、茯苓皮、车前子各 15g，川黄连 5g，广郁金、石菖蒲、粉丹皮 12g。2 剂，水煎两汁，分 2～5 次服。

3 月 29 日二诊：神志转清，精神软弱，T 37.2℃，BP 138/70 mmHg。原出血点色转暗紫，未见增多，便色咖啡样，潜血（＋）。诉：头晕目眩，心烦厌食，口干不饮，舌红光干无苔，脉细弦滑。经治疗，湿浊去，但营阴大劫，津液亏涸，郁热仍盛。

治法：①益气养阴：西洋参 20g，水煎，代茶饮。

②清热养阴生津，凉血止血。

处方：犀角（先入）9g，鲜生地黄、金银花、鲜石斛、鲜芦根、白茅根、生地榆各 30g，寸麦冬、粉丹皮、紫草、泽泻各 15g，川黄连 5g，玄参、女贞子、生白芍各 12g。3 剂，水煎两汁，分 2～3 次服。

4 月 2 日三诊：体温正常。全身肌肉酸痛，大便转黄，舌转淡红紫，苔薄少津，脉细缓。生化复查：血常规：WBC $8.3 \times 10^9/L$，DC：N 72.0%，L 28.0%；Hb 60.50g/L，PLT $32.0 \times 10^9/L$；大便潜血（－）。

从舌苔分析，苔薄少津，较前 5 天无苔而光干好转，表明津液开始恢复，血分热势已降，气血仍然亏虚，阴阳还是失衡。治以益气养血，生津和胃。方药：归脾汤加减。

处方：制黄精、炒枣仁各20g，西党参、焦六曲各15g，炒白术、白茯苓、广木香、炒当归、佛手片各12g，鲜石斛30g，炙远志、绿梅花各9g。15剂，进行调理后，痊愈出院，随访7年，生活自理。

【按】本案长期患免疫系统疾病，又长期使用激素，早已脾虚肾亏，气血失和。由于脾气虚弱不能统血，输布失司，湿停中焦，郁而化热，伤及脉络，血越肌腠，津血随气脱，故出现气分未罢，邪恶毒内陷营血之症，见斑疹显露、神蒙、发热、黑便如油等气机逆乱之症。急以人参合西洋参力挽虚脱，并犀角、生地黄合广郁金、石菖蒲等清营凉血，解毒开窍，终使患者脱离危险。

以上三例患者均长期受慢性疾病的缠绕，因气血失顺，阴阳失衡，导致气机逆乱，而发生气、营、血三燔的危急脱症。三例一诊时均采用别直参和西洋参配合。人参有补气救脱作用，因制法和产地不同，分红、白两种。临床抢救时多用别直参和西洋参。别直参色红，西洋参色白，故两者有偏热、偏凉的区别。此三例患者都有神蒙、出血、休克现象，纯用别直参怕更出血，故采用二参配合。第一例因痰热蒙闭清窍，故用"三宝"中的安宫牛黄丸合猴枣散，以开窍涤痰；第二例因肝风内盛，故用羚羊角粉，以平肝息风；第三例因热毒内陷，故要先凉血止血，以犀角地黄汤加减。此说明，病情变化时也要分辨出现的原因，这样才能合理用药，取得疗效。

九、心肺复苏后

心搏骤停后进行心肺复苏在疾病中临终状态，是心脏急症中最严重的情况。若不时抢救，会造成脑和全身器官的不可逆损害，从而导致死亡。其分心源性心搏骤停和非心源性心搏骤停。中医属"厥证""脱证""闭证"范畴，均属内科急症。临床大致可分为热病和杂病两大类。热病由于热毒之邪内陷、逆传或伤及气、营、血分而发生变证；杂病因五脏六腑的生理功能失常，造成气血、津液、阴阳、寒热、虚实变化，相互失于制约、转化、盛衰、损及、阴阳离决后，发生阴竭、阳脱的危象，动摇人体生命之根本。

（一）厥、脱、闭的临床范畴

（1）厥证：由脏与腑的阳阳失调、气机逆乱引起，常发生于厥证、中风、眩晕、真心痛、喘证、肺胀、血证、脏躁、消渴、中暑、时疫热等病。

（2）脱证：由于五脏真阳散脱于外而产生，可发生在厥证后，如中风、眩晕、真心痛、哮证、喘证、肺胀、血证、消渴后期，中暑，热病气分病等。

（3）闭证：由于气血阻滞，气机逆乱，清窍被邪气闭阻；或痰火上蒙；或肺热气盛，上下热闭而造成。其可发生在中风、眩晕、肺胀、水肿、真心痛、癃闭、热病气分，或营、血分中。

（二）厥、脱、闭三证的关系

气血是人体生命活动的动力和源泉，它既是脏腑功能的反映，又是脏腑活动的产物，故当人体出现病理变化时，无不涉及气和血。所以气血闭塞不通，必然导致人体生命活动动力和源泉的丧失，五脏六腑功能失司，生化气血无权，气血运行受到障碍，气虚无以生化，血必因之而虚少，气衰无法推动血行，血必因之而瘀滞；血虚无以载气，气更虚；血脱则气无所附。气和血脱，最后导致气脱、亡阳、血亡、亡阴的病理变化。

脏腑构成人体，其生、克、乘、侮，表里、寒热、虚实、阴阳的联系是中医辨证论治的核心。它与气、血、津、精关系十分密切，相互依赖，相互影响，脏腑与气血津精在人体内发生变化不是孤立存在的，是其失衡，导致阴损及阳、阳损及阴变化而产生气机逆乱，从而发生厥、脱、闭之变证。三证不但相互关联，又互为因果。其关键在"闭"。心跳停搏、呼吸停止都是"闭"的表现，虽经抢救，生命保住了，但气血的衰竭、阴亏阳衰一时无法恢复正常，五脏六腑仍失于协调，故常有各种症状出现。以下两例就是心肺复苏后中医治疗的案例。

65. 阻塞性肺气肿、Ⅱ型呼吸衰竭抢救后左心功能不全伴下肢浮肿

鲍某，男，61 岁，干部。门诊号：0329221。初诊时间：2009 年 8 月 29 日。

患者 1995 年被诊为右心扩大，ST 段改变，T 波倒置。虽经服药，但症状不能缓解。后因气急 6 年余、浮肿 1 周入院。住院期间，曾发生Ⅱ型呼吸衰竭，经抢救后出院。目前带氧气来就诊。症见面色晦暗，指青唇绀，头晕乏力，无力行走，口腔反复溃疡，端坐呼吸，下肢浮肿（出院后一直不消退），纳、便正常，舌红，苔薄白，脉弦滑小数。吸烟 30 余年，1 天 30 支（现已戒）。B 超：胆囊萎缩。肺功能：重度混合性通气功能障碍，弥散功能重度下降。

脉证合参：长期外邪和吸烟侵犯肺府，肺气肃降受阻，湿聚炽炼成痰，贮于肺和气道，日久及脾涉肾。肺络瘀滞，无法辅助心主血循，故发生生命危险。虽经抢救，气血仍失于平衡，肺、脾、肾三脏阳气更虚，加上外邪长期侵犯口腔、腠理，直中心脉，使五脏六腑失于协调。

治法：通心阳，养心阴，平肝阳，益肾气，清肺热，散血瘀。

方药：生脉饮合桂枝汤加减。

处方：西党参、寸麦冬、旱莲草、桑白皮、地骨皮、炒天虫、明天麻、蔓荆子、潼蒺藜、白蒺藜各 12g，五味子、淡竹叶各 9g，桂枝 6g，炒赤芍、炒白芍、桃仁各 15g，煨葛根 30g，女贞子、川芎各 20g。7 剂，水煎两汁，分服。

4 月 9 日二诊：面色晦暗明显，端坐呼吸，指青唇绀，带吸氧器，头晕改善，手指麻木，口腔溃疡消失，下肢仍浮肿，纳、便正常，舌红，苔白中厚边锯齿，脉细小弦。

处方：五味子、桂枝、淡竹叶各 9g，炒赤芍、桃仁、炒白芍、红景天各

15g，紫丹参、煨葛根各 30g，女贞子、川芎各 20g，西党参、寸麦冬、旱莲草、菟丝子、鬼见羽、炒天虫、明天麻、蔓荆子、潼蒺藜、白蒺藜各 12g。7 剂，水煎两汁，分服。

9 月 11 日三诊：面色晦暗开始转淡，上额及面颊部色素沉着明显，端坐呼吸，仍不能离开氧气，指青唇绀，头晕除，口溃疡又起，手指麻木存，下肢浮肿改善，自觉精神好转，夜寐安，舌红，苔白，脉细弦滑。

处方：西党参、寸麦冬、旱莲草、鬼见羽、桑白皮、炒天虫、明天麻、潼蒺藜、白蒺藜各 12g，五味子、桂枝、淡竹叶各 9g，川芎、女贞子各 20g，紫丹参、煨葛根各 30g，炒赤芍、生白芍、桃仁、水牛角、红景天、人中白各 15g。7 剂，水煎两汁，分服。

9 月 18 日四诊：口腔溃疡又起，面部色素沉着以上额和两颊明显，指青唇绀，时胸闷心悸，下肢浮肿时起时伏，纳可，寐安，大便 2 次/天、欠畅，舌红紫暗，苔白，脉弦滑。

处方：水牛角、炒赤芍、炒白芍、红景天、桃仁、人中白各 15g，桑白皮、西党参、寸麦冬、柏子仁、寒水石各 12g，五味子、桂枝、淡竹叶各 9g，紫丹参、鹿衔草、仙灵脾各 30g。7 剂，水煎两汁，分服。

9 月 25 日五诊：口腔溃疡减轻，面部色素沉着面积缩小，近日咽喉疼痛，胸闷心悸，下肢仍浮肿，纳可，大便 1 天 1～2 次，舌偏红，苔中厚，脉细缓。

处方：西党参、寸麦冬、桂枝、炒苍术、草果仁、黄荆子各 12g，五味子、淡竹叶各 9g，炒赤芍、炒白芍、桃仁、红景天、槐角各 15g，紫丹参、生枳壳、生薏苡仁、仙灵脾各 30g。7 剂，水煎两汁，分服。

10 月 9 日六诊：CT：左侧胸膜增厚，两肺间质性病变。外感后咳嗽未增多，口腔溃疡解，面部色素较前减淡，指青唇绀，咽痛有痰，胸闷心悸，下肢稍浮肿，纳食可，大便已正常，舌红，苔白，脉细滑。

处方：生黄芪、红景天、槐角各 15g，防己、五味子各 9g，太子参、寸麦冬、桂枝、生白术、草果仁、白芥子、黄荆子各 12g，生枳壳、生薏苡仁、仙灵脾 30g。7 剂，水煎两汁，分服。

10 月 23 日七诊：咳嗽基本消失，咽部痰黏不畅，口腔溃疡除，下肢浮肿改善，纳、便正常，舌红紫，苔白，脉弦滑。

处方：生黄芪、槐角、红景天各 15g，防己、五味子各 9g，生薏苡仁、生枳壳、仙灵脾各 30g，太子参、寸麦冬、桂枝、生白术、草果仁、黄荆子、白芥子、灵芝各12g。14剂，水煎两汁，分服。

12月13日八诊：咳嗽和口腔溃疡均未起，面部色素以上额和两颊明显，胸闷气急，能脱离氧气2~3小时，心悸，咽部有痰、色白，纳、便正常，舌红淡紫，苔白，脉弦滑。

处方：生黄芪、红景天、槐角、制玉竹、鹿角霜各15g，防己、五味子各9g，生枳壳、生薏苡仁、仙灵脾各30g，西党参、寸麦冬、桂枝、生白术、草果仁、黄荆子、白芥子、菟丝子、王不留行子各12g。14剂，水煎两汁，分服。

11月28日九诊：咳嗽除，无痰，脱离氧气可达4小时以上，行走时感胸闷气短，纳、便正常，舌淡紫，苔中厚，脉细滑。

处方：生黄芪、紫丹参、生枳壳、胡芦巴、仙灵脾各30g，桂枝9g，太子参、苏梗、苏木、薤白头、瓜蒌皮、草果仁各12g，红景天、炒赤芍、防己、炒白芍、制玉竹、桃仁、槐角各15g。7剂，水煎两汁，分服。

12月5日十诊：面色晦暗明显改善，指青唇绀，胸闷时存，活动时气急，纳、便正常，舌边紫齿印，苔白，脉细滑。

处方：生黄芪、生枳壳、仙灵脾、紫丹参、胡芦巴各30g，防己、西党参、炒赤芍、炒白芍、桃仁、制玉竹、槐角、红景天各15g，桂枝、苏梗、苏木、薤白头、瓜蒌皮、草果仁、巴戟天各12g。7剂，水煎两汁，分服。

12月11日十一诊：胸闷时有发生，活动时气急，纳、便正常，舌红边紫锯齿，苔白，脉细滑。

处方：生黄芪、紫丹参、仙灵脾、胡芦巴、生枳壳各30g，防己、红景天、炒赤芍、炒白芍、桃仁、制玉竹、槐角各15g，西党参、桂枝、苏梗、苏木、薤白头、瓜蒌皮、草果仁、巴戟天各12g。7剂，水煎两汁，分服。

12月18日十二诊：上周服药后，出现半夜胃中嘈杂，胸闷气急活动后加剧，面色开始转润，色素沉着明显减退，吸氧气时间明显减少，纳、便正常，舌紫红，苔白，脉细滑。

处方：西党参、桂枝、苏梗、苏木、薤白头、瓜蒌皮、草果仁各12g，防己、红景天、炒赤芍、炒白芍、桃仁、制玉竹、槐角各15g，川黄连5g，吴茱萸2g，乌贼骨20g，生黄芪、紫丹参、仙灵脾、生枳壳各30g。7剂，水煎两汁，分服。

12月25日十三诊：半夜胃中嘈杂除，稍有咳嗽，胸闷时存，活动后气急明显，目前早晨可外出活动，纳、便正常，舌红淡紫，苔白，脉弦滑。

处方：西党参、炒赤芍、炒白芍、桃仁、制玉竹、川芎、车前草各15g，寸麦冬、玄参、桂枝、苏梗、苏木、薤白头、草果仁、姜半夏各12g，皂角刺9g，生枳壳、生薏苡仁、仙灵脾各30g。14剂，水煎两汁，分服。

2010年1月8日十四诊：口腔溃疡，牙浮肿痛又起，头胀耳鸣，活动后胸闷，气急除，胃中时有饥饿感，纳、便正常，舌红淡紫，苔白，脉细滑。

处方：西党参、炒赤芍、炒白芍、桃仁、制玉竹、川芎各15g，寸麦冬、玄参、桂枝、苏梗、苏木、薤白头、佛手片、姜半夏、防己各12g，乌贼骨20g，生枳壳、生薏苡仁、仙灵脾各30g。14剂，水煎两汁，分服。

1月22日十五诊：精神基本恢复，能外出锻炼，咽时痒，口腔溃疡除，胃中饥饿感，耳鸣，纳、便正常，舌淡紫，苔白，脉细滑。

处方：西党参、炒赤芍、炒白芍、桃仁、川芎、车前草各15g，五味子9g，寸麦冬、防己、炒苍术、炒白术、桂枝、苏梗、苏木、薤白头、草果仁、王不留行子、佛手片各12g，乌贼骨20g，制黄精、生薏苡仁、生枳壳、仙灵脾各30g。14剂，水煎两汁，分服。

2月5日十六诊：咽部仍有痰黏，口腔溃疡未见，偶有胃中饥饿感，耳鸣，纳、便正常，舌淡红边锯齿，苔中间白厚，脉弦滑。

阶段性脉证合参：经15诊治疗，体质明显增强，但肺、脾、肾三脏仍阳气虚弱，表卫欠固，感受六淫之邪缠绵难去，常出现口腔溃疡、鼻炎、牙浮痛、咳嗽咽痒等。继续益气固表，祛风涤痰，活血软坚，健脾温肾。

处方：制黄精、生枳壳、生薏苡仁、仙灵脾各30g，西党参、炒赤芍、炒白芍、桃仁各15g，乌贼骨20g，寸麦冬、防己、炒苍术、炒白术、桂枝、苏梗、苏木、薤白头、草果仁、王不留行子、佛手片、姜半夏、制胆星各12g。14剂，水煎两汁，分服。

2月13日十七诊：面色基本正常，咽部有痰，口腔溃疡未见，胃中饥饿感改善，耳鸣，舌红边锯齿，苔白，脉弦滑。

处方：西党参、炒赤芍、炒白芍、桃仁各15g，寸麦冬、防己、生白术、桂枝、苏梗、苏木、薤白头、草果仁、王不留行子、佛手片、制胆星各12g，乌贼骨20g，制黄精、生枳壳、生薏苡仁、桑椹子、仙灵脾30g。14剂，水煎两汁，分服。

2月26日十八诊：咽部仍痰黏，口腔溃疡时作，胃中饥饿感改善，白天吸氧1～2小时，面色转红润，指青、唇绀改善，纳、便正常，舌淡红、边锯，苔中间厚，脉细缓。

处方：制黄精、白茯苓、生薏苡仁、仙灵脾、桑椹子各30g，生枳壳20g，五倍子3g，桂枝、防风各9g，桃仁15g，炒苍术、生白术、苏梗、苏木、王不留行子、制胆星、佛手片各12g。7剂，水煎两汁，分服。

3月12日十九诊：咽部时痒、少量黏液，胃中饥饿感已除，面部色素减退，纳、便正常，舌转淡红，苔中白，脉细滑。

处方：制黄精、桑椹子、生薏苡仁、仙灵脾30g，生枳壳20g，防风、桂枝各9g，炒苍术、炒白术、姜半夏、制胆星、苏梗、苏木、王不留行子、草果仁各12g，防己、桃仁、槐角、红景天各15g。7剂，水煎两汁，分服。

3月26日二十诊：咳嗽除，无痰，胃中嘈杂，纳、便正常，近日牙痛，面部色素减退明显，舌红，苔中间白厚，脉弦滑（较前有力）。

处方：制黄精、红藤、生薏苡仁、仙灵脾、桑椹子各30g，防风9g，炒苍术、炒白术、姜半夏、制胆星、草果仁、苏梗、苏木、王不留行子各12g，生枳壳20g，桃仁、防己、槐角、红景天各15g。14剂，水煎两汁，分服。另配：珠儿参30g，煎水代茶。

4月9日二十一诊：面色逐渐接近正常，咳嗽未起，鼻塞时作，胃中嘈杂已除，牙仍痛，白天基本可不吸氧气，纳、便正常，舌淡红，苔中厚，脉细滑。建议口腔科会诊。

处方：制黄精、肺形草、野荞麦根、生薏苡仁、红藤、仙灵脾各30g，防己、红景天、桃仁、槐角各15g，白桔梗9g，桑白皮、辛夷、香白芷、草果仁、苏梗、苏木、王不留行子、佛手片各12g。14剂，水煎两汁，分服。另：珠儿参30g，煎水，代茶饮。金水宝2瓶，每3次，每次3粒。

4月23日二十二诊：近日又鼻塞流涕，咽痒且痛，胃中嘈杂除，纳、便正常，舌淡红，苔白，脉细滑。建议：CT平扫、心电图、血气分析、肺功能＋弥散。

血气分析：PCO_2 50.9mmHg，PO_2 63.5mmHg，SO_2（正常）92.6%。

处方：制黄精、肺形草、野荞麦根、生薏苡仁、仙灵脾、桑椹子各30g，防己、桃仁、川芎、红景天、槐角各15g，香白芷、辛夷、草果仁、王不留行子、佛手片各12g。14剂，水煎两汁，分服。另：金水宝3瓶，每日3次，每次3粒。

5月7日二十三诊：复查肺功能：重度限制为主的混合性通气功能障碍。弥散功能：重度减低。CT：①两肺局部纤维条索病灶，左侧胸膜增厚。②左心增大。③胆囊结石。鼻塞，口腔溃疡未见，咽痛时作，纳、便正常，舌红，苔白稍厚，脉弦滑。

处方：制黄精、肺形草、野荞麦根、川芎、生薏苡仁、仙灵脾、桑椹子各30g，防己、制玉竹、桃仁、红景天、槐角、炒赤芍、炒白芍各15g，苏梗、苏木、王不留行子各12g，桂枝6g。14剂，水煎两汁，分服。另：金水宝3瓶，每日3次，每次3粒。

5月21日二十四诊：病情趋于稳定，咳嗽除，无胸闷、运动时气急存在，纳、便正常，舌淡红，苔白，脉细缓。

处方：生黄芪、肺形草、川芎、生薏苡仁、柏子仁、仙灵脾、桑椹子各30g，防己、桃仁、红景天、槐角、炒赤芍、生枳壳、炒白芍各15g，姜半夏、苏梗、莪术、苏木各12g，桂枝9g，珠儿参4g。14剂，水煎两汁，分服。另：金水宝3瓶，每日3次，每次3粒。

6月4日二十五诊：病情基本稳定，无咳嗽胸闷，生活能自理，氧气白天基本不吸，睡前吸2小时，晨起时吸2小时。纳、便正常，舌红，苔薄白，脉细缓。

处方：生黄芪、百合、野荞麦根、肺形草、藤梨根、生薏苡仁、桃仁、仙灵脾、桑椹子各30g，防己、炒赤芍、炒白芍、红景天、槐角各15g，桂枝9g，寒水石12g，淡附子6g，生枳壳20g。14剂，水煎两汁，分服。另：金水宝3瓶，每日3次，每次3粒。

6月18日二十六诊：病情稳定，时鼻塞，面色属正常，指青仍在，唇绀好转，纳、便正常，舌红边瘀斑，苔白，脉细缓。

处方：生黄芪、肺形草、百合、藤梨根、生薏苡仁、桃仁、冬瓜仁、仙灵脾、桑椹子各30g，桂枝9g，防己、炒赤芍、炒白芍、红景天、槐角各15g，淡附子6g，生枳壳20g，寒水石、草果仁、王不留行子各12g。14剂，水煎两汁，分服。另配：金水宝3瓶。每日3次，每次3粒。同时开出第1次膏方。

长期吸烟，使肺失清肃，失于洁净之功，难司呼吸，气血懒惰，影响五脏协调，突发心肺衰竭。经抢救，面色晦暗，唇绀指青，咳嗽痰稠，咳之不畅，胸闷气短，动则气急，口腔溃，经中药调治后，病情得到缓解，面色晦暗转淡，两颧仍暗，鼻时塞，胸闷除，气急动后明显，纳、便正常，舌红边瘀，苔薄白，脉细缓。在夏季给予益气清肺，健脾养血，疏肝温肾，活血行瘀，制成膏滋缓调治。

处方：生黄芪300g，制黄精300g，生白术120g，防己120g，百合300g，肺形草300g，炒黄芩200g，白桔梗120g，桑白皮120g，寒水石150g，淡附子

120g，生薏苡仁300g，红藤300g，粉丹皮150g，淮山药300g，白茯苓120g，生地黄120g，熟地黄120g，泽泻120g，红景天150g，槐角150g，桃仁150g，生枳壳200g，王不留行子120g，仙灵脾300g，菟丝子120g，炒杜仲120g，川续断120g，鸡血藤300g，旱莲草150g，鹿衔草300g，苏木120g，苏梗120g，白芥子90g，皂角刺90g，佛手片120g，川石斛120g，桂枝90g，炒赤芍120g，炒白芍120g，柏子仁120g，制玉竹150g，桑椹子300g，灵芝120g，女贞子120g，潼蒺藜120g，白蒺藜120g，化橘红120g。1料。水煎浓缩，加入龟甲胶300g，鳖甲胶200g，百令孢子粉100g，冰糖500g，黄酒半斤，收膏备用。早、晚各1匙，开水冲服。外感或腹泻时停服，来医师处再开方药，待调整后再服。

8月6日二十七诊：膏方后咳嗽未起，精神体质均有好转，鼻时塞，纳、便正常，面色转润，舌淡红，苔白厚，脉细滑。

阶段性脉证合参：经一年的治疗和1次膏滋调治后，卫气已开始得固，但脾肾阳气仍然未健复，痰饮伏于膈下，气虚血瘀。还需继续调治。先用中药引路后再开膏方。

处方：生黄芪、肺形草、藤梨根、生薏苡仁、冬瓜仁、红藤、仙灵脾各30g，防己15g，炒黄芩、生枳壳各20g，淡附子9g，寒水石、草果仁、山慈菇、灵芝、藿香、佩兰各12g。14剂，水煎两汁，分服。

2010年8月10日开出第2次膏方。

肺失清肃，失于洁净之功，司呼吸功能减退，现年过花甲，气血懒惰，影响五脏协调，突发呼衰竭，经一年1次膏滋调治后，面色晦暗，唇绀指青均有改善，咳嗽未作，胸闷除，动剧后气短，口腔容易溃疡，鼻时塞，纳、便正常，舌红边瘀，苔薄白，脉细缓。继续调治，给予：益气清肺，健脾养血，疏肝温肾，活血行瘀之法，制成膏滋缓治之。

生黄芪300g，制黄精300g，生白术120g，防己100g，百合300g，肺形草300g，炒黄芩200g，白桔梗100g，桑白皮120g，寒水石120g，淡附子120g，生薏苡仁300g，红藤300g，粉丹皮150g，淮山药300g，白茯苓120g，生地黄120g，熟地黄120g，泽泻120g，红景天150g，槐角150g，桃仁150g，生枳壳200g，王不留行子120g，仙灵脾300g，菟丝子120g，炒杜仲120g，川续断120g，鸡血藤300g，旱莲草150g，鹿衔草300g，苏木120g，苏梗120g，白芥子120g，皂角刺90g，佛手片120g，川石斛120g，桂枝100g，炒赤芍120g，炒白芍120g，柏子仁120g，制玉竹150g，桑椹子300g，灵芝120g，女贞子

90g，潼蒺藜 120g，白蒺藜 120g，化橘红 120g。1 料。水煎浓缩，加入龟甲胶 300g，鳖甲胶 200g，百令孢子粉 100g，蛤蚧 2 对（研粉），冰糖 500g，黄酒半斤，收膏备用。早、晚各 1 匙，开水冲服。外感或腹泻时停服，来医师处再开方药，待调整后再服。

10 月 15 日二十八诊：膏方服完，基本状况正常，生活能够自理，氧气基本不吸，并能到户外锻炼，咽部稍痒，痰白不多、欠畅，鼻塞除，动剧时胸闷，面色基本正常，纳、便正常，舌淡红，苔白稍厚，脉细缓。

处方：生黄芪、红藤、生薏苡仁、仙灵脾各 30g，炒苍术、姜半夏、制胆星、王不留行子、白芥子、草果仁、草果仁各 12，皂角刺 9g，防己、白茯苓、冬凌草、人中白、水牛角、红景天、槐角、制玉竹各 15g。14 剂，水煎两汁，分服。

10 月 19 日，开出第 3 次膏方。

香烟焦油使肺失清肃，经治调结合，肺司呼吸功能基本恢复正常。但毕竟年过花甲，气血虚弱，影响五脏协调功能。面色基本正常，唇绀指青改善，咽部痰稠、咳之不畅，口腔易溃疡，胸闷、气短改善，鼻塞除，纳、便正常，舌红边瘀，苔白，脉细滑。为巩固治疗，秋冬季给予益气清肺，健脾化饮，疏肝温肾，活血散瘀，制成膏滋缓调治。

处方：制黄精 300g，生黄芪 300g，生白术 120g，防己 200g，生晒参 60g，肺形草 300g，炒黄芩 150g，白桔梗 100g，桑白皮 120g，寒水石 150g，淡附子 120g，生薏苡仁 300g，淮山药 300g，粉丹皮 150g，红藤 300g，白茯苓 120g，生地黄 120g，熟地黄 120g，泽泻 120g，红景天 150g，槐角 150g，桃仁 200g，生枳壳 300g，王不留行子 120g，仙灵脾 300g，菟丝子 120g，炒杜仲 120g，川续断 120g，鸡血藤 300g，水牛角 150g，珠儿参 90g，苏木 120g，苏梗 120g，白芥子 120g，皂角刺 90g，香白芷 120g，川石斛 120g，桂枝 100g，炒赤芍 120g，炒白芍 120g，柏子仁 120g，制玉竹 150g，桑椹子 300g，灵芝 120g，山慈菇 120g，女贞子 120g，潼蒺藜 120g，白蒺藜 120g，化橘红 120g。1 料。水煎浓缩，加入龟甲胶 300g，鳖甲胶 200g，百令孢子粉 100g，蛤蚧 2 对，冰糖 500g，黄酒半斤，收膏备用。早、晚各 1 匙，开水冲服。外感或腹泻时停服，来医师处再开方药，待调整后再服。

12 月 17 日二十九诊：开出第 4 次膏方。

经调治 1 年，肺司呼吸功能基本恢复，脾肾二脏尚需调整，面色晦暗除，色素转淡而退，唇绀指青改善，痰消失，动剧时仍有气急，口腔溃疡时作，胃易有饥饿感，大便正常，舌红瘀转淡，苔中白，脉细缓。为巩固疗效，给予益气清肺，健脾和胃，养血柔肝，软坚温肾，活血行瘀，制成膏滋缓治之。

处方：生晒参90g，生黄芪300g，制黄精300g，生白术120g，防己200g，寸麦冬90g，肺形草300g，炒黄芩150g，白桔梗120g，桑白皮120g，寒水石150g，淡附子120g，生薏苡仁300g，红藤300g，粉丹皮150g，淮山药300g，白茯苓120g，生地黄120g，熟地黄120g，泽泻120g，红景天150g，槐角150g，桃仁150g，生枳壳300g，王不留行子120g，仙灵脾300g，菟丝子120g，炒杜仲120g，川续断120g，鸡血藤300g，水牛角150g，五味子90g，苏木120g，苏梗120g，白芥子120g，皂角刺90g，降香120g，川石斛120g，桂枝100g，炒赤芍120g，炒白芍120g，柏子仁120g，制玉竹150g，桑椹子300g，灵芝120g，山慈菇120g，女贞子120g，潼蒺藜120g，白蒺藜120g，化橘红120g。1料。水煎浓缩，加入龟甲胶300g，鳖甲胶200g，百令孢子粉100g，蛤蚧2对（研粉），冰糖500g，黄酒半斤，收膏备用。早、晚各1匙，开水冲服。外感或腹泻时停服，来医师处再开方药，待调整后再服。

2011年2月25日三十诊：咳嗽除，未见外感，行动快时PO$_2$下降，胸闷，口溃，2011.01发现血糖升高，2月17日生化：空腹血糖升高为11.64mmol/L，餐后血糖23.35mmol/L，糖化血红蛋白10.2%，拜糖平1次1片，1日3次，舌淡红，苔白，脉细缓。

阶段性脉证合参：由于病久，必涉及五脏协调，又长期气虚血瘀，肺气虚的同时并有肺阴亏虚，致成肺燥，脾气不足，运化受阻，反侮肝木，疏泄条达失职，难以与肾转储泻泄，胃火又盛，故出现消渴之症。改治法：清胃热，润肺燥，疏肝气，补肾阳。

处方：生黄芪、淮山药、煨葛根、玉米须、紫丹参、桑椹子、仙灵脾各30g，川黄连12g，生地黄、熟地黄、白茯苓、桑白皮、浮萍各12g，粉丹皮、泽泻、水牛角、鬼见羽各15g，参三七6g。14剂，水煎两汁，分服。

3月11日三十一诊：外感1周，咽痛，咳嗽有痰，鼻塞，涕少，已服用抗生素，舌红，苔白，脉细滑。

处方；人参叶、神曲、人中白、海蛤壳、冬凌草各15g，苏叶、前胡、淡竹叶、川芎各9g，大青叶、野荞麦根各30g，淡豆豉、白桔梗、桑白皮、香白芷、天竺黄各12g，炒黄芩、浙贝母各20g，薄荷（后下）6g。7剂，水煎两汁，分服。

3月18日三十二诊：外感已解，咳嗽不多，痰色白少，纳、便正常，舌红，苔薄白，脉细滑。血糖 6.7~4.1mmol/L。

处方：生黄芪、淮山药、煨葛根、玉米须、紫丹参各 30g，川黄连、生地黄、熟地黄、桑白皮、浮海石各 12g，粉丹皮、泽泻、白茯苓、鬼见羽、海蛤壳、川芎、红景天、冬凌草各 15g，浙贝母 20g，参三七 9g。14 剂，水煎两汁，分服。

4 月 1 日三十三诊：血糖↑，口服阿卡波糖 50mg/1 日 3 次控制，夜寐欠安，呼吸平稳，面部仍有色素沉着，能小跑活动，舌红，苔中稍白，脉细滑。

处方：生黄芪、淮山药、煨葛根、玉米须、紫丹参、桑椹子、仙灵脾各 30g，川黄连、生地黄、熟地黄、桑白皮各 12g，粉丹皮、泽泻、白茯苓、鬼见羽、红景天、槐角各 15g，参三七 9g。14 剂，水煎两汁，分服。

4 月 22 日三十四诊：血糖仍高，咳嗽，痰少，呼吸尚平，面色素沉着好转，舌红，苔白，脉细滑。

处方：川黄连，生地黄、熟地黄、莪术各 12g，粉丹皮、泽泻、白茯苓、鬼见羽、红景天、槐角各 15g，皂角刺、参三七各 9g，生黄芪、淮山药、煨葛根、玉米须、紫丹参、仙灵脾各 30g。14 剂，水煎两汁，分服。

4 月 25 日三十五诊：开出第 5 次膏方。

经调治两年，肺司呼吸功能明显改善。年过花甲，气血虚弱，影响五脏协调，面色晦暗改善，色素转淡，唇绀指青好转，无痰，胸闷气急除，血糖仍高，大便正常，舌红，苔白，脉细缓。为巩固治调，给予益气润肺，健脾清胃，养血柔肝，软坚温肾，活血行瘀，制成膏滋缓调治。

处方：生黄芪 300g，制黄精 300g，生白术 120g，防己 200g，百合 300g，生晒参 90g，肺形草 300g，川黄连 150g，白桔梗 90g，桑白皮 120g，寒水石 150g，淡附子 120g，生薏苡仁 300g，红藤 300g，粉丹皮 150g，淮山药 300g，白茯苓 120g，生地黄 120g，熟地黄 120g，泽泻 120g，红景天 150g，槐角 150g，桃仁 150g，生枳壳 300g，王不留行子 120g，仙灵脾 300g，菟丝子 120g，炒杜仲 120g，川续断 120g，鬼见羽 150g，水牛角 150g，煨葛根 300g，苏木 120g，苏梗 120g，白芥子 100g，皂角刺 90g，降香 120g，川石斛 120g，桂枝 100g，炒赤芍 120g，炒白芍 120g，柏子仁 120g，制玉竹 150g，桑椹子 300g，灵芝 120g，山慈菇 120g，女贞子 120g，潼蒺藜 120g，白蒺藜 120g，化橘红 120g。1 料。水煎浓缩，加入龟甲胶 300g，鳖甲胶 200g，百令孢子粉 100g，蛤蚧 2 对（研粉），无糖，黄酒半斤，收膏备用。早、晚各 1 匙，开水冲服。外感或腹泻时停服，来医师处再开方药，待调整后再服，

11 月 18 日三十六诊：开出第 6 次膏方。

经近 3 年调治，肺司呼吸功能明显好转。已入花甲，肝叶早薄，肝气也衰，心气衰少，与心阴相对失衡，气血懒惰，影响五脏协调，面色晦暗基本消失，唇绀指青改善，无明显胸闷气急现象，血糖仍高，大便正常，舌红，苔白，脉细缓。再给予益气润肺，健脾养胃，养血柔肝，软坚温肾，活血散瘀，制成膏滋缓调治。

处方：生黄芪 300g，制黄精 300g，生白术 120g，防己 120g，生晒参 90g，肺形草 300g，川黄连 150g，白桔梗 90g，桑白皮 120g，寒水石 150g，淡附子 120g，生薏苡仁 300g，红藤 300g，粉丹皮 150g，淮山药 300g，白茯苓 120g，生地黄 120g，熟地黄 120g，泽泻 120g，红景天 150g，槐角 150g，桃仁 200g，生枳壳 300g，王不留行子 120g，仙灵脾 300g，菟丝子 120g，炒杜仲 120g，川续断 120g，鬼见羽 150g，川黄连 90g，煨葛根 300g，苏木 120g，苏梗 120g，白芥子 120g，皂角刺 90g，参三七 90g，川石斛 120g，桂枝 100g，炒赤芍 120g，炒白芍 120g，柏子仁 120g，制玉竹 150g，桑椹子 300g，灵芝 120g，山慈菇 120g，女贞子 90g，潼蒺藜 120g，白蒺藜 120g，化橘红 120g。1 料。水煎浓缩，加入龟甲胶 300g，鳖甲胶 200g，蛤蚧 2 对（研粉），百令孢子粉 100g，木糖醇 250g，黄酒半斤，收膏备用。早、晚各 1 匙，开水冲服。外感或腹泻时停服，来医师处再开方药，待调整后再服。

2012 年 4 月 8 日三十七诊：开出第 7 次膏方。

经调治 4 年，肺司呼吸功能正常，由于气血懒惰，影响五脏协调，面色正常，唇绀指青不显，咳嗽痰均无，上楼仍有气急，血糖药物已控制，大便正常，舌淡红，苔中白，脉弦缓。再给予益气润肺，健脾清胃，养血柔肝，软坚温肾，活血散瘀，制成膏滋缓调治。

处方：生黄芪 300g，生晒参 120g，生白术 120g，防己 120g，百合 300g，肺形草 300g，炒黄芩 150g，白桔梗 90g，桑白皮 120g，寒水石 150g，淡附子 120g，生薏苡仁 300g，红藤 300g，粉丹皮 150g，淮山药 300g，白茯苓 120g，生地黄 120g，熟地黄 120g，泽泻 120g，红景天 150g，槐角 150g，桃仁 200g，生枳壳 300g，王不留行子 120g，仙灵脾 300g，菟丝子 120g，炒杜仲 120g，川续断 120g，鬼见羽 150g，川黄连 90g，煨葛根 300g，苏木 120g，苏梗 120g，白芥子 120g，皂角刺 90g，参三七 90g，川石斛 120g，桂枝 100g，炒赤芍 120g，炒白芍 120g，柏子仁 120g，制玉竹 150g，桑椹子 300g，灵芝 120g，山慈菇 120g，女贞子 120g，潼蒺藜 120g，白蒺藜 120g，化橘红 120g。1 料。水

煎浓缩，加入龟甲胶 300g，鳖甲胶 200g，蛤蚧 2 对研粉，百令孢子粉 100g，木糖醇 250g，黄酒半斤，收膏备用。早、晚各 1 匙，开水冲服。外感或腹泻时停服，来医师处再开方药，待调整后再服。

10 月 20 日三十八诊：开出第 8 次膏方。

肺司呼吸功能已基本正常，因随年龄增长气血虚弱，影响五脏协调，面色正常，活动后动脉血氧已达正常，肺功能通气功能重度转为中度下降，上楼或动剧后仍有气急，血糖药物控制，大便正常，舌淡红，苔中白，脉细滑。再给予益气润肺、健脾理气、养血柔肝、软坚温肾、活血化瘀，制成膏滋缓调治。

处方：生黄芪 300g，生晒参 120g，生白术 120g，防己 120g，百合 300g，肺形草 300g，炒黄芩 150g，白桔梗 90g，桑白皮 120g，寒水石 150g，淡附子 120g，生薏苡仁 300g，红藤 300g，粉丹皮 150g，淮山药 300g，白茯苓 120g，生地黄 120g，熟地黄 120g，泽泻 120g，红景天 150g，槐角 150g，桃仁 200g，生枳壳 300g，王不留行子 120g，仙灵脾 300g，菟丝子 120g，炒杜仲 120g，川续断 120g，鬼见羽 150g，川黄连 120g，煨葛根 300g，苏木 120g，苏梗 120g，白芥子 120g，生侧柏叶 200g，参三七 90g，川石斛 120g，桂枝 100g，炒赤芍 120g，炒白芍 120g，柏子仁 120g，制玉竹 150g，桑椹子 300g，灵芝 120g，山慈菇 120g，女贞子 120g，潼蒺藜 120g，白蒺藜 120g，陈皮 90g。1 料。水煎浓缩，加入龟甲胶 300g，鳖甲胶 200g，蛤蚧 2 对（研粉），百令孢子粉 100g，木糖醇 250g，黄酒半斤，收膏备用。早、晚各 1 匙，开水冲服。外感或腹泻时停服，来医师处再开方药，待调整后再服，

12 月 18 日三十九诊：外感五六天，口腔溃疡，鼻塞流涕，血糖升高，西药控制，寐欠安，面色正常，舌红，苔白，脉细滑。

处方：神曲、桑叶、人中白、炒黄芩、桃仁各 15g，野荞麦根、大青叶、合欢花、夜交藤、生薏苡仁各 30g，苦参、淡竹叶、苏叶、软柴胡、前胡各 9g，珠儿参 4g，浮萍、水牛角、杏仁各 12g。7 剂，水煎两汁，分服。

2013 年 10 月 20 日四十诊：开出第 9 次膏方。

调治 5 年余，肺司呼吸功能正常，年过花甲，容易气虚血瘀，五脏六腑容易失调，面色恢复正常，动脉血氧复查正常，上楼、动剧时气急，血糖药物控制，口腔溃疡感冒时易发生，纳、便正常，夜寐欠安，舌红，苔白，脉细滑。再给予益气润肺、健脾和胃、养血柔肝、温肾化饮、活血行瘀，制成膏滋缓调治。

处方：生黄芪300g，生晒参120g，生白术120g，防风120g，百合300g，肺形草300g，炒黄芩150g，白桔梗90g，桑白皮120g，寒水石150g，淡附子120g，生薏苡仁300g，红藤300g，粉丹皮150g，淮山药300g，白茯苓120g，生地黄120g，熟地黄120g，泽泻120g，红景天150g，槐角150g，桃仁200g，生枳壳300g，王不留行子120g，仙灵脾300g，菟丝子120g，炒杜仲120g，川续断120g，鬼见羽150g，川黄连120g，煨葛根300g，苏木120g，苏梗120g，白芥子120g，生侧柏叶200g，参三七90g，川石斛120g，桂枝100g，炒赤芍120g，炒白芍120g，柏子仁120g，制玉竹150g，桑椹子300g，灵芝120g，山慈菇120g，蚤休120g，苦参90g，鹿衔草300g，水牛角120g，女贞子120g，合欢花300g，制首乌300g，夜交藤300g，人中白120g，橘核120g，橘络120g，鸡血藤300g，潼蒺藜120g，白蒺藜120g。

1料。水煎浓缩，加入龟甲胶300g，鳖甲胶200g，蛤蚧2对（研粉），百令孢子粉100g，木糖醇250g，黄酒半斤，收膏备用。早、晚各1匙，开水冲服。外感或腹泻时停服，来医师处再开方药，待调整后再服。

【按】 心肺复苏后，虽然生命已挽回，但五脏六腑功能仍不能正常运行和协调，气血失和，阴阳失衡，若不注意又会危及生命。该患者初诊时带着氧气，面色黧黑，指青唇绀，端坐呼吸，甚至不能平卧，脉象还结代，表明心肺复苏后，气机仍然不利，气虚血凝未除，清气不升，浊气不降，肺气上逆，不能肃降，难以通调水道，不能辅助心血运行，心阳心阴同亏，无力鼓动脉律，胸阳更不能振展，水火不济，肾阳不足，气化失职，水液外溢致水肿等一系列症状。治疗先采用通心阳、养心阴、平肝阳、益肾气、清肺热、行血瘀之法，心阴与心阳渐渐平衡后，方以心阳去温煦脾阳。脾得阳气充实，则能完成运化功能，赤化生血，散精上归于肺，起到培土生金作用；肺气充足能清肃下行，完成通调水道功能，即常说的金能生水。肾水得助，水火不济得到缓解，故能气化，则膀胱能排出外溢身体内之水液，使全身浮肿消失，肾之阴阳（水火）达到平衡。同时，与肺脾共同完成贮精转泻功能，使心血循环恢复正常，以藏精来滋养肝之阴血。经过5年多调治（6个月的汤药和9次膏滋），患者五脏六腑功能协调，气血和顺，阴阳平衡，达到临床痊愈。随访至今一直满意。

66. 心肺复苏后间质性肺炎伴感染、急性肝肾功能不全、凝血功能障碍、低蛋白血症

黄某，男，48岁，职员。住院号：03649741。入院时间：2011年2月21

日。初诊时间：2011 年 5 月 23 日。

患者于 2011 年 2 月 6 日急诊时突然出现心脏骤停，经心肺复苏后症状不能缓解，以冠心病、陈旧性心梗、心肺复苏后、多脏器功能不全收入住院。4 年前，上海长征医院曾诊为"骨结核、皮肤结核、淋巴结核"，并用 3HRZ/5HRE 抗结核治疗 1 年半，症状得到控制，但出现药物性肝病。两年前因咳嗽、胸闷气急、时伴发热，杭州市红十字会医院诊为间质性肺炎伴感染，采用抗感染治疗。1 月初再次出现咳嗽，胸闷气急，伴下肢浮肿，动则更盛，夜间高枕卧位，治疗仍无法缓解，故 2 月 6 日突然出现心搏骤停。

入院后进行了一系列检查。血常规：WBC 17.1×10^9/L，DC：N 91.90%，L 7.00%，M 1.00%，E 0.00%，RBC 4.39×10^{12}/L，Hb 130.0g/L，PLT 125.0×10^9/L。尿检：蛋白（+）。大便常规：正常。血沉 28mm^3/h。甲状腺全套：TOTT 30.41μg/mL，TOTT 4.02μg/dL，EREET 3 < 1.00pg/mL，FT 40.72mg/dL，TSH 1.479mU/L，ANTI - TG 29.3IU/mL，TOP 1.0IU/mL。生化全套：GLU 3.18mmol/L，URIC 625.0μmol/L，BUN 13.30mmol/L，K 3.43mmol/L，ALB 31.90g/L，BIB 42.4g/L，SBT 152IU/L，ALT 109IU/L，ALT 1661IU/L，GGT 106IU/L，ALP 113 U/L，CK 1262 IU/L，LDH 432 IU/L，CHE 3745U/L。痰培养：粪肠球菌。心电图：室性早搏，部分成对二联律，短阵室性心动过速，短阵房性心动过速，室内传导阻滞。心脏 B 超：①全心扩大，以左心扩大为主。②左室壁运动均普遍减弱，节段性运动异常。③二尖瓣、主动脉瓣、肺动脉瓣轻度反流。④三尖瓣中度反流。⑤肺动脉高压（中度）。⑥左室收缩、舒张功能减退。CT：两肺多发炎症，间质性为主，纵隔淋巴结肿大。右侧少量胸腔积液伴两侧胸膜增厚粘连。心影增大。经四个半月抗菌、激素、能量等治疗，病情难以缓解，要求中医参与治疗。目前患者神清精神不佳，面红紫浮肿，左手背溃疡，低热不解，失音，纳差，胸闷心悸，呼吸急促，不能平卧，动则加剧，下肢发紫浮肿，大便 1 日 2~3 次，舌红紫，苔边白中光，脉细沉伴结代。两肺可闻及干湿啰音。

脉证合参：此乃心、肺二脏已损，并影响肝、肾、脾三脏，正气大虚，气血失和，六淫之邪长扰机体，正如《内经》所说："邪之所奏，其气必虚。"。五脏均病。脏者为病，半生半死矣。病者虽长期处于治疗之中，但内湿外湿互结，故出现时而寒化、时而热化，成气虚阴亏、内热湿困、血瘀络阻互为因果之象。

治法：扶正益气，清肺祛痰，养阴活血。

方药：生脉、参苏、加减葳蕤、千金苇茎等汤加减。

处方：生晒参4g，青蒿、野荞麦根、肺形草、冬瓜仁、生薏苡仁、鱼腥草、藤梨根各30g，炒黄芩、浙贝母各20g，寸麦冬、白桔梗、桑白皮、苏梗、苏木、桃仁、鲜石斛、炙白薇各12g，苏叶、薄荷（后下）各9g，黛蛤散（包）、制玉竹各15g。3剂，水煎两汁，分服。

5月27日二诊：药后低热已解，阴液渐复，咳嗽不多，痰色白增多，胸闷气急，下肢浮肿已除，纳食增，大便3次/天，舌淡紫，苔薄白起有津，脉沉细，偶结代。

处方：生晒参4g，玄参9g，肺形草、野荞麦根、鱼腥草、冬瓜仁、生薏苡仁、藤梨根、鲜石斛各30g，白桔梗、桑白皮、天冬、寸麦冬、炙白薇、制玉竹、白芥子各12g，炒黄芩、浙贝母各20g，海蛤壳15g。3剂，水煎两汁，分服。

5月30日三诊：低热除，咳嗽减少，痰色白量转多，胸闷心悸，已能平卧，行走时气急加重，面浮跗肿消除，纳食增，大便3次/天，舌红紫，苔边白中间光，脉细沉伴结代。

处方：生晒参4g，天冬、寸麦冬、白桔梗、桑白皮、白芥子、桃仁、苦参、鲜石斛各12g，玄参9g，肺形草、野荞麦根、鱼腥草、冬瓜仁、生薏苡仁、藤梨根、鲜芦根各30g，天花粉15g，炒黄芩、浙贝母各20g。7剂，水煎两汁，分服。

6月6日四诊：低热未起，精神好转，面色紫红改善，咳嗽阵作，痰色白量开始减少，胸闷气急动则加剧，能起床活动，纳、便正常，夜寐得安，舌红淡紫，苔边白中光，脉弦滑。但阴亏仍然明显，故加用敛阴之品。复查血常规：WBC 8.3×10^9/L，DC：N 80.80%，L 14.30%，RBC 402.9×10^{12}/L，PLT 177.0×10^9/L。生化全套：GLU 3.63mmol/L，URIC 521.0μmol/L，BUN 6.60mmol/L，K 3.95 mmol/L，ALB 33.90g/L，BIB 43.14g/L，SBT 152IU/L，ALT 7IU/L，GGT 44IU/L，ALP103μ/L，CHE 6017μ/L。痰培养：未检到致病菌。准备出院。

处方：生晒参4g，炒黄芩20g，肺形草、野荞麦根、冬瓜仁、鲜芦根、生薏苡仁、藤梨根各30，云雾草15g，天冬、寸麦冬、玄参、白桔梗、桑白皮、桃仁、白芥子、苦参、鲜石斛各12g，生甘草、乌梅各9g。7剂，水煎两汁，分服。

6月13日五诊：突然感冒发热38.9℃，无畏寒，咳嗽加剧，胸闷行走时增加，纳食减退，舌红，苔中少，脉细缓。

阶段性脉证合参：正气虚弱，肺卫不固，营卫失调，容易汗出，汗出当风，风邪乘虚而入，直中于肺，故诸症加剧。治以益气清热，宣肺解表。方用参苏饮合清肺汤加减。

处方：南沙参、白桔梗、桑白皮、鲜石斛各12g，苏叶、薄荷（后下）各9g，炒黄芩、浙贝母各20g，云雾草、神曲各15g，青蒿、肺形草、野荞麦根、鲜芦根、鱼腥草、藤梨根、芙蓉叶各30g。4剂，水煎两汁，分服。

6月17日六诊：发热第2天退，咳嗽反而加剧，痰多白色，咽痒干痛，动则气急，胸闷心悸，纳、便正常，舌红，苔边白中间光，脉细弦伴结代。

处方：肺形草、炒黄芩、野荞麦根、鱼腥草、生薏苡仁、冬瓜仁、鲜芦根、山海螺、藤梨根各30g，木蝴蝶9g，海蛤壳、人中白各15g，浙贝母20g，白桔梗、桑白皮、桃仁、苏梗、苏木、天竺黄、白芥子、地肤子、鲜石斛各12g。7剂，水煎两汁，分服。

另配：天一止咳糖浆，出院带回。嘱注意感冒，不要汗出吹风和空调。

另备发热处方，发热时服。处方：人参叶、神曲各15g，青蒿、野荞麦根、肺形草各30g，炒黄芩、浙贝母各20g，白桔梗、桑白皮各12g，薄荷（后下）、苏叶、前胡、软柴胡、淡竹叶各9g 芦根30g。5剂，水煎两汁，分服。

7月25日七诊：咳嗽仍较明显，1周内因空调吹又发热两天，咽部痰黏，胸闷，背部皮肤瘙痒、色红，纳食欠香，舌红，苔白中剥，脉细滑。

处方：肺形草、野荞麦根、冬瓜仁、生薏苡仁、鲜芦根、藤梨根各30g，炒黄芩、浙贝母各20g，木蝴蝶9g，白桔梗、桑白皮、桃仁、浮萍、紫草、浮海石、鲜石斛各12g，人中白、海蛤壳各15g。7剂，水煎两汁，分服。

8月1日八诊：发热已退，痰量多、色白，药后出现恶心呕吐，纳食差，大便正常，舌淡红，苔边白中间少，脉缓细、结代未见。

处方：南沙参、鸡内金、生薏苡仁、炒薏苡仁、白茯苓各15g，姜半夏、桃仁各12g，炒黄芩20g，肺形草、冬瓜仁、鲜芦根、青蒿各30g，桑叶、苏叶、姜竹茹、生白术各9g，桂枝、炙甘草各6g。7剂，水煎两汁，分服。

8月8日九诊：因空调咳嗽增加，伴发热，纳食增加，大便泻3次，舌红紫，苔边薄白中间少，脉细缓。

处方：人参叶15g，苏叶、桑叶、淡竹叶、香薷、防风、姜竹茹各9g，青蒿、肺形草、鱼腥草、生薏苡仁、冬瓜仁、鲜芦根各30g，炒黄芩20g，姜半夏、桃仁、生白术各12g。7剂，水煎两汁，分服。嘱如热不退即住院。

8月19日十诊：因发热未退于8月15日住院。精神不佳，面色稍紫，恶心呕吐，胸闷气短，手冷，咳嗽痰白，大便烂、1日3次、量少，舌紫，苔白中间光，脉细缓。

心肺阳气虚弱，又不注意冷热，汗出当风，同时影响胃气，触动伏饮，上渍于肺。肺气失宣，邪束于表。治以清热宣肺，滋阴祛痰。

处方：肺形草、野荞麦根、生薏苡仁、冬瓜仁、鲜芦根各30g，炒黄芩20g，生晒参4g，云雾草、浙贝母、海蛤壳各15g，桑白皮、苏梗、苏木、桃仁、天竺黄、浮海石各12g，白桔梗、苏子各9g。7剂，水煎两汁，分服。

8月22日十一诊：热势已降，咳嗽减少，痰白黏稠，呕吐恶心，胃脘疼痛，胸闷气急，大便OB（+），舌紫，苔白中光，脉细缓。热邪内陷，又入血分之势。治法改为和胃降逆，清肺祛痰，凉血止血。

处方：白桔梗、姜竹茹、莪术各9g，姜半夏、白茯苓、桑白皮、桃仁、天竺黄、神曲、天花粉各12g，海蛤壳15g，炒黄芩20g，生晒参4g，肺形草、生薏苡仁、冬瓜仁、鱼腥草、鲜芦根、檵木各30g。4剂，水煎两汁，分服。

8月26日十二诊：发热已退，食后仍恶心，腹痛欲便，解而痛减，咳嗽减少，胸闷气急，舌红紫，苔边黄稍厚，中光，脉细缓。

处方：姜竹茹、防风、白桔梗各9g，姜半夏、炒苍术、炒白术、白茯苓、桑白皮、炒白芍、川厚朴、玄胡索各12g，生晒参4g，炒黄芩20g，肺形草、鱼腥草、冬瓜仁、叶下珠各30g，生枳壳、炒麦芽、炒谷芽各15g。3剂，水煎两汁，分服。

8月29日十三诊：咳嗽减少，恶心改善，稍能进食，痰白量少，胸闷时作，大便稀烂，舌红，苔白中少，脉细沉。

处方：生晒参4g，炒黄芩20g，白桔梗9g，炒苍术、炒白术、白茯苓、桑白皮、川芎、薤白头、川厚朴各12g，肺形草、冬瓜仁、炒薏苡仁、鲜芦根各30g，浙贝母、炒白芍、炒麦芽、炒谷芽、鸡内金15g。5剂，水煎两汁，分服。

9月5日十四诊：上周五突然出现心律失常，心律纠正后，面及鼻部发紫，咳嗽不多，痰少，色淡黄，唇绀肢冷，胸闷气短，大便不畅，舌紫红，苔薄白而糜，脉细沉弱、重按小数。

阶段性脉证合参：原已心肺同病，常被外邪引动，加重其症，又反复发热。痰饮伏于内，脾肾阳虚无力输运水液，聚溢上扰心包，心阳不能鼓动心脉，故心律失常。

治则：益气养阴，通阳和营，清肺活血。

方药：生脉饮合桂枝汤加减。

处方：生晒参4g，寸麦冬、炒白芍、桃仁、桑白皮、寒水石各12g，五味子、生甘草、炙甘草、淡附子6g，桂枝、淡竹叶、苦参、白芥子各9g，肺形草、紫丹参各30g，炒黄芩20g，浙贝母15g。4剂，水煎两汁，分服。

9月9日十五诊：面色紫而暗红，咳嗽不多，痰白量减少，胸闷气急、肢冷好转，鼻塞而干，纳食欠香，舌红紫，苔薄少，脉细弱。此有心肾失交之势，加入交泰丸。

处方：生晒参4g，五味子9g，寸麦冬、炒赤芍、炒白芍、桑白皮、寒水石、炙白薇、桃仁各12g，生甘草、炙甘草、川黄连各6g，肺形草、鲜芦根各30g，炒黄芩20g，浙贝母15g，肉桂3g。4剂，水煎两汁，分服。

9月12日十六诊：面紫暗红好转，咳嗽不多，痰白量少，胸闷气短，肢冷存，汗多背冷，舌淡紫，苔薄边白，脉细沉。

处方：生晒参4g，五味子、桂枝各9g，炒赤芍、炒白芍、寸麦冬、桃仁、炙白薇、碧桃干、桑白皮各12g，生甘草、炙甘草各6g，炒黄芩20g，肺形草、鲜芦根、稽豆衣各30g，制玉竹、浙贝母各15g。4剂，水煎两汁，分服。

9月16日十七诊：面色紫暗明显好转，咳嗽，咽痒而阵作，痰白量少，胸闷气短，肢冷汗多，舌红，苔白滑，脉细沉。

处方：生晒参4g，寸麦冬、炒赤芍、炒白芍、桃仁、炙白薇、苏梗、苏木、薤白头、王不留行子、浙贝母、寒水石、碧桃干、白鲜皮、浮海石各12g，五味子、桂枝各9g，生甘草、炙甘草各6g，肺形草、鲜芦根各30g。3剂，水煎两汁，分服。

9月19日十八诊：面色转淡红，上周又发热2天，咳嗽未增，痰白量少，手冷气急，纳欠香，舌红，苔薄少、白糜，脉细沉。

处方：生晒参4g，苏叶、桂枝、淡竹叶、白芥子各9g，肺形草、生薏苡仁、鲜芦根、冬瓜仁各30g，炒黄芩20g，生甘草、炙甘草各6g，桑叶、炒赤芍、炒白芍、桃仁、寒水石、海蛤壳、生枳壳、鲜石斛各12g。7剂，水煎两汁，分服。

9月26日十九诊：面色转红润，未见发热，咳嗽不多，痰白量少，胸痛，大便烂、1日3次，舌红，苔薄少，脉细沉。

处方：生晒参4g，肺形草、冬瓜仁、鲜芦根各30g，炒黄芩20g，桂枝、白芥子各9g，寸麦冬、炒赤芍、炒白芍、苏梗、苏木、桃仁、薤白头、寒水石、海蛤壳、台乌药、鲜石斛各12g。14剂，水煎两汁，分服。

10月10日二十诊：上周突然发热，服备用外感中药后热退，面色稍紫，咳嗽痰白，纳食正常，大便稀，舌红，苔光，脉细缓。

阶段性脉证合参：该患者长期处在气血亏虚、营卫失和状态之下，动则汗出。汗出当风，正气无力驱邪，邪始终缠绕于肌腠之间。各脏器阳气不足，肺、肝二脏阴津亏虚，五脏失于协调，一旦邪犯即可气机逆乱，发生突变。

处方：生晒参4g，肺形草、冬瓜仁、鲜芦根各30g，炒黄芩20g，生甘草6g，淡竹叶、桂枝、皂角刺、白芥子各9g，野荞麦根30g，桑叶、炒赤芍、桃仁、地肤子、台乌药、鲜石斛各12g。7剂，水煎两汁，分服。

10月17日二十一诊：发热未起，咳嗽不多，痰白量少，纳食差，大便稀，腹胀，来人取方。

处方：生晒参4g，肺形草、野荞麦根、冬瓜仁各30g，炒黄芩20g，桂枝、花槟榔各9g，生甘草6g，生薏苡仁、炒薏苡仁各15g，桃仁、炒赤芍、川厚朴、佛手片、沉香曲、白芥子、生枳壳、鸡内金、鲜石斛各12g。14剂，水煎两汁，分服。

10月28日二十二诊：发热又起、夜盛日退，热前畏寒、汗出而退，鼻涕色清，咽痒而咳，痰白不畅，胸闷气急，头晕耳鸣，神软乏力，肢冷，纳食不香，大便1日3次，舌红紫，苔光，脉细沉伴结代。

治法：清热泻火，宽胸祛痰，滋阴生津。

方药：白虎汤合桑杏汤配蒿芩清胆汤、千金苇茎汤、半夏薤白汤加减。

处方：生晒参6g，银柴胡9g，肥知母、炙白薇、桑叶、杏仁、桃仁、薤白头、姜半夏、桑白皮各12g，炒黄芩20g，青蒿、冬瓜仁、鲜芦根各30g，生石膏、生薏苡仁、炒薏苡仁、神曲、制玉竹、浙贝母、鲜石斛各15g。5剂，水煎两汁，分服。

11月3日二十三诊：药后热退，昨日激素增加至1日3片，咽痒而咳，咳剧后欲呕，或呕苦水，身汗出，怕热又怕冷，痰白难出，胸闷气急，头晕痛，耳鸣，神软乏力，口干，纳尚可，大便1日3次、成形，舌红紫，苔光薄白苔稍起，脉细滑。

处方：生晒参6g，银柴胡9g，肥知母、炙白薇、桃仁、薤白头、桑白皮、浮海石各12g，炒黄芩20g，冬瓜仁、鲜芦根各30g，鲜石斛、生薏苡仁、炒薏苡仁、浙贝母、制玉竹、生石膏、姜竹茹各15g。4剂，水煎两汁，分服。

11月7日二十四诊：热已除，胸闷气急，咽痒阵咳，痰多白稀，食后欲吐，鼻涕，神疲乏力，时头晕、耳鸣，易怒，口干，怕热，输液后心中发热，随汗而出、量多，脸红，纳食差，大便1日2~3次，夜寐浅，难入，舌红紫，苔光右边稍薄白，脉细缓无力。

处方：生晒参、川黄连各6g，银柴胡、淡竹叶、姜竹茹各9g，肥知母、炙白薇、桃仁、桑白皮、浮海石、旱莲草、碧桃干各12g，炒黄芩、浙贝母各20g，野荞麦根、鱼腥草、冬瓜仁、鲜芦根各30g，肉桂3g，生薏苡仁、炒薏苡仁、制玉竹、青蒿、鲜石斛各15g。4剂，水煎两汁，分服。

11月11日二十五诊：激素1日3片，抗生素、沐舒坦均停用，发热未起，咳嗽稍增，痰少白稀，咳剧呕吐，胸闷气急，鼻流涕，头晕耳鸣，怕热，汗减，口干，脸红减，纳食一般，大便1日4~5次、成形，寐难入，舌鲜红，苔光边白，脉细缓弱。

处方：生晒参、姜竹茹、川黄连各6g，银柴胡、淡竹叶各9g，炒黄芩、浙贝母各20g，野荞麦根、鱼腥草、冬瓜仁、鲜芦根各30g，制玉竹、桃仁、生薏苡仁、炒薏苡仁、鲜石斛、青蒿各15g，佛手片、炙白薇、桑白皮、浮海石、碧桃干各12g，肉桂3g。5剂，水煎两汁，分服。

11月16日二十六诊：激素1日3片，咳嗽剧后胃中不舒，时有嗳气，痰量减少、白稀转松，鼻流涕，头晕耳鸣，胸闷气急，怕热，咳后汗出，脸红减少，精神好转，纳食一般，大便1日3~4次、成形，寐改善，舌鲜红，苔边白起，脉细缓沉、结代。

处方：生晒参、川黄连、姜竹茹各6g，炙白薇、桑白皮、浮海石、佛手片、碧桃干各12g，肺形草、炒黄芩、野荞麦根、云雾草、冬瓜仁、鲜芦根各30g，制玉竹、桃仁、生薏苡仁、炒薏苡仁、青蒿各15g，浙贝母20g，肉桂3g，苏叶、淡竹叶、银柴胡各9g。4剂，水煎两汁，分服。

11月19日二十七诊：激素1日3片，咽痒，咳嗽后欲呕，痰白量多、松，鼻流涕，耳鸣，行走后有头晕、气急，胸闷尚可，汗出后身感烘热，脸红紫好转，精神好转，纳食一般，大便1日3~4次、成形，夜寐好转，舌鲜红，苔边薄白，脉细缓沉伴结代。

阶段性脉证合参：气营两亏，心肾阳虚，阴阳无所依附，加之使用激素，中医学认为此药属火，更加重虚火上扰于头。汗为心之液，心阳虚不能敛汗，无力鼓动脉律，故头晕乏力，汗出量多。此时若再感受外邪，即会发热，扰乱气机，发生突变。

处方：生晒参 6g，银柴胡、姜竹茹各 9g，生薏苡仁、炒薏苡仁、桃仁、制玉竹、鲜石斛各 15g，肺形草、野荞麦根、炒黄芩、冬瓜仁、鲜芦根各 30g，浙贝母 20g，桑白皮、浮海石、炙白薇、碧桃干、麻黄根、佛手片、苏梗、苏木各 12g。5 剂，水煎两汁，分服。

11 月 24 日二十八诊：激素 1 日 3 片，咽痒存，咳嗽减少，痰量不多、痰色黄转白色泡沫，鼻涕存，耳鸣头晕，胸闷气急，汗出减少，烘热改善，脸色潮红改善，精神尚可，纳食一般，大便 1 日 3~4 次、成形，夜寐改善，舌鲜红转淡，苔边薄白，脉细缓带促。

处方：生晒参 6g，肺形草、野荞麦根、炒黄芩、冬瓜仁、鲜芦根各 30g，射干 9g，鹅不食草 4g，制玉竹、生薏苡仁、炒薏苡仁、桃仁、鲜石斛各 15g，浙贝母 20g，炙白薇、桑白皮、浮海石、碧桃干、佛手片、苏梗、苏木各 12g。5 剂，水煎两汁，分服。

11 月 29 日二十九诊：激素 1 日 3 片，咽痒咳嗽少，痰白如泡沫状，鼻流涕，耳鸣、头晕，胸闷气急，汗出减少，烘热，精神可，能在床上活动。纳食一般，大便 1 日 3~4 次，成形，舌鲜红淡，苔边薄，脉细缓伴结代。

处方：生晒参 6g，制玉竹、鲜石斛、生薏苡仁、炒薏苡仁、桃仁各 15g，肺形草、野荞麦根、炒黄芩、冬瓜仁、鲜芦根各 30g，射干 9g，鹅不食草 4g，浙贝母 20g，桑白皮、浮海石、碧桃干、佛手片、苏梗、苏木、炙白薇各 12g。5 剂，水煎两汁，分服。

12 月 13 日三十诊：激素 1 日 3 片，咽痒，咳嗽增加 2 天，痰量增色白稀，气急胸闷，清水鼻涕，有畏寒，脸红又起，指甲青紫，肢冷，纳食一般，大便 1 日 3~4 次，成形，舌红，苔白薄，脉细缓带小促。

阶段性脉证合参：由于正气虚弱，营卫不和，无力祛邪，外邪始终缠绕于气道腠理。同时心阳亏虚。心之液为汗，无法收敛，长期汗出，当风邪入，故长期处在感冒之中。肺心首当其冲，近月咳嗽一时无法缓解，心气无力鼓动脉律，脉常见细弱结代，随时会发生变证。治以益气固表，清肺祛痰，养阴解表。

处方：生晒参 4g，苏叶、荆芥、前胡、白桔梗、淡竹叶各 9g，肺形草、野荞麦根、炒黄芩、鱼腥草、冬瓜仁、鲜芦根各 30g，桑白皮、浮海石、炙白薇各 12g，生薏苡仁、炒薏苡仁、桃仁、浙贝母、制玉竹各 15g。5 剂，水煎两汁，分服。

12 月 18 日三十一诊：激素 1 日 3 片未减，又因外感发热 5 天 39.5℃，今热退至 35.8℃，咳嗽稍增，痰白量少，鼻塞清涕，胸闷气急，耳鸣头晕，汗出热减，纳食差，大便 1 日 3～4 次，舌红，苔白薄，脉迟缓沉。

处方：生晒参4g，苏叶、软柴胡、淡竹叶、白桔梗各9g，肺形草、野荞麦根、炒黄芩、鱼腥草、冬瓜仁、鲜芦根各30g，生薏苡仁、炒薏苡仁、桃仁、制玉竹、神曲、浙贝母各15g，桑白皮、浮海石、炙白薇、苏木、苏梗各12g。5 剂，水煎两汁，分服。

12 月 22 日三十二诊：发热已退至 36.2℃，血压 87～90/60mmHg，下肢稍有浮肿，利尿药 1 片/2 次/日，小便 500mL/日，服速尿 20mg 后小便量增至800mL，脸仍红紫，咳嗽不多，痰白量少，黏稠难出，胸闷气急，唇红发绀，腹胀（腹水），纳食差，大便 1 日 3 次，夜寐差，舌红，苔光边白、少津，脉细缓。

处方：生晒参、白桔梗各6g，桂枝、姜半夏各9g，寸麦冬、炒白术、薤白头、葶苈子、地骨皮各12g，肺形草、野荞麦根、炒黄芩、鱼腥草、生薏苡仁、猪苓、白茯苓、鲜芦根、胡芦巴各30g，泽泻、桃仁、鲜石斛各15g。4剂，水煎两汁，分服。

12 月 25 日三十三诊：甲强龙 40mg/d，双克 1 次 1 片、1 天 2 次，速尿10mg 肌注/早，血压 112/74mmHg，前日体温 37.5℃即退，咳嗽痰少、色白黄相间、难出，脸红紫，胸闷气急改善，唇绀，无腹胀，下肢浮肿消失，纳食一般，大便 1 日 2 次，夜寐改善，舌红，苔光边白，脉细缓伴结代。

处方：生晒参、白桔梗各6g，寸麦冬、桂枝、薤白头、葶苈子、炒白术、地骨皮各12g，肺形草、野荞麦根、炒黄芩、鱼腥草、猪苓、白茯苓、生薏苡仁、鲜芦根各30g，姜半夏9g，桃仁、泽泻、鲜石斛各15g。5 剂，水煎两汁，分服。

2012 年 1 月 2 日三十四诊：强的松 1 次 8mg，1 日 2 次；双克 1 次 1 片，1 日 2 次，早、晚分服，血压 106/80mmHg，体温已解，咳嗽减少，痰少白稀，胸闷气急，汗多，耳鸣头晕，纳食正常，大便 1 日 2 次，夜寐一般，手足发紫，舌鲜红，苔光，脉细缓浮、小促。

处方：生晒参、参三七、白桔梗6g，肺形草、野荞麦根、炒黄芩、鱼腥草、猪苓、白茯苓、生薏苡仁、鲜芦根各30g，桂枝、姜半夏各9g，桃仁、鲜石斛、泽泻各15g，地骨皮、薤白头、炒白术、寸麦冬、碧桃干、麻黄根各12g。10 剂，水煎两汁，分服。

1 月 11 日三十五诊：强的松 1 日 2 次，1 次 8mg，利尿药已停，咳嗽减少，或干咳，痰少白或米粒状，胸闷气急动则加剧，同时汗出，耳鸣头晕，偶尔心慌，纳食正常，大便1日2~3次成形，夜寐一般，手足心热除，舌暗红，苔光边薄白起，脉细缓。

处方：生晒参、参三七、白桔梗各6g，麦冬、炒白术、地骨皮、薤白头、碧桃干各12g，猪苓、白茯苓、肺形草、野荞麦根、炒黄芩、鱼腥草、生薏苡仁、鲜芦根各30g，桂枝、姜半夏各9g，泽泻、桃仁、鲜石斛各15g。5剂，水煎两汁，分服。

1月15日三十六诊：咳嗽基本消失，痰少白色，胸闷气急改善、动则加剧，动后汗多，耳鸣头晕，心慌除，又发生带状疱疹9天，结痂，纳可，大便1日2次、质烂，夜寐一般，手指发紫，舌鲜红，苔光滑，脉细缓沉。复查生化全套：肝肾功能 正常范围，GLU 6.40mmol/L，LDH 278U/L，血常规：WBC 6.5×10^9/L，DC：N 85.90%，L 12.960%，RBC 4.91×10^{12}/L，PLT 255.0×10^9/L。痰培养：正常菌生长。CT与前片相仿。

处方：生晒参、参三七各6g，桂枝、姜半夏各9g，炒白术、寸麦冬、地骨皮、薤白头、碧桃干各12g，肺形草、野荞麦根、炒黄芩、猪苓、白茯苓、蒲公英、生薏苡仁、鲜芦根各30g，白桔梗6g，泽泻、桃仁、鲜石斛各15g。14剂，水煎两汁，分服。出院。

1月31日三十七诊：强的松早2片、晚1.5片，干咳咽痒，胸闷缓解，气急动则加剧，汗多，耳鸣头晕，带状疱疹结痂，纳食正常，食后腹胀，大便1日2~3次，夜寐一般，手指冷紫，舌淡紫，苔光涩多，脉细缓沉。

处方：生晒参、参三七、白桔梗各6g，桂枝、姜半夏各9g，猪苓、白茯苓、肺形草、野荞麦根、炒黄芩、蒲公英、生薏苡仁、鲜芦根各30g，寸麦冬、生白术、地骨皮、碧桃干、薤白头各12g，桃仁、泽泻、鲜石斛、沉香曲各15g。7剂，水煎两汁，分服。

2月7日三十八诊：昨日又感冒，自服大青叶冲剂（院内制品），热未起，干咳增加，咽痒，痰色白少，胸闷少，气急动则加剧，盗汗增多，耳鸣头晕，带状疱疹结痂，纳食正常，食后腹胀，大便1日2~3次，夜寐一般，手指冷紫，舌淡红，苔光涩多，脉细缓沉。病情尚稳定，来人取方。

处方：生晒参、参三七、白桔梗各6g，桂枝、姜半夏各9g，猪苓、白茯苓、肺形草、野荞麦根、炒黄芩、蒲公英、生薏苡仁、鲜芦根各30g，寸麦冬、生白术、地骨皮、碧桃干、薤白头各12g，桃仁、泽泻、鲜石斛、沉香曲各15g。7剂，水煎两汁，分服。

2月14日三十九诊：上周又腹泻3天，自服西药后缓解，咳嗽不多，痰多稀白，口水多，胸闷气急，自汗减少，耳鸣头晕，手指冷紫，纳食正常，西药服后腹胀，矢气，饿后反酸，大便1日2~3次，夜寐浅，舌红，苔白中光，脉细缓左手滑。

处方：生晒参、参三七、白桔梗各6g，寸麦冬、桂枝、炒白术、地骨皮、薤白头各12g，猪苓、白茯苓、肺形草、野荞麦根、炒黄芩、蒲公英、生薏苡仁、鲜芦根各30g，姜半夏、碧桃干各9g，桃仁、泽泻、鲜石斛、沉香曲各15g。10剂，水煎两汁，分服。

2月28日四十诊：咳嗽不多，痰色白稀，口涎多，胸闷气急，动则加剧，自汗除，头晕耳鸣，手指冷发紫，纳食正常，服西药后腹胀，矢气则舒，反酸除，时打呃，大便1日2~3次，夜寐浅，舌红，苔白中间光，脉细缓。

处方：生晒参、白桔梗、参三七各6g，姜半夏9g，泽泻、桂枝、桃仁、鲜石斛、沉香曲各15g，肺形草、野荞麦根、炒黄芩、猪苓、白茯苓、蒲公英、生薏苡仁、鲜芦根各30g，炒白术、薤白头、地骨皮、寸麦冬、佛手片各12g。7剂，水煎两汁，分服。

3月2日四十一诊：咽痒而咳嗽，次数不多，痰色白稀、松，口涎多缓解，胸闷气急动则加剧，昨日又汗多，头晕耳鸣，手指冷紫，纳食欠香，腹胀矢气则舒，打呃，大便1日2~3次，夜寐欠安，舌红，苔白腻中间光，脉细数。

处方：生晒参、白桔梗、参三七各6g，麦冬、炒苍术、地骨皮、薤白头、佛手片各12g，姜半夏9g，肺形草、野荞麦根、炒黄芩、蒲公英、生薏苡仁、胡芦巴、鲜芦根各30g，桂枝、泽泻、桃仁、川石斛、沉香曲各15g。7剂，水煎两汁，分服。

3月13日四十二诊：咽痒咳嗽，痰白转松，口涎多，胸闷气急动则加剧，汗出，耳鸣头晕时存，手指冷紫，纳食欠香，腹胀缓解，矢气则舒，打呃儿，大便1日2~3次，夜寐欠安，舌中红，苔白腻中间光，脉细数。

处方：生晒参、参三七、白桔梗各6g，寸麦冬、炒苍术、佛手片、薤白头各12g，肺形草、野荞麦根、炒黄芩、蒲公英、生薏苡仁、鲜芦根、胡芦巴、生薏苡仁各30g，姜半夏9g，桂枝、泽泻、桃仁、粉丹皮、鲜石斛、沉香曲各15g。7剂，水煎两汁，分服。

3月20日四十三诊：咽痒而咳嗽，痰白量少、松，口涎多，胸闷除，动则气急，头晕耳鸣，手指冷紫，纳食正常，腹胀改善，打呃，大便1日2~3

次，夜寐欠安，舌红，苔白中间光，脉细缓伴结代。

处方：生晒参6g，寸麦冬、炒白术、薤白头各12g，肺形草、野荞麦根、炒黄芩、胡芦巴、蒲公英、生薏苡仁、鲜芦根各30g，桂枝、粉丹皮、泽泻、桃仁、川石斛各15g，白桔梗、姜半夏、降香各9g。7剂，水煎两汁，分服。

4月3日四十四诊：偶有咽痒，咳嗽增加，痰少口涎多，胸闷未见，动则气急，头晕耳鸣，手指冷紫，纳食正常，腹胀改善，矢气则舒，打呃，大便1日2~3次，舌红，苔白中间光，脉细缓伴结代。

处方：生晒参6g，粉丹皮、泽泻、川石斛、桂枝、桃仁、制玉竹各15g，麦冬、炒白术、薤白头、佛手片各12g，肺形草、野荞麦根、炒黄芩、生薏苡仁、鲜芦根、蒲公英、胡芦巴各30g，白桔梗、姜半夏、参三七各9g。7剂，水煎两汁，分服。

4月10日四十五诊：咳嗽改善，痰色白黏，咽部又出现肿痛，口涎多，胸闷未见，动则气急，头晕耳鸣，视物模糊，手指冷紫，近日因手感染又住院，纳食一般，腹胀改善，矢气则舒，打呃，大便1日2~3次，夜寐欠安，舌红，苔白中间，脉细迟伴结代。

处方：生晒参6g，泽泻、桂枝、桃仁、粉丹皮、制玉竹、川石斛各15g，肺形草、野荞麦根、鱼腥草、炒黄芩、蒲公英、胡芦巴、生薏苡仁、鲜芦根各30g，白桔梗、姜半夏、生枳壳各9g，炒白术、桑白皮、佛手片、薤白头、麦冬、莪术、绿梅花各12g。7剂，水煎两汁，分服。

4月17日四十六诊：咳嗽未起，痰多白黏，咽痛肿痒，口涎多，动则气急，头晕耳鸣，视物模糊，手指冷紫，手感染控制，纳食一般，胃中嘈杂、腹胀，矢气则舒，打呃，纳食正常，便1日1~2次，夜寐欠安，舌红，苔白中光，脉细迟弱。

处方：生晒参6g，泽泻、桂枝、粉丹皮、川石斛、桃仁各15g，肺形草、野荞麦根、炒黄芩、蒲公英、胡芦巴、生薏苡仁、鲜芦根、鱼腥草各30g，白桔梗、川厚朴各9g，炒白术、麦冬、桑白皮、佛手片、玄参、莪术各12g。7剂，水煎两汁，分服。

4月24日四十七诊：咳嗽又增，痰多白黏，咽痒，口涎多，动则气急，头晕耳鸣存，视物模糊，手指冷紫，纳一般，胃时胀，打呃缓解，反酸除，纳可，大便1日1~2次，夜寐改善，舌红，苔白中光，脉细迟弱。

处方：生晒参6g，泽泻、桂枝、粉丹皮、桃仁、川石斛各15g，麦冬、炒白术、桑白皮、佛手片、玄参、莪术各12g，川厚朴、白桔梗各9g，鱼腥草、肺形草、野荞麦根、炒黄芩、蒲公英、生薏苡仁、鲜芦根、胡芦巴各30g。7剂，水煎两汁，分服。

5月1日四十八诊：咳嗽未见，痰多白黏，咽痒，口涎多，气急动则加剧，头晕耳鸣存，视物模糊，手指冷紫，纳一般，多食胃胀，打呃，纳可，大便1日1~2次，夜寐改善，舌红，苔白中光，脉细迟弱。

处方：生晒参6g，肺形草、野荞麦根、炒黄芩、蒲公英、生薏苡仁、鲜芦根、鱼腥草、胡芦巴各30g，泽泻、桂枝、粉丹皮、桃仁、川石斛各15g，炒白术、寸麦冬、桑白皮、白桔梗、佛手片、玄参、生枳壳、莪术各12g。7剂，水煎两汁，分服。出院带回。

【按】该患者心肺复苏后，突出表现为气阴两亏。气为阳，血为阴，实乃阴阳失衡，气机逆乱，闭阻于内，阴阳离决而致。因阴阳贯串中医理论各个方面，不但说明人体的组织结构、生理病理，以及疾病的发生、发展和转归规律，并指导着临床的诊断和治疗。心脏停搏、呼吸衰竭均为阴阳离决、精气乃绝之表现。虽经抢救，但患者仍会长期出现阴精亏乏、气虚血瘀现象。阴阳、气血不能互根互用，不能相互转化，加之外界因素诱引，则导致再次发病。

该患者长期处在肺部感染之中，风寒、风热之邪，长期缠绕在气道、咽喉之间。我个人认为，咽喉与气道的壁也应属中医理论中的"皮毛和腠理"，同样也是受邪部分。西医学不过将其分成细胞的类型。气管壁上的上皮细胞是杯状细胞，上面也有纤毛，这与腠理上的皮毛一样，同样容易受风寒、风热之邪的侵犯，也更符合"邪之所凑，其气必虚"的道理。一诊时患者处在气虚、阴亏、痰阻的情况下，故采用参苏饮、生脉饮、加减葳蕤、千金苇茎等汤等加减治疗，以补中带清，活血软坚，祛痰养阴，之后再渐渐加用健脾温肾之法，经过四十八诊，患者达到临床缓解，能够独立生活。

十、白斑病

白斑病和声带白斑虽然不是相同的病，因都在口腔，故放在一起。其与免疫功能低下有关，属中医"狐惑病""喉痹"范畴。其病因都离不开湿邪，但是湿从寒化而致。

67. 白塞病伴下肢浮肿

曹某，女，48岁，个体。门诊号：01964848。初诊时间：2004年11月19日。

患者因咽痛伴双下肢结节性疼痛，并发热住杭州市第一医院。经观察治疗，最后诊断为白塞病。服用美乐松8mg，1日2次；地塞米松7.5mg，1周1次；雷公藤多苷10mg，1日3次；反应停25mg，1日3次。出院时血沉12mm/h，WBC 10.4×10^9/L，DC：N 80.5%。目前自觉乏力，面部浮肿，关节疼痛明显，心烦，口腔溃烂，唇边疱疹反复出现，下肢肿胀，夜寐欠安，月经对月而下、量少、2天净，纳、便正常，舌淡嫩苔白，脉细滑。

脉证合参：患者虽然因发热伴结节，但经激素治疗（中医学认为激素属火）已伤及阴津，虚火上炎，体内湿浊有寒化趋势，故症见面浮肿，关节酸痛，口腔溃疡、唇疱，舌淡白、嫩。这些都是阳气虚之表现。阴与阳无法相互依附，故出现阴虚火旺症状，如口腔溃疡、口唇疱疹等。加之长期服用激素，致心肾水火不交，面色潮红呈玫瑰色。

治法：滋阴清热，凉血引下，佐以补肾。

处方：肥知母、生地黄、生甘草、川牛膝、川石斛、白蔹、香白芷各12g，苦参、淡竹叶各9g，人参叶、玄胡索、水牛角各15g，豨莶草、藤梨根、板蓝根、鹿衔草30g。7剂，水煎两汁，分服。嘱不要自撤激素，药后可能关节酸痛加剧。

11月26日二诊：药后关节酸痛较前明显，但4天后稍有缓解，乏力如旧，面部浮肿，手开始发抖，心烦已除，胸闷腰酸，口腔溃疡减少，唇边疱疹未发，纳、便正常，舌淡胖嫩苔薄白，脉细滑。

处方：肥知母、生地黄、生甘草、白蔹、香白芷、苏梗、苏木、怀牛膝、佛手片各12g，水牛角20g，淡竹叶、玄参、苦参各9g，藤梨根、豨莶草、鸡血藤、煨葛根各30g。7剂，水煎两汁，分服。

12月3日三诊：1周后关节酸痛减轻，口腔溃疡未作，口唇疱疹消失，而仍浮肿，膝关节下蹲后难直立，上楼困难，胸闷手抖，美乐松改1日2片。舌淡红胖嫩，苔薄白，脉细缓。

处方：肥知母、生地黄、生甘草、白蔹、香白芷、怀牛膝、川续断各12g，水牛角20g，玄参、苦参各9g，豨莶草、鸡血藤、煨葛根、仙灵脾、伸筋草各30g。7剂，水煎两汁，分服。

12月10日四诊：胸闷已除，手抖好转，膝关节酸痛已解，但仍旧无力，胃中出现嘈杂，纳、便正常，舌淡红、胀嫩，苔薄白，脉细缓。

处方：肥知母、生地黄、生甘草、白蔹、香白芷、怀牛膝、川续断各12g，南沙参、水牛角各20g，玄参、苦参各9g，豨莶草、鸡血藤、煨葛根、伸筋草各30g。7剂，水煎两汁，分服。

12月17日五诊：病情趋于稳定，市一医院医师同意改强的松1日2片，雷公藤多苷1日3片，口腔溃疡一直未出现，口唇疱疹未发，膝关节酸痛除，仍无力，不能直立太久，下楼困难，胃中嘈杂，面仍有浮肿，下肢浮肿，皮肤干燥脱屑，纳、便正常，舌淡红、胀嫩，苔薄白前少，脉细缓。

处方：肥知母、生地黄、生甘草、川牛膝、白蔹、香白芷、川石斛各12g，地骷髅、生枳壳各30g，生白术、玄参、苦参、白芥子各9g。7剂，水煎两汁，分服。

12月24日六诊：突然外感3天，自服泰诺，咳嗽鼻涕多，畏寒胸闷，痰白不畅，胃纳欠香，舌淡红嫩，苔白，脉细缓。

处方：人参叶、神曲、炒黄芩各15g，浙贝母20g，苏叶9g，野荞麦根、大青叶、鲜芦根各30g，白桔梗、桑白皮、大豆卷、苏梗、苏木、天竺黄各12g。7剂，水煎两汁，分服。加特普欣0.25mg，1次2片，1日2次。

12月31日七诊：咳嗽鼻流涕，咳痰转松，胸闷除，畏寒消失，胃纳增加，夜寐欠安，舌淡红，苔薄，脉细缓。

处方：人参叶、炒黄芩各15g，野荞麦根、鲜芦根各30g，浙贝母20g，苍耳子、淡竹叶各9g，香白芷、白桔梗、桑白皮、苏梗、苏木、辛夷、天竺黄、浮海石、肥知母各12g。7剂，水煎两汁，分服。

2005年1月7日八诊：外感已解，咽痒而咳，无痰，夜寐欠安，面与下肢仍浮肿，纳、便正常，舌淡红，胖嫩已改善，苔薄白，脉细缓。

处方：肥知母、生地黄、生甘草、白薇、香白芷、川石斛、桑白皮各12g，水牛角、土贝母各15g，淡竹叶9g，板蓝根、地骷髅、夜交藤、合欢花各30g。7剂，水煎两汁，分服。

1月14日九诊：感冒症状全解，雷公藤多苷改1日1片。夜寐已安，纳、便正常，夜尿频多，舌淡红嫩，苔薄白，脉细缓。

处方：肥知母、生地黄、生甘草、白薇、香白芷、川石斛各12g，淡竹叶9g，桑椹子、夜交藤、地骷髅各30g，水牛角、土贝母、桑螵蛸、白芡实各15g。7剂，水煎两汁，分服。

1月21日十诊：右膝关节酸发胀，夜间难以伸展，大便干燥，舌淡红，苔薄白，脉细缓。

处方：肥知母、白薇、生地黄、生甘草各12g，水牛角、桑螵蛸各15g，淡竹叶、苦参各9g，土贝母、桑椹子、鸡血藤、紫丹参、制黄精各30g。7剂，水煎两汁，分服。

1月28日十一诊：关节酸胀存在，右膝关节活动好转，下楼时较困难，大便干改善，但欠畅，纳可，舌淡红，苔薄白，脉细缓。

处方：肥知母、生地黄、生甘草、白薇各12g，水牛角、桑螵蛸各15g，淡竹叶9g，鲜石斛、土贝母、桑椹子、鸡血藤、紫丹参、制黄精各30g。7剂，水煎两汁，分服。

2月5日十二诊：改强的松1日8mg，雷公藤多苷改1日2片。关节酸胀，纳可，大便欠畅、偏干，舌淡红，苔薄白，脉细缓。

处方：肥知母、生地黄、生甘草、白薇、川石斛各12g，淡竹叶9g，鹿衔草、土贝母、紫丹参、制黄精、桑椹子各30g，水牛角、桑螵蛸、粉丹皮各15g。14剂，水煎两汁，分服。

2月18日十三诊：近半月来纳食欠佳，伴恶心，关节酸胀，大便调，舌淡红，苔白，脉细缓。

处方：肥知母、生地黄、生甘草、姜半夏、白薇、佛手片各12g，姜竹茹、淡竹叶各9g，制黄精、桑椹子、生薏苡仁各30g，桑螵蛸、炒谷芽、炒麦芽各15g。7剂，水煎两汁，分服。

2月25日十四诊：恶心除，胃纳增加，面仍浮肿，下肢未见浮肿，关节酸胀减轻，便调，舌淡红，苔薄白，脉细缓。

处方：肥知母、生地黄、生甘草、姜半夏、白薇、佛手片各12g，淡竹叶9g，制黄精、制首乌、桑椹子、仙灵脾、生薏苡仁各30g，桑螵蛸15g。14剂，水煎两汁，分服。

3月11日**十五诊**：近日咽干，潮热无汗，纳、便正常，舌淡红，苔薄，脉细滑。

处方：肥知母、生地黄、佛手片、白薇、生甘草各12g，南沙参20g，淡竹叶9g，制黄精、桑椹子、制首乌、仙灵脾各30g，桑螵蛸、粉丹皮各15g。14剂，水煎两汁，分服。

3月25日**十六诊**：强的松改1日1片，雷公藤多苷1日半片。面仍浮肿，下肢肿退但发胀，膝关节酸胀，纳、便正常，舌淡红，苔薄，脉细沉。

处方：肥知母、生地黄、生甘草、白薇、佛手片、桑枝各12g，淡竹叶9g，制黄精、桑椹子、仙灵脾、地骷髅各30g，桑螵蛸、粉丹皮各15g，鹿角片6g。7剂，水煎两汁，分服。

4月1日**十七诊**：自己改雷公藤多苷1日1片（撤得快了点），膝关节酸痛减轻，面浮肿存在，下肢不肿，不胀，纳、便正常，舌淡红，苔薄，脉细缓。

处方：南沙参、制黄精、仙灵脾、地骷髅、生枳壳各30g，肥知母、生地黄、生甘草、白薇、宣木瓜各12g，鹿角片6g，粉丹皮15g，淡竹叶、生白术各9g。14剂，水煎两汁，分服。

4月11日**十八诊**：近4天来又感冒发热，咳嗽痰白，鼻塞涕少，伴潮热汗出，关节酸痛加剧，纳、便正常，舌红，苔白，脉滑数。

阶段性脉证合参：考虑激素撤得快了一些，同时因外感，风湿之邪引起。治以益气解表，清肺通窍。

处方：人参叶、神曲各15g，苏叶、苍耳子、皂角刺、薄荷（后下）各9g，炒黄芩、浙贝母各20g，鹅不食草4g，香白芷、白桔梗、桑白皮、大豆卷、海蛤壳各12g，野荞麦根、鲜芦根各30g。5剂，水煎两汁，分服。另用柴胡注射液4mL，肌注1日2次。

4月15日**十九诊**：发热已解，咳嗽仍存，痰白量不多，关节酸楚加重，腰酸，下肢稍胀，鼻塞无涕，纳、便正常，舌红，苔白，脉细滑。虽表已解但肺气失宣，再予益气固表，清宣肺气。

处方：人参叶、炒黄芩、枇杷叶各15g，防风9g，野荞麦根30g，浙贝母20g，羌活、独活、淡竹叶各9g，生白术、白桔梗、桑白皮、肥知母、香白芷、辛夷、海蛤壳各12g。7剂，水煎两汁，分服。

4月22日**二十诊**：病人自觉近来，病情比较稳定，故减强的松1日半片，雷公藤多苷1日1片。咳嗽仍存，咽部有痰，纳、便正常，舌红，苔薄，脉细缓。

处方：生白术、白桔梗、桑白皮、肥知母、海蛤壳各12g，野荞麦根30g，浙贝母20g，炒黄芩、南沙参、生薏苡仁、炒薏苡仁、枇杷叶各15g，淡竹叶、防风、皂角刺、生甘草各9g。7剂，水煎两汁，分服。嘱：暂不能撤激素。

5月20日二十一诊：半月前又感冒，发热不解而住院治疗，增加强的松1日1片，雷公藤多苷1日2片。病情稳定后出院，目前无咳嗽，血脂升高，纳、便正常，舌红，苔少，脉细滑。

阶段性脉证合参：1月中连续3次感冒发热，伤及正气，余邪未清，同时与撤激素太快有关。治以扶正解表，阴养润肺。

处方：青蒿20g，人参叶15g，淡竹叶、皂角刺、生甘草各9g，藤梨根、生薏苡仁、决明子、鲜芦根各30g，肥知母、山慈菇、生枳壳、白薇、佛手片各12g。7剂，水煎两汁，分服。

5月27日二十二诊：外感除，余邪已清，无咳嗽和痰，纳、便正常，近日夜寐欠安，舌红，苔薄，脉细缓。

处方：肥知母、生地黄、白薇、山慈菇、佛手片、炒当归、宣木瓜、川石斛、生甘草各12g，生薏苡仁、制首乌、藤梨根、决明子、夜交藤、干芦根各30g，生枳壳15g。7剂，水煎两汁，分服。

6月3日二十三诊：关节酸痛已解，夜寐欠安，药后稍恶心，舌红，苔薄，脉细缓。

处方：肥知母、生地黄、白薇、山慈菇、佛手片、炒当归、川石斛、生甘草各12g，生枳壳15g，生薏苡仁、制首乌、藤梨根、决明子、夜交藤、干芦根、合欢花各30g。7剂，水煎两汁，分服。

6月17日二十四诊：强的松1日4mg，雷公藤多苷1日10mg。无发热，夜寐欠安，纳、便正常，舌红，苔薄，脉细缓。

处方：炒当归15g，肥知母、淡竹叶、生甘草、广郁金、白薇、川石斛、炒杜仲、川续断、炙鳖甲各12g，制黄精、生薏苡仁、藤梨根、决明子、桑椹子各30g。14剂，水煎两汁，分服。

7月1日二十五诊：面浮肿开始消减，下肢浮肿、发胀消失，夜寐欠安，舌红，苔薄，脉细缓。

处方：炒当归、生薏苡仁、炒薏苡仁各15g，制黄精、藤梨根、决明子、桑椹子各30g，肥知母、生地黄、生甘草、淡竹叶、白薇、川石斛、广郁金、炒杜仲、川续断、炙鳖甲各12g。14剂，水煎两汁，分服。

7月21日二十六诊：无明显症状，要求再撤激素，本人认为暂缓，继服强的松1日4mg，雷公藤多苷1日10mg。半月后再定，舌红，苔薄少，脉细缓。

处方：南沙参20g，炒当归、生薏苡仁、炒薏苡仁各15g，肥知母、生地黄、生甘草、淡竹叶、广郁金、白蒺、川石斛、炙鳖甲、炒杜仲、川续断各12g，制黄精、藤梨根、决明子、桑椹子各30g。14剂，水煎两汁，分服。

8月5日二十七诊：目糊时作，纳、便正常，夜寐已安，有时不舒，舌红，苔薄，脉细缓。

处方：南沙参、炒当归各15g，淡竹叶9g，肥知母、生地黄、生甘草、川石斛、佛手片、川续断、炙鳖甲、青葙子各12g，制黄精、决明子、枸杞子各30g。14剂，水煎两汁，分服。

9月16日二十八诊：强的松撤除，雷公藤多苷1日10mg。腰酸，纳、便、寐均正常，舌红，苔薄，脉细缓。生化全套属正常范围，血沉属正常。

处方：南沙参、炒当归各15g，淡竹叶9g，肥知母、生地黄、生甘草、川石斛、佛手片、川续断、炙鳖甲各12g，制黄精、决明子、夜交藤、合欢花、枸杞子各30g。14剂，水煎两汁，分服。

11月11日二十九诊：强的松已停3个月，面部浮肿消失，下肢肿胀除，未见其他症状出现，自诉口干，舌红，苔薄，脉细缓。

处方：肥知母、生地黄、玫瑰花、佛手片、炙鳖甲、巴戟天、川石斛各12g，淡竹叶9g，炒当归15g，制黄精、制首乌、枸杞子、桑椹子、炒枣仁各30g。14剂，水煎两汁，分服。考虑冬季为收藏之季。

11月14日开出第1次膏方，进入冬令调治。

步入半百，肝叶始薄，肝气衰减，无力藏血，营阴暗耗。加之肾气不足，肾阴同亏，患有白塞病，常服用强白松和雷公藤控制。其易致阴阳失衡，各脏腑不能胜其功能。肺卫失固，极易外感，脾肾阳虚，无力推动水液，常见面浮跗肿，面色㿠白，双肢无力；阴液不足则口干潮热，动则汗出，时而胃气上逆，恶心纳差；血虚则阳气无所依附，阳气无力推动伸展，则关节酸痛怕冷，舌淡红胖嫩，苔薄少，脉细弱。先按治标得以缓解，今又值冬季，按收藏之时，给予益气固表，滋阴生津，健脾养血，温肾柔肝，制成膏滋缓调治。

处方：生黄芪300g，制黄精300g，西党参200g，白茯苓100g，生白术120g，防风90g，肥知母120g，生地黄120g，熟地黄120g，生甘草100g，炙甘草100g，姜半夏120g，姜竹茹90g，淡竹叶90g，枸杞子300g，制首乌300g，川石斛120g，炒当归120g，炒白芍120g，川芎150g，炒枣仁300g，炙鳖甲120g，佛手片120g，绿梅花90g，玫瑰花100g，仙灵脾300g，仙茅150g，菟丝子120g，鹿角片100g，桑椹子300g，女贞子100g，鸡血藤300g，千年健150g，潼蒺藜120g，白蒺藜120g，灵芝120g，巴戟肉120g，陈皮90g。1料。水煎浓缩，加入龟甲胶500g，冰糖250g，黄酒半斤，收膏备用。早、晚各1匙，开水冲服，遇感冒、腹泻停服。

2006年2月17日三十诊：经膏滋服后一般病情比较稳定，强的松撤除半年，雷公藤多苷1日1片，关节仍有酸痛喜按，夜寐欠安，早醒后难入，舌红，苔薄白，脉细缓。

处方：制黄精、制首乌、枸杞子、桑椹子、炒枣仁、豨莶草、鸡血藤、合欢花各30g，炒当归15g，佛手片、炙鳖甲、巴戟肉、川石斛各12g，鹿角片6g，玫瑰花10g。14剂，水煎两汁，分服。

5月12日三十一诊：仍然用雷公藤多苷1日1片。强的松已停半年以上，关节酸痛减轻，腰酸，其无殊，舌红，苔薄，脉细缓。

处方：制黄精、枸杞子、制首乌、淮山药、桑椹子、鸡血藤各30g，粉丹皮15g，生地黄、肥知母、白茯苓、山茱萸、炒杜仲、川续断、川石斛、炙鳖甲各12g，鹿角片6g。14剂，水煎两汁，分服。

5月27日三十二诊：病情一直稳定，腰酸存在，脊椎强直感已缓解，纳、便正常，舌红，苔薄，脉细缓。

处方：制黄精、枸杞子、制首乌、淮山药、桑椹子、鸡血藤各30g，粉丹皮15g，生地黄、熟地黄、肥知母、白茯苓、白薇、炒杜仲、川续断、川石斛、炙鳖甲各12g，鹿角片6g。14剂，水煎两汁，分服。检查口腔白斑消失。

7月7日开出第2次膏方进行冬病夏治。

素体禀赋不足，现到半百，肝叶始薄，肝气始衰，疏泄、条达失职，藏血不足，营阴暗耗，与肾不能相互制约，相互资生。肝肾失调，气血失和，气机不利，日久阴阳失衡，无力抗邪，两年前确诊为白塞病，服激素和雷公藤治疗，但未能控制。经1年多治疗和1次膏滋调理，诸症得以缓解。激素已用近1年，雷公藤控制，目前无特殊症状，纳、便正常，舌红，苔薄，脉细缓。改胶囊巩固治疗。

处方：制黄精300g，生黄芪200g，枸杞子300g，生地黄120g，熟地黄120g，白茯苓120g，肥知母120g，粉丹皮150g，藤梨根300g，生薏苡仁300g，炒杜仲120g，川续断120g，巴戟天120g，炙鳖甲120g，鸡血藤300g，金毛狗脊120g，佛手片120g，玫瑰花120g，白薇120g，炒枣仁200g，淡竹叶90g，制首乌200g，豨莶草300g，仙灵脾300g，灵芝120g，决明子300g，炙甘草120g，广郁金120g，潼蒺藜120g，白蒺藜120g，女贞子200g，土牛膝

90g，生白术 120g，防风 90g，雷公藤 300g，青蒿 300g。1 料。浸膏。冬虫夏草 40g，西洋参 120g，山参 10g，参三七 90g，川石斛 120g，桑椹子 200g，鹿角片 80g。

1 料。研粉。

以上浸膏和研粉共打粉，制成胶囊。每日 3 次，每次 5 粒。遇外感停服，改中药煎剂，稳定后再服。随访至今，病情一直稳定，雷公藤多苷已停两年。生活、工作正常，目前无须服药。

【按】白塞病是一种原因不明、由某些感染如细菌或病毒引发的自身免疫性疾病，主要累及大小动脉、静脉和毛细血管，多有特征性表现，如口腔溃疡、眼部病变、生殖器溃疡等。本案以口腔溃疡、下肢结节性疼痛、全身骨节酸痛等为主要表现。其属中医"狐惑病""口腔溃疡""痹证"等范畴。该患者采用激素治疗，但症状始终无法缓解，并出现激素的副作用。治疗先滋阴清热，凉血引下，佐以补肾。其中肥知母、生地黄、生甘草具有滋阴作用，可预防激素的副作用。特别是用生甘草代替激素，可帮助撤除激素反应。经过 1 年多治疗和 2 次膏滋调理，本案达到临床痊愈。

68. 声带白斑癌变早期

庄某，男，75 岁，医生。门诊号：01910725。初诊时间：2008 年 10 月 27 日。

患者患有甲状腺结节，2008 年 5 月感觉咽喉不适，到耳鼻喉科检查发现韧带大片白斑，疑诊喉癌早期，病理切片示：声带炎症性白斑。服西药抗生素和自服牛黄丸半年，咽部痰黏不畅，干痛，声音嘶哑，夜寐不安，胃纳正常，大便干燥，手足怕冷，舌红淡紫，苔厚腻薄黄，脉弦滑。

脉证合参：原为湿浊之体，痰气互结，已成瘿证。加之风邪常扰咽喉，与湿浊结滞，气血瘀滞，又常自服牛黄丸，使湿从寒化而致本病。

治法：利咽祛风，化湿软坚。

处方：野荞麦根、猫人参、生薏苡仁各 30g，炒黄芩、浙贝母各 20g，木蝴蝶、皂角刺、射干各 9g，黛蛤散（包）、冬凌草各 15g，炒苍术、白桔梗、桑白皮、夏枯草、天竺黄、草果仁、白鲜皮各 12g，马勃 6g。7 剂，水煎两汁，分服。嘱药后可能干痛会明显，痰量增多。忌辛辣、酒、海鲜之品。

11 月 3 日二诊：药后咽痒干而咳嗽增加，痰量不多色白，声音嘶哑，无明显胸闷气急之感，纳食正常，大便已下、仍偏干，舌红，苔厚腻薄黄，脉弦滑。

处方：炒苍术、炒莱菔子、桃仁、夏枯草、草果仁、白蔹各 12g，防风、射干各 9g，野荞麦根、生薏苡仁、冬瓜仁、猫人参、浙贝母各 30g，炒黄芩 20g，冬凌草、黛蛤散（包）各 15g，马勃 6g。7 剂，水煎两汁，分服。

11 月 10 日三诊：湿浊仍然未化，咽喉干痛减轻，痰量不多、色白，声音有时正常，但无力，纳、便正常，舌红淡紫苔白厚腻，脉弦滑。

处方：炒苍术、炒莱菔子、桃仁、夏枯草、草果仁、山慈菇、白蔹各 12g，防风、射干各 9g，炒黄芩 20g，冬凌草 15g，野荞麦根、生薏苡仁、冬瓜仁、猫人参、浙贝母各 30g，马勃 6g。7 剂，水煎两汁，分服。

11 月 17 日四诊：湿浊稍减，咽喉仍干燥但不痛，声音嘶哑，纳、便正常，舌红淡紫，苔白厚，脉弦滑。

处方：射干、防风各 9g，炒黄芩 20，炒苍术、炒莱菔子、桃仁、夏枯草、草果仁、山慈菇、白蔹各 12g，冬凌草 15g，野荞麦根、生薏苡仁、冬瓜仁、猫人参、浙贝母各 30g，升麻 3g，马勃 6g。7 剂，水煎两汁，分服。

11 月 24 日五诊：病情未见发展，痰白量少，无胸闷气急，手足冷好转，纳、便正常，夜寐欠安，舌红淡紫，苔白厚，脉弦滑。

阶段性脉证合参：湿浊之体比较难化，湿聚之因有二，一因脾肾阳虚不能推动水液，脾失健运，肾不能温化，上荫于脾，脾运失职。二乃外之湿邪侵犯，此例为寒湿直中声带，也可辨为阴疽。因湿太重，故先用苦寒燥湿之品；因脾阳始终不足，故用升麻直升脾阳，以助化湿。

处方：炒苍术、炒莱菔子、桃仁、夏枯草、草果仁、山慈菇、白蔹各 12g，防风、射干各 9g，炒黄芩 20g，土贝母、冬凌草各 15g，野荞麦根、生薏苡仁、冬瓜仁、猫人参各 30g，升麻 3g，马勃 6g。7 剂，水煎两汁，分服。

12 月 1 日六诊：语音稍扬，多言仍无力，痰量减少，咽干好转，手足冷已解，纳、便正常，耳鼻喉科复查：白斑未见增大，舌红淡紫，苔白厚，脉弦滑。

处方：炒苍术、生白术、草果仁、桃仁、寒水石、山慈菇各 12g，炒黄芩、冬凌草各 15g，野荞麦根、藤梨根、猫人参、生薏苡仁、冬瓜仁各 30g，皂角刺 9g。7 剂，水煎两汁，分服。

12 月 8 日七诊：湿浊逐渐开始化解，声音嘶哑，讲话时间能延长，体力不足，怕冷除，纳、便正常，舌红淡紫，苔白（厚腻解）脉弦缓。

处方：炒苍术、生白术、桃仁、寒水石、草果仁、山慈菇各 12g，炒黄芩、冬凌草各 15g，野荞麦根、藤梨根、猫人参、生薏苡仁、冬瓜仁各 30g，淡附子 4g，防风、皂角刺各 9g。7 剂，水煎两汁，分服。

12月12日八诊：湿浊未起，声音嘶哑，讲话时间能延长，体力不足，精神较前好转，纳、便正常，夜寐已安，舌红淡紫，苔白脉弦缓。

处方：炒苍术、生白术、草果仁、桃仁、寒水石、石见穿、山慈菇各12g，炒黄芩、冬凌草各15g，野荞麦根、藤梨根、猫人参、生薏苡仁、冬瓜仁各30g，淡附子4g，防风、皂角刺各9g。7剂，水煎两汁，分服。

2009年1月12日九诊：湿浊未起，声音嘶哑，近日咽部分泌物增多，头晕肢冷，纳、便正常，夜寐安，舌红淡，紫苔白，脉弦缓。可能天气太冷或外感，自己加服外感药。

处方：炒苍术、炒白术、明天麻、寒水石各12g，炒黄芩、冬凌草各15g，野荞麦根、藤梨根、猫人参、生薏苡仁、生枳壳、煨葛根、红藤、冬瓜仁各30g，防风、淡附子各9g。7剂，水煎两汁，分服。

1月19日十诊：感冒后咽干痛又起，咽喉部分泌物减少，头晕，纳、便正常，舌红淡紫，苔白，脉弦缓。

处方：野荞麦根、冬凌草、藤梨根、生薏苡仁、冬瓜仁、猫人参、煨葛根、红藤、仙灵脾各30g，防风、射干、淡附子各9g，炒苍术、炒天虫、明天麻、寒水石、山慈菇、桃仁各12g。14剂，水煎两汁，分服。

2月2日十一诊：咽喉干痛存在，分泌时多色白，稍有咳嗽，头晕，夜寐欠安，舌红淡紫苔白，脉细滑。

处方：防风、淡附子、射干各9g，野荞麦根、冬凌草、藤梨根、生薏苡仁、猫人参、煨葛根、红藤、冬瓜仁各30g，炒苍术、炒天虫、明天麻、寒水石、桃仁、白芥子、山慈菇各12g。14剂，水煎两汁，分服。

2月16日十二诊：病情如前，湿浊时起时伏，纳、便正常，舌红淡紫，苔白稍厚，脉细滑。

处方：炒苍术、寒水石、桃仁、白芥子、山慈菇、草果仁、炒莱菔子各12g，射干、淡附子各9g，野荞麦根、藤梨根、生薏苡仁、猫人参、红藤、夜交藤、合欢花各30g，冬凌草、车前草各15g。7剂，水煎两汁，分服。

2月23日十三诊：湿浊又减，咽喉干痛缓解，近日胃纳欠佳，大便正常。舌红，苔白，脉细滑。

处方：射干、淡附子各9g，野荞麦根、藤梨根、猫人参、生薏苡仁、红藤各30g，炒苍术、寒水石、桃仁、白芥子、山慈菇各12g，冬凌草、炒谷芽、炒麦芽各15.g。7剂，水煎两汁，分服。

3月9日十四诊：经耳鼻喉科第2次复查，声带白斑面积缩小一半，色亦转淡，咽部分泌物仍多，无咳嗽，纳、便正常，舌红，苔白，脉细滑。

处方：野荞麦根、藤梨根、猫人参、生薏苡仁、红藤各30g，射干、淡附子各9g，炒苍术、寒水石、山慈菇、桃仁、白芥子各12g，冬凌草、炒麦芽、炒谷芽各15g。7剂，水煎两汁，分服。

3月16日十五诊：咽部声带白斑缩小，情绪好转，讲话时嘶哑、但较前好转，纳、便正常，舌红，苔始转薄白、少津，脉细滑。

处方：野荞麦根、藤梨根、猫人参、生薏苡仁、红藤各30g，射干、淡附子各9g，冬凌草、生枳壳各15g，炒苍术、山慈菇、白芥子、王不留行子、川石斛各12g。7剂，水煎两汁，分服。

3月23日十六诊：病情开始稳定，咽部分泌物时多时少，多话时声带处仍然无力，纳、便正常，舌红，苔薄白，脉细滑。

处方：冬凌草、生枳壳各15g，野荞麦根、藤梨根、猫人参、生薏苡仁、红藤各30g，淡附子、射干各9g，炒苍术、寒水石、山慈菇、白蔹、白芥子、王不留行子、川石斛各12g。7剂，水煎两汁，分服。

4月6日十七诊：湿浊已化，乏力明显好转，咽部仍有分泌物量少，纳、便正常，舌红，苔薄白，脉细缓。

处方：炒苍术、淡附子、山慈菇、白芥子、川石斛各12g，防风、射干、马勃各9g，冬凌草、寒水石各15g，野荞麦根、藤梨根、猫人参、生薏苡仁、红藤、生枳壳各30g，白茯苓20g，五倍子2g。14剂，水煎两汁，分服。

4月27日十八诊：湿浊未起，咽部分泌物较前减少，纳、便正常，舌红，苔薄白，脉细缓。

处方：生白术、蚤休、淡附子、山慈菇、土牛膝、藏青果各12g，防风、射干、木蝴蝶各9g，野荞麦根、藤梨根、生薏苡仁、猫人参、红藤各30g，天花粉、寒水石各15g。7剂，水煎两汁，分服。

5月11日十九诊：近1月观察病情比较稳定，咽喉部分泌物减少，干痛不显，纳、便正常，舌红，苔薄白，脉细缓。

处方：人参叶20g，防风、射干各9g，野荞麦根、藤梨根、生薏苡仁、红藤、猫人参、白茯苓各30g，生白术、蚤休、淡附子、山慈菇各12g，寒水石、卷柏、天花粉各1g，五倍子3g。14剂，水煎两汁，分服。

5月25日二十诊：病情已稳定，讲话声音稍扬，但不能多讲，纳、便正常，舌红，苔薄白，脉细缓。开始守方。

处方：人参叶20g，生白术、蚤休、淡附子、山慈菇各12g，防风、射干各9g，野荞麦根、藤梨根、生薏苡仁、红藤、白茯苓、猫人参各30g，寒水石、卷柏、天花粉各15g，五倍子3g。14剂，水煎两汁，分服。

6月8日二十一诊：耳鼻喉科复查提示：白斑基本消失，声带仍增厚，分泌物明显减少，周围充血明显好转，纳、便正常，胃中反酸，舌红，苔薄白，脉细缓。

处方：人参叶20g，生白术、蚤休、淡附子、山慈菇、绿梅花各12g，防风、射干各9g，野荞麦根、藤梨根、生薏苡仁、生枳壳、合欢花、红藤、猫人参各30g，寒水石、卷柏、乌贼骨各15g。14剂，水煎两汁，分服。

6月22日二十二诊：胃酸已除，其他无殊症状，纳、便正常，舌红，苔薄白，脉细缓。

处方：南沙参20g，防风、射干9g，野荞麦根、藤梨根、生薏苡仁、红藤、猫人参、仙灵脾各30g，生白术、蚤休、淡附子、山慈菇各12g，寒水石、卷柏、槐角各15g。14剂，水煎两汁，分服。可以每天一汁巩固一段时间。

7月5日二十三诊：病情一直稳定，8月6日检查白斑消失，精神、情绪均较好，纳、便正常，舌红，苔薄白，脉细缓。

处方：制黄精、野荞麦根、藤梨根、生薏苡仁、红藤、猫人参、仙灵脾各30g，防风、射干各9g，蚤休、生白术、淡附子、山慈菇各12g，寒水石、红景天、槐角各15g。14剂，水煎两汁，分服。

8月2日二十四诊：病情一直稳定，发音稍嘶哑，纳、便正常，舌红，苔薄白，脉细缓。经第四次五官科复查，白斑基本消失。

处方：制黄精、野荞麦根、藤梨根、生薏苡仁、红藤、猫人参、仙灵脾各30g，生白术、防己、蚤休、山慈菇、淡附子各12g，射干9g，寒水石、红景天、槐角各15g。14剂，水煎两汁，分服。在无变化状态下可以续服本方。

【**按**】本案原属湿浊之体，由于脊椎手术，阳气大伤，血虚气滞，使水液与津寒化积于咽喉，而成声带白斑。加之饮食不节，时而化热，故初诊时从外表和舌苔厚腻而浊看，为湿热蕴盛，此为标也。其本为寒湿凝结。故治法先以清利湿浊为主，湿浊得除，再从脾肾二脏之阳气着手，故后用益气化湿、温阳收敛、活血软坚之法。同时加祛寒痰之品，五倍子配白茯苓以1：30，寒热并用的寒水石与淡附子，此为温化蠲饮之意，目的是使阳气足，水液行，清气升，浊气降，最终达到临床痊愈。

十一、内痈

"痈"为中医病名，"内痈"是指内脏出现化脓性病证，西医学称之为脓肿，发生在哪脏哪腑就定名为某某脓肿，多见于肺与肝。

中医的内痈多指肺和肠。其中，肺痈的论述最多。如《金匮要略·肺痿肺痈咳嗽上气病》云："痈者壅也，如土之壅而不通。""咳而胸满振寒，脉数，咽干不渴，时出浊唾腥臭，久久吐脓如米粥者，为肺痈。"其致病因素主要为邪盛瘀肺，蒸液成痰，阻于肺络，血滞成瘀，痰瘀互结，蕴酿成痈，血败肉腐，溃破外泄。所以瘀热是该病的病理因素。其可分为初期、成痈期、溃脓期和恢复期四期。脓胸是溃脓期后溃破进入胸腔所致。

肝脓疡和阑尾脓肿，机理基本相似。肝与阑尾的病因与饮食有密切关系。而肺脓疡以外邪为主。以下 4 例，2 例为脓胸引流后，1 例为肝脓疡，1 例为阑尾脓肿。

69. 包裹性脓胸引流术后

邬某，男，64 岁，退休。住院号：216589。入院时间：2000 年 3 月 22 日。初诊时间：2000 年 4 月 28 日。

患者反复咳嗽咳痰 3 年，因感冒诱发。1999 年 9 月住杭州市第一医院，诊为右下肺感染、右侧包裹性积液，经抗菌消炎、激素、祛痰、解痉、平喘等治疗，症状不能缓解，常因心衰、呼衰而抢救。同时疑为肺癌？

患者家属咨询于我，看胸片后发现，右侧心缘、右横膈上缘，呈圆形包裹样占位，需继续住院观察，故转入我院呼吸科病区。

经检查，排除结核。PPD 试验（-），抗结核抗体（-），血沉 65mm^3/h；血常规：WBC 4.8×10^9/L，DC：N 74.4%，L 21.5%，RBC 3.01T/L，Hb 90.0g/L，PLT 120.0×10^9/L；生化检查：总钙下降 20.4mmol/L，白蛋白下降 23.9g/L，球蛋白上升 39.3g/L，GGT 69IU/L，AFU 172nKat/L；痰培养（-）。3 月 28 日 B 超下定位行胸腔穿刺抽吸术：抽出少量咖啡样和脓性黏稠液体送检，

并用生理盐水冲洗，共抽出约700mL血性与咳出痰色相同物，诊断：支气管胸膜瘘存在，注入美蓝2mL。胸腔抽出液报告：色脓性、透明度混、蛋白定性（＋），白细胞计数40万/UL，细胞分类中性70%，酸性24%，淋巴6%；胸水培养：无氧菌生长；胸水：LDH 11375U/L，CEA 186.00ng/mL；胸水涂片：未找到癌细胞。3月30日又行胸腔穿刺术，抽出棕蓝色液体并冲洗共400 mL；又咳出蓝色痰，确诊为支气管胸膜瘘。病情开始稳定，转胸外科于2000年4月12日做胸腔引流手术。每天引流出30～40mL脓液、脓块和少量气体。生命体征正常，定于4月30日带管出院。嘱门诊治疗，10个月后行胸改手术。因患者是由我所在内科确诊转入外科的，故随时在了解其病情。考虑要10个月的引流，即与胸外科叶圣雅主任商量，此期间用中药治疗，以观疗效。

2000年4月28日初诊。症见面色萎黄，精神软弱，胸闷，稍气急、动则加剧。纳食欠佳，大便干燥，舌红，苔白腻，脉弦滑。

脉证合参：热毒瘀结于肺，肺叶生疮，血败肉腐，以致肺脓疡。因治疗日久，气血已伤，无力排脓，今借外科引流之时，采用中药治疗。

治法：清热解毒，托毒排脓。

方药：普济消毒饮、千金苇茎汤合红藤汤加减。

处方：败酱草、蒲公英、紫花地丁、野荞麦根、炒黄芩、鱼腥草、鲜芦根、生薏苡仁、红藤各30g，白桔梗、桑白皮各12g，浙贝母20g，粉丹皮15g。7剂，水煎两汁，分服。嘱药后如咳嗽痰多、引流管脓液增多不要怕。1周后复诊。

5月4日二诊：咳嗽未增加，痰量稍增、色黄白相间，引流管脓液量每天增加60～80 mL，有明显脓块。面色黄萎，精神好转，胸闷减少，心悸动则气急，易疲惫，纳食增加，大便正常，舌淡红，苔白稍厚，脉弦滑。

处方：败酱草、蒲公英、紫花地丁、野荞麦根、炒黄芩、鱼腥草、鲜芦根、生薏苡仁、红藤各30g，白桔梗、桑白皮、桃仁各12g，浙贝母20g，人参叶、粉丹皮15g。7剂，水煎两汁，分服。

5月14日三诊：咳嗽明显减少，痰色开始转白，引流管脓液仍80～100mL，精神大有好转，纳食增加，胸闷消失，气急尚存，二便正常，带着引流管能在室内活动。舌淡红，苔白，脉弦滑。

处方：败酱草、蒲公英、紫花地丁、炒黄芩、鱼腥草、鲜芦根、生薏苡仁、红藤各30g，白桔梗、桑白皮、白芥子各12g，浙贝母20g，人参叶、粉丹皮各15g。14剂，水煎两汁，分服。忌辛辣、酒、海鲜、羊肉、鹅肉。

5月28日四诊：咳嗽已除，痰量明显减少，动则稍气急，体力增加，能在室内活动。舌淡红，苔薄白，脉弦滑，引流管脓液开始减少，为30～40mL，脓块亦减少。表明热毒已减，败腐之物通过引流管排出，虽自觉症状好转，但正气还未恢复，故加强扶正之药。

处方：败酱草、蒲公英、紫花地丁、野荞麦根、炒黄芩、鱼腥草、鲜芦根、生薏苡仁、红藤各30g，白桔梗、桑白皮、生白术各12g，浙贝母20g，太子参、粉丹皮各15g，防风9g。14剂，水煎两汁，分服。

6月12日五诊：咳痰消失，气急好转，纳、便正常，体力恢复，能带引流管在外正常活动。舌红，苔薄白，脉弦缓。治以益气固卫，托毒排脓，清热敛肌。

处方：制黄精15g，败酱草、蒲公英、紫花地丁、红藤、生薏苡仁、藤梨根各30g，生白术、白桔梗、桑白皮、桃仁、白蔹、白芥子、山慈菇各12g，炒黄芩、浙贝母各20g，鲜芦根60g（或干芦根30g），防风、炮山甲各9g。14剂，水煎两汁，分服。

6月27日六诊：已无明显症状。生活能自理，纳、便正常，舌红，苔薄白，脉弦缓。感觉胸部创口处隐痛，引流管脓液明显减少至20～30 mL，摄片：引流管正常，右侧脓腔无殊，两肺纹理增粗。治以益气固卫，托毒排脓，清热敛肌。

处方：制黄精15g，败酱草、蒲公英、紫花地丁、红藤、生薏苡仁、藤梨根各30g，生白术、桃仁、白蔹、山慈菇、白桔梗、白芥子、桑白皮各12g，炒黄芩、浙贝母各20g，鲜芦根60g，防风、炮山甲各9g。14剂，水煎两汁，分服。

7月11日七诊：引流管脓液已经很少，自觉正常，纳、便、寐均正常，舌红，苔薄白，脉缓。自感到引流管与胸腔顶着痛，请叶圣雅主任检查，摄片后：考虑脓腔开始缩小，故拔出1cm，引流管处疼痛除。

治法：益气健脾，托毒排脓，敛肌软坚，佐以清热。

处方：制黄精、土贝母各20g，蒲公英、紫花地丁、红藤、生薏苡仁、藤梨根、鲜芦根各30g，炒黄芩15g，生白术、桃仁、白蔹、白芥子、山慈菇、炙鳖甲各12g，防风、炮山甲各9g。14剂，水煎两服。每日两汁，分服。

7月26日八诊：自觉无特殊症状，仅感引流管与胸腔处疼痛明显，难以转侧。舌红，苔薄白，再请叶圣雅主任会诊，再拔管2cm。疼痛消除。引流管近段时间内脓液基本消除。

治法：益气健脾，收敛软坚，清热活血。

处方：生黄芪、生白术、白蔹、山慈菇、炙鳖甲、白芥子、桃仁各12g，炒黄芩、川芎各15g，生薏苡仁、藤梨根、红藤各30g，防风、炮山甲各9g，土贝母、生枳壳各20g。14剂，水煎两汁，分服。

8月10日九诊：引流管处仍然疼痛明显，难以转侧，引流管脓液消失半月，叶圣雅主任认为可以拔管，再行摄片：空腔内已无脓液；血常规，均属正常范围，于8月15日拔管。纳、便正常，生活自理，无殊症状，舌红，苔薄白，脉细滑。

治法：益气健脾，收敛软坚，平补肝肾，佐以清热。

处方：生黄芪、生白术、白蔹、山慈菇、炙鳖甲、白芥子、桃仁、炒杜仲各12g，防风9g，炒黄芩、川芎各15g，藤梨根、生薏苡仁、红藤、桑椹子各30g，生枳壳20g。14剂，水煎两汁，分服。

8月25日十诊：拔管后无殊反应，亦无自觉症状，纳、便正常，舌红，苔薄白，脉细缓。

治法：益气健脾，收肌软坚，平补肝肾。

处方：生黄芪、川芎各15g，生白术、西党参、寸麦冬、白蔹、山慈菇、炙鳖甲、白芥子、桃仁、炒杜仲各12g，藤梨根、生薏苡仁、红藤、桑椹子各30g，生枳壳20g，五味子6g。30剂，水煎两汁，分服。

9月14日十一诊：无殊症状，纳、便正常，夜寐安，舌红，苔薄白，脉细缓。

治法：益气健脾，养血柔肝，补肾填髓，收敛软坚。

处方：生黄芪、藤梨根、生薏苡仁、红藤、桑椹子各30g，西党参、生枳壳各20g，五味子9g，生白术、寸麦冬、天冬、白蔹、山慈菇、桃仁、炒杜仲、川续断、菟丝子、川石斛各12g。30剂，水煎两汁，分服。

10月16日十二诊：1月来无症状，纳、便、寐均正常，舌红，苔薄白，脉细缓。

处方：生黄芪、藤梨根、生薏苡仁、红藤、桑椹子各30g，西党参、生枳壳各20g，皂角刺9g，生白术、寸麦冬、天冬、白蔹、山慈菇、桃仁、炒杜仲、川续断、菟丝子、川石斛各12g。30剂，水煎两汁，分服。嘱下月来摄胸片正侧位各1张。

11月18日十三诊：无症状，生活正常，舌红，苔薄白，脉细缓。

处方：生黄芪、藤梨根、生薏苡仁、红藤、桑椹子各30g，西党参、生枳壳各20g，皂角刺9g，生白术、寸麦冬、天冬、白蔹、山慈菇、桃仁、炒杜仲、川续断、菟丝子、川石斛各12g。15剂，水煎两汁，分服。

胸片：右肺下叶一2cm×1cm空洞，壁稍厚。并开出膏滋方1料。待中药服完，无不适可开始服膏滋药。若有不清楚地方前来咨询。

年已花甲余四，肝脏疏泄，条达失司，藏血不足，营阴暗耗，心主血不足，影响心阳不能伸展，机体开始逐年衰弱，容易气机失调，气血失和。又因外邪内犯于肺，郁而化热，蒸液成痰，阻于肺络，血滞为瘀，蕴酿成痈，日久伤及正气，经肺手术引流，邪毒已解，正气渐复，气血尚未和顺，今无明显症状。舌红，苔薄白，脉细缓。今值冬令之季，按秋冬养阴原则。给予益气固表，疏肝养血，健脾化浊，温肾填髓，佐以收敛软坚，制成膏滋缓调治。

处方：生黄芪300g，生白术100g，防风90g，西党参200g，天冬120g，寸麦冬120g，淡竹叶90g，炒当归150g，炒白芍120g，川芎150g，生地黄120g，熟地黄120g，淮山药300g，白茯苓100g，粉丹皮120g，泽泻100g，山茱萸90g，炒杜仲120g，川续断120g，桑椹子300g，菟丝子120g，软柴胡90g，制香附120g，山慈菇120g，浙贝母200g，制首乌300g，佛手片120g，生枳壳200g，皂角刺90g，参三七90g，灵芝120g，女贞子100g，白蔹120g，潼蒺藜120g，白蒺藜120g，化橘红120g，仙灵脾200g。1料。水煎浓缩，加入龟甲胶400g，鹿角胶100g，冰糖500g，黄酒半斤，收膏备用。早、晚各1匙，开水冲服，外感或腹泻时停服。经医师治疗后再服。

随访1年，身体健康。胸片示空洞明显缩小0.5cm×1cm。

【按】脓胸、支气管胸膜瘘，属中医"肺痈""咳嗽"范畴。《金匮要略·肺痿肺痈咳嗽上气病脉证治》曰："咳嗽胸满振寒，脉数，咽干不渴，时出浊唾腥臭，久久吐脓如米粥者，为肺痈。"并指出，成脓者以排脓为主，此一直延续至今。本病病位在肺，病理属实、属热。本例因未得到及时治疗，致正气虚弱，卫外不固，外邪反复乘虚而入。长期肺气失宣，痰浊内蕴不解，郁而化热，蒸炽肺脏，肺络受阻，血滞成瘀，而成痰热与瘀血互结。血败肉腐，而成肺痈。今采用西医胸腔切开引流，再用中药托毒排脓、扶正祛邪之法，故取得了预期效果。这也是中西医结合治疗的结果。

70. 脓胸、支气管胸膜瘘

何某，男，80岁，离休。住院号：0216358。初诊时间：2004年9月

18 日。

　　患者因脓胸、支气管胸膜瘘引流术，在浙江省人民医院住院 9 月余，采用抗生素治疗，脓液始终不除，嘱患者行胸改术，病者因年高体弱不愿手术，而来门诊寻求中医治疗。症见引流为血、脓性分泌物，100 mL/d 以上、黏稠。面色萎黄，形体消瘦，精神软弱，无发热，咳嗽较频，痰色黄白相间、量多黏厚，胸痛气急，胃纳欠香，大便干燥，舌红，苔中间少、边白，脉细滑。听诊：左肺呼吸音粗，右肺呼吸音明显下降；右侧胸下方引流管脓血性分泌物；CT：慢性支气管炎伴右侧胸腔少量积液，右侧胸引流管引流。

　　脉证合参：长期肺失肃降，痰浊内蕴，郁而化热，蒸炽肺络，血滞成瘀，血败肉腐而成肺痈；溃破流脓，而致支气管胸膜瘘。伤及肺阴，成痰浊、阴亏、津少、正虚之象。

　　治法：扶正养阴，益气生津，清热解毒，托毒排脓。

　　方药：生脉饮、红藤汤、千金苇茎汤合普济消毒饮加减。

　　处方：人参叶、南沙参各 20g，寸麦冬、天冬、蛇六谷、苏梗、苏木、白芥子各 12g，肺形草、败酱草、蒲公英、紫花地丁、生薏苡仁、芦根、山海螺、红藤各 30g，皂角刺 9g，生枳壳 15g。7 剂，水煎两汁，分服。忌辛辣、海鲜、酒。嘱在病房请主管医师进行胸腔内生理盐水冲洗。

　　9 月 25 日二诊：胸腔内冲洗及服中药后引流管分泌物明显增多，3 天均200~300mL/d，脓块减少，咳嗽稍增，痰易咳出，痰色黄白相间，胃纳增加，口干，大便干燥，舌红光，苔边白消失，脉细滑。肺阴虚未复，热毒仍盛，气道痰浊蕴结未清。守原法。

　　处方：南沙参、人参叶各 20g，山海螺、肺形草、败酱草、蒲公英、紫花地丁、生薏苡仁、鸡血藤、红藤、生枳壳、干芦根各 30g，蛇六谷、白薇、天花粉各 12g，浙贝母 15g。7 剂，水煎两汁，分服。继续胸腔内冲洗。

　　10 月 9 日三诊：脓液明显减少，稀薄脓块减少，有血水样分泌物，胃纳恢复正常，大便正常，舌红，苔光少有津，脉细滑较前有力。

　　处方：南沙参、人参叶各 20g，山海螺、肺形草、败酱草、蒲公英、紫花地丁、生薏苡仁、鸡血藤、红藤、生枳壳、干芦根各 30g，蛇六谷、白薇、天花粉各 12g，浙贝母 15g。7 剂，水煎两汁，分服。继续胸腔内冲洗。

　　10 月 16 日四诊：脓液减少，有时出血水，脓块细小，纳、便正常，夜寐安，舌红，苔光有涎，脉细缓。守按原法。

　　处方：人参叶、浙贝母各 20g，山海螺、败酱草、蒲公英、紫花地丁、肺形草、红藤、生薏苡仁、生枳壳、川石斛、干芦根各30g，皂角刺9g，蛇六谷、天花粉、白蔹各12g。7剂，水煎两汁，分服。继续胸腔内冲洗。

10月23日五诊：近日稍咳嗽，咽痒痰白，痰量不多，引流脓液40mL/d。纳、便正常，舌红，苔薄少白，脉滑数。肺热已下，肺阴津液开始恢复，近日又感冒，肺气稍失宣降，加用宣肺之药。

处方：人参叶20g，山海螺、野荞麦根、败酱草、蒲公英、紫花地丁、生薏苡仁、红藤、干芦根、肺形草各30g，浙贝母15g，桑白皮、白蔹、桃仁、海蛤壳各12g，皂角刺、白芥子各9g。7剂，水煎两汁，分服。继续胸腔内冲洗，改1周3次。

10月30日六诊：咳嗽数次减少，痰白量少，引流脓液如前，大便干燥，舌红，苔光面积缩小，薄白，脉细缓。

处方：人参叶20g，山海螺、野荞麦根、败酱草、蒲公英、紫花地丁、生薏苡仁、红藤、干芦根、肺形草各30g，浙贝母15g，桑白皮、白蔹、桃仁、海蛤壳各12g，皂角刺、白芥子各9g。7剂，水煎两汁，分服。继续胸腔内冲洗。

11月6日七诊：CT：脓腔较前缩小，脓液减少约30mL/d，色淡黄、块状物极少，胃纳正常，大便干燥，稍有咳嗽，舌红，苔中间光边白，脉细缓。守原法。

处方：人参叶、浙贝母各20g，山海螺、肺形草、野荞麦根、败酱草、蒲公英、紫花地丁、生薏苡仁、红藤、干芦根各30g，白桔梗、桑白皮、白蔹、白芥子、川石斛各12g。7剂，水煎两汁，分服。继续胸腔内冲洗。

11月16日八诊：症状如前，咳嗽减少，脓液色转淡黄，大便干燥，舌红，苔薄少，脉细缓。

处方：人参叶、浙贝母各20g，山海螺、肺形草、野荞麦根、败酱草、蒲公英、紫花地丁、生薏苡仁、红藤、干芦根各30g，白桔梗、桑白皮、白蔹、白芥子、川石斛各12g，川芎9g。7剂，水煎两汁，分服。继续胸腔内冲洗。

11月20日九诊：咳嗽消失，晨起能咳出数口痰、色淡黄，引流管脓液不多、色黄稀薄，纳、便正常，舌红，苔边白中间光，脉细缓。

处方：人参叶、炒黄芩、浙贝母各20g，山海螺、肺形草、败酱草、蒲公英、紫花地丁、生薏苡仁、红藤、干芦根各30g，白桔梗、桑白皮、白蔹、桃仁、白芥子、川石斛各12g，火麻仁15g。7剂，水煎两汁，分服。继续胸腔内冲洗。

11 月 27 日十诊：从上周开始冲洗改为 2 次/周。脓液很少，色淡黄，冲洗中脓块基本消失，冲洗液清晰，余无殊症，舌红，苔薄少，脉细缓。

处方：人参叶、炒黄芩、浙贝母各 20g，制黄精、山海螺、肺形草、败酱草、蒲公英、紫花地丁、生薏苡仁、红藤、干芦根各 30g，白桔梗、桑白皮、白蔹、桃仁、白芥子、川石斛各 12g，火麻仁 15g。7 剂，水煎两汁，分服。继续胸腔内冲洗。

嘱如出现胸腔引流管处疼痛，请外科医师透视后拔出一些管子。

12 月 4 日十一诊：上周突然胸痛，考虑管子顶住胸壁，拔管 2cm，疼痛消失。脓液量 10 mL/d。拔管后咳嗽增加，痰白带血丝样、量少，今天血止，纳、便正常，舌红，苔薄少，边白，脉细缓。考虑虽然脓胸好转，但肺部感染因外邪反复发作，故加强清肺宣降之药。

处方：云雾草 15g，炒黄芩、浙贝母各 20g，肺形草、败酱草、蒲公英、紫花地丁、生薏苡仁、红藤各 30g，白桔梗、桑白皮、白芥子、白蔹、黛蛤散（包）、地骨皮各 12g，皂角刺 9g。7 剂，水煎两汁，分服。继续胸腔内冲洗。

12 月 11 日十二诊：咳嗽近日加剧，痰黄稠不畅，大便干燥，舌红，苔薄白中间光，脉细滑小弦。

处方：炒黄芩、浙贝母、生薏苡仁、炒薏苡仁各 20g，肺形草、野荞麦根、败酱草、蒲公英、紫花地丁、红藤、瓜蒌仁（打）各 30g，桑白皮、地骨皮、白蔹、白芥子、海蛤壳各 12g，皂角刺 9g。7 剂，水煎两汁，分服。继续胸腔内冲洗。

12 月 18 日十三诊：脓液量近日增至 20～30mL/d，色淡黄稀薄，或有血水样，咳嗽痰白，容易咳出，纳食正常，大便干燥，舌红，苔少，脉弦缓。治以清热解毒，托毒排脓，收肌敛肉。

处方：败酱草、蒲公英、紫花地丁、肺形草、生薏苡仁、红藤、川石斛各 30g，炒黄芩、浙贝母各 20g，云雾草 15g，白桔梗、桑白皮、地骨皮、白芥子、白蔹各 12g，皂角刺 9g，瓜蒌仁（打）25g。7 剂，水煎两汁，分服。

12 月 26 日十四诊：遇冷咳嗽增多，痰白量少，引流管仍有脓液、量少、稀淡黄色，纳、便正常，精神好转，舌红，苔薄中光，脉细缓小弦。考虑正气尚未复常，邪毒未清，虽症状明显好转，但仍缠绵不清。

处方：败酱草、蒲公英、紫花地丁、肺形草、生薏苡仁、红藤、川石斛各 30g，炒黄芩、浙贝母各 20g，云雾草 15g，白桔梗、桑白皮、地骨皮、白芥子、白蔹各 12g，皂角刺 9g，瓜蒌仁（打）25g。14 剂，水煎两汁，分服。

正遇冬令，服移山参6g左右，分3次，每隔1周服2g，服2~3天停1周。遇外感或腹泻时停服。

2005年1月8日十五诊： 脓液明显减少，咳嗽下午较多，痰白黏稠，精神好转，面色逐渐正常，能自行外出活动，纳、便正常，舌红，苔中间光边白，脉细缓。1月15日胸腔引流管似有外顶现象，胸壁处稍痛，请外科主管医师于透视后拔出1cm。

处方：败酱草、蒲公英、紫花地丁、肺形草、生薏苡仁、红藤、川石斛各30g，太子参、炒黄芩、浙贝母各20g，云雾草15g，白桔梗、桑白皮、地骨皮、白芥子、白薇各12g，皂角刺9g，瓜蒌仁（打）25g。14剂，水煎两汁，分服。

1月22日十六诊： 近1个月脓液未增、色淡黄，一般情况均正常，时咳嗽，痰色稍淡黄，舌红，苔中间薄少、边白，脉细滑。由于病久，正气虚亏一时难以恢复，无力托毒排脓。故需加强扶正之品，以玉屏风散清热解毒，软坚祛腐。

处方：生黄芪、老鹳草、炒黄芩各15g，防风、皂角刺各9g，肺形草、蒲公英、败酱草、生薏苡仁、山海螺各30g，生白术、桑白皮、白芥子、白薇、橘络各12g，浙贝母20g。30剂，其中一方中加香白芷12g。办家庭病床。

2月19日十七诊： 病情一直较稳定，脓液未增、10~20mL/d，生活自理，纳食正常，大便长期偏干，舌红，苔中少、边白，脉细弦或细数。

处方：生黄芪、炒黄芩、土贝母各20g，猪苓、白茯苓各15g，肺形草、败酱草、蒲公英、紫花地丁、山海螺、生薏苡仁、红藤各30g，生白术、白薇、白芥子、橘络各12g，皂角刺9g，瓜蒌仁（打）25g。50剂，水煎两汁，分服。两月中基本守方，病者无特殊变化，引流管脓液明显减少3~5mL/d。

4月23日十八诊： 4月22日在外科脓腔内冲洗，冲洗量只有40~50mL，表明脓腔明显缩小，分泌物也减少，有收口可能。一般情况正常，舌红，苔中间薄少、边白，脉细弦。

处方：生黄芪、炒黄芩、土贝母各20g，猪苓、白茯苓各15g，肺形草、败酱草、蒲公英、紫花地丁、山海螺、生薏苡仁、藤梨根、红藤各30g，生白术、白薇、白芥子、橘络各12g，皂角刺9g，瓜蒌仁（打）25g。30剂，水煎两汁，分服。

5月21日十九诊： CT复查，脓腔明显缩小，每天排脓量基本消失，纳、便正常，舌红，苔薄白，中间光的范围开始缩小，脉细滑。继续守方。15剂，水煎两汁，分服。

5月28日二十诊：5月25日胸腔引流管处发胀，并自动脱出。目前无出现异常症状，胁肋处稍隐隐作胀，舌红，苔薄白、中间光，脉细缓。治以益气固卫，清热解毒，收敛软坚。

处方：生白术、白蔹、橘络各12g，炒黄芩20g，生黄芪、肺形草、败酱草、蒲公英、紫花地丁、生薏苡仁、藤梨根、山海螺、红藤各30g，土贝母15g，防风、皂角刺各9g。21剂，水煎两汁，分服，

6月18日二十一诊：自拔管以来，无特殊症状，胸胁也不痛，纳、便正常，舌红，苔薄白、中间小光，脉弦滑。

处方：防风9g，生黄芪、肺形草、败酱草、蒲公英、紫花地丁、藤梨根、生薏苡仁、红藤各30g，生白术、白蔹、白芥子、石见穿、王不留行子、炙鳖甲、香白芷各12g。21剂，水煎两汁，分服。

8月6日二十二诊：症状一直稳定，无胁痛现象，纳、便正常，胸片复查：拔管处上方胸腔内少量积液。余无症状，舌红，苔薄白，脉细缓。8月22日撤家庭病床，痊愈出院。

处方：防风、皂角刺各9g，生黄芪、蒲公英、紫花地丁、生薏苡仁、藤梨根、红藤、桑椹子各30g，炒黄芩15g，生白术、白桔梗、土贝母、石见穿、王不留行子、炙鳖甲、山慈菇、白蔹、白芥子、橘络各12g。30剂，水煎两汁，分服。

9月11日二十三诊：病情一直稳定，无殊症状，舌红，苔薄白，脉细缓。胸腔内脓腔明显缩小。

处方：防风、皂角刺各9g，生黄芪、蒲公英、紫花地丁、生薏苡仁、藤梨根、红藤、桑椹子各30g，炒黄芩15g，生白术、白桔梗、土贝母、石见穿、王不留行子、炙鳖甲、山慈菇、白蔹、白芥子、橘络各12g。14剂，水煎两汁，分服。中药可改成1剂服2天。

10月15日二十四诊：脓胸处基本吸收，但慢性支气管炎因外感诱发。其他无明显症状，舌红，苔薄白、中光，脉细缓。

处方：生黄芪、藤梨根、生薏苡仁、桑椹子各30g，防风9g，生白术、山慈菇、橘核、苏梗、苏木、橘络、白蔹、香白芷、石见穿、炙鳖甲各12g，炙炮甲9g，浙贝母20g。15剂，每剂分2天服。

11月19日二十五诊：症状一直稳定，纳、便正常，舌红，苔薄白、中间小光，脉细缓。再继原法巩固治疗。同时按秋冬养阴原则，给予膏滋整体

调理。

处方：生黄芪、蒲公英、紫花地丁、生薏苡仁、藤梨根、红藤、桑椹子、仙灵脾各30g，炒黄芩15g，生白术、白桔梗、石见穿、王不留行子、炙鳖甲、山慈菇、白蔹、白芥子、橘络各12g，皂角刺、防风各9g。10剂，水煎两汁，分服。

11月29日二十六诊：开出膏方。

宿有痰饮，痰浊内蕴，郁而化热，损伤肺阴，阴亏津少，乃正虚之象。蒸炽肺脏，肺络受阻，血滞成瘀，而致痰热与瘀血互结，血败肉腐，致成肺痈。经1年余治疗，脓液排净，体质较前增强，但肺卫能力仍虚，加之已入耄耋之年，五脏六腑、十二经脉、气血阴阳均易失衡，可致百病丛生。今正值冬令之季，按"秋冬养阴"原则，给予益气固表，清肺祛痰，活血软坚，补肾填髓之法，制成膏滋缓调治。

处方：生黄芪200g，生白术120g，防风90g，肺形草300g，炒黄芩150g，桑白皮120g，浙贝母200g，白桔梗120g，生薏苡仁300g，藤梨根300g，桃仁120g，王不留行子120g，制首乌300g，制黄精300g，淮山药300g，泽泻100g，粉丹皮150g，山慈菇120g，白蔹120g，石见穿120g，红藤300g，炙鳖甲120g，炙炮甲90g，灵芝120g，桑椹子300g，覆盆子120g，皂角刺90g，炒当归120g，炒白芍120g，仙灵脾300g，女贞子100g，潼蒺藜120g，白蒺藜120g，化橘红120g。1料。水煎浓缩，加入龟甲胶400g，鹿角胶100g，冰糖500g，黄酒半斤，收膏备用。早、晚各1匙，开水冲服，外感或腹泻时停服。

随访两年余，体质增强，感冒明显减少，脓胸未再变化，生活能够自理。

【按】本例与上例相同，本人认为，对于脓胸行外科手术后，无法一时缓解，采用中药治疗，可以创造条件使病情达到临床缓解或痊愈。治疗时不一定要从内科方面进行辨证，可参考外科"阴疽"来辨。故开始采用普济消毒饮加红藤汤治疗。因患者热已伤及肺阴，阴亏时与津液同亏，使肺失濡润，无力咳出脓痰，更阻气道。此时不是像西医所讲的那样一定能培养出细菌。此例长期脓液不去又长期使用抗生素也会耐药，有时反而消炎失效。所以此脓胸采用中药治疗是很好的方法。患者初诊时内有热毒，阴虚液亏，正气不足，无力排出肺中脓毒，引流管中的脓液黏稠而难出，故在清热解毒之时，加用生脉饮和山海螺（羊乳参），以增液清毒，扶正祛邪。脓液排出到极少时，加用收敛、软坚、祛痰、活血之药，如白蔹、白芥子、皂角刺、石见穿、鬼见羽等，使脓腔缩小。该患者值耄耋之年，肝肾本已亏虚，气血不和，阴阳失衡，要想达到痊愈，比年轻人要困难得多。所以脓液排尽后，对气机进行调整，使阴阳平衡，为患者创造条件恢复是很有必要的。

对于脓胸，外科建议作闭锁引流，在下次行胸改手术前的时间内，采用中药扶正祛邪，托毒排脓不是不可取，如有效可避免胸改手术；若效果不显，再行手术对患者来讲也能接受。

上面两个病例就是利用手术间的时间差，采用中药缓解，从而避免了1次手术。

71. 2 型糖尿病伴多发性肝脓疡、高血压 3 级、腔隙性脑梗死后遗症、结肠多发性管状腺瘤

周某，男，85 岁，退休。住院号：301718。初诊时间：2008 年 5 月 30 日。

患者 5 月 20 日突然寒战、发热，体温 39.0℃，无咳嗽、腹痛、尿频急等，也无目黄、皮肤黄染现象，经当地医院治疗（药物不详），热退，次日又发热，转入第四人民医院就诊。B 超示：肝内多发性囊性病变，肝内低回声团。CT 示：肝右叶类圆形低密度灶。考虑：肝脓肿可能。经治每日仍寒战、发热不解，故转我院外科住院治疗。

入院后 T 38.9℃，P 98 次/分，R 20 次/分，BP 150/82mmHg。血常规：WBC 19.5×10⁹/L，DC：N 79.9%，L 12.7%，Hb 122.0g/L，PLT 233.0× 10^9/L；大便常规：隐血（+）；CEA 全套：铁蛋白：487.7ng/mL；生化全套：正常范围。B 超：肝内多发性弱回声团，肝脓疡不能除外、胆囊壁毛糙。CT：肝脏多发占位性病变，考虑肝脏多发性脓肿可能，建议 MRI 增强检查，胆囊炎伴胆囊颈部小结石可能。两侧胸膜增厚，两侧基底节区腔隙性梗死，脑萎缩。考虑患者 85 岁，各项检验无法诊断肝癌，又高热不退，故于 2008 年 5 月 30 日请中医参与治疗。当时患者午后体温升高，稍恶寒，肝区稍胀但不痛，纳食尚可，大便干燥，舌边紫，苔白，脉弦滑。

脉证合参：此为太阳少阳合病，有阳明趋势。因值耄耋之年，阳气已虚，无力与邪抗争，热毒蕴结肝内，属"内痈"。此时为脓将成而又未成之时。

治法：清热解毒，和解少阳，佐以软坚。

方药：普济消毒饮合蒿芩清胆汤加减。

处方：败酱草、蒲公英、紫花地丁、青蒿、红藤、炒黄芩、生薏苡仁各 30g，软柴胡、砂仁、蔻仁、薄荷、皂角刺、淡附子、炙炮甲各 9g，粉丹皮

15g，山慈菇、白蔹、姜半夏各12g。4剂，水煎两汁，分服。

6月2日二诊： 恶寒除，热势稍降，体温38.0～37.1℃，余无明显症状，大便已下，转软但不畅，舌边紫，苔白，脉弦滑。

处方：败酱草、蒲公英、紫花地丁、青蒿、红藤、炒黄芩、生薏苡仁各30g，软柴胡、砂仁、蔻仁、皂角刺、川黄连、炙炮甲各9g，粉丹皮15g，山慈菇、石见穿、白蔹、淡附子各12g，生石膏20g。4剂，水煎两汁，分服。

6月7日三诊： 热势在36.8～38.0℃之间，以午后为主。复查生化全套：总胆汁酸32.2μmol/L，ALP 181IU/L，GGT 166IU/L，甘氨酰脯氨二肽氨基酞酶27IU/L。CEA：正常。大便常规：隐血（－）；血常规：WBC 12.0×10⁹/L，DC：N 61.1%，L 23.1%，Hb 118.0g/L，PLT 514.0×10⁹/L；B超复查：肝内多发性弱回声团，肝脓疡不能排除。胆囊壁毛糙。肠镜检查（检查号：07－00693）：结肠多发性息肉。病理报告（病理号：200805973）：管状腺瘤伴上皮内瘤变。

处方：败酱草、蒲公英、紫花地丁、炒黄芩、生薏苡仁、生石膏、青蒿、红藤各30g，粉丹皮15g，山慈菇、白蔹各12g，软柴胡、皂角刺、荆芥、桃仁、蔻仁、川黄连、炙炮甲、薄荷（后下）各9g，麻黄6g。4剂，水煎两汁，分服。

6月9日四诊： 体温在38.0℃以下，无明显症状，纳、便正常，肝区稍胀，偶有恶寒，舌淡紫，苔白，脉弦滑。

处方：败酱草、蒲公英、紫花地丁、青蒿、生石膏、红藤、生薏苡仁各30g，炙麻黄6g，川黄连、软柴胡、皂角刺、炙炮甲各9g，粉丹皮15g，炒黄芩20g，山慈菇、白芥子、白蔹各12g。4剂，水煎两汁，分服。

6月16日五诊： 体温已正常，无明显症状，纳、便正常，舌淡紫苔白，脉弦缓。

处方：败酱草、蒲公英、紫花地丁、青蒿、生石膏、红藤、生薏苡仁各30g，麻黄6g，川黄连、软柴胡、皂角刺、炙炮甲各9g，粉丹皮15，炒黄芩20g，山慈菇、白芥子、白蔹各12g。4剂，水煎两汁，分服。

6月23日六诊： 体温正常，无他症状，舌淡紫，苔白，脉弦缓。

处方：败酱草、蒲公英、紫花地丁、青蒿、生石膏、红藤、生薏苡仁各30g，炙麻黄6g，川黄连、软柴胡、皂角刺、炙炮甲各9g，粉丹皮15g，炒黄芩20g，山慈菇、白芥子、白蔹各12g。7剂，水煎两汁，分服。2008年7月5日出院。曾于2008年6月18日，肝穿刺活检（病理号：200805719），报告：部分肝细胞肿胀，小胆管增生，纤维组织增生，多量中性粒细胞，浆细胞及少量淋巴细胞浸润。复查血常规：WBC 14.0×10^9/L，DC：N 53.5%，L 37.6%，HGB 120.0g/L，PLT 393.0×10^9/L。嘱继续服中药，并定期复查。

出院后家属来复诊 2 次。

处方：败酱草、蒲公英、紫花地丁、青蒿、生薏苡仁、红藤各30g，炒黄芩20g，川黄连、软柴胡、皂角刺、炙炮甲各9g，粉丹皮15g，制香附、广郁金、佛手片、炙鳖甲、山慈菇、白芥子、白蔹各12g。30 剂，水煎两汁，分服。

8 月 29 日七诊：再次入院复查，体温正常，一般病情稳定，稍腰酸，二便正常，舌淡紫苔白，脉细缓。

处方：紫花地丁、蒲公英、败酱草、红藤、叶下珠、冬瓜仁、藤梨根各30g，软柴胡、制香附、广郁金、生薏苡仁、山慈菇、石见穿、桃仁各12g，淡附片9g，粉丹皮15g，天花粉20g。4 剂，水煎两汁，分服。

9 月 1 日八诊：无明显症状，血常规：WBC 11.0×10^9/L，DC：N 52.1%，L 35.6%，Hb 132.0g/L，PLT 210.0×10^9/L；尿常规：正常。大便常规：正常。生化全套：正常范围。B 超：肝区回声不均，建议定期复查。胆囊、胰腺、后腹膜未见明显异常。肠镜复查：结肠各段未见异常。CT：肝右叶近膈顶异常密度灶，肝脏多发性小囊肿可能。胆囊体积增大。舌红，苔白稍腻，脉弦缓。

处方：紫花地丁、蒲公英、败酱草、红藤、叶下珠、冬瓜仁、藤梨根各30g，软柴胡、制香附、广郁金、生薏苡仁、山慈菇、石见穿、桃仁各12g，淡附片9g，粉丹皮15g，天花粉20g。7 剂，水煎两汁，分服。

9 月 7 日九诊：病情稳定，无明显症状，舌红，苔薄腻，脉弦缓。

处方：紫花地丁、蒲公英、败酱草、红藤、叶下珠、冬瓜仁、藤梨根各30g，淡附子9g，天花粉20g，粉丹皮15g，软柴胡、制香附、广郁金、生薏苡仁、山慈菇、石见穿、桃仁各12g。14 剂，水煎两汁，分服。出院。

【按】内痛不早辨证，每多有误治之失。《黄帝内经》病机十九条云："诸疮痒痛，皆属于心。"该患者年已至耄耋之年，正气亏虚，无力托邪毒外出。又值脓液将成未成之时，热毒在太阳少阳之间，故恶寒发热，午后更甚；汗出而热不解，有向阳明之势；加之大便干燥，故先后用普济消毒饮、蒿芩清胆汤、白虎汤、红藤汤加减治疗。其中曾用炙麻黄，因病中复受外邪，邪在太阳，用之使邪从汗而解。虽然外科最后没有明确诊断，但采用中药治疗，解除了患者病痛，避免手术，最终患者痊愈出院。

对于"诸疮痒痛，皆属于心"，我的理解是，其并非指器质性的心，而是属火一类的疮、痛、疽、疹等。因诸疮痒痛属火、主血，充其血脉，如果火盛，血分有热，则易生疮。临床上可用黄连、黄芩泻心火，用丹皮、天花粉凉血，并重用清热解毒之药。此为"心为疮疡"的理解。

72. 急性阑尾炎穿孔包裹性炎性肿块

陈某，女，82岁。门诊号：0056437。初诊时间：2000年9月11日。

患者因阑尾炎穿孔不愿手术而采用保守治疗。用抗生素1周，体温仍38.5℃，伴恶心，呕吐清水，脘腹胀痛，大便4天不下。为此寻求中医治疗。

体检：体温38.5℃，呼吸28次/分，心率115次/分、律齐，血压146/90mmHg，老年貌，痛苦面容，呻吟不止，呼吸急促，不能平卧，两肺呼吸音粗糙，腹膨胀，肝脾触及不满意，右下腹压痛明显，可摸及5.5cm×7.5cm的肿块。舌绛红，苔光无津，脉弦滑数。参考医院化验单WBC 1.2×10^9/L，DC：N 82%。

脉证合参：此乃热毒内盛，气阴受损，津液枯涸，无力推动，传化失职。

治法：清热解毒，增液行舟，佐以祛瘀软坚。

方药：败毒饮合增液承气汤加减。

处方：败酱草、蒲公英、紫花地丁、生薏苡仁、炒黄芩、红藤各30g，生地黄15g，寸麦冬、生枳壳各20g，川芎、白茯苓、制大黄各15g，玄参、川石斛、皂角刺、川厚朴各12g。3剂、水煎两汁，分服。

9月14日二诊：大便已下，热势也降，恶心呕吐除，腹胀明显改善，能吃流质，夜寐得安，按之腹软肿块缩小一半，舌转红，苔光有津，脉滑弦。热毒初解，余邪未清，无力传化，需增液行舟。治以清热养阴，涤饮软坚，佐以祛瘀。

处方：败酱草、蒲公英、紫花地丁、生薏苡仁、红藤各30g，生地黄、川芎各15g，生枳壳、寸麦冬各20g，生白术9g，玄参、川石斛、皂角刺、炙炮甲、白芥子各12g。7剂，水煎两汁，分服。

9月21日三诊：患者已能起床活动，纳食正常，大便1日1次，腹软，右下腹压痛消失，肿块基本触及不到，舌淡红，苔薄白，脉缓。阴液已复，湿浊未尽，气血不足。治以清热化浊软坚，益气养血，巩固治疗。

处方：败酱草、蒲公英、紫花地丁、生薏苡仁、红藤、淮山药各30g，川石斛、皂角刺、炒白术、佛手片、炙炮甲各12g，川芎15g，太子参20g，绿梅花9g。15剂，水煎两汁，分服。随访两年，未见复发，至今健在。

【按】患者因热毒瘀结，血败肉腐化脓溃破外泄，结成包裹，郁久化热，炽伤阴液，肠道干燥，粪便无液推动。此时热、吐、闭、痛、燥、满、瘀、虚同时存在，治疗须先除热虚，清热解毒以除热，增液行舟以润燥，祛瘀软坚助以解毒排毒，达到去菀陈莝、肠胃清之目的。这就是出现阳明证"审因求证"之理。

十二、水肿

　　水肿乃中医病证，指体内水液潴留，泛溢肌肤，引起眼睑、头面、四肢、腹背甚至全身浮肿的一种疾病，严重者可有胸水、腹水等。《黄帝内经》称之为"水"，并分为风水、石水、涌水。《素问·水热穴论》云："其本在肾，其末在肺。"又指出，"诸湿肿满，皆属于脾"。《金匮要略·水肿》称为"水气"，从表里上下为纲，分风水、皮水、石水、正水、黄汗五类；从五脏分为心水、肝水、肺水、脾水、肾水等。这与西医学称的心源性、肝源性、肺源性、肾源性、内分泌等水肿相似。《丹溪心法·水肿》将水肿分为阴水和阳水两类，又提出，腰以下肿，当利小便；腰以上肿，当发汗乃愈。其理论一直延续到今。

　　水自不动，依赖阳气以动。水肿是全身气化功能障碍的表现，与肺、脾、肾三脏更为密切。若肾虚则水泛，逆于肺则肺气不降。其通调水道失职，使肾气更虚而水肿加重。若水湿内停，必伤脾阳，日久可导致肾阳亦虚，所以阳气虚损是水肿产生的根本原因。故云"其本在肾，其标在肺，其制在脾"。

　　西医学所指的水肿称"水肿液"，发生原因有水钠潴留、毛细血管滤过压升高、毛细血管渗透压增加、血浆胶体渗透压降低、淋巴回流受阻碍、组织压力降低；根据水肿的性质又分为凹陷性水肿和非凹陷性水肿、炎症水肿和非炎症性水肿、全身水肿与局限性水肿。全身性水肿又分为心源性、肾病性、肝病性、营养缺乏性、妊娠中毒症、结缔组织病、内分泌障碍性、间脑综合征、药物所致、特发性等。以下是我采用中药治疗痊愈的 3 个病例。

73. 不明原因水肿

　　李某，女，48 岁，干部。门诊号：013486。初诊时间：2003 年 10 月 16 日。

　　患者因双下肢肿胀 7 个月而来我处就诊。

　　患者 7 月前无明显诱因出现双下肢浮肿，遂去当地和西医院就诊，多次血、尿常规，生化全套，肾小管功能，24 小时尿蛋白总量均正常，血沉、抗核因子全套无殊，双肾 B 超正常，诊断为特发性水肿，常服双氢克尿噻片、安体舒通片等控制。一旦停用，则水肿可胀及膝。初诊见双脚背浮肿，压之凹陷不起，诉到傍晚肿至小腿。服双氢克尿噻片后，晨起肿退，伴体倦乏力，形寒肢冷，胃纳正常，大便溏，舌偏淡，苔白稍腻，脉沉细而涩。

脉证合参：本案属中医"水肿"范畴，为气化功能受阻。浮肿以下肢为主当属阴水，为脾肾阳虚，不能输运水液，故形寒肢冷，胃纳正常，大便溏，舌偏淡，苔白稍腻，脉沉细而涩。

治法：通阳化湿，利水消肿。

方药：实脾饮加减。

处方：淡附子 10g，桂枝、仙茅、大腹皮、猪苓、白茯苓、车前草各 15g，红花 6g，淫羊藿、生枳壳、鸡血藤、怀山药各 30g，川厚朴、泽泻、生地黄、生白芍各 12g。7 剂，水煎两汁，分服。

10 月 23 日二诊：药后脚肿胀好转，行走较松，凹陷性水肿较前减轻，尿量增多，形寒肢冷存，舌淡红，苔白，脉沉细。守原法。

处方：淡附子 10g，桂枝、仙茅、大腹皮、车前草各 15g，红花 6g，淫羊藿、生枳壳、鸡血藤、淮山药、白茯苓、猪苓各 30g，川厚朴、泽泻、生地黄、生白芍各 12g。7 剂，水煎两汁，分服。嘱服中药期间，逐渐减双氢克尿噻剂量。

10 月 30 日三诊：形寒减轻，肢冷尚存，浮肿明显好转，并减双氢克尿噻为半粒。胃纳佳，尿量正常，舌淡红，苔薄白，脉细沉。肾阳渐复，膀胱气化通利，脾阳之气已能运化水液。上方加益气健脾之品。

处方：淡附子 10g，桂枝、仙茅各 15g，淫羊藿、生枳壳、鸡血藤、淮山药、猪苓、白茯苓各 30g，生黄芪、生白术、补骨脂、泽泻、生地黄、怀牛膝 12g。7 剂，水煎两汁，分服。嘱服中药期间，仍可减双氢克尿噻剂量。

11 月 8 日四诊：水肿基本消失，形寒乏力明显好转，纳寐正常，舌淡红，苔薄白，脉细缓。水液在脾之运化和肾之阳气得以温煦的情况下才能畅行，气机才能和顺。治以益气健脾，通阳利水，补肾活血。

处方：生黄芪、仙茅、泽泻各 15g，川桂枝、生白术、防风、山茱萸各 9g，紫丹参 20g，生枳壳、炒薏苡仁、鸡血藤、猪苓、白茯苓、淮山药、仙灵脾 30g，粉丹皮、菟丝子、佛手片各 12g。30 剂，水煎两汁、分服。

12 月 9 日五诊：1 月来水肿全消，双氢克尿噻已撤 10 天，纳、便、寐均正常，体力恢复。守原方 30 剂，嘱服药半个月后，若未出现水肿，可改为 1 剂服 2 日。续服本方 30 剂巩固疗效。

【按】本病证属阴水。《素问·逆调论》曰："肾者水脏，主津液。"患者年近半百，正值更年之际，天癸始衰，阴自半衰矣。阳气无能依附，故见肾阳亏虚，蒸腾气化津液无力，膀胱开阖失常，气不化津，津液停留，输布不利，三焦水道失畅，下行泛溢肌表。治以附、桂辛热散寒，温肾阳，通达三焦；仙茅、淫羊藿补肾阳，通利水道消肿；重用枳壳、川厚朴、大腹皮宽中疏利气机，使气行水行，水湿得以运行，而周流全身；红花、鸡血藤活血通经络；淮山药、猪苓、茯苓、泽泻、车前草益气健脾助运，渗湿利水消肿；生地黄、白芍滋阴敛阳，使阳气归阴，肾阳化生有源。全方辛温而通达阳气，温阳而蒸腾水湿，如《景岳全书·肿胀》曰："气化而痊愈者，愈出自然。"水肿消失后以健脾益气、通阳利水、补肾活血巩固，以预防病证反复。

74. 不明原因全身性肿胀

刘某，女，43岁，干部。门诊号：01060482。初诊时间：2003年6月30日。

患者诉全身浮肿6年，曾到上海检查和治疗，未发现明显阳性体征，故长期服双氢克尿噻片。虽服药后肿稍退，但一停药则肿胀又起，以下午为甚，伴尿量减少。检查见无明显凹陷性水肿，肌肉较硬，按之诉发胀。余无他症，纳、便正常，舌红，苔白根厚，脉细缓。

脉证合参：《黄帝内经》云："寒伤形，热伤气，气伤痛，形伤肿。"今之肿胀乃寒伤形也。又云："热胜则肿。"此为阳气内郁，日久必生肿胀。今皮肌无红热痛之象，但舌根白厚，乃水湿下注，肾阳不足，气化不利，并郁而化热。

治法：清下焦之湿，通阳利水。

方药：知柏地黄汤合五苓散加减。

处方：肥知母、炒黄柏、生地黄、地骨皮各12g，淮山药、茯苓皮、煨葛根、地骷髅、大腹皮各30g，川芎、炒白芍、泽泻各15g，桂枝9g。7剂，水煎两汁，分服。嘱仍可服双氢克尿噻片，以后慢慢减量。

7月7日二诊：药后下肢未见浮肿，自觉小腿肌肉发胀，口腔溃疡，舌红，苔白，脉细缓。

处方：肥知母、炒黄柏、生地黄、地骨皮各12g，淮山药、茯苓皮、煨葛根、大腹皮、地骷髅各30g，川芎、炒白芍、泽泻各15g，桂枝6g，淡竹叶9g。7剂，水煎两汁，分服。

7月13日三诊：下肢浮肿胀又起，下午为甚，口腔溃疡除，纳、便正常，舌红，苔薄白，脉细缓。

处方：肥知母、炒黄柏、生地黄、水牛角各12g，炒白芍、泽泻各15g，淮山药、茯苓皮、煨葛根、大腹皮、地骷髅各30g，桂枝9g，生枳壳20g，生白术6g。7剂，水煎两汁，分服。

7月21日四诊：下焦湿解，下肢浮肿未见，仍发胀，舌淡红，苔转薄白，脉细缓。

处方：桂枝、川牛膝、生白术、生姜皮各9g，猪苓、白茯苓、生枳壳、地骷髅各30g，地骨皮、生黄芪、鸡内金、独活各12g，泽泻、车前草各15g。7剂，水煎两汁，分服。

7月28日五诊：下肢发胀稍减，尿量仍少，仍服双氢克尿噻片，舌淡红，苔薄白，脉细缓。

处方：桂枝、生白术、生姜皮、川牛膝、砂仁、蔻仁各9g，猪苓、白茯苓、生枳壳、地骷髅、桑椹子各30g，泽泻、车前草各15g，地骨皮、生黄芪各12g。7剂，水煎两汁，分服。

8月4日六诊：下肢肿胀以下午为主，腓肠肌处特别硬胀，尿量少，舌淡红，苔薄白，脉细缓。

处方：生黄芪、仙茅各15g，升麻3g，绞股蓝20g，防己、软柴胡、生白术、生姜皮各9g，生枳壳、猪苓、白茯苓、地骷髅、大腹皮、仙灵脾各30g。14剂，水煎两汁，分服。

8月18日七诊：下肢仍浮肿发胀，近日头晕，有时潮热，舌淡红，苔薄白，脉细缓。

处方：生黄芪、生枳壳、猪苓、白茯苓、地骷髅、仙灵脾各30g，生白术、炒当归、川牛膝各12g，软柴胡、防己各9g，鹿角片6g，粉丹皮、仙茅各15g，绞股蓝20g。7剂，水煎两汁，分服。

8月25日八诊：下肢午后仍肿胀，程度有所减轻，头晕改善，舌淡红，苔薄白，脉细缓。

处方：生黄芪、生枳壳、地骷髅、猪苓、白茯苓、仙灵脾各30g，防己、生姜皮各9g，鹿角片6g，仙茅15g，生白术、地骨皮、白芥子、葶苈子各12g。7剂，水煎两汁，分服。

9月1日九诊：下肢浮肿减轻，余无殊，舌淡红，苔薄白，脉细缓。

处方：生黄芪、生枳壳、地骷髅、猪苓、白茯苓、仙灵脾各30g，生白术、地骨皮、白芥子、葶苈子各12g，生姜皮9g，仙茅15g，鹿角片、川椒目各6g。7剂，水煎两汁，分服。

9月8日**十诊**：坐久午后仍下肢肿胀，乏力，胃纳正常，大便干，舌淡红，苔薄，脉细缓。测 K、N、CL 均正常。

处方：淡附子 10g，肉桂（后下）、山茱萸各 6g，猪苓、白茯苓、粉丹皮、炒白芍、川芎、仙茅、泽泻、车前草各 15g，淮山药、仙灵脾、大腹皮各 30g，生地黄、白芥子各 12g，葶苈子 9g。7 剂，水煎两汁，分服。

9月15日**十一诊**：下肢浮肿胀减轻，乏力存在，纳、便正常，夜寐欠安，舌红，苔根白，脉细缓。

处方：淡附子 10g，肉桂（后下）、山茱萸各 6g，猪苓、白茯苓、粉丹皮、炒白芍、川芎、仙茅、泽泻、车前草各 15g，淮山药、仙灵脾、大腹皮各 30g，生地黄、白芥子各 12g，葶苈子、防己各 9g。7 剂，水煎两汁，分服。

9月23日**十二诊**：浮肿明显减轻，自己开始撤利尿剂，口干，纳、便正常，舌尖红边锯齿，苔白，脉细缓。

处方：淡附子 10g，肉桂（后下）、山茱萸各 6g，猪苓、白茯苓、粉丹皮、炒白芍、川芎、仙茅、车前草各 15g，淮山药、仙灵脾、大腹皮、桑椹子各 30g，生地黄、熟地黄、泽泻、白芥子各 12g，葶苈子、防己各 9g。7 剂，水煎两汁，分服。

9月29日**十三诊**：下肢肿胀全消，利尿剂停用，纳、便正常，舌红，苔薄白，脉细缓。

处方：生地黄、熟地黄、泽泻、白芥子各 12g，淡附子 10g，肉桂（后下）、山茱萸各 6g，猪苓、白茯苓、粉丹皮、仙茅、川芎各 15g，淮山药、仙灵脾、桑椹子各 30g，葶苈子 9g。14 剂，水煎两汁，分服。

11月3日**十四诊**：肿胀半月来未见，近来头痛，夜寐欠安，纳、便正常，舌红，苔白，脉细缓。

处方：肉桂（后下）、山茱萸各 6g，生地黄、熟地黄、泽泻、白芥子各 12g，淮山药、仙灵脾、桑椹子、煨葛根各 30g，白茯苓、猪苓、仙茅、川芎、粉丹皮各 15g，葶苈子 9g，淡附子 10g。14 剂，水煎两汁，分服。

11月24日**十五诊**：11月3日月经来潮，出现面部浮肿，潮热，耳鸣，夜寐已安，纳、便正常，舌红，苔白，脉细缓。经前易肝火犯脾，故面部浮肿。

处方：淡附子 10g，生地黄、熟地黄、川石斛、白芥子各 12g，猪苓、白茯苓、粉丹皮各 15g，淮山药、仙灵脾、桑椹子各 30g，山茱萸、肉桂（后下）、川椒目各 6g，葶苈子、焦山栀各 9g。7 剂，水煎两汁，分服。

11月29日**十六诊**：面浮肿减轻，夜寐安，腰酸，月经行量多，舌红，苔薄白，脉细缓。

处方：生地黄、熟地黄、淡附子、猪苓、白茯苓、山茱萸、白芥子、川石斛、白薇、巴戟天各12g，肉桂（后下）6g，粉丹皮15g，淮山药、桑椹子各30g，淡竹叶9g。10剂，水煎两汁，分服。

2004年2月23日十七诊：下肢肿胀和浮肿均未发生，纳、便正常，体重增加，月经2月10日已行、量多、兼块，舌红，苔薄白，脉细缓。

处方：桂枝9g，白茯苓、生白术、泽泻、川石斛、白薇各12g，苦丁茶20g，绞股蓝15g，芦荟1g，生枳壳、决明子、桑椹子、仙灵脾各30g。14剂，水煎两汁，分服。

4月19日十八诊：停药两月，近1周开始出现下肢浮肿，纳、便正常，舌红，苔厚，脉细缓。

处方：生白术、桂枝、白芥子各9g，猪苓、白茯苓各15g，生枳壳、苦丁茶、绞股蓝各20g，决明子、仙灵脾、桑椹子各30g，芦荟1g，白薇、地骨皮、车前草各12g。14剂，水煎两汁，分服。

5月18日十九诊：下肢浮肿又起，与前相比症状减轻，乏力，纳、便正常，舌红，苔薄，脉细缓。

处方：生黄芪、猪苓、白茯苓、绞股蓝各15g，桂枝、淡附子各9g，泽泻、地骨皮、白芥子各12g，大腹皮、仙灵脾、决明子各30g，鹿角片6g，芦荟1g。14剂，水煎两汁，分服。

6月21日二十诊：劳累后下肢浮肿时起时伏，但能缓解，纳、便正常，舌红，苔白，脉细缓。

处方：桂枝、生白术各9g，猪苓、白茯苓各20g，广木香、怀牛膝、白芥子、淡附子、泽泻、地骨皮各12g，生枳壳、地骷髅各30g，鹿角片6g，车前草15g。14剂，水煎两汁，分服。

2008年7月4日二十一诊：4年来病情一直稳定，未出现下肢肿胀和面部浮肿，近日下肢又出现浮肿，纳、便正常，舌淡红边锯齿，苔薄，脉细缓。

处方：桂枝、鹿角片各9g，泽泻15g，地骨皮、桑白皮、生白术各12g，猪苓、白茯苓、生枳壳、地骷髅、仙灵脾、车前草各30g，生姜皮6g。7剂，水煎两汁，分服。

7月12日二十二诊：午后出现浮肿，面肿肢胀，口干饮多，纳、便正常，舌淡红，苔薄白，脉细缓。

处方：淡附子、桂枝、白芥子、鹿角片各9g，猪苓、白茯苓、泽泻、生枳壳、地骷髅、鲜石斛、仙灵脾各30g，仙茅15g，生白术、白薇各12g。7

剂，水煎两汁，分服。

7月18日二十三诊：下肢仍肿胀，腰痛，皮肤干燥，纳、便正常，舌淡红，苔白，脉细缓。

处方：生黄芪、鹿角片、川椒目、桂枝、山茱萸各9g，生白术、淡附子各12g，猪苓、白茯苓、泽泻、生枳壳、大腹皮、紫丹参各30g，粉丹皮15g。14剂，水煎两汁，分服。

8月1日二十四诊：下肢浮肿减轻，纳、便正常，舌淡红，苔白，脉细缓。

处方：淡附子、粉丹皮各15g，桂枝、山茱萸、鹿角片、川椒目各9g，猪苓、白茯苓、泽泻、生枳壳、大腹皮、紫丹参各30g，生黄芪、生白术、巴戟天各12g。14剂，水煎两汁，分服。

8月15日二十五诊：下肢浮肿改善，脱发，面浮，纳、便正常。舌淡红，苔薄，脉细缓。

处方：生黄芪、淡附子、炒白芍、粉丹皮各15g，桂枝、生白术、鹿角片、炒当归、巴戟天、菟丝子各12g，泽泻、生枳壳、猪苓、白茯苓各30g，川椒目9g。14剂，水煎两汁，分服。

9月5日二十六诊：浮肿好转，乏力，纳欠香，舌淡红，苔薄白，脉细缓。

处方：生晒参3g，生黄芪、淡附子、粉丹皮、炒白芍15g，桂枝、生白术、鹿角片、防己、炒当归、巴戟天、菟丝子各12g，泽泻、生枳壳、猪苓、白茯苓各30g，川椒目9g。14剂，水煎两汁，分服。

9月18日二十七诊：近日浮肿又起，同时出现口腔溃疡，纳、便正常，舌淡红，苔白，脉细滑。

处方：生黄芪20g，桂枝、生姜皮、小茴香、鹿角片、淡附子各9g，川黄连4g，川椒目6g，泽泻15g，桑白皮、地骨皮各12g，猪苓、白茯苓、地骷髅、鹿衔草各30g。7剂，水煎两汁，分服。

9月29日二十八诊：浮肿基本缓解，口腔溃疡仍存，纳、便正常，舌淡红，苔薄，脉细缓。

处方：生黄芪20g，桂枝、生姜皮、淡附子、鹿角片、小茴香各9g，桑白皮、地骨皮、菟丝子各12g，川黄连、川椒目各6g，地骷髅、猪苓、白茯苓、鹿衔草各30g，泽泻、人中白各15g。14剂，水煎两汁，分服。

10月27日二十九诊：下肢浮肿基本消失，口腔溃疡已解，纳、便正常，舌淡红，苔薄，脉细缓。

处方：生黄芪、地骷髅各30g，桂枝、生姜皮、防风、鹿角片各9g，猪苓、白茯苓各20g，泽泻、地骨皮、炒当归、粉丹皮各15g，生白术、淡附子、炒白芍、菟丝子、甜苁蓉各12g，川椒目6g。14剂，水煎两汁，分服。

同时开出膏方。

《黄帝内经》云："寒伤形，热伤气，气伤痛，形伤肿。"患者肿胀乃伤形也。又云："热胜则肿。"是云阳气内郁，日久必生肿胀。今皮肌无红热痛之象，但舌根白厚，乃水湿下注，肾阳不足，气化不利，并郁而化热。先用清利下焦之湿、通阳利水之法，症状一度缓解。今邪犯后浮肿又起，伴口腔溃疡，纳、便正常，舌淡红，苔薄，脉细缓。今冬正值，给予健脾理气，养血柔肝，温肾通阳，化湿利水，制成膏滋缓调治。

处方：淡附子150g，桂枝120g，生地黄120g，熟地黄120g，猪苓300g，白茯苓300g，山茱萸120g，淮山药300g，泽泻300g，车前草300g，鹿角片90g，生晒参80g，寸麦冬120g，五味子90g，生黄芪200g，生白术120g，生枳壳300g，炒杜仲120g，川续断120g，巴戟天120g，甜苁蓉120g，菟丝子120g，覆盆子120g，女贞子200g，旱莲草120g，仙灵脾300g，炒当归120g，炒白芍120g，川芎150g，生薏苡仁300g，藤梨根300g，川黄连60g，粉丹皮150g，鹿衔草300g，灵芝120g，制香附120g，砂仁90g，蔻仁90g，川椒目60g，白芥子90g，潼蒺藜120g，白蒺藜120g，制首乌300g，陈皮90g。1料。水煎浓缩，加入鹿角胶100g，龟甲胶400g，冰糖500g，黄酒半斤，收膏备用。早、晚各1匙，开水冲服。遇感冒、腹泻停服，来再开方药，待调整后再服。

【按】本案以下肢肿胀为主，无凹陷性水肿，西医学认为多属慢性淋巴结回流受阻，或黏液性水肿。该患者经检查，属不明原因。中医学认为，非凹陷性水肿属气，凹陷性属水。本案水肿当辨为阳气虚。因阳气虚弱，无力推动水津之液，故按《内经》中"寒伤形，热伤气，气伤痛，形伤肿"之理论，以温肾法为主要治则。因肾为水火之脏，阴阳互根之地，患者初诊时尚存虚火，故先用知柏地黄汤合五苓散治之。水肿消失，虚火清除，仍有肿胀，即转为真武汤合济生肾气丸治之，以滋补肾阴，温补肾阳。两相互制，以制水中之火，又阴中求阳，使肾之阴阳平衡，从而达到临床痊愈。

在此我顺便提一下，女性常在月经前或月经后出现浮肿，是因经前肝气郁结、气行不畅、肝火犯及脾气所致；经后是气血失于协调、血虚气少所致，故女性患者患水肿可在月经期进行调治，有助于疾病向愈。

75. 脾动脉栓塞术、胆囊切除术、肝硬化失代偿性腹水、胸腔积液伴感染、高热不退

朱某，男，48 岁，司机。住院号：00804515。入院时间：2004 年 6 月 1日。初诊时间：2004 年 6 月 25 日。

患者 1997 年底因腹痛，义乌市人民医院诊断为胆囊炎、胆石症，行胆囊切除术。术后 3 天出现黄疸，转入浙江省中医院行胆肠吻合术。5 年来反复黄疸、腹痛。2003 年 7 月 19 日再次来本院行胆肠吻合和整形手术。术中发现肝硬化、脾大。同年 12 月在本院行 DSA 脾动脉栓塞术。术后两个月反复出现腹胀、气急、尿少。胸片提示：两侧胸腔积液。经用利尿、输白蛋白、保肝等治疗，症状减轻。1 周前因乏力，两侧胸腔积液住肝病科。入院后采用胸腔穿刺抽胸水、利尿、纠正电介质、抗菌消炎，保肝等治疗，均不能使胸闷气急、胸腔积液得以缓解，腹水增加，下肢浮肿，端坐呼吸，尿量明显减少，6 月21 日开始发热，体温 38～38.5℃，故请我参与治疗。

体检：T 38.5℃，P 21 次/分钟，R 82 次/分钟，BP 90/55 mmHg；血常规：WBC 13.6×10^9/L，DC：N 75.8%，L 12.8%，M 10.4%，ATL 3.2%，RBC 2.78×10^{12}/L，HGB 90g/L，PLT 87×10^9/L；大便、尿常规：均在正常范围。血沉44mm³/h，X 胸片：右侧大量胸腔积液，左侧少量胸腔积液；B超：肝硬化、胆囊切除术后，胆总管上段不扩张，肠气多，胰腺显示不清，脾大，伴脾内多发低回声区，双肾未见异常，腹腔内少至中等量积液，双侧胸腔大量积液，肠气体干扰，后腹膜显示不清。心电图：窦性心律、低电压倾向。实验室检查：生化全套：总钙 2.0mmol/L，磷 0.74mmol/L，总胆固醇2.30mmol/L，高密度脂蛋白 0.62mmol/L，低密度脂蛋白 1.32mmol/L，总蛋白 57.1g/L，白蛋白 28.6g/L，球蛋白 28.5g/L，胆红素 97.52μmol/L，直接胆红素 48.93μmol/L，间接胆红素 48.59μmol/L，血 K^+ 2.92mmol/L，CEA1.4μg/mL；胸腔积液常规：颜色红色、透明度浑浊、李凡它试验（－），红细胞计数 100000×10^6/L，有核计数 1100×10^6/L，有核细胞分类淋巴细胞79%，分叶细胞11%，间皮细胞10%；胸水涂片：未找到癌细胞（病理号：2004－3516）和抗酸杆菌（病理号：04001031）。症见端坐呼吸，稍气急，气管左移，胸腔饱满，右肺呼吸音明显消失，第 5 肋以下浊音，左肺可闻及干湿性啰音，肝触及不满意，腹大如鼓，下肢明显凹陷性水肿，腹与下肢皮肤发亮、触之如破，巩膜稍黄染，舌淡红，苔光，脉细弱。

脉证合参：本病中医属水肿、鼓胀、黄疸、悬饮范畴，因长期肝胆失司，加之 3 次切除术后，气血、气机始终不能达到和顺，肝、脾、肾、肺四脏功能失调，气滞、水饮、瘀血互结胸腹之中，水湿有寒化之势，然肝胆之湿又伤及肝阴，不能下荫于肾，阳气无所依附，郁而化热，更伤阴津，三焦水道不通。

治法：滋阴清热，通阳利水，行气生津。

方药：茵陈蒿汤、葶苈泻肺汤合枳术汤加减。

处方：茵陈、青蒿、金钱草、马鞭草、猪苓、白茯苓、生枳壳、泽泻、大腹皮各30g，粉丹皮15g，软柴胡、葶苈子、白芥子、川石斛、花槟榔、王不留行子、川厚朴各12g，生白术、淡附片各9g。7剂，水煎两汁，分2~5次服。芒硝250g炒热外敷于脐周。

7月2日二诊：上药服后第2天尿量和大便明显增多，体温降至38.5℃以下，胸闷气急稍好转，仍不能上床睡觉，舌淡红，苔薄少，脉细弱。阴津已起，气、水、瘀互结仍未解，气化不利。原法再进。

处方：茵陈、青蒿、金钱草、马鞭草、猪苓、白茯苓、生枳壳、泽泻、大腹皮各30g，粉丹皮15g，软柴胡、葶苈子、炙鳖甲、石见穿、川石斛、花槟榔、王不留行子、川厚朴各12g，生白术、淡附片各9g，皂角刺6g。7剂，水煎两汁，分2~5次服。外敷芒硝250g于脐周。

7月9日三诊：体温降至37.5℃以下，胸闷气急存在，能稍高枕半卧位睡一会儿，尿量持续维持在1900~2400mL，胸水合腹水在穿刺帮助下未见增多，舌淡红，苔白，脉细弱带滑。继续原法。

处方：茵陈、青蒿、金钱草、马鞭草、生枳壳、泽泻、大腹皮、猪苓、白茯苓各30g，粉丹皮15g，软柴胡、生白术、葶苈子、白芥子、淡附子、花槟榔、王不留行子、石见穿各12g。7剂，水煎两汁，分2~5次服。

7月16日四诊：仍低热，胸闷气急好转，能高枕半卧位，下肢水肿开始减退，能下床活动，尿量维持在1800~2700mL，胃纳增加，舌淡红，苔白，脉细弱小数。复查血常规：WBC 4.8×10^9/L，DC：N 59.0%，L 29.6%，M 8.5%，ATL 0.3%，RBC 2.76×10^{12}/L，Hb 87g/L，PLT 88×10^9/L；大便、尿常规：在正常范围。生化全套如前，变化不大，胸水细菌培养无细菌生长。血沉31 mm³/h，胸水常规：颜色黄色，透明度微浑浊、李凡它试验（-），红细胞计数 30000×10^6/L，有核计数 1000×10^6/L，有核细胞分类：淋巴细胞27%，分叶细胞69%，间皮细胞4%；C-反应蛋白17.20mg/L。守法再续7剂，水煎两汁，分2~5次服。

7月23日五诊：1月17日开始下肢水肿明显消退，胸闷气急无感觉，活动时不气急，但仍不能平卧，纳食增加，尿量一直达2300mL以上，仍低热，舌淡红，苔薄白，脉细滑。

处方：茵陈、青蒿、金钱草、马鞭草、生枳壳、泽泻、大腹皮、猪苓、白茯苓各30g，粉丹皮15g，软柴胡、生白术、葶苈子、白芥子、淡附子、炙鳖甲、花槟榔、王不留行子、石见穿各12g。7剂，水煎两汁，分2~5次服。

7月28日六诊：体温正常已3天，巩膜黄染消失，腹胀消除，腹水明显减少，下肢肿全消，胸水已停止穿刺。CT：两侧胸腔积液少量，右侧限制性肺不张，纵隔内未见淋巴结肿大。血常规：WBC 4.9×10^9/L，DC：N 67.0%，L 22.9%，M 7.2%，ATL 0.1%，RBC 2.99×10^{12}/L，HGB 94g/L，PLT 106×10^9/L。舌淡红，苔薄白，脉细缓。患者考虑经济问题于7月30日出院。带中药。

处方：茵陈、青蒿、金钱草、马鞭草、生枳壳、泽泻、大腹皮、猪苓、白茯苓、仙灵脾各30g，粉丹皮15g，软柴胡、生白术、葶苈子、白芥子、淡附子、炙鳖甲、花槟榔、川石斛、王不留行子、石见穿各12g。30剂，水煎两汁，分服。

9月1日七诊：病情基本稳定，1个月来无发热，胸闷气急未显，腹不胀，尿量正常，胃纳正常，能生活自理。胸透：两侧胸水未明显增加。B超：肝硬化、胆囊切除术后，胆总管上段不扩张，脾大伴脾内多发低回声区，双肾未见异常，腹水少量。舌淡红，苔薄白，脉细滑。

阶段性脉证合参：经一段时间治疗，肝、脾、肾三脏功能开始协调，阳气渐复，与肝阴能相互调节，但脾气仍然虚弱，水湿仍未除，继续加强健脾利湿之药。

处方：茵陈、猪苓、白茯苓、生枳壳、藤梨根、生薏苡仁、仙灵脾各30g，粉丹皮、王不留行子15g，软柴胡、制香附、生白术、炙鳖甲、石见穿、佛手片、白芥子、葶苈子、川石斛12g。30剂，水煎两汁，分服。后继续治疗，随访4年，病情一直稳定，工作、生活能够自理。

【按】本案属肝胆失司，湿浊蕴结，郁而化热，熏蒸胆汁，日久气、血、饮、瘀互结而致鼓胀，病位虽在肝，却影响脾、肾二脏。脾失运化，水液内停，肾失温煦，无力蒸腾，气不化津，湿始从寒化。水液停滞，泛溢肌腠、胸腹之间。本案考虑鼓胀和水肿并存，治疗时不仅要清化湿浊，还要温化和气化水液。水液的正常输布必须靠脾、肾二脏的阳气，水、饮、液、津、血也都靠气来推动，故重用生枳壳和白术。通过泻肺气、行脾气、温肾气完成水液运行，从而使本病达到痊愈。

十三、脂肪漏

脂肪漏中医无此病名，西医也是因手术而出现的新病名。从病证看，可能因手术后气血大伤，胆囊无力化解脂肪，手术创口未修复时出现的症状。本例我也是第一次见到。

76. 胃癌术后伴淋巴管漏

洪某，男，39 岁，干部。门诊号：02592647。初诊时间：2007 年 8 月 11 日。

患者胃癌术后，引起淋巴管漏两月余，仍不能收口愈合。精神尚可，纳食正常，唯吃油脂或奶制品后在引流管中流出乳白色液体，平时 1500～2500mL，有时有深黄色腹腔引流液。手术医师和家属走访各家外科医生均认为要 3 个月至半年方能自然收口。患者和家属希望采用中医治疗，故来门诊求治。

患者术后恢复尚可，生活能自理，各项生化指标均在正常范围，引流管通畅，舌红，苔白稍黄厚，脉弦滑。

脉证合参：此时患者脾胃失和，气血瘀滞，积于胃络，而成胃积（胃癌）。术后气血大伤，脾气虚弱，无力运化水液，收敛肌肉和腠理，脂与水液难以循道而行，而溢于腔内。

治法：益气化湿，通阳行气，疏肝收敛。

处方：藤梨根、水杨梅根、生薏苡仁、生枳壳、猫人参、半枝莲、荠菜花各 30g，生黄芪、炒苍术、白蔹各 12g，草果仁、皂角刺、银柴胡各 9g，猪苓、白茯苓各 20g，桂枝 6g。3 剂，水煎两汁，分 2～3 次服。

9 月 21 日二诊：仍然引流，每天引流液约 1000mL，较前减少，无殊明显症状，纳、便正常，舌红，苔白、稍厚，脉弦滑。

处方：藤梨根、水杨梅根、生薏苡仁、生枳壳、猫人参、荠菜花各 30g，生黄芪、炒苍术、白蔹各 12g，草果仁、银柴胡、皂角刺各 9g，猪苓、白茯苓各 20g，桂枝 6g。3 剂，水煎两汁，分 2～3 次服。

9 月 24 日三诊：引流液减少，700～800mL/d，自觉无殊变化，舌脉如前，来人取方。

处方：藤梨根、蒲公英、荠菜花、水杨梅根、生薏苡仁、生枳壳、猫人参各 30g，生黄芪 15g，炒苍术、白薇各 12g，草果仁、银柴胡、皂角刺各 9g，猪苓、白茯苓各 20g，桂枝 6g。7 剂，水煎两汁，分 2～3 次服。

9 月 29 日四诊：引流液明显减少，约 350mL/d，肠鸣明显，纳、便正常，舌脉未详。来人改方。

处方：生黄芪 20g，蒲公英、藤梨根、水杨梅根、生薏苡仁、生枳壳、猫人参、荠菜花、红藤各 30g，银柴胡、皂角刺各 9g，猪苓、白茯苓各 15g，炒苍术、白薇各 12g。7 剂，水煎两汁，分 2～3 次服。

10 月 5 日五诊：患者自来门诊，病情较稳定，经 3 周治疗引流液明显减少，近 3 天突然未出液体。纳、便正常，舌红，苔薄白，脉滑小弦。

阶段性脉证合参：引流液减少应属正常，但突然引流液未出，应考虑是否引流管阻塞。请患者注意或请主管医生检查引流管。原方更改。

处方：生黄芪、蒲公英、藤梨根、水杨梅根、生薏苡仁、生枳壳、猫人参、荠菜花、红藤各 30g，银柴胡、皂角刺各 9g，猪苓、白茯苓各 15g，炒苍术、白薇各 12g。7 剂，水煎两汁，分服。

10 月 15 日六诊：因连续 5 天引流管未流出液体，住院医师给予拔管，拔出一半时，流出液体约 800mL。证实管内有阻塞现象，重新插回固定，后每天有液体流出，约 500mL。3 天后液体明显减少，为 200mL；以后逐步减少，10 月 11 日管内无液排出，封管 2 天。B 超示，管内无液体。拔管 3 天，敷料渗出液 2 天，昨日敷料无液体渗出。目前无症状，舌红，苔白、根厚，脉弦滑。

处方：生黄芪、藤梨根、生薏苡仁、荠菜花、生枳壳、猫人参、水杨梅根、红藤各 30g，软柴胡 9g，猪苓、白茯苓各 20g，炒苍术、白薇、草果仁各 12g。14 剂，水煎两汁，分服。

10 月 31 日七诊：半月来开始行第 1 次化疗，复查 B 超：证实半月来腹腔未见液平和积液。化疗后 1 周出现头晕物转，耳鸣，或有腹痛，大便干燥，舌红，苔中厚，脉细缓小弦。

处方：藤梨根、野葡萄根、生薏苡仁、猫人参、生枳壳、荠菜花、瓜蒌仁各 30g，煨葛根 20g，炒苍术、生白术各 12g，草果仁 9g，鸡内金、炒天虫、明天麻、女贞子各12g。10剂，水煎两汁，分服。

顺利完成化疗。

【按】此案脾胃失和，气血瘀滞，积于胃络，致成胃积（胃癌）。术后阳气虚弱，营血大伤，无力收敛肌肉和腠理，脂和水液难以循道而行，溢于腔内，体内湿浊一时难化，更加阻碍气血畅行，故用益气化湿、通阳行气、疏肝收敛之法，重用枳壳，行气推液；用荠菜花30g，消脂化浊；红藤活血通络；白蔹、皂角刺收敛软坚疗疮，通过益气通阳而使创面收口，从而顺利完成下一步化疗。

77. 腹壁脂肪沉积症

沈某，女，47岁，干部。门诊号：01045357。初诊时间：2004年2月19日。

患者发现右上腹部出现条索状物两条，伴压痛1月余。感乏力，无饮食、大小便异常，曾因右乳房小叶增生伴囊性高度增生而行手术切除术4月余。经手术医院复查，一切正常，故寻求中医治疗。因右上腹有两条条索状物，故请西医外科检查，但难以确诊。医生考虑脂肪沉积，建议或者手术确诊。

体检：T 36.4℃，P 78次/分钟，R 24次/分钟，BP 128/68mmHg。血常规、尿常规、生化全套均在正常范围。心、肺无殊，腹软，肝、脾均未触及，右上腹近右肋中部可扪及分叉两条0.7~0.8cm宽、半圆形质较硬的块状物，有压痛。舌淡红，苔白，脉细缓。

脉证合参：考虑4月前乳房术后，饮食过于厚味，脾胃之气受损，运化失职，肝之疏泄条达失司，湿蕴化热，炽炼成脂，沉积于肝，窜走腠理肌肉之间而致。

治法：疏肝理气，化湿消脂，化痰软坚。

方药：逍遥散合夏枯草膏加减。

处方：炒当归、软柴胡、广郁金、川厚朴花、山慈菇、石见穿、土贝母、制香附、橘核、橘络各12g，夏枯草15g，皂角刺9g，土茯苓、决明子各30g。14剂，水煎两汁，分服。

3月5日二诊：右上腹部条索状物开始转软、压痛消失，纳、便正常，舌淡红，苔白，脉细缓。证实首诊考虑治法正确。

处方：土茯苓、决明子各30g，苦丁茶、绞股蓝、夏枯草各15g，炒当归、软柴胡、制香附、广郁金、山慈菇、橘核、橘络、石见穿、土贝母各12g，皂角刺9g。14剂，水煎两汁，分服。

4月9日三诊：右上腹部条索状物变软、较前缩小，无压痛，纳、便正常，舌淡紫，苔薄白，脉细缓。治以疏肝理气，消脂化湿，软坚活血。

处方：软柴胡、制香附、山慈菇、石见穿、广郁金、白薇各12g，土茯苓、决明子、藤梨根各30g，生枳壳、土贝母各20g，炒当归、苦丁茶、夏枯草、嫩荷叶各15g。14剂，水煎两汁，分服。

4月30日四诊：病情稳定，右上腹块状物明显缩小，无压痛，纳、便正常，舌淡紫，苔薄白，脉细缓。

处方：炒当归、苦丁茶、夏枯草、嫩荷叶各15g，土茯苓、决明子、藤梨根各30g，生枳壳、土贝母各20g，软柴胡、制香附、山慈菇、石见穿、广郁金、白薇各12g，苦参9g。30剂，水煎两汁，分服。

5月28日五诊：右上腹肿块全部消失，余无殊，舌淡紫，苔薄白，脉细缓。巩固治疗。

处方：炒当归、苦丁茶、夏枯草、嫩荷叶各15g，土茯苓、决明子、藤梨根、仙灵脾各30g，生枳壳、土贝母各20g，软柴胡、制香附、山慈菇、石见穿、广郁金、白薇各12g，苦参9g。30剂，水煎两汁，分服。

【按】乳腺癌术后，虽不牵涉脏腑，但也会影响气血，导致气血失调，脾气运化失职。加之术后家人多给予高脂、高蛋白，甚至高糖食物，脾无力输布，难聚精津，炽炼成脂，沉积于肝，窜走于肌肉、腠理之间，致成本病。治疗先疏肝理气，消脂化湿；然后健脾行气，活血软坚。同时重用生枳壳，行气推水；用决明子、苦丁茶、嫩荷叶、苦参消脂化湿；用夏枯草、皂角刺、白薇、土贝母、石见穿等软坚散结疗疮，终获明显疗效。

十四、术后并发症

手术后出现并发症是临床常见的事。通常此类患者原就基础病，或年老，或禀赋不足。因术机体组织损伤，必致气血大伤，更会影响脾胃功能，并累及其他脏腑。

78. 左侧股骨颈骨折伴肺部感染

陶某，女，72 岁，退休。住院号：241495。住院时间：2003 年 10 月 23 日。初诊时间：2003 年 12 月 8 日。

患者因左侧股骨颈骨折于 2003 年 10 月 28 日行股骨颈置换术，术后一般情况良好。11 月 26 日胸片发现肺部感染，按常规治疗后，突然于 12 月 6 日出现昏迷、紫绀、小便失禁。T 36.8℃，P 139 次/分钟，R 10 次/分钟，BP 181/80mmHg。右下肺可闻及少量湿啰音。血气分析：PH 7.057，PCO_2 74.7mmHg，PO_2 69.9mmHg。经抢救，神志恢复，R 92 次/分钟，P 20 次/分钟，BP 100/48mmHg。血气分析：PH 7.287，PCO_2 42.5mmHg，PO_2 92.8mmHg。中医紧急会诊。

脉证合参：术后气血大伤，加之已至耄耋之年，气血虚弱，肝肾失调，脾运失职，水液容易内停，虚风内动，夹痰上扰清窍，扰乱神明。虽经抢救神明已清，然风痰未解，仍有上蒙之可能，舌暗红，苔白厚腻，脉弦滑小数。

治法：清热宣肺，涤痰开窍。

方药：复方菖蒲郁金汤合导痰汤加减。

处方：野荞麦根 30g，浙贝母、连翘各 20g，炒黄芩、生薏苡仁、炒薏苡仁、生枳壳、佛耳草各 15g，炒莱菔子、广郁金、石菖蒲、白桔梗、桑白皮、天竺黄、浮海石、寒水石、制胆星各 12g，砂仁、蔻仁、皂角刺各 9g。2 剂，水煎两汁，分 2~4 次服。

12 月 11 日二诊：神志已清，咳嗽不多，胸闷气急，痰色黄白相间，胃纳差，大便干，舌红暗紫，苔白腻，脉细滑。法以清肺祛痰，宽胸理气。

处方：野荞麦根、云雾草各30g，炒黄芩20g，皂角刺9g，炒莱菔子、桑白皮、白桔梗、生薏苡仁、炒薏苡仁、天竺黄、寒水石、地肤子、苏梗、苏木、海蛤壳、浮萍各12g，老鹳草、浙贝母、人中白各15g。7剂，水煎两汁，分2~4次服。

12月18日三诊：咳嗽减少，痰量不多、色白，胸闷好转，气急改善，纳、便正常，舌红淡紫，苔白，脉细缓。守原法。

处方：野荞麦根、云雾草各30g，炒黄芩、仙灵脾各20g，浙贝母、老鹳草各15g，炒莱菔子、桑白皮、白桔梗、生薏苡仁、炒薏苡仁、天竺黄、寒水石、地肤子、苏梗、苏木、海蛤壳、桃仁各12g，皂角刺9g。7剂，水煎两汁，分服。

12月22日四诊：病情稳定，不咳嗽，无痰，纳、便正常，舌红淡紫，苔白，脉弦缓。

处方：野荞麦根、云雾草各30g，炒黄芩、仙灵脾各20g，浙贝母、老鹳草各15g，炒莱菔子、桑白皮、白桔梗、生薏苡仁、炒薏苡仁、天竺黄、寒水石、地肤子、苏梗、苏木、海蛤壳、桃仁各12g，皂角刺9g。7剂，并带中药14剂和百令胶囊出院。

【按】患者原肺气已虚，又值耄耋之年，五脏六腑功能逐年衰减，气血易失和，阴阳易失衡，可致百病丛生。今股骨颈骨折置换术后，气血大伤。手术虽顺利，但内湿术后加重，蕴而成痰。痰气互结，随虚风内动，上扰清窍，蒙蔽神明，引起昏迷。先予涤痰开窍，宣肺豁痰，药用石菖蒲、广郁金、连翘等开窍；天竺黄、浮海石、皂角刺、寒水石、制胆星、生枳壳、莱菔子等豁痰，使痰湿祛，脑窍开，气道通，肺洁净。再治以清肺祛痰，健脾化湿，温肾活血，药证相符，故而告愈。

79. 阑尾炎术后肠粘连伴腹痛行松解术后

江某，男，51岁，干部。门诊号：03271691。初诊时间：2009年6月29日。

患者2007年行急性阑尾炎术后，出现肠粘连，反复腹痛。因疼痛难忍，再行松解术。但仍反复发作，影响工作。2009年3月当地医院又行松解术。术后仍腹痛腹胀，无法正常工作。平时口苦口干，饮水不多，食欲明显减少，精神不佳，情绪急躁，多虑多思，面色灰白无光泽，睡眠差，甚则彻夜不寐，大便偏干，小便正常，舌淡红，苔中厚，脉弦滑。有胆结石史。

脉证合参：手术后气血必伤，肠络受损，气滞血瘀，影响运化，湿浊阻于肠中不解，不通则痛。

治法：芳香化湿，理气通络，佐以活血。

方药：平胃散合红藤汤加减。

处方：炒苍术、姜半夏、佛手片、川厚朴、小茴香、香白芷、绿梅花各12g，桂枝、皂角刺各9g，生枳壳、鸡内金各20g，桃仁、炒白芍、炒赤芍各15g，白茯苓、金钱草、红藤、北秫米各30g。7剂，水煎两汁，分服。嘱药后可能腹泻。

7月6日二诊：药后大便仍不畅，矢气不多，腹胀痛稍减，纳食开始有味、量不多，舌淡红，苔白厚，脉弦滑。湿浊仍未解，原法再进。

处方：藿香、佩兰、炒苍术、姜半夏、广木香、小茴香、川厚朴、炒莱菔子各12g，北秫米、生薏苡仁、生枳壳、白茯苓、红藤、槐米各30g，皂角刺、桂枝各9g，桃仁、炒白芍、炒赤芍各15g。7剂，水煎两汁，分服。

7月13日三诊：1周来腹痛腹胀缓解，时而肠鸣，矢气增多，大便1日2次，纳食正常，夜寐仍差，舌淡红，苔根白厚，脉细滑。

处方：藿香、佩兰、炒苍术、炒莱菔子、桂枝、白茯苓、川厚朴、白芥子、姜半夏各12g，北秫米、生薏苡仁、生枳壳、红藤、槐米各30g，桃仁、炒白芍、炒赤芍、台乌药各15g。15剂，水煎两汁，分服。

7月24日四诊：精神好转，面色稍白，灰色已退，并已上班，稍有疲劳，腹痛腹胀未起，纳、便正常，夜寐仍差，舌淡红，苔白，脉细滑。

处方：藿香、佩兰、炒苍术、姜半夏、白茯苓、炒莱菔子、桂枝各12g，北秫米、生薏苡仁、生枳壳、红藤各30g，桃仁、生白芍、炒赤芍、槐角、车前草各15g，升麻3g。15剂，水煎两汁，分服。

9月14日五诊：两周前因外感发热，故停中药1周，目前发热解，稍咳嗽，痰白量少，咽喉不适，腹痛腹胀未出现，纳、便正常，精神尚可，仍感疲乏，舌淡红，苔白厚，脉弦滑。加解表祛痰药。

处方：炒苍术、白茯苓、姜半夏、天竺黄、制胆星、广郁金、佛手片、白桔梗、桑白皮、淡豆豉、草果仁各12g，生枳壳、浙贝母各20g，神曲、车前草、枇杷叶各15g。7剂，水煎两汁，分服。

若外感好后改服。处方：人参叶、炒赤芍、炒白芍、桃仁、槐角、车前草各15g，北秫米、生薏苡仁、生枳壳、红藤各30g，炒苍术、姜半夏、桂枝、白茯苓、炒莱菔子、川厚朴各12g，升麻3g。15剂，水煎两汁，分服。

10 月 12 日六诊：1 个月来病情基本稳定，未再发生腹痛腹胀现象，纳、便正常，精神恢复，已正常上班，夜寐好转，舌红，苔白，脉细滑。此时湿浊已解，腑气已通，气滞血瘀稍除。巩固守方。

处方：炒苍术、广郁金、川朴花、佛手片、广木香、小茴香、防己、草果仁各 12g，白茯苓、桃仁、生白芍、炒赤芍、川芎各 15g，桂枝 9g，生枳壳、红藤、槐米各 30g。15 剂，水煎两汁，分服。

11 月 9 日七诊：两个月来病情一直稳定，饮食如常，大便正常，时感疲劳，睡眠欠安，舌红，苔白根厚，脉细缓。

处方：炒苍术、白茯苓、广郁金、佛手片、防己、台乌药、草果仁、王不留行子各 12g，桃仁、炒白芍、炒赤芍各 15g，桂枝 9g，红藤、槐米、生枳壳、合欢花、夜交藤、生薏苡仁各 30g。14 剂，水煎两汁，分服。

11 月 27 日八诊：病情稳定，纳、便正常，面色红润，精神好转，舌红，苔白，脉细缓。

处方：生黄芪、桃仁、炒赤芍、炒白芍、川芎、槐角各 15g，生白术、炒苍术、姜半夏、草果仁、小茴香、佛手片、王不留行子、绿梅花、橘核、橘络各 12g，生枳壳、红藤、生薏苡仁各 30g，桂枝、防己、皂角刺各 9g。14 剂，水煎两汁，分服。同时开出第 1 次膏方。

阑尾术后，气血瘀滞，脾运失职，湿浊蕴于肠中，影响传导，不能行舟，反复出现肠梗阻。湿阻内困，气血难以上充于脑，髓海不足，神不守舍，扰乱心神，故见腹痛而便不畅，夜寐不安，心情焦虑，矢气少量，胃中反酸，虽大便但量少不畅，舌淡紫，苔白根厚，脉弦滑。经 5 个月治疗，未再出现肠梗阻现象。提示湿浊逐渐化解，为巩固治疗，冬令之季给予清化湿浊，健脾行气，活血祛瘀，通阳行舟，制成素膏缓调治。

处方：生黄芪 200g，防己 150g，桂枝 90g，白茯苓 300g，桃仁 150g，炒苍术 120g，炒白术 120g，红藤 300g，制大黄 120g，川厚朴花 120g，生枳壳 300g，粉丹皮 150g，炒赤芍 150g，炒白芍 150g，小茴香 100g，台乌药 120g，砂仁 90g，蔻仁 90g，王不留行子 120g，炒当归 120g，生薏苡仁 300g，白芥子 100g，制首乌 300g，夜交藤 300g，槐米 300g，皂角刺 90g，佛手片 120g，草果仁 120g，广木香 120g，花槟榔 120g，苦参 200g，广郁金 120g，仙灵脾 300g，叶下珠 300g，红景天 150g，淮小麦 300g，淡竹叶 90g，绿梅花 120g，乌贼骨 150g，人参叶 200g，紫丹参 200g，参三七 100g，桑椹子 300g，灵芝 120g，潼蒺藜 120g，白蒺藜 120g，女贞子 200g，青皮 90g，陈皮 90g。1 料。

水煎浓缩，加入枣泥 1000g，大胡桃 250g，冰糖 500g，黄酒半斤，收膏时入，储藏备用。早、晚各 1 匙，开水冲服。遇感冒、腹泻停服，来再开方药，待调整后再服。

12 月 17 日九诊： 开出第 2 次膏方，继续服用。

因阑尾手术后，气血瘀滞，脾运失职，湿浊蕴于肠中，影响传导，不能行舟，反复出现肠梗阻，湿阻内困，气血难以上充于脑，髓海不足，神不守舍，扰乱心神，经 6 个月和 1 料膏滋调治后，病情稳定，腹痛缓解，夜寐欠安，胃酸较多，大便烂、1 日 1 次。舌淡紫，苔白，脉弦滑。为巩固治疗，再予清化湿浊，健脾行气，活血祛瘀，通阳行舟，制成素膏缓调治。

处方：生黄芪 300g，防己 150g，桂枝 90g，白茯苓 300g，桃仁 150g，炒苍术 120g，炒白术 120g，红藤 300g，制大黄 120g，川厚朴花 120g，生枳壳 300g，粉丹皮 150g，炒赤芍 150g，炒白芍 150g，小茴香 100g，台乌药 120g，砂仁 90g，蔻仁 90g，王不留行子 120g，炒当归 120g，生薏苡仁 300g，白芥子 100g，制首乌 300g，夜交藤 300g，槐米 300g，皂角刺 90g，佛手片 120g，草果仁 120g，广木香 120g，百合 200g，苦参 200g，广郁金 120g，仙灵脾 300g，叶下珠 300g，红景天 150g，合欢花 300g，淡竹叶 90g，绿梅花 120g，乌贼骨 150g，人参叶 200g，紫丹参 200g，参三七 100g，桑椹子 300g，灵芝 120g，潼蒺藜 120g，白蒺藜 120g，女贞子 200g，青皮 90g，陈皮 90g。1 料。水煎浓缩，加入莲子泥 1000g，大胡桃 250g，冰糖 500g，黄酒半斤，收膏备用。早、晚各 1 匙，开水冲服。遇感冒、腹泻停服，来再开方药，待调整后再服。

【按】 阑尾炎属中医"肠痈"，现代常以手术治疗。该患者术后发生肠梗阻，并两年中行松解术两次，但仍出现腹痛和肠梗阻现象。这时辨证不能按常理了。我认为，手术虽小，但组织一样，术后肠络受损，水肿、瘢痕、气滞血瘀，影响传导，使湿瘀阻滞肠中，不通则痛。故治疗先用芳香化湿、苦寒燥湿、通络活血之法，待湿化解初，逐渐改用健脾化湿、温化蠲饮、散瘀通络之法，因药证相符，患者终达临床痊愈。

80. 支气管扩张术后伴气管内息肉、咯血不解

胡某，女，35 岁。门诊号：04066027。初诊时间：2011 年 3 月 11 日。

自幼支气管扩张，反复咯血，2011 年 2 月初行左肺下叶切除术。术后咳嗽不解，痰黏稠不畅，或带血丝，胸闷气憋，声音嘶哑。五官科检查：声带下方有一息肉。因考虑刚行肺部手术，体质尚未恢复，故嘱 3 个月后再行息

肉切除术，纳、便一般，舌淡紫红，苔白，脉弦滑。

脉证合参：患者原为痰湿之体，反复蕴而化热，伤及肺络，血随热动上溢而成咯血之症。虽行肺叶切除术，但体内湿浊、痰热、血瘀互结为因果。腐肉沿着气管、咽喉，发生在声带下方而成息肉，以痈疽来辨。

治法：清热解毒，祛痰软坚，佐以利咽。

处方：肺形草、鱼腥草、野荞麦根、冬瓜仁、生薏苡仁、百合、生侧柏叶各30g，炒黄芩、浙贝母各20g，桑白皮、桃仁、天竺黄、浮海石、寒水石、地肤子、苏梗、苏木、藏青果各12g，人中白15g，皂角刺、木蝴蝶各9g。7剂，水煎两汁，分服。嘱药后咳嗽会增多，痰或血可能增多。

3月18日二诊：药后咳嗽增多，痰能咳出、色黄白相间，夜间咳嗽明显，咳剧时气急，胸闷如憋，声音嘶哑，痰中有时带血丝，纳、便一般，舌红，苔白厚，脉细滑。

处方：肺形草、鱼腥草、野荞麦根、冬瓜仁、鲜芦根、生薏苡仁各30g，炒黄芩、浙贝母各20g，桑白皮、桃仁、天竺黄、浮海石、海蛤壳、地肤子、王不留行子、苏梗、苏木、白芥子、地肤子各12g，木蝴蝶、皂角刺各9g，人中白15g。7剂，水煎两汁，分服。

3月25日三诊：咳嗽减少，痰转白色，讲话时无力提升，感到气憋，夜间咳嗽明显减少，纳、便一般，舌红，苔白厚，脉细滑。

处方：野荞麦根、猫人参、冬瓜仁、生薏苡仁各30g，炒黄芩、浙贝母各20g，木蝴蝶、皂角刺、射干各9g，桑白皮、白桔梗、白芥子、橘核、橘络、白鲜皮、地肤子各12g，黛蛤散（包）、人中白各15g。7剂，水煎两汁，分服。

4月1日四诊：肺部术后两月，发音较前改善，咽部痰黏不畅，咳出痰带腥臭、色黄绿，胸闷好转，月经正值、色暗量少、腥臭，无腹痛，纳、便一般，舌红，苔白厚，脉细滑。

阶段性脉证合参：痰湿蕴热仍明显，故咳出痰味带腥臭、色黄绿。继续清肺泄热，祛痰软坚，活血散瘀。方用千金苇茎汤合红藤汤加减。

处方：野荞麦根、藤梨根、冬瓜仁、生薏苡仁、红藤各30g，炒黄芩、浙贝母各20g，人中白、桃仁各15g，射干、皂角刺各9g，白桔梗、蚤休、桑白皮、白芥子、橘核、橘络、苏梗、苏木、寒水石各12g。7剂，水煎两汁，分服。

4月8日五诊：症状有所改善，纳、便一般，舌红，苔白薄腻，脉细滑。

处方：野荞麦根、鱼腥草、生薏苡仁、冬瓜仁、鲜芦根、红藤、藤梨根各30g，炒黄芩、浙贝母各20g，白桔梗、桑白皮、桃仁、寒水石、苏梗、苏木、橘核、白芥子、皂角刺各12g。7剂，

4月15日六诊：咳嗽以阵发为主或刺激性加剧，偶伴喉间痰鸣，胸闷如憋，痰如黄脓，腥臭，咽痒，纳、便正常，舌红，苔薄腻，脉细滑。

处方：野荞麦根、猫人参、藤梨根、生薏苡仁、冬瓜仁、红藤各30g，木蝴蝶、土牛膝、皂角刺、射干各9g，炒黄芩、浙贝母各20g，桑白皮、桃仁、山慈菇、浮海石、寒水石各12g。7剂，水煎两汁，分服。

4月22日七诊：咳嗽以阵发为主或刺激性加剧，偶伴喉间痰鸣，胸闷如憋，痰仍黄脓，腥臭，咽痒，纳、便正常，月经正值4月19日、色暗量多，腥臭明显，舌红，苔薄腻，脉细滑。

处方：藤梨根30g，浙贝母20g，炒当归、川芎、紫丹参、独活、制香附、小茴香、玄胡索、桃仁、桑寄生、蚤休、桑白皮、香白芷、益母草各12g，失笑散（包）、车前子各9g。7剂，水煎两汁，分服。

4月29日八诊：月经已净、顺畅、较上月好转，咳嗽如旧，痰仍脓黄黏稠，声音较前响，但仍难上提，精神好转，纳、便正常，舌红，苔白，脉细滑。

处方：野荞麦根、藤梨根、生薏苡仁、猫人参、冬瓜仁、红藤各30g，射干、土牛膝、皂角刺、木蝴蝶各9g，炒黄芩、浙贝母各20g，桑白皮、桃仁、山慈菇、浮海石、寒水石各12g。7剂，水煎两汁，分服。

5月6日九诊：声音嘶哑，提气不足，痰开始转为淡黄，腥臭较前减轻，胸闷在剧咳时憋，喉间痰鸣减少，纳、便正常，舌红，苔白，脉细滑。

处方：肺形草、藤梨根、鱼腥草、冬瓜仁、鲜芦根、生薏苡仁、猫人参、红藤各30g，射干、土牛膝各9g，浙贝母20g，桃仁、人中白各15g，蛇六谷、桑白皮、白芥子、玄参、海蛤壳、化橘红、橘核各12g。7剂，水煎两汁，分服。

5月13日十诊：自觉症状较前改善，能参加劳动，但遇剧咳时可出现胸闷气憋，痰仍黄脓，腥臭味较前改善，纳、便正常，舌红，苔白，脉细滑。

处方：野荞麦根、藤梨根、生薏苡仁、猫人参、冬瓜仁、红藤各30g，土牛膝、射干、皂角刺各9g，炒黄芩、浙贝母各20g，桑白皮、桃仁、山慈菇、橘核、橘络、浮海石、寒水石、白芥子各12g。7剂，水煎两汁，分服。

5月20日十一诊：肺疾症状如前，咳吐脓黄痰，胸闷改善，月经正值、

量多、色暗红、顺畅，无腹痛，纳、便正常，舌红，苔白，脉细滑。

处方：炒黄芩、浙贝母各20g，野荞麦根、藤梨根、生薏苡仁、猫人参、红藤、冬瓜仁各30g，射干、木蝴蝶、土牛膝、皂角刺各9g，桑白皮、桃仁、山慈菇、浮海石、寒水石、益母草各12g。7剂，水煎两汁，分服。

5月27日十二诊：病情开始稳定，痰仍黄稠，腥臭味减轻，纳、便正常，舌红，苔白，脉细滑。

处方：野荞麦根、藤梨根、生薏苡仁、猫人参、冬瓜仁、红藤各30g，土牛膝、皂角刺、丝瓜络、射干各9g，炒黄芩、浙贝母各20g，桑白皮、桃仁、山慈菇、寒水石、白芥子各12g。7剂，水煎两汁，分服。

6月10日十三诊：病情趋于稳定，痰仍黄稠，腥臭味明显改善，讲话声音已正常，纳、便正常，舌红，苔白，脉细滑。

处方：生白术、桑白皮、桃仁、山慈菇、白芥子、寒水石各12g，土牛膝、防风、射干各9g，冬凌草15g，炒黄芩、浙贝母各20g，野荞麦根、肺形草、藤梨根、生薏苡仁、冬瓜仁、红藤、鲜芦根各30g。7剂，水煎两汁，分服。

6月24日十四诊：病情稳定，痰仍黄稠，腥臭味偶见，讲话声音正常，纳、便正常，舌红，苔白，脉细滑。

处方：南沙参15g，生白术、桑白皮、天竺黄、桃仁、山慈菇、寒水石、白芥子各12g，防风、射干各9g，炒黄芩、浙贝母各20g，野荞麦根、鱼腥草、藤梨根、生薏苡仁、冬瓜仁、红藤、鲜芦根各30g。7剂，水煎两汁，分服。

7月1日十五诊：喉镜复查：息肉明显缩小，咳嗽明显减少，夜间痰多，痰仍黄稠腥臭，气味基本消失，纳、便正常，舌红，苔白，脉细滑。

阶段性脉证合参：经治痰浊稍有改善，腐肉有排出，故息肉缩小。但原肺疾的痰浊仍无法清泄，痰始终黄脓腥臭。继治以清肺泄热，祛痰软坚，益气固卫。

处方：制黄精、野荞麦根、鱼腥草、藤梨根、生薏苡仁、冬瓜仁、红藤、鲜芦根各30g，皂角刺、防风各9g，炒黄芩、浙贝母各20g，生白术、桑白皮、天竺黄、桃仁、黛蛤散（包）、王不留行子各12g。7剂，水煎两汁，分服。

7月8日十六诊：自觉息肉消，感到气道通气顺畅，痰色黄稠，今带有咖啡样血丝，纳、便正常，舌红，苔白，脉细滑。

处方：南沙参、黛蛤散（包）、粉丹皮各 15g，肺形草、野荞麦根、炒黄芩、鱼腥草、藤梨根、生薏苡仁、冬瓜仁、红藤、鲜芦根、生侧柏叶、白茅根各 30g，桃仁、橘络各 12g。7 剂，水煎两汁，分服。

7 月 15 日十七诊：气道通气顺畅，痰黄稠带腥臭，咖啡样血丝除，纳、便正常，舌红，苔白，脉细滑。

处方：南沙参、粉丹皮、海蛤壳各 15g，寸麦冬、生白术、桃仁、王不留行子、山慈菇各 12g，炒黄芩 20g，肺形草、野荞麦根、鱼腥草、藤梨根、生薏苡仁、冬瓜仁、红藤、鲜芦根、生侧柏叶各 30g。7 剂，水煎两汁，分服。

7 月 22 日十八诊：病情稳定，咳嗽基本消失，痰出而嗽，讲话声音基本正常，气道通畅，无喉间痰鸣，纳、便正常，舌红，苔白，脉细滑。

处方：制黄精、野荞麦根、鱼腥草、藤梨根、生薏苡仁、冬瓜仁、红藤、鲜芦根各 30g，防风、皂角刺各 9g，炒黄芩、浙贝母各 20g，桃仁 15g，生白术、蛇六谷、天竺黄、海蛤壳、浮海石各 12g。7 剂，水煎两汁，分服。

12 月 15 日十九诊：喉镜复查：息肉消失。因刺激咳嗽增多，痰黄脓带血丝（因喉镜检查），纳、便正常，舌红，苔白，脉细滑。

处方：山海螺、鱼腥草、野荞麦根、生地炭、冬瓜仁、鲜芦根、生薏苡仁、紫珠草、白茅根、生侧柏叶各 30g，炒黄芩 20g，桃仁 15g，桑白皮、地骨皮、苏梗、苏木各 12g。7 剂，水煎两汁，分服。

12 月 22 日二十诊：痰中仍带血丝，余无殊症，纳、便正常，舌红，苔白，脉细滑。

处方：南沙参、野荞麦根、鱼腥草、冬瓜仁、鲜芦根、生薏苡仁、百合、生侧柏叶、紫珠草各 30g，炒黄芩、浙贝母各 20g，粉丹皮、桃仁各 15g，玄参、桑白皮、地骨皮、苏梗、苏木、阿胶珠（烊化）各 12g。7 剂，水煎两汁，分服。

12 月 30 日二十一诊：痰血除，余无殊症，纳、便正常，舌红，苔白，脉细滑。

处方：制黄精、野荞麦根、鱼腥草、藤梨根、生薏苡仁、冬瓜仁、红藤、生侧柏叶、鲜芦根各 30g，炒黄芩、浙贝母各 20g，桃仁 15g，生白术、天竺黄、寒水石各 12g，防风、皂角刺各 9g。7 剂，水煎两汁，分服。

2012 年 1 月 8 日二十二诊：血未再见，余无殊症，纳、便正常，舌红，苔白，脉细滑。

处方：生白术、天竺黄、寒水石各 12g，桃仁 15g，防风、皂角刺各 9g，炒黄芩、浙贝母各20g，制黄精、野荞麦根、鱼腥草、藤梨根、生薏苡仁、冬瓜仁、红藤、鲜芦根各30g。14剂，水煎两汁，分服。

1月22日二十三诊：病情稳定，余无殊症，纳、便正常，舌红，苔白，脉细滑。

处方：制黄精、野荞麦根、鱼腥草、藤梨根、生薏苡仁、冬瓜仁、红藤、鲜芦根、桑椹子各30g，防风、皂角刺各9g，桃仁15g，炒黄芩、浙贝母各20g，生白术、天竺黄、寒水石各12g。14剂，水煎两汁，分服。

【按】支气管扩张伴感染，胸外科采取手术治疗已很普遍，但从内科讲，此病应有其适应证。我所接诊的患者，基本上通过一段时间的清肺豁痰，病情能够得到一定控制，且仅发一侧，或第1次发病的患者，效果较好。若为两侧，或多发性者往往并发感染，本例即如此。不但支气管扩张未能控制，且气管内发现息肉。临床上我按"痈"进行治疗，采用清热解毒、利咽豁痰、软坚敛疮、活血通络之法，消除了息肉，避免了患者6个月后再行手术之苦。但其支气管扩张伴感染仍未得到有效缓解。

81. 肺癌术后并发声带息肉和胸腔积液

王某，男，55岁，干部。门诊号：8280022。初诊时间：2013年8月30日。

患者反复咳嗽五六年，2013年8月6日，因胸闷做冠脉造影时发现肺部小结节。平时咽痒，痰白、黏稠、泡沫为主，纳、便正常，舌淡红，苔白，脉弦细滑。CT：两肺数个磨玻璃样密度结节，排除早期癌变。有萎缩性胃炎史、高血压史。

2013年8月23日在武警浙江省总队杭州医院检查：PET 1484；头颅：右侧乳突密度增高，内见少许软组织密度影；颈部：甲状腺见数枚低密度结节，未见放射性摄取异常；胸部：右肺上叶及左肺上下叶见多个磨玻璃样小结节影，最大者位于右肺上叶，长约1.4cm，均未见明显放射性摄取增高。右肺门见放射性摄取增高影，纵隔内未见放射性摄取异常影及肿大淋巴结。气管支气管腔通畅，主动脉弓轻度增宽。两侧胸膜腔清晰。腹盆腔：肝内见多发小囊状低密度影，最大者约1.1cm，未见放射性摄取异常；双肾见多枚囊状高密度或低密度影，最大值约3.7cm，未见放射性摄取异常。左侧肾上腺增粗，放射性摄取轻微增高。前列腺体积增大，见钙化灶，放射性分布未见明显异常。脊柱：颈、胸、腰椎骨质增生，颈椎曲度变直、项韧带钙化、诸椎体放射性摄取未见明显异常；L$_{4\sim5}$椎间盘膨出，骶管内见囊性软组织密度影，未见放射性摄取增高。诊断：①颅脑未见明显异常；右侧慢性中耳乳突炎症。②甲状腺多发良性结节。③两肺多发磨玻璃密度结节，放射性摄取未见增高，符合非典型腺瘤样增生，但数枚结节稍大、密度稍高，右肺门炎性淋巴结。④肝内、双肾多发囊肿。⑤左侧肾上腺轻度增生。⑥前列腺增生、钙化。⑦颈椎病，胸腰椎轻度退变，L$_{4\sim5}$椎间盘膨出，骶管囊肿。

西医诊断：肺结节（肺癌？），慢性萎缩性胃炎，高血压等。

中医诊断：肺积。

脉证合参：慢性咳嗽五六年，平时有痰，现代检查发现多种疾病，根据中医辨证，属湿浊与气血互结致病。最终导致肺、脾、肾三脏阳气俱虚，无力推动水液，使水液停积在上、中、下三焦。目前主症在肺，故先治肺中痰湿。

治法：清肺祛痰，宽胸理气，佐以活血软坚。观察3~6个月，再复查CT，如增大，则行手术治疗。后再以中药调治。

处方：肺形草、藤梨根、生薏苡仁、冬瓜仁、鲜芦根各30g，炒黄芩15g，蛇六谷、桃仁、王不留行子、浮海石、寒水石、薤白头、姜半夏、瓜蒌皮、白芥子、海蛤壳各12g。7剂，水煎两汁，分服。

9月6日二诊：咳嗽未增，痰白量少，胸闷气短，纳、便正常，舌淡紫苔薄白，脉弦细。

处方：肺形草、野荞麦根、藤梨根、冬瓜仁、生薏苡仁、鲜芦根各30g，炒黄芩15g，蛇六谷、桑白皮、浙贝母、桃仁、苏梗、苏木、浮海石、寒水石、山慈菇、王不留行子、鬼见羽各12g。7剂，水煎两汁，分服。

9月20日三诊：咳嗽已不多，痰白量少，胸闷偶作，或胸痛，纳、便正常，舌淡紫、边有瘀点，苔白，脉弦滑。

处方：肺形草、野荞麦根、藤梨根、冬瓜仁、生薏苡仁、鲜芦根、红藤各30g，炒黄芩15g，蛇六谷、桑白皮、桃仁、苏梗、苏木、浮海石各12g，红花、丝瓜络各9g。7剂，水煎两汁，分服。

9月27日四诊：咳嗽基本消失，痰白量少，胸闷时作，稍胸痛，纳、便正常，舌红，苔薄少，脉弦滑。

处方：南沙参、生白术、蛇六谷、桑白皮、桃仁、苏梗、苏木、浮海石、寒水石、山慈菇、鬼见羽各12g，炒黄芩15g，肺形草、野荞麦根、藤梨根、冬瓜仁、生薏苡仁、鲜芦根各30g，防风、红花、丝瓜络各9g。7剂，水煎两汁，分服。

10月4日五诊：咳嗽未增，痰白量少，胸闷除，时而胸痛，纳、便正常，舌淡红，苔薄，脉细缓。

处方：制黄精、野荞麦根、肺形草、藤梨根、冬瓜仁、生薏苡仁、鲜芦根各30g，生白术、蛇六谷、桑白皮、桃仁、苏梗、苏木、浮海石、寒水石、山慈菇、鬼见羽各12g，防风、红花、丝瓜络各9g，炒黄芩、仙灵脾各15g。7剂，水煎两汁，分服。

11月1日六诊：咳嗽基本消失，痰白量少，胸闷，上楼气急，纳、便正常，舌红，苔白稍厚，脉细缓。

处方：防风、红花、丝瓜络各9g，制黄精、肺形草、野荞麦根、生薏苡仁、冬瓜仁、鲜芦根、仙灵脾、桑椹子各30g，炒黄芩15g，炒苍术、生白术、桑白皮、寒水石、山慈菇、浮海石、草果仁、白芥子、王不留行子各12g，淡附子6g。7剂，水煎两汁，分服。

11月15日七诊：偶尔咳嗽，痰白不多，上楼气急，纳、便正常，舌淡红，苔白，脉细缓。

处方：防风9g，炒黄芩15g，制黄精、肺形草、野荞麦根、冬瓜仁、生薏苡仁、鲜芦根、仙灵脾各30g，生白术、桃仁、寒水石、白芥子、苏梗、苏木、山慈菇、菟丝子、王不留行子各12g，淡附子6g。7剂，水煎两汁，分服。

11月29日八诊：咳嗽减少，痰白量少，气急改善，纳、便正常，手冷，舌淡红，苔白，脉细缓。

处方：生黄芪20g，生白术、桃仁、寒水石、白芥子、山慈菇、王不留行子、巴戟天各12g，肺形草、野荞麦根、冬瓜仁、生薏苡仁、鲜芦根、仙灵脾各30g，炒黄芩15g，防风、淡附子、皂角刺各9g。7剂，水煎两汁，分服。

12月13日九诊：咳嗽基本消失，痰白量少，胸闷，痛时稍气短，纳、便正常，舌红，苔薄白，脉细缓。

处方：生黄芪、肺形草、野荞麦根、冬瓜仁、生薏苡仁、鲜芦根、仙灵脾各30g，炒黄芩15g，生白术、桃仁、寒水石、白芥子、山慈菇、王不留行子、巴戟天各12g，防风、淡附子、皂角刺各9g。7剂，水煎两汁，分服。另配：金水宝3瓶，1次3粒，1日3次。

12月27日十诊：咳嗽、痰基本控制，胸闷稍痛，纳、便正常，舌淡红，苔白，脉细缓。

处方：生白术、炒黄芩、桃仁、肉果、白芥子、寒水石、菟丝子、山慈菇各12g，防风9g，生黄芪、肺形草、野荞麦根、冬瓜仁、生薏苡仁、鲜芦根、桑椹子、仙灵脾各30g，淡附子6g。7剂，水煎两汁，分服。另配：金水宝2瓶。按原法服。

2014年1月10日十一诊：偶尔胸痛，因痰而咳，痰白而黏，纳、便正常，手冷，舌淡紫红，苔白、根稍厚，脉细缓。

处方：生黄芪、肺形草、野荞麦根、冬瓜仁、生薏苡仁、鲜芦根、仙灵脾、桑椹子各30g，防风、白芥子、淡附子各9g，炒黄芩15g，生白术、桃仁、寒水石、肉果、菟丝子、橘核、橘络各12g。7剂，水煎两汁，分服。另配：金水宝3瓶。按原法服。

1月24日十二诊：胸部痛偶尔隐痛，稍咳嗽，痰白不多，纳、便正常，舌淡红，苔薄白，脉细缓。

处方：生白术、桃仁、寒水石、王不留行子、菟丝子、橘核、橘络各12g，白芥子、淡附子、防风各9g，炒黄芩15g，生黄芪、肺形草、野荞麦根、冬瓜仁、生薏苡仁、鲜芦根、仙灵脾、桑椹子各30g。7剂，水煎两汁，分服。

2月19日十三诊：胸闷、咳嗽解，痰少，工作后易疲劳，腰酸，纳、便正常，舌淡红，苔白，脉细缓。

处方：淡附子、防风、皂角刺各9g，炒黄芩15g，生黄芪、肺形草、野荞麦根、冬瓜仁、生薏苡仁、鲜芦根、仙灵脾各30g，生白术、桃仁、寒水石、王不留行子、补骨脂各12g。7剂，水煎两汁，分服。另配：金水宝3瓶。按原法服。复查CT：若肺结节增大，可先行手术，再中药治疗。

6月13日十四诊：2014年4月15日，在上海胸科行右肺上叶切除术+淋巴结清扫术。

病理报告B14-02778：右上叶14cm×13.8cm×4.2cm，胸膜局部增厚。右上叶后段结节直径0.8cm，灰白灰黑，质硬，边界不清，距胸膜0.3cm；尖段结节直径0.4cm，灰黑，质硬，界不清，距胸膜0.5cm；余肺支气管通畅，轻度气肿。

镜检：右上叶后段腺癌，腺泡样及细支气管肺泡样混合亚型，直径0.8cm（新分类：微浸润性腺癌）；（尖段结节）肺间质纤维组织增生，局部炭末沉着，直径0.4cm。

支气管切端（F14-2422）和送检淋巴结五组未见癌转移。两气管旁组1

枚（直径0.6cm）、四气管支气管组一枚（直径1.2cm）、七隆突下组两枚（直径0.6~1cm）、9下肺韧带组1枚（直径0.6cm）、十一叶间组3枚（直径0.6~1.2cm）。

德清县人民医院2014年6月10日胸腔B超：右胸腔探及液性游离暗区，最深约5.6cm，内液清，见多条分隔。左侧胸腔未见明显积液。提示：右胸腔中等量多房性包裹性积液。

2014年6月11日内窥镜：咽部黏膜慢性充血，右侧杓状软骨下方见新生物隆起，表面光滑，蒂较宽，双侧声带边缘光滑，活动度好，闭合可。诊断：喉新生物，肉芽？

再次来杭寻求中医治疗。目前术后出现咽部肉芽肿，胸胀闷，腔内积液抽液800mL，偶尔咳嗽，痰色白少，面色晦暗，纳、便正常，舌淡红，苔薄，脉弦滑。

脉证合参：原已为痰湿之体，痰湿、气虚、瘀浊互结成积，虽行手术，痰浊仍未解。然气血大伤，腐肉停积于气道之口，影响喉门之开阖，手术之处水液停积而成悬饮。治以清热解毒，豁痰燥湿，软坚疗疮，活血散瘀。

处方：肺形草、藤梨根、生薏苡仁、冬瓜仁各30g，皂角刺、射干、白桔梗各9g，蛇六谷、蚤休、生枳壳、泽泻、橘核、橘络、寒水石、石见穿各12g，葶苈子、白芥子、佛手片各9g。7剂，水煎两汁，分服。

6月20日十五诊： 右胸胀痛偶作，咽部仍有不适感，声音嘶哑，痰白不多、晨起黄痰两口，纳、便正常，舌红，苔薄白，脉细缓。

德清县人民医院2014年6月19日胸腔B超：右胸腔探及液性游离暗区，最深约5.3cm，内液清，内见多条分隔。左侧胸腔未见明显积液。甲状腺右叶前后径1.4cm，左右径2.1cm，左叶前后径1.7cm，左右径1.7cm，峡部厚0.2cm，形态正常，表面光滑，内部回声均匀，CDFI示甲状腺血供正常。双侧颈部探及数个低回声结节，大者约1.1cm×0.5cm，边界清。提示：①右胸腔中等量多房性包裹性积液。②双侧颈部淋巴结探及。

处方：肺形草、藤梨根、野荞麦根、生薏苡仁各30g，射干、白桔梗各9g，蛇六谷、桑白皮、浙贝母、葶苈子、寒水石、白芥子、石见穿、冬凌草、人中白、佛手片、川石斛各12g，生枳壳15g。7剂，水煎两汁，分服。另配：天然牛黄1支，猴枣牛黄散4支，西瓜霜1支。和匀每天早、晚各喷1次，半小时内不能饮水和食物。

6月27日十六诊： 右胸胀痛偶作，咽部仍不适，声音嘶哑，说话声不能上提，痰白量少、晨起痰黄色两口，纳、便正常，舌红，苔薄白，脉细缓。

2014 年 6 月 26 日胸腔 B 超：右胸腔探及液性游离暗区，最深约 4.7cm，内液清，内见多条分隔。左侧胸腔未见明显积液。提示：右胸腔少量至中等量多房性包裹性积液。

浙江第一医院 2014 年 6 月 24 日 MR 472260：右侧室带及后方可见一结节状带蒂，异常信号灶，呈稍长 T_2 等 T_1 信号，DWI 上高信号，大小约 8.5mm × 7.1mm，增强后可见明显强化。喉腔未见明显异常。颈部未见明显肿大淋巴结影。诊断：右侧室带和后方结节状异常信号灶，以良性病变考虑，息肉可能性大，建议进一步检查，排除肿瘤。

处方：肺形草、藤梨根、野荞麦根、生薏苡仁各 30g，生白术、蛇六谷、桑白皮、浙贝母、葶苈子、寒水石、白芥子、石见穿、冬凌草、人中白、佛手片、川石斛各 12g，生枳壳 15g，白桔梗、射干、防风各 9g。7 剂，水煎两汁，分服。

7 月 4 日十七诊：手术处右胸胀痛偶作，音嘶稍扬，痰白不多、晨起咳黄痰两口，纳、便正常，舌红，苔薄白，脉弦缓。

处方：人参叶、生枳壳各 15g，白桔梗、射干、防风各 9g，肺形草、藤梨根、野荞麦根、生薏苡仁、猫人参各 30g，生白术、蛇六谷、桑白皮、浙贝母、葶苈子、寒水石、白芥子、石见穿、冬凌草、人中白、佛手片、鲜石斛各 12g。7 剂，水煎两汁，分服。

7 月 18 日十八诊：右胸胀痛偶作，声音嘶哑改善，痰白量少、晨起痰仍黄，纳、便正常，夜寐难入、易醒同存（安眠药 2 片）。舌红紫，苔薄白，脉弦缓。喉镜检查：声带息肉缩小。2014 年 7 月 17 日胸腔 B 超：右胸腔探及液性游离暗区，最深约 33mm，内液清，内见多条分隔。左侧胸腔未见明显积液。提示：右胸腔少量多房性包裹性积液。

处方：皂角刺、白桔梗、射干、防风各 9g，肺形草、藤梨根、野荞麦根、生薏苡仁、猫人参各 30g，太子参、生白术、蛇六谷、桑白皮、葶苈子、寒水石、白芥子、石见穿、冬凌草、人中白、佛手片、鲜石斛各 12g，淡附子 6g，生枳壳 15g。7 剂，水煎两汁，分服。

8 月 22 日十九诊：咽痒而咳嗽，多语时声音嘶哑，痰白黏少、不畅，近日胸闷，纳、便正常，夜寐仍用安眠药 2 片。舌红紫，苔薄白，脉弦缓。邵逸夫医院 CT：胸腔积液基本吸收。

处方：制黄精 15g，防风、射干、白桔梗、皂角刺、淡附子各 9g，肺形草、藤梨根、野荞麦根、生薏苡仁、猫人参各30g，生白术、蛇六谷、地肤子、土牛膝、土贝母、桑白皮、寒水石、白芥子、石见穿、佛手片、鲜石斛各12g，生枳壳15g。7剂，水煎两汁，分服。

9月5日二十诊：咽痒而咳嗽，声音已正常，痰白量少，胸闷改善，纳、便正常，夜寐安眠药2片，舌红，苔白，脉弦缓。

处方：制黄精、肺形草、藤梨根、野荞麦根、生薏苡仁、猫人参各30g，防风、皂角刺、白桔梗、射干、淡附子各9g，生白术、蛇六谷、地肤子、土牛膝、土贝母、桑白皮、寒水石、白芥子、石见穿、佛手片、红花、丝瓜络各12g，生枳壳15g。7剂，水煎两汁，分服。

12月12日二十一诊：咳嗽除，痰基本消失，声音恢复正常，胸闷未见，刀口痛时作，纳、便正常，夜寐安眠药2片，舌淡紫苔薄白，脉弦缓。喉镜：声带息肉消失。

处方：防己、射干、皂角刺、淡附子各9g，制黄精、肺形草、野荞麦根、藤梨根、生薏苡仁、猫人参、桑椹子各30g，生白术、蛇六谷、土贝母、桑白皮、寒水石、白芥子、石见穿、佛手片、红花、丝瓜络各12g，生枳壳15g。7剂，水煎两汁，分服。

【按】本案也为肺癌术后声带下方出现息肉和胸腔积液，本案之初为肺结节伴玻璃样变，从中医角度看，此为痰湿内蕴，伤及肺络，腐肉内生，在肺中发生肺积。术后气血大伤，阴阳失衡，腐肉未去，又停积于喉下，从而影响声带开阖。本病同样可按"内痈"治疗。与上例相比，只是所用药物不同。上例为支气管扩张，本例为肺癌，虽然病理检查未示转移，但则出现胸腔积液和气管内息肉，故治疗采用针对肺癌和有利于祛痰浊的药物，如藤梨根、猫人参、肺形草、皂角刺、石见穿、白芥子、寒水石等。本案又有胸水，故要加用逐水之品，如葶苈子、淡附子、川椒目、泽泻、蛇六谷等。待湿浊化解，肺、脾、肾三脏达到平衡，则气管内息肉和胸腔积液均消失，达到临床痊愈。

82. 肝癌术后伴肝昏迷

汤某，男，72岁，退休。住院号：326143。入院时间：2009年7月15日。初诊时间：2009年7月20日。

患者体检发现肝脏占位伴AKP升高1月。2009年7月17日行肝癌切除术，术后第3天，发热、黄疸、腹胀明显，伴腹水，中医协助治疗。

症间神志不清，但能答话，问后即思睡。诉畏寒，面黄身黄，尺肤灼热，口臭甚，腹大如鼓，按之痛，腹水（++），大便3天未下，舌红稍绛，苔中黄白干、无津，脉滑数浮。

血常规：WBC 17.1×10⁹/L，DC：N 87.60%，L 5.20%，RBC 4.87×10¹²/L，Hb 154.0g/L，PTL 84.0×10⁹/L；生化全套：GLU 5.475 mmol/L，U-RIC 235.6μmol/L，CREA 76.36μmol/L，TP 52.00g/L，ALB 32.00g/L，BIB 20.0g/L，TBIL 30.8μmol/L，DBIL 16.9μmol/L，ALT 386 IU/L，AST 442 IU/L，GGT 196IU/L，CK 1185IU/L，CKMB 28.3IU/L，LDH 546IU/L，CHE 3784U/L。电介质：正常范围。

脉证合参：原为湿浊内蕴之体，肝胆失司，气血凝滞，气机失调，致成肝积，现手术后气血大伤，虽肝积已去，但体内湿浊仍然很盛，导致气机不利，壅滞化热，熏蒸胆汁，溢于腠理而发生黄疸。此时卫分未罢，进入气分，阳明经热盛，已伤津液，阳明腑证未盛，但湿热已上扰清窍，发生神志不清。

治法：清热解毒，疏肝利胆，急下存阴，扶正祛邪。

方药：蒿芩清胆汤、茵陈蒿汤合白虎承气汤。

处方：青蒿、茵陈、生石膏、垂盆草、炒黄芩、生枳壳、生薏苡仁、鲜石斛、藤梨根各30g，肥知母、制大黄、川厚朴、广郁金、石菖蒲各12g，人参叶、粉丹皮各15g，薄荷（后下）、软柴胡、苏叶各9g。4剂，水煎两汁，分3~4次服。嘱服后有腹泻可能，不要紧。

7月23日二诊：热势已下，津液渐生，湿热内盛，肝胆失于疏泄条达，脾气被抑，口臭除，口干好转，腹胀隐痛，大便已下稀水样，家属停药1天，舌红，苔白厚腻，脉细小弦滑。此时腑气已通，津液得保。

处方：青蒿、茵陈、生石膏、垂盆草、炒黄芩、生枳壳、鲜石斛、生薏苡仁、藤梨根各30g，人参叶、粉丹皮各15g，肥知母、川厚朴、广郁金、石菖蒲、炒苍术、草果仁各12g，软柴胡、砂仁、蔻仁各9g。4剂，水煎两汁，分3~4次服。

7月28日三诊：神志不清除，能回答病情，午后低热，面与皮肤黄疸减退，腹胀改善，口干，大便1日2次，舌红，苔白厚腻、偏干，脉滑数。

血常规：WBC 8.5×10⁹/L，DC：N 61.80%，L 23.40%，MO片 1.01×10⁹/L，RBC 4.38×10¹²/L，HGB 140.0g/L，PLT 146.0×10⁹/L。生化全套：GLU 5.61 mmol/L，URIC 373.7 μmol/L，CREA 85.61 μmol/L，TP 73.00g/L，ALB 33.00g/L，BIB 40.0g/L，TBIL 26.3μmol/L，DBIL 16.4μmol/L，ALT

64IU/L，AST 64 IU/L，GGT 133 IU/L，CHE 2568U/L。

处方：青蒿、茵陈、生石膏、垂盆草、炒黄芩、生枳壳、生薏苡仁、藤梨根、大腹皮各30g，粉丹皮15g，肥知母、广木香、川厚朴、炒苍术、草果仁、炒莱菔子各12g，蔻仁、砂仁、淡竹叶各9g。4剂，水煎两汁，分3～4次服。

7月31日四诊：黄疸基本消失，有低热，纳食增加，神志已清，腹胀时起，昨日大便又未下，舌红，苔白厚腻，脉滑弦。

处方：青蒿、茵陈、生石膏、垂盆草、炒黄芩、生枳壳、生薏苡仁、藤梨根、大腹皮各30g，粉丹皮15g，肥知母、广木香、川厚朴、炒苍术、草果仁、炒莱菔子、制大黄各12g，淡竹叶、蔻仁、砂仁各9g。3剂，水煎两汁，分3～4次服。

8月5日五诊：病情开始稳定，精神好转，能起床活动，纳食正常，大便日1次，腹胀解，舌红，苔白厚腻，脉弦滑。表明湿浊仍未除。WBC 4.0 × 10^9/L，DC：N 65.40%，L 17.90%，RBC 4.36 × 10^{12}/L，Hb 138.0g/L，PLT：233.0 × 10^9/L。生化全套：GLU 4.49mmol/L，URIC 494.9μmol/L，CREA 85.97μmol/L，TP 80.00g/L，ALB 38.00g/L，BIB 42.0g/L，TBIL 27.1μmol/L，DBIL 15.1μmol/L，ALT 48IU/L，AST 66 IU/L，GGT 168 IU/L，CHE 3047U/L。

处方：青蒿、茵陈、垂盆草、炒薏苡仁、银花藤、藤梨根、生枳壳各30g，淡竹叶9g，桃仁、杏仁、川厚朴、炒苍术、草果仁、炒莱菔子各12g，冬瓜仁、花槟榔、大腹皮各15g，生白术20g。14剂，水煎两汁，分服。出院带回。

【按】 湿热久蕴，致气滞血瘀，发展成肝积。虽行肝癌切除术，然积去而气血大伤，影响肝胆之疏泄条达，气机不利，胆汁不循常道，壅滞化热，熏蒸胆汁，蕴热化毒，迫使胆汁外溢而发生黄疸。同时热毒内陷心营，上扰神明，内伤阳明，便腑气不通，而致昏迷。治疗上采用清热解毒、清利肝胆、急下存阴、扶正祛邪之法。从卫气营血辨，属气营两燔，故采用蒿芩清胆汤，清利湿热，和解少阳；茵陈蒿汤，泻胆通腑退黄；白虎汤加强上两方作用，同时清气分之热。另加用开窍的菖蒲郁金汤和养阴生津的鲜石斛，终使患者转危为安。

十五、肝硬化

肝硬化是一种常见病，是由不同病因引起的慢性或进行性、弥漫性肝病，其病理特点为广泛的肝细胞变性和坏死，肝纤维组织弥漫性增生，并有再生小结节形成，正常肝小叶结构和血管解剖破坏，导致肝脏逐渐变形、变硬而成肝硬化。早期无明显症状，后期可出现肝脏功能减退，门静脉高压和多系统受累的各种表现。以下两例是肝炎后出现的肝硬化。第 1 例已出现腹水，第 2 例为早期肝硬化。肝腹水的出现，西医认为已到了晚期，并长期用利尿剂和白蛋白也不能缓解。第 2 例经治疗后，血检肝纤维化指标难以下降。

中医根据肝病的症状而有不同名称，如出现黄疸属于黄疸；无黄疸，肝区痛属胁痛；如出现腹水，属鼓胀。临床上往往参考此三者而治。肝病的病因病机虽不同，但确有共同的规律。其病变都在肝胆，都与脾胃有着密切关系。所以湿热蕴郁是这三种病的主要因素。湿有外、内之分，外湿是湿邪侵入，内湿是肝病影响脾胃，多为饮食不节，伤及脾运，聚液成湿而致。这是三病的共同点。不同点是，辨证中应分清热湿、阴阳、虚实、瘀滞的偏重，然后再定治法。

胁痛是肝气郁结、肝疏泄条达失职时出现的症状。日久肝之藏血受阻，血流不畅，瘀血停积，肝络痹阻，不通则痛。当然也有饮食不节、外伤血瘀等病因。一般来说，经过治疗大多症状能够缓解。若本有肝气郁结则症状有可能。因肝为阳脏，用其肝阴。若病久肝阴不足，血虚不能养肝，肝络失养，则可引起胁痛。这是辨证的不同之点。

黄疸是指身体出现目黄、身黄、小便黄三大症状而言。在此病中强调外邪，与西医学提出的肝炎病因是一致的。但其必定与内湿存在有关，或脾胃本为虚寒的内因，互为致病。所以辨证强调发病乃湿邪为患，郁遏化热，熏蒸胆汁，浸入血脉、溢于肌肤而发黄。临床上要分清是热重于湿，还是湿重于热，还是湿热并重。同是阳黄，日久失治，或过用寒凉，阳气受损则会转为阴黄。

鼓胀以形而定名，以腹大如鼓、色苍黄、脉络暴露为特征。古人认为是毒气所致。张景岳认为乃情志郁结、饮食不节，或酒饮过度，或他病转化而成；喻嘉言认为是癥瘕积聚日久，转为鼓胀之变，与西医的机理相似。其病机因肝、脾、肾三脏受损，气、血、水、瘀积于腹内，渐致鼓胀。正如清·何梦瑶《医碥·肿胀》所云："气血水三者，病常相因。有先病气滞而后血结者；有病血结而后气滞者；有先病水肿而血随败者，有先病血而结水随蓄者。"其认识更接近于现代。

总之，这三篇的内科病有分有合，临床上相互关系，相互发展，由轻至重，由表入里，要灵活应用。今举两例分析如下。

案例

83. 黑疸、肝硬化、肝腹水

王某，男，48岁，工人。住院号00802097。门诊号：00958079。初诊时间：2003年11月18日。

患者2002年1月胃脘不适、恶心，当地医院以胃病治疗不愈。经肝功能检查：不正常；乙肝三项HBsAg（＋），抗－HBc（＋），HBV－DNA 1.8×10^6/L。在当地治疗无效，故来杭州本院住院治疗。前后住院3次，病情未能缓解。

症见面色黧黑，肝区胀满，纳食尚可，夜寐欠安，手指如冰样冷感，尿黄，大便1日1次，隔天注射白蛋白1支。肝功能检查：总胆红素152.5μmol/L，谷丙转氨酶258IU/L，谷草转氨酶342IU/L，谷氨酰转氨酶86IU/L，碱性磷酸酶483 IU/L，球蛋白42.6g/L，白蛋白2.54g/L，腹水（＋＋），双下肢浮肿明显，舌紫红，苔白，脉沉细。

西医诊断：肝硬化腹水。

中医论断：黑疸，鼓胀。

脉证合参：长期肝肾功能失调，肝气郁遏日久，必克脾土。脾失健运，湿浊不化，阻滞气机，清阳不升，水谷精微不能输布，久病湿从寒化，最终致气滞血瘀，水停腹中。本病标本虚实、阳衰寒盛交错，逐渐发展成黑疸、鼓胀病。

治则：温补脾肾，行气利水，软坚活血。

方药：茵陈汤合枳术汤加减。

处方：茵陈、白花蛇舌草、垂盆草、生枳壳、半枝莲、夜交藤各40g，粉丹皮、猪苓、白茯苓、生薏苡仁、石见穿、仙灵脾各15g，软柴胡9g，生白术、佛手片、制香附各12g。7剂，水煎两汁，分服。

11月25日二诊：面色黧黑，腹胀食后加剧，身黄，尿黄量多，脚酸，肢冷，腹水，舌淡紫红，苔薄白，脉细沉。

处方：茵陈、垂盆草各40g，白花蛇舌草、半枝莲、生枳壳、生薏苡仁、仙灵脾、夜交藤各30g，生白术、软柴胡各9g，粉丹皮、石见穿、猪苓、白茯苓各15g，佛手片12g，桂枝6g。7剂，水煎两汁，分服。另加齐墩果片1日120g。

12月1日三诊：仍身黄，目黄，尿黄，胃胀，面色黧黑，腹水，身冷，舌边红，苔白，脉细缓。

处方：茵陈、垂盆草各40g，白花蛇舌草、半枝莲、生枳壳、生薏苡仁、仙灵脾、夜交藤各30g，生白术、软柴胡各9g，粉丹皮、石见穿、猪苓、白茯苓、鬼见羽各15g，佛手片、炙鳖甲各12g。7剂，水煎两汁，分服。另加齐墩果片1日120g。

12月9日四诊：仍身黄，目黄，尿黄，面色黧黑，怕冷，胃胀，肝区不痛，腹水消失，舌红，苔白中间裂，脉细缓。逐渐加大温阳之品。

处方：茵陈、垂盆草各40g，白花蛇舌草、半枝莲、生枳壳、生薏苡仁各30g，生白术、炙龟甲各9g，粉丹皮、石见穿各15g，鬼见羽、炙鳖甲、佛手片各12g，淡附子6g。14剂，水煎两汁，分服。

12月28日五诊：复查肝功能：总胆红素51.9μmol/L，直接胆红素20.9μmol/L，谷丙转氨酶77IU/L，谷草转氨酶123IU/L，碱性磷酸酶234IU/L，球蛋白38.9g/L，白蛋白36.1g/L。此1个月内仅用1次白蛋白静脉注射。此后继续服用煎剂1月。面色明显转成黑中带黄，手开始转温，肝区疼痛发胀消失，纳、便正常，体力增加，仍身怕冷，舌红，苔白，脉细缓。

处方：茵陈、垂盆草各40g，白花蛇舌草、半枝莲、生枳壳、生薏苡仁各30g，炙龟甲各9g，粉丹皮、石见穿各15g，炒苍术、鬼见羽、炙鳖甲、佛手片、夏枯草各12g，淡附子6g。30剂，水煎两汁，分服。

2004年1月28日六诊：2004年1月15日肝功能复查：总胆红素47.7μmol/L，间接胆红素31μmol/L，直接胆红素16.5μmol/L，谷丙转氨酶79IU/L，谷草转氨酶111IU/L，碱性磷酸酶195IU/L，白蛋白40.2g/L，球蛋白38.6g/L。

此 1 月中未用白蛋白静脉注射。病情趋于稳定。

处方：茵陈、垂盆草各 40g，白花蛇舌草、半枝莲、生枳壳、生薏苡仁各 30g，炙龟甲各 9g，粉丹皮、石见穿各 15g，生白术、鬼见羽、炙鳖甲、佛手片、夏枯草各 12g，桂枝、淡附子各 6g。30 剂，水煎两汁，分服。

2 月 27 日七诊：1 月来自觉症状不多，纳、便正常，腹水全消，下肢不浮肿，面黑较前退，肢冷明显好转，舌红，苔薄白，脉细缓。

处方：茵陈、垂盆草各 40g，白花蛇舌草、半枝莲、生枳壳、生薏苡仁各 30g，炙龟甲、银柴胡、王不留行子各 9g，粉丹皮、石见穿、生白术各 15g，鬼见羽、炙鳖甲、佛手片、夏枯草各 12g。15 剂，水煎两汁，分服。

4 月 5 日八诊：病者自感体力恢复，上班工作。自己继服 2 月 27 日方 30 剂，于 4 月 5 日才来门诊。近来鼻衄量少，肝区隐痛，纳、便正常，舌红边锯齿，苔薄白，脉细缓。上海嘉定区方泰卫生院复查肝功能：谷丙转氨酶上升至 234IU/L，碱性磷酸酶 234IU/L。

阶段性脉证合参：因肝硬化患者血常规中易见 RBC、WBC、PLT 三系下降，今出现鼻衄，去散血之药，加凉血止血之品。

处方：茵陈、垂盆草各 40g，白花蛇舌草、半枝莲、生枳壳、生薏苡仁、五灵脂各 30g，炙龟甲、银柴胡各 9g，粉丹皮、石见穿、生白术各 15g，鬼见羽、炙鳖甲、佛手片、夏枯草、大蓟、小蓟各 12g。14 剂，水煎两汁，分服。

4 月 19 日九诊：鼻衄减少，肝区不痛，纳、便正常，舌红，苔薄白，脉细缓。

处方：茵陈、垂盆草各 40g，白花蛇舌草、半枝莲、生枳壳、生薏苡仁、生山楂、五灵脂各 30g，炙龟甲、银柴胡各 9g，粉丹皮、石见穿、生白术各 15g，鬼见羽、炙鳖甲、佛手片、夏枯草、大蓟、王不留行子 12g。14 剂，水煎两汁，分服。

5 月 17 日十诊：复查肝功能：总胆红素与间接胆红素均在正常范围，谷丙转氨酶 79 IU/L，碱性磷酸酶 196IU/L，白蛋白 42g/L，球蛋白 32g/L。面色灰黑中带黄，无殊症状，舌红，苔薄白，脉细缓。

处方：茵陈、垂盆草各 40g，白花蛇舌草、半枝莲、生枳壳、生薏苡仁、生山楂、五灵脂各 30g，炙龟甲、银柴胡各 9g，粉丹皮、石见穿、生白术各 15g，鬼见羽、炙鳖甲、佛手片、夏枯草、大蓟、王不留行子、橘核各 12g。30 剂，水煎两汁，分服。

7 月 26 日十一诊：复查肝功能：总胆红素 34.1μmol/L，间接胆红素

24.1μmol/L，直接胆红素 10μmol/L，谷丙转氨酶 48 IU/L（第 1 次正常），谷草转氨酶 100 IU/L，碱性磷酸酶 169 IU/L，谷氨酰转酞酶 25I U/L（第 1 次正常），白蛋白 41g/L，球蛋白 30.9g/L。自觉无明显症状，体力较前增强，纳、便正常，停用白蛋白注射液。舌紫红，苔薄白，脉细缓。治遵《金匮要略》"见肝之病，当先实脾"之意。

处方：垂盆草、白花蛇舌草、半枝莲、生枳壳、生薏苡仁、仙灵脾、藤梨根各 30g，生白术、软柴胡各 9g，粉丹皮、石见穿、白茯苓各 15g，佛手片 12g，桂枝 6g。30 剂。水煎两汁，分服。

8 月 28 日十二诊：病情较稳定，嘱 1 月复查 1 次肝功能，进行纤维化检查，纳、便正常，舌转红变淡紫，苔薄白，脉细缓。

原方随症加减：如川石斛、夜交藤、仙灵脾、金钱草、制首乌、淡竹叶等。每月 30 剂，水煎服。

10 月 28 日十三诊：10 月 23 日当地复查肝功能：总胆红素 33.3μmol/L，间接胆红素 24.3μmol/L，直接胆红素 9μmol/L，谷丙转氨酶 46 IU/L（第 2 次正常），谷草转氨酶 57 IU/L，谷氨酰转酞酶 20 IU/L（第 2 次正常），碱性磷酸酶 172IU/L，白蛋白 44.2g/L，球蛋白 31.7g/L。病情一直稳定，无明显不适，纳、便、寐均正常，舌红淡紫，苔薄白，脉细缓。因肝纤维化试验未复查。继续加强活血软坚之药。

处方：垂盆草、白花蛇舌草、半枝莲、生枳壳、仙灵脾、藤梨根、生薏苡仁各 30g，生白术、软柴胡各 9g，粉丹皮、石见穿、白茯苓各 15g，佛手片、炙鳖甲各 12g。30 剂，水煎两汁，分服。

11 月 28 日十四诊：一般情况无殊，面色渐转正常，肢不感冷，生活如常，当地医院复查肝功能，谷丙转氨酶 40IU/L（第 3 次正常），谷草转氨酶 55IU/L，谷氨酰转氨酶 18IU/L（第 3 次正常），碱性磷酸酶 170IU/L，白蛋白 43.0g/L，球蛋白 32.2g/L。本院 2004 年 10 月 26 日肝纤维化试验：层粘连蛋白（LN）125.0μg/L（正常值 98.4 ~ 133.0μg/L），Ⅳ 型胶原（ⅣC）110.10ug/L（正常值 54.77 ~ 84.77μg/L），透明质酸（HA）98μg/mL（正常值 20 ~ 110μg/mL），Ⅲ 型前胶原（PCⅢ）115μg/L（正常值 20 ~ 120μg/L），舌红边紫，苔薄白，脉细缓。

处方：垂盆草、白花蛇舌草、金钱草、生枳壳、藤梨根、生薏苡仁各 30g，粉丹皮、石见穿、白茯苓各 15g，佛手片、炙鳖甲各 12g，生白术、软柴胡、炙炮甲各 9g。30 剂。水煎两汁，分服。

12 月 29 日十五诊：当地复查肝功能，各项指标均接近正常，无特殊变化，舌脉如前。

处方：垂盆草、白花蛇舌草、金钱草、生枳壳、生薏苡仁、藤梨根各 30g，粉丹皮、石见穿、白茯苓各 15g，佛手片、炙鳖甲各 12g，生白术、软柴胡、炙炮甲各 9g。30 剂，水煎两汁，分服。嘱虽然症状无变化，但必须坚持服药，每月复查肝功能。

2005 年 3 月 22 日十六诊：复查肝功能：总胆红素 2.8μmol/L（第 1 次正常），面色基本接近正常，工作生活正常。舌红，苔白，脉细滑。

处方：垂盆草、白花蛇舌草、生枳壳、生薏苡仁、藤梨根各 30g，生白术、软柴胡、炙炮甲各 9g，粉丹皮、石见穿、白茯苓各 15g，桃仁、佛手片、炙鳖甲各 12g。30 剂，水煎两汁，分服。每月复查肝功能。

5 月 20 日十七诊：5 月 15 日在湖州人民医院肝功能复查：仅碱性磷酸酶 140IU/L，不正常，其他均在正常范围内。无殊症状，生活正常。舌脉如前。

处方：金钱草、垂盆草、白花蛇舌草、生枳壳、生薏苡仁、藤梨根各 30g，生白术、软柴胡、炙炮甲各 9g，粉丹皮、石见穿、白茯苓各 15g，桃仁、佛手片、炙鳖甲各 12g。30 剂，水煎两汁，分服。并开肝纤维化试验单。

12 月 12 日十八诊：因病情一直稳定，开出第 1 次膏方。

肝胆失司，湿浊内蕴，郁而化热，熏蒸胆汁，发为黄疸，日久成鼓，并从寒化，水、气、血、瘀互结，腹大如鼓，面色黧黑，肢冷如冰，指青皮黑，经两年中药治疗，诸症缓解，寒湿之邪逐渐化解，脾肾阳气开始恢复，肝胆之瘀减轻，腹水消失，面色趋于正常，纳、便正常，并已工作。各项生化指标已转正常。舌淡红带紫，苔薄少，脉细缓。今正值冬令，给予养血柔肝，健脾理气，活血软坚，滋阴益肾，制成膏滋缓调治。

处方：垂盆草 300g，白花蛇舌草 300g，白毛藤 300g，藤梨根 300g，炒当归 120g，鬼见羽 120g，软柴胡 90g，白茯苓 100g，制香附 120g，广郁金 120g，山慈菇 120g，橘络 120g，生枳壳 300g，生白术 150g，紫丹参 200g，石见穿 120g，莪术 120g，炙鳖甲 120g，炙炮甲 90g，炒枣仁 300g，夜交藤 300g，合欢花 200g，制黄精 200g，枸杞子 300g，制首乌 200g，佛手片 120g，玫瑰花 100g，生薏苡仁 300g，仙灵脾 200g，桑椹子 300g，炒杜仲 120g，灵芝 120g，潼蒺藜 120g，白蒺藜 120g。1 料。水煎浓缩，加入龟甲胶 500g，冰糖 500g，黄酒半斤，收膏备用。早、晚各 1 匙，开水冲服，遇感冒、腹泻时停服。

2006 年 6 月 28 日十九诊：本院 2006 年 6 月 20 日肝纤维化试验：层黏连

蛋白（LN）112.0μg/L（正常值 98.4～133.0μg/L），Ⅳ型胶原（IVC）92.10μg/L（正常值 54.77～84.77μg/L），透明质酸（HA）82μg/mL（正常值 20～110μg/mL），Ⅲ型前胶原（PCⅢ）110μg/L（正常值 20～120μg/L），肝功能：正常范围。无殊症状，生活工作正常。舌红，苔白，脉细滑。

处方：垂盆草、白花蛇舌草、生枳壳、生薏苡仁、藤梨根各 30g，软柴胡、炙炮甲各 9g，粉丹皮、山慈菇、白茯苓各 15g，桃仁、生白术、佛手片、炙鳖甲各 12g。30 剂，水煎两汁，分服。7 月份因本人生病未能复诊。由学生或其他医生复方继续门诊，病情基本稳定。

2007 年 4 月 20 日二十诊：病情半年来一直稳定，面色黧黑除，肝功能复查在正常范围，B 超：肝硬化，胆结石存在。生活自理，工作恢复已近 1 年，西药全部停用。舌淡紫，苔薄白，脉弦缓。法以健脾和胃，疏肝理气，活血软坚。

处方：太子参、粉丹皮各 15g，软柴胡 9g，生枳壳 20g，生白术、制香附、山慈菇、王不留行子、桃仁、鬼见羽、炙鳖甲各 12g，垂盆草、藤梨根、白茅藤、生薏苡仁、仙灵脾、桑椹子各 30g。30 剂，水煎两汁，分服。

6 月 15 日二十一诊：病情一直较稳定，肝功能复查正常，舌红，苔薄，脉细缓。

处方：太子参 20g，藤梨根、生薏苡仁、垂盆草、桑椹子各 30g，软柴胡 9g，生白术、白茯苓、桃仁、白芥子、炙鳖甲各 12g，粉丹皮、王不留行子、石见穿、鬼见羽各 15g。30 剂，水煎两汁，分服。

9 月 21 日二十二诊：肝硬化腹水，经治疗病情一直稳定，复查肝功能：正常。B 超：肝硬化。脾肿大。舌红，苔薄白，脉细缓。

处方：西党参、粉丹皮、王不留行子、石见穿各 15g，生白术、炙鳖甲各 12g，藤梨根、生薏苡仁、生枳壳、桑椹子、枸杞子、制首乌、仙灵脾各 30g。30 剂，水煎两汁，分服。

11 月 16 日二十三诊：病情一直稳定，复查肝功能一直正常，舌淡紫红，苔少，脉细滑。

处方：西党参、石见穿各 15g，生白术、炙鳖甲、川石斛、王不留行子各 12g，藤梨根、生薏苡仁、垂盆草、枸杞子、制首乌、制黄精、仙灵脾各 30g，生枳壳 20g，淡竹叶 9g。30 剂，水煎两汁，分服。同时开出第 2 次膏方。

肝胆失司，湿浊内蕴，郁而化热，熏蒸胆汁，发为黄疸，日久成鼓，并从寒化，水、气、血、瘀互结，腹大如鼓，面色黧黑，肢冷如冰，指青皮黑。

经 3 年中药治疗，1 年冬调治，诸症得以缓解，寒湿之邪已化解，脾肾阳气逐渐恢复，肝胆瘀滞除，面色正常，纳、便正常。两年来各项生化指标均正常，能正常工作，舌淡红，苔薄白，脉弦滑。今又值冬令，再予养血柔肝，健脾理气，活血软坚，滋阴益肾，制成膏滋缓调治。

处方：西党参 200g，生白术 120g，白茯苓 120g，五味子 90g，垂盆草 200g，白花蛇舌草 200g，白毛藤 200g，藤梨根 300g，炒当归 120g，鬼见羽 120g，软柴胡 90g，制香附 120g，广郁金 120g，山慈菇 120g，橘络 120g，生枳壳 200g，紫丹参 120g，石见穿 120g，莪术 120g，炙鳖甲 120g，炙炮甲 90g，炒枣仁 120g，夜交藤 300g，制黄精 300g，枸杞子 300g，制首乌 300g，佛手片 120g，玫瑰花 100g，生薏苡仁 300g，仙灵脾 300g，桑椹子 300g，淡附子 100g，益智仁 120g，炒杜仲 120g，灵芝 120g，潼蒺藜 120g，白蒺藜 120g，女贞子 120g，陈皮 90g，王不留行子 120g，川续断 120g。1 料。水煎浓缩，加入龟甲胶 200g，鳖甲胶 200g，鹿角胶 50g，冰糖 500g，黄酒半斤，收膏备用。早、晚各 1 匙，开水冲服。遇感冒、腹泻停服，来再开方药，待调整后再服。

2008 年 8 月 8 日二十四诊：病情稳定，肝功能正常，B 超：慢性肝病，脾肿大。舌淡紫红，苔薄白，脉细缓。

处方：西党参、生枳壳各 20g，生白术、白茯苓、炙鳖甲、川石斛、王不留行子、桃仁各 12g，垂盆草、石见穿各 15g，藤梨根、生薏苡仁、枸杞子、制首乌、仙灵脾各 30g。30 剂，水煎两汁，分服。

12 月 12 日二十五诊：病情一直较稳定，肝功能复查均正常，B 超：慢性肝病肝硬化（代偿期），脾大。肝纤维化试验：层粘连蛋白 135.2μg/L，仍偏高，其他三项（IVC、HA、PCⅢ）正常。

处方：制黄精、藤梨根、垂盆草、枸杞子、仙灵脾各 30g，炒当归、西党参、生白术、炙鳖甲、石见穿、川石斛、王不留行子、潼蒺藜、白蒺藜各 12g，桃仁 15g，淡竹叶 9g，生枳壳、女贞子各 20g。30 剂，同时开出第 3 次膏方。

黄疸、鼓胀病从寒化，面色黧黑，肢冷如冰，指青皮黑，经 3 年中药治疗，两年膏方调治，诸症得以缓解，寒湿之邪得化，脾肾阳气恢复，肝胆瘀滞除，面色正常，纳、便正常，两年来各项生化指标均正常。舌淡红带淡紫，苔薄少，脉细缓。今又正值冬令，再给予养血柔肝，健脾理气，活血软坚，滋阴益肾，制成膏滋缓调治。

处方：西党参 200g，生白术 120g，白茯苓 120g，五味子 90g，垂盆草

200g，白花蛇舌草 200g，白毛藤 200g，藤梨根 300g，炒当归 120g，鬼见羽120g，软柴胡 90g，制香附 120g，广郁金 120g，山慈菇 120g，橘络 120g，生枳壳 200g，紫丹参 120g，石见穿 120g，莪术 120g，炙鳖甲 120g，炙炮甲 90g，炒枣仁 120g，夜交藤 300g，制黄精 300g，枸杞子 300g，制首乌 300g，佛手片120g，玫瑰花 100g，生薏苡仁 300g，仙灵脾 300g，桑椹子 300g，淡附子100g，益智仁 120g，炒杜仲 120g，灵芝 120g，潼蒺藜 120g，白蒺藜 120g，女贞子 120g，陈皮 90g，王不留行子 120g，川续断 120g。1 料。水煎浓缩，加入龟甲胶 500g，鹿角胶 50g，冰糖 500g，黄酒半斤，收膏备用。早、晚各 1 匙，开水冲服。遇感冒、腹泻停服，来再开方药，待调整后再服。

2011 年 1 月 14 日二十六诊：自 2008 年来病情一直较稳定，平时常按2008 年最后的处方自我调节，去年 2009 年 6 月 8 日和 2011 年 1 月 7 日在当地第一人民医院复查肝功能，均在正常范围，HBV－DNA 荧光定量：＜1000 拷贝/mL。B 超（2010 年 6 月）：肝硬化，门脉增宽，脾大。（2011 年 1 月）肝内钙化斑。近日夜寐早醒，面色基本正常，纳、便正常，舌红，苔白，脉细缓。要求今年再服膏滋药。先以引路。

处方：西党参、炒白术、广郁金、炙鳖甲、川石斛、石见穿、王不留行子各 12g，制黄精、垂盆草、夜交藤、枸杞子、炒枣仁、金钱草各 30g，桃仁15g，软柴胡 9g，参三七 6g。14 剂，水煎两汁，分服。同时开出第 4 次膏方。

鼓胀病，经 3 年中药治疗和三冬调治，寒湿之邪化解，脾肾阳气恢复，肝已恢复正常的疏泄条达，面色正常，纳、便正常，工作正常。2009 年未经调治，自按原方阶段性服用，1 年中两次肝功能复查均正常。B 超：肝硬化、门脉增宽，近来夜寐早醒，纳、便正常，舌红，苔白，脉细缓。先以引路，再给予养血柔肝，健脾理气，活血软坚，滋阴益肾，制成膏滋缓调治。

处方：生晒参 120g，生白术 120g，白茯苓 120g，五味子 90g，垂盆草200g，白花蛇舌草 200g，白毛藤 200g，藤梨根 300g，炒当归 120g，鬼见羽120g，软柴胡 90g，制香附 120g，广郁金 120g，山慈菇 120g，橘络 120g，生枳壳 200，参三七 120g，石见穿 120g，莪术 120g，红景天 150g，炙炮甲 90g，炒枣仁 300g，夜交藤 300g，生黄芪 300g，枸杞子 300g，制首乌 300g，佛手片120g，绿梅花 100g，生薏苡仁 300g，仙灵脾 300g，桑椹子 300g，淡附子100g，益智仁 120g，炒杜仲 120g，灵芝 120g，潼蒺藜 120g，白蒺藜 120g，女贞子 120g，陈皮 90g，王不留行子 120g，川续断 120g。1 料。水煎浓缩，加入龟甲胶 500g，鹿角胶 100g，百令孢子粉 100g，收膏时拌入冰糖 500g，黄酒半斤备用。早、晚各 1 匙，开水冲服。遇感冒、腹泻停服，来再开方药，待调整后再服。

【按】患者受湿邪疫毒，长期蕴结脾胃，化热熏蒸胆汁，阻滞肝脉，胆汁不循常道，外溢肌肤，而发生黄疸，渐成鼓胀。治疗中若苦寒清利太过，会进一步损及阳气，使余毒从寒而化。寒湿相合，遏制脾肾阳气，则水停血瘀。就诊时，病位在肝，日久及肾，肾主色黑，外泛于面与手脚则皮肤黧黑。另元阳被遏，脏腑失于温煦，肝阳不能舒展，瘀血、湿浊、阴寒之物内阻，故见手脚冰冷。药用附子、桂枝、淫羊藿祛散寒湿，温补肾阳；配柴胡、枳壳、香附、佛手片疏肝理气，宣通肝阳；鬼见羽、石见穿、山慈菇活血通络，软坚散结，疏通脉络；白术、薏苡仁、猪苓、茯苓益气健脾，淡渗利湿；白芍养血平肝，以柔制刚；湿蕴容易化热，故以茵陈、白花蛇舌草、垂盆草清热利湿退黄，又防附、桂辛温太过。全方使遏郁之阳得到疏泄，瘀积得以消散，气机达到畅达，胆汁循常道而行。其中枳壳重用达 30g，与白术同用，健脾行气，推动停滞水液，终达气行血行、气行液动、气行津走之目的。治疗此病证必须持之以恒，使机体阴阳平衡，气血和顺，气机通畅，如此方能达到临床治愈。

84. 慢性弥漫性肝病、早期肝硬化、胆囊炎伴脂肪肝、长期口腔溃疡

张某，男，51 岁，干部。门诊号：02459421。初诊时间：2007 年 12 月 14 日。

患者 20 余年乙肝病史。一直服用西药，近半年来胃胀反复出现，嗳气反酸，口苦舌燥，肝区发胀隐隐作痛，口腔反复溃疡，纳食尚可，大便稀烂，复查生化：r–GT 一直升高，AFP 时高时正常，球蛋白下降；透明质酸 212μg/L，人Ⅲ型胶原 129.3μg/L；B 超：提示：慢性弥漫性肝病，伴小结节，胆囊壁毛糙。患者面色晦暗多油，口唇疱疹和口腔溃疡点较多，胃纳正常、夜寐安，谷丙转氨酶时升高，舌偏红淡紫、胖，苔白稍厚，脉弦滑。

脉证合参：素体肝病，肝脉受损，疏泄条达失司，气滞血瘀，同时横逆犯脾，脾胃失和，脾气虚弱，胃火上炎，再加上湿蕴化热，熏蒸胆络，肝胆脾胃同病。

治法：疏肝利胆，理气和胃，活血软坚。

处方：炒当归、炒白芍、粉丹皮各 15g，银柴胡、炒白术、佛手片、山慈菇、石见穿各 12g，生枳壳、藤梨根、垂盆草、生薏苡仁、白花蛇舌草、金钱

草各30g，淡竹叶9g。7剂，水煎两汁，分服。嘱药后可能有一些反应，请继续服用。

12月20日二诊：药后嗳气频繁，矢气明显，仍反酸，口腔溃疡未出现，疱疹少发，纳食正常，大便烂，夜寐欠安，舌偏红、胖，苔白，脉细弦。

处方：炒当归、白茯苓、乌贼骨、粉丹皮各15g，银柴胡、生白术、山慈菇、石见穿、王不留行子各12g，生枳壳、藤梨根、垂盆草、生薏苡仁、白花蛇舌草、紫丹参、夜交藤、金钱草各30g。7剂，水煎两汁，分服。

12月28日三诊：胃胀已减，反酸也少，纳食正常，大便烂，夜寐改善，口腔溃疡和疱疹消失，面色晦暗，舌淡紫红，苔薄白，脉弦滑。

处方：炒当归、白茯苓、川芎各15g，银柴胡、生白术、山慈菇、绿梅花、王不留行子各12g，生枳壳、藤梨根、垂盆草、炒薏苡仁、白花蛇舌草、紫丹参、金钱草各30g。7剂，水煎两汁，分服。

2008年1月4日四诊：面色晦暗、多油，夜间出现反酸，嗳气不多，夜寐因工作太忙难以安睡，纳食正常，大便已开始成形，1日2次，舌偏红、紫泛，苔中间黄，薄腻，脉细滑。

处方：软柴胡9g，炒当归、炒苍术、白茯苓、制香附、广郁金、王不留行子、山慈菇、绿梅花各12g，生枳壳、藤梨根、生薏苡仁、金钱草、夜交藤各30g，乌贼骨15g。7剂，水煎两汁，分服。

1月11日五诊：面色晦暗，胃胀嗳气反酸，夜寐欠安，醒后即尿，大便烂，无黏液，纳食正常，口腔溃疡未见，舌淡紫，苔中白，脉弦滑。

处方：川黄连6g，软柴胡、川厚朴花各9g，炒当归、生白术、白茯苓、制香附、广郁金、绿梅花、山慈菇各12g，生枳壳、乌贼骨各20g，藤梨根、生薏苡仁、金钱草、合欢花各30g。7剂，水煎两汁，分服。

1月18日六诊：胃酸减少，嗳气存，大便烂、1日2~3次，夜寐欠安，易醒，舌淡紫胖，苔白，脉细滑。

处方：炒当归、八月札、生白术、白茯苓、佛手片、广郁金、绿梅花、山慈菇各12g，川厚朴花、软柴胡各9g，乌贼骨15g，藤梨根、生薏苡仁、夜交藤、合欢花各30g。7剂，水煎两汁，分服。

1月25日七诊：胃酸减少，嗳气存在，口腔溃疡又发生，大便烂、1日3次。夜寐较前好转，唇红干痛、脱屑，舌红淡紫苔白，脉滑数。考虑可能与病毒有关，病毒试验。

处方：鹿衔草、生薏苡仁各30g，水牛角、人中白各15g，川黄连6g，吴茱萸1.5g，炒当归、桑白皮、佛手片、广郁金、川厚朴花、白薇各12g，乌贼骨20g，淡竹叶9g。7剂，水煎两汁，分服。

2月1日八诊：胃中嘈杂已解，口腔溃疡小发生，大便变软、1天1~2次。夜寐较前好转，唇红脱屑，舌尖红淡紫，苔白，脉细滑。病毒测试报告：巨细胞、EB、柯萨奇、腺病毒均为阳性。

处方：鹿衔草、大青叶、徐长卿各30g，水牛角、人中白各15g，乌贼骨20g，淡竹叶9g，桑白皮、炒当归、白薇、香白芷、佛手片、牙皂各12g。14剂，水煎两汁，分服。

2月15日九诊：胃中嘈杂已解，口腔溃疡未出现，唇干脱屑，咽部有痰，纳、便正常，夜寐已安，舌尖红，苔薄白，脉细滑。

处方：水牛角、人中白、粉丹皮各15g，浙贝母20g，射干、银柴胡、淡竹叶各9g，白桔梗、桑白皮、佛手片、绿梅花各12g，垂盆草、野荞麦根、白毛藤、大青叶、徐长卿各30g。14剂，水煎两汁，分服。

3月3日十诊：胃中嘈杂和口腔溃疡未见，纳、便正常，口唇皮开始角化，脱落，生化复查：GPT出现升高，（曾在浙江第一院做乙肝转阴治疗，医生用了激发GPT药物，不能激发升高，无效）舌淡紫红、边锯，苔白，脉缓。

处方：金钱草、垂盆草、生薏苡仁、藤梨根各30g，软柴胡9g，水牛角、炒白芍、川芎、白茯苓、粉丹皮各15g，炒当归、佛手片、绿梅花、王不留行子各12g，生枳壳20g。14剂，水煎两汁，分服。

3月17日十一诊：每当疲劳或睡眠不足后，容易出现口腔溃疡，唇干已好转，大便烂，舌淡紫红，苔薄白，脉细弦。

处方：金钱草、垂盆草、大青叶、炒薏苡仁、藤梨根、徐长卿各30g，软柴胡、淡竹叶各9g，桑白皮、佛手片、王不留行子各12g，水牛角、人中白、川芎、生枳壳、粉丹皮各15g。14剂，水煎两汁，分服。

4月7日十二诊：复查肝功能，谷丙转氨酶上升120IU/L，谷草转氨酶升高至93IU/L，r-谷氨酰转肽酶68IU/L，纳、便正常，舌淡紫红，苔白，脉细弦。

处方：垂盆草、白毛藤、金钱草、藤梨根、生薏苡仁、徐长卿各30g，软柴胡9g，人中白、粉丹皮各15g，水牛角20g，制香附、广郁金、桑白皮、王不留行子、玫瑰花、佛手片各12g。14剂，水煎两汁，分服。

4月18日十三诊：感冒后咳嗽痰白少而不畅，咽痒遇冷加剧，口腔溃疡因感冒又出现，舌淡紫红，苔薄白，脉细缓。

处方：炒黄芩、神曲、人中白、枇杷叶各15g，野荞麦根、垂盆草各30g，芙蓉叶、浙贝母各20g，淡竹叶、木蝴蝶各9g，白桔梗、桑白皮、天竺黄、浮海石、大豆卷各12g。7剂，水煎两汁，分服。

4月25日十四诊：余邪未清，口腔溃疡又发，咳嗽已除，纳、便正常，舌淡紫红，苔薄白，脉细滑。

处方：芙蓉叶20g，人中白、粉丹皮、水牛角各15g，鹿衔草、垂盆草、炒薏苡仁、白毛藤、藤梨根各30g，软柴胡、淡竹叶各9g，桑白皮、制香附、佛手片、广郁金各12g。7剂，水煎两汁，分服。

5月2日十五诊：外感已解，口腔溃疡已除，咳嗽消失，纳、便正常，舌淡紫红，苔薄白，脉细滑。

处方：垂盆草、白毛藤、金钱草、藤梨根、生薏苡仁、徐长卿、决明子各30g，软柴胡、淡竹叶各9g，粉丹皮、水牛角、人中白各15g，桑白皮、王不留行子、佛手片各12g，生枳壳20g。14剂，水煎两汁，分服。

5月16日十六诊：复查肝功能：各指标均正常（升高后第1次正常），时有胃胀反酸，大便正常，舌淡紫红，苔薄白，脉弦细。

处方：垂盆草、白毛藤、藤梨根、生薏苡仁、鲜石斛、决明子各30g，淡竹叶、软柴胡各9g，粉丹皮、水牛角、人中白各15g，桑白皮、王不留行子、佛手片各12g，生枳壳、乌贼骨各20g。14剂，水煎两汁，分服。

5月30日十七诊：复查乙肝病毒 – DNA 6.28×10^3，较前下降，晚饭后出现脘胀，反酸减少，舌淡紫红，苔薄白，脉细弦。

处方：垂盆草、白毛藤、藤梨根、生薏苡仁、鲜石斛、决明子各30g，软柴胡9g，广郁金、桑白皮、王不留行子各12g，生枳壳20g，粉丹皮、水牛角、人中白、苦丁茶、嫩荷叶、乌贼骨各15g。14剂，水煎两汁，分服。

6月11日十八诊：夜寐欠安，容易出汗，口腔溃疡时作，大便1天2~3次，舌淡紫红，苔薄白，脉弦缓。

处方：垂盆草、白毛藤、夜交藤、合欢花、决明子、紫丹参各30g，软柴胡、淡竹叶各9g，粉丹皮、水牛角、人中白、苦丁茶、嫩荷叶各15g，桑白皮、广郁金、石菖蒲、益智仁各12g。14剂，水煎两汁，分服。另加舒眠胶囊1次2片，1日2次。

6月27日十九诊：口腔溃疡未出现，夜寐欠安，大便烂，舌淡紫红，苔薄白，脉细滑。

处方：软柴胡、砂仁、蔻仁各9g，炒当归、广郁金、石菖蒲、佛手片、益智仁各 12g，炒白芍、苦丁茶、嫩荷叶、水牛角各 15g，垂盆草、白毛藤、制首乌、夜交藤、决明子、炒枣仁、合欢花各 30g。14 剂，水煎两汁，分服。另加舒眠胶囊 1 次 2 片，1 日 3 次。

7 月 12 日二十诊：时有口腔溃疡，大便已成形，肝区胀痛，舌淡紫红，苔薄白，脉细滑。

处方：苦参 9g，垂盆草、白毛藤、金钱草、决明子、炒枣仁各 30g，炒白芍、炒当归、佛手片、制香附各 12g，嫩荷叶、苦丁茶、粉丹皮各 15g，芦荟 1g，生枳壳 20g。14 剂，水煎两汁，分服。

7 月 25 日二十一诊：近日来口腔溃疡又起，复查 B 超：慢性弥漫性肝病，胆囊壁毛糙。大便 2 次/日。舌炎紫红，苔薄白，脉细滑。

阶段性脉证合参：患者因肝胆失司，肝阴暗耗，肝火偏盛，横逆犯胃，胃火上炎于唇，故反复出现口腔溃疡，唇干脱屑，日久涉及脾、肾二脏，气虚血滞，瘀结肝内，使肝脏质地硬变。

治法：清泄肝热，滋阴养血，健脾理气，活血凉血。

方药：犀角地黄汤之意合舒肝散加减。

处方：桑白皮、人中白、苦丁茶、粉丹皮、嫩荷叶各 15g，炒白芍、炒当归、制香附、佛手片各 12g，垂盆草、决明子、金钱草、炒枣仁各 30g，苦参 9g，芦荟 1g，生枳壳 20g。14 剂，水煎两汁，分服。

8 月 8 日二十二诊：生化复查：正常。口腔溃疡又复发，夜寐安，纳、便正常，舌淡紫红，苔薄白，脉细滑。

处方：水牛角、人中白、白茯苓、苦丁茶、嫩荷叶、绞股蓝、粉丹皮各 15g，桑白皮、佛手片各 12g，鹿衔草、垂盆草、决明子、金钱草各 30g，软柴胡 9g，芦荟 1g。14 剂，水煎两汁，分服。

8 月 22 日二十三诊：外感后胃中反酸，咳嗽好转，汗出量多，口腔溃疡未见，大便、1 日 2～3 次，解前腹痛，舌淡紫红，苔白，脉弦滑。

处方：炒黄芩、乌贼骨各 20g，炒苍术、炒莱菔子、川厚朴、生枳壳、绿梅花、大豆卷、桑白皮各 12g，神曲、人中白、车前草各 15g，炒薏苡仁、马齿苋、鹿衔草各 30g。7 剂，水煎两汁，分服。

9 月 1 日二十四诊：外感已解，胃酸也除，口腔溃疡减少，出汗已减，舌淡紫红，苔厚，脉细弦。

处方：水牛角、桑白皮、人中白、粉丹皮、苦丁茶、嫩荷叶、绞股蓝各 15g，垂盆草、决明子、金钱草各 30g，淡竹叶、软柴胡各 9g，广郁金、绿梅花、佛手片、白薇各12g，芦荟1g。14剂，水煎两汁，分服。

9月22日二十五诊：外感后口腔溃疡又起，胃胀矢气则舒，精神好转，口唇角化明显，舌红，苔白，脉细缓。

处方：水牛角、桑白皮、人中白、粉丹皮、苦丁茶、嫩荷叶、绞股蓝各15g，垂盆草、决明子、金钱草、鹿衔草各30g，广郁金、白薇、佛手片各12g，芦荟1g，淡竹叶9g，女贞子20g。14剂，水煎两汁，分服。

10月10日二十六诊：口腔溃疡，纳食正常，大便1日2～3次，舌红，苔白，脉细弦。

处方：软柴胡9g，水牛角、桑白皮、人中白、苦丁茶、嫩荷叶、绞股蓝各15g，鹿衔草、大青叶、垂盆草、决明子、仙灵脾各30g，广郁金12g，芦荟1g。14剂，水煎两汁，分服。

10月31日二十七诊：口腔溃疡未起，咽部有痰，偶有反酸，舌偏红，苔白，脉细滑。

处方：水牛角、桑白皮、人中白、苦丁茶、嫩荷叶、粉丹皮、绞股蓝各15g，鹿衔草、垂盆草、决明子、仙灵脾各30g，乌贼骨20g，广郁金12g，软柴胡9g，芦荟1g。14剂，水煎两汁，分服。

11月14日二十八诊：唇又起焦脱皮，口腔溃疡未见，纳、便正常，舌红，苔薄白中间小剥，脉细缓。

处方：垂盆草、鹿衔草、决明子各30g，软柴胡、皂角刺、玄参各9g，水牛角、粉丹皮、苦丁茶、嫩荷叶、绞股蓝各15g，白薇、香白芷各12g，芦荟1g。14剂，水煎两汁，分服。

11月28日二十九诊：生化全套：正常，唇干焦仍然存在，口腔溃疡除，大便1日2～3次、质烂，胃酸减少，舌红淡紫苔白，脉细滑。

处方：水牛角、粉丹皮、苦丁茶、嫩荷叶、绞股蓝各15g，桑白皮、广郁金、白薇各12g，淡竹叶9g，乌贼骨20g，芦荟1g，鹿衔草、垂盆草、决明子、川石斛、仙灵脾各30g。14剂，水煎两汁，分服。

12月19日三十诊：口腔溃疡未发生，唇干裂脱皮，大便1日2次，胃酸时作，纳食正常，夜寐安，舌淡紫红，苔白，脉细缓。

处方：鹿衔草、垂盆草、决明子、仙灵脾各30g，广郁金、桑白皮、生白术、白薇各12g，粉丹皮、水牛角、苦丁茶、嫩荷叶、绞股蓝各15g，芦荟1g，乌贼骨20g，防风9g。14剂，水煎两汁，分服。同时开出第1次膏方。

素体肝脾失和，肝疏泄条达，脾运化失职。蕴津成湿，郁而化热，时而上循于唇，时而熏蒸胆汁，加之邪毒伤于肝络，致肝、脾、胃湿、热、瘀互为因果。症见反复口腔溃疡，唇干皮裂，胃中嘈杂，嗳气反酸，口苦干，胆囊炎，乙肝、巨细胞、柯萨奇、腺病毒均（＋），GPT、GOT、r–GT升高。平时又易感冒，夜寐欠安，大便烂，舌红紫，苔白厚，脉细滑。经数月病情稳定，在冬令给予疏肝理气，清胃利胆，健脾养血，滋阴益肾，制成膏滋缓调治。

处方：西党参200g，南沙参200g，寸麦冬120g，玄参100g，水牛角200g，桑白皮120g，鹿衔草300g，垂盆草300g，白毛藤300g，软柴胡90g，白茯苓120g，制香附120g，广郁金120g，人中白150g，川黄连60g，吴茱萸10g，乌贼骨200g，淮山药300g，白桔梗90g，决明子300g，嫩荷叶150g，绞股蓝150g，苦丁茶150g，川石斛120g，淡竹叶100g，大青叶300g，金钱草300g，藤梨根300g，生薏苡仁300g，粉丹皮200g，白蔹120g，佛手片120g，绿梅花120g，生枳壳300g，生白术120g，川芎150g，紫丹参300g，王不留行子120g，参三七120g，炒杜仲120g，川续断120g，红景天150g，仙灵脾300g，桑椹子300g，女贞子200g，潼蒺藜120g，白蒺藜120g，青皮90g，陈皮90g。1料。水煎浓缩，加入龟甲胶200g，鳖甲胶200g，鹿角胶100g，冰糖500g，黄酒半斤，收膏备用。早、晚各1匙，开水冲服。遇感冒、腹泻停服，来再开方药，待调整后再服。

2009年1月23日三十一诊：近日复感，咳嗽明显，咳痰不畅，咽干痒，唇干加重，口腔溃疡未见，纳、便正常，舌红，苔白，脉细滑。

处方：野荞麦根、大青叶、生薏苡仁、鹿衔草、干芦根各30g，炒黄芩、浙贝母、乌贼骨各20g，射干、淡竹叶各9g，白桔梗、桑白皮、白鲜皮各12g，冬凌草、水牛角、人中白、神曲、绞股蓝各15g。7剂，水煎两汁，分服。

2月6日三十二诊：外感已解，咳嗽又起，痰白量少，咽痒而痛，口腔溃疡未发，纳、便正常，舌红，苔薄腻，脉细缓。

处方：野荞麦根、生薏苡仁各30g，炒黄芩、浙贝母各20g，皂角刺、木蝴蝶、射干各9g，老鹳草、人中白各15g，白桔梗、桑白皮、天竺黄、浮萍、寒水石、白鲜皮各12g，马勃6g。7剂，水煎两汁，分服。

2月13日三十三诊：咳嗽又起，夜间明显，咽痒痰白，唇干脱皮，胃脘发胀，酸水偶有，舌红，苔白，脉细缓。

处方：野荞麦根、金钱草、乌贼骨、鲜石斛各30g，炒当归、桑白皮、白鲜皮、地骨皮各 12g，黛蛤散（包）、冬凌草、粉丹皮各 15g，浙贝母 20g，射干、皂角刺、马勃各 9g。7 剂，水煎两汁，分服。

3 月 9 日三十四诊：因工作疲劳，又长期出差，天气偏冷，又外感，咽痛加剧，咳嗽又起，口腔溃疡未见，唇干，舌红，苔薄，脉浮小数。

处方：大青叶、野荞麦根、乌贼骨各 30g，炒黄芩、浙贝母各 20g，神曲、枇杷叶、人中白各 15g，白桔梗、桑白皮、川厚朴、天竺黄、浮海石、地肤子各 12g，木蝴蝶、皂角刺各 9g。7 剂，水煎两汁，分服。

3 月 13 日三十五诊：咳嗽已减，咽痛也除，口腔溃疡未起，唇干燥，纳、便正常，反酸，舌红，苔薄白，脉细缓。

处方：蒲公英、野荞麦根各 30g，制香附、佛手片、桑白皮、姜半夏、广郁金各 12g，川楝子、射干、皂角刺、软柴胡、马勃各 9g，乌贼骨、浙贝母各 20g，川黄连 6g，吴茱萸 2g，冬凌草、生枳壳各 15g。14 剂，水煎两汁，分服。

3 月 30 日三十六诊：稍有咳嗽，咽痒明显，皮肤瘙痒，口腔溃疡未起，唇干裂改善，反酸嗳气，纳、便正常，舌红，苔薄白，脉细缓。

处方：蒲公英、野荞麦根各 30g，制香附、佛手片、桑白皮、浮海石、广郁金各 12g，川楝子、射干、皂角刺、软柴胡、马勃各 9g，乌贼骨、浙贝母各 20g，川黄连 6g，吴茱萸 2g，冬凌草、生枳壳各 15g。14 剂，水煎两汁，分服。

4 月 27 日三十七诊：口腔溃疡未起，唇干裂较前改善，嗳气反酸，纳、便正常，舌红，苔薄白，脉细滑。

处方：水牛角、人中白各 15g，鹿衔草、金钱草、垂盆草、桑椹子各 30g，乌贼骨 20g，蔻仁、砂仁各 9g，桑白皮、白茯苓、佛手片、无花果、八月札、制香附、九香虫各 12g。14 剂，水煎两汁，分服。

5 月 15 日三十八诊：口腔溃疡基本解，咽部有痰，纳、便正常，舌红，苔薄白，脉细滑。

处方：制黄精、金钱草、垂盆草、桑椹子各 30g，防己 9g，水牛角、人中白各 15g，桑白皮、佛手片、无花果、八月札、制香附、九香虫各 12g。4 剂，水煎两汁，分服。

6 月 5 日三十九诊：生化复查肝功能：第二次正常，肝纤维化试验：层黏连蛋白 135.2μg/L，Ⅲ型前胶原 99μg/L，透明质酸 271μg/mL（偏高）。口腔溃疡又起，能即愈，纳、便正常，舌红紫，苔白，脉弦滑。

处方：制黄精、鹿衔草、紫丹参、桑椹子、生侧柏叶各30g，防己、桑白皮、佛手片、绿梅花、无花果、炙鳖甲、制香附各12g，乌贼骨20g，水牛角、人中白、桃仁各15g。14剂，水煎两汁，分服。

6月15日四十诊：口腔溃疡除，胃胀反酸，牙痛，纳、便正常，舌红，苔薄，脉细缓。

处方：水牛角、人中白、桃仁各15g，防己、桑白皮、佛手片、绿梅花、无花果、炙鳖甲、制香附各12g，乌贼骨20g，制黄精、鹿衔草、紫丹参、桑椹子、生侧柏叶各30g。14剂，水煎两汁，分服。

7月3日四十一诊：无口腔溃疡，胃胀嗳气，反酸消失，舌红，苔白，脉细缓。

处方：制黄精、紫丹参、桑椹子、生侧柏叶各30g，防己、炒当归、桑白皮、佛手片、绿梅花、八月札、炙鳖甲、草果仁各12g，炒白芍、桃仁、人中白、水牛角、台乌药各15g。14剂，水煎两汁，分服。

7月20日四十二诊：反酸除，胃胀嗳气，纳、便正常，舌红，苔白，脉细缓。

处方：防己、桑白皮、佛手片、绿梅花、八月札、炙鳖甲各12g，水牛角、人中白、桃仁各15g，乌贼骨20g，生侧柏叶、制黄精、仙灵脾各30g。14剂，水煎两汁，分服。

8月7日四十三诊：口腔溃疡又起，面油明显，汗多，嗳气，近日腹泻，自服药后即止，舌淡紫，苔白，脉细缓。肝功能复查：正常范围，B超：肝弥漫性病变，脾肿大，胆囊壁毛糙。

处方：水牛角、人中白、粉丹皮、槐角各15g，防己、桑白皮、佛手片、川厚朴花、绿梅花、炙鳖甲、王不留行子各12g，生侧柏叶、制黄精、鹿衔草、金钱草、藤梨根、生薏苡仁、仙灵脾各30g。14剂，水煎两汁，分服。另配苦参15g，薄荷、生甘草各9g，珠儿参5g。7剂，煎水漱口。

8月29日四十四诊：口腔溃疡未发，口苦，肝区时胀，胃胀嗳气反酸，夜寐不安，舌紫，苔薄，脉细缓。

处方：制黄精、金钱草、藤梨根、生薏苡仁、夜交藤、乌贼骨、仙灵脾各30g，水牛角、粉丹皮、槐角各15g，防己、桑白皮、佛手片、绿梅花、炙鳖甲、王不留行子、灵芝各12g。14剂，水煎两汁，分服。

9月11日四十五诊：口腔溃疡时起时伏，胃脘胀满，或有反酸，夜寐欠安，舌淡紫红，苔白，脉细缓。

处方：制黄精、鹿衔草、藤梨根、生薏苡仁、夜交藤、大青叶、仙灵脾各30g，水牛角、人中白、粉丹皮、槐角各15g，防己、桑白皮、炙鳖甲、绿梅花、王不留行子、香白芷、辛夷各12g。14剂，水煎两汁，分服。

10月9日四十六诊：口腔溃疡时起时伏，胃脘胀满，或有反酸，口干而咳，纳食正常，大便2次/日成形。舌边红，苔白，脉弦滑。

处方：制黄精、鹿衔草、藤梨根、生薏苡仁、夜交藤、仙灵脾各30g，水牛角、人中白各15g，防己、炒当归、桑白皮、炙鳖甲、王不留行子、川厚朴花、佛手片各12g，川芎、乌贼骨各20g。14剂，水煎两汁，分服。

10月23日四十七诊：口腔溃疡又起，胃胀反酸，大便1日2次。夜寐已安。舌红，苔白，脉细滑。

处方：防己、桑白皮、佛手片、炙鳖甲、王不留行子各12g，制黄精、垂盆草、藤梨根、蒲公英、生薏苡仁各30g，乌贼骨20g，水牛角、粉丹皮、人中白、嫩荷叶、苦丁茶各15g。14剂，水煎两汁，分服。

11月14日四十八诊：外感后咳嗽痰白，咽痒而干，口腔溃疡加多，舌红，苔白，脉细缓。

处方：水牛角、人中白、枇杷叶、黛蛤散（包）、神曲各15g，炒黄芩、浙贝母各20g，野荞麦根30g，桑白皮、白桔梗、天竺黄、淡豆豉、浮海石、地肤子各12g，淡竹叶9g。7剂，水煎两汁，分服。另配：复方大青颗粒2袋，感冒备用。

11月21日四十九诊：感冒和口腔溃疡已解，时胃酸，纳、便正常，舌红，苔白，脉细缓。

处方：水牛角、人中白、防己、槐角、粉丹皮各15g，乌贼骨20g，佛手片、桑白皮、炙鳖甲、八月札、无花果各12g，鹿衔草、垂盆草、藤梨根、仙灵脾、制黄精各30g。14剂，水煎两汁，分服。

12月4日五十诊：嘴唇时干，胃酸嗳气，纳、便正常，舌红，苔薄白，脉细弦。

处方：水牛角、人中白、槐角、粉丹皮、防己各15g，桑白皮、炒当归、炒白芍、炙鳖甲、无花果各12g，垂盆草、藤梨根、生薏苡仁、鹿衔草、仙灵脾各30g，生枳壳、乌贼骨、生黄芪各20g，淡竹叶9g。14剂，水煎两汁，分服。同时开出第2次膏方。

乙肝史29余年，肝脾失和，疏泄条达，运化水液失职。聚津成湿，郁而化热，上循于唇，时而熏蒸胆汁，使邪毒伤长期于肝脉，致成肝、脾、胃湿热互为因果。经治疗和一冬的调治，体质增强，工作疲劳感减轻。每当感冒时，仍口腔溃疡，口唇干皮裂，面部红疹，口苦干，巨细胞、柯萨奇、腺病毒均（+），r-GT升高，夜寐已安，纳、便正常，舌红紫苔白薄黄，脉细滑。又值冬令，再予养血柔肝，清胃利胆，健脾益气，滋阴益肾，制成膏滋缓调治。

处方：西党参200g，制黄精200g，防己120g，玄参100g，水牛角200g，桑白皮120g，鹿衔草300g，垂盆草300g，白毛藤300g，软柴胡90g，白茯苓120g，制香附120g，广郁金120g，人中白150g，川黄连60g，吴茱萸10g，乌贼骨200g，淮山药300g，白桔梗90g，决明子300g，嫩荷叶150g，绞股蓝150g，苦丁茶150g，川石斛120g，淡竹叶100g，大青叶300g，金钱草300g，藤梨根300g，生薏苡仁300g，粉丹皮200g，槐角120g，佛手片120g，绿梅花120g，生枳壳300g，生白术120g，川芎150g，紫丹参300g，王不留行子120g，参三七120g，炒杜仲120g，川续断120g，红景天150g，仙灵脾300g，桑椹子300g，女贞子200g，潼蒺藜120g，白蒺藜120g，青皮90g，陈皮90g。1料。水煎浓缩，加入龟甲胶200g，鳖甲胶200g，鹿角胶100g，冰糖500g，黄酒半斤，收膏备用。早、晚各1匙，开水冲服。遇感冒、腹泻停服，来再开方药，待调整后再服。

12月18日五十一诊：外感受后，口腔溃疡又发，反酸除，面部出现红疹，油脂较多，纳、便正常，舌红，苔白，脉细缓。

处方：大青叶、鹿衔草、垂盆草、藤梨根、生薏苡仁、野荞麦根各30g，水牛角、人中白、黛蛤散（包）、神曲、紫草各15g，桑白皮、白桔梗、白鲜皮各12g，浙贝母20g，前胡、川芎、软柴胡各9g。7剂，水煎两汁，分服。

12月25日五十二诊：口腔溃疡又发、能自行消失，稍咳嗽，胃胀反酸，面红油痒减轻，纳、便正常，舌红，苔白，脉细缓。

处方：水牛角、人中白、黛蛤散（包）、紫草各15g，鹿衔草、垂盆草、藤梨根、生薏苡仁、野荞麦根各30g，浙贝母、乌贼骨各20g，川芎、软柴胡各9g，桑白皮、白桔梗、白鲜皮、煅瓦楞子、无花果各12g。7剂，水煎两汁，分服。

2010年2月26日五十三诊：膏滋药已服完，一般情况稳定，口腔溃疡偶存，咽部有痰，胃胀改善稍有反酸。面部红疹油量较前减少，纳、便正常，舌红，苔白，脉细缓。生化全套复查：肝功能第3次正常。

处方：生黄芪、鹿衔草、垂盆草、藤梨根、生薏苡仁、大青叶各30g，水牛角，人中白、紫草各15g，防己、桑白皮、白桔梗、浮萍、白鲜皮、广郁金各12g，浙贝母、乌贼骨各20g。14剂，水煎两汁，分服。

　　3月19日五十四诊：口腔溃疡未出现，胃酸而咽痒，鼻涕口干，背酸胀，纳、便正常，舌紫红，苔白，脉细缓。

　　处方：防己、桑白皮、苦参、浮萍、白鲜皮、佛手片、炒苍术各12g，水牛角、人中白、紫草、茜草、粉丹皮各15g，生黄芪、垂盆草、藤梨根、生薏苡仁、野荞麦根各30g，射干9g，乌贼骨20g。7剂，水煎两汁，分服。

　　手心瘙痒脱皮：外洗药：川芎15g，土槿皮、苦参、白鲜皮、川萆薢、茜草、蛇床子各30g。7剂，水煎两汁，浸泡。

　　4月2日五十五诊：口腔溃疡未发，胃酸仍有，嗳气，纳、便正常，舌紫红，苔薄白，脉弦滑。

　　处方：水牛角、人中白、粉丹皮各15g，生黄芪、百合、垂盆草、藤梨根、生薏苡仁、紫丹参、制首乌各30g，乌贼骨20g，防己、桑白皮、苦参、佛手片、炙鳖甲、王不留行子各12g。14剂，水煎两汁，分服。

　　手掌深部湿疹已好。外洗药：土槿皮、苦参、白鲜皮、川萆薢、茜草、蛇床子各30g，川芎15g。7剂，水煎两汁，浸泡。

　　4月30日五十六诊：口腔溃疡未发，胃酸减少，嗳气，纳、便正常，夜寐欠安，舌淡紫红，苔薄白，脉细滑。

　　处方：生黄芪、垂盆草、百合、藤梨根、生薏苡仁、制首乌、炒枣仁各30g，乌贼骨20g，防己、桑白皮、佛手片、苦参、炙鳖甲、王不留行子各12g，水牛角、人中白、粉丹皮、桃仁各15g。14剂，水煎两汁，分服。开出生化全套、肝纤维化试验、AFP检查单。

　　5月15日五十七诊：口腔溃疡未发，晨起口苦黏腻，咽部有痰，胃酸除，舌淡紫红，苔薄白，脉细缓。生化全套、肝纤维化试验、AFP均正常。

　　处方：水牛角、人中白、冬凌草、桃仁各15g，生黄芪、百合、垂盆草、藤梨根、生薏苡仁、制首乌、炒枣仁、金钱草、紫丹参各30g，苦参、防己、桑白皮、佛手片、炙鳖甲、王不留行子各12g。14剂，水煎两汁，分服。另配：川贝粉3g（吞）。

　　6月4日五十八诊：口腔溃疡基本除，晨起口苦黏腻改善，胃酸除，嗳气，夜寐已安，舌淡紫红，苔薄白，脉细缓。

　　处方：生黄芪、百合、垂盆草、藤梨根、生薏苡仁、金钱草、紫丹参、枸杞子各30g，防己、桑白皮、苦参、佛手片、炙鳖甲、王不留行子、草果仁各12g，水牛角、人中白、冬凌草、桃仁、粉丹皮各15g。14剂，水煎两汁，分服。

6月18日五十九诊：口腔溃疡除，咽部痰也除，胃酸仍有，夜间有时干咳，舌淡紫红，苔薄白，脉细滑。

处方：防己、桑白皮、苦参、炙鳖甲、地骨皮各12g，水牛角、人中白、桃仁、粉丹皮各15g，川芎20g，生黄芪、藤梨根、生薏苡仁、金钱草、枸杞子、仙灵脾各30g。14剂，水煎两汁，分服。

7月2日六十诊：近年来工作比较忙，也容易疲劳，面色稍晦暗，面油多，自觉精神尚可，口腔溃疡未发，胃酸仍有，干咳已解，舌淡紫红，苔薄白，脉细滑。生化全套报告：直接胆红素14.1μmol/L，谷丙转氨酶346IU/L，谷草转氨酶664IU/L，碱性磷酸酶115IU/L，谷氨酰转达肽酶154IU/L均升高。

阶段性脉证合参：自年初膏滋服完后病情一直比较稳定，但由于夜间无法休息，使肝血不能归卧，次日的疏泄条达失职，肝胆之气被郁，化热熏蒸，又伤及肝络，影响各项指标不正常。治以清肝利胆，理气和胃，活血凉血。

处方：垂盆草、白毛藤、白花蛇舌草、藤梨根、生薏苡仁、金钱草、紫丹参各30g，绵茵陈、乌贼骨、浙贝母各20g，软柴胡9g，白茯苓、苦参、制香附、草果仁、佛手片、桑白皮各12g，粉丹皮、川芎、水牛角各15g。14剂，水煎两汁，分服。

7月16日六十一诊：面色又开始晦暗，口腔溃疡未发，胃酸除，干咳已解，舌淡紫红，苔薄白，脉细滑。肝功能复查：已转正常。纤维化试验：透明质酸221μg/mL，Ⅲ型前胶原156μg/L，Ⅳ型胶原105μg/L。

处方：垂盆草、白毛藤、白花蛇舌草、藤梨根、生薏苡仁、金钱草、紫丹参各30g，绵茵陈、浙贝母各20g，软柴胡9g，粉丹皮、川芎、水牛角各15g，白茯苓、制香附、玄胡索、广郁金、王不留行子、炙鳖甲、佛手片、桑白皮各12g。14剂，水煎两汁，分服。

7月20日六十二诊：面色晦暗改善，面部油仍多，口腔溃疡未发，胃酸又起，纳、便正常，舌淡紫红，苔薄白，脉细缓。乙肝－DNA（－）。肝功能复查：正常。

处方：垂盆草、白毛藤、白花蛇舌草、藤梨根、生薏苡仁、金钱草、紫丹参、鹿衔草各30g，绵茵陈、乌贼骨各20g，软柴胡9g，水牛角、粉丹皮各15g，白茯苓、制香附、广郁金、王不留行子、炙鳖甲、佛手片、桃仁各12g。

30 剂，水煎两汁，分服。

【**按**】乙肝史 20 余年，血液检查、B 超均符合肝硬化指标，又长期出现肝功能损害。平时常口腔溃疡和面部皮疹，导致肝功能指标上升。此乃肝胆疏泄条达失职，湿浊内蕴造成肝、脾、肾三脏失于协调，气、血、津、瘀互结于肝，肝阴日益亏耗，无法滋养肝脉，肝不能藏血，致肝的质地缩小变硬。若再水液停留，则成鼓胀。该患者长期口腔溃疡和面部皮肤红疹，从西医角度讲，一是病毒感染，二是免疫功能下降。中医学认为乃六淫之邪反复侵犯及口腔、皮毛所致。病毒之邪可直中肝脏，故病毒血检结果：巨细胞、柯萨奇、腺病毒均（+）。我在治疗中，常常要顾及口腔溃疡和面部红疹，采用水牛角、桑白皮、人中白、鹿衔草等，以清除血分虚火，修复疮面。经近 3 年的调治，患者口腔溃疡未见，纤维化指标下降，乙肝－DNA 转阴，肝功能正常，临床痊愈。

十六、急、慢性腮腺炎

腮腺炎又名痄腮，是由腮腺炎病毒所引起的急性呼吸道传染病，其特征为腮腺非化脓性肿胀，疼痛伴发热。严重的可影响其腺组织，损及肝、心、肾等器官，甚至败血症。

中医学称"痄腮"俗名称"猪头风"，由"戾气"侵袭所致。该病可累及心、肺、肾，甚至"走黄"（相似西医的败血症）。流行性时称"大头瘟"，单个发生称"发颐"。此收集了两例病案分析如下。

案例

85. 败血型腮腺炎

傅某，男，33岁，已婚，干部。门诊号：1325813。初诊时间：1996年3月24日。

因发热20天，面颊腮部肿大延及颈上1/3，红紫色，质硬稍有压痛，双下肢红肿疼痛来诊。

主诉：20天前耳后隐痛，两天后开始发热，自服退热药（药名不明），热稍退，自觉身体尚可未再服药。10天前突然高热39℃，怕冷，全身肌肉疼痛，下耳和颊部肿痛，表面灼热感，去医院就诊，给予头孢拉定加5%GS500mL滴点1天2次，2天后热不退，门诊医师对耳下肿块进行穿刺，穿刺时自感有一股水样物向下流。穿刺第1天，体温升高达41.5℃，并双下肢出现红肿疼痛，不能行走，故来专家中心中医科门诊。

体检：面色潮红，急性病容，痛苦貌，呻吟不止，精神软弱，呼吸急促，左面颊肿大，按之质硬如石，压之稍痛，两肺听诊无阳性体征，心率126次/分钟，律齐，心尖未闻及病理性杂音，腹软，肋下肝、脾均未触及，双下肢膝以下满片红疹带紫，肿大，压痛，表皮触之发热皮肤偏硬。舌红紫，苔黄腻伴口臭，脉弦滑数。体温41.2℃，腮腺穿刺未出报告。血常规：WBC 9.6×10^9/L，

DC：N 68%，L 32%，M 8%；肝功能：正常范围；尿常规：蛋白（±）其他指标均阴性。考虑腮腺炎合并双下肢淋巴管炎。

脉证合参：热毒内盛，充斥三焦，湿浊下注双脚，湿、热、毒、血互结。急用浙江省中医院自制清凉膏外敷双下肢3天。

治法：清热解毒，凉血护阴。

方药：普济消毒饮合清瘟败毒饮加减。

处方：川黄连6g，生黄芩、板蓝根、金银花、生石膏、土茯苓各30g，肥知母、白桔梗、玄参、生地黄各12g，连翘、水牛角、粉丹皮、炒赤芍、紫草、玄胡索、生薏苡仁各15g，焦山栀、淡竹叶、软柴胡、薄荷（后下）、川芎9g。3剂，水煎两汁，分服。

3月18日二诊：体温仍41.2℃，自称精神较前好转，无畏寒，面颊部红肿胀痛，纳食欠香，大便已下，双下肢红肿明显减轻，表皮灼热，压痛改善。舌红紫，苔黄厚腻，口臭减轻，脉弦滑数。继续外敷清凉膏4天，3月24日方去玄胡索，加炒黄柏12g。4剂，水煎两汁，分服。

4月2日三诊：体温39~41℃，双下肢红肿明显消退，能慢步行走，纳食增加，但面颊肿块明显变硬，再复查血常规：WBC 8.6×10⁹/L，DC：N 60%，L 36%，M 4%；尿常规：属正常范围。舌红紫，苔黄厚腻，脉弦滑数。

请口腔科会诊：认为要住院治疗，患者因经济原因和爱人快要生产不能住院。当时我考虑面颊腮腺肿硬度，是否有癌变的可能，并与患者说明，说再服3天药，然后考虑住院。

阶段性脉证合参：热毒仍内盛，湿热逗留三焦，瘀浊结于颊部，致成痈疽。

治法：①外用季德胜蛇药3支，研粉用白酒或用米醋调，反复外敷。
②内治：清热解毒，祛湿透表，涤痰软坚。

方药：败毒散合人参白虎汤加减。

处方：生石膏40g，败酱草、蒲公英、紫花地丁、炒黄芩、土茯苓、青蒿、生薏苡仁、红藤各30g，川黄连、川芎各6g，人参叶、羌活、生枳壳、肥知母各12g，浙贝母20g，软柴胡、前胡、薄荷（后下）9g。3剂，水煎两汁，分服。下肢再用清凉膏外敷。

4月10日四诊：患者停药3天才来门诊。体温仍38~39℃。下肢红肿全消，趋于正常，面颊肿块缩小一半，质地变硬明显，舌红紫，苔白厚，脉滑数。

阶段性脉证合参：病者因听了有癌变可能，故去杭州市肿瘤医院排除癌症可能。同时咨询了外科中医世家严少山，认为本人的治疗是对的，胆量亦大，故今天再来求诊。面颊仍用季德胜蛇药5支外敷。

处方：生石膏、败酱草、蒲公英、紫花地丁各40g，炒黄芩、土茯苓、青蒿、生薏苡仁、红藤各30g，川黄连、川芎各6g，人参叶、羌活、生枳壳、肥知母各12g，浙贝母20g，软柴胡、前胡、薄荷（后下）各9g。10剂，水煎两汁，分服。下肢再用清凉膏外敷。

4月21日五诊：体温下降在38～38.5℃之间，面颊肿块明显缩小约3cm，质硬，精神明显好转，纳、便正常，舌红淡紫，苔白腻，脉滑数。病情开始稳定，自觉症状无明显不适，纳、便正常。

处方：败酱草40g，蒲公英、紫花地丁各40g，生石膏、炒黄芩、土茯苓、青蒿、生薏苡仁、红藤各30g，川黄连、川芎各6g，人参叶、羌活、生枳壳、肥知母各12g，浙贝母20g，软柴胡、前胡、薄荷（后下）各9g。7剂，水煎两汁，分服。

下肢仍用清凉膏外敷，颊部用季德胜蛇药外敷。

4月28日六诊：体温降至37.5℃。颊部肿块基本消失，无自觉症状，舌红，苔薄腻，脉弦缓。复查血常规：WBC 6.6×10^9/L，DC：N 72%，L 24%，M 1%；肝功能：属正常范围。热毒已去，湿浊也清，正气虚未复，故减少清热解毒之品。

处方：败酱草、土茯苓、生薏苡仁、红藤各30g，蒲公英、紫花地丁、浙贝母、青蒿各20g，人参叶15g，南沙参、炒黄芩、生枳壳、鬼见羽、旱莲草各12g，生白术、羌活、淡竹叶、女贞子、陈皮各9g，川芎6g。7剂，水煎两汁，分服。去外用药。

5月6日七诊：体温5月1日恢复正常，颊部肿块均转软，表皮稍有色素，舌红，苔薄白。脉缓。自觉无殊，纳、便正常，告5月1日爱人产一男婴。后中药调理10剂，痊愈。

【按】腮腺炎属中医"痄腮"，又称"大头瘟"，本病当属"发颐"，与"痄腮"相似。痄腮传染，本病虽不传染，但病势较为严重，乃六淫之邪结于少阳、阳明之络所致。初起有表证，故难以辨证，又行穿刺，使邪毒内陷，发生变证。热毒充斥三焦，湿浊下注双脚，湿、热、毒、血互结。下肢红肿疼痛，红疹满片中医称丹毒，西医称淋巴管炎，乃风、热、血相搏而致。故内服清热解毒之品，药如普济消毒饮合清瘟败毒饮；外用清凉膏（本院自制），再用季德胜蛇药，由于药对证情，故获奇效。

此例高热持续不退，如此重的症状，在我心中考虑以炎症为多，但也要从多方面排除其他疾病，这也符合"审证求因"原则，也是中西医结合的一种方法。

86. 慢性腮腺炎

马某，男，46岁，干部。门诊号：0046893。初诊时间：2000年7月22日。

主诉：左颊耳下部疼痛两月余，伴红肿痛1月。

患者两月前因牙痛，在某医院口腔科门诊治疗，用先锋6号注射液静脉点滴，不解。又到另一所医院口腔科，诊为牙冠炎，并行穿刺术，肿痛更明显，伴红肿，质变硬，用抗生素无效。今天出现腰痛及阴囊左侧肿痛，故寻求中医治疗。

检查：精神不佳，呻吟不止，左面颊部肿硬，压之疼痛，表面稍红，肿大范围上至颞部，右至鼻旁，下至颈部，难以张口，无法吞咽，体温正常，心肺无殊，尿检：蛋白微量，WBC（++），血常规：WBC 10.0×10^9/L，DC：N 80%，L 14%。

脉证合参：风热之邪犯及少阳络脉，与血蕴结颊部，致成发颐。

治法：清热解毒，通络软坚，化湿活血。

方药：普济消毒饮合季德胜蛇药。

处方：败酱草、蒲公英、紫花地丁、炒黄芩、生薏苡仁各30g，红藤20g，软柴胡、川芎各9g，紫草15g，粉丹皮、生枳壳、白桔梗、威灵仙、山慈菇、橘核各12g。4剂，水煎两汁，分服。季德胜蛇药5支，研粉用白醋调，外敷，干后再敷。

4月26日二诊：左颊红肿已消去一半，以左下腭第5~7牙齿位处仍有肿块3cm×6cm，质硬稍有压痛，表面红，已能张口，并能吃半流食物，舌头仍不能伸出，大便干，脉滑数。

治法：清热解毒，通络软坚，活血祛风。

处方：败酱草、蒲公英、紫花地丁、炒黄芩、生薏苡仁、红藤各30g，粉丹皮、生枳壳、白桔梗、肥知母、威灵仙、山慈菇各12g，川芎、细辛各9g，紫草15g。7剂，水煎两汁，分服。外敷医院自制清凉膏7天。另配：珠儿参30g，代茶饮。

5月5日三诊：左颊红肿基本消失，能张口吃饭，便调，左下腭第5、6牙位处，仍有1cm×0.5cm硬块，压痛已不明显，舌红，苔白，脉弦缓。余邪未清，湿浊尚存。治以清热解毒，化湿软坚，活血散血。

处方：败酱草、蒲公英、紫花地丁、生薏苡仁、红藤各30g，炒黄芩15g，浙贝母20g，白桔梗、山慈菇、橘核、橘络各12g，川芎、威灵仙、皂角刺、炙炮甲各9g。14剂，水煎两汁，分服。告痊愈。

【按】本病中医属"发颐"，为热毒蕴结少阳，阻碍水液运行，湿热与血互结而致。也可按外科"痈疽"来辨，故以清热解毒、软坚通络、活血散血为法。其中山慈菇、威灵仙、浙贝母、橘核、橘络、炙炮甲等均有软坚通络之功。因影响到牙齿，故用珠儿参、细辛为引经入牙和腮腺之品，以增强他药作用。证情相符，故能收到预期效果。

十七、颈淋巴结肿大

淋巴结在人体中可以触及是正常的，但无压痛，无波动感，颈部仅在颌下。若有压痛、自性疼痛、增大可确认为淋巴结肿大，有局限性和普遍性。其原因为感染、过敏反应或变态反应，以及结核、肿瘤、血液病、结缔组织病等。下面 3 例为感染性、结核性和肿瘤放疗后病例。

案例

87. 病毒性感染引起淋巴结肿大

金某，男，27 岁，干部。门诊号：7409772。初诊时间：2012 年 9 月 14 日。

患者 2012 年 2 月底头痛、眼睛乏力，后腹泻水样便、1 日 6～7 次，自服外感药后腹泻止，不日则出现胸闷心慌气短。心电图示：窦性心律，偶早搏。自服生脉饮，静脉注射激素 4 天，后改口服 21 天，心悸好转，但出现颌下淋巴结肿大。用青霉素水剂治疗后，发生全身皮疹，GOT 51，GGT 71，血脂 1.89。目前易乏力，反复鼻炎，口臭，全身肌肉酸痛，纳、便正常，舌红胀大、中裂，苔白，脉细滑。血检：淋巴细胞升高，异型淋巴细胞 60%，肝功能：GPT 71IU/L，GOT 41IU/L。可见颌下淋巴结肿大、质地中，3～5 粒混合，有压痛。

西医诊断：颌下淋巴结炎（结核、炎性、其他）。

中医诊断：瘰疬（风痰互结型）。

脉证合参：从病史分析，患者始终存在鼻塞流涕，头痛口臭，全身肌肉酸痛等症状，甚至低热不解，表明六淫之邪反复扰于鼻与咽喉之间。痰湿、气血互结，成为因果。治疗中又出现药物过敏。这是邪正相搏、热毒外越之象。虽经治疗症状缓解，然淋巴结仍肿大而痛。表明痰湿之邪仍逗留脉络之中，停积于颌下。

治法：清热解毒，祛湿利窍，和胃理气。

方药：银翘散、蒿芩清胆汤合苍耳子散加减。

处方：青蒿、蒲公英、金银花、生薏苡仁、炒薏苡仁各15g，垂盆草、猫爪草各30g，鹅不食草3g，炒黄芩、香白芷、鱼脑石、佛手片、煨葛根各12g，苍耳子、姜半夏、苦参各9g，生甘草、川芎各6g。7剂，水煎两汁，分服。

9月21日二诊：发热未作，咳嗽时有，鼻塞涕黄倒流，颚下淋巴结左1.5mm×1mm，右1mm×1mm，稍压痛，口臭，全身肌肉酸痛好转，纳、便正常，舌红，苔白，脉细滑。肝功能：不正常。

处方：金银花、野荞麦根、垂盆草、猫爪草各30g，白毛藤、生薏苡仁、炒薏苡仁各15g，白芥子、苍耳子、软柴胡各9g，鹅不食草4g，香白芷、辛夷、鱼脑石、苦参、橘核、橘络、山慈菇各12g，川芎6g。7剂，水煎两汁，分服。

9月28日三诊：发热已解半月，晨起咽部有痰、色白，鼻涕倒流、色淡黄，颚下淋巴结压痛除，全身关节酸痛减轻，口臭改善，颚下淋巴结较前缩小，颗粒有分开现象，仍有压痛，纳、便正常，舌淡红，苔薄碎裂，脉细滑。

处方：垂盆草、金银花、猫爪草、鸡血藤、豨莶草各30g，白毛藤15g，软柴胡、白芥子、苦参各9g，鹅不食草4g，香白芷、鱼脑石、炒薏苡仁、生薏苡仁、橘核、橘络、山慈菇、蚤休各12g。7剂，水煎两汁，分服。

10月12日四诊：肝功能复查：正常范围，血脂高，鼻塞涕倒流、色白，颚下淋巴结又有缩小，融合一起的已开始分开，约4粒，口臭，全身关节痛酸改善，纳、便正常，舌红，中裂，苔薄白，脉细缓。

处方：垂盆草、金银花、猫爪草、鸡血藤、豨莶草各30g，白毛藤、生薏苡仁、炒薏苡仁各15g，白芥子、软柴胡、苦参各9g，鹅不食草4g，香白芷、鱼脑石、橘核、橘络、山慈菇、蚤休各12g。7剂，水煎两汁，分服。

10月19日五诊：鼻涕仍倒流，胸闷且痛，关节酸痛时起时伏，咽痛仍存，颚下淋巴结肿大存质开始转软，纳、便正常，舌红，中裂，苔薄白，脉细缓。

阶段性脉证合参：治疗后邪热仍未清净，这就是《黄帝内经》所说的病在筋膜之间。其鼻后腔之膜就是邪之根。经治疗正气初复，但抗邪之力仍然不足，遇邪即会引发。

治法：扶正固表，清热利窍，祛痰软坚。

方药：玉屏风散合苍耳子散加减。

处方：人参叶 15g，蚤休、香白芷、鱼脑石、石见穿、山慈菇、苏梗、苏木、各生白术 12g，防风、苍耳子、辛夷各 9g，野荞麦根、猫爪草各 30g，鹅不食草 4g。7 剂，水煎两汁，分服。

10 月 26 日六诊：周一又发热，咽痛开始，关节酸痛，自服双黄连 2 天、热退，扁桃体红肿，颈淋巴结未见增大，压痛较前明显，舌红，苔薄白，脉细缓。

阶段性脉证合参：又被外邪引动，直犯咽喉，所以咽喉疼痛，影响颚下淋巴结，自服清热解毒成药后，有缓解之势，这是有病自防的一种措施，所以平时要对患者讲讲自我保健也是必要的。继续加强清热解毒，通鼻利咽。方药银翘散加减。

处方：大青叶、野荞麦根、鲜芦根各 30g，炒黄芩、神曲各 15g，射干、木蝴蝶 9g、白桔梗、羌活、独活、淡竹叶各 9g，桑白皮、地骨皮、桑叶、杏仁各 12g。7 剂，水煎两汁，分服。

另配：天然牛黄 1 支，猴枣牛黄散 4 支，西瓜霜 1 支。匀和，早、晚各喷咽喉 1 次。喷后半小时内不能饮食。

11 月 2 日七诊：夜间 37.7℃，半夜热退无汗，无冷感，关节痛，牙痛，鼻涕绿色，纳食正常，舌红，苔白，脉细缓。

处方：青蒿、大青叶、猫人参各 30g，炒黄芩、神曲各 15g，桑叶、杏仁、姜半夏、肥知母、香白芷、鱼脑石各 12g，银柴胡、玄参各 9g，珠儿参 4g，细辛 3g。7 剂，水煎两汁，分服。继续喷咽喉。

11 月 9 日八诊：热已退 1 周，汗出已止，咽喉不痛，颚下淋巴结无压痛，又有缩小，有一粒已消失，鼻塞、无鼻涕，纳、便恢复正常，舌淡紫中裂，苔薄白，脉细缓。

处方：人参叶、炒黄芩各 15g，野荞麦根、猫人参、生薏苡仁各 30g，鹅不食草 4g，香白芷、鱼脑石、肥知母、寒水石、浮萍、桑寄生各 12g，川芎 6g，细辛 3g，苦参、淡竹叶各 9g。7 剂，水煎两汁，分服。继续喷咽喉。

11 月 15 日九诊：鼻涕晨起时存、色白黏，咽喉时痛，胸闷心慌，关节酸痛，纳、便正常，舌淡红、中裂，苔薄白，脉细小数。

处方：太子参、生白术、香白芷、鱼脑石、寒水石、浮萍、桑寄生各 12g，炒黄芩、冬凌草各 15g，鹅不食草 4g，川芎 6g，防风、苦参、淡竹叶各 9g，生薏苡仁、猫人参、野荞麦根、鸡血藤 30g。7 剂，水煎两汁，分服。继续喷咽喉。

11 月 23 日十诊：鼻涕减少、有倒流，咽喉不痛，咳嗽反增多，胸闷心慌加剧，舌红，苔薄白，脉细小数。

处方：太子参、生白术、桑白皮、浙贝母、苏梗、苏木、苦参、浮海石、制玉竹、独活、羌活、怀牛膝各 12g，防风、白桔梗、射干各 9g，炒黄芩15g，野荞麦根、生薏苡仁、鸡血藤各 30g。7 剂，水煎两汁，分服。

11 月 30 日十一诊：鼻涕明显减少，咽喉痛解，咳嗽改善，无痰，颚下淋巴结明显缩小，可扪及两粒，胸闷心慌除，纳、便正常，舌红嫩，苔薄白，脉细缓。

处方：西党参、生白术、制玉竹、苦参、怀牛膝、桃仁、五加皮、佛手片、生枳壳各 12g，防风、射干各 9g，炒黄芩15g，野荞麦根、生薏苡仁、鸡血藤各 30g。7 剂，水煎两汁，分服。

12 月 14 日十二诊：病情趋于稳定，体质有所增强，鼻涕基本消失，颚下淋巴结仍有 1 粒，无压痛，质软。晨起咽部有痰，胃中时胀，偶有心慌，纳、便正常，舌红，苔薄白，脉细缓。

处方：西党参、生白术、制玉竹、苦参、怀牛膝、桃仁、五加皮、佛手片、生枳壳各 12g，防风9g，炒黄芩、紫丹参各15g，野荞麦根、生薏苡仁、鸡血藤各 30g。7 剂，水煎两汁，分服。

12 月 28 日十三诊：病情已稳定，鼻塞与鼻涕均除，咽部有痰，胸闷心慌消失，关节痛明显改善，纳、便正常，舌红，苔薄白，脉细滑。

阶段性脉证合参：邪热蕴毒除，鼻塞流涕之邪基本缓解，故以增强扶正固表，健脾养心，益肾通络为法。方用玉屏风散合五加皮饮加减。

处方：制黄精、桑椹子、野荞麦根、生薏苡仁、鸡血藤各 30g，参三七、防风各 9g，紫丹参15g，生白术、制玉竹、苦参、怀牛膝、桃仁、五加皮、佛手片、生枳壳各 12g，仙灵脾20g。14 剂，水煎两汁，分服。目前病情稳定，进入冬令调治之时，采用膏方进行调理。

男子三九，当五脏大盛，肌肉坚壮，气血满盈，"阴平阳秘，精神乃治"，"正气内存，邪不可干"。然素体虚弱，正不胜邪，导致肺卫不固，脾运损伤，肝叶受损，心阳不振，肝肾失调，五脏六腑失和，自 2012 年 2 月底出现头痛、眼疲乏力，腹泻水样 1 天六七次，自服外感药后泄泻止，后出现胸闷心慌气短。心电图：偶早搏。经用生脉饮和大量激素静脉输入 4 天、后口服 21天，颚下淋巴结出现肿大；使用青霉素水剂后发生全身皮疹。目前易乏力，反复鼻炎，口臭，全身肌肉酸痛，舌胖大，中裂，脉细滑。经 4 个月治疗，肝功能正常，咽部有痰，关节痛，纳、便正常，舌红，苔薄白，脉细滑。正值冬令，为巩固治疗，给予益气固表，清肺通窍，健脾助运，养血宁心，活血通络，平补肝肾，制成膏滋缓调治。

处方：制黄精 300g，生白术 120g，防风 90g，防己 120g，野荞麦根 300g，炒黄芩 200g，鹅不食草 40g，射干 90g，香白芷 120g，鱼脑石 120g，白桔梗 90g，猫人参 300g，苏木 120g，苏梗 120g，生薏苡仁 300g，桃仁 150g，白芥子 120g，姜半夏 120g，白茯苓 120g，淮山药 300g，砂仁 60g，蔻仁 60g，佛手片 120g，绿梅花 120g，生枳壳 120g，苦参 120g，柏子仁 120g，制玉竹 150g，紫丹参 300g，生地黄 120g，熟地黄 120g，炒赤芍 150g，炒白芍 150g，炒当归 120g，川芎 150g，羌活 120g，独活 120g，参三七 120g，鸡血藤 300g，山慈菇 120g，橘核 120g，橘络 120g，煨葛根 300g，川石斛 120g，垂盆草 300g，女贞子 120g，软柴胡 90g，桑椹子 300g，仙灵脾 300g，炒杜仲 120g，川续断 120g，菟丝子 120g，泽泻 120g，粉丹皮 150g，怀牛膝 120g，五加皮 120g，陈皮 90g，潼蒺藜 120g，白蒺藜 120g。1 料。水煎浓缩，加入龟甲胶 300g，鹿角胶 50g，百令孢子粉 100g，收膏时拌入，冰糖 250g，黄酒半斤，收膏备用。早、晚各 1 匙，开水冲服。外感、腹泻或其他疾病时停服，来医师处再开药，待调整后再服。

【按】 该患者因低热不解、颌下淋巴结肿大求诊。病属中医"瘰疬""痰核""痰病""积聚"等范畴。西医学认为，淋巴结为机体中正常组织，对血液和液体具有桥梁作用，并有防预作用。颌下正常就有三对淋巴结，通常不痛不肿。一旦病毒和细菌感染，即会肿痛。特别是口腔、咽喉、耳鼻、牙齿发炎都可引起颈淋巴结疼痛和肿大。该患者长期鼻塞流涕，且鼻涕倒流，咽喉疼痛红肿，滤泡、扁桃体肿大，此中医称为乳蛾肿大、鼻渊、咽喉炎等，均为六淫之邪直中咽鼻，久绕不解而致。邪热内蕴，化毒深入筋膜之间，若以六经来辨是为太阳少阳合病，所以药用银翘散合蒿芩清胆汤。银翘散适合寒、热、湿互结之表证，发热时恐热伤津液，故加芦根生津保津；淡竹叶既泻心火，又能生津，为临床常用药；苍耳子散是鼻渊的祖方，鹅不食草是治鼻炎的要药，然不能用量太大，否则容易引起呕吐。切记。

88. 甲状腺癌术后放疗伴耳后淋巴结炎

赵某，女，36 岁。门诊号：3281759。初诊时间：2008 年 4 月 17 日。

患者 2000 年行甲状腺癌手术，2007 年又行右侧第 2 次手术，并放疗 20 次。目前颈部瘢痕仍红肿疼痛，颌下与耳后淋巴结肿大，压痛明显，表面溃破出水后结痂，有时牵及后脑部胀痛，胸闷心悸，行多后气短，纳食一般，大便干燥，夜寐欠安，月经后期，量少，时胀痛，舌红，苔白，脉弦滑。

脉证合参：此属瘿病，因气滞、痰凝、血瘀结于颈前所致。今行第 2 次手术，并放疗，颈部表皮受损严重。痰湿蕴结化热，向外渗透，溃破出水，同时又影响到淋巴管发炎，致淋巴结肿大。

治法：清热解毒，舒郁理气，涤痰软坚。

方药：夏枯草膏合柴胡舒肝散加减。

处方：南沙参、藤梨根、猫人参各 30g，天花粉、夏枯草、粉丹皮、生枳壳、生薏苡仁、人中白各 15g，白桔梗、土贝母、山慈菇、石见穿、橘核、橘络、冬凌草、软柴胡、广郁金、制香附各 12g。7 剂，水煎两汁，分服。

4 月 25 日二诊：颈部瘢痕仍疼痛，表皮红紫，无出水，结痂。稍头胀，纳食正常，大便干，舌红，苔薄白，脉细滑。

处方：南沙参、藤梨根、猫人参各 30g，天花粉、夏枯草、粉丹皮、生薏苡仁、女贞子、人中白各 15g，白桔梗、土贝母、山慈菇、石见穿、橘核、橘络、冬凌草、软柴胡、广郁金、制香附各 12g。7 剂，水煎两汁，分服。

7 月 19 日三诊：一般病情尚可，颈部红色转紫，热灼感除，但胸部烧灼感明显，颈淋巴结仍肿大，压痛改善，纳食正常，大便偏干，舌红，苔白，脉细滑。

处方：制黄精、藤梨根、生薏苡仁、猫人参、南沙参各 30g，夏枯草、天花粉、冬凌草、石见穿、山慈菇、橘核、橘络各 12g，人中白、粉丹皮各 15g，软柴胡 9g。14 剂，水煎两汁，分服。

10 月 10 日四诊：颈部淋巴结肿大处开始变软，压痛减轻，胸闷、心悸除，仍感乏力，夜寐得安，纳、便正常，舌红，苔薄白，脉弦滑。

处方：南沙参、浙贝母、生薏苡仁、猫人参、猫爪草、藤梨根各 30g，夏枯草 15g，天花粉、白桔梗、山慈菇、王不留行子各 12g，皂角刺、白芥子各 9g，生枳实 20g。14 剂，水煎两汁，分服。

11 月 14 日五诊：病情一直稳定，自己复方。近日来感冒 1 次，咽痛，颈部淋巴结又增大，稍压痛，纳、便一般，舌红，苔白，脉弦滑。

处方：金银花、野荞麦根、猫人参、藤梨根、鲜芦根各 30g，炒黄芩、浙贝母各 20g，射干、白桔梗、淡竹叶、皂角刺各 9g，桑白皮、玄参各 12g，冬凌草、枇杷叶各15g。7剂，水煎两汁，分服。

12月26日六诊：感冒解，颈部淋巴结仍肿大，可及成串，压痛除，纳、便正常，舌红，苔薄白，脉细滑。

处方：南沙参、藤梨根、猫人参、生薏苡仁、猫爪草、生枳壳、浙贝母各30g，白桔梗9g，天花粉、桃仁、王不留行子、石见穿、山慈菇、炙鳖甲、白蔹各12g。7剂，水煎两汁，分服。

2009年2月6日七诊：右颈部淋巴结延及右乳突肌处肿大，伴压痛，皮肤紫红、稍硬，纳可，大便干，舌红，苔薄白，脉弦滑。B超：甲状腺手术处无异常发现。

处方：藤梨根、猫人参、生薏苡仁、猫爪草各30g，生枳壳、天花粉各15g，南沙参、浙贝母各20g，白桔梗、桃仁、王不留行子、石见穿、山慈菇、炙鳖甲、白蔹各12g，炙炮甲6g。7剂，水煎两汁，分服。

2月27日八诊：淋巴结肿大开始软化，抬头时稍疼痛，纳、便正常，舌红，苔薄白，脉细滑。

处方：南沙参、藤梨根、猫人参、生薏苡仁、猫爪草各30g，生枳壳、浙贝母各20g，寸麦冬、白桔梗、天花粉、桃仁、王不留行子、炙鳖甲、白蔹、骨碎补各12g，炙炮甲9g。14剂，水煎两汁，分服。

3月20日九诊：近日咳痰带血丝，颈淋巴结仍肿大，质地较前变软，纳、便正常，舌红，苔薄白，脉细滑。

处方：藤梨根、猫人参、生薏苡仁、猫爪草各30g，浙贝母、炒黄芩各20g，珠儿参4g，细辛3g，桑白皮、山慈菇、石见穿、橘核、橘络、炙鳖甲、王不留行子各12g，淡竹叶、炙炮甲各9g。7剂，水煎两汁，分服。

4月17日十诊：痰血止，淋巴结肿大开始缩小，质地变软，纳、便正常，查血小板减少，舌红，苔薄白，脉细弦。

处方：藤梨根、猫人参、生薏苡仁、猫爪草、紫丹参、五灵脂各30g，炒黄芩15g，浙贝母20g，桑白皮、山慈菇、石见穿、橘核、橘络、王不留行子、炙鳖甲各12g，淡竹叶、炙炮甲各9g。7剂，水煎两汁，分服。

5月15日十一诊：痰血未再出现，颈淋巴结肿大，质地转软，无压痛，纳、便正常，舌红，苔白少津，脉弦缓。

处方：藤梨根、猫人参、生薏苡仁、猫爪草、五灵脂、紫丹参各30g，炒黄芩15g，浙贝母20g，淡竹叶、炙炮甲各9g，桑白皮、山慈菇、石见穿、橘核、橘络、王不留行子、炙鳖甲、鲜石斛各12g。21剂，水煎两汁，分服。

7月3日十二诊：颈淋巴结开始缩小，质软，表皮红紫转淡，月经正值第2天，提前7天，无殊，纳、便正常，舌红，苔白，脉弦缓。

处方：藤梨根、生薏苡仁、猫人参、猫爪草各30g，浙贝母20g，淡竹叶、失笑散（包）各9g，珠儿参4g，桑白皮、山慈菇、石见穿、橘核、橘络、王不留行子、制香附、独活、蚤休、益母草各12g。14剂，水煎两汁，分服。

9月11日十三诊：长期服优甲乐1日1.5片，始终感到乏力，头昏且胀，时胸闷、心悸，心中时烦，夜寐浅，多梦，纳、便正常，舌淡紫红，苔薄白偏少，脉弦滑。

处方：煨葛根、藤梨根、生薏苡仁、猫人参各30g，软柴胡、炙炮甲各9g，浙贝母20g，明天麻、炒天虫、橘核、橘络、天花粉、夏枯草、石见穿、炙鳖甲、王不留行子、鲜石斛各12g。14剂，水煎两汁，分服。

12月15日十四诊：症状有所缓解，纳、便正常，舌红，苔薄白，脉弦滑。

处方：煨葛根、藤梨根、生薏苡仁、猫人参各30g，浙贝母20g，炙炮甲、防己、软柴胡各9g，橘核、橘络、天花粉、夏枯草、石见穿、炙鳖甲、王不留行子、生黄芪各12g。14剂，水煎两汁，分服。

2010年1月22日十五诊：病情趋于稳定，颈部皮肤色素渐退，颈淋巴结开始缩小，质地转软，压之不痛，纳、便正常，舌红，苔薄白，脉细滑。

处方：南沙参、藤梨根、生薏苡仁、猫人参各30g，浙贝母20g，白桔梗、天花粉、夏枯草、山慈菇、制香附、广郁金、桃仁、橘核、橘络、生枳壳、王不留行子、炙鳖甲各12g，皂角刺9g。14剂，水煎两汁，分服。

4月2日十六诊：病情稳定，颈部皮肤色素转淡紫，中间可见正常皮肤，纳、便正常，舌红，苔薄白，脉细缓。B超：甲状腺未见异常。血沉及肿瘤全套：正常范围。

处方：浙贝母20g，皂角刺9g，白桔梗、天花粉、夏枯草、山慈菇、制香附、桃仁、橘核、橘络、生枳壳、王不留行子、炙鳖甲各12g，南沙参、藤梨根、生薏苡仁、仙灵脾各30g，红景天15g。14剂，水煎两汁，分服。

4月30日十七诊：病情一直稳定，颈淋巴结缩小，开始分离，大小3~5粒，精神较好，能到室外活动，纳、便正常，舌红，苔薄白，脉细缓。

处方：南沙参、藤梨根、生薏苡仁各30g，寸麦冬、天花粉、夏枯草、山慈菇、制香附、桃仁、橘核、橘络、王不留行子、炙鳖甲、灵芝各12g，皂角刺、炙炮甲各9g，土贝母、红景天、槐角各15g。14剂，水煎两汁，分服。

5 月 28 日十八诊：颈淋巴结无压痛，耳后 1 粒基本消失，颚下散在 3 粒，纳、便正常，舌红，苔薄白，脉细缓。

处方：炙炮甲 9g，南沙参、藤梨根、生薏苡仁、猫人参各 30g，天花粉、寸麦冬、制香附、夏枯草、橘核、橘络、川厚朴、姜半夏、王不留行子、炙鳖甲各 12g，土贝母、红景天、槐角各 15g。14 剂，水煎两汁，分服。

7 月 9 日十九诊：病情稳定，精神明显好转，颈淋巴结又缩小 1 粒，无压痛。皮肤基本接近正常，纳、便正常，舌红，苔薄白，脉细缓。

阶段性脉证合参：经清热解毒，涤痰软坚，逐渐益气健脾，痰湿已化，气血开始和顺，疾病趋于缓解。继以扶正益气、涤痰软坚、活血散瘀为法。

处方：南沙参、猫人参、藤梨根、生薏苡仁各 30g，寸麦冬、天花粉、制香附、夏枯草、橘核、橘络、川厚朴、姜半夏、王不留行子、炙鳖甲各 12g，炙炮甲 9g，土贝母、红景天、槐角各 15g。14 剂，水煎两汁，分服。

8 月 27 日二十诊：病情稳定，颈部淋巴结一直未见肿大，又有 1 粒吸收，还有 2 小粒。颈耳部皮肤色素已退，皮色正常，纳、便正常，舌红，苔薄白，脉细缓。

处方：南沙参、藤梨根、生薏苡仁、猫人参、红藤、夜交藤各 30g，白桔梗、天花粉、夏枯草、橘核、橘络、姜半夏、王不留行子、炙鳖甲、寒水石各 12g，炙炮甲 9g，淡附子 6g，槐角 15g。14 剂，水煎两汁，分服。

10 月 15 日二十一诊：病情稳定，颈淋巴结还有 2 粒，小能活动，纳、便正常，舌红，苔薄白，脉细缓。

处方：南沙参、藤梨根、生薏苡仁、猫人参、红藤、夜交藤各 30g，白桔梗、天花粉、夏枯草、橘核、橘络、姜半夏、王不留行子、炙鳖甲各 12g，炙炮甲、淡附子各 9g，粉丹皮、槐角、寒水石各 15g。14 剂，水煎两汁，分服。

2011 年 1 月 7 日二十二诊：病情一直稳定，颈淋巴结又缩小，纳、便正常，舌红，苔薄白，脉细缓。

处方：生黄芪、藤梨根、猫人参、生薏苡仁、夜交藤、红藤各 30g，皂角刺 9g，白桔梗、天花粉、夏枯草、山慈菇、石见穿、橘核、橘络、炙鳖甲、蚤休、椿白皮、淡附子各 12g，粉丹皮、寒水石各 15g。14 剂，水煎两汁，分服。

1 月 28 日二十三诊：病情稳定，纳、便正常，舌红，苔薄白，脉细缓。

处方：制黄精、藤梨根、南沙参、猫人参、生薏苡仁各 30g，白桔梗、夏枯草、山慈菇、石见穿、橘核、橘络、炙鳖甲各 12g，粉丹皮、寒水石各 15g，皂角刺、淡附子各 9g。14 剂，水煎两汁，分服。

2 月 25 日二十四诊：甲状腺癌第 2 次术后 3 年，一般情况基本稳定，近段时间常感乏力，心烦胸闷，白带转为淡黄色，小腹胀，下坠感，腰酸，纳、便正常，舌红，苔白，脉细滑。

阶段性脉证合参：因原为痰湿之体，虽经多年治疗，石瘿得到缓解，但体内仍痰浊内伏，每遇外邪或情志或劳累均可诱发。近来湿浊出现下注，带脉失固，故出现上述症状。原法加清下焦湿热之药。

处方：藤梨根、南沙参、猫人参、生薏苡仁各 30g，皂角刺、淡附子各 9g，寒水石、槐角各 15g，蚤休、石见穿、白桔梗、夏枯草、炙鳖甲、粉丹皮、山慈菇、橘核、橘络、椿白皮、香白芷各 12g。14 剂，水煎两汁，分服。

3 月 18 日二十五诊：10 年前甲状腺癌手术，两年后复发再次根治术，目前咽喉不适，痰黏不畅，颈淋巴结已消失，皮肤色素转淡，乏力头晕，黄带已转白色，纳、便正常，舌红，苔白，脉细滑。

处方：生黄芪、藤梨根、生薏苡仁、野荞麦根各 30g，南沙参、白桔梗、寒水石、冬凌草、槐角各 15g，夏枯草、天花粉、石见穿、山慈菇、炙鳖甲、灵芝各 12g，皂角刺、射干、淡附子各 9g。7 剂，水煎两汁，分服。

4 月 15 日二十六诊：病情稳定，无特殊症状，纳、便正常，舌红，苔白，脉细滑。

处方：生黄芪、藤梨根、生薏苡仁各 30g，南沙参、红景天、寒水石、槐角各 15g，夏枯草、天花粉、白桔梗、石见穿、蛇六谷、灵芝、炙鳖甲、蚤休各 12g，淡附子、皂角刺各 9g。14 剂，水煎两汁，分服。

4 月 22 日二十七诊：病情稳定，纳、便正常，月经正常，舌红，苔白，脉细滑。

处方：生黄芪、藤梨根、生薏苡仁、猫人参、南沙参各 30g，夏枯草、白桔梗、石见穿、炙鳖甲、灵芝各 12g，皂角刺、淡附子各 9g，天花粉、槐角、寒水石、红景天各 15g。7 剂，水煎两汁，分服。

5 月 13 日二十八诊：病情一直较稳定，颈淋巴结自去年消失后未再出现，精神、体力均较正常，时牙齿浮胀，纳、便正常，月经正常，舌红，苔薄白，脉细缓。想怀孕。

处方：生黄芪、藤梨根、生薏苡仁各 30g，南沙参、寒水石、红景天、槐角各 15g，夏枯草、天花粉、白桔梗、石见穿、炙鳖甲、灵芝、蚤休各 12g，皂角刺 9g，淡附子 6g，珠儿参 4g，细辛 3g。14 剂，水煎两汁，分服。

6月3日二十九诊：淋巴结肿大、炎症均达临床痊愈，余无明显症状，纳、便正常，月经正常，舌红，苔薄白，脉细缓。因病情基本稳定，进入调理气血阶段，以达阴阳平衡。

处方：生黄芪、藤梨根、生薏苡仁各30g，南沙参、红景天、槐角、寒水石各15g，淡附子、皂角刺各9g，夏枯草、天花粉、白桔梗、石见穿、蛇六谷、炙鳖甲、灵芝、蚤休各12g。14剂，水煎两汁，分服。

7月1日三十诊：无殊症状，精神状态正常，纳、便正常，舌红，苔薄白，脉细缓。

处方：南沙参、寒水石、槐角、红景天各15g，淡附子、皂角刺各9g，夏枯草、天花粉、白桔梗、石见穿、蛇六谷、炙鳖甲、灵芝各12g，生黄芪、藤梨根、生薏苡仁、猫人参各30g。14剂，水煎两汁，分服。

8月26日三十一诊：病情稳定，一直自配前面所开方药，近日大便偏干，纳食正常，夜寐安，舌红，苔薄白，脉细滑。

处方：生黄芪、藤梨根、生薏苡仁、猫人参各30g，皂角刺、防风各9g，白桔梗、天花粉、夏枯草、石见穿、蛇六谷、生枳壳、寒水石、淡附子、炙鳖甲、灵芝各12g，瓜蒌仁、槐角各15g。7剂，水煎两汁，分服。

9月23日三十二诊：病情稳定，纳、便、寐均正常，舌红，苔薄白，脉细滑。

处方：生黄芪、藤梨根、生薏苡仁、猫人参各30g，夏枯草、天花粉、白桔梗、石见穿、蛇六谷、王不留行子、生枳壳、寒水石、淡附子、炙鳖甲、灵芝各12g，槐角15g，皂角刺、防风各9g。7剂，水煎两汁，分服。

11月7日三十三诊：纳、便正常，月经正常，白带偏多，舌红，苔薄白，脉细缓。

处方：生黄芪、藤梨根、生薏苡仁、猫人参、红藤、夜交藤各30g，白桔梗、天花粉、夏枯草、土贝母、山慈菇、石见穿、炙鳖甲、橘核、橘络、淡附子、粉丹皮、椿白皮、蚤休各12g，槐角、寒水石各15g，皂角刺9g。7剂，水煎两汁，分服。

2012年9月7日三十四诊：甲状腺癌第2次术后，经3年多治疗病情基本稳定，近因流产精神软弱，纳、便正常，月经转正常，舌红，苔白，脉细滑。

处方：生黄芪、槐角各15g，藤梨根、生薏苡仁、猫人参各30g，夏枯草、天花粉、石见穿、蛇六谷、生枳壳、寒水石、灵芝各12g，淡附子、炙鳖甲各

9g。7 剂，水煎两汁，分服。

10 月 19 日三十五诊： 甲状腺淋巴结肿大消失，1 年来未再发，病情一直稳定，近日咽痛，无咳嗽无痰，纳、便正常，舌红，苔薄白，脉弦滑。

处方：炒黄芩 15g，藤梨根、猫人参、生薏苡仁各 30g，蚤休、山慈菇、石见穿、橘核、橘络、夏枯草、寒水石、灵芝、天花粉各 12g，白芥子、淡附子、青皮、陈皮各 9g。14 剂，水煎两汁，分服。

11 月 7 日三十六诊： 咽痛除，纳、便正常，白带偏多，舌红，苔薄白，脉弦缓。

处方：生黄芪、藤梨根、猫人参、生薏苡仁、红藤、夜交藤各 30g，白桔梗、天花粉、夏枯草、白芥子、山慈菇、石见穿、炙鳖甲、橘核、橘络、淡附子、粉丹皮、椿白皮、蚤休各 12g，寒水石、槐角各 15g，皂角刺 9g。7 剂，水煎两汁，分服。

12 月 7 日三十七诊： 经治疗，甲状腺癌术后两年余一直稳定，颈淋巴结已消，咽喉未见痛，纳、便正常，想怀孕，舌红，苔白，脉细滑。

处方：藤梨根、猫人参、生薏苡仁各 30g，山慈菇、石见穿、白芥子、白茯苓、夏枯草、寒水石、天花粉、灵芝、橘核、橘络、制香附各 12g，软柴胡、淡附子各 9g。14 剂，水煎两汁，分服。

2013 年 3 月 15 日三十八诊： 病情稳定，纳、便正常，近来白带增多，色稍黄，外阴瘙痒，月经正常，舌红，苔白，脉细缓。

处方：焦山栀 6g，银柴胡 9g，粉丹皮、炒当归、炒白芍、制香附、蚤休、椿白皮、台乌药、生枳壳、山慈菇、桑寄生各 12g，生薏苡仁、藤梨根、猫人参各 30g。7 剂，水煎两汁，分服。

4 月 26 日三十九诊： 甲状腺癌第 2 次术后两年一直稳定，无殊症状，本月月经后 3 天未行，小腹胀，检查尿 TT（＋）。确定已怀孕。纳、便正常，舌红，苔薄白，脉细滑。

处方：西党参、白茯苓、生白术、炒黄芩、制香附、粉丹皮、佛手片、炒杜仲、川续断、桑寄生各 12g，藤梨根 15g，川厚朴花、姜半夏、淡竹叶 9g。7 剂，水煎两汁，分服。

【按】 瘿病，《三因极一病证方论·瘿瘤证治》中，根据局部证候之不同对其进行了分类。"坚硬不可移者，名石瘿"，属此病。痰湿凝滞、气郁血瘀是本病发生的基本机制。本例患者经手术切除后再发，又行手术，并采用放射疗法。放射疗法中医属火，容易上炎，与痰湿互交而化热，灼伤局部组织，可引起淋巴管炎，淋巴结红肿、疼痛、溃烂、出水等。经清热解毒，涤痰软坚，活血散血，并逐渐健脾化湿，疏肝行气，助阳通络，使得患者气血和顺，阴阳平衡，体质恢复，免疫功能得到提高。方中除常用生黄芪、西党参、制黄精等，还多用红景天、槐角等，古医籍认为，这些药物均有延年益寿作用。经随访1年，患者生一子，身体健康。

89. 哮证伴开放性肺结核、抗结核药耐药、溃破性淋巴结核

张某，女，38岁，干部。门诊号：02320289。初诊时间：2007年6月22日。

患者1995年生第1个孩子后发生哮证，以后每年反复发作，1年2~3次。2005年发作次数较前增多。2007年5月份生第2孩子后，常咳嗽胸闷，气急心悸，痰白量少。经当地诊治，效果不佳，故来杭州市第五医院门诊。CT：两肺结节状阴影，首先考虑肺结核。抗酸杆菌（+），抗结核抗体（+）。确诊为开放性肺结核。运用四联抗结核药后，症状仍未缓解。右锁骨上淋巴结肿大不消，稍压痛，表皮发红，质地硬，大小3~4cm。平时胸闷气急，乏力头晕，纳差，大便正常，不哺乳，血沉45mm^3/h。左肺呼吸音粗，可闻及痰鸣音。舌红鲜，苔白厚腻，脉滑数。

脉证合参：素体肺气虚弱，风寒或风热之邪常绕咽喉，遇邪诱发哮证，日久及脾涉肾。加上产后气血大伤，痨虫乘虚而入，沉积于肺，窜走络脉，以致瘰疬。

治法：行气燥湿涤痰，宽胸解郁。

方药：苍附导痰汤加减。

处方：炒苍术、姜半夏、白茯苓、生枳壳、制胆星、制香附、盐肤木、苏梗、苏木、百部、海蛤壳各12g，功劳木、浙贝母各20g，垂盆草、猫人参、生薏苡仁、肺形草各30g。7剂，水煎两汁，分服。

6月29日二诊：咳嗽解，气急仍存，精神好转，痰少色白，纳食增加，大便正常，右侧锁骨上淋巴结较前缩小、活动，舌红鲜转淡，苔中厚，脉弦滑。

处方：功劳木、浙贝母各20g，夏枯草15g，肺形草、垂盆草、猫人参、生薏苡仁各30g，炒苍术、白茯苓、制胆星、盐肤木、桑白皮、百部、天花粉、草果仁、生枳壳各12g。7剂，水煎两汁，分服。

7月15日三诊：颈淋巴结锁骨上1粒消失，原3粒中1粒为1cm左右，

无压痛，胸锁乳头肌上1粒增大，约2.5cm，压痛明显，无红，纳、便正常，两肺呼吸音无殊。舌红，苔白厚，脉弦缓。

处方：功劳木、盐肤木、土贝母、草果仁、佛手片、炒莱菔子各12g，炒黄芩20g，肺形草、生薏苡仁、垂盆草、猫人参各30g，威灵仙6g，皂角刺、姜竹茹、川厚朴花各9g，夏枯草15g。7剂，水煎两汁，分服。

7月20日四诊：锁骨上1粒淋巴结开始缩小，胸锁乳头肌上1粒仍肿大，表皮发红，纳、便正常，舌淡红，苔中白，脉细滑。

处方：肺形草、生薏苡仁、土茯苓、猫人参、垂盆草各30g，炒黄芩、夏枯草各15g，皂角刺9g，威灵仙6g，土贝母、功劳木、盐肤木、佛手片、草果仁、白蔻各12g。7剂，水煎两汁，分服。

7月27日五诊：一般情况无殊，咳嗽未作，咽部偶有痰，纳、便正常，体质较前增强，舌红，苔白稍厚，脉细滑。

处方：功劳木、盐肤木、制香附、草果仁、白蔻、橘核、橘络各12g，肺形草、垂盆草、生薏苡仁、猫人参各30g，威灵仙6g，夏枯草15g，炒黄芩、浙贝母各20g，皂角刺9g。7剂，水煎两汁，分服。

8月3日六诊：稍咳嗽、晨起为主，痰白量少，纳、便正常，近日可能遇寒，舌红，苔白，脉细滑。

处方：炒苍术、功劳木、盐肤木、桑白皮、佛手片各12g，炒黄芩20g，威灵仙6g，皂角刺、防风、草果仁各9g，夏枯草15g，肺形草、猫人参、垂盆草、浙贝母各30g。7剂，水煎两汁，分服。

8月10日七诊：近日痰量增多，咽喉稍痒，纳、便正常，余无殊，舌红，苔白，脉细滑。

阶段性脉证合参：因上周感冒，邪犯咽喉，痰黏在咽喉，肺气失于宣降。

处方：炒苍术、盐肤木、土贝母、桑白皮、白桔梗、橘核各12g，防风、草果仁各9g，功劳木、炒黄芩各20g，肺形草、猫人参、垂盆草各30g，夏枯草15g，威灵仙6g。7剂，水煎两汁，分服。

8月25日八诊：抗结核药停用，咳嗽基本消失，晨起有痰色白，颈淋巴结在胸锁乳头肌上1粒增大，表皮发红，另1粒消失。由于心情出现波动，故夜寐欠安，舌红，苔白，脉细滑。

处方：肺形草、南沙参、猫人参、垂盆草各30g，功劳木、炒黄芩、夏枯草、天花粉各15g，盐肤木、白桔梗、土贝母、橘核、山慈菇各12g，皂角刺9g，威灵仙6g。14剂，水煎两汁，分服。

9月8日九诊：咳嗽除，痰量近日反增多，颈淋巴结变硬，杭州市五院穿刺活检：干酪样坏死。纳、便正常，舌红，苔白厚，脉细弦。穿刺确诊：淋巴结核。

处方：炒苍术、盐肤木、白桔梗、桑白皮、山慈菇、石见穿各12g，肺形草、猫人参、垂盆草、浙贝母各30g，功劳木、夏枯草各15g，炒黄芩20g，皂角刺9g。14剂，水煎两汁，分服。

9月21日十诊：颈淋巴结因穿刺红肿增大，表皮发热，未见溃破，痰量增多，咽痛2天，纳、便正常，夜寐安，舌红，苔白，脉滑细。

处方：野荞麦根、猫人参、垂盆草、生薏苡仁各30g，炒黄芩、功劳木、夏枯草各15g，盐肤木、白桔梗、桑白皮、天竺黄、海蛤壳、山慈菇各12g，皂角刺9g，浙贝母20g。14剂，水煎两汁，分服。外敷本院自制清凉膏。

10月5日十一诊：颈淋巴结1粒约2cm，表皮红，稍压痛，咳嗽除，咽部有痰，纳、便正常，舌红，苔中白，脉细滑。

处方：防风、皂角刺各9g，猫人参、肺形草、垂盆草、浙贝母、生薏苡仁各30g，夏枯草15g，生白术、盐肤木、白桔梗、山慈菇、石见穿、制胆星、功劳木各12g。14剂，水煎两汁，分服。继续外敷清凉膏。

10月19日十二诊：颈淋巴结明显缩小，约1.5cm，红肿减轻，纳、便正常，咽部仍有痰，舌红，苔薄白，脉细滑。

处方：防风、皂角刺各9g，猫人参、肺形草、垂盆草、浙贝母、生薏苡仁各30g，夏枯草15g，太子参、生白术、盐肤木、白桔梗、山慈菇、石见穿、功劳木各12g。14剂，水煎两汁，分服。继续外敷清凉膏。

11月2日十三诊：颈淋巴结中心成脓，红肿面缩小，咳嗽未见，咽部有痰，纳、便正常，舌红，苔白，脉细滑。

处方：太子参、生白术、盐肤木、白桔梗、山慈菇各12g，防风、白芥子、皂角刺各9g，猫人参、肺形草、垂盆草、红藤各30g，浙贝母20g，生薏苡仁、炒薏苡仁、功劳木各15g。14剂，水煎两汁，分服。溃破处外周用清凉膏，中间用干纱布盖着。

11月16日十四诊：淋巴结破溃，脓出，红肿改善，晨起有痰，时咽痒，纳、便正常，体质增强，舌淡红，苔白，脉细滑。

处方：南沙参20g，寸麦冬、天冬、盐肤木、功劳木、白芥子、橘核、山慈菇各12g，猫人参、肺形草、垂盆草、红藤、浙贝母各30g，玄参、皂角刺各9g。14剂，水煎两汁，分服。

11月30日十五诊：咽喉有痰、色白不畅，胃脘时胀，纳、便正常，舌红，苔薄白，脉细缓。

处方：太子参20g，防风、皂角刺各9g，猫人参、垂盆草、红藤、浙贝母各30g，夏枯草15g，生白术、盐肤木、橘核、山慈菇、佛手片、绿梅花、白蔹各12g。14剂，水煎两汁，分服。

12月20日十六诊：近日又感冒，咳嗽增多，咽痒有痰，胸闷且痛，头痛，颈淋巴结脓已清除，收口，表皮稍暗红。舌红，苔中间厚裂，脉细滑。

处方：野荞麦根30g，炒黄芩、浙贝母各20g，炒莱菔子、白桔梗、桑白皮、生薏苡仁、炒薏苡仁、天竺黄、海蛤壳、橘核、香白芷各12g，神曲15g，苏叶、皂角刺、草果仁各9g。7剂，水煎两汁，分服。同时给予冬令调治方。

12月28日十七诊：外感已解，咳嗽痰少，咽痒除，气短无胸闷，纳、便正常，舌红，苔白，脉细缓。

处方：防风、皂角刺各9g，野荞麦根、红藤各30g，浙贝母20g，炒黄芩、生薏苡仁、炒薏苡仁、功劳木各15g，生白术、白桔梗、桑白皮、百部、苏梗、苏木、山慈菇各12g。7剂，注意感冒。

12月28日十八诊：颈淋巴结穿刺处收口，咳嗽缓解，咽痒除，稍气短，纳、便正常，舌红，苔白，脉细滑。

处方：生白术、白桔梗、桑白皮、生薏苡仁、炒薏苡仁、百部、功劳木、苏梗、苏木、山慈菇各12g，防风、皂角刺各9g，野荞麦根、红藤各30g，炒黄芩15g，浙贝母20g。14剂，水煎两汁，分服。

同时开出第1次膏方。

10年前产后，体虚而发哮证，肺气弱虚加重，卫外不固，1年反复发作1~2次，今年5月又因生产，常咳嗽气急，确诊为哮证伴肺结核，抗酸杆菌（＋）。经抗结核治疗，仍咳嗽不解，神疲乏力，治疗中见颈淋巴结肿大，大的红肿化脓。经半年中药治疗，咳嗽解，无痰，颈淋巴结红肿除，体质增强，纳、便正常。胸片示原结核阴影吸收，抗酸杆菌（－）。舌红，苔白，脉细缓。进入冬令之季，给予益气固表，滋阴养血，平补肝肾，制成膏滋缓调之。

处方：西党参200g，制黄精300g，生白术120g，防风90g，白茯苓120g，天冬120g，寸麦冬120g，软柴胡90g，生地黄120g，熟地黄120g，炒当归120g，地骨皮120g，淡竹叶90g，川厚朴花90g，玫瑰花90g，桑白皮120g，炒黄芩150g，浙贝母200g，五味子90g，枸杞子300g，桑寄生120g，川牛膝90g，菟丝子120g，女贞子120g，炒杜仲120g，川续断120g，淮山药300g，金毛狗脊 120g，川石斛 120g，灵芝 120g，百部 120g，红藤 300g，猫人参 300g，潼蒺藜 120g，白蒺藜 120g，化橘红 120g。1 料。水煎浓缩，加入龟甲胶 500g，阿胶 100g，冰糖 500g，收膏备用。早、晚各 1 匙，开水冲服。外感或腹泻时停服，来医师处再开方药，待调整后再服。

2008 年 2 月 28 日十九诊：膏滋服完，全身情况尚可，咽部有痰，舌红，苔白，脉细缓。

处方：制黄精、野荞麦根、桑椹子、生薏苡仁、红藤各30g，防风9g，功劳木 15g，浙贝母、仙灵脾各20g，生白术、炒黄芩、桑白皮、百部、百合、山慈菇各12g。14 剂，水煎两汁，分服。

同时开出第 2 次膏方，以中药制成胶囊巩固治疗。

肺气素虚，卫外不固，每年发哮喘 1～2 次，去年 5 月因产后伴咳嗽气急，确诊为哮证伴肺结核，抗酸杆菌（＋）。虽经抗结核治疗，又发颈淋巴结肿大，因穿刺而红肿化脓、溃烂。经半年中药治疗咳嗽已解，无痰，颈淋巴结红肿除，体质增强，纳、便正常，胸片复查示原结核阴影吸收，抗酸杆菌（－）。经去年冬令之季，以益气固表、滋阴养血、平补肝肾之法膏滋调治后，目前无殊症状，偶然咽部有痰。舌红，苔白，脉细缓。为巩固疗效，再予益气固表、健脾养血、祛风利咽、柔肝补肾，制成胶囊缓图之。

处方：生黄芪 300g，制黄精 300g，生白术 120g，防风 90g，百部 150g，百合 150g，功劳木 200g，盐肤木 120g，白桔梗 120g，桑白皮 120g，浙贝母 200g，生薏苡仁 300g，藤梨根 300g，野荞麦根 200g，射干 90g，木蝴蝶 90g，猫人参 300g，橘核 120g，橘络 120g，天花粉 200g，夏枯草 200g，山慈菇 120g，威灵仙 120g，炒当归 120g，川芎 150g，炒白芍 120g，生地黄 120g，熟地黄 120g，白茯苓 120g，淮山药 300g，煨葛根 300g，红藤 300g，炒杜仲 120g，川续断 120g，金毛狗脊 120g，枸杞子 300g，女贞子 200g，粉丹皮 150g，紫草 120g，浮萍 120g，人中白 120g，山茱萸 120g，泽泻 120g，仙灵脾 300g，益智仁 120g，蔓荆子 120g，草果仁 120g，生枳壳 200g，灵芝 120g，制首乌 300g，佛手片 120g。1 料，浸膏。

西洋参 120g，冬虫夏草 40g，山参 10g，蛤蚧 2 对，川石斛 120g，桑椹子 200g，参三七 150g，川贝粉 150g。1 料，研粉。

以上两方混合制成胶囊，每日 3 次，每次 5 粒，开始每日 3 粒，1 日 3 次，服 3 天，如无不良反应，增为 4 粒，1 日 3 次，3～4 天后改为 5 粒。外感或腹泻时停服，来医师处再开方药，待调整后再服。

【按】幼年患有哮证，说明素体肺气不足，卫外无力。虽一度缓解，但在第1次产后气血大亏而诱发，第2次产后又发咳嗽不解，被确认为哮喘、开放性肺结核。经抗结核治疗，出现颈淋巴结肿大，其中1粒红肿溃破。肺痨是具有传染性和虚损性的一类疾病，主要是人在正气亏虚、阴精耗损时，被结核菌感染所致。此患者1次哮证、1次肺结核，均是在产后气血大伤后发生，验证了中医"邪之所凑，其气必虚"的理论。此例因体质虚弱致痨虫入肺。痨虫腐蚀肺络，从血陷入，与痰湿（患者为痰湿之体）互结，窜走络脉，致成"痰核"化热，腐肉溃破。舌苔白厚腻乃痰湿过盛表现。虽然患者正气虚弱，但不能单纯补其气血，故先用行气燥湿、清热涤痰、宽胸解郁之法，重用功劳木、猫人参、盐肤木，这些均为中药抗结核药，待痰湿清解后，再加入软坚散结之品，如威灵仙、夏枯草、山慈菇；以红藤、橘核、橘络通其脉络。待淋巴结核收口后，渐渐予以清中带补，最后采用膏滋调节气血，平衡阴阳，终达临床痊愈。

十八、皮肌炎

皮肌炎是一种原因不明的自身免疫性疾病，可以影响到肌肉和皮肤。好发于女性，也是结缔组织病之一的临床表现，是一种主要累及横纹肌伴多样皮肤损害的疾病，也可伴发内脏损害，多发性肌炎。有学者对肌肉和皮损伤进行电镜观察发现，肌肉细胞核内、血管内皮细胞、血管周围组织细胞、成纤维细胞质和核膜内有类似黏病毒颗粒。也有学者从病变的肌肉中分离出柯萨奇病毒。他们还发现，此类病者容易患上呼吸道感染，故提出感染变态反应学说。此外，还有内分泌障碍和代谢障碍学说。

临床表现：有的病例发作有前兆症状，如不规则发热、雷诺现象、关节痛、头痛、倦怠和乏力等。发病多缓慢起病，少数急性或亚急性发病。肌肉和皮肤是本病的主要症状表现，皮损往往先于肌肉数周至数年发病；少数先有肌病，随后出现皮损；部分患者肌肉和皮肤同时发病。

实验室检查：①尿肌酸排泄量增加。②血清肌浆酶测定，血清肌酸磷酸激酶（CPK）、醛缩酶、谷草转氨酶、谷丙转氨酶、乳酸脱氢酶增高，以肌酸磷酸激酶和醛缩酶的升高有较高诊断价值。③肌电图改变，呈肌原性萎缩相，常见神经性纤维颤动，病变肌肉失神经现象；呈现不规则、不随意放电波形；轻用力时呈短时限运动单位，最大用力时呈低电压干扰相多相波增加。④组织学改变：可做病理切片，可参考病理报告。⑤周围血液检查：血常规无显著变化。有时有轻度贫血和白细胞增多，约1/3病例嗜酸细胞增加，红细胞沉降率中等增加，血清蛋白总量不变或减低，白、球蛋白比值下降，白蛋白减少，α和r球蛋白增加，免疫血清学改变，LE细胞和类风湿因子呈阳性，抗核抗体呈阳性。治疗：无肿瘤并发的病例采用激素治疗有效。

本病属中医"虚劳""皮痹""肉痹"范畴，西医确诊后，均长期服用激素治疗，但症状多不能缓解，且易出现并发症。患者均为西医治疗效果不显而寻求中医治疗的，很难看到当初的病证情况。此两例，一例为阴虚津亏，虚热上炎，脾肾阳气虚弱型；一例为上实下虚，水火不交，肝肾失调型。治疗根据病情进行辨证施治，最终达到缓解。

90. 多发性皮肌炎、干燥综合征、硬皮病

吴某，女，57 岁，护士。门诊号：01554735。初诊时间：2005 年 3 月 8 日。

患者 2000 年发现前臂麻木发胀，握物无力，手指稍肿胀，经 ANA 和肌酸磷酸激酶检查，诊为多发性皮肌炎，采用强的松 1 次 5 片和雷公藤 1 次 1 片，1 日 3 次治疗。经治 1 年余，症状虽得到缓解，但仍口干舌痛，齿龈红痛，口中无津液，面色浮红、呈玫瑰色，皮肤发黑，肢冷膝痛，纳食一般，大便正常，月经正常，舌红光剥无津，脉细缓小弦。

脉证合参：该患者主症为干、燥、无津、冷、痛、舌光而无津，属阴虚津亏之象，乃长期服用激素所致。有的症状得到缓解，但有的症状是脾肾阴亏，阳气无法依附所致。

治法：养阴生津，阴中求阳，理气和胃。

方药：增液汤合沙参麦冬汤加减。

处方：生地黄 15g，寸麦冬、川石斛、肥知母、佛手片各 12g，鲜芦根、南沙参各 30g，玄参、淡竹叶、乌梅、绿梅花各 9g，生枳壳 15g，桂枝 6g。7 剂，水煎两汁，分服。

3 月 14 日二诊：面色浮红，齿龈红肿减轻，口干舌燥，肢端冷紫或发白，皮肤发黑干硬（雷诺现象），膝关节疼痛明显，纳、便正常，舌红，苔光干，脉细滑。

处方：南沙参、鲜芦根各 30g，生地黄、粉丹皮各 15g，天冬、寸麦冬、玄参、肥知母、炙白薇、川石斛、佛手片各 12g，桂枝 6g，淡竹叶、乌梅各 9g。7 剂，水煎两汁，分服。

3 月 22 日三诊：齿龈鲜红，肿胀消失，口干舌燥，肢端冷紫，皮肤发黑干硬，膝关节疼痛仍明显，纳、便调正常，舌红，苔光干，脉细滑。

处方：南沙参、鲜芦根各 30g，生地黄、伸筋草、粉丹皮各 15g，玄参、肥知母、川石斛、宣木瓜各 12g，乌梅、淡竹叶各 9g，生枳壳 20g，桂枝 6g。7 剂，水煎两汁，分服。另配：晚蚕砂 250g，炒热外敷关节处。

3 月 29 日四诊：症状有所改善，但口干燥，近日唇裂，纳食正常，大便烂，舌红，苔光稍有津，脉细滑。

处方：生地黄 15g，天冬、寸麦冬、玄参、肥知母、川石斛、生枳壳、宣

木瓜各12g，淡竹叶、乌梅各9g，南沙参、鲜芦根、豨莶草、鸡血藤、仙灵脾各30g。7剂，水煎两汁，分服。继续外敷。

4月5日五诊：口唇干裂，上肢及手指皮硬、紫黑冷，关节酸痛，近日大便完谷不化（可能与中药有关），舌红，苔光，脉细弦。

处方：南沙参、鸡血藤、淮山药、鲜芦根、豨莶草各30g，生枳壳20g，生地黄15g，寸麦冬、天冬、玄参、川石斛、肥知母、宣木瓜各12g，乌梅9g，鹿角片6g。7剂，水煎两汁，分服。

4月11日六诊：口唇干裂已好转，牙痛又起，上肢紫冷，皮肤变硬，皮黑稍有改善，大便烂，舌红，原光薄苔稍起，脉细滑。

处方：制黄精、南沙参、鸡血藤、淮山药、鲜芦根、豨莶草各30g，生地黄15g，天冬、寸麦冬、玄参、川石斛、肥知母、宣木瓜各12g，鹿角片6g，淡竹叶9g。7剂，水煎两汁，分服。

4月18日七诊：口唇干裂已改善，牙痛减轻，上肢紫冷，皮肤硬发胀，大便烂，舌红，苔光薄白稍起，脉细滑。

处方：制黄精、南沙参、豨莶草、淮山药、鸡血藤各30g，天冬、寸麦冬、玄参、川石斛、肥知母、宣木瓜、炒杜仲、川续断各12g，鹿角片8g，生地黄15g，淡竹叶9g。7剂，水煎两汁，分服。

4月25日八诊：口唇干裂改善，牙痛除，舌灼痛又起，上肢紫冷，皮肤硬发胀，纳、便正常，舌红，苔光（原薄白苔又消失），脉细滑。

处方：南沙参、制黄精、豨莶草、鲜芦根各30g，生地黄、天花粉各15g，淡竹叶9g，天冬、寸麦冬、玄参、川石斛、肥知母、宣木瓜、乌梅、制乳香、没药、桑寄生、怀牛膝各12g。14剂，水煎两汁，分服。

5月10日九诊：营阴亏虚仍未复，手指关节酸胀、疼痛、皮硬，紫冷感减轻，大便烂、1日3~4次，舌红，苔光干，脉细滑。

阶段性脉证合参：阴津亏虚，阳气无所依附，虽经治疗，阴精稍有恢复，但虚火又把津精炽伤，无法滋养筋脉、骨骼，故症状不能缓解症状。加大通阳活血之品。

处方：南沙参、紫丹参、豨莶草各30g，人参叶20g，苦参、桂枝、炙炮甲各9g，生地黄、露蜂房各15g，天冬、寸麦冬、川石斛、肥知母、乌梅、桑枝、白蔹各12g。14剂，水煎两汁，分服。

5月24日十诊：营阴仍然难复，面色潮红，指关节酸痛存在、程度减轻，大便烂、1日3~4次，舌红，苔光，脉细滑。

处方：南沙参、紫丹参、豨莶草各30g，苦参、桂枝、炙炮甲各9g，生地黄、露蜂房各15g，天冬、寸麦冬、川石斛、肥知母、乌梅、桑枝、白蔹各12g，仙灵脾20g。14剂，水煎两汁，分服。

6月7日十一诊：复查生化：肌酸激酶偏高，指关节酸痛存在，程度减轻，大便烂、1日3~4次，舌红，苔光，脉细滑。

处方：南沙参、紫丹参、鸡血藤各30g，人参叶、仙灵脾各20g，苦参、炙炮甲各9g，西党参、寸麦冬、天冬、川石斛、肥知母、桑枝、白蔹各12g，桂枝10g，露蜂房15g。14剂，水煎两汁，分服。

6月21日十二诊：面红赤除，纳、便正常，指关节酸痛存在，舌红，苔光，脉细滑。

阶段性脉证合参：面潮红除，表明肾之水火已能相交，虚火开始潜伏，但筋脉濡养仍未恢复。营阴亏虚仍然不足。若劳累或外邪触发，即会出现原来的症状。

处方：南沙参、紫丹参、鸡血藤各30g，人参叶20g，西党参、天冬、寸麦冬、川石斛、肥知母、桑枝、炙鳖甲、白蔹各12g，桂枝10g，炙炮甲、苦参各9g，鹿角片6g。14剂，水煎两汁，分服。

7月5日十三诊：病情开始稳定，口干有好转，关节酸痛胀冷改善，纳、便正常，舌红，苔时薄白少，时光干，脉细滑。

处方：南沙参、紫丹参、鸡血藤各30g，人参叶20g，西党参、天冬、寸麦冬、川石斛、肥知母、炙鳖甲、桑枝、白蔹各12g，桂枝10g，炙炮甲、鹿角片、苦参各9g，露蜂房15g。14剂，水煎两汁，分服。

7月25日十四诊：病情稳定，纳、便正常，指关节仍僵硬，舌红，苔时薄白少，时光干，脉细滑。

处方：南沙参、紫丹参、鸡血藤各30g，人参叶20g，西党参、天冬、川石斛、寸麦冬、肥知母、桑枝、炙鳖甲各12g，桂枝10g，炙炮甲、苦参各9g，鹿角片8g，露蜂房15g。21剂，水煎两汁，分服。

8月16日十五诊：症状稳定，近日时胃中清水上泛，纳、便正常，舌红，苔少，脉细滑。

处方：南沙参、紫丹参、鸡血藤各30g，人参叶20g，西党参、天冬、寸麦冬、川石斛、炙鳖甲、肥知母、桑枝、乌贼骨、佛手片各12g，桂枝10g，炙炮甲9g，露蜂房15g。14剂，水煎两汁，分服。

9月19日十六诊：强的松减为1日3片。病情时轻时重，自觉较稳定。

纳、便正常，舌红，苔时薄白时光，脉细滑。

处方：南沙参、紫丹参各30g，人参叶20g，西党参、天冬、寸麦冬、川石斛、肥知母、炙鳖甲、乌贼骨各12g，桂枝10g，露蜂房15g，炙炮甲、玄参各9g，鹿角片6g。21剂，水煎两汁，分服。

10月18日十七诊：天气变冷，关节僵硬又明显，余无殊症，纳、便正常，舌红，苔光少，脉细滑。

处方：南沙参、紫丹参各30g，人参叶20g，西党参、天冬、寸麦冬、川石斛、炙鳖甲、白蔹各12g，玄参、炙炮甲9g，鹿角片8g，露蜂房、乌贼骨各15g。30剂，水煎两汁，分服。

12月8日十八诊：天气冷关节僵硬明显，易发生雷诺现象，但无疼痛，纳、便正常，舌红，苔薄少，脉细滑。

处方：南沙参、紫丹参、仙灵脾、鸡血藤各30g，人参叶20g，玄参、炙炮甲各9g，西党参、天冬、寸麦冬、川石斛、炙鳖甲各12g，露蜂房、乌贼骨各15g，鹿角片8g。30剂，水煎两汁，分服。

2009年8月29日十九诊：近4年病情一直较稳定，原方自行加减服用。目前口干又起，右腮腺处常肿痛，今年内发生6次，原关节酸痛缓解，强的松由8片减至1片，纳、便正常，舌红紫，苔光干，脉细弦。

阶段性脉证合参：虽然自觉症状比较稳定，但从现症看，营阴津精仍然亏虚未能恢复，阴阳失于平衡，脾、肾二脏阳气虚弱，不能推动血行。郁而化热，结于肝经，循经而上于腮部。治以清热解毒，滋阴软坚，阴中求阳。

处方：败酱草、紫花地丁、蒲公英、土茯苓、鲜芦根各30g，白桔梗、软柴胡、淡竹叶、前胡各9g，天花粉、川芎、土贝母各15g，羌活、独活、生地黄、鲜石斛、玄参、寸麦冬、苦参、佛手片、桂枝各12g。7剂，水煎两汁，分服。复查病毒：艾柯、轮状、柯萨奇、腮腺、EB病毒。ANA全套。

9月4日二十诊：右腮腺部疼痛已解，仍肿、硬，面色晦暗，眼睑发黑，口唇干裂，强的松自己改成1日半片，饮水多，纳、便正常，舌红，苔光干，脉细缓。病毒试验：柯萨奇IgG（＋），轮状IgG（＋），艾柯IgM（＋），ANA 1：100（＋），SS－A（＋），线粒体2型（＋）。

处方：生地黄、寸麦冬、玄参、鲜石斛、白桔梗、土贝母、生白术、王不留行子、佛手片、女贞子、旱莲草、绿梅花各12g，水牛角、鸡内金各15g，淡竹叶、苦参各9g，生枳壳30g。7剂，水煎两汁，分服。

9月11日二十一诊：右腮部肿痛消失，硬块开始变软，面色转润，口干仍存，纳食增加，大便烂、1日3~4次，舌红，苔少、边起薄白苔，脉细滑。

处方：生地黄、寸麦冬、玄参、鲜石斛、白桔梗、土贝母、生白术、绿梅花各12g，淡竹叶、苦参、乌梅各9g，生枳壳30g，制黄精20g，防己、制玉竹、水牛角、粉丹皮各15g。7剂，水煎两汁，分服。

9月18日二十二诊：右腮部肿基本除，偶尔刺痛，面色红润，口干唇燥，大便烂、1日3~4次，纳、寐正常，舌红，苔薄少，脉细滑。

处方：南沙参、制黄精、生枳壳各30g，生地黄、生白术、寸麦冬、玄参、鲜石斛、白桔梗、土贝母、绿梅花、川厚朴花各12g，淡竹叶、苦参各9g，防己、制玉竹、防己、水牛角、粉丹皮各15g。7剂，水煎两汁，分服。

9月25日二十三诊：近日口腔又溃疡疼痛，右腮部隐痛，牙痛，发绀，大便烂、次数减少，舌红，苔薄白起，小裂，脉细滑。考虑病毒引发。

处方：南沙参、制黄精、百合、大青叶各30g，生地黄、天冬、寸麦冬、玄参、苦参、鲜石斛、佛手片各12g，淡竹叶9g，防己、粉丹皮、水牛角各15g，珠儿参4g，细辛3g。14剂，水煎两汁，分服。

10月9日二十四诊：阴营亏虚已有恢复，津液仍然不足，虚火上浮，故牙痛、牙龈发炎，口干，纳可，大便烂，舌红裂，苔薄少，脉细滑。

处方：生地黄、寸麦冬、玄参、苦参、佛手片各12g，防己、粉丹皮、水牛角、鲜石斛各15g，生枳壳20g，制黄精、淮山药、百合、生薏苡仁各30g，珠儿参、桂枝各4g。14剂，水煎两汁，分服。

10月23日二十五诊：营阴亏虚仍未全复，牙痛口干时作，精神明显好转，纳食正常，大便烂，舌红，苔少，脉细滑。

处方：制黄精、百合、生薏苡仁、生枳壳30g，生地黄、寸麦冬、玄参、苦参、佛手片、绿梅花各12g，防己、粉丹皮、水牛角、鲜石斛各15g，乌梅9g，淡附子6g。14剂，水煎两汁，分服。

11月14日二十六诊：牙痛口干继续存在（建议口腔科会诊），夜寐欠安，舌转淡红，苔少，脉细滑。

处方：南沙参、制黄精、百合、生枳壳、紫丹参、生薏苡仁各30g，寸麦冬、玄参、苦参、寒水石、佛手片各12g，防己、粉丹皮、水牛角、鲜石斛各15g，淡附子、乌梅各9g。14剂，水煎两汁，分服。

11月28日二十七诊：经口腔科检查全口牙均为蛀齿，需拔除，口干存在，纳可，大便又1日4~5次，舌红转成淡红，苔薄白起，脉细滑。

处方：生晒参4g，制黄精、百合、生枳壳、紫丹参、生薏苡仁、桑椹子各30g，防己、粉丹皮、水牛角、鲜石斛各15g，淡附子9g，寸麦冬、玄参、寒水石、佛手片各12g。14剂，水煎两汁，分服。

12月11日二十八诊：牙痛明显好转，口干仍存，纳可，大便烂好转，次数减少。1日2~3次，舌淡红，苔薄少，脉细缓。

处方：生晒参4g，制黄精、百合、生枳壳、紫丹参、淮小麦、桑椹子各30g，防己、粉丹皮、水牛角、鲜石斛各15g，寸麦冬、玄参、寒水石、佛手片各12g，淡附子、炙甘草各9g。14剂，水煎两汁，分服。

12月25日二十九诊：营阴渐复，舌苔开始长起，口干，喜饮温水，今冬手指紫冷明显改善，纳可，大便开始正常，夜寐尚可，舌淡红，苔薄少，脉细缓。

处方：生晒参5g，寸麦冬、玄参、绿梅花、佛手片各12g，防己、粉丹皮、水牛角、鲜石斛、寒水石各15g，制黄精、百合、紫丹参、生薏苡仁、淮小麦、桑椹子各30g，淡附子、炙甘草各9g。14剂，水煎两汁，分服。

2010年1月5日三十诊：突然感冒，发热已退，仍鼻塞，咽喉干痛，咽痒而咳，无痰，舌红，又出现无苔，脉细滑。

阶段性脉证合参：原为营阴亏虚之体，极易化热，伤及营阴，故舌虽从鲜红转为淡红，苔薄白起而又转入红光。今值感冒，邪易化热，更伤津液，如按感冒辨证，需从气虚和阴虚感冒来辨。治以益气解表，养阴祛风。方用参苏饮合加减葳蕤汤。

处方：人参叶、制玉竹、黛蛤散（包）、鲜石斛、冬凌草、人中白各15g，苏叶、淡竹叶、皂角刺各9g，炙白薇、白桔梗、桑白皮、寒水石、白鲜皮各12g，浙贝母20g，大青叶、百合各30g。7剂，水煎两汁，分服。

1月15日三十一诊：感冒后营阴不复，口干喜温饮，手指紫冷，纳食正常，大便烂，舌红，苔光、少津，脉细滑。

处方：生晒参6g，制黄精、百合、生薏苡仁、淮小麦、紫丹参各30g，防己、粉丹皮、鲜石斛、槐角各15g，寸麦冬、玄参、王不留行子、佛手片、生地黄各12g，生甘草、炙甘草、乌梅、苦参各9g。14剂，水煎两汁，分服。

2月5日三十二诊：营阴亏虚一时难复，又复感冒，口干喜饮，手指紫冷改善，纳、便正常，舌红，苔无干，脉细滑。

处方：生晒参6g，防己、粉丹皮、鲜石斛各15g，制黄精、百合、生薏苡仁、淮小麦、大红枣、紫丹参各30g，玄参、天冬、寸麦冬、王不留行子、桑白皮、地骨皮各12g，苦参、生甘草、炙甘草各9g。14剂，水煎两汁，分服。

3月12日三十三诊：感冒已解，阴津难复，舌痛加剧，口干饮多，手指冷紫改善，舌红，苔光，碎裂，脉细缓。

处方：生晒参6g，制黄精、淮小麦、大红枣、淮山药、金樱子、桑椹子、生薏苡仁、百合各30g，生甘草、炙甘草、淡竹叶各9g，粉丹皮、槐角各15g，防己、玄参、王不留行子、灵芝、鲜石斛各12g。21剂，水煎两汁，分服。另备感冒方：复方大青冲剂，第1次服2包，第1次服1包，开水冲服，服2～3天。

4月23日三十四诊：停药后舌痛又起，口干舌燥，饮水多，阴津未复，手指紫冷尚可，纳食欠香，舌红，苔光，脉细滑。

处方：制黄精、生地黄、百合、淮山药、生薏苡仁各30g，水牛角、防己、粉丹皮、鲜石斛、红景天、槐角各15g，寸麦冬、玄参、王不留行子、寒水石各12g，生甘草、炙甘草各9g，生枳壳20g，淡附子6g。14剂，水煎两汁，分服。

5月7日三十五诊：1月内因服红豆杉未服中药，出现下肢皮肤发黑，舌痛，手指冷又起，纳、便正常，舌转淡红，苔光，脉细缓。

处方：生晒参4g，防己、鲜石斛、红景天、槐角、寒水石各15g，制黄精、生地黄、百合、淮山药、桑椹子各30g，寸麦冬、玄参、王不留行子各12g，生甘草、炙甘草、淡附子各9g，生枳壳20g。14剂，水煎两汁，分服。

5月28日三十六诊：复查ANA 1：100，SS－A（＋），线粒体1型（＋），口干多饮，舌转淡红，苔薄白少津，脉细滑。

处方：生晒参5g，防己、鲜石斛、红景天、槐角、寒水石各15g，制黄精、生地黄、淮山药、百合、桑椹子各30g，寸麦冬、玄参、灵芝、王不留行子各12g，生甘草、炙甘草、淡附子各9g。14剂，水煎两汁，分服。

同时开出第1次膏方，在夏天服。

素体阴亏，又年过半百，肝阴亏虚加重，与肾不能相互制约，相互资生，阳气无法依附，津液不能输转滋养五脏六腑，正气虚弱，常被邪犯，故症见口干舌痛，咽燥鼻干，面红潮热，手指紫冷，皮硬，口腔溃疡，牙齿浮痛，容易感冒。血检：ANA：＞1：100，SS－A（＋），线粒体2型（＋）。病毒测试：柯萨奇IgG（＋），轮状IgG（＋），艾柯IgM（＋）。纳、便正常，舌红，苔光干裂，脉细弦滑。经1年治疗，病情开始稳定，夏季给予益气健脾，滋阴生津，养血柔肝，补肾活血，制成膏滋缓调之。

处方：生晒参150g，天冬150g，寸麦冬150g，生地黄120g，熟地黄

120g，玄参120g，制黄精300g，防己150g，百合300g，粉丹皮150g，淮山药300g，制首乌300g，夜交藤300g，枸杞子300g，淮小麦300g，红枣300g，生甘草100g，炙甘草100g，珠儿参60g，王不留行子150g，参三七120g，佛手片120g，砂仁90g，蔻仁90g，绿梅花100g，生枳壳300g，生白术100g，苦参120g，红景天150g，槐角150g，桂枝100g，桑椹子300g，炒杜仲150g，川续断150g，菟丝子120g，水牛角150g，灵芝120g，女贞子200g，潼蒺藜120g，白蒺藜120g，旱莲草120g，鹿角片90g，寒水石150g，淡附子100g，青皮90g，陈皮90g。上药去渣后入煎鲜铁皮石斛250g。1料。水煎浓缩，加入龟甲胶500g，百令孢子粉100g，冰糖500g，黄酒半斤，收膏备用。早、晚各1匙，开水冲服。外感或腹泻时停服，来医师处再开药，待调整后再服。

7月11日三十七诊：口干仍存，手指紫皮硬，伴冷感，纳、便正常，舌红，苔光少，脉细缓。

处方：防己、生地黄、鲜石斛、红景天、槐角各15g，生晒参5g，寸麦冬、玄参、淡附子、灵芝各12g，百合、淮山药、制黄精、桑椹子各30g，生甘草、炙甘草各9g，寒水石20g。14剂，水煎两汁，分服。若无特殊症状，可开始服膏滋，如感冒、腹泻，来改方。出现其他病情，也可先服中药，再服膏滋。

7月21日三十八诊：近日口干明显，手心发热改善，指冷存，纳、便正常，舌红，苔光干，脉细缓。

处方：防己、生地黄、鲜石斛、红景天、槐角各15g，生晒参5g，寸麦冬12g，玄参、淡附子、灵芝各12g，百合、淮山药、制黄精、桑椹子各30g，生甘草、炙甘草各9g，寒水石20g。14剂，水煎两汁，分服。

10月5日三十九诊：膏滋服完，病情比较稳定，想服膏滋。开出第2次膏方。

素体肝肾阴亏，肝为阳体，藏血用阴，年过半百，肝叶始薄，肝阴更亏，与肾不能相互制约，相互资生，阳气无法依附，津液不能输转滋养五脏六腑，五脏六腑失于协调，正气虚外邪，故常见口干舌痛，咽燥鼻干，面潮红改善，指紫冷皮硬，口腔溃疡，牙浮齿痛，纳、便正常，舌红，苔光红干裂，脉细弦滑。经1年中药治疗和1次膏方调理，病情稳定，继续益气健脾，滋阴生津，养血柔肝，补肾活血，制成膏滋缓调之。

处方：生晒参150g，天冬150g，寸麦冬150g，生地黄120g，熟地黄120g，玄参120g，制黄精300g，防己150g，百合300g，粉丹皮150g，淮山药

300g，夜交藤300g，枸杞子300g，淮小麦300g，大红枣300g，炙甘草100g，合欢花300g，王不留行子150g，参三七120g，佛手片120g，砂仁90g，蔻仁90g，绿梅花100g，生枳壳300g，生白术100g，苦参120g，红景天150g，槐角150g，桂枝100g，桑椹子300g，炒杜仲150g，川续断150g，珠儿参100g，水牛角150g，灵芝120g，女贞子200g，潼蒺藜120g，白蒺藜120g，旱莲草120g，鹿角片90g，寒水石150g，淡附子100g，乌梅100g，陈皮各90g。上药去渣后再入煎鲜铁皮石斛250g。1料。水煎浓缩，加入龟甲胶500g，百令孢子粉100g，冰糖500g，黄酒半斤，收膏备用。早、晚各1匙，开水冲服。外感或腹泻时停服，来医师处再开方药，待调整后再服。

2011年1月7日四十诊：膏滋服完，病情较稳定，精神、生活均能适应。开出第3次膏方。

阴亏之体，肝肾不能相互制约，相互资生，阳气无法依附，津液不能输转，难以滋养五脏六腑，正如"邪之所凑，其气必虚"，故常犯感冒。经两料膏滋调治，诸症缓解，体质增强，口干舌痛，咽燥鼻干，面潮红改善，手指紫冷皮硬，纳、便正常，舌红苔干光，脉细滑。继续益气健脾，滋阴生津，养血柔肝，补肾活血，制成膏滋缓调之。

处方：生晒参150g，天冬150g，寸麦冬150g，生地黄120g，熟地黄120g，玄参120g，制黄精300g，防己150g，百合300g，粉丹皮150g，淮山药300g，夜交藤300g，枸杞子300g，淮小麦300g，大红枣300g，炙甘草100g，合欢花300g，王不留行子150g，参三七120g，佛手片120g，砂仁90g，蔻仁90g，绿梅花100g，生枳壳300g，生白术100g，苦参120g，红景天150g，槐角150g，桂枝100g，桑椹子300g，炒杜仲150g，川续断150g，珠儿参100g，水牛角150g，灵芝120g，女贞子200g，潼蒺藜120g，白蒺藜120g，旱莲草120g，鹿角片90g，寒水石150g，淡附子100g，乌梅100g，青皮90g，陈皮90g。上药去渣后再入煎鲜铁皮石斛250g。1料。水煎浓缩，加入龟甲胶500g，百令孢子粉100g，冰糖500g，黄酒半斤，收膏备用。早、晚各1匙，开水冲服。外感或腹泻时停服，来医师处再开方药，待调整后再服。

6月14日四十一诊：开出第4次膏方。

禀赋不足，肝肾不能相互制约，相互资生，阳气无法依附，津液无气推行，不能输转，难以滋养五脏六腑，经三料膏滋调治，诸症缓解，体质增强，但口干舌痛，咽燥鼻干仍存，面潮红除，手指紫冷，皮硬改善，血生化全套、免疫全套未复查，纳、便正常，舌红，苔光干，脉细滑。继续益气健脾，滋阴生津，养血柔肝，补肾活血，制成膏滋缓调之。

处方：生晒参 150g，生黄芪 300g，天冬 150g，寸麦冬 150g，红景天 150g，槐角 150g，生地黄 120g，熟地黄 120g，乌玄参 120g，防己 150g，百合 300g，粉丹皮 150g，淮山药 300g，夜交藤 300g，枸杞子 300g，淮小麦 300g，大红枣 300g，炙甘草 100g，合欢花 300g，王不留行子 150g，参三七 120g，佛手片 120g，砂仁 90g，蔻仁 90g，绿梅花 100g，生枳壳 300g，生白术 100g，苦参 120g，桂枝 100g，桑椹子 300g，炒杜仲 150g，川续断 150g，珠儿参 100g，水牛角 150g，灵芝 120g，女贞子 200g，潼蒺藜 120g，白蒺藜 120g，旱莲草 120g，鹿角片 90g，寒水石 150g，淡附子 100g，乌梅 100g，青皮 90g，陈皮 90g。上药去渣后再入煎鲜铁皮石斛 250g。1 料。水煎浓缩，加入龟甲胶 500g，百令孢子粉 100g，冰糖 500g，黄酒半斤，收膏备用。早、晚各 1 匙，开水冲服。外感或腹泻时停服，来医师处再开方药，待调整后再服。

【按】该患者发现皮肌炎后，服激素一年半，呈干、燥、冷等伤阴亏津之象，表现为面红潮热，口干欲饮，舌鲜红，苔光干。辨证分析属气阴两虚，脾肾两脏阳气不足。阳气不能依附于阴，气虚无法推动血、津、精、液，必导致瘀滞。脾阳不足，生化乏源，输布功能失职，全身肌肉、四肢得不到营养，故肌肉、皮肤、腠理枯干、燥裂。虚热随风外越腠理，故皮肤红、干、痒。治疗上先养阴生津，凉血清热，阴中求阳，逐渐益气健脾，温肾理气。治疗中因难以很快达到气血和顺，阴阳平衡，故反复感冒和带状疱疹。西医认为是病毒感染，故进行病毒测试，结果柯萨奇 IgG（＋），轮状 IgG（＋），艾柯 IgM（＋）。免疫功能：ANA 1∶100（＋），SS－A（＋），线粒体 2 型（＋）低下。

此类情况，如果发生感冒，则不能采用清热解毒之法，而应使用益气解表的参苏饮和滋阴解表的加减葳蕤汤，以使气阴双解。待缓解后再进入"固本"治疗。该患者经过 4 次膏滋调治，病情得到缓解。

91. 皮肌炎激素后伴肝损、血糖升高、高血压

祁某，女，55 岁，医生。门诊号：5512232。初诊时间：2012 年 6 月 22 日。

因脸红，肌酸激酶升高，诊断为皮肌炎 4 月余，并从 3 月份开始采用激素治疗。现每天 5 片半。因出现肝功能损伤、血糖升高，而寻求中药治疗。肝功能：ALT 173.0IU/L，AST 684IU/L，r－GT 183IU/L，血糖 6.8mmol/L，

LDH 687IU/L。颜面红紫，满月脸，颈部两侧有小红疹，无肌痛，有时瘙痒，球结膜水肿，目赤，全身浮肿，下肢为甚，纳、便正常，月经已绝，舌红，苔薄白，脉细滑。

脉证合参：患者因皮肌炎服用激素后出现血糖、血压、肝功能损伤之症状，辨证分析看，此阶段为脾、肾二脏阳气虚衰之时，肾阴肾阳失调，肝失水涵，心失肾阴上承，故而出现上实下虚、心肾不交症状。

治法：温肾泻火，益气祛湿，凉血散风。

方药：防己黄芪汤合交泰丸、犀角地黄汤加减。

处方：生黄芪、淮山药、垂盆草、白毛藤、生侧柏叶各30g，防己、白茯苓、粉丹皮、浮萍、紫草、茜草各12g，川黄连、苦参各9g，肉桂（后下）3g，水牛角、紫丹参、车前草各15g。7剂，水煎两汁，分服。药后可能皮疹会增加。

6月29日二诊：满月脸，面色呈玫瑰红，药后面颈部皮疹稍增多，两天后即减，球结膜水肿，目赤，面部皮肤毛细血管明显扩张，改强的松1天5片，下肢浮肿消退，6月23日复查肝功能：ALT 112.0IU/L，AST 73IU/L，r-GT 76IU/L，血糖9.3mmol/L，LDH 234IU/L。纳、便正常，舌红，苔白，脉细滑。

处方：生黄芪、垂盆草、白毛藤、淮山药、生侧柏叶各30g，川黄连、青葙子、荆芥各9g，水牛角、粉丹皮各15g，防己、浮萍、紫草、苦参、茜草、女贞子、柏子仁各12g。7剂，水煎两汁，分服。

7月13日三诊：近日在当地静脉输入天晴甘美后出现血压升高，水纳潴留，下肢水肿。球结膜水肿改善，目赤，面皮肤毛细血管明显扩张，强的松1天5片则下肢浮肿消退。7月10日复查肝功能：ALT 472.0IU/L，AST 74IU/L，r-GT 64IU/L，血糖9.43mmol/L，LDH 224IU/L。总胆汁酸29.2μmol/L，纳、便正常，舌红，苔白，脉细滑。

处方：川黄连9g，生黄芪、垂盆草、白毛藤、淮山药、生薏苡仁各30g，水牛角、粉丹皮、槐角各15g，防己、泽泻、紫草、苦参、茜草、佛手片、女贞子、旱莲草、生枳壳、浮萍各12g。7剂，水煎两汁，分服。

7月27日四诊：肝功能恢复正常，血糖仍高，9.03mmol/L，加诺和龙1日2次，1次1mg，面部色素减退，眼睑浮肿，球结膜水肿减少，目赤，纳、便正常，舌红紫泛，苔白，脉细滑。

处方：川黄连9g，生黄芪、垂盆草、玉米须、淮山药各30g，防己、浮

萍、紫草、苦参、鬼见羽、生枳壳、茜草各 12g，水牛角、粉丹皮、紫丹参
15g。7 剂，水煎两汁，分服。

8 月 10 日五诊：自觉症状稳定，第 2 次复查肝功能：均在正常范围。血
糖仍高，面浮肿已退，仍有细小红色皮疹及毛细血管扩张。纳、便正常，舌
红紫泛，苔白，脉细滑。

处方：生黄芪、生薏苡仁各 30g，川黄连 9g，茵陈、水牛角、粉丹皮各
15g，浮萍、紫草、苦参、生枳壳、鬼见羽、防己、王不留行子、茜草各 12g。
7 剂，水煎两汁，分服。

8 月 24 日六诊：肝脏损伤基本控制，病情开始稳定，面部和全身水肿消
失，目赤，血糖仍高，纳、便正常，舌红紫泛，苔白，脉细滑。

处方：生黄芪、生薏苡仁、玉米须、仙灵脾各 30g，川黄连 9g，防己、浮
萍、紫草、青葙子、女贞子、苦参、鬼见羽、王不留行子各 12g，水牛角、粉
丹皮、生枳壳各 15g。14 剂，水煎两汁，分服。

9 月 7 日七诊：病情稳定，面部和全身水肿未见，目赤，血糖仍高，纳、
便正常，舌红紫泛苔白，脉细滑。

处方：生黄芪、生薏苡仁、玉米须、仙灵脾各 30g，川黄连 9g，水牛角、
生枳壳、粉丹皮各 15g，浮萍、紫草、防己、青葙子、女贞子、苦参、鬼见
羽、王不留行子、红景天、煨葛根各 12g。14 剂，水煎两汁，分服。

10 月 12 日八诊：皮炎未发，面浮肿恢复正常，结膜水肿改善，血糖
7.0mmol/L，纳、便正常，舌红，苔薄白，脉细滑。建议减激素。

处方：防己、川黄连各 9g，生地黄、粉丹皮、水牛角、苦参、鬼见羽、
浮萍、青葙子、红景天各 12g，生黄芪、淮山药、煨葛根、玉米须、仙灵脾各
30g。14 剂，水煎两汁，分服。

11 月 2 日九诊：激素减为 1 天 3 片，面色紫暗改善，目赤，血糖仍高，
夜寐不安，纳、便正常，舌红、边偏紫，苔薄白，脉细滑。

处方：川黄连、苦参各 9g，防己、紫草、粉丹皮、青葙子、鬼见羽各
12g，水牛角、槐角、红景天、女贞子、生枳壳各 15g，生黄芪、枸杞子、玉
米须、紫丹参、仙灵脾各 30g。14 剂，水煎两汁，分服。

11 月 23 日十诊：皮肌炎基本稳定，面色开始恢复正常，眼球结膜水肿红
均有改善，血糖偏高，肝功能均正常，纳、便正常，舌红，苔白，脉细滑。

处方：水牛角、粉丹皮、红景天、槐角、五加皮各 15g，防己、苦参各
9g，紫草、青葙子、鬼见羽各 12g，生黄芪、枸杞子、玉米须、仙灵脾各 30g。

14 剂，水煎两汁，分服。

12 月 15 日十一诊：血糖高，激素改为 1 日 2.5 片，眼结膜水肿改善，面颈部皮肤瘀紫变淡，下肢稍有浮肿，纳、便正常，舌红，苔薄白，脉细缓。

处方：生黄芪、枸杞子、玉米须、仙灵脾各 30g，防己、水牛角、紫草、粉丹皮、鬼见羽、红景天、槐角、五加皮、女贞子各 12g，川黄连、苦参、青葙子各 9g。14 剂，水煎两汁，分服。

2013 年 1 月 11 日十二诊：激素改 1 日 2 片，面色仍红，球结膜水肿、目红，血糖 7.0 mmol/L。血脂高，肝功能第三次正常。纳、便正常，舌红，苔白，脉细滑。

处方：生黄芪、枸杞子、玉米须各 30g，川黄连、苦参各 9g，参三七 6g，肉桂 3g，防己、水牛角、紫草、粉丹皮、鬼见羽、红景天、槐角、生地黄、熟地黄、五加皮、女贞子各 12g，参三七 6g。14 剂，水煎两汁，分服。

2 月 22 日十三诊：激素改隔日 3.5 片。近日稍有咳嗽，声音嘶哑，咽部有痰，血糖、血脂稍高，皮肌炎未发，纳、便正常，舌红，苔薄黄，脉细滑。

处方：生黄芪、淮山药、玉米须、决明子、生薏苡仁各 30g，防己、参三七、牛蒡子、川黄连、苦参各 9g，粉丹皮、绞股蓝、嫩荷叶各 15g，泽泻、鬼见羽、冬凌草、红景天、佛手片各 12g。14 剂，水煎两汁，分服。

3 月 22 日十四诊：皮肌炎症状稳定，肝功能复查：正常范围，血脂、血糖偏高，激素改 1 日 3.5 片，目赤球结膜仍水肿，纳、便正常，舌红，苔薄白，脉细滑。

处方：防己、苦参、鬼见羽、红景天、佛手片、女贞子、青葙子、泽泻各 12g，川黄连、参三七各 9g，生黄芪、淮山药、玉米须 30g，决明子、生薏苡仁各 30g，绞股蓝、粉丹皮、嫩荷叶各 15g。14 剂，水煎两汁，分服。

4 月 19 日十五诊：血糖开始下降，激素隔日服 3.5 片，面稍有浮肿，B超：肾内结晶。纳、便正常，舌红边锯齿，苔薄白，脉细滑。

处方：生黄芪、决明子、淮山药、生薏苡仁各 30g，防己、川黄连、参三七、牛蒡子各 9g，绞股蓝、槐角各 15g，粉丹皮、泽泻、苦参、鬼见羽、佛手片、红景天、瞿麦各 12g。14 剂，水煎两汁，分服。

5 月 17 日十六诊：血脂、血糖仍高、肺功能复查：属正常范围。足底发热，时有声音嘶哑，目赤水肿存在，激素改为 1 日 1.5 片，纳、便正常，舌红，苔白，脉细滑。

阶段性脉证合参：经治疗，心肾已交，肝之疏泄条达功能恢复，故肝功能正常。现呈现阴虚之象，足底发热，还有肺燥、胃热、肾虚的消渴症状，乃气血失调，阴阳失衡。

处方：生黄芪、淮山药、决明子、红藤、桑椹子各30g，绞股蓝15g，防己9g，川黄连、参三七各6g，粉丹皮、泽泻、苦参、鬼见羽、佛手片、槐角各12g。14剂，水煎两汁，分服。

6月21日十七诊：激素改为隔日2.5片，血糖、血脂仍高，胸闷除，心悸偶有，声音嘶哑，纳、便正常，舌红紫泛苔白，脉细滑。病毒试验：柯萨奇IgG（＋），轮状IgG（＋），艾柯IgM（＋）。免疫功能试验：ANA 1∶100（＋），SS－A（＋），线粒体2型（＋）。

处方：防己、川黄连、苦参、射干、芜蔚子各9g，绞股蓝15g，粉丹皮、泽泻、鬼见羽、红景天、槐角、菟丝子各12g，生黄芪、淮山药、决明子、野荞麦根、紫丹参各30g。14剂，水煎两汁，分服。

7月18日十八诊：皮肌炎稳定，激素改隔日2片，血糖控制，纳、便正常，舌红，苔白，脉细滑。

处方：生黄芪、决明子、紫丹参、鹿角霜、淮山药各30g，苦参9g，川黄连6g，粉丹皮、泽泻、鬼见羽、菟丝子各12g，红景天、绞股蓝、槐角各15g。14剂，水煎两汁，分服。

8月30日十九诊：强的松隔日1.5片，生化正常，皮肌炎一直稳定，面浮，血脂高，时心悸，纳、便正常，舌淡红，苔薄白，脉细滑。

处方：生黄芪、淮山药、决明子、鹿角霜、仙灵脾各30g，苦参9g，粉丹皮、泽泻各15g，鬼见羽、红景天、槐角各12g，川黄连、参三七各6g。14剂，水煎两汁，分服。

9月27日二十诊：强的松隔日1片，血糖时高，心悸改善，舌淡红，苔薄白，脉细缓。

处方：生黄芪、淮山药、决明子、鹿角霜、仙灵脾各30g，川黄连6g，粉丹皮、泽泻各15g，苦参、参三七各9g，鬼见羽、红景天、槐角、炒杜仲、川续断各12g。水煎两汁，分服。

11月1日二十一诊：强的松隔日1片，血糖时高，心悸基本消失，纳、便正常，寐安，舌淡红，苔薄白，脉细缓。

处方：川黄连、参三七、苦参各9g，粉丹皮、泽泻各15g，生黄芪、淮山药、决明子、鹿角霜、仙灵脾各30g，鬼见羽、红景天、槐角、炒杜仲、川续断、生白术各12g，生枳壳20g。水煎两汁，分服。

12 月 20 日二十二诊：强的松隔日 0.5 片，面皮肤色素已除、不红，心悸时存，血糖不稳定，纳、便正常，舌淡红，苔薄白，脉细缓。

处方：生黄芪、淮山药、仙灵脾各 30g，生地黄、熟地黄、粉丹皮、鬼见羽、红景天、炒杜仲、川续断、佛手片、槐角、茜草、浮萍、川石斛各 12g，川黄连 6g，苦参、参三七各 9g，制玉竹 15g。水煎两汁，分服。

2014 年 1 月 10 日二十三诊：强的松改隔日 0.25 片，面色正常，右眼多眦、模糊，血糖偏高，心悸改善，纳、便正常，舌淡紫，苔薄白，脉细缓。

处方：生黄芪、淮山药、仙灵脾各 30g，川黄连 6g，参三七 9g，制玉竹 15g，生地黄、熟地黄、粉丹皮、红景天、生枳壳、鬼见羽、佛手片、苦参、川石斛、槐角、柏子仁、蔓荆子、浮萍各 12g。水煎两汁，分服。

2 月 21 日二十四诊：强的松已停 10 天，面仍稍肿，血糖仍偏高，腰腿酸胀疼痛，心悸不显，用倍他乐克控制，纳、便正常，舌红，苔薄白，脉细缓。

处方：川黄连 6g，参三七 9g，泽泻、槐角各 15g，生地黄、白茯苓、粉丹皮、鬼见羽、红景天、肉果、炒杜仲、川续断、骨碎补、川石斛各 12g，生黄芪、淮山药、仙灵脾、鸡血藤各 30g。水煎两汁，分服。

3 月 28 日二十五诊：近日感冒，稍咳嗽，痰呈绿色，咽喉疼痛，面红除，稍有浮肿，血糖 6.9mmol/L，右眼出现复视，腰腿酸胀疼痛，纳食正常，大便烂，舌红紫，苔薄白，脉细缓。血压正常。因感冒改清热解表、利咽祛痰之法。

处方：野荞麦根、生薏苡仁、鲜芦根、白茯苓、淮山药、鸡血藤各 30g，川黄连、射干各 9g，炒黄芩、浙贝母、桃仁、人中白、槐角各 15g，桑白皮、玄参、寒水石、浮海石、粉丹皮、鬼见羽、青葙子、生枳壳各 12g，葛根 20g。水煎两汁，分服。

6 月 27 日二十六诊：强的松已停 4 个月，心慌心悸时存，解尿灼热，血糖 6.4～7.4mmol/L，肌肉酸痛，纳、便正常，舌红，苔薄白，脉细滑。

处方：生地黄、熟地黄、白茯苓、粉丹皮、鬼见羽、泽泻、柏子仁、炒杜仲、川续断、川石斛、独活、羌活各 12g，川黄连、参三七各 9g，红景天 15g，淮山药、仙灵脾、生黄芪、鸡血藤各 30g。水煎两汁，分服。先开出膏方加工。待病情稳定后再服。

风与湿郁于肌腠，外越皮毛，上循三阳脉，面红肿，诊断为皮肌炎。用激素治疗 3 个月，甲强龙 1 日 5.5 片，出现面部浮肿（满月脸），眼球结膜水肿，皮肤紫斑，下肢浮肿，肌酸磷酸激酶高，纳、便正常，夜寐安，舌紫红，苔薄，脉细滑。经两年中药治疗，激素停用，皮肤斑疹已除，肝功能恢复正常，血糖 6.4～7.4mmol/L，心慌心悸存，尿灼热，肌肉酸痛，纳、便正常，舌红，苔薄白，脉细滑。为巩固治疗，给予清热凉血，健脾化湿，疏肝利胆，化浊祛脂，养血宁心，行气活血，通络补肾，制成膏滋缓调治。

处方：生黄芪 200g，西党参 200g，生白术 120g，防己 120g，水牛角 150g，粉丹皮 150g，生侧柏叶 300g，浮萍 120g，紫草 150g，茜草 120g，苦参 120g，白茯苓 150g，生薏苡仁 300g，淮山药 300g，佛手片 120g，绿梅花 120g，玫瑰花 120g，川厚朴花 120g，代代花 120g，川黄连 120g，玉米须 300g，垂盆草 200g，制香附 120g，炒当归 120g，炒白芍 150g，金钱草 300g，紫丹参 150g，鬼见羽 120g，决明子 300g，绞股蓝 150g，柏子仁 120g，制玉竹 150g，桃仁 150g，生枳壳 120g，川石斛 120g，生地黄 120g，熟地黄 120g，参三七 120g，鸡血藤 300g，五加皮 120g，羌活 120g，独活 120g，泽泻 120g，红景天 150g，槐角 150g，枸杞子 300g，炒杜仲 120g，川续断 120g，仙灵脾 300g，桑椹子 300g，菟丝子 120g，女贞子 120g，炙白薇 120g，潼蒺藜 120g，白蒺藜 120g，陈皮 90g。1 料。水煎浓缩，加入龟甲胶 250g，鳖甲胶 200g，百令孢子粉 100g，木糖醇 250g，黄酒半斤，收膏。以 15～20g 小包装储藏备用，早、晚各 1 袋，开水冲服。外感、腹泻或其他疾病时停服，来医师处再开药，待调整后再服。

9 月 26 日二十七诊：因吃螃蟹脸又发红，上身瘙痒，脸上发烫，生化、肿瘤等指标均正常，抗核抗体 ANA 升高，舌红，苔白，脉细缓。

阶段性脉证合参：此因螃蟹过敏引起。螃蟹属寒性，原已患皮肌炎，虽得缓解，但服后容易过敏。治以凉血清热，祛风和胃。

处方：水牛角、紫草、粉丹皮、白通草、瞿麦、茜草各 15g，土茯苓、生薏苡仁各 30g，生黄芪、浮萍、地肤子、白鲜皮、川芎、苦参、川草薢各 12g，荆芥、淡竹叶、防己各 9g。水煎两汁，分服。

10 月 10 日二十八诊：停药 1 周，身上、脸皮肤发红、发烫，瘙痒增加，纳、便正常，夜寐安，舌暗红，苔薄白，脉细缓。

长兴县人民医院 2014 年 9 月 22 日生化：肌酸磷酸激酶（正常）97IU/L，谷丙转氨酶（正常）14IU/L，谷草转氨酶（正常）21IU/L，GGT 183IU/L，乳酸脱氢酶（正常）226IU/L，总胆汁酸（正常）1.3μmol/L，Gn 6.68，空腹血糖 7.56mmol/L，胆固醇 6.60mmol/L，甘油三酯 2.93mmol/L，载脂蛋白 B 1.36g/L。

处方：水牛角、紫草、粉丹皮、茜草各15g，土茯苓、生薏苡仁各30g，生黄芪、浮萍、地肤子、白鲜皮、川芎、苦参、鬼见羽各12g，淡竹叶、荆芥、防己、防风各9g。水煎两汁，分服。

11月14日二十九诊：药自停3周，又脸红、瘙痒，发烫，眼胀糊，纳、便正常，夜寐欠安，舌红，苔薄，脉细缓。复查肝功能正常。血糖升高。

处方：生黄芪、玉米须、生侧柏叶各30g，川黄连9g，肉桂3g，防己、白茯苓、淮山药、浮萍、紫草、茜草、苦参各12g，水牛角、紫丹参、车前草、粉丹皮、鬼见羽各15g。水煎两汁，分服。暂不停药，服到不发后改服膏滋。

【按】该患者所患皮肌炎，发生病因不明，西医属自身免疫性结缔组织疾病。中医学认为是禀赋不足，感受六淫之邪，热毒郁于肌肤所致。服激素后引起并发症，见肝功能受损、血糖升高、血压高等，后又出现上实下虚表现，面色潮红呈玫瑰色，目赤而肿，脸浮肢肿，头晕等。这就牵涉到脾、肾、肝三脏。肝失疏泄条达，脾运失职，肾阴肾阳同亏，阳气不能上荫温脾，水虚不能涵养肝木，故出现湿热交杂、阴阳两虚、虚火上炎、浊气不降、肝郁气滞、肺中化燥、脾弱胃强、肾之阴阳失衡的错综复杂局面。经近两年的治疗，肝郁虽解，水火已交，但脾肾阳虚仍未恢复，外邪或劳累之时仍会诱发，还需继续调理，目前达到暂时缓解。

上述两例，虽均为多发性皮肌炎，且都是长期服用激素所致，但副作用不同。前者阴亏津乏为主，见舌鲜红，苔光干，脏腑以脾肾阳气虚为主，导致阴阳失衡，气阴不能依附。故要先救阴生津，再以酸甘敛阴，逐渐益气养阴，健脾温肾，活血润肤，最终使病情得到缓解。后者出现上实下虚、水火不济之表现，初诊时颜面潮红呈玫瑰色，同时肝阴暗耗，肝功能损害，肝火刑金，肺阴亏虚形成肺燥，又横犯脾胃，导致胃热。本就肾虚，故成消渴；加之水火不济，水不能涵木，肝火上扰清窍，而血压升高。该患者先以交泰丸合防己黄芪汤、六味地黄汤治疗，后加疏肝利胆之药，终使病情缓解。

十九、斯蒂尔病

斯蒂尔病旧称变应性亚急性败血症。患者有长期间歇型或鸥张型高热，伴反复出现的关节痛、一过性多形性皮疹、淋巴结肿大、白细胞总数和中性粒细胞显著增多、血沉加速、黏蛋白增高等。各种病原体检查阴性，抗菌药物治疗无效，但对肾上腺皮质激素反应较好。病程可数周至数月，其中数天至2～3周为缓解期。

本病属中医"内伤发热"范围，气血阴精亏虚、脏腑功能失调为基本病机。

92. 成人斯蒂尔病合并胆囊结石

汪某，女，61岁，干部。住院号：248381。初诊时间：2004年8月14日。

因反复发热、皮疹3年余，再发3天，于2005年8月14日入院。

患者曾在2002年因发热，住浙江省医大第二附属医院，经治疗两月发热不退，拟诊亚急性败血症。医院拟采用激素治疗，患者和家属均不同意，而来我处求诊。

脉证合参：外有风热之邪，内湿热交杂，郁在血分，外越肌肤。

治法：解肌宣表，清热凉血。

处方：苏叶、白桔梗、薄荷（后下）、淡竹叶各9g，连翘15g，金银花、板蓝根、水牛角、鲜芦根各30g，荆芥、川芎各6g，羌活、粉丹皮、茜草各12g。12剂，水煎两汁，分服。后病无法随访。

9月14日二诊：2000年服药后热退，自续方再服1月，皮疹消退而愈。至2004年4月因发热、皮疹住院，诊为成人斯蒂尔病。采用抗菌、甲泼尼龙等治疗后，高热退，低热不解。8月开始撤减激素期间，9月又出现发热、皮疹、肌肉酸痛，伴血糖升高，头痛鼻塞，上腭发痒，无恶寒有汗出，腰酸脚软，舌红，苔黄厚糙，脉细数。

脉证合参：气虚表卫不固，营血亏虚，湿郁化热，外风夹内风，迫热外越，窜走肌腠脉络之间，迫血妄行。

治法：清热祛风，凉血散血，佐以化湿。

方药：蒿芩清胆汤合犀角地黄饮加减。

处方：青蒿、生薏苡仁各30g，炒黄芩、鬼见羽、制玉竹、车前草各15g，生地黄、肥知母、水牛角、杏仁、炙白薇各12g，淡竹叶、砂仁、蔻仁、川黄连、苏叶、淡竹叶、生甘草各9g。2剂，水煎两汁，分服。嘱药后开始几天，皮疹可能会增多。

9月16日三诊：低热未解，汗出减少，鼻塞已除，头痛颈板，皮疹未见，血糖偏高，纳食正常，大便易稀，舌红，苔黄厚，脉细数。风邪已弱，气阴未复，内湿仍盛，虚火未下。治以益气养阴，清热凉血，和胃化湿。

处方：生黄芪、白茯苓、鬼见羽各15g，川黄连10g，砂仁、蔻仁各9g，青蒿、生枳壳、生薏苡仁、煨葛根各30g，炙白薇、杏仁、肥知母、生地黄、炒莱菔子、水牛角、佛手片各12g。7剂，水煎两汁，分服。

9月25日四诊：1周内低热1~2次，头胀痛，上腭发痒，胸痛隐隐，腹泻已止，血糖升高，舌红淡紫，苔前薄根白，脉细缓。湿热未解，清气难升，浊气不降，腹泻虽止，肠中郁热未清，虚火内扰，故低热不解。治以益气固表，燥湿解肌，滋阴清热。

处方：生黄芪、白茯苓、鬼见羽各15g，川黄连10g，砂仁、淡竹叶、蔻仁各9g，青蒿、生枳壳、生薏苡仁、煨葛根各30g，炙白薇、杏仁、草果仁、炒莱菔子、水牛角、佛手片各12g。5剂，水煎两汁，分服。嘱进行病毒检测。

9月30日五诊：低热退，头痛除，汗出消失，纳、便正常，上腭发痒，时有膝盖酸痛，舌淡紫药，苔根白糙，脉细缓。病毒试验（26/8）：轮状病毒抗体IgG（＋）。

处方：生黄芪、白茯苓、鬼见羽各15g，川黄连10g，砂仁、淡竹叶、蔻仁各9g，青蒿、板蓝根、生枳壳、生薏苡仁、煨葛根各30g，炙白薇、杏仁、草果仁、炒莱菔子、土牛膝、水牛角、佛手片各12g。7剂，水煎两汁，分服。

10月6日六诊：体温正常，口干咽燥，强的松撤为1日2片，头晕乏力，舌淡紫红，苔中白根厚，脉细缓。

处方：青蒿、制黄精、生枳壳、生薏苡仁各30g，川黄连10g，制玉竹

15g，淡竹叶、砂仁、蔻仁各 9g，银柴胡、炙白薇、土牛膝、草果仁、炒莱菔子、鬼见羽各 12g。7 剂，水煎两汁，分服。

10 月 13 日七诊： 体温正常，口干咽燥，强的松撤为 1 日 1 片，头晕乏力，舌淡红紫，苔薄白根白厚，脉细缓。

处方：西党参、炒苍术、炙白薇、佛手片、土牛膝、草果仁、鬼见羽各 12g，制黄精、生枳壳、生薏苡仁各 30g，川黄连 10g，制玉竹 15g，淡竹叶、砂仁、蔻仁各 9g。14 剂，水煎两汁，分服。

10 月 24 日八诊： 突然发热，稍鼻塞，头痛如裂，耳塞，恶心呕吐，腹胀便调，无咳嗽，舌淡紫红，苔白，脉细数。此乃正气未复，又复感外邪，束于肺、胃二经。改治法：清热宣肺，和胃解表。

处方：金银花、板蓝根、鲜芦根各 30g，连翘 20g，淡竹叶、姜竹茹、前胡、荆芥、白桔梗、苏叶、薄荷（后下）、香白芷各 9g，姜半夏 12g，神曲、炒黄芩各 15g，川芎 6g。3 剂，水煎两汁，分服。

10 月 27 日九诊： 1 剂后热即退，外感症状解，体力恢复较快，舌淡紫，苔白，脉细缓。原方继服。强的松撤为 1 日 0.5 片。9 月 28 日带中药出院。

处方：西党参、炒苍术、炙白薇、佛手片、土牛膝、草果仁、鬼见羽各 12g，制黄精、生枳壳、生薏苡仁各 30g，川黄连 10g，制玉竹 15g，淡竹叶、砂仁、蔻仁各 9g。14 剂，水煎两汁，分服。

出院后随访：病情一直稳定，未出现皮疹和发热。正常生活和工作。

2005 年 8 月 14 日十诊： 近 1 年来身体一直较好，平时常因花粉过敏发少量皮疹。8 月 10 日无明原因突然发热，体温 39.3℃，四肢皮疹加剧，伴恶心欲吐，头晕乏力，稍感腹胀，无关节红肿疼痛不利。急来我院门诊收入住院。

入院后：T 39.1℃，P 96 次/分钟，R 18 次/分钟，BP 150/60mmHg。神清，精神软弱，心肺无殊，腹软肝脾均未触及，左上臂可见散在红色斑点样丘疹。发热前稍畏寒，舌红紫，苔黄厚腻，脉弦滑数。实验室检查：血常规：WBC 6.5×10^9/L，DC：N 80.00%，L 12.30%，M 7.40%，E 0.20%；血红蛋白 120.0g/L，血小板计数 108.0×10^9/L，C-反应蛋白 155mg/L，血沉 40mm³/h，铁蛋白 281ng/mL。病毒测试：巨细胞毒抗体 IgG（+）；免疫抗核抗体（-）；肥达反应试验：（-）；肝肾功能：正常范围；尿、喉拭子培养：均（-）。

脉证合参：湿热蕴结，阻于脉络，迫血外越，走于肌肤腠理之间，病属太阳少阳合病。

治法：泄热解毒，祛湿和解，凉血和胃。

方药：蒿芩清胆汤合白虎汤加减。

处方：青蒿、炒黄芩、金银花、鲜芦根、生薏苡仁各30g，苏叶、软柴胡、薄荷（后下）、淡竹叶各9g，生石膏20g，砂仁、蔻仁各6g，紫草15g，杏仁、肥知母、姜半夏、茜草、粉丹皮各12g。3剂，水煎两汁，分3~4次分服。嘱药后可能皮疹增多，汗出多。

8月18日十一诊：恶寒除，热势午后加重，咽痛耳塞，无汗，皮疹增多，口唇疱疹明显增多，腹痛增加，大便干结不下，舌淡紫红，苔薄黄，脉细小数。胸片：心肺无殊；心电图：正常范围；B超：肝内囊肿、胆囊炎并胆结石充满型、脾偏大、胰、肾腹盆腔无殊；取红疹处皮肤病理（病理号：20050651），见表皮下真皮浅层疏松水肿、小血管扩张，周围有散在少量淋巴细胞和多量嗜中性粒细胞浸润，并见少量组织细胞增生。

阶段性脉证合参：太阳证已解，湿热仍蕴结于内，郁而化热，炽伤脉络，有阳明腑实趋势。治以泄热解毒，凉血散血，祛湿利水。方用蒿芩清胆汤合白虎汤，加通腑药。

处方：青蒿、炒黄芩、鲜芦根、生薏苡仁各30g，水牛角、生石膏各20g，苏叶、软柴胡、薄荷（后下）、淡竹叶各9g，紫草、粉丹皮各15g，肥知母、炒当归、生大黄、白鲜皮各12g。3剂，水煎两汁，分3~4次分服。

8月21日十二诊：仍发热，口唇疱疹未增，全身红疹隐退，昨日右胁疼痛，伴恶心，大便干结，舌红，苔白厚，脉滑数。郁热开始减退，肝胆失司又起，腑气未通，胃气上逆。治以泄热解毒，凉血散血，祛湿利胆。

处方：青蒿、金银花、炒黄芩、金钱草、白花蛇舌草、生薏苡仁各30g，砂仁、蔻仁、姜竹茹各9g，紫草15g，姜半夏、茜草、草果仁各12g，水牛角、生枳壳各20g。3剂，水煎两汁，分3~4次分服。

8月24日十三诊：热势已下，巩膜稍黄染，皮疹明显减少，恶心除，大便干燥，舌淡红，苔白厚，脉弦滑数。B超：胆囊多发性结石。胃气已下，郁热渐解，血分之热未清，肝胆失疏，腑气欠通。治以清泄郁热，疏肝利胆，凉血祛风。

处方：青蒿、炒黄芩、金银花、白花蛇舌草、金钱草、生薏苡仁各30g，紫草15g，茜草、草果仁、地肤子、浮萍各12g，蔻仁、砂仁各9g，水牛角、生枳壳各20g。水煎两汁，分3~4次服。

8月27日十四诊：体温已退，皮疹消失，巩膜黄染，大便解而不畅，纳食欠佳，舌淡红，苔白，脉细缓。余邪未清，湿阻肝胆一时难除，血分之热已清，胃气未复，浊气不降。

处方：青蒿、白花蛇舌草、炒黄芩、生薏苡仁、金钱草各30g，蔻仁、砂仁各9g，生枳壳20g，水牛角、车前草各15g，煨葛根、佛手片、紫草、茜草、草果仁、地肤子各12g。4剂，水煎两汁，分3~4次服。

9月1日十五诊：体温正常，皮疹未现，巩膜仍有黄染，纳食不香，大便正常，舌淡红，苔薄白，脉细缓。

处方：青蒿、白花蛇舌草、炒黄芩、生薏苡仁、金钱草、蒲公英、紫花地下各30g，蔻仁、砂仁、软柴胡各9g，生枳壳20g，水牛角、鸡内金各15g，煨葛根、佛手片、紫草、茜草各12g。10剂，水煎两汁，分3~4次服。

于9月19日转外科行胆囊结石切除术。

9月20日十六诊：胆囊结石切除术后稍发热，胁下胀痛，伴恶心，大便偏干，舌红，苔白，脉弦缓。术后肝胆疏泄条达未复，胆汁分泌仍不通畅。胃气时而上逆。治以利胆清热，理气和胃，降逆化湿。

处方：青蒿、金钱草各30g，炒黄芩20g，软柴胡、砂仁、蔻仁、川厚朴花、代代花、绿梅花、姜竹茹、草果仁各9g，生薏苡仁、炒薏苡仁各15g，姜半夏、白茯苓、鸡内金各12g。7剂，水煎两汁，分服。

9月27日十七诊：体温正常，肝区胀痛不显，纳食正常，大便正常，舌淡红，苔薄白，脉细缓。肝胆失司渐渐复常，胆络欠通畅，脾运失职，湿浊还未化解。治以疏肝利胆，健脾化湿，祛风和胃。

处方：金钱草、白花蛇舌草各30g，炒黄芩20g，软柴胡、砂仁、蔻仁、草果仁各9g，生薏苡仁、炒薏苡仁、鸡内金、生枳壳、粉丹皮、炒白芍各15g，佛手片、炒莱菔子、广郁金、浮萍各12g。9月28日痊愈出院。带9月27日中药14剂。随访和复诊，病情一直稳定，工作正常，生活自理。

12月12日十八诊：10月后一直在门诊治疗，病情较稳定，未出现发热和皮疹。正值冬令，采用膏方进一步调治。

步入花甲，肝叶早薄，肝气已衰，心气始衰，气血懒惰，近几年反复热病和皮疹，使正气大伤，气血亏损，阴阳失衡。湿浊内蕴化热，熏蒸胆汁，炼成砂石，堆积胆囊之中，故今年9月行胆囊结石切除术。目前口干，纳可，右耳塞，上腭发痒，夜寐易醒，尿量偏少，舌红，苔少边白，脉细缓。给予滋阴清热，健脾疏肝，养血安神。冬令正值制成膏滋缓调治。

处方：白花蛇舌草300g，金钱草300g，蒲公英200g，藤梨根300g，软柴胡60g，白茯苓100g，生白术100g，炒白芍120g，制香附120g，大青叶200g，炒当归120g，生枳壳200g，生薏苡仁300g，佛手片120g，川厚朴花90g，玫瑰花100g，绿梅花90g，川石斛120g，灵芝120g，西党参200g，淮山药300g，粉丹皮150g，地肤子120g，浮萍120g，紫草150g，炒杜仲120g，川续断120g，桑椹子300g，制首乌300g，合欢花200g，夜交藤300g，寸麦冬120g，五味子90g，枸杞子300g，女贞子100，淡竹叶90g，潼蒺藜120g，白蒺藜120g，陈皮90g，炙鳖甲120g。1料。水煎浓缩，加入龟甲胶500g，木糖醇250g，黄酒半斤，收膏备用。早、晚各1匙，开水冲服，遇感冒、腹泻停服。经医师治疗后再服。

【按】成人斯蒂尔病中医无此病名，曾名为变应性亚急性败血症，也有人认为是类风湿性关节炎的亚型，发病机制尚不十分清楚，多认为是变态反应抑制或自身免疫性疾病。目前大多数学者支持是一种独立性疾病。

中医辨证初起以卫表及气营证为主，后期为湿热蕴结及气阴两虚。20世纪80年代有胆结石诱发亚急性败血症的报道。本例成人still病也伴有胆结石，为外湿内湿交合，郁热内蕴，而致反复内伤发热。本病单从内伤发热辨证尚不全面，可参考卫气营血辨证。患者起病不但畏寒发热，而且肌肤出现红色皮疹，伴肌肉酸痛，头痛鼻塞，上腭发痒，汗出，腰酸脚软，舌红，苔黄厚糙，脉细数。不但有卫表的恶寒发热，又有热蕴外越的皮疹，应属卫营同病，外风内风相夹。从舌象看，湿热混杂伤及津液，并窜走肌腠脉络，出现全身肌肉酸痛，腰脚酸软。经治疗，虽表邪已解，但胆道湿浊郁结不解，而结为沙石，成为每次发病的原因。说服患者行胆囊切除术，从根本上消除湿热蕴结之源，术后采用中药调治，清除湿热，使肝恢复疏泄条达之能，从而达到痊愈。

93. 疑似斯蒂尔病、结缔组织病、支气管病变伴低热不解

陈某，女，76岁。门诊号：6480135。初诊日期：2007年3月26日。

患者自2003年起反复咳嗽，下肢关节酸痛、难以站立，伴肿胀感明显，有时伴发热，在当地治疗时有效，时无效。2006年3月因咳嗽加剧，伴胸闷气急、发热，经抗生素等治疗缓解，以后反复发作和加重，2006年5月住院治疗，以发热待查，疑似斯蒂尔病、结缔组织病、两下支气管病变。经抗生素和激素治疗后带美卓乐（1日5片）和其他辅助药出院。药后仍低热不解，故来中医院治疗。症见低热37.5～38.1℃，午后为主，热前稍怕冷，面浮肿，激素满月脸（美卓乐1日5片），跗肿乏力，口腔反复溃疡，胃胀纳差，胸闷

心慌，稍咳嗽，尿少，便偏干，舌质红紫，苔白糙，脉细弦小数。

脉证合参：长期受六淫之邪侵袭，腠理疏泄困难，久而伤及肺气，不能通调水道，脾运失职，聚精成湿，蕴结化热，内外邪交，气机受阻，五脏六腑失和，阴阳失衡，气虚邪缠而成因果，发为本病久绵不解。

治则：养阴清热，理气宽胸，祛痰利水。

处方：生地黄、粉丹皮、生枳壳各15g，生甘草、淡竹叶、绿梅花各9g，猪茯苓、白茯苓各30g，肥知母、炙白薇、佛手片、生薏苡仁、炒薏苡仁、苏梗、苏木、瓜蒌皮各12g，浙贝母20g。7剂，水煎两汁，分服。嘱目前激素不能撤，药后出现便泻、尿多、口溃增多不要紧。

3月30日二诊：低热1周内未起，胸闷气窜明显，面浮肿胀（激素面），脚胀乏力，纳食欠香，口溃减轻，便偏干，舌质红紫碎裂，苔白糙，脉细弦。

处方：生地黄、粉丹皮各15g，生甘草、淡竹叶、绿梅花各9g，猪苓、白茯苓各30g，生枳壳20g，肥知母、炙白薇、佛手片、生薏苡仁、炒薏苡仁、苏梗、苏木、瓜蒌皮各12g，珠儿参3g。7剂，水煎两汁，分服。

4月6日三诊：发热未起，激素撤至1日4片，面仍浮肿，胸闷气急减轻，气窜消失，脚肿未消，目糊，尿淋沥，痔脱，纳食改善，舌质红紫，苔白中剥，脉细滑。

阶段性脉证合参：此仍湿浊明显缠而不解，虽热已退，但伤及阴分，气机一时难以伸展，又可随时在外邪引动下发生变化。现存湿浊下注之象，清气不能上升而目糊，郁热又迫于大肠而成痔脱。

处方：生地黄、制玉竹、桑螵蛸各15g，生甘草、淡竹叶、白芥子、银柴胡各9g，猪苓、白茯苓、生枳壳各20g，肥知母、炙白薇、佛手片、苏梗、苏木各12g，槐米、桑椹子各30g。7剂，水煎两汁，分服。

4月13日四诊：近月低热未起，精神明显好转，面浮，跗肿，胸闷气急，纳食正常，痔脱减轻，目糊，便调，舌质淡紫红，苔边白中剥，脉弦缓。

处方：肥知母、生地黄、炙白薇、瓜蒌皮各12g，生甘草、淡竹叶、银柴胡、白芥子各9g，生枳壳、槐米、桑椹子各30g，桑螵蛸、制玉竹各15g，仙灵脾20g。7剂，水煎两汁，分服。

4月20日五诊：眼睑部浮肿已消，面颊仍然浮肿，低热一直未起，近日肌肉疼痛，纳、便正常，舌质淡紫，苔边白糙中少，脉细缓。

处方：肥知母、生地黄、炙白薇、草果仁、苏梗、苏木各12g，生甘草、白芥子、银柴胡各9g，生枳壳20g，制玉竹、桑螵蛸各15g，仙灵脾、桑椹子、鲜石斛各30g。7剂，水煎两汁，分服。

4月27日六诊：症状稳定，仅面浮、跗肿，肌肉酸痛，舌质淡紫红，苔边白糙中少，脉细缓。此乃邪去正虚，气阴未恢复，湿聚而伏，继续巩固调治。

处方：肥知母、生地黄、炒苍术、姜半夏、草果仁、杏仁、苏梗、苏木各12g，生甘草、砂仁、蔻仁各9g，生薏苡仁、炒薏苡仁、生枳壳各15g，白茯苓、泽泻、仙灵脾、鲜石斛各30g。14剂，水煎两汁，分服。

5月11日七诊：病情开始稳定，改美卓乐1日3片，面颊仍为激素面，上下眼睑恢复正常，胸闷尚存，气急好转，纳、便正常，肌肉酸痛，舌质紫红，苔转厚腻、中剥面缩小，脉细缓。表明阴营已恢复，但湿浊又起，致胸阳不振，脾阳不能濡养肌肉。

处方：肥知母、生地黄、炒苍术、苏梗、苏木、草果仁、川厚朴花、炒莱菔子各12g，白茯苓、鲜石斛各30g，生薏苡仁、炒薏苡仁、生枳壳各15g，川黄连4g，砂仁、蔻仁、生甘草、红花、丝瓜络各9g。7剂，水煎两汁，分服。药后可能又感邪或阴复而内湿又起，同时撤激素等。嘱注意发热。

5月18日八诊：上周低热2～3天，神倦乏力，目糊加剧，痔疮出血，舌质淡红紫，苔厚腻，脉滑数。湿邪又起，缠不解蕴而化热，治以清化湿热。

处方：青蒿、鲜石斛、北秫米、槐米各30g，生薏苡仁、炒薏苡仁各15g，银柴胡、蔻仁、砂仁各9g，姜半夏、杏仁、草果仁、广木香、炙白薇各12g，炒黄芩、生枳壳各20g。7剂，水煎两汁，分服。

5月25日九诊：低热已解，面浮减轻，跗肿改善，骨节酸楚，目糊神倦，腹胀，痔血止仍脱出，纳可，舌质淡红紫，苔白薄黄糙、中少剥，脉细滑。再以原法出入。

处方：青蒿、鲜石斛各30g，银柴胡、淡竹叶、砂仁、蔻仁各9g，姜半夏、杏仁、生薏苡仁、炒薏苡仁、草果仁、炙白薇各12g，白茯苓20g，炒黄芩、粉丹皮各15g。7剂，水煎两汁，分服。

6月1日十诊：低热未起，面浮、跗肿减轻，痔脱尚存，纳可，便调，舌质红淡紫，苔中少边白（较前转薄），脉细滑。

处方：青蒿、生薏苡仁、藤梨根、槐米各30g，银柴胡、草果仁各9g，白茯苓、姜半夏、生薏苡仁、炒薏苡仁、炙白薇、制香附各12g，制玉竹、炒黄芩、粉丹皮各15g。7剂，水煎两汁，分服。

6月7日十一诊：面浮明显好转，激素量减，目糊，骨节酸楚，舌质红淡紫，苔白中剥，脉细弦。

处方：青蒿、生薏苡仁、藤梨根、豨莶草、鲜石斛各30g，银柴胡、草果仁各9g，白茯苓、炙白薇、飞滑石（包）各12g，炒黄芩、制玉竹、粉丹皮各15g。7剂，水煎两汁，分服。

6月15日十二诊：低热解除，近周突然头晕，以体位改变明显，面颊烘热，纳可，便调，舌质红淡紫，苔白中小剥，脉细缓。湿郁化热，虽然解除，但湿浊仍聚伏于内，清气尚未能升，髓海未能充养，脑脉空虚，同时肝风乘虚上扰而致头晕，虚热有时循经上面，故烘热。

处方：青蒿、生薏苡仁、藤梨根、豨莶草、鲜石斛各30g，银柴胡、草果仁各9g，炒黄芩、制玉竹、粉丹皮各15g，白茯苓、炙白薇、明天麻、生龙齿、生牡蛎各12g。7剂，水煎两汁，分服。

6月22日十三诊：复查生化和血常规均正常，美卓乐改为1日2.5片，头晕症状减轻，起床时明显，目糊，关节处时有紫斑、酸痛，纳、便正常，舌质淡紫红，苔边白、中剥（面积缩小），脉弦缓。

处方：青蒿、生薏苡仁、藤梨根、豨莶草、鲜石斛、鸡血藤各30g，银柴胡、草果仁各9g，炒黄芩、粉丹皮各15g，白茯苓、炙白薇、明天麻、生龙骨、生牡蛎各12g。7剂，水煎两汁，分服。

6月29日十四诊：低热两月未起，纳、便正常，腰背酸痛，舌质淡紫，苔边白稍厚、中小剥，脉细缓。湿浊仍久缠难解。

处方：青蒿、藤梨根、鸡血藤、生薏苡仁各30g，银柴胡、砂仁、蔻仁各9g，白茯苓、炒黄芩、粉丹皮各15g，杏仁、草果仁、明天麻、生龙骨、生牡蛎、女贞子各12g。7剂，水煎两汁，分服。

7月6日十五诊：头晕减轻，面仍发红，腰酸背痛，纳可，便干，舌质红淡紫，苔边白、中少，脉滑小数。

处方：银柴胡、砂仁、蔻仁各9g，炒黄芩、粉丹皮各15g，白茯苓、明天麻、生龙骨、生牡蛎各12g，青蒿、藤梨根、鸡血藤、鲜石斛、制首乌、生薏苡仁、瓜蒌仁各30g。7剂，水煎两汁，分服。

7月13日十六诊：头晕已解除，腰酸背痛，纳可，便先干后软，近日皮肤出现紫斑，舌质红淡紫，苔边白中少，脉弦小数。

处方：白茯苓、明天麻、金毛狗脊各12g，炒黄芩、水牛角、粉丹皮各15g，银柴胡、砂仁、蔻仁各9g，藤梨根、鲜石斛、青蒿、鸡血藤、制首乌、生薏苡仁、瓜蒌仁（打）各30g。7剂，水煎两汁，分服。

7月20日十七诊：紫斑未增，低热未见，精神好转，纳可，便仍偏干，舌质淡紫红，苔边白、中小剥，脉细缓。复查血常规：WBC偏高，中性91%。

处方：炙白薇、生薏苡仁、炒薏苡仁、杏仁、草果仁各12g，砂仁、淡竹叶、蔻仁各9g，制玉竹、水牛角、紫草各15g，青蒿、鲜石斛、鸡血藤、藤梨根各30g，瓜蒌仁（打）20g。7剂，水煎两汁，分服。

7月27日十八诊：仍有紫斑、色转暗，发热未起，目糊，全身关节酸楚减轻，精神好转，大便正常，舌质淡紫红，苔白中小剥，脉细缓。

处方：人参叶、藤梨根、鲜石斛、生薏苡仁、鸡血藤各30g，制黄精、青蒿、炒黄芩各20g，银柴胡、砂仁、蔻仁各9g，粉丹皮15g，生龙骨、生牡蛎、生枳壳、草果仁各12g。7剂，水煎两汁，分服。

8月3日十九诊：又出现少量紫斑，低热未起，全身骨节酸楚，纳可，便调，舌质淡紫，苔边白、中少，脉细缓。

处方：人参叶、藤梨根、鲜石斛、生薏苡仁、鸡血藤各30g，制黄精、炒黄芩各20g，银柴胡、砂仁、蔻仁各9g，粉丹皮、青蒿各15g，生龙骨、生牡蛎、生枳壳、草果仁、仙灵脾各12g。7剂，水煎两汁，分服。

8月9日二十诊：偶尔发现少量紫斑，关节酸楚，改美卓乐1日2¼片。未出现不良反应，舌质淡紫红，苔边白、中少剥，脉细缓。

处方：人参叶、藤梨根、鲜石斛、生薏苡仁、鸡血藤、制黄精各30g，青蒿、粉丹皮各15g，炒黄芩20g，银柴胡、砂仁、草果仁、蔻仁各9g，生枳壳、生龙骨、生牡蛎各12g。7剂，水煎两汁，分服。

8月17日二十一诊：近周又外感，未出现发热，咽痛痒，咳嗽痰少，头胀痛，关节酸痛加重，舌质红淡紫，苔增白厚、中剥，脉细缓。增加解表药。

处方：人参叶、浙贝母各20g，苏叶、香薷、淡竹叶、前胡、荆芥、白桔梗各9g，藿香、佩兰、炙白薇、制玉竹、大豆卷、桑白皮各12g，神曲15g，鲜芦根30g。7剂，水煎两汁，分服。

8月25日二十二诊：外感已解，鼻涕存在，咳嗽减少，又起低热，舌质红淡紫，苔白中少，脉细滑。

处方：青蒿、鲜石斛、藤梨根各30g，银柴胡、蔻仁、砂仁各9g，杏仁、草果仁、桑白皮各12g，浙贝母20g，炙白薇、制玉竹、生薏苡仁、炒薏苡仁、炙紫菀、水牛角、紫草各15g。7剂，水煎两汁，分服。

8月31日二十三诊：外感症状全解，骨节酸楚好转，有两天出现低热，目糊，纳食正常，大便偏干，舌质红淡紫，苔白中少，脉细滑。

处方：银柴胡、砂仁、蔻仁各9g，杏仁、草果仁各12g，青蒿、藤梨根、鲜石斛、瓜蒌仁各30g，炙枳壳20g，炙白薇、制玉竹、生薏苡仁、炒薏苡仁、炙紫菀、水牛角、紫草各15g。7剂，水煎两汁，分服。

9月7日二十四诊：低热已除，乏力，出现胸闷心悸，头胀脚软，夜寐欠安，纳可，便调，舌质淡紫红，苔白中少，脉结代。血压170/90mmHg。

处方：炙白薇、制玉竹、水牛角各15g，草果仁、苏梗、苏木、桃仁、夏枯草各12g，青蒿、鲜石斛、生薏苡仁、藤果根、钩藤各30g，淡竹叶9g。7剂，水煎两汁，分服。

9月14日二十五诊：低热未起，胸闷心悸，头胀乏力，紫斑未见，纳可，便干，痔疮脱出，舌质淡紫红，苔白、中剥，脉偶结代、细滑。血压160/80mmHg。

处方：银柴胡、砂仁、蔻仁、淡竹叶各9g，生薏苡仁、炒薏苡仁、夏枯草各15g，草果仁、佛手片、杏仁、莪术各12g，青蒿、炙枳壳各20g，藤梨根、钩藤、槐米、瓜蒌仁、仙灵脾各30g。7剂，水煎两汁，分服。

9月20日二十六诊：低热已解，胸闷心悸好转，自觉早搏减少，纳可，便干，其他无殊，舌质淡紫红，苔边白、中剥，脉细滑小数。血压150/80mmHg。

处方：青蒿20g，银柴胡、砂仁、蔻仁、淡竹叶各9g，生薏苡仁、炒薏苡仁、草果仁、佛手片、杏仁、莪术、夏枯草、炙枳壳各12g，藤梨根、钩藤、瓜蒌仁（打）、仙灵脾各30g。7剂，水煎两汁，分服。

9月27日二十七诊：低热1月余未起，美卓乐改为1日2片。血斑偶然一小片，胸闷心悸时现，纳、便正常，舌质淡紫红，苔边白中小剥，血压160/80mmHg。

处方：青蒿、炒黄芩各15g，银柴胡、砂仁、蔻仁、草果仁各9g，姜半夏、生薏苡仁、炒薏苡仁、佛手片、夏枯草、莪术、炙枳壳各12g，藤梨根、钩藤、瓜蒌仁（打）、仙灵脾各30g。7剂，水煎两汁，分服。

10月2日二十八诊：低热除，紫斑未增，胸闷心悸时作，纳可，便调，舌质淡紫红，苔白厚、中仍然小剥、面开始缩小，脉细滑。血压166/90mmHg。

处方：青蒿、炒黄芩、生薏苡仁、炒薏苡仁各15g，银柴胡、砂仁、蔻仁、草果仁、淡附子各 9g，藤梨根、钩藤各 30g，姜半夏、佛手片、夏枯草、莪术、炙枳壳、苏梗、苏木、煅龙骨、煅牡蛎各 12g。7 剂，水煎两汁，分服。

10 月 12 日二十九诊：因天气变化，咽部出现不适，稍有咳嗽，胸闷背感冷，舌质淡紫红，苔白、中小剥明显缩小，脉细缓。可能有感冒现象。

处方：青蒿、炒黄芩、生薏苡仁、炒薏苡仁、神曲各 15g，银柴胡、砂仁、蔻仁、草果仁、淡附子各 9g，藤梨根、钩藤各 30g，姜半夏、佛手片、夏枯草、莪术、炙枳壳、苏梗、苏木、煅龙骨、煅牡蛎各 12g。7 剂，水煎两汁，分服。

另配本院制剂，复方大青叶颗粒 2 袋，每日 3 次，首次 2 包，以后 1 次 1 包，1 日 3 次。

10 月 19 日三十诊：回家后感冒症状加重，但未发热，湿浊又起，口苦且干，稍咳嗽，无痰，胸闷未显，舌质淡紫红，苔厚腻、中小剥消失，脉细滑。血压 150/76mmHg。

从半年来的治疗和观察看，湿邪逗留始终难解，一旦外邪即引动。患者进入耄耋之年，正气虚弱，邪气也弱，阴营亦亏。

处方：青蒿 30g，人参叶、生薏苡仁、炒薏苡仁各 15g，苏叶、苏梗、银柴胡、砂仁、蔻仁各 9g，炒苍术、草果仁、佛手片、白桔梗、桑白皮、浮海石各 12g，浙贝母 20g。7 剂，水煎两汁，分服。

10 月 26 日三十一诊：外感已解，湿浊亦开始化解，口苦干存，咳嗽消除，头目昏晕，纳可，便调，舌质淡紫红，苔白稍厚，脉细缓。血压 180/100mmHg。

处方：炒苍术、草果仁、佛手片、夏枯草各 12g，银柴胡、明天麻、砂仁、蔻仁各 9g，生薏苡仁、炒薏苡仁各 15g，钩藤、青蒿、藤梨根、生薏苡仁、煨葛根各 30g。7 剂，水煎两汁，分服。

11 月 2 日三十二诊：咽部有痰易咳出，未出现低热，纳、便正常，血压 180/96mmHg、仍较高，舌质淡紫红，苔白、中剥除，脉弦细。

处方：青蒿、生薏苡仁、炒薏苡仁、夏枯草各 15g，银柴胡、砂仁、蔻仁、淡竹叶各 9g，炒苍术、草果仁、桑白皮各 12g，浙贝母 20g，藤梨根、钩藤、煨葛根、女贞子、仙灵脾各 30g。7 剂，水煎两汁，分服。

11 月 9 日三十三诊：咳嗽除，痰消失，纳可，便结，舌质紫开始转淡，苔白，脉弦细。

处方：炒苍术、姜半夏、草果仁、川厚朴花各12g，白茯苓、夏枯草、生枳壳各15g，砂仁、蔻仁各9g，藤梨根、钩藤、生薏苡仁、仙灵脾、瓜蒌仁（打）各30g。7剂，水煎两汁，分服。

11月16日三十四诊：营阴已复，湿浊难化，阻于肌腠，脉络失于濡养，故全身肌肉酸胀不舒，纳可，便调，舌质红，苔白稍厚，脉细缓。

处方：炒苍术、姜半夏、草果仁、川厚朴花各12g，白茯苓、夏枯草各15g，砂仁、蔻仁各9g，炒薏苡仁、藤梨根、仙灵脾、钩藤、鸡血藤、鲜芦根各30g，生枳壳、川石斛各20g。7剂，水煎两汁，分服。

11月30日三十五诊：又复感冒，咳嗽痰白，鼻塞有涕，纳可，便调，未出现发热现象，舌质红，苔白，脉细缓。

处方：肺形草、野荞麦根、生薏苡仁各30g，炒黄芩、大青叶、浙贝母各20g，神曲、海蛤壳各15g，白桔梗、桑白皮、天竺黄、浮海石、草果仁、苏梗、苏木、寒水石各1g。7剂，水煎两汁，分服。

12月14日三十六诊：咳嗽咽痒加剧，夜间明显，痰不畅、色白，纳、便正常，舌质淡紫红，苔白厚，脉弦细。

处方：野荞麦根30g，炒黄芩、黛蛤散（包）、炙紫菀各15g，炒苍术、炒莱菔子、蚤休、白桔梗、桑白皮、生薏苡仁、炒薏苡仁、天竺黄各12g，浙贝母20g，木蝴蝶、草果仁各9g。10剂，水煎两汁，分服。

2008年1月4日三十七诊：目前病情比较稳定，美卓乐改1日2片。咽部仍有痰，夜间消失，时为阵咳，纳、便正常，舌质淡紫红，苔白，脉细缓。

处方：人参叶20g，太子参、炒苍术、苏梗、苏木、夏枯草、川厚朴花各12g，绿梅花、草果仁各9g，野荞麦根、藤梨根、生薏苡仁、钩藤、鸡血藤、仙灵脾、川石斛各30g。7剂，水煎两汁，分服。

1月18日三十八诊：近期来无明显症状，偶尔咽部晨起有痰，头胀，纳、便正常，舌质红紫明显改善，苔白厚，脉细滑。美卓乐改1日4/5片，未出现不良反应。

处方：人参叶、浙贝母各20g，野荞麦根、钩藤、藤梨根各30g，炒黄芩、白茯苓、生炒仁、炒薏苡仁各15g，生枳壳、炒苍术、夏枯草、桑白皮、佛手片各12g，草果仁9g。14剂，水煎两汁，分服。

2月1日三十九诊：湿浊一直难化，阴营已复，晨起咽部有痰，头胀痛已解，血压时而上升（用西药控制难下），舌质红，苔白稍厚，脉细滑。

处方：生黄芪、炒苍术、广郁金、草果仁、夏枯草、桃仁各12g，防风

9g、炒黄芩、生枳壳各15g，浙贝母20g，野荞麦根、生薏苡仁、藤梨根、钩藤、仙灵脾各30g。14剂，水煎两汁，分服。

2月22日四十诊：春节后未出现特别症状，晨起有痰，胸闷时作，偶尔气急，纳、便正常，舌质红紫泛，苔白（中剥已消除），脉细缓。

处方：生黄芪、浙贝母各20g，炒苍术、草果仁、广郁金、夏枯草、苏梗、苏木、桑白皮、生枳壳、桃仁各12g，防风9g，藤梨根、生薏苡仁、钩藤、仙灵脾各30g。14剂，水煎两汁，分服。

3月7日四十一诊：咽部仍有痰难解，时胸闷头胀，纳可，大便欠畅，舌质红，苔白，脉弦滑。

处方：生黄芪、藤梨根、生薏苡仁、煨葛根、钩藤、北秫米各30g，防风9g，女贞子20g，炒苍术、蔓荆子、夏枯草、苏梗、苏木、草果仁、姜半夏、佛手片各12g。14剂，水煎两汁，分服。

3月21日四十二诊：半年来体温基本正常，除外感时稍有低热，其无明显症状，常感头胀乏力，腰酸背痛，或胸闷心悸，血压升高，美卓乐已从1日5片撤至1日4/5片。眼睑浮肿已基本消失，面颊与手足尚浮肿，纳、便正常，舌质淡红，苔白，脉细缓。

处方：生黄芪、生薏苡仁、藤梨根、煨葛根、钩藤、仙灵脾各30g，生枳壳20g，防风、草果仁各9g，生白术、夏枯草、苏梗、苏木、明天麻、佛手片、肥知母、川厚朴花各12g。14剂，水煎两汁，分服。

4月11日四十三诊：又复外感，出现低热，咳嗽不多，咽部有痰，已服大青叶颗粒冲剂（本院制剂），症状未见加重，纳、便正常，舌质红，苔中厚，脉细缓。

处方：苏叶、淡竹叶、前胡、草果仁各9g，神曲15g，大豆卷、白桔梗、桑白皮、苏梗、苏木各12g，浙贝母20g，野荞麦根、炒黄芩、生薏苡仁、鲜芦根各30g。7剂，水煎两汁，分服。

4月18日四十四诊：外邪已解，内湿仍盛，晨起咽喉痰鲠，头胀背痛，纳可，便干，舌质红，苔白厚，脉滑弦。

处方：炒苍术、姜半夏、草果仁、制胆星、广郁金、藁本、佛手片、桑白皮各12g，生枳壳、浙贝母各20g，砂仁、蔻仁、皂角刺各9g，生薏苡仁、白茯苓、炒薏苡仁、车前草各15g。7剂，水煎两汁，分服。

4月26日四十五诊：内湿未化，脾阳不振，肾阳无助，水液仍伏，晨起有痰，午后下肢胀浮，纳、便已调，舌质红，苔白，脉细缓。

处方：炒苍术、姜半夏、草果仁、生薏苡仁、炒薏苡仁、佛手片、藿香、苏梗、桑白皮、广郁金、佛手片各12g，砂仁、防风、蔻仁各9g，生枳壳、浙贝母各20g，仙灵脾30g，车前草15g，瓜蒌仁（打）25g。14剂，水煎两汁，分服。

5月23日四十六诊：又复外感，背痛肢肿，体温在37.1~37.2℃之间，上肢出现小紫斑，纳、便正常，舌质红，苔稍厚，脉细滑。

处方：青蒿、煨葛根、泽泻、钩藤、生枳壳各30g，制玉竹、粉丹皮各15g，炙白薇、炒苍术、草果仁、杏仁、生薏苡仁、炒薏苡仁、水牛角各12g，防风9g，人参叶20g。14剂，水煎两汁，分服。

6月6日四十七诊：自觉午后仍有低热，体温已正常，背痛肢酸，口苦，紫斑未增，纳可，便调，舌质红，苔白，脉细缓。

处方：青蒿、钩藤各30g，人参叶、炒黄芩各20g，制玉竹、水牛角、生薏苡仁、炒薏苡仁、粉丹皮、白茯苓、车前草各15g，草果仁9g，炙白薇、杏仁、生枳壳、藿香、佩兰各12g。14剂，水煎两汁，分服。

6月20日四十八诊：午后仍然自觉时有低热，体温正常，背痛口黏，午后下肢浮肿，少量紫斑，纳可，便调，舌质红淡紫又现，苔白厚，脉细滑。该患者每当受邪后湿浊内生，郁而化热，并郁热外越肌腠伤及脉络。

处方：青蒿、仙灵脾、钩藤各30g，生黄芪、炙白薇、生薏苡仁、炒薏苡仁、藿香、苏梗、生枳壳各12g，人参叶、炒黄芩各20g，草果仁9g，制玉竹、粉丹皮、车前草各15g。14剂，水煎两汁，分服。

7月4日四十九诊：午后自觉低热，背痛减轻，下肢浮肿，纳可，便干，紫斑消失，舌质淡紫消失转红，苔白厚，脉细缓。

处方：生黄芪、生白术、炙白薇、炒当归各12g，人参叶20g，升麻3g，银柴胡、草果仁、香薷各9g，制玉竹、粉丹皮各15g，青蒿、瓜蒌仁（打）、生薏苡仁、仙灵脾20g。14剂，水煎两汁，分服。

7月25日五十诊：体温正常，胃脘时痛，牙痛，纳可，便不畅，舌质红，苔白，脉弦滑。

处方：生黄芪、粉丹皮、制玉竹各15g，软柴胡、草果仁各9g，生白术、炒当归、佛手片各12g，升麻3g，青蒿、人参叶、生薏苡仁、仙灵脾各30g。14剂，水煎两汁，分服。另包珠儿参3g，代茶饮。

8月8日五十一诊：上周六突然胸闷，偶尔心悸，咳嗽增多，口苦背痛，皮肤又现紫斑，纳可，便干，舌质红，苔厚腻，脉弦滑。受外邪内湿夹杂，防低热再起。

处方：炒苍术、姜半夏、白茯苓、藿香、苏梗、炒莱菔子、广郁金、草果仁、佛手片各12g，炒黄芩、生枳壳、生薏苡仁、炒薏苡仁、水牛角、紫草、车前草各15g。7剂，水煎两汁，分服。复查病毒测试。

8月15日五十二诊：热又解除，仍然胸闷，咽痒有痰，纳可，便调，舌质红，苔白，脉细滑。

处方：大青叶30g，藿香、佩兰、炒苍术、白茯苓、制胆星、姜半夏、桑白皮、草果仁、浮萍、苏梗、苏木各12g，生枳壳、浙贝母各20g，冬凌草、水牛角、川芎各15g。7剂，水煎两汁，分服。

8月22日五十三诊：湿浊一直难化，反复出现皮下出血点，晨起有痰，咽痛解除，纳可，便烂，舌质红淡紫，苔白糙，脉细滑。

处方：藿香、佩兰、炒苍术、白茯苓、草果仁、苏梗、苏木、姜半夏、川厚朴花各12g，生枳壳20g，水牛角、川芎、紫草各15g，大青叶30g，升麻3g。14剂，水煎两汁，分服。

9月5日五十四诊：湿浊难解，阴营初复，咽部有痰黏，皮下出血点出后即消，纳可，便调，舌质红，苔厚，脉细滑。

处方：藿香、佩兰、炒苍术、姜半夏、制胆星、仙茅、白茯苓各12g，砂仁、蔻仁各9g，水牛角、紫草、茜草、生枳壳、粉丹皮各15g，升麻3g，生薏苡仁、仙灵脾各30g。14剂，水煎两汁，分服。

10月10日五十五诊：湿浊仍然难化，咽出现干燥，纳可，便调，舌质红，苔白，脉细滑。

处方：藿香、佩兰、炒苍术、姜半夏、白茯苓、佛手片各12g，砂仁、蔻仁、草果仁各9g，水牛角、紫草、茜草、粉丹皮、生枳壳、仙茅各15g，升麻3g，生薏苡仁、仙灵脾各30g。14剂，水煎两汁，分服。

10月24日五十六诊：湿浊仍未化净（强的松改1日1片），胸闷时现，红色皮疹出后能即消，纳、便正常，舌质红淡紫苔薄白，脉细缓。

处方：人参叶、浙贝母各20g，炒苍术、姜半夏、白茯苓、佛手片各12g，砂仁、蔻仁、草果仁各9g，水牛角、紫草、茜草、粉丹皮、仙茅、生枳壳各15g，生薏苡仁、仙灵脾各30g，升麻3g。14剂，水煎两汁，分服。

11月7日五十七诊：湿浊初化，晨起有痰，胸闷夜间存在，纳、便正常。舌质红，苔薄白糙，脉细滑。

处方：人参叶、浙贝母各20g，炒苍术、姜半夏、白茯苓、佛手片、甜苏蓉各12g，砂仁、蔻仁、草果仁各9g，水牛角、紫草、茜草、粉丹皮、生枳壳各15g，升麻3g，生薏苡仁、仙灵脾各30g。14剂，水煎两汁，分服。

同时开出第1次膏方。

湿浊之体，受六淫之邪侵袭，邪逗留不解，腠理疏泄困难，久而伤及肺气，不能通调水道，脾运失职，聚精成湿，蕴结化热，内外邪交，气机受阻，五脏六腑失和，阴阳失衡，气虚邪缠而成因果，经1年多治疗，阴已恢复，湿浊初解，现咽部有痰，手常出现红疹，出后即退，胸闷夜间存在，纳、便正常，舌质红淡紫，苔薄白，脉细缓时滑。为巩固治疗，今正值冬令，给予健脾化湿、清热凉血、疏肝养血、益肾活血之法，制成膏滋缓调治。

处方：人参叶300g，炒苍术120g，炒白术120g，白茯苓120g，姜半夏120g，制胆星120g，生枳壳300g，草果仁120g，生薏苡仁300g，白桔梗90g，浙贝母200g，制香附120g，广郁金120g，软柴胡90g，炒当归120g，炒白芍120g，佛手片120g，绿梅花100g，川厚朴花100g，莲子肉120g，水牛角150g，粉丹皮150g，茜草150g，紫草150g，紫背浮萍120g，炒杜仲120g，川续断120g，仙灵脾300g，甜苁蓉120g，巴戟天120g，灵芝120g，川石斛120g，大青叶300g，鹿角片90g，升麻30g，紫丹参200g，五灵脂300g，苏木120g，苏梗120g，蔓荆子120g，参三七90g，女贞子200g，枸杞子300g，制玉竹150g，潼蒺藜120g，白蒺藜120g，陈皮90g。1料，水煎浓缩，加入龟板胶500g，木糖醇250g，黄酒半斤。收膏备用，早、晚各1匙，开水冲服。遇感冒、腹泻停服，来另开方药，待调整后再服。

11月21日五十八诊：膏滋未煎好，湿浊初化，晨起有痰，胸闷夜间存在，纳可，便调，舌质红，苔白糙，脉细滑。

处方：人参叶、浙贝母各20g，炒苍术、姜半夏、白茯苓、佛手片、甜苁蓉各12g，水牛角、紫草、茜草、粉丹皮、冬凌草、生枳壳各15g，草果仁、砂仁、蔻仁各9g，升麻3g，生薏苡仁、仙灵脾各30g。14剂，水煎两汁，分服。

12月5日五十九诊：病情比较稳定，纳、便正常，舌质红，苔白，脉细缓。

处方：炒苍术、姜半夏、白茯苓、佛手片、菟丝子、甜苁蓉各12g，水牛角、紫草、茜草、粉丹皮、冬凌草、生枳壳各15g，草果仁、砂仁、蔻仁各9g，人参叶、浙贝母各20g，生薏苡仁、仙灵脾各30g。14剂，水煎两汁，分服。

2009 年 4 月 24 日六十诊：膏滋服完，阴已恢复，湿浊仍存，咽痰难除，胸闷时作，骨节酸痛，纳可，下肢稍浮肿，舌质淡紫，苔白，脉弦滑。

处方：藿香、苏梗、苏木、炒苍术、姜半夏、制胆星、地骨皮、泽泻、草果仁各 12g，生枳壳 20g，淡附子 6g，白茯苓、鹿角霜、生薏苡仁各 30g，砂仁、蔻仁、寒水石、桂枝各 9g，车前草 15g。14 剂，水煎两汁，分服。

5 月 8 日六十一诊：阴已恢复，湿仍未清，胸闷除，骨节仍酸痛，纳可，便调，下肢浮肿午后明显，舌质淡紫，苔白，脉细缓。

处方：藿香、苏梗、苏木、炒苍术、姜半夏、地骨皮、寒水石、草果仁各 12g，生枳壳 20g，桂枝、淡附子、砂仁、蔻仁各 9g，白茯苓、鹿角霜、生薏苡仁、鸡血藤各 30g，车前草 15g。14 剂，水煎两汁，分服。

5 月 22 日六十二诊：湿浊未清，近日纳欠香，晨起恶心，大便干结，舌质红，苔白，脉弦滑。

处方：藿香、佩兰、炒苍术、姜半夏、草果仁、制胆星、广郁金各 12g，生枳壳、白茯苓、寒水石各 15g，生薏苡仁、淮山药、鸡血藤、瓜蒌仁各 30g，砂仁、蔻仁、白桔梗、桂枝、淡附子各 9g。14 剂，水煎两汁，分服。

6 月 12 日六十三诊：湿浊清而又起，胃胀反酸少量，口臭，便转稀烂，舌质红，苔中厚，脉细缓。

处方：藿香、佩兰、炒苍术、姜半夏、草果仁、制胆星、广郁金各 12g，生枳壳 20g，白茯苓、鸡内金、寒水石、车前草各 15g，生薏苡仁 30g，升麻 3g，桂枝、淡附子各 9g。14 剂，水煎两汁，分服。

7 月 10 日六十四诊：湿浊逐化，口臭又起，胃纳改善，舌质红，苔厚、中小裂，脉细缓。

处方：藿香、佩兰、炒苍术、姜半夏、草果仁、制胆星、广郁金、佛手片、台乌药各 12g，生枳壳 20g，白茯苓、鸡内金、车前草、寒水石各 15g，桂枝、淡附子各 9g，生薏苡仁、鲜石斛、仙灵脾、桑椹子各 30g。14 剂，水煎两汁，分服。

8 月 7 日六十五诊：湿浊初化，时头胀身痛，腹胀，紫色小斑，舌质红，苔白，脉细缓。

处方：藿香、佩兰、炒苍术、姜半夏、草果仁、佛手片各 12g，生枳壳 20g，桂枝、淡附子各 9g，白茯苓、寒水石、粉丹皮、紫草各 15g，生薏苡仁、仙灵脾、生侧柏叶各 30g。14 剂，水煎两汁，分服。

9 月 8 日六十六诊：湿浊初化，腰背酸痛，紫色小斑，纳、便正常，舌质淡紫，苔白糙，脉弦滑。

处方：炒苍术、姜半夏、草果仁、佛手片、寒水石、骨碎补各 12g，白茯苓 15g，生枳壳、生薏苡仁、桑椹子、仙灵脾、生侧柏叶各 30g，桂枝、淡附子、防己各 9g。14 剂，水煎两汁，分服。

11 月 8 日六十七诊：9 月行左眼白内障手术，比较顺利。病情稳定，湿浊未起，腰酸背痛，仍有小紫斑，纳、便正常，舌质淡紫，苔白糙，脉弦滑。

处方：制黄精、白茯苓各 15g，炒苍术、姜半夏、草果仁、佛手片、寒水石、骨碎补各 12g，生枳壳、生薏苡仁、桑椹子、仙灵脾、生侧柏叶各 30g，桂枝、淡附子、防己各 9g。14 剂，水煎两汁，分服。

同时开出第 2 次膏方。

耄耋之年，又湿浊内蕴，六淫之邪逗留不解，伤及肺脾，不能通调水道，脾运失职，聚精成湿，蕴结化热，内外邪交，气机受阻，五脏六腑失和，阴阳失衡，气虚邪缠而成因果，经去冬调治，阴已恢复，湿浊初解，现症见手常出现小斑，纳、便正常，舌质红淡紫，苔白糙，脉细缓时弦滑。为巩固治疗，今又正值冬令，再给予健脾化湿、清热凉血、疏肝养血、益肾活血之法，制成膏滋缓调治。

处方：生黄芪 300g，防己 15g，炒苍术 120g，炒白术 120g，白茯苓 120g，姜半夏 120g，制胆星 120g，生枳壳 300g，草果仁 120g，生薏苡仁 300g，白桔梗 90g，浙贝母 200g，制香附 120g，广郁金 120g，软柴胡 90g，炒当归 120g，炒白芍 120g，佛手片 120g，绿梅花 100g，川厚朴花 100g，莲子肉 120g，水牛角 150g，粉丹皮 150g，茜草 150g，紫草 150g，浮萍 120g，炒杜仲 120g，川续断 120g，仙灵脾 300g，甜苁蓉 120g，巴戟天 120g，灵芝 120g，川石斛 120g，大青叶 300g，鹿角片 90g，紫丹参 200g，五灵脂 300g，苏木 120g，苏梗 120g，蔓荆子 120g，参三七 90g，女贞子 200g，枸杞子 300g，生侧柏叶 300g，制玉竹 150g，潼蒺藜 120g，白蒺藜 120g，陈皮 90g。

1 料，水煎浓缩，加入龟板胶 500g，木糖醇 250g，黄酒半斤，收膏备用。早、晚各 1 匙，开水冲服。遇感冒、腹泻停服，来另开方药，待调整后再服。

2010 年 6 月 11 日六十八诊：膏滋服完，腹泻除，近月来口苦且干，但不欲饮水，稍咳嗽，咽痒无痰，纳、便正常，舌质红，苔厚腻，脉弦滑。

处方：藿香、佩兰、炒苍术、炒白术、白茯苓、姜半夏、炒莱菔子、草果仁、广郁金、佛手片、绿梅花、小茴香各 12g，野荞麦根、生薏苡仁各 30g，炒黄芩 20g，车前草 15g，砂仁、蔻仁、皂角刺各 9g。7 剂，水煎两汁，分服。

【按】本病西医诊断为斯蒂尔病，中医属"内伤发热"范畴。对于"内伤发热"，首先要辨明病因病机合证候虚实。"内伤发热"最早见于《黄帝内经》。其提出："阴虚则内热。"后世根据疾病谱的变化提出了各种治法，如气虚发热用甘温治热，心热用导赤散，肝热用泻青丸，脾热用泻黄散，血虚发热用当归补血汤等。朱丹溪对阴虚发热的论述更为详尽。《丹溪心法·六郁》云："人身诸病，多生于郁。"他创立了气郁、血郁、湿郁、痰郁、热蕴、食郁等六郁之说。该患者的病因病机应该属于湿郁，所以我把现代病的病因加上"湿为百病之崇"。本案患者乃耄耋之年，五脏六腑失于协调，加之湿郁化热，加重了气阴的亏虚和修复，又容易感受六淫之邪，内外之湿夹杂，虚实错综交替，故1年多的治疗未离开芳香化湿、苦寒燥湿、淡渗利湿、健脾化湿、温化蠲饮、温肾通阳六法，目的是祛其湿郁，最后以膏滋调其气血，平其阴阳，终达五脏协调、延年益寿之目的。

二十、胰胆系统疾病

胰腺炎是由胰腺消化酶对胰腺自身消化所致的急性化学性炎症，可突然发生上腹部持续性剧痛，常伴恶心呕吐，严重的可引起休克、呼吸衰竭和腹膜炎等。本病属中医"胁痛""呕吐""积聚"等范畴。最早记载见于《黄帝内经》。其明确指出，胁痛的发生是由于肝胆病变。病因为寒、热、瘀互结。辨证时，以气血为主。本病多见实证，但也不是一成不变的。虚实可以转化，实证多采用理气、化瘀、清热、利胆等法；虚证治以滋阴柔肝，并加入理气、疏肝和利胆之品。若胁下癥块明显可参考《积聚篇》治疗。

94. 坏死性胰腺炎

金某，男，78岁，退休教师。住院号：209999。入院日期：1999年1月28日。初诊日期：1999年2月2日。

因心窝部持续性疼痛伴恶心呕吐不止入院。血常规：WBC $12.8 \times 10^9/L$，N 90.8%。血淀粉酶1777IU/L，尿淀粉酶10485IU/L。确诊为急性胰腺炎。虽经抗感染、解痉、止痛等治疗，2月2日病情仍发生变化。体温38.8℃，双肺闻及广泛性哮鸣音，心率105次/分钟，血压164/95mmHg，加强抗菌消炎、扩张血管、强心利尿、吸氧等措施后体温正常，腹痛减轻，但出现大量腹水，肠鸣音明显减弱，大便两天未解。腹透示：腹中上部肠腔充气明显，可见多个液平面，最长达15cm。符合肠梗阻征象。此时，呼吸困难，神志障碍。外科会诊：继续内科保守治疗，故请中医会诊。症见面部潮红，神志不清，呼吸急促，气粗而烦，胸满腹膨，按之疼痛，大便秘结5天，小便减少，舌质红绛，无苔少津，脉弦滑小数。

脉证合参：此乃湿浊内蕴，上蒙清窍，气机逆乱，痞、满、燥、实俱全，并伤及津液，难以推动肠道中的燥屎，气、血、热、水、互结，随时有突变的可能。

治则：增液泻腑，清热解毒，行气消滞，利水活血综合治疗。

方药：增液承气汤加减。

处方：白花蛇舌草、白毛藤、鲜石斛、猪苓、白茯苓各30g，银柴胡、炙鳖甲、佛手片、制香附、肥知母、花槟榔、广郁金各12g，粉丹皮、生大黄（后下）、生薏苡仁、炒薏苡仁各15g，炙枳壳20g，王不留行子9g。3剂，水煎两汁，分服。另配芒硝30g，外敷脐上。

2月4日二诊：药后次日大便已下、稀薄极臭，随之小便增多，达1500mL，腹胀减轻，舌质紫红，苔光，脉弦滑。腑气已通，热势已去，肾之气化恢复，但阴津仍乏，气虚血瘀未解。

方药：去消滞药，增液承气汤加减。

处方：白花蛇舌草、白毛藤、猪茯苓、白茯苓、鲜石斛各30g，银柴胡、生大黄、佛手片、玄参、炙鳖甲、王不留行子、桃仁各12g，炙枳壳、生地黄各20g，寸麦冬、粉丹皮各15g。4剂，水煎两汁，分服。芒硝继续外敷。

2月8日三诊：体温正常，能在床上活动，开始饮流食，腹水基本消失，二便通畅。B超提示：胰腺部有一囊肿，约8.3cm×64.8cm大小，不均匀回声包块，少量腹水，为胰腺假性囊肿，舌淡红，苔光有津，脉弦细。上法去承气汤，加软坚化饮之品。

处方：白花蛇舌草、白毛藤、猪苓、白茯苓各30g，银柴胡、生地黄、玄参、佛手片、炙鳖甲、王不留行子、桃仁各12g，生枳壳20g，生薏苡仁、炒薏苡仁各20g，粉丹皮、寸麦冬、炒赤芍、皂角刺、橘核各15g。14剂，水煎两汁，分服。

带药出院。后继续服疏肝理气、活血化瘀、涤痰软坚之药1年，随访得知，胰腺假性囊肿明显缩小，生活一切正常。

【按】此例因湿热蕴结犯及肝胆，失于疏泄条达导致本病。吐、胀、热、闭后，造成痞、满、燥、实四证俱备，当用大承气汤，但因耄耋之年，气血本已亏虚，邪热燥实无力肃清，更耗津燥液，其表现在舌质红绛、苔光无津上，肠中的燥屎无液推动。西医学诊为肠麻痹。其实此时燥实已伤及气阴，将要出现气机逆乱，造成气虚、阴亏、津涸、血瘀、水溢、燥实互结，故要想泄其实热，必先救其津液，故在大承气汤的基础上重用清热解毒之品，以行气导滞，利水活血，急下存阴，然后在增液生津的基础上，分清别浊，达到"去宛陈莝，肠胃清"的目的。

化脓性胆囊炎在临床上多为胆囊炎和胆囊结石的基础上渐渐发展而致。其炎症变化轻重不一，可从轻度充血水肿至严重的化脓或坏疽，也可并发腹膜炎、败血症、肝脓肿或急性胰腺炎。本病中医属"胁痛""内痈""胃痛"等范畴，多采取手术治疗。但医者意见不一，有的建议立即手术，有的建议化脓期先内科保守治疗，待病情缓解后再行手术。

95. 急性化脓性胆囊炎伴胆结石

周某，女，62 岁，工人。住院号：180901。入院日期：2000 年 3 月 24 日。初诊日期：2000 年 4 月 10 日。

患者患胆石症、胆囊息肉两年，经常上腹部疼痛，加剧两天，伴恶心、呕吐，墨非氏征阳性，肝区叩击痛强阳性，收入院。为明确诊断，于 2000 年 4 月 6 日行 ERCP 术，当晚腹痛难忍，痛苦面容，左上腹部压痛明显，考虑反流性急性胰腺炎。检查：体温 37.8℃，心率 100 次/分钟，呼吸 26 次/分钟，BP 103/90mmHg。血常规：WBC 13.5 × 10^9/L，N 92.4%，L 6.0%，M 1.6%；Hb 119g/L，PLC 198 × 10^9/L。尿常规：尿糖：（+），WBC 少许，RBC（+++），尿淀粉酶：1000U。血生化检查：血糖 16.53mmol/L，肌酐：129.81mmol/L，尿素氮：7.45mmol/L，总钙 1.57mmol/L，血淀粉酶 900U。经 3 天抗生素治疗，症状仍不能缓解，故请中医会诊。症见患者痛苦面容，恶心欲吐，脘胁疼痛不已，腹痛拒按，口苦且干，胸闷心烦，低热不解，大便 3 天未解，小便量少，舌质红，苔边白中少，脉细滑。

脉证合参：湿热久蕴，煎熬胆汁，聚而成石，胆腑通降受阻，脾胃生化不足，进一步耗伤正气，最后致肝肾阴亏。ERCP 检查示胆道不通，致胆汁反流引起急性发作。胆汁与湿浊郁而化热，胆腑气机受阻，肠中津液始耗，形成燥屎内结，符合热、痛、吐、燥、胀、满、津、虚之症。

治则：清热泻火，和胃降逆，急下存阴，宣通气机。

方药：蒿芩清胆汤合承气汤加减。

处方：白花蛇舌草、白毛藤、青蒿、鲜石斛、焦山楂各 30g，生枳实 20g，炒黄芩、制大黄、鸡内金各 15g，银柴胡、佛手片、制香附、生薏苡仁、炒薏苡仁、炒白芍各 12g，生甘草 6g。3 剂，水煎两汁，分服。

4 月 13 日二诊：低热已除，恶心消失，口苦干减，腹痛缓和，大便量少且干，舌质红，苔白稍厚，脉细弦。阴液已存，胃气和降，热势已减，湿浊未除，腑气尚未通畅。

治则：清热和胃，宣通气机，润肠通腑。

处方：白花蛇舌草、白毛藤、鲜石斛、生山楂各 30g，炒黄芩、制大黄、佛手片、生薏苡仁、炒薏苡仁、制香附、炒白芍、鸡内金各12g，生枳壳、粉丹皮各15g，绿梅花9g，生甘草6g。15剂，水煎两汁，分服。药后症状全部缓解，半月后行胆囊切除术。

【按】湿浊长期蕴于肝胆，肝失疏泄条达，湿瘀化热，熏蒸胆腑，灼炼胆汁，成砂结石，更阻碍肝胆气机宣畅，日久肝阴亏损，湿热炽盛。今受外因诱发，导致热、胀、燥、满、痛、虚之象，但未成痞实，故以小承气汤清热泻火，宣通气机，推行肠内燥屎，既使诸症得以解除，又保存了阴津。这也是阶段性的辨证与治疗，为手术做准备，避免了化脓时再手术，而引发并发症。

二十一、克隆恩病（溃疡性结肠炎）

克隆恩病，原名局限性回肠炎、局限性（或节段性）肠炎和肉芽肿性肠炎，是一种原因不明的肠道炎症性疾病。目前倾向于多种致病因素的综合作用，似与病毒感染、免疫异常及遗传有关。临床表现多样，与病变部位、范围、程度、病程长短有关，可出现腹泻、腹痛、发热、腹块、便血等。治疗以水杨酸偶氮磺胺吡啶（SASP）或激素或免疫抑制剂，如硫唑嘌呤和 6 - 巯基嘌呤。

溃疡性结肠炎或慢性非特异性溃疡性结肠炎也是一种原因不明的慢性结肠炎，病变主要限于结肠黏膜，且以溃疡为主。病因上与免疫有关，也有遗传、感染、精神神经、过敏、溶菌酶等有关。临床表现：起病缓慢，有血性腹泻、腹痛后欲便，便解后痛减，伴里急后重、黄白黏液。上腹部饱满恶心呕吐等。治疗以激素和 ACTH 及磺胺药。两病都可以通过 X 线和内镜检查。

本病中医属"痢疾""休息痢"和"泄泻""肠澼"等范畴。本病多由外受湿热、疫毒之气，内伤饮食生冷，损伤脾胃与肠腑，在《黄帝内经》谓之肠澼，《诸病源候论·痢疾诸候》中有赤白痢、血痢、脓血痢等名称。从临床上痢疾与泄泻两者可以转化，有先泻后痢者，也有先痢后泻者。

96. 克隆恩病伴肛瘘

傅某，男，35 岁，门诊号：6325346。初诊日期：2009 年 6 月 20 日。

腹泻腹胀 3 年，加重伴便血 1 年，平时腹部常常隐痛，伴里急后重之感，肛门灼热，经肠镜检查：诊为克隆恩病，已用美卓乐 3 片 1 天。颇得斯安 2 片 1 天。症状仍未能解除。纳可，舌质红，苔白厚腻，脉弦滑。

脉证合参：根据腹泻、便血、舌苔白厚腻辨为湿热型，乃湿热之邪壅滞肠中，气机不利，传导失常，脉络受损，气血瘀滞，化为脓血，湿热下注而出现上述症状。

治则：清热解毒，调气行血，表里双解。

方药：白头翁汤合葛根芩连汤加减。

处方：煨葛根、土茯苓、地锦草、叶下珠、生薏苡仁各30g，川黄连、砂仁、蔻仁各9g，炒黄芩、生枳壳各20g，炒苍术、川厚朴、广木香、白头翁、草果仁、花槟榔各12g，车前草15g。7剂，水煎两汁，分服。嘱药后可能反腹泻更多不要紧。

7月20日二诊：诊断为克隆恩病3年，反复腹泻用激素治疗无明显效果，近2月来腹泻，日行2次，伴黄色黏液便，无明显腹痛，便前稍腹痛，便后痛除，肛门处下坠感伴胀痛，有肛瘘史，纳食正常，体瘦皮干，神倦乏力，舌质红淡紫，苔白，脉弦滑。

处方：煨葛根、生枳壳、叶下珠、地锦草、生薏苡仁各30g，炒黄芩20g，炒苍术、广木香、草果仁各12g，花槟榔、防风、川黄连各9g，车前草15g。7剂，水煎两汁，分服。

7月27日三诊：仍腹泻，平时容易中暑，常易呕吐，腹不痛，大便带有黄色黏液，偶有血丝，伴里急后重，面色灰暗，纳食一般，口中甜黏，舌质淡紫红，苔薄少，脉细滑。

处方：煨葛根、炒黄芩各15g，川黄连6g，地锦草、叶下珠、炒薏苡仁各30g，炒苍术、炒白术、生枳壳、广木香、佛手片、川厚朴、白头翁、白茯苓、白及、香白芷、肉果各12g。7剂，水煎两汁，分服。

8月24日四诊：仍腹泻，日行2次，伴黄色黏液转淡，血丝除，便前稍腹痛，便后痛除，肛门下坠感伴胀痛，有肛瘘史，纳食正常，体瘦皮干，精神好转，舌质红淡紫，苔白，脉弦滑。

处方：炒苍术、防己、白蔹、草果仁、绿梅花各12g，川黄连、防风各9g，炒黄芩、生枳壳各20g，煨葛根、土茯苓、叶下珠、地锦草、生薏苡仁、红藤、生侧柏叶各30g。7剂，水煎两汁，分服。

11月9日五诊：腹泻，1日行2次，黄色黏液减少，无明显腹痛，便前稍腹痛，便后痛除，肛门下坠感伴胀痛，纳食正常，体瘦皮干，时神倦乏力，舌质红淡紫，苔白，脉弦滑。

处方：生黄芪、川黄连、防风、陈皮各9g，防己、草果仁、绿梅花、白蔹、广木香、花槟榔各12g，煨葛根、土茯苓、叶下珠、地锦草、生薏苡仁、红藤、生枳壳、生侧柏叶各30g，粉丹皮15g。7剂，水煎两汁，分服。

2012年7月27日六诊：2009年服药后病情一直比较稳定，近两月来大便1日2次、质烂、黄色黏液便为主，无腹痛，肛门出现酸胀感，有肛瘘史，舌质红，苔薄白，脉弦滑。

治疗后病情缓解2年，为下痢日久，正气邪恋，因饮食不节，寒热交杂，脾胃虚弱，中阳失运，湿热留恋不去，病根未除，故而复发，发为休息痢。治以葛根芩连汤合白头翁汤，加枳壳、广木香调气化滞。

处方：煨葛根、炒黄芩各15g，川黄连6g，苦参9g，叶下珠、地锦草、炒薏苡仁各30g，炒苍术、炒白术、生枳壳、广木香、佛手片、川厚朴、白头翁、白茯苓、白及、香白芷、肉果各12g。7剂，水煎两汁，分服。嘱药后大便次增多，黏液也多，或有血样便均不要紧。

8月3日七诊：大便见大量黏液、黄色为主、带少量淡红色，伴腹痛，便后痛除，肛门下坠感增，3天后慢慢缓解，黏液减少，腹痛减轻，便次仍2~4次。胃纳已佳，舌质红，苔白，脉弦滑。

处方：煨葛根、炒黄芩各15g，川黄连6g，叶下珠、地锦草、炒薏苡仁各30g，炒白术、生枳壳、佛手片、川厚朴、白及、香白芷、苦参、广木香、炒白芍各12g。7剂，水煎两汁，分服。注意饮食。

8月10日八诊：肛门酸胀下坠感已好转，腹痛解除，黄色黏液解除，以白色为主，纳佳，大便1日2次、质软，舌质红，苔白，脉弦滑。

处方：煨葛根、地锦草、叶下珠、炒薏苡仁各30g，川黄连6g，炒白术、生枳壳、炒黄芩、川厚朴、佛手片、白及、香白芷、补骨脂、炒白芍、广木香各12g，车前草15g。14剂，水煎两汁，分服。

9月7日九诊：病情开始稳定，大便1日2次、成形，无腹痛，黏液极少，纳食正常，寐安，舌质红，苔白，脉细滑。

处方：煨葛根、地锦草、叶下珠、炒薏苡仁各30g，川黄连、秦皮各6g，炒黄芩、生白术、生枳壳、川厚朴、白及、炒白芍、广木香、花槟榔、车前草各12g。14剂，水煎两汁，分服。

9月28日十诊：病情稳定，纳食正常，大便偶有白色黏液，无腹痛，舌质红，苔白，脉细滑。

处方：煨葛根、地锦草、叶下珠、炒薏苡仁各30g，炒白术、炒黄芩、生枳壳、白及、香白芷、广木香、花槟榔、王不留行子、牛蒡子各12g，秦皮6g，车前草15g。14剂，水煎两汁，分服。

10月19日十一诊：3天前因劳累大便又带白色黏液，纳佳，无腹痛，舌质红，苔白，脉细滑。

处方：人参叶15g，煨葛根、叶下珠、生薏苡仁、槐米各30g，炒白术、炒黄芩、生枳壳、广木香、花槟榔、王不留行子、白薇、骨碎补、苦参各12g，秦皮6g。7剂，水煎两汁，分服。

10月26日十二诊：大便每天1次、成形，偶有白色黏液，精神明显好转，胃纳佳，舌质红，苔白，脉细滑。

处方：北沙参、炒白术、炒黄芩、广木香、生枳壳、花槟榔、王不留行子、白蔹、苦参、骨碎补各12g，煨葛根、叶下珠、生薏苡仁、槐米、仙灵脾各30g。14剂，水煎两汁，分服。

11月30日十三诊：大便成形，黏液色白，无腹痛，胃纳正常，舌质红，苔薄白，脉细缓。

处方：人参叶、炒黄芩、生枳壳各15g，炒白术、广木香、桃仁各12g，秦皮、川黄连各6g，苦参9g，叶下珠、生薏苡仁、煨葛根、槐米、地锦草、白茅根、红藤各30g。14剂，水煎两汁，分服。

12月28日十四诊：近日鼻衄少许，鼻气热感，但背与四肢稍冷，大便日行1次，偶有黏液，胃纳正常，舌质红，苔白，脉细滑。

处方：生黄芪、粉丹皮各15g，防己9g，肉桂3g，川黄连、炮姜、生甘草各6g，炒白芍、炒苍术、白茯苓、女贞子、旱莲草、苦参、桑枝各12g，生薏苡仁、生侧柏叶30g。14剂，水煎两汁，分服。

2013年1月11日十五诊：鼻衄已止，鼻中灼热之感改善，上周1次大便突然转稀，无黏液，无腹痛，已成形，稍感气短。纳食正常，舌质红，苔白厚，脉细滑。

处方：生黄芪、生薏苡仁、炒薏苡仁各15g，淮山药30g，防己、淡竹叶各9g，炒白术、炒苍术、白茯苓、炒当归、炒白芍、女贞子、旱莲草、生枳壳、菟丝子、肉果各12g，川黄连、炮姜各6g，肉桂3g。7剂，水煎两汁，分服。

1月18日十六诊：半月中大便每日1次，时有黏液，肛门烧灼感，偶有腹痛，舌质红，苔薄白，脉细滑。

处方：生黄芪、炒黄芩、生枳壳、煨葛根各15g，防己、苦参、防风、川厚朴花各9g，炒苍术、炒白术、广郁金、肉果、佛手片、花槟榔各12g，地锦草、生薏苡仁、叶下珠、槐米各30g。7剂，水煎两汁，分服。

3月22日十七诊：鼻衄除，大便成形，少量白色黏液，无腹痛，纳食正常，舌质红，苔薄白，脉弦滑。

处方：生黄芪20g，防己、苦参、防风各9g，煨葛根、炒黄芩、生枳壳各15g，广木香、花槟榔、肉果、佛手片、王不留行子各12g，地锦草、生薏苡仁、槐米、红藤各30g。14剂，水煎两汁，分服。

4月18日十八诊：感冒后大便又出现黏液，带有血丝，腹不胀痛，纳食正常，舌质红，苔薄白，脉细滑。

处方：煨葛根、炒黄芩各 15g，川黄连 6g，陈皮 9g，地锦草、叶下珠、生薏苡仁、槐米、红藤各 30g，生白术、生枳壳、苦参、炒白芍、佛手片、粉丹皮各 12g。14 剂，水煎两汁，分服。

5 月 3 日十九诊：腹痛已除，黏液消失，大便成形，纳食正常，舌质红，苔薄白，脉细滑。

处方：煨葛根、炒黄芩各 15g，川黄连 6g，生白术、生枳壳、苦参、炒白芍、佛手片、粉丹皮各 12g，陈皮 9g，地锦草、叶下珠、生薏苡仁、槐米、红藤各 30g，肉桂 3g。14 剂，水煎两汁，分服。

【按】本病开始多因病情发作时来求医，故当先分辨湿、热、寒 3 种情况，其主要看黏液的色泽，脓、赤、白、赤多、白多来辨清寒与热，达到缓解后，还是脾胃虚弱为主，当健脾温运，理气和胃，但要注意肠中的积滞，所以必需佐以导下去积，实际上是属扶正与驱邪兼顾的方法。肾为胃关开窍二阴，若久痢不愈必累及于肾，故见到肾虚之证者，在补肾时必加健脾化滞之药。但始终不离葛根芩连汤、红藤汤、枳术汤。同时加用收敛溃疡的疗疮解毒的白蔹、白及、香白芷称为"三白散"。

97. 慢性溃疡性结肠炎、肠息肉伴药物性结肠炎

陈某，女，63 岁。门诊号：05764921。初诊日期：2004 年 8 月 20 日。

患者反复腹胀难以缓解 4 年加剧 1 月余。自 2001 年胆囊结石切除术后，腹泻呈水样，1 日 7～8 次，4 月余，医院先后诊为药物性结肠炎、肠功能紊乱。经住院治疗，一度好转，常服西药。2004 年 7 月 22 日，腹胀如气上冲，嗳气则舒，矢气则减。胃脘痞胀，平时服吗丁啉、得酶通，大便 1 日 1～2 次、先软后烂。肠镜检查：阑尾炎症，结肠炎，息室，息肉切除。故寻求中药治疗。症见面色稍萎黄，精神疲软，焦虑多语，诉胃脘胀满，腹中如气上冲，嗳气则舒，纳食尚可，食后腹剧，腹痛欲便，矢气则便，便前腹痛，解后则减，伴黄白黏液、里急后重感，大便 1 日 5～7 次。检查：腹软，无压痛，肝、脾未触及，舌淡红，苔白，脉弦。

脉证合参：患者因饮食不节，伤及脾运，成为湿浊之体，日久蕴湿化热，时而熏蒸胆汁，结成砂石，虽已行胆囊结石切除术，仍然胆腑不畅，又脾虚湿困，肝气常横犯脾胃，湿热互为因果。又是花甲之人，必阴阳失衡故泄泻久治不愈。现虚实夹杂。治则：和胃理气，抑肝扶脾，消食导滞。

方药：保和丸合痛泻要方加减。

处方：蒲公英、生枳壳、马齿苋、金钱草各 30g，川厚朴花、生白术、防

风、砂仁、蔻仁各9g，沉香曲、炒谷芽、炒麦芽、生薏苡仁、炒薏苡仁各15g，制香附、佛手片、广木香、花槟榔、娑罗子各12g。7剂，嘱药后两三天大便可能次数明显增多，饭后20~30分钟服药。

8月30日二诊：药后大便日行1~3次，兼黏液，腹痛，气上冲减，纳可，舌质转红，苔白，脉细缓。

处方：蒲公英、马齿苋、金钱草、生枳壳各30g，制香附、佛手片、广木香、炒苍术、娑罗子、生薏苡仁、炒薏苡仁各12g，防风、砂仁、蔻仁各9g，沉香曲、延胡索、车前草各15g。7剂，水煎两汁，分服。

9月27日三诊：便泻时起时伏，1日2~3次，或2天1次，有黄色黏液，腹痛，腹中之气仍上冲，舌质红，苔白，脉弦滑。

处方：蒲公英、生枳壳、马齿苋、煨葛根、北秫米各30g，防风、陈皮各9g，炒苍术、娑罗子、姜半夏、广木香、制香附、花槟榔各12g，炒白芍、生薏苡仁、炒薏苡仁、沉香曲各15g。7剂，水煎两汁，分服。

10月15日四诊：药后胃中不和，有气窜走，便又转烂，黏液白色，舌质红，苔白，脉细弦。

处方：炒苍术、广木香、生薏苡仁、炒薏苡仁各12g，砂仁、防风、蔻仁各9g，沉香曲、火麻仁、炒白芍、延胡索各15g，蒲公英、马齿苋、生枳壳、金钱草30g。7剂，水煎两汁，分服。

11月5日五诊：便已成形、少量白色黏液，腹中之气仍上冲，窜走不定，矢气则舒，纳可，舌质红，苔白，脉细弦。

处方：蒲公英、生枳壳、金钱草、马齿苋各30g，炒苍术、佛手片、娑罗子各12g，生薏苡仁、炒薏苡仁、延延胡索、火麻仁各15g，防风、砂仁、蔻仁、降香、绿梅花各9g。7剂，水煎两汁，分服。

11月26日六诊：隔日大便1次、质软，仍有气上冲，纳可，舌质红，苔薄，脉细弦。

处方：蒲公英、生枳壳各30g，生薏苡仁、佛手片、娑罗子、地肤子、茜草、紫草、炒白芍各12g，生薏苡仁、炒薏苡仁、火麻仁各15g，砂仁、蔻仁、绿梅花各9g，沉香粉（包）3g。7剂，水煎两汁，分服。

12月17日七诊：大便隔日1次，常感胸中气上冲，纳可，舌质淡紫，苔薄，脉弦缓。

处方：生白术、娑罗子、佛手片、炒白芍、火麻仁、台乌药各12g，生枳壳、蒲公英、生薏苡仁各30g，沉香粉（包）3g，绿梅花、防风、砂仁、蔻仁、陈皮各9g。7剂，水煎两汁，分服。

2005年2月5日八诊：停药两月余，大便又下白色黏液，腹中仍气上冲，纳可，矢气增多，舌质淡紫，苔白，脉细弦。

处方：蒲公英、生薏苡仁、生枳壳各30g，佛手片、娑罗子、地肤子、紫草各12g，炒白芍、台乌药、火麻仁各15g，沉香粉（包）3g，防风、砂仁、绿梅花、蔻仁、陈皮各9g。7剂，水煎两汁，分服。

3月4日九诊：仍脘腹胀满，矢气则舒，大便带白色黏液，舌质淡紫，苔薄白中裂，脉弦细。此仍气机不利，脾胃不和，郁热开始伤及阴分。

处方：南沙参、台乌药各15g，生白芍、姜半夏、佛手片、广木香、白茯苓、制香附、火麻仁各12g，马齿苋、生枳壳、生薏苡仁、炒薏苡仁各30g，沉香粉（包）3g，绿梅花、砂仁、蔻仁各9g。7剂，水煎两汁，分服。

4月4日十诊：阴液已复，近日来腹痛便解而缓，大便日行3次，伴少量黏液，腹中气仍窜走，矢气则舒，舌质淡红，苔薄，脉细缓。

处方：炒白芍15g，生枳壳20g，蒲公英、马齿苋、地锦草、炒薏苡仁、藤梨根各30g，绿梅花、防风各9g，炒苍术、广木香、白茯苓、佛手片、沉香曲各12g。7剂，水煎两汁，分服。

6月13日十一诊：因饮食不洁，又增腹痛便泻，纳食可，舌质红，苔根白厚，脉细弦。因饮食导致腹泻加重，故必先去食滞。

处方：炒苍术、广木香、白茯苓、佛手片各12g，花槟榔、防风各9g，砂仁、蔻仁各6g，生枳壳20g，生薏苡仁、炒薏苡仁各15g，煨葛根、藤梨根、蒲公英、马齿苋、地锦草、荠菜花各30g。7剂，水煎两汁，分服。

7月8日十二诊：腹中胀痛，痛而欲便，1日2次，质烂，无黏液。舌质红，苔薄，脉细弦。

处方：蒲公英、藤梨根各30g，佛手片、广木香、台乌药各12g，生枳壳、生薏苡仁、炒薏苡仁、沉香曲各15g，炮姜、砂仁、蔻仁各6g，桂枝、防风、川厚朴花、绿梅花各9g。7剂，水煎两汁，分服。

8月19日十三诊：仍脘胀，嗳气，便后稍疼痛，纳可，舌质红，苔薄少中裂，脉细弦。

处方：蒲公英、藤梨根、地锦草各30g，川厚朴花、绿梅花、防风、砂仁、蔻仁各9g，生枳壳、生薏苡仁、炒薏苡仁各15g，桂枝6g，佛手片、沉香曲、台乌药各12g，槐花20g。7剂，水煎两汁，分服。

11月11日十四诊：停药两月腹痛又作，大便转稀，纳可，舌质红，苔薄白中裂，脉细弦。

阶段性脉证合参：原本湿热未清，又停药两月，病根未除，脾胃虚弱，故病再发。

治则：健脾清肠，理气和胃。

处方：蒲公英、藤梨根、槐米、地锦草、生枳壳各30g，佛手片、生白术、川厚朴、白薇各12g，绿梅花、防风各9g，炒薏苡仁、生薏苡仁、玄胡索、台乌药、炒白芍各15g。7剂，水煎两汁，分服。

11月18日十五诊：药后胃胀而痛，自行停药，大便仍不畅，有气上冲，肠鸣，舌质红，苔薄中小剥，脉细弦。

处方：蒲公英、藤梨根、槐米、地锦草、生枳壳、仙灵脾各30g，佛手片、小茴香各12g，绿梅花、桂枝、防风各9g，炒白芍、台乌药、沉香曲各15g。7剂，水煎两汁，分服。

2006年3月6日十六诊：大便隔日1次，近腹中仍有气上冲，矢气转少，舌质淡红，苔薄少碎，脉细滑。

处方：南沙参、生白术、佛手片、生枳壳、川石斛、沉香曲各12g，蒲公英、藤梨根、生薏苡仁、地锦草各30g，绿梅花、川厚朴花、砂仁、蔻仁各9g。7剂，水煎两汁，分服。

3月28日十七诊：肠镜复查示：结肠炎症减轻，息肉未见。第2天出现腹痛肠鸣，大便1日1次、烂，胃胀，舌质红，苔中白，脉弦滑。可能为肠镜刺激引起。

处方：蒲公英、生薏苡仁、藤梨根、地锦草、荠菜花各30g，炒苍术、白茯苓、佛手片、生枳壳、炒白芍各12g，川厚朴花、绿梅花、防风各9g，玄胡索15g。7剂，水煎两汁，分服。

4月21日十八诊：大便稀，1日2~3次，腹痛肠鸣，服西药后反加剧，舌质淡紫，苔薄，脉细弦。

处方：炒苍术、白茯苓、姜半夏、生薏苡仁、炒薏苡仁、广木香、生枳壳、台乌药各12g，蒲公英、藤梨根、地锦草、马齿苋各30g，炒白芍15g，防风9g，炮姜6g。7剂，水煎两汁，分服。

2007年1月7日十九诊：半年来症状缓解，上月下旬突然大便溏泄，伴白色黏液，腹中又有气上冲，胃胀，舌质红，苔白中裂，脉细弦。

脉证合参：肠中湿热虽解半年，但由于饮食不节，或寒湿之邪侵袭而诱发，肠胃之气上逆。

处方：南沙参、炒苍术、佛手片、生薏苡仁、炒薏苡仁、白头翁、白薇各12g，川厚朴花、代代花、绿梅花各9g，藤梨根、地锦草、淮山药、马齿苋各 30g，沉香曲 15g。7 剂，水煎两汁，分服。

1 月 19 日二十诊：药后胃胀，气时上冲，胃嘈杂感，矢气则舒，便泻已解，目前 1 日 1 次、质烂、无黏液，舌质红，苔少中裂，脉细弦。

处方：南沙参、炒白术、白茯苓、佛手片、白头翁各 12g，绿梅花 9g，藤梨根、生薏苡仁、地锦草、煨葛根、槐米、鲜石斛各 30g，生枳壳、沉香曲各 15g。7 剂，水煎两汁，分服。

2 月 2 日二十一诊：胃部仍胀，脐中不舒、嘈杂解除，大便 2 天 1 次，舌质淡红，苔薄中裂，脉细弦。

处方：南沙参、炒白术、白茯苓、佛手片、白蔹各 12g，川厚朴花 9g，藤梨根、生薏苡仁、煨葛根、槐米、鲜石斛、地锦草各 30g，生枳壳 20g，沉香曲、炒白芍各 15g。7 剂，水煎两汁，分服。

2 月 16 日二十二诊：便 1 次/天，脐腹稍痛，黏液未作。舌质淡红，苔薄少裂，脉细弦。

处方：南沙参、炒白术、白茯苓、佛手片、白蔹、白头翁各 12g，藤梨根、生薏苡仁、煨葛根、槐米、鲜石斛、地锦草各 30g，沉香曲、炒白芍各 15g，绿梅花、生枳壳各 9g。7 剂，水煎两汁，分服。

3 月 23 日二十三诊：大便正常，腹胀稍痛，舌质淡红中裂，苔糙，脉细弦。病情开始稳定，湿热暂时解除，故增加健脾温肾之品，但仍需用消滞导下之药。

处方：南沙参 20g，炒白术、白茯苓、佛手片、白蔹、白头翁、绿梅花各 12g，藤梨根、生薏苡仁、煨葛根、槐米、地锦草各 30g，生枳壳 9g，炒白芍、仙灵脾各 15g。14 剂，水煎两汁，分服。

5 月 9 日二十四诊：大半年来大便一直正常，因感冒又出现腹胀气上冲，肠鸣，便前腹痛，1 日 2 次、成形，舌质淡红边瘀，苔白，脉细弦。此乃湿热下注影响小肠使气机不利而致。

处方：生枳壳 20g，炒苍术、炒白芍、佛手片、川厚朴花、台乌药各 12g，叶下珠、凤尾草、土茯苓各 30g，砂仁、蔻仁、防风、通草各 9g，沉香曲、车前草各 15g。14 剂，水煎两汁，分服。

6 月 11 日二十五诊：腹痛仍作，大便 1 日 1 次，矢气多，或有气上冲，舌质淡红紫，苔薄白，脉细弦。

处方：炒苍术、佛手片、川厚朴花、台乌药各 12g，砂仁、蔻仁、防风、通草各9g，沉香曲15g，生枳壳、土茯苓、地锦草、仙灵脾、藤梨根、炒薏苡仁各30g。14剂，水煎两汁，分服。

6月25日二十六诊：腹痛已除，大便正常，便后脐周稍不舒，气仍腹中窜走，舌质淡红紫，苔薄中碎，脉细弦。

处方：太子参、炒白术、佛手片、川厚朴花、绿梅花、台乌药各12g，藤梨根、淮山药、炒薏苡仁、仙灵脾各30g，防风9g，生枳壳、生山楂、鸡内金各20g。14剂，水煎两汁，分服。

7月6日二十七诊：服药1剂后出现腹泻而停药，气窜而痛，脐周不舒，舌质淡红紫苔白，脉细弦。考虑饮食不节而致。

处方：南沙参、炒白芍各15g，炒白术、台乌药、小茴香、川厚朴花、菟丝子各12g，炒枳壳、藤梨根、炒薏苡仁、仙灵脾、地锦草各30g，防风、陈皮、通草各9g。7剂，水煎两汁，分服。嘱大便不泄后可服上周药。

7月20日二十八诊：大便正常、无黏液，腹痛解，仍气窜，舌质淡红紫泛，苔薄白，脉细缓。

处方：西党参、炒白术、佛手片、川厚朴花、绿梅花、台乌药各12g，防风9g，淮山药、藤梨根、炒薏苡仁、仙灵脾各30g，生枳壳、生山楂、鸡内金各20g。7剂，水煎两汁，分服。随访两年，情况正常。

【按】本案需辨清是泄泻还是痢疾。痢疾以腹痛、里急后重、下痢赤白黏液为主症；泄泻以便次增多、大便稀溏、甚至水样为主症，可见腹痛，常伴肠鸣，腹痛欲便，便后痛减。但日久后痢疾与泄泻可以互变。此患者病史较长，原为湿浊之体，瘀而化热，炼成砂石，因行胆囊切除术，致肝胆失疏，横犯脾胃，清气不升，而生飧泄。肠镜已证实为阑尾炎症，结肠炎，瘪室，息肉，故先和胃理气、抑肝扶脾、消食导滞并进，缓解后自行停止治疗。由于饮食不节，遇寒湿之邪侵袭而诱发。正如《景岳全书·泄泻》所说："泄泻之本，无不由于脾胃。"所以饮食不节、脾虚湿盛是导致本病的重要因素。该患者年过花甲，肝阴不足，故治疗时要顾及肝肾。临床对泄泻的治法颇多，如发作时以驱邪为主，缓解后以扶正为主，但需要注意的是，扶正不能骤补，以防固闭邪气；久泻不止不可分利太过，以防伤阴，在临床上应注意灵活变化。

二十二、杂病

杂病在内科疾病中很难归类，是临床较难遇到，或其他科治疗效果不明显转来内科求治一类疾病。

案例

98. 小腿横纹肌纤维组织增生伴皮肤黑斑

金某，女，8 岁，学生。门诊号：02873055。初诊日期：2008 年 9 月 19 日。

患儿 1 年前小腿下 1/3 处内侧疼痛，表皮稍有色素沉着，同时额部和全身上下肢黑色斑片样增多。当时以为是胎记，未予注意，后下肢疼痛明显并现一小肿块，才去医院进行检查。经穿刺，病理报告：右小横纹肌纤维组织。诊断为小腿纤维瘤，黑色素病。因病儿常感下肢疼痛，且黑色斑增多，故寻求中药治疗。检查：小儿面色萎黄，面额部、右侧眼外太阳穴处、左侧面颊部、背部、腹部、上肢、下肢均有散在黑色斑片状色素斑，右下肢下 1/3 处可触及约 3cm×4cm 一肿物，边界尚清晰，表皮灰黑色，无明显压痛，质中、有弹性，自觉刺痛，行走和跑步时明显。纳可，便调，舌质红，苔白稍厚，脉细弦。

脉证合参：脾肾失和，运化失职，肾失温煦，水液聚集，而成无形之痰。其循经下泄，积于肌肤，水亏不能扶木，肝火偏旺，影响心火，外越肌腠，脾虚不达肌肉，气血凝滞而发病。

治则：健脾燥湿，活血通络，软坚涤痰。

处方：猫人参、生薏苡仁、藤梨根各 20g，猫爪草、鸡血藤各 15g，炒苍术、土茯苓、姜半夏、山慈菇、橘核、橘络各 12g，草果仁、皂角刺各 6g，生枳壳、川牛膝各 9g。7 剂，水煎两汁，分服。

9 月 27 日二诊：药后无明显反应，面色萎黄，湿浊未化，内蕴明显，右下肢内侧纤维瘤处时刺痛，跑步时明显，纳、便正常，舌质淡紫红，苔白稍厚，脉细弦。继原法治疗。

处方：炒苍术、白茯苓、姜半夏、制胆星、生薏苡仁、炒薏苡仁、炒莱菔子、佛手片、山慈菇、橘核、橘络、生枳壳各12g，猫爪草15g，藤梨根、炒黄芩、红藤各20g，皂角刺6g，草果仁、绿梅花各9g。7剂，水煎两汁，分服。

10月2日三诊：湿浊未化，右下肢纤维瘤处疼痛减轻，面色仍萎黄，纳、便正常，舌质红淡紫，苔厚，脉细滑。

处方：炒苍术、白茯苓、姜半夏、生枳壳、制胆星、炒莱菔子、橘核、橘络各12g，猫爪草、藤梨根、炒黄芩、红藤各20g，生薏苡仁30g，皂角刺6g，绿梅花、草果仁、白蔻各9g。7剂，水煎两汁，分服。

10月10日四诊：纤维瘤转软，体积缩小，约2cm×3cm，手心发热，面色稍转润，面部黑斑转淡，未现新斑，纳、便正常，舌质红淡紫，苔薄白，脉细滑。

处方：炒苍术、炒白术、绿梅花、炙炮甲、白蔻各9g，皂角刺6g，白茯苓、姜半夏、生枳壳、制胆星、山慈菇、橘核、橘络各12g，生薏苡仁30g，猫爪草、藤梨根、炒黄芩、红藤各20g。7剂，水煎两汁，分服。

10月17日五诊：右下肢肿块明显软化，体积明显缩小，约1cm×1.5cm，但有压痛，伴刺痛感，脸上黑色斑只留左上额1块，色转淡，全身、肢体未再新发，原来的黑斑明显转淡，纳、便正常，舌质红淡紫渐渐转淡，苔白，脉细滑。

处方：炒苍术、炒白术、草果仁、炙炮甲、白蔻各9g，白茯苓、姜半夏、生枳壳、制胆星、橘核、橘络各12g，猫人参20g，炒黄芩15g，皂角刺6g，生薏苡仁、红藤、藤梨根各30g。7剂，水煎两汁，分服。

10月24日六诊：右下肢肿块已缩小至0.2cm×0.5cm，仍压痛和刺痛，全身黑斑明显转淡或消失，纳、便正常，舌质淡红紫色消失，苔白，脉细滑。

处方：炒苍术、炒白术、白茯苓、姜半夏、生枳壳、王不留行子、橘核、橘络、白蔻各12g，草果仁、炙炮甲各9g，炒黄芩、制胆星各15g，皂角刺6g，猫人参20g，红藤、生薏苡仁、藤梨根、鸡血藤30g。14剂，水煎两汁，分服。

11月7日七诊：右下肢肿块基本消失，边缘仍有一小结节，质软，有压痛，跑步时仍有刺痛感，全身黑斑基本未现，原黑斑转淡或消失，仅留出生时的几片，纳、便正常，舌质红，苔白，脉细滑。

处方：生白术、白茯苓、姜半夏、生枳壳、王不留行子、橘核、橘络、白蔹各12g，制胆星、炙炮甲各9g，生薏苡仁、红藤、藤梨根各30g，猫人参20g，制乳香、制没药各6g。14剂，水煎两汁，分服。

11月21日八诊：下肢肿块基本软化，偶可触及米粒大小的结节、质软、有压痛，每天出现1～2次疼痛，持续1分钟左右，皮肤未现新的黑斑，纳、便正常，近日外感咳嗽，舌质红，苔薄白，脉细滑。

处方：炒苍术、炒白术、白茯苓、姜半夏、王不留行子、白蔹、橘核各12g，神曲15g，制胆星、炙炮甲、路路通、川芎、寒水石各9g，生薏苡仁、红藤、藤梨根各30g，猫人参20g，淡附子4g。7剂，水煎两汁，分服。

12月5日九诊：症状开始稳定，下肢肿块跑步或活动剧烈时刺痛，但程度减轻，其他无殊，舌质淡红，苔薄白，脉细滑。

处方：炒苍术、炒白术、白茯苓、姜半夏、白蔹、王不留行子、寒水石各12g，制胆星、炙炮甲、生枳壳各9g，生薏苡仁、红藤、藤梨根各30g，猫人参20g，淡附子6g。14剂，水煎两汁，分服。

12月19日十诊：无明显殊症，病情稳定，纳、便正常，舌质红，苔白，脉细缓。

处方：炒苍术、白茯苓、姜半夏、王不留行子、白蔹各12g，生薏苡仁、红藤、猫人参、藤梨根各30g，白芥子6g，淡附子、生枳壳各9g，寒水石15g。14剂，水煎两汁，分服。

【按】本病病理报告示右小横纹肌纹纤维组织。诊断为小腿纤维瘤，黑色素病。根据表现，当属中医"积证""瘰疬""流痰""石疽"等范畴。流痰是外科病中比较顽固的疾病，大多附骨而生。如石疽，形状坚硬如石。该患儿出现的症状属于此类。就其病因病机而言，乃寒邪瘀阻，加之先天不足，三阴亏损，气不升血不行，寒凝经络而成。小儿8岁肾气未充，脾运失职，湿聚寒化，气虚血凝，而使无形之痰散于肌腠之间。黑色属肾，表明肾气不足，与脾不能共同濡养肌腠。所以治疗上以健脾化湿、活血通络、散寒化瘀为主，加上对纤维和腺体有软化作用的药物猫人参、猫爪草，经过3个月的治疗，达到临床痊愈。

99. 神经性皮炎合并湿疹

楼某，男，17岁，学生。门诊号：0532416。初诊日期：2009年11月

04 日。

患者四肢皮炎伴湿疹，瘙痒明显，历 3 年有余，症见黑色结痂上有很多小红水泡，搔之出水，向外延伸，外感时会自行消失，热退即发皮疹，纳可，便调，夜寐因痒不安，用绳子缚手。平时鼻塞，无涕，喷嚏，舌质红，苔白厚，脉细滑。

脉证合参：风湿之邪犯肺，影响通调水道，外越肌表，郁而化热，腐败肌腠。

治则：清热燥湿，祛风凉血。

处方：藿香、佩兰、炒苍术、荆芥、浮萍、飞滑石（包）、苦参、地肤子、佛手片、白鲜皮、川萆薢各 12g，水牛角、粉丹皮、生黄芪、茜草、紫草各 15g，土茯苓、生枳壳、生薏苡仁各 30g。7 剂，水煎两汁，分服。

11 月 11 日二诊：皮肤瘙痒减少，破后出黄水，纳可，便次增多，夜寐已安，舌质红，苔厚腻，脉弦滑。原法加减。

处方：藿香、佩兰、炒苍术、浮萍、苦参、白鲜皮、川萆薢、飞滑石（包）、草果仁各 12g，土茯苓、生枳壳各 30g，水牛角、粉丹皮、防己、茜草、紫草各 15g，生黄芪 20g，蛇床子 9g。7 剂，水煎两汁，分服。

外洗方：土荆皮、苦参、白鲜皮、川芎、蛇床子、飞滑石各 30g，白蔹 15g。7 剂，水煎外洗。

11 月 25 日三诊：四肢皮肤出水减少、结痂，瘙痒明显好转，纳可，便调，舌质红，苔根白，脉细滑。

处方：藿香、佩兰、炒苍术、炒白术、茜草、苦参、草果仁、飞滑石（包）、白鲜皮、川萆薢、王不留行子各 12g，生黄芪、土茯苓、生枳壳、生侧柏叶各 30g，水牛角、粉丹皮、防己、紫草各 15g，桑枝 9g。7 剂，水煎两汁，分服。外洗方同前，继续外洗。

12 月 2 日四诊：瘙痒减轻，出水减少，易结痂，手背明显好转，纳可，便调，晨起口臭，舌质红，苔白厚，脉弦滑。

处方：生黄芪、土茯苓、生枳壳、生侧柏叶各 30g，炒苍术、炒白术、藿香、佩兰、茜草、苦参、草果仁、飞滑石（包）、白鲜皮、川萆薢、王不留行子、桃仁各 12g，水牛角、粉丹皮、防己、紫草各 15g，桑枝 9g。7 剂，水煎两汁，分服。

12 月 9 日五诊：皮炎处结痂，出黄水明显减少，口臭时存，鼻塞，便调，舌质红，苔根厚，脉弦滑。

处方：生黄芪、土茯苓、大青叶、生侧柏叶各30g，水牛角、粉丹皮、防己、紫草、茜草、生枳壳各15g，炒苍术、炒白术、苦参、白鲜皮、川萆薢、王不留行子、白蔹、飞滑石（包）、香白芷各12g。7剂，水煎两汁，分服。另复方大青叶颗粒冲剂2袋（外感时服）。

外洗方：土荆皮、苦参、白鲜皮、川芎、蛇床子、飞滑石各30g，白蔹15g。7剂，水煎，外洗。

12月16日六诊：皮肤瘙痒明显减轻、部分结痂、脱屑、部分红肿，口臭改善，鼻塞，咳嗽，舌质红，苔中根厚，脉细滑。

处方：大青叶、生黄芪、土茯苓、生侧柏叶各30g，水牛角、粉丹皮、防己、紫草、茜草、苦参、生枳壳各15g，炒苍术、炒白术、白鲜皮、川萆薢、王不留行子、白蔹、飞滑石（包）、香白芷、川芎各12g。7剂，水煎两汁，分服。

12月23日七诊：鼻塞已除，仍咳嗽，口臭改善，上肢皮肤瘙痒好转，结痂明显脱落，下肢右外侧痂仍较厚，舌质红，苔白，脉细滑。

处方：水牛角、粉丹皮、防己、紫草、茜草、生枳壳各15g，红花9g，苦参、炒苍术、炒白术、苦参、白鲜皮、川萆薢、王不留行子、白蔹、香白芷、飞滑石（包）各12g，土茯苓、生黄芪、生侧柏叶各30g，川芎20g。7剂，水煎两汁，分服。

12月30日八诊：皮肤结痂，出水解除，肿胀全消，口臭改善，鼻塞减少，涕多色白，夜寐欠安，舌质红，苔白稍厚，脉细滑。

处方：生黄芪、土茯苓、水牛角、紫草、生侧柏叶、夜交藤各30g，防己、粉丹皮、生枳壳、茜草各15g，鹅不食草4g，炒苍术、炒白术、香白芷、白鲜皮、川萆薢、王不留行子、飞滑石（包）、辛夷各12g。7剂，水煎两汁，分服。

2010年1月6日九诊：皮炎、湿疹基本收敛，色素沉着，鼻塞涕少，舌质红，苔白稍厚，脉细缓。

处方：生黄芪、紫草、粉丹皮、水牛角各15g，土茯苓30g，炒苍术、炒白术、防己、茜草、辛夷、香白芷、白鲜皮、川萆薢、佛手片、代代花、玫瑰花、王不留行子、苦参、白蔹12g。7剂，水煎两汁，分服。

1月13日十诊：左手臂皮肤小疹稍增多、瘙痒能忍，纳、便正常，舌质红，苔白，脉细滑。

处方：生黄芪、水牛角、粉丹皮、紫草、茜草、白蔹各15g，土茯苓、徐长卿各30g，炒苍术、炒白术、防己、香白芷、王不留行子、白鲜皮、辛夷、佛手片、绿梅花、白蔹、苦参各12g。7剂，水煎两汁，分服。

加外洗药：土荆皮、苦参、白鲜皮、川芎、蛇床子、飞滑石各30g。7剂，水煎，外洗。

1月20日十一诊：近日来皮炎稍有发作、搔之出水，瘙痒能忍，纳、便正常，舌质红，苔白厚，脉弦滑。

处方：土茯苓、徐长卿各30g，生黄芪、水牛角、粉丹皮、紫草、茜草各15g，炒苍术、炒白术、防己、王不留行子、白鲜皮、苦参、川萆薢、草果仁、辛夷、飞滑石（包）各12g，蛇床子9g，鹅不食草4g。14剂，水煎两汁，分服。

2月3日十二诊：手臂皮肤未见新的炎症发生，右脚外侧仍皮炎较盛、未见出水，炎症处色素明显，皮肤增厚，纳可，便调，舌质红，苔白稍厚，脉细缓。

处方：生黄芪20g，防己、炒苍术、炒白术、王不留行子、白鲜皮、辛夷、香白芷、川萆薢、苦参、白蔹、草果仁各12g，土茯苓30g，水牛角、粉丹皮、紫草、茜草、川芎各15g，蛇床子9g。7剂，水煎两汁，分服。

外洗药：土荆皮、苦参、白鲜皮、川芎、蛇床子、飞滑石各30g。7剂，水煎，外洗。

2月10日十三诊：皮炎开始稳定，瘙痒明显改善，纳、便正常，舌质红，苔白厚，脉细滑。

处方：生黄芪、土茯苓、生薏苡仁各30g，防己、水牛角、粉丹皮、紫草、茜草各15g，炒苍术、炒白术、王不留行子、苦参、香白芷、草果仁、川萆薢、白鲜皮、白蔹各12g，蛇床子9g。14剂，水煎两汁，分服。

2月27日十四诊：手臂皮炎基本吸收，皮肤变平，色素沉着，下肢开始结痂，上面小水泡色红，此处是本病发生的第一块，纳、便正常。舌质红，苔白，脉细滑。

处方：生黄芪、土茯苓、生薏苡仁各30g，生枳壳20g，防己、水牛角、粉丹皮、紫草、茜草各15g，蛇床子9g，炒苍术、炒白术、王不留行子、苦参、川萆薢、草果仁、姜半夏、白鲜皮、飞滑石（包）各12g。14剂，水煎两汁，分服。

3月13日十五诊：手指色素消退，手臂皮炎未发作，色素仍明显，纳可，便调，舌质偏红，苔白稍厚，脉弦滑。

处方：生黄芪、土茯苓、生薏苡仁各30g，防己、水牛角、紫草、茜草、粉丹皮各15g，苦参、桑白皮、地骨皮、飞滑石（包）、白鲜皮、川萆薢各12g，女贞子20g，川黄连6g，肉桂3g，蛇床子、淡竹叶各9g。14剂，水煎两汁，分服。

3月27日十六诊：皮炎未发，近来面部痤疮较多，纳、便正常，舌质偏红，苔白，脉弦滑。

处方：生黄芪、土茯苓、生薏苡仁、徐长卿各30g，人参叶、防己、水牛角、茜草、紫草各15g，粉丹皮、苦参、川芎、地骨皮、白鲜皮、川萆薢、炒当归各12g，苏叶、焦山栀、蛇床子各9g。14剂，水煎两汁，分服。

4月10日十七诊：病情开始稳定，上额痤疮明显，纳、便正常，舌质红，苔白，脉细缓。

处方：生黄芪、土茯苓、生薏苡仁、淮山药、徐长卿各30g，防己、水牛角、粉丹皮、紫草、红景天各15g，茜草、佛手片、苦参、川芎、白鲜皮、川萆薢、绿梅花、炒当归各12g，防风、蛇床子各9g。14剂，水煎两汁，分服。

4月24日十八诊：手臂上皮疹未起，面痤疮仍多，纳可，便调，舌质尖红，苔白，脉细滑。

处方：生黄芪、土茯苓各30g，水牛角、粉丹皮、紫草、防己、川芎、红景天各15g，炒苍术、炒白术、桑白皮、茜草、苦参、炒当归、佛手片、地肤子、川萆薢各12g。14剂，水煎两汁，分服（此阶段高考学习比较紧张）。

5月8日十九诊：皮炎未发，色素转淡，脚上色素仍明显，特别右脚上最早的一块范围缩小，结痂，纳可，便调，舌质尖红，苔白，脉细缓。

处方：生黄芪、土茯苓各30g，水牛角、防己、粉丹皮、川芎、红景天、紫草各15g，炒苍术、炒白术、桑白皮、茜草、苦参、炒当归、川萆薢、草果仁各12g，淡竹叶9g。14剂，水煎两汁，分服。

5月22日二十诊：皮炎开始稳定，脚上色素仍明显，面痤疮多，纳可，便调，寐安，近日喷嚏，舌质红，苔白，脉细缓。

处方：生黄芪、土茯苓、淮山药各30g，防己、水牛角、粉丹皮、紫草仁、川芎各15g，炒苍术、炒白术、茜草、苦参、川萆薢、草果仁、辛夷、香白芷、佛手片各12g，绿梅花9g。14剂，水煎两汁，分服。

6月5日二十一诊：皮炎比较稳定，面部仍发痤疮，喷嚏涕少，纳、便正常，舌质红，苔白，脉细滑。

处方：生黄芪、土茯苓各30g，淮山药、仙灵脾各20g，水牛角、防己、粉丹皮、紫草、川芎、红景天各15g，炒苍术、炒白术、茜草、苦参、香白芷、白蔹、绿梅花、玫瑰花各12g。14剂，水煎两汁，分服。

6月19日二十二诊：皮炎基本缓解，痤疮未作，右脚上皮炎痂脱落，色素明显，纳、便正常，舌质红，苔白，脉细缓。

处方：生黄芪、土茯苓各30g，淮山药、决明子、仙灵脾各20g，水牛角、防己、粉丹皮、紫草、川芎、红景天、嫩荷叶各15g，炒苍术、炒白术、茜草、苦参、香白芷、白蔹、绿梅花、玫瑰花各12g。14剂，水煎两汁，分服。

7月2日二十三诊：近日少量皮疹出现，鼻涕增，喷嚏又作，舌质红，苔厚白，脉细缓。

处方：防己、水牛角、粉丹皮、茜草各15g，生黄芪、土茯苓、生薏苡仁各30g，鹅不食草4g，炒苍术、炒白术、桑白皮、紫草、苦参、辛夷、香白芷、白鲜皮、草果仁、藿香、佩兰、地肤子各12g。14剂，水煎两汁，分服。

7月24日二十四诊：左脚内侧成串红块、中心小红点、时痒，色素转紫，舌质红，苔白，脉细缓（从外表看可能虫咬引起）。

处方：生黄芪、土茯苓、生薏苡仁各30g，防己、水牛角、粉丹皮各15g，鹅不食草4g，炒苍术、炒白术、茜草、苦参、桑白皮、紫草、辛夷、香白芷、白鲜皮、草果仁、浮萍、地肤子各12g。14剂，水煎两汁，分服。

8月7日二十五诊：皮炎基本控制，鼻涕仍存，面部痤疮又起，纳、便正常，舌质红，苔白，脉细缓。

处方：生黄芪、生薏苡仁、土茯苓、桑椹子各30g，防己、水牛角、粉丹皮、紫草、川芎各15g，炒苍术、炒白术、桑白皮、茜草、辛夷、香白芷、白鲜皮、炒当归、苦参各12g，鹅不食草4g。14剂，水煎两汁，分服。

另加外洗方：土荆皮、苦参、白鲜皮、川芎、蛇床子、飞滑石、玫瑰花各30g，白蔹15g。7剂，水煎两汁，分服。

8月21日二十六诊：皮炎比较稳定，鼻塞解除，痤疮不多，纳可，便调，舌质红，苔白，脉细缓。

处方：生黄芪、生薏苡仁、土茯苓各30g，炒苍术、炒白术、桑白皮、白鲜皮、玫瑰花、苦参、草果仁、炒当归、紫草各12g，茜草、防己、粉丹皮、水牛角、茜草、川芎、红景天各15g，蛇床子6g，软柴胡、绿梅花各9g。14剂，水煎两汁，分服。

9月4日二十七诊：皮炎基本稳定，容易疲劳，痤疮减少，纳可，便调，舌质红，苔薄白，脉细缓。

处方：生黄芪、土茯苓、生薏苡仁各30g，防己、粉丹皮、水牛角、茜草、川芎、红景天各15g，软柴胡、绿梅花各9g，炒苍术、桑白皮、紫草、茜草、苦参、草果仁、白鲜皮、炒当归、玫瑰红、代代花、佛手片、白蔹各12g，蛇床子6g。14剂，水煎两汁，分服。

9月24日二十八诊：皮炎比较稳定，痤疮量少，面油发红，纳可，便调，舌质红，苔厚，脉细缓。

处方：防己、粉丹皮、水牛角、茜草各15g，生黄芪、土茯苓、决明子各30g，紫草、苦参、草果仁、炒当归、绿梅花、佛手片、香白芷各12g，蛇床子、贯众各9g。14剂，水煎两汁，分服。

10月30日二十九诊：近日来下肢皮肤又出现小疹、色暗、上有小水泡，鼻塞涕多，纳可，便调，舌质红，苔白，脉细滑。此乃风邪侵袭而致。

处方：水牛角、生黄芪、粉丹皮、紫草、茜草、车前草各15g，土茯苓30g，桑白皮、浮萍、苦参、川草薢、白鲜皮、香白芷各12g，鱼脑石、飞滑石（包）各12g，辛夷、川芎、防风各9g，鹅不食草4g。14剂，水煎两汁，分服。

外洗处方：土荆皮、苦参、白鲜皮、川芎、蛇床子、飞滑石、玫瑰花各30g，白蔹15g。14剂。

11月6日三十诊：外感后虽未发热，但风邪已入卫表，故皮炎又发，面部痤疮明显、不痒，纳可，便调，舌质红，苔薄白，脉细缓。

处方：荆芥、蝉衣、软柴胡各9g，生黄芪、蒲公英、紫花地丁、土茯苓、徐长卿、生薏苡仁各30g，粉丹皮15g，地肤子、白鲜皮、川草薢、浮萍、茜草、飞滑石（包）、白蔹各12g，蛇床子、肉豆蔻各6g。14剂，水煎两汁，分服。

11月13日三十一诊：药后皮炎未增，上面仍有小疹、不痒，纳可，鼻塞无涕，舌质红，苔薄少，脉细缓。

处方：生黄芪、生薏苡仁、土茯苓、徐长卿、紫花地丁、蒲公英各30g，荆芥、川芎各9g，粉丹皮、茜草各15g，蔻仁6g，地肤子、白鲜皮、川草薢、浮萍、飞滑石（包）、白蔹各12g。14剂，水煎两汁，分服。

11月27日三十二诊：湿疹皮炎较前扩大、上面小红水泡，纳可，便调，鼻塞音粗，舌质红，苔白，脉细缓。

处方：水牛角、粉丹皮各15g，生黄芪、金银花、土茯苓、蒲公英、紫花地丁、败酱草各30g，荆芥9g，紫草、浮萍、地肤子、苦参、白鲜皮、川草薜、飞滑石（包）、香白芷各12g。14剂，水煎两汁，分服。

12月11日三十三诊：皮炎加大，红斑加厚，鼻塞涕存，舌质偏红，苔白，脉细滑。

处方：炒苍术、香白芷、白鲜皮、飞滑石（包）、地肤子、苦参、茜草、浮萍、紫草、白蔹、车前草各12g，土茯苓、蒲公英、紫花地丁各30g，水牛角、粉丹皮各15g，鹅不食草4g，细辛3g，蕲蛇9g。14剂，水煎两汁，分服。

12月18日三十四诊：皮炎仍小发、开始结痂，鼻塞涕少，面部痤疮，纳可，便调，舌质红，苔白厚，脉细滑。

处方：水牛角、粉丹皮各15g，鹅不食草4g，土茯苓、蒲公英、紫花地丁、败酱草各30g，炒苍术、香白芷、白鲜皮、佛手片、川草薜、地骨皮、浮萍、苦参、生地黄各12g，蕲蛇、蛇床子、绿梅花各9g。14剂，水煎两汁，分服。

12月25日三十五诊：皮炎仍小发作，口痛且干，纳可，便调，舌质红，苔厚黄，脉细滑。

处方：炒苍术、粉丹皮、水牛角、川芎、人中白各15g，炒黄芩20g，姜半夏、炒莱菔子、桑白皮、草果仁、苦参、白鲜皮各12g，蕲蛇9g，紫花地丁、蒲公英、败酱草、土茯苓、生薏苡仁、徐长卿各30g。14剂，水煎两汁，分服。

2011年1月8日三十六诊：皮肤开始结痂，周围稍有消退，皮肤干燥，稍咳嗽，鼻涕少量，舌质偏红，苔薄白，脉细滑。

处方：蕲蛇9g，紫花地丁、蒲公英、生薏苡仁、徐长卿、土茯苓各30g，炒黄芩20g，水牛角、川芎、紫草、茜草各15g，生白术、炒苍术、桑白皮、辛夷、苦参、姜半夏、白鲜皮、川草薜各12g。14剂，水煎两汁，分服。

1月22日三十七诊：皮炎未新发，但又复感，咳嗽痰少，鼻涕黄白相间，纳可，便调，舌质红，苔白，脉细缓。

处方：大青叶、蒲公英、紫花地丁、生薏苡仁、野荞麦根、徐长卿各30g，炒黄芩、浙贝母各20g，木蝴蝶、皂角刺、蕲蛇各9g，鹅不食草4g，粉丹皮、紫草、枇杷叶各15g，浮海石、白鲜皮、香白芷、白桔梗、桑白皮、川草薜各12g。14剂，水煎两汁，分服。

1月29日三十八诊：皮炎趋于稳定，稍有鼻涕、白色，纳、便正常，舌质红，苔白，脉细缓。

处方：生白术、香白芷、粉丹皮、浮萍、川草薢、白鲜皮、白蔹、佛手片各12g，木蝴蝶、防风各9g，鹅不食草4g，蕲蛇6g，紫草15g，紫花地丁、蒲公英、野荞麦根、土茯苓、徐长卿、生薏苡仁各30g。14剂，水煎两汁，分服。

2月11日三十九诊：皮炎未发，色素沉着，痤疮减少，鼻涕减少，纳、便正常，舌质红，苔白，脉细滑。

处方：生黄芪、生白术、香白芷、粉丹皮、浮萍、川草薢、白鲜皮、白蔹、佛手片各12g，蒲公英、紫花地丁、野荞麦根、土茯苓、生薏苡仁、徐长卿各30g，鹅不食草4g，蕲蛇6g，紫草15g，防风、秦艽各9g。14剂，水煎两汁，分服。

3月3日四十诊：外感解除后，皮炎稍作，乃原发处稍红，边色素沉着，舌质红，苔白，脉弦滑。

处方：炒苍术、姜半夏、桑白皮、浮萍、白鲜皮、川草薢各12g，水牛角、粉丹皮、紫草、茜草各15g，蕲蛇6g，紫花地丁、蒲公英、生薏苡仁、土茯苓、徐长卿各30g。14剂，水煎两汁，分服。

3月19日四十一诊：皮炎部稍增大、搔之出水，纳、便正常，舌质偏红，苔白，脉细滑。

处方：紫花地丁、蒲公英、败酱草、土茯苓、生薏苡仁各30g，生黄芪、水牛角、粉丹皮、川芎、紫草各15g，荆芥9g，浮萍、白鲜皮、川草薢、地肤子、飞滑石（包）、苦参各12g，蕲蛇6g。14剂，水煎两汁，分服。

4月4日四十二诊：皮炎仍小发作，表皮色红、瘙痒，舌质红，苔白，脉弦滑。

处方：蒲公英、紫花地丁、土茯苓、徐长卿各30g，水牛角、生黄芪、紫草、茜草、粉丹皮各15g，防己、川芎9g，桑白皮、浮萍、地肤子、川草薢、白鲜皮、苦参各12g，蕲蛇6g。14剂，水煎两汁，分服。

4月16日四十三诊：皮炎又解除，稍瘙痒，色素较前易退，舌质红，苔白，脉细缓。

处方：生黄芪、紫花地丁、蒲公英、水牛角、紫草、粉丹皮各15g，防风、玫瑰花各9g，生白术、桑白皮、浮萍、地肤子、川草薢、白鲜皮、苦参、川芎各12g，蕲蛇6g，徐长卿30g。14剂，水煎两汁，分服。

4月30日四十四诊：皮炎未发，瘙痒也解除，舌质红，苔白，脉细滑。

处方：生黄芪、徐长卿各30g，防风9g，蒲公英、紫花地丁、水牛角、紫草、粉丹皮各15g，生白术、桑白皮、浮萍、地肤子、川萆薢、白鲜皮、苦参、川芎、玫瑰花各12g，蕲蛇6g。14剂，水煎两汁，分服。

5月14日四十五诊：皮疹新未发，色素稍消退，纳、便正常，舌质红，苔白，脉细缓。

处方：生黄芪、紫花地丁、蒲公英、土茯苓、徐长卿各30g，水牛角、粉丹皮、紫草各15g，防己、浮萍、茜草、白鲜皮、苦参、川萆薢各12g，蕲蛇6g，桑椹子20g。14剂，水煎两汁，分服。

5月28日四十六诊：皮炎未发作，纳可，便调，舌质红，苔白，脉细缓。

处方：生黄芪、蒲公英、紫花地丁、土茯苓、徐长卿各30g，水牛角、粉丹皮、紫草、川芎各15g，防己、浮萍、茜草、苦参、白鲜皮、川萆薢各12g，蕲蛇、蛇床子各9g。14剂，水煎两汁，分服。

6月6日四十七诊：病情开始稳定，皮疹未发，纳可，便调，舌质红，苔白，脉细缓。

处方：生黄芪、紫花地丁、蒲公英、土茯苓、徐长卿各30g，水牛角、粉丹皮、紫草、川芎各15g，防己、浮萍、茜草、苦参、白鲜皮、川萆薢各12g，蕲蛇6g，蛇床子9g。14剂，水煎两汁，分服。

6月22日四十八诊：病情稳定，皮疹少量，纳、便正常，舌质红，苔白，脉细缓。

处方：水牛角、粉丹皮、紫草、红景天各15g，生黄芪、蒲公英、紫花地丁、土茯苓、徐长卿各30g，防己、浮萍、茜草、苦参、白鲜皮、川萆薢、川芎各12g，蕲蛇6g，蛇床子9g。14剂，水煎两汁，分服。

7月9日四十九诊：皮炎未发，瘙痒减少，纳、便正常，舌质红，苔薄白，脉细缓。

处方：水牛角、粉丹皮、红景天各15g，浮萍、紫草、苦参、白鲜皮、香白芷、鱼脑石、辛夷各12g，蕲蛇6g，紫花地丁、蒲公英、生黄芪、生薏苡仁、土茯苓、徐长卿各30g。14剂，水煎两汁，分服。

7月23日五十诊：皮炎未发，纳、便正常，舌质红，苔白，脉细缓。

处方：生黄芪、土茯苓、生薏苡仁、徐长卿、桑椹子、仙灵脾各30g，水牛角、粉丹皮、红景天各15g，浮萍、紫草、苦参、白鲜皮、香白芷、鱼脑石各12g，蕲蛇6g。14剂，水煎两汁，分服。

8月20日五十一诊：皮疹基本缓解，鼻腔内痒，纳、便正常，舌质红，苔白，脉细缓。

处方：水牛角、粉丹皮、红景天各 15g，浮萍、紫草、苦参、白鲜皮、香白芷、鱼脑石各 12g，蕲蛇 6g，生黄芪、土茯苓、生薏苡仁、徐长卿、桑椹子、仙灵脾各 30g。14 剂，水煎两汁，分服。

8 月 30 日五十二诊：病情已缓解改用膏方服用。

湿郁化热蕴于肌肤，常缠不解长达两年，遇风邪而加剧。皮肤成斑片色黑结痂，上有红色小疱疹，出水奇痒，以四肢为主，平时鼻塞无涕，喷嚏频多，纳、便正常，夜寐因痒而不安。舌质红，苔白厚，脉弦滑。经两年多治疗后在 2011 年 4 月小发作 1 次，症状如前，面积不大，再行调整治疗后又得缓解，至今未发。舌质红，苔白，脉细缓。因住校服药不便改用素膏巩固，给予益气固卫、清热散风、凉血化湿、平补肝肾之法。

处方：生黄芪 300g，防己 100g，水牛角 150g，败酱草 300g，紫黄地丁各 300g，粉丹皮 150g，紫草 150g，浮萍 150g，生薏苡仁 300g，茜草 120g，红景天 150g，白鲜皮 120g，地肤子 120g，川萆薢 120g，蕲蛇 60g，苦参 120g，淡竹叶 90g，白蔹 120g，香白芷 120g，飞滑石（包）120g，炒当归 120g，川芎 150g，徐长卿 300g，鱼脑石 120g，辛夷 120g，桑椹子 300g，炒杜仲 120g，川续断 120g，土茯苓 300g，仙灵脾 200g，蛇床子 100g，佛手片 120g，绿梅花 100g，玫瑰花 100g，女贞子 100g，潼蒺藜 100g，白蒺藜 100g，陈皮 90g。

1 料，水煎浓缩，加入枣泥 500g，莲子泥 500g，百令孢子粉 50g，冰糖 500g，黄酒半斤，收膏备用。早、晚各 1 匙，开水冲服。外感或腹泻时停服，来医师处另开方药，待调整后再服。

经随访，病情一直稳定，后考入大学，日常生活正常，皮肤色素转淡。

【按】本案属中医"皮痹"范畴，常因先天禀赋不足、后天风寒湿瘀于肌腠而致。其根本是脾肾阳气虚亏，营卫失固，腠理不密，皮肌失于温煦，风、寒、湿邪乘虚阻于皮肤之间，气血无法濡养肌肤，故致皮痹。此病可发展为其他脏腑的痹病，特别肺脏，其可因外感、过敏、虫咬等原因加重。西医认为，此与自身免疫功能低下有关。此类患者多气血不足，腠理空虚，卫气失调，血病毒试验如风疹病毒、轮状病毒均阳性，发作时宜清热祛风，凉血散血；稳定后改益气固表、健脾化湿、凉血补肾之法巩固疗效。同时，可用外洗加速皮肤修复。该患者经两年的治疗和调理达到临床痊愈。

100. 子宫肌瘤伴顽固性霉菌性阴道炎

刘某，女，40 岁，干部。门诊号：0259431。初诊日期：2008 年 10 月

15 日。

患子宫肌瘤 5 年，反复出现霉菌性阴道炎，已历 3 年，服西药和外洗均无法解除。月经提前 1~3 天、量少、兼小血块，白带量多、色黄白如糊粉状、腥臭阴痒，近 1 年来常目赤多眵，脱发明显，夜寐欠安，多梦心烦，颈背板滞，耳鸣如蝉音，纳可，大便稀烂，舌质红，苔白，脉弦滑。

脉证合参：此乃脾、肾二脏阳气不足，脾失健运，得不到肾阳温煦，聚液成湿，影响冲、带二脉，冲任失调，带脉不固，瘀于胞脉，加上正气已亏，湿邪久留不去而致。因女子经滞时间不一，故需分期治疗。

治则：先益肾清带，疏肝理气，以六味地黄汤加减。

处方：粉丹皮、泽泻各15g，淮山药、煨葛根、土茯苓、生薏苡仁各30g，女贞子20g，生地黄、炒天虫、潼蒺藜、白蒺藜、椿白皮、益母草、制香附、青木香、广郁金、金毛狗脊各12g，淡竹叶、明天麻各9g。7 剂，水煎两汁，分服。嘱药后可能出现带下增多，或有反应，不可停药，下次复诊时说明。

10 月 22 日二诊： 目赤多眵改善，月经 10 月 11 日已行、提前 2 天、量少小块，无腹痛，10 天后净，带下腥臭、量多如糊、色黄，颈板滞，背胀，时头痛，仍脱发，纳可，便易泄，血脂高，胆固醇升高，舌质红，苔薄白，脉细缓。继续清带理气。

处方：炒当归、炒天虫、明天麻、制香附、广郁金、旱莲草、椿白皮、川厚朴花、蔓荆子、益母草各12g，女贞子20g，煨葛根、炒薏苡仁、制首乌、决明子各30g，苦丁茶、嫩荷叶各15g。7 剂，水煎两汁，分服。

10 月 29 日三诊： 黄带转淡黄色，今天突然腹泻 2 次，颈板滞减，背胀好转，耳鸣目眩，脱发，纳、便正常，舌质红，苔薄，脉细小弦。

处方：炒当归、土茯苓、制香附、广郁金、川厚朴、绿梅花、台乌药、炒天虫、明天麻、椿白皮、生薏苡仁、炒薏苡仁各12g，软柴胡9g，煨葛根、地锦草各30g，车前草15g。7 剂，水煎两汁，分服。

11 月 5 日四诊： 带下黄白增多，外阴痒已除，腹胀无，稍有头痛，颈板、背胀改善，疲劳后上症加剧，便泄已解，腰酸，舌质红，苔薄，脉细缓。

阶段性脉证合参：月经行前 1 周，一般来讲肝经郁火易旺，易出现心烦易怒，胸闷叹息，白带增多，甚至色黄，外阴瘙痒明显，此乃郁火下迫、湿浊注于胞宫而致。治以清肝解郁，化湿利水。

处方：金银花、土茯苓各30g，软柴胡9g，炒当归、广郁金、炒白术、炒苍术、椿白皮、炒黄柏、生薏苡仁、炒薏苡仁、台乌药、蔓荆子、蚤休、地肤子各12g，炒白芍、车前草各15g。7剂，水煎两汁，分服。月经将近备方，月经来时服。

处方：炒当归、川芎、紫丹参、制香附、延胡索、独活、小茴香、桑寄生、五灵脂、山慈菇、红花、椿白皮各12g，青皮、陈皮、车前子、生蒲黄、炒蒲黄各9g，炒薏苡仁30g。5剂。水煎两汁，分服。

11月19日五诊：月经11月13日已行、提前3天、量中无块、10天才净、头晕、耳鸣存、颈板减、背胀改善，带下黄白相间，外阴痒除、纳、便正常，舌质边紫，苔中根厚，脉细沉缓。

处方：软柴胡9g，土茯苓、生薏苡仁、紫丹参、煨葛根各30g，炒当归、炒白芍、制香附、广郁金、蚤休、炒黄柏、椿白皮、台乌药、炒天虫、明天麻、桑寄生各12g。7剂，水煎两汁，分服。

11月26日六诊：近日来，带下黄增多如糊状，小腹发胀，腰酸、纳、便正常，矢气多，舌质红，苔薄，脉细弦。

处方：软柴胡、皂角刺各9g，土茯苓、生薏苡仁各30g，炒当归、炒白芍、蚤休、椿白皮、肥知母、炒黄柏、小茴香、桑寄生、香白芷、草果仁、炒杜仲、川续断各12g。7剂，水煎两汁，分服。

12月3日七诊：月经中期，带下黄量减少，小腹仍胀，腰酸背胀，纳、便正常，舌质红，苔白，脉细弦。

处方：软柴胡、小茴香、皂角刺、苏叶各9g，土茯苓、生薏苡仁各30g，炒白芍、神曲各15g，炒当归、蚤休、椿白皮、肥知母、炒黄柏、香白芷、炒杜仲、川续断、金毛狗脊各12g。7剂，水煎两汁，分服。

用月经行时方：炒当归、川芎、紫丹参、制香附、玄胡索、独活、桑寄生各12g，青皮、陈皮、小茴香、五灵脂、红花、炒蒲黄、生蒲黄、车前子各9g。5剂。水煎两汁，分服。

12月17日八诊：月经于12月6日已行，提前1天，经中无块，腹不痛，6天净，较前缩短4天；带下黄量多，已转成水样，腰酸、夜寐欠安、多梦、早醒、纳、便正常，舌质红，苔白，脉细缓。

处方：制黄精20g，土茯苓、夜交藤各30g，生白术、炒当归、西党参、广木香、制香附、广郁金、椿白皮、炒黄柏、蚤休、香白芷、炒杜仲、桑寄生各12g，车前草15g。7剂，水煎两汁，分服。

12月24日九诊：月经中期，带下由黄转淡、白粉状，腰酸尚可，夜寐欠安，耳鸣又起，纳、便正常，舌质红，苔薄，脉细滑。

处方：软柴胡9g，炒当归、广郁金、椿白皮、制香附、炒白术、蚤休、香白芷、白薇、炒黄柏各12g，炒薏苡仁、土茯苓、夜交藤、炒枣仁各30g，炒白芍、车前草各15g。7剂，水煎两汁，分服。

12月31日十诊：月经12月29日已行、提前6天、量中、无腹痛，经前带下转淡黄粉状，耳鸣，夜寐早醒，口苦，舌质红，苔薄白，脉细缓。

处方：炒当归、川芎、紫丹参、制香附、玄胡索、独活各12g，红花9g，青皮、陈皮、桑寄生、椿白皮、益母草各12g，红花、小茴香、五灵脂、生薏苡仁、炒薏苡仁、车前子各9g，夜交藤30g。7剂，水煎两汁，分服。

2009年1月7日十一诊：本次月经量多、血块、淋沥、至今未净，带下无，腰酸尚可，夜寐欠安，舌质红，苔白，脉细缓。

处方：炒当归、川芎、炒白芍、生地黄、熟地黄、制香附、广郁金、益母草、桑寄生、炒杜仲、川续断各12g，车前子、失笑散（包）各9g，生地榆、夜交藤、生侧柏叶各30g。7剂，水煎两汁，分服。

1月14日十二诊：月经淋沥半月方净，白带转稀、色黄、粉状减少，耳鸣，背胀腰酸少，胃胀口苦，怕冷，舌质红，苔薄白，脉细缓。

处方：川芎、炒白芍各15g，软柴胡9g，炒当归、制香附、广郁金、椿白皮、炒黄柏、蚤休、八月札、无花果、佛手片、绿梅花、炒杜仲、川续断各12g，煨葛根、生薏苡仁、夜交藤各30g。7剂，水煎两汁，分服。

外洗方：苦参、川芎各20g，蛇床子、白鲜皮、椿白皮各30g，皂刺15g。7剂，水煎，浸泡半小时。

1月21日十三诊：近日阴道血水样物分泌增多，带下黄色，便稍烂，时腹痛，夜寐尚可，多梦，舌质红，苔边白，脉细缓。

处方：炒苍术、炒黄柏、姜半夏、蚤休、椿白皮、益母草、台乌药、川厚朴、小茴香、香白芷各12g，淡竹叶9g，土茯苓、生薏苡仁、叶下珠、银花炭各30g，车前草15g。7剂，水煎两汁，分服。

外洗方：苦参、川芎各20g，蛇床子、白鲜皮、椿白皮各30g，皂角刺15g。7剂，水煎，浸泡半小时。

1月27日十四诊：白带血水样分泌物减少，腹痛未作，夜寐少或早醒，纳可，便调，舌质红，苔少，脉细缓。

处方：炒当归、川芎、姜半夏、蚤休、椿白皮、川石斛、小茴香、浮萍、肥知母、地肤子、台乌药、益母草各12g，土茯苓、生薏苡仁、叶下珠、银花炭各30g，粉丹皮15g。7剂，水煎两汁，分服。

外洗方：苦参、川芎各 20g，土茯苓、白鲜皮、蛇床子各 30g，鹤虱 15g。7 剂，水煎，浸泡半小时。

2 月 4 日十五诊：月经 2 月 1 日已行，提前 2 天、量较前增、兼块、未净，近日皮肤出现红疹（服海鲜后），纳可，便调，舌质红，苔薄，脉细缓。

处方：炒当归、紫丹参、川芎、独活、制香附、蚤休、桑寄生、紫草各 12g，银柴胡、车前子（包）、失笑散（包）各 9g，益母草 15g，生地榆、银花炭、生侧柏叶各 30g，血余炭 20g。7 剂，水煎两汁，分服。

2 月 11 日十六诊：月经已净，并开始坐浴，带下黄白相间，小腹胀解除，便调，纳可，夜寐多梦，舌质红，苔薄，脉细缓。

处方：炒当归、制香附、广郁金、蚤休、炒黄柏、椿白皮、小茴香、台乌药、香白芷、生白术、佛手片各 12g，土茯苓、生薏苡仁、红藤各 30g，软柴胡、蔻仁、苦参、皂角刺各 9g。7 剂，水煎两汁，分服。

外洗方：苦参、川芎各 20g，土茯苓、白鲜皮、川草薢各 30g，鹤虱 15g。7 剂，水煎，浸泡半小时。

2 月 18 日十七诊：阴道又见淡红色水样分泌物，无明显不适，带下色黄时出，纳可寐安，舌质红，苔白，脉细缓。

处方：炒黄芩 15g，生白术、炒当归、土茯苓、制香附、蚤休、炒黄柏、椿白皮、小茴香、香白芷、台乌药各 12g，生薏苡仁、银花炭各 30g，皂角刺、苦参、蛇床子、车前子（包）各 9g。7 剂，水煎两汁，分服。

2 月 25 日十八诊：月经血止，面部皮肤过敏瘙痒，带下黄白减少，腰酸未见，寐安，大便鲜红血（肛裂），舌质红，苔白，脉细缓。

处方：炒当归、炒苍术、制香附、蚤休、椿白皮、香白芷、小茴香、苦参、蛇床子、炒杜仲各 12g，草果仁、软柴胡各 9g，粉丹皮、紫草各 15g，土茯苓、生薏苡仁、槐米各 30g。7 剂，水煎两汁，分服。

月经行时处方：炒当归、川芎、紫丹参、制香附、玄胡索、独活、桑寄生各 12g，红花、青皮、陈皮、小茴香、五灵脂、生蒲黄、炒蒲黄、车前子（包）各 9g。5 剂。水煎两汁，分服。

外洗方：苦参、川芎各 20g，土茯苓、白鲜皮、川草薢各 30g，鹤虱 15g。7 剂，水煎，浸泡半小时。

3 月 11 日十九诊：月经行 8 天净、量中、兼块，带下仍黄色、量不多，头痛乏力，腰酸好转，便调，舌质红，苔薄，脉细滑。

处方：炒当归、蚤休、椿白皮、苦参、炒杜仲、蔓荆子、女贞子、小茴香各 12g、土茯苓、生薏苡仁、槐米各 30g，淡竹叶、软柴胡各 9g，紫草、粉丹皮、川续断各 15g。7 剂，水煎两汁，分服。

外洗方：苦参、川芎各 20g，土茯苓、白鲜皮、川草薢各 30g，鹤虱 15g。7 剂，水煎，浸泡半小时。

3 月 18 日二十诊：带下仍黄、粉糊状已除、量减少，头痛耳鸣，近日来腹泻、1 日 3 次，腹稍痛，舌质红，苔白厚，脉细缓。

处方：炒当归、蚤休、椿白皮、苦参、炒杜仲、川续断、蔓荆子、川厚朴、生枳壳、小茴香、草果仁各 12g，软柴胡 9g，叶下珠、土茯苓、生薏苡仁各 30g，粉丹皮、车前草各 15g。7 剂，水煎两汁，分服。

外洗方：苦参、川芎各 20g，土茯苓、川草薢、白鲜皮各 30g，鹤虱 15g。7 剂，水煎，浸泡半小时。

3 月 25 日二十一诊：来人取方，病情如前。

处方：炒当归、蚤休、椿白皮、苦参、炒杜仲、川续断、蔓荆子、川厚朴、生枳壳、小茴香、草果仁各 12g，软柴胡 9g，叶下珠、土茯苓、生薏苡仁各 30g，粉丹皮、车前草各 15g。7 剂，水煎两汁，分服。

外洗方：苦参、川芎各 20g，土茯苓、川草薢、白鲜皮各 30g，鹤虱 15g。7 剂，水煎，浸泡半小时。

4 月 8 日二十二诊：经前遇外感，月经于 3 月 28 日行、顺畅，带下仍黄白相间，外感已解，腹稍痛，面部红疹，纳可，便调，舌质红，苔白，脉细缓。

处方：炒当归、川芎、软柴胡、蚤休、台乌药、桑白皮各 12g，苦参、荆芥各 9g，金银花、生薏苡仁、土茯苓、蚕砂各 30g，水牛角、粉丹皮、茜草、紫草各 15g。7 剂，水煎两汁，分服。

4 月 15 日二十三诊：阴道出血又起、量少，带下黄色，皮肤红疹已解，纳可，便调，舌质红，苔薄，脉细缓。

处方：炒当归、川芎、蚤休、肥知母、香白芷、台乌药、苦参各 12g，生薏苡仁、土茯苓、叶下珠、荠菜花各 30g，皂角刺、软柴胡各 9g，炒黄柏、粉丹皮、椿白皮、车前草各 15g。7 剂，水煎两汁，分服。

4 月 22 日二十四诊：病情稳定，因出差，月经将近，来人取方。

处方：炒当归、川芎、蚤休、肥知母、香白芷、台乌药、苦参各 12g，软柴胡、皂角刺各 9g，土茯苓、生薏苡仁、叶下珠、荠菜花各 30g，炒黄柏、椿白皮、粉丹皮、车前草各 15g。7 剂，水煎两汁，分服。

经行时处方：炒当归、川芎、紫丹参、制香附、玄胡索、独活、桑寄生、蚤休各12g，红花、青皮、陈皮、小茴香、五灵脂、生蒲黄、炒蒲黄、车前子（包）各9g。5剂。水煎两汁，分服。

5月6日二十五诊：月经提前5天、10天净，霉菌又见，分泌物带血，腰酸背痛，耳鸣减轻，寐安，便烂，舌质红紫，苔薄，脉细缓。

处方：炒黄芩20g，软柴胡、淡竹叶各9g，炒当归、炒黄柏、椿白皮、香白芷、苦参各12g，粉丹皮、紫草、茜草、瞿麦各15g，土茯苓、金银花、生薏苡仁、槐角、生侧柏叶各30g。7剂，水煎两汁，分服。

外洗方：苦参、土槿皮、土茯苓、蛇床子各30g，川芎20g。7剂，水煎，浸泡半小时。

5月12日二十六诊：带下转白，面部皮肤又见小疹，耳鸣，背腰酸胀改善，纳可，便烂，舌质红，苔薄，脉细缓。

处方：制黄精20g，土茯苓、生薏苡仁各30g，软柴胡9g，炒白术、蚤休、炒黄柏、椿白皮、苦参、香白芷、粉丹皮、茜草、桃仁各12g，紫草、槐角、百合、瞿麦各15g。7剂，水煎两汁，分服。

5月20日二十七诊：皮肤小疹消失，腰酸除，耳鸣，复查白带霉菌第1次转阴，纳可，便调，舌质红，苔薄白，脉细缓。

处方：软柴胡9g，土茯苓30g，槐角15g，炒当归、炒白术、蚤休、炒黄柏、生薏苡仁、椿白皮、香白芷、茜草、川续断、金毛狗脊、骨碎补、潼蒺藜、白蒺藜各12g，7剂，水煎两汁，分服。

经行时处方：炒当归、川芎、紫丹参、制香附、玄胡索、独活、桑寄生、椿白皮、橘核各12g，红花、青皮、陈皮、小茴香、五灵脂、生蒲黄、炒蒲黄、车前子（包）各9g。7剂，水煎两汁，分服。

6月3日二十八诊：月经5月22～30日已行，周期正常，7天净，未复查白带，面部皮肤发红，大便烂，耳鸣。来人取方。

处方：制黄精、土茯苓、生薏苡仁各30g，防己、炒当归、广木香、制香附、炙远志、蚤休、椿白皮、骨碎补、浮萍、绿梅花各12g，炒枣仁、太子参、槐角、紫草、茜草各15g。14剂，水煎两汁，分服。

6月24日二十九诊：月经6月18日行，提前4天、今未净，自感易中暑，带下尚可，舌质红，苔薄，脉细缓。

处方：炒当归、川芎、紫丹参、制香附、独活、益母草、生白术、桑寄生各12g，生侧柏叶30g，失笑散（包）、防风、小茴香、软柴胡、车前子

（包）各9g。7剂，水煎两汁，分服。

7月1日三十诊： 月经（6月18~27日）已净，无殊症状，带色转淡黄，第2次白带检查：霉菌（−），舌质红，苔薄，脉细缓。

处方： 制黄精、土茯苓、生薏苡仁各30g，炒白术、炒当归、防己、紫草、炒枣仁、蚤休、椿白皮、炒黄柏、香白芷、广木香、川厚朴、炒杜仲各12g，紫草、槐角各15g。7剂，水煎两汁，分服。

7月8日三十一诊： 白带开始正常，怕冷改善，容易疲劳，纳、便正常，舌质红，苔白，脉细缓。

处方： 生黄芪、槐角、紫草各15g，软柴胡9g，炒当归、防己、蚤休、椿白皮、香白芷、炒杜仲、川续断各12g，生薏苡仁、土茯苓、仙灵脾各30g。15剂。水煎两汁，分服。

7月15日三十二诊： 月经将近，怕冷改善，经前带下稍黄，纳、便正常，舌质红，苔白边瘀，脉细缓。

处方： 软柴胡9g，土茯苓、生薏苡仁各30g，炒当归、制香附、广郁金、蚤休、椿白皮、香白芷、炒杜仲、川续断、桑寄生各12g，槐角15g。7剂，水煎两汁，分服。

经行时处方： 炒当归、川芎、紫丹参、制香附、玄胡索、独活、红花、蚤休、桑寄生各12g，青皮、陈皮、小茴香、五灵脂、生蒲黄（包）、炒蒲黄（包）、车前子（包）各9g。5剂。水煎两汁，分服。

8月5日三十三诊： 带下转白、量也减少、无粉状样，脚癣又现，纳可，便调，舌质红，苔白厚，脉细缓。

处方： 软柴胡9g，白茯苓、制玉竹、槐角各15g，炒当归、制香附、椿白皮、蚤休、香白芷、炒杜仲、川续断、草果仁各12g，生薏苡仁、仙灵脾各30g。7剂，水煎两汁，分服。

8月19日三十四诊： 月经8月12日行、提前4天、已顺畅、小块，带下量可、色白、无粉状物，纳可，便调，舌质红，苔白，脉细缓。

处方： 制黄精20g，炒苍术、太子参、白茯苓、炒当归、广木香、炒枣仁、炙远志、制香附、椿白皮、香白芷、草果仁、炒杜仲、川续断各12g，生薏苡仁、仙灵脾各30g。14剂，水煎两汁，分服。

9月9日三十五诊： 医院生化检查示：总蛋白8.09g/dL，球蛋白3.15g/dL，血清钙10.44mg/dL，甘油三酯240mg/dL，LDL胆固醇145mg/dL。B超：胆囊息肉、乳房增生伴腺瘤、子宫肌瘤、子宫息肉。

正值经期（9月7日行经）、量增多、兼块无殊，纳可，便调，舌质红，苔薄，脉细缓。

处方：制黄精20g，炒苍术、太子参、白茯苓、炒当归、广木香、炒枣仁、炙远志各12g，制香附、椿白皮、香白芷、草果仁、炒杜仲、川续断各12g，生薏苡仁、仙灵脾各30g。7剂，水煎两汁，分服。

经行时处方：炒当归、川芎、紫丹参、制香附、玄胡索、独活、红花、益母草、橘络、桑寄生、蚤休各12g，青皮、陈皮、小茴香、五灵脂、生蒲黄（包）、炒蒲黄（包）、车前子（包）各9g，生侧柏叶30g。5剂，水煎两汁，分服。

9月23日三十六诊： 月经正常、7天即尽，疲乏改善，白带不多，纳可，寐尚可，舌质淡红，苔根白，脉细缓。

处方：生地黄、西党参、炒白术、白茯苓、炒当归、炒黄芪、广木香、炙远志、佛手片、绿梅花、炒杜仲、川续断各12g，砂仁、蔻仁各9g，炒枣仁15g，仙灵脾、桑椹子各30g。14剂，水煎两汁，分服。

9月30日三十七诊： 上周突然腹泻2次，无胀痛，汗出且软弱无力，现乏力，口苦，舌质红，苔薄，脉细缓。

处方：西党参、白茯苓、姜半夏、佛手片、川厚朴花、广木香、绿梅花、八月札各12g，鸡内金、生枳壳各15g，防风、砂仁、蔻仁各9g，地锦草、金钱草、炒薏苡仁、马齿苋各30g。7剂，水煎两汁，分服。

经行时处方：炒当归、川芎、紫丹参、制香附、玄胡索、独活、红花、椿白皮、橘核、蚤休、橘络、桑寄生各12g，青皮、陈皮、小茴香、五灵脂、生蒲黄（包）、炒蒲黄（包）、车前子（包）各9g。5剂。水煎两汁，分服。

10月14日三十八诊： 月经止（10月4~13日）、先淋后畅、色红兼块，白带正常，舌质淡红，苔薄，脉细缓。

处方：制黄精、土茯苓、生薏苡仁各30g，生枳壳15g，太子参20g，炒当归、生白术、广木香、佛手片、椿白皮、炒杜仲、川续断、蚤休、绿梅花、香白芷、金毛狗脊各12g。14剂，水煎两汁，分服。

10月28日三十九诊： 10月17日取环，白带检查正常，耳鸣乏力，腰酸不显，纳可，便调，晨起口苦，舌质红，苔白，脉细滑。

处方：炒当归、制香附、广郁金、蚤休、椿白皮、生枳壳、炒杜仲、川续断、香白芷、橘核、橘络各12g，马齿苋、土茯苓、生侧柏叶各30g，失笑散（包）、软柴胡各9g。14剂，水煎两汁，分服。

11月18日四十诊：月经（11月7日）后期3天、量中、兼块已净，容易疲劳，腰酸尚可，夜寐欠安，耳鸣，怕冷，舌质红，苔白，脉细缓。血检：高血脂、胆固醇高。

处方：炒当归、生地黄、熟地黄、川芎、炒白芍、炒苍术、炒白术、制香附、佛手片、绿梅花、炒杜仲、川续断、金毛狗脊、补骨脂各12g，土茯苓30g，苦参9g。7剂，水煎两汁，分服。

11月25日四十一诊：容易乏力，带下色白、无粉状，属正常，夜寐欠安，纳、便正常，舌质红，苔白，脉细缓。

处方：炒当归、生地黄、熟地黄、制香附、生白术、佛手片、蚤休、椿白皮、炒杜仲、金毛狗脊、补骨脂、川续断各12g，软柴胡9g，土茯苓、生薏苡仁各30g，槐角15g。14剂，水煎两汁，分服。

病情比较稳定，值冬季调理1次，开出第1次膏方。

五脏六腑、十二经脉、气血盈满以达平定，当正气内存，邪不可干。由于脾肾失调，水液输转受阻，聚而成湿，时而下注带脉，影响冲任二脉，湿又郁而化热，湿瘀互结积于胞宫，也影响气血生成，难以充养髓海。常症见目赤脱发，头晕耳鸣，颈背板滞，夜寐多梦，容易乏力，腰酸背痛，阴道霉菌久治不愈，月经提前2~3天量中兼块，淋沥不净，带下黄白相间，纳可，便烂或泻，舌质红，苔白，脉弦滑。经1年多治疗，诸症改善。今正值冬令，先给予疏肝理气、健脾化湿、益肾养血、调理冲任之法，制成膏滋缓调治。

处方：制黄精300g，炒白术120g，苍白术120g，防己120g，白茯苓120g，生晒参90g，炒当归120g，炒白芍120g，软柴胡100g，制香附120g，佛手片120g，绿梅花100g，广木香120g，广郁金120g，椿白皮120g，蚤休120g，生薏苡仁300g，生地黄120g，熟地黄120g，粉丹皮150g，泽泻120g，香白芷120g，草果仁120g，炒杜仲120g，川续断120g，益母草120g，失笑散（包）90g，槐角150g，桑椹子300g，仙灵脾200g，生侧柏叶300g，淡竹叶90g，制玉竹150g，潼蒺藜120g，白蒺藜120g，女贞子120g，制首乌300g，夜交藤300g，炒枣仁300g，独活120g，小茴香100g，参三七100g，川芎120g，枸杞子300g，陈皮90g。1料，水煎浓缩，加入龟板胶400g，鹿角胶50g，百令孢子粉100g，冰糖500g，黄酒半斤，收膏备用。早、晚各1匙，开水冲服。外感或腹泻时停服，来医师处另开方药，待调整后再服。

2010年2月24日四十二诊：膏滋服完，一直身体正常，精神也好，不易疲劳。近日口腔溃疡，夜寐欠安，月经合白带均正常，纳、便正常，舌质红，苔白，脉细缓。

处方：大青叶、鹿衔草、制首乌、夜交藤各30g，水牛角、粉丹皮、人中白各15g，桑白皮、炒当归、炒白芍、广郁金、石菖蒲、蚤休、香白芷、佛手片、绿梅花、女贞子、潼蒺藜、白蒺藜各12g。14剂，水煎两汁，分服。

同时开出第2次膏方。

五脏六腑、十二经脉、气血盈满以达平定。当正气内存，邪不可干，由于脾肾失调，水液输转受阻，聚而成湿，时而下注带脉，影响冲任二脉，湿又郁而化热，湿瘀互结，下注于胞宫，影响气血生成，难以充养髓海。阴道霉菌久治不愈，月经提前2~3天、量中兼块、淋沥不净，带下黄白相间。经1年治疗和两次调治，诸症改善，阴道霉菌消失。近来口腔易溃，夜寐欠安，舌质红，苔白，脉细缓，为巩固病情，再给予疏肝清热、健脾化湿、益肾养血、调理冲任之法，制成膏滋缓调治。

处方：制黄精300g，炒白术120g，防己120g，土茯苓300g，生晒参90g，炒当归120g，炒白芍120g，软柴胡100g，制香附120g，佛手片120g，绿梅花100g，广木香120g，广郁金120g，椿白皮120g，蚤休120g，生薏苡仁300g，生地黄120g，熟地黄120g，粉丹皮150g，泽泻120g，香白芷120g，草果仁120g，炒杜仲120g，川续断120g，桑白皮120g，水牛角150g，槐角150g，桑椹子300g，仙灵脾200g，生侧柏叶300g，淡竹叶90g，制玉竹150g，潼蒺藜120g，白蒺藜120g，女贞子120g，制首乌300g，夜交藤300g，炒枣仁300g，人中白150g，小茴香120g，参三七100g，川芎120g，枸杞子300g，陈皮90g。1料，水煎浓缩，加入龟板胶500g，百令孢子粉100g，冰糖500g，黄酒半斤，收膏备用。早、晚各1匙，开水冲服。外感或腹泻时停服，来医师处另开方药，待调整后再服。

11月12日四十三诊：突发头晕物转，呕吐1日1~2次，曾耳鸣、颈板，腰酸，脚底痛，寐安，潮热汗出，便干，口溃，舌质红，苔白小锯，脉细缓。

处方：水牛角、人中白、川芎、制玉竹、明天麻、槐角各15g，桑叶、桑白皮、炒天虫、炒当归、炙白薇、炒杜仲、夏枯草、川续断、潼蒺藜、白蒺藜、蔓荆子各12g，煨葛根、钩藤各30g，软柴胡、淡竹叶各9g。14剂，水煎两汁，分服。

12月24日四十四诊：头晕稍存，颈仍板滞，潮热汗出，便偏干，口溃未发，来人取方。

处方：水牛角、明天麻、川芎、制玉竹、槐角、红景天各15g，桑白皮、炒天虫、炒当归、炙白薇、炒杜仲、夏枯草、川续断、潼蒺藜、白蒺藜各12g，煨葛根、钩藤30g，瓜蒌仁（打）25g。7剂，水煎两汁，分服。

12月1日四十五诊： 取环后月经提前3～4天、量中、兼块、5天净，腰酸未作，带下色白，小腹稍胀，舌质淡红，苔白，脉细缓。

处方：炒当归、白茯苓、制香附、广郁金、蚤休、佛手片、香白芷、椿白皮、炒杜仲、川续断、金毛狗脊、小茴香、台乌药各12g，制黄精、生薏苡仁各30g，软柴胡、防己、车前子各9g。7剂，水煎两汁，分服。

经行时处方：炒当归、川芎、紫丹参、制香附、玄胡索、独活、红花、香白芷、桑寄生、炒杜仲、蚤休、川续断各12g，青皮、陈皮、小茴香、五灵脂、生蒲黄（包）、炒蒲黄包、车前子各9g。5剂。水煎两汁，分服。

2011年5月4日四十六诊： 皮肤又痒，月经（4月18日）来潮、量中，白带正常，头稍昏，腰酸，每年入夏易中暑，纳可，舌质红紫，苔稍厚，脉细缓。

处方：防风9g，生白术、藿香、苏梗、姜半夏、茜草、浮萍、白鲜皮、地肤子、草果仁、蚤休、佩兰、川续断、桑寄生各12g，白茯苓、生薏苡仁各30g，紫草、车前草各15g。7剂，水煎两汁，分服。

5月11日四十七诊： 夏天容易中暑，面部皮肤过敏，色素稍沉着，近两周来腹泻1日2～3次，腹痛，解后痛减，舌质红，苔薄，脉细缓。

处方：炒苍术、白茯苓、佛手片、姜半夏各12g，炒黄芩20g，生薏苡仁、地锦草、叶下珠各30g，防风、绿梅花各9g，炒白芍、生枳壳、车前草各15g。14剂，水煎两汁，分服。

【按】 霉菌性阴道炎为西医诊断，中医属"带下病"。其带的特点是如粉团状，伴外阴瘙痒，小腹胀痛，或外阴下坠感，或腰酸伴下坠感。内科疾病中霉菌多发于疾病后期，治疗采用抗生素易致菌群失调，乃患者正气虚弱、气血失和、阴阳失衡所致。在妇科上，我认为是冲任带脉失固、肾气不足时无法温煦脾阳，气不化液，湿郁下注胞宫，初时郁而化热，带黄腥臭，随着正气不足而湿从寒化，产生霉菌。由于经期肝经郁热，劳累或外感又可热化，故带下黄腥臭痒同存，治疗上先益肾清带，疏肝理气，再抓住经期症状不同，按经前疏、经行通、经后补三法治调结合，经1年半，并每3个月复查白带，3次霉菌转阴，故临床痊愈。

101. 足底发热不解

陈某，男，17岁，学生。门诊号：2726890。初诊日期：2011年5月

30 日。

足底发热 3 年余，每晚要用冰水或井水泡冷后才能入睡，每入夏季更为明显，造成足底皮肤干燥，脱皮瘙痒，甚至出现皮疹，疹色红瘙痒，平时咽痒咳嗽，面色青晦，夜寐不安，容易发脾气，纳、便正常，舌质红，苔薄少，脉细滑。

脉证合参：肝经郁热，与肾不能相互制约，水火不能相济，心火时扰神明，神不守舍。时而虚风内生，肝脾不和，生血藏血不足，无力濡养肌肤。

治则：清肝火，养肝阴，平肝安神。

方药：丹栀逍遥散合二至丸加减。

处方：焦山栀、川黄连各 6，淡竹叶、银柴胡各 9g，粉丹皮、炒当归、白茯苓、制香附、姜半夏、炙白薇、旱莲草、广郁金、潼蒺藜、白蒺藜各 12g，女贞子 15g，夜交藤、合欢花各 30g。7 剂，水煎两汁，分服。

6 月 6 日二诊：足底发热有所改善，仍用凉水泡脚，足底仍痒痛、见水泡，咳嗽已解，夜寐不安，面色稍改善，纳、便正常，舌质红，苔薄白，脉细滑。

处方：银柴胡、淡竹叶各 9g，制玉竹、女贞子各 15g，夜交藤、合欢花、桑椹子各 30g，炒当归、白茯苓、制香附、姜半夏、炙白薇、旱莲草、广郁金、肥知母、川续断、潼蒺藜、白蒺藜各 12g。7 剂，水煎两汁，分服。

6 月 13 日三诊：足底发热明显好转，基本不泡冷水，夜寐仍不安，面色趋于正常，能与人交流，脾气较前好转，皮疹仍发，时红痒出水，纳、便正常，舌质红，苔薄白，脉细滑。

处方：银柴胡、淡竹叶各 9g，炒当归、制香附、炙白薇、女贞子、旱莲草、肥知母、浮萍各 12g，制玉竹、粉丹皮、紫草、水牛角各 15g，土茯苓、桑椹子、百合各 30g。7 剂，水煎两汁，分服。

6 月 20 日四诊：病情基本稳定，夜寐不安改善，足底红疹仍发，已无水泡，开始结痂，时而瘙痒，纳、便正常，舌质红，苔薄白，脉细滑。

处方：银柴胡、淡竹叶各 9g，炒当归、制香附、炙白薇、女贞子、旱莲草、肥知母、浮萍各 12g，粉丹皮、制玉竹、紫草、水牛角各 15g，土茯苓、桑椹子、百合各 30g。14 剂，水煎两汁，分服。

7 月 4 日五诊：足底发热基本消失，夜寐时不安，面色正常，时心烦，皮疹仍发，量已减少，无水泡出现，纳、便正常，舌质红，苔薄白，脉细滑。

阶段性脉证合参：肝经郁热解除，肝阴仍未恢复，水火仍有不济之象。

治则：原治则加交泰丸。

处方：水牛角、制玉竹各15g，防己、荆芥、淡竹叶各9g，生黄芪、浮萍、紫草、茜草、苦参、女贞子、旱莲草、粉丹皮、肉果各12g，川黄连6g，肉桂3g，生薏苡仁30g。7剂，水煎两汁，分服。

7月11日六诊：足底发热未再发生，皮疹时有，夜寐不安较前明显改善，纳、便正常，舌质红，苔薄白，脉细缓。

处方：水牛角、粉丹皮、制玉竹、生枳壳、茜草各15g，焦山栀、淡竹叶、银柴胡各9g，川黄连6g，肉桂3g，炒当归、炙白薇、女贞子、旱莲草、肉果、浮萍各12g，生薏苡仁、百合、合欢花各30g。7剂，水煎两汁，分服。

7月18日七诊：足底红疹基本未见，夜寐仍不安，有时烦躁，有时面部烘热，纳、便正常，舌质红，苔薄白，脉细滑。

处方：银柴胡9g，焦山栀、川黄连各6g，粉丹皮、制玉竹、生枳壳各15g，肉桂3g，合欢花、夜交藤、百合、炒枣仁各30g，炒当归、白茯苓、浮萍、广郁金、紫贝齿各12g。7剂，水煎两汁，分服。

8月3日八诊：面烘热已解，夜寐不安较前改善，纳、便正常，舌质红，苔薄白，脉细滑。

处方：生黄芪、粉丹皮、制玉竹、生枳壳各15g，防己、五味子各9g，炒当归、生地黄、熟地黄、白茯苓、泽泻、柏子仁各12g，淮山药、生薏苡仁、夜交藤、合欢花、紫丹参、桑椹子、仙灵脾各30g。14剂，水煎两汁，分服。

8月18日九诊：睡眠改善，能入睡6小时左右，足底热和皮疹未再出现，面色正常，无烘热，纳、便正常，舌质红，苔薄白，脉细滑。

处方：生黄芪、淮山药、生薏苡仁、夜交藤、合欢花、紫丹参、桑椹子、仙灵脾各30g，防己、五味子各9g，炒当归、生地黄、熟地黄、白茯苓、泽泻、益智仁、柏子仁各12g，粉丹皮、生枳壳、制玉竹各15g。14剂，水煎两汁，分服。药后如无不适可续服。

【按】本案西医诊断为植物神经失调，中医采取的是审证求因。因患者正值发育之时，当肾气渐充，天癸将至，然却心、肾两脏失于平衡，肾之水火不能相济，上下分离，上出现髓海不充，神不守舍，虚火循经而下，到达足底；中则肝气疏达失司，肝肾又难制约，所以治疗先以丹栀逍遥散合二至丸清肝经郁热，再加用交泰丸交通心肾，并合百合煎调节五脏，终达临床痊愈。

102. 多颅神经炎伴双眼复视

徐某，女，52岁，教师。门诊号：3516781。初诊日期：2014年5月

8日。

外感后1周突然头晕且痛，伴恶心呕吐，后出现复视，已1个月，住院治疗确诊为多颅神经炎。用激素治疗，现改口服，美卓乐从1日8片减为1日5片。目前两眼睑下垂，气短，乏力，盗汗，心烦焦虑，纳可，便调，舌质红，苔厚腻，脉弦缓。

脉证合参：外邪直中脑脉，髓海气血凝滞，气化失职，血从水化，脉络肿胀，压迫视神经，虽已用激素治疗，但湿浊仍未解除，舌苔厚腻表明湿重。

治则：通窍利水，清解少阳，明目涤饮。

处方：冬葵子、白茯苓、生枳壳、泽泻、生薏苡仁、瞿麦各30g，炒黄芩20g，炒苍术、炒白术、青葙子、川芎、明天麻、炒莱菔子、草果仁、白芥子、苦参、茺蔚子各12g，青蒿、女贞子、枸杞子各15g。7剂，水煎两汁，分服。

5月20日二诊：美卓乐1日3片，两眼睑下垂，晨起或乏力时视物范围缩小，伴重影，身感乏力，气短缓解，盗汗减少，心烦焦虑偶作，纳可，便调，舌质红，苔厚，脉弦缓。

处方：冬葵子、白茯苓、生枳壳、泽泻、生薏苡仁、瞿麦各30g，女贞子、枸杞子、青蒿各15g，淡竹叶9g，炒苍术、炒白术、青葙子、川芎、明天麻、草果仁、白芥子、茺蔚子、苦参、佛手片各12g，炒黄芩20g。7剂，水煎两汁，分服。

5月27日三诊：改美卓乐1日1片，两眼睑下垂，晨起或乏力时视物范围缩小，身感乏力，气短缓解，盗汗减少，心烦焦虑偶作，纳、便正常，舌红，苔厚，脉弦缓。

处方：冬葵子、白茯苓、生枳壳、泽泻、生薏苡仁、枸杞子、瞿麦各30g，女贞子15g，炒苍术、炒白术、青葙子、川芎、明天麻、草果仁、白芥子、茺蔚子、苦参、佛手片、绿梅花各12g，炒黄芩、决明子各20g，淡竹叶9g。7剂，水煎两汁，分服。

6月3日四诊：美卓乐1日1片，两眼睑下垂改善，午后仍时复视，容易乏力，气短消失，盗汗未作，心烦焦虑偶作，纳、便正常，舌质红，苔前少中厚，脉弦缓。

处方：女贞子15g，人参叶、炒白术、炒苍术、青葙子、川芎、明天麻、白芥子、茺蔚子、苦参、佛手片、绿梅花、天花粉各12g，冬葵子、泽泻、白茯苓、生薏苡仁、枸杞子、生枳壳、瞿麦各30g，炒黄芩、决明子各20g，砂仁、蔻仁各6g，淡竹叶9g。7剂，水煎两汁，分服。另赤小豆250g，每天煲30g，代茶饮。

6月10日五诊：美卓乐1日1片，两眼睑下垂感未见作，劳累时仍复视，乏力，心烦焦虑改善，纳、便正常，舌质红，苔中厚，脉弦缓。

处方：女贞子、蒲公英各15g，炒黄芩20g，砂仁、蔻仁各6g，藿香、佩兰、炒白术、炒苍术、青葙子、川芎、明天麻、白芥子、茺蔚子、苦参、绿梅花、人参叶、石菖蒲各12g，冬葵子、白茯苓、生枳壳、泽泻、生薏苡仁、枸杞子、瞿麦、决明子各30g。7剂，水煎两汁，分服。

6月17日六诊：美卓乐1日1片，两眼睑下垂恢复，复视乏力后仍存，纳、便正常，饭后小腹隐痛，痛后即便，便后痛解、无黏液，舌质红，苔中厚，脉弦缓。

处方：冬葵子、白茯苓、生枳壳、泽泻、生薏苡仁、枸杞子、决明子各30g，地锦草、蒲公英、女贞子15g，炒苍术、炒白术、青葙子、川芎、明天麻、台乌药、白芥子、茺蔚子、苦参、绿梅花、太子参、石菖蒲各12g，防己9g，砂仁、蔻仁各6g。7剂，水煎两汁，分服。

7月8日七诊：7月7日美卓乐改1日0.5片，两眼睑下垂、复视恢复正常，身体仍乏力，纳可，便烂，1日3~4次，舌质红，苔白，脉弦缓。

处方：冬葵子、白茯苓、生枳壳、泽泻、生薏苡仁、枸杞子、决明子各30g，女贞子、蒲公英15g，砂仁、蔻仁各6g，炒苍术、炒白术、青葙子、川芎、明天麻、地锦草、白芥子、西党参、茺蔚子、苦参、绿梅花、石菖蒲各12g，防己9g。7剂，水煎两汁，分服。

7月15日八诊：7月11日减美卓乐，1日0.25片，两眼睑下垂、复视均已恢复，纳可，胃胀，大便调，1日2次、成形，舌红，苔白小裂，脉弦缓。

处方：冬葵子、泽泻、生薏苡仁、枸杞子、决明子各30g，白茯苓、生枳壳各20g，砂仁、蔻仁各6g，炒苍术、炒白术、青葙子、女贞子、川芎、明天麻、地锦草、白芥子、西党参、茺蔚子、苦参、佛手片、绿梅花、石菖蒲、炙白薇各12g，防己9g。7剂，水煎两汁，分服。

7月22日九诊：美卓乐1日0.25片，复视未见，两眼干涩，心慌而悸，仍乏力，纳可，胃胀未作，大便调，1日2次、成形，舌质红，苔白小裂，脉弦缓。建议检查病毒抗体。

处方：白茯苓、生枳壳15g，西党参、炒苍术、炒白术、青葙子、川芎、女贞子、肉果、白芥子、茺蔚子、苦参、佛手片、绿梅花、炒杜仲、川续断各 12g，泽泻 20g，砂仁、蔻仁各 6g，防己 9g，决明子、冬葵子、生薏苡仁、枸杞子、决明子各 30g。7 剂，水煎两汁，分服。

8 月 9 日十诊：美卓乐已停两周，两眼干涩，心慌心悸未作，纳、便正常，舌质红，苔中白小裂，脉弦缓。病毒试验：单纯疱疹病毒抗体Ⅰ型 IgG（＋），EB 病毒－IgG（＋），柯萨奇病毒抗体 IgG（＋），腺病毒抗体 IgG（＋）。

处方：西党参、炒白术、炒苍术、青葙子、女贞子、川芎、白芥子、茺蔚子、苦参、佛手片、肉果、绿梅花各 12g，泽泻 20g，砂仁、蔻仁各 6g，防己 9g，枸杞子、生薏苡仁、冬葵子、决明子各 30g，生枳壳、白茯苓、红景天、仙灵脾各 15g。7 剂，水煎两汁，分服。

8 月 16 日十一诊：两眼仍干涩，心慌偶作，时心烦，纳、便正常，舌质红，苔中白小裂，脉弦缓。

处方：冬葵子 20g，西党参、女贞子、炒苍术、炒白术、青葙子、川芎、泽泻、肉果、白芥子、苦参、佛手片、绿梅花、柏子仁各 12g，淡竹叶、防己各 9g，白茯苓、生枳壳、红景天各 15g，生薏苡仁、枸杞子、决明子、桑椹子、仙灵脾各 30g。7 剂，水煎两汁，分服。

8 月 23 日十二诊：突发眩晕伴物转，恶心呕吐，两眼干涩，心慌心烦未作，未出现复视，纳、便正常，舌质红，苔薄中薄黄，脉弦缓。

处方：冬葵子 20g，白茯苓、生枳壳、红景天各 15g，生薏苡仁、仙灵脾、枸杞子各 30g，蔻仁 6g，防己、淡竹叶各 9g，西党参、苦参、白芥子、佛手片、绿梅花、柏子仁、香白芷、明天麻、炒天虫、炒苍术、青葙子、川芎、泽泻、女贞子各 12g。7 剂，水煎两汁，分服。

8 月 30 日十三诊：时眩晕，恶心呕吐除，两眼干涩，未出现复视，眼睛稍干燥，纳、便正常，舌质红，苔薄白，脉弦缓。

处方：蔻仁 6g，枸杞子、生薏苡仁各 30g，防己 9g，炒苍术、生白术、佛手片、绿梅花、青葙子、白芥子、泽泻、川芎、柏子仁、女贞子、桑寄生、明天麻、炒天虫各 12g，生黄芪、桑叶、白茯苓、生枳壳、旱莲草各 15g，冬葵子、煨葛根 20g。14 剂，水煎两汁，分服。

9 月 11 日十四诊：感冒出现咽痒，肿痛，头胀时有眩晕，恶心呕吐未作，无出现复视，两眼干涩，纳、便正常，舌质红，苔薄白，脉弦缓。

处方：金银花、神曲、人中白各 15g，射干、软柴胡、川芎、前胡各 9g，野荞麦根、生薏苡仁各 30g，人参叶、玄参、连翘、白桔梗、桑白皮、浙贝母、天竺黄、寒水石、女贞子、青葙子、佛手片各 12g，冬葵子、白茯苓、煨葛根各 20g。7 剂，水煎两汁，分服。

9 月 20 日十五诊：外感已解，时而眩晕，乏力，两眼干涩，无复视，纳、便正常，舌红，苔薄中白，脉弦缓。

处方：生黄芪、生白术、炒苍术、女贞子、青葙子、川芎、泽泻、佛手片、柏子仁、桑寄生、明天麻、炒天虫各 12g，防己 9g，冬葵子 20g，生薏苡仁、夜交藤、合欢花各 30g，白茯苓、生枳壳、煨葛根各 15g。7 剂，水煎两汁，分服。

9 月 27 日十六诊：偶尔眩晕、乏力，两眼干涩，无复视，纳、便正常，舌质红，苔薄中白，脉细缓。

处方：生黄芪、炒苍术、川芎、女贞子、青葙子、泽泻、佛手片、柏子仁、桑寄生、明天麻、炒天虫各 12g，防己、淡竹叶各 9g，冬葵子 20g，白茯苓、生枳壳、煨葛根各 15g，蔻仁 6g，生薏苡仁、夜交藤、合欢花各 30g。14 剂，水煎两汁，分服。

10 月 11 日十七诊：心慌时作，半夜咽痒，时眩晕，又见口腔溃疡，乏力，两眼干涩无复视，纳、便正常，舌质红，苔白厚，脉细缓。

处方：生黄芪、炒苍术、女贞子、青葙子、川芎、泽泻、佛手片、柏子仁、鹿衔草、明天麻、炒天虫各 12g，防己、桂枝、淡竹叶各 9g，冬葵子、生薏苡仁各 30g，白茯苓、生枳壳、紫丹参、桃仁、乌贼骨各 15g。14 剂，水煎两汁，分服。

后继续服原方 30 剂。随访一直正常，无复视出现。

【按】复视是眼外肌麻痹时常出现的症状，表现为眼球向麻痹肌收缩的方向运动不能或受阻，并出现视物双影。患者感到视野中有一实一虚两个映像，临床称真像和假像。该患者起病后有外感发热现象，伴恶心呕吐、头痛剧烈等的脑膜症状。病毒试验：单纯疱疹病毒抗体Ⅰ型 IgG（+），EB 病毒-IgG（+），柯萨奇病毒抗体 IgG（+），腺病毒抗体 IgG（+），证明患者感受了六淫之邪，直犯脑脉，影响了气血运行。气化失司，血化成水，西医学称渗透压改变，血外溢脉外，致水肿压迫视神经，导致复视。水者为饮，又有余邪未清，少阳经行走于头，痹于少阳不解，故加用青蒿、黄芩清解少阳。此水实为无形之水，故涤饮利水；因病在头，头为人之首窍，故用冬葵子、女贞子、青葙子、茺蔚子通脑眼二窍，使水去，窍通，邪解，眼复，达到临床痊愈。

编后语

　　本书是我从五十余年所经治的几十万个病例中筛选出来的 102 个成功病案，只占全部病例的很小一部分。我所诊治的病例也不乏失败者。但我认为，成功与失败两者是辩证的关系，没有失败就没有成功，所谓"失败是成功之母"。只有从失败中吸取教训，在失败中感悟，从失败中学习，才能将失败变成动力，学到更多不懂、不会的东西，最终从失败中走出来，不断走向成功，使患者获得痊愈。

　　在现代科学快速发展的时代，疾病谱正在发生变化，这对医生来说是很大的挑战。目前，西医治疗的手段和手术的方式都发生了很大变化，先进的技术为患者解除了病痛，但术后恢复成为难题。这对中医师而言，可谓压力、挑战共存。本书所选的 102 个病案大多是西医邀请中医会诊的。这些患者往往处于气血失和，阴阳失衡，湿、饮、热、寒、火、瘀、阳虚、阴亏的错综复杂状态，它要求医生必须认真辨证，合理施治，在继承中创新，并很好地结合现代科学技术检测手段，如检验、放射，以及物理疗法等，进行个性化施治，从而提高治愈率。

　　虽然我已至耄耋之年，但仍要努力学习，不断前行，与同道一起，尽自己的所能为中医药事业做出更大贡献。

病案整理后感

　　跟随母亲学习中医，同时一边整理案例，这使我深深地感到中医药学博大精深，奥妙无穷。学习中医药学与学习其他学科不同的是，其他学科的知识多少都有一些连贯性，但中医的学习则是从一张白纸开始。虽然想在白纸上画出方圆，却不知方和圆应放在哪儿。在为母亲整理医案后我发现，每个病案都是错综复杂，变化多端，并不具有典型性，无法用一个模式去套用。作为医者，需要从患者的各种症状中梳理出表里、寒热、虚实、阴阳，然后进行辨证论治，提出最佳治疗原则。

　　每个人的个体差异很大，因而辨证是很重要的一环。只有抓住疾病的主要矛盾方面，然后一个个突破，才能获得疗效。由于疾病的复杂性，以及转归的不同，加之外邪的侵犯，疾病在不同阶段会有不同的变化，此时需根据病情变化及时调整治则和方药，灵活用药，同时要注意个体与整体相结合、微观与宏观相结合，这也更使我意识到作为一名现代中医师所肩负的责任。

　　我会不断进取，继续努力，不仅学习母亲的医术，更要学习母亲的医德，学习她对中医药事业的一片赤子之心，做一名名副其实的中医人。

凌红羽（凌艺匀）